ビジュアル速解

診療報酬完全攻略

マニュアル 2024-25年版

点数表全一覧＆レセプト請求の要点解説

診療報酬請求事務・医事コンピュータ・認定コーチ／職業訓練指導員

青山美智子 著

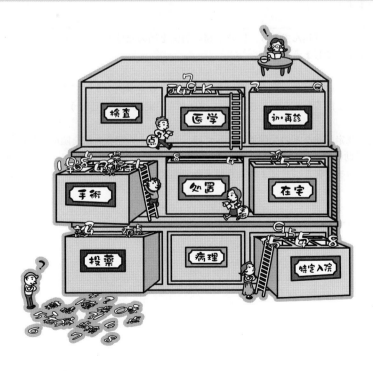

医学通信社

はじめに

　本書は，複雑難解な診療報酬（医科）をスピーディかつ正確に理解し，より完璧なレセプト作りとレセプト点検が実現できるよう 3 部構成で編纂いたしました。医学通信社発行『診療点数早見表』のサブテキストとしてご利用ください。なお，本書には，必要に応じて『診療点数早見表』（2024 年度版）の該当ページも掲げています（「早見表 2024」p.00 と表記）。

　第 1 章では「医療保険制度の基礎知識」として，「保険診療の流れ」や「医療機関の分類と役割」など，わかりやすく解説しています。また「医療保険制度の体系」とそれに伴う「年齢別の患者負担割合」，「公費負担医療制度一覧」など医事業務に必要な知識もまとめました。

　第 2 章「診療報酬点数一覧」では，各区分ごとに「算定の決まり事」，「算定例」，「（点数）一覧表」，「㊙試験対策　計算手順」，「レセプトの書き方」といったポイントを記載しています。「㊙試験対策　計算手順」は，ガイドに従って進んでいくと簡単に点数算定ができるようになっています。

　さらに，各区分に掲げる「（点数）一覧表」には，「年齢別の点数」，「検査判断料の算定可否」，「外来管理加算の算定可否」など見落としがちな留意事項を網羅してあり，一目で理解が可能な一覧表形式にまとめてあります。

　第 3 章では，診療報酬請求に関する基礎知識としてカルテから点数算定を行う際に役立つ「和暦・西暦による満年齢一覧」「レセプト記載例」「外来・入院確認チェックシート」「カルテ略語集」「人体解剖図」など様々な資料を添付し，すぐに活用できる 1 冊に仕上げました。

　その他，該当箇所を素早く探せるように項目ごとにインデックスを付け，さらに巻末には索引も付けました。

　この 1 冊で「通則」「注」「通知」「事務連絡」「施設基準」「明細書記載要領」の主な規定までがわかるように一覧表として構成されています。

　本書には随所にイラストを盛り込んでおり，医療事務の勉強を始めたばかりの方もイメージが湧きやすく，ビジュアル効果で理解度が増すことでしょう。

　医療現場の実務者にとっては，対象疾患や算定に必要な要件，算定事例がすべてコンパクトに盛り込んであるため，点数算定の際にも別ページを開くわずらわしさがなく，"速解" が実現するでしょう。

　診療報酬請求事務能力認定試験などの受験者にとっては，レセプトの記載方法を随所に掲載してあるので，制限時間内のレセプト作成の手助けになるでしょう。特に，明細書に特記すべき事項は "レセプト「摘要」欄"，"記載例" のあとに続けて示し，そのまま書き写せばよいように青色で強調してありますので，受験の持込資料としても非常に有効です。

　本書を，皆様のお役に立てていただければ幸いです。

　2024 年 6 月

青山　美智子

目　次

第3章　診療報酬請求に関する基礎知識／463

第1章

医療保険制度に関する基礎知識

医療保険制度と保険診療

　医療保険制度は，社会保障制度のなかで医療にかかわるものをいいます。我が国の社会保障制度は，日本国憲法第25条「国民の生存権，国の社会的使命」に基づき，国の責任として保障するものです。私たちが生活していくなかで，病気やけがなどした場合，自らの力だけでその医療費を負担することは経済的にとてもきびしいものがあります。このようなときに安心して療養に当たれるよう医療保険制度が創設されました。大正11（1922）年に健康保険法が制定され，昭和13（1938）年に国民健康保険法が制定されています。

　昭和36（1961）年4月から「国民皆保険制度」の実施により，すべての人が職域保険〔被用者保険（社保）〕または，地域保険〔国民健康保険（国保）〕のいずれかの医療保険に加入しています。その保険料や国庫負担等を財源に医療保障が行われています。

　被保険者に被保険者証（保険証）が交付され，保険者から保険医療機関に医療費が支払われるまでの流れはどのようになっているのか，図に従って説明しましょう。

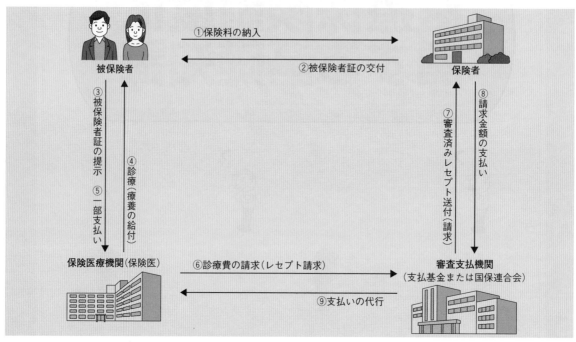

① 　被保険者は，保険者に対し保険料を納入する。
② 　保険者は，被保険者に対し被保険者証を交付する。
③ 　被保険者（被扶養者）は，受診をする際，保険医療機関の窓口に被保険者証を提示する。
④ 　保険医療機関は，被保険者（被扶養者）に対し診療を行う（療養の給付）。
⑤ 　被保険者は，保険医療機関の会計窓口において医療費の一部を支払う（残りは保険者が支払う）。
⑥ 　保険医療機関は，被保険者（被扶養者）の1カ月分の診療費をカルテから読みとり診療報酬明細書（レセプト）を作成し，審査支払機関（支払基金または国保連合会）へ請求する。
⑦ 　審査支払機関では，保険医療機関から請求されたレセプトを審査し，妥当なレセプトは各保険者に送付される。
⑧ 　保険者は請求されたレセプトを再チェックし，審査支払機関へ支払いを行う（審査支払機関は支払いの代行も

❗ One Point Lesson

保険料の支払い方法

　①社保（被用者保険）の場合：保険料は毎月給与から天引き（直接差し引き）されています。このような支払い方法を「源泉徴収方式」といいます。社保の場合，被保険者の保険料を事業主も半分負担しています。

　②国保（国民健康保険）の場合：保険料は直接，市区町村の窓口で支払います。このような支払方法を「直接納入方式」といいます。世帯単位で保険料が決められています。

行う）。

⑨　審査支払機関は，各保険医療機関に対して支払いを行う。

1．用語の説明

保険診療の流れと照らし合わせて，用語の説明をしていきましょう。

(1)　被保険者とは

　病気やけが（業務外の事由）に対して医療保険が給付される者（個人）を被保険者といいます。保険者に保険料を納付し被保険者証を受け取ります。また被保険者に扶養されている者（被扶養者）にも医療保険が給付されます。国保では世帯主と世帯員ともに被保険者です。

(2)　被扶養者の範囲とは

　次の者が被扶養者に該当します（図表1）。

①　主に被保険者の収入で生計が維持されている被保険者本人の父母，配偶者，子，孫，祖父母，曽祖父母，弟妹（別居でも可）

②　主に被保険者の収入で生計が維持されている(1)被保険者の三親等以内の親族（①に該当する人を除く），(2)被保険者の配偶者で，戸籍上婚姻の届出はしていないが事実上婚姻関係と同様の事情にある人の父母および子，(3)配偶者が亡くなったあとにおける父母および子（同居のみ可）

〈図表1〉 被扶養者の範囲（三親等の親族図）

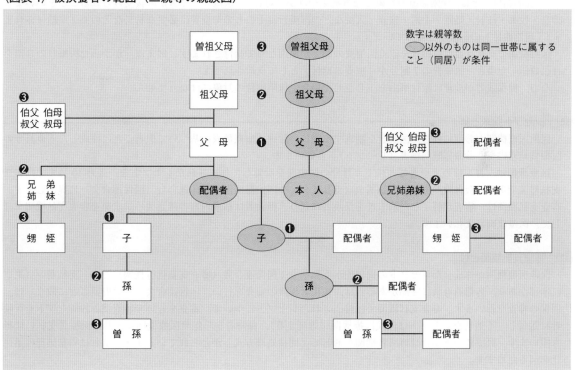

(3) 保険者とは

　保険事業の運営主体のことを「保険者」といいます。

　保険者は被保険者から保険料を徴収し被保険者証を交付します。被保険者が病気やけがで医療行為を受けられるように保険給付を行い，被保険者の健康増進のため様々な事業も行っています。

	保険の種類	保険者
職域保険（被用者保険）	健康保険	健康保険組合，全国健康保険協会
	共済組合	各種共済組合
	船員保険	全国健康保険協会
地域保険	国民健康保険	都道府県・市町村（特別区を含む），国民健康保険組合

(4) 保険医療機関と保険医の関係とは

　保険診療を扱う医療機関を「保険医療機関」といいます。開設者は管轄地方厚生局長等に申請書を提出し，厚生労働大臣から保険医療機関の指定を受けなければなりません。指定の有効期間は6年間です。

　さらに，健康保険法第64条により保険医療機関で保険診療を行う医師は厚生労働大臣の登録を受けなければなりません。この登録された医師のことを「保険医」といいます。登録された医師は生涯「保険医」として有効です。

　このように，医療機関が指定を受け，さらに医師の登録を必要とする制度を「二重指定制」といいます。これは，経済的な面における責任を医療機関に，診療上の責任を医師個人がもつことを明確にするための制度です。

(5) 療養の給付とは

　「療養の給付」とは，保険診療の対象となる病気やけがに対して，医療サービスが直接受けられることをいいます。診察・投薬・注射・処置・手術・検査・入院などの医療行為そのものや療養に必要な材料などのモノが給付されます。「現物給付」の形式がとられています。

　医療機関で支払う自己負担分を除く医療費の部分が原則として給付されます。例えば，かかった医療費の3割を自己負担した場合，医療費の7割分が「療養の給付」として支給されます。

　なお，被保険者が故意に給付事由を生じさせた場合，保険給付の対象にはなりません。

(6) レセプト請求とは

　保険医療機関が診療に要した医療費を請求する際に，診療報酬点数表に基づいて患者ごとに作成した1カ月分の医療費請求書を「診療報酬明細書（レセプト）」といいます。

　医療機関は，月末締めで患者ごとに1カ月分の医療費を計算して作成されたレセプトを，翌月10日までに審査支払機関である社会保険診療報酬支払基金（支払基金）や国民健康保険団体連合会（国保連合会）に提出します。審査支払機関は，審査が終了した請求書を保険者に送り，保険者は請求内容の確認後，請求額を審査支払機関を通して，医療機関に支払います。

(7) 審査支払機関とは

　保険医療機関が作成したレセプトの提出先が支払基金や国保連合会（審査支払代行機関）です。支払基金（東京に本部があり，各都道府県に支部がある）は，被用者保険の審査を行い，国保連合会（都道府県ごとに設立）は，国保の審査を行います。審査支払機関では提出されたレセプトについて，審査を行い，審査済みのレセプトを保険者に送付し（不適切なレセプトは保険医療機関に返戻する），保険者から保険医療機関に支払う医療費支払い代行も担います。医療費の支払いは第三者機関を通して「間接処理方式」がとられていますが，これは事務処理の迅速化を図るためです。

　支払基金や国保連合会，保険者の審査を経て，医療機関に対する診療報酬の支払額が決定しますが，場合によっては査定減点されることもあります。

保険医療機関の分類と役割

　医療機関とは，私たちが病気やけがをしたときに通院や入院により治療をしてくれる診療所および病院のことです。厚生労働大臣の指定を受け，保険診療を行うことができる医療機関を「保険医療機関」といいます。我が国では医療法により，規模やそれぞれの役割により医療機関が分類されているのです（図表2）。

　保険医療機関の分類の仕方には次の2つがあります。
- **●医療法による分類**：規模や役割に応じた分類
- **●開設者による分類**：経営の主体が誰なのかによる分類

1．医療法による分類

　「診療所」と「病院」とに分けられます。さらに病院は，一般病院，地域医療支援病院，特定機能病院等に分類されます。

(1)　診療所

　病床数は19床以下で，主に外来診療や在宅診療を担う医療機関です。

　診療所の多くは，医院，クリニックなどの名称であり，医師が1人で開業していることが多い。軽い症状や一般的な初期段階の医療（プライマリケアという）を行い，いわゆる「かかりつけ医」の役割を担う医療機関です。主に外来患者の治療に当たります。1病床でも入院設備があれば「有床診療所」，まったく入院設備がなければ「無床診療所」と言われます。

(2)　一般病院

　病床数は20床以上で，主に入院診療を担う医療機関です。

　多くの病院は一般病院であり，主に通院および入院診療を要し，一般的な治療が可能な患者に対しての役割を担う医療機関です。入院設備として一般病床をもち，そのほか医療法で定められた員数・構造設備の基準（医師数・看護師数・病室の広さなど）に適合しなければなりません。また，①精神，②結核，③感染症，④療養，⑤一般——の5病床種別が定められています。開設の際は，都道府県知事の承認が必要です。

(3)　地域医療支援病院

　病床数は200床以上で，地域内での他の医療機関との連携を担う医療機関です。

　地域の医療水準を高める役割を担い，地域内にある医療機関と連携して患者の治療を後方支援する病院です。救急医療の提供，地域の医療従事者への研修の実施等も求められます。一般病院以上の承認基準が求められ，かかりつけ医からの紹介を受けたり救急患者を受け入れたり，逆に他の医療機関への紹介（逆紹介）も行い，地域の医療確保のために重要な位置を占めています。

　国公立あるいは公的な病院，社会福祉法人等の病院が開設できますが，都道府県知事の承認が必要です。

(4)　特定機能病院

　病床数は400床以上で，高度医療を担う医療機関です。

　高度の医療提供，医療技術の開発，高度医療に関する研修も行います。一般の病院ではむずかしいとされている

❗ One Point Lesson

保険診療の対象とならないもの

　すべての傷病等に対する診療が保険給付の対象になるわけではありません。以下のような事情による診療は保険給付の対象外となります。また，医師自身が自分自身に対して行う「自己診療」も保険給付の対象となりません。

① 業務上の負傷・疾病
② 健康診断（人間ドック）
③ 予防接種等
④ 美容整形
⑤ 正常妊娠・正常分娩
⑥ 第三者行為による傷病
⑦ 闘争，泥酔または著しい不行跡による疾病
⑧ 故意の犯罪行為または故意の事故による疾病

手術や高度な医療機器による治療を行うことができる病院です。地域医療支援病院よりさらに高い承認基準が求められます。

　開設の際は厚生労働大臣の承認が必要です。現在，大学病院の本院，国立がん研究センター，国立循環器病研究センターなど88（令和4年12月1日現在）病院が承認を受けています。

〈図表2〉病院の主な基準一覧

	一般病院（一般病床）	地域医療支援病院	特定機能病院
承認主体	都道府県知事	都道府県知事	厚生労働大臣
病床数	20床以上	200床以上	400床以上
診療科	——	——	・総合型：内科，外科，産婦人科，耳鼻咽喉科，眼科，小児科，精神科，整形外科，脳神経外科，皮膚科，泌尿器科，放射線科，歯科等16科を標榜すること ・特定領域型：上記16診療科のうち10以上を標榜すること
医師数	入院患者16人に対し1人	——	通常，病院の2倍程度以上
看護職員数	入院患者3人に対し1人	——	入院患者2人に対し1人
薬剤師数	入院患者70人に対し1人	——	入院患者30人に対し1人
栄養士数等	管理栄養士1人以上	管理栄養士1人以上	管理栄養士1人以上
患者1人当たり床面積	6.4㎡以上（既設は4.3㎡以上）	——	——
廊下幅	片側居室の場合1.8㎡以上（既設は1.2㎡以上） 両側居室の場合2.1㎡以上（既設は1.6㎡以上）	——	——
他の医療機関からの紹介患者数の比率	——	①紹介率80％以上（65％以上であって，承認後2年間で80％に達する見込みの場合を含む） ②紹介率65％以上で逆紹介率40％以上 ③紹介率50％以上で逆紹介率70％以上	・総合型：紹介率50％以上・逆紹介率40％以上 ・特定領域型：紹介率80％以上・逆紹介率60％以上
その他	［設置義務のある施設等］ ①各科専門の診察室，②手術室，③処置室，④臨床検査施設，⑤エックス線装置，⑥調剤所，⑦消毒施設，⑧給食施設，⑨洗濯施設，⑩診療に関する諸記録	［要件］ ・他の医療機関に対し高額な医療機器の提供やベッドの共同利用の実施ができる ・24時間体制の救急医療の提供ができる ・地域の医療機関の従事者に対し研修会の開催ができる ［設置義務のある施設等］ ・一般病院の①～⑩，⑪集中治療室，⑫化学・細菌・病理検査施設，⑬病理解剖室，⑭研究室，⑮講義室，⑯図書室，⑰救急用または患者輸送用自動車，⑱医薬品情報管理室，⑲病院管理・運営に関する諸記録	［要件］ ・役割として高度医療の提供，高度医療技術の開発・評価，高度医療に関する研修を行うこと ・紹介状のない患者には初診時に保険外併用療養費として追加料金を徴収できる ［設置義務のある施設等］ ・①～⑲，無菌状態の維持された病室

2．開設者による分類

　主なものとして国，公的機関，社会保険関係団体，医療法人，個人などがありますが，大きく以下の3つに分類できます。

⑴ 国立医療機関（独立行政法人）
　国の独立行政法人が開設する医療機関をいい，以下のようなものがあります。
・国立高度専門医療センター，国立ハンセン病療養所（厚生労働省）
・旧国立病院，療養所（独立行政法人国立病院機構）
・国立大学附属病院（国立大学法人）
・労災病院（独立行政法人労働者健康福祉機構）
・宮内庁病院，自衛隊病院，医療刑務所等（その他の国の機関）
・地域医療機能推進機構病院〔独立行政法人地域医療機能推進機構（JCHO）〕

⑵ 公的医療機関
　都道府県や市町村，社会保険関係団体等が開設する医療機関をいい，以下のようなものがあります。
・都道府県立病院等（地方公共団体）
・市区町村立病院（市区町村）
・赤十字病院（日本赤十字社）
・済生会病院（社会福祉法人恩賜財団済生会）
・函館協会病院，帯広協会病院等（社会福祉法人北海道社会事業協会）
・JA病院（全国厚生農業協同組合連合会）
・国保連合会立病院（国民健康保険団体連合会）
・組合立国保病院（国民健康保険組合）
・健康保険組合病院・健康保険組合連合会病院（健康保険組合およびその連合会）
・共済病院（共済組合およびその連合会）

⑶ 私的医療機関
　個人または法人が開設する医療機関をいい，開設主体としては，⑴個人，⑵会社，⑶宗教法人，⑷学校法人（私立医科大学病院など），⑸公益病院（医師会病院など），⑹医療法人——などがあります。

医 療 保 障 の 体 系

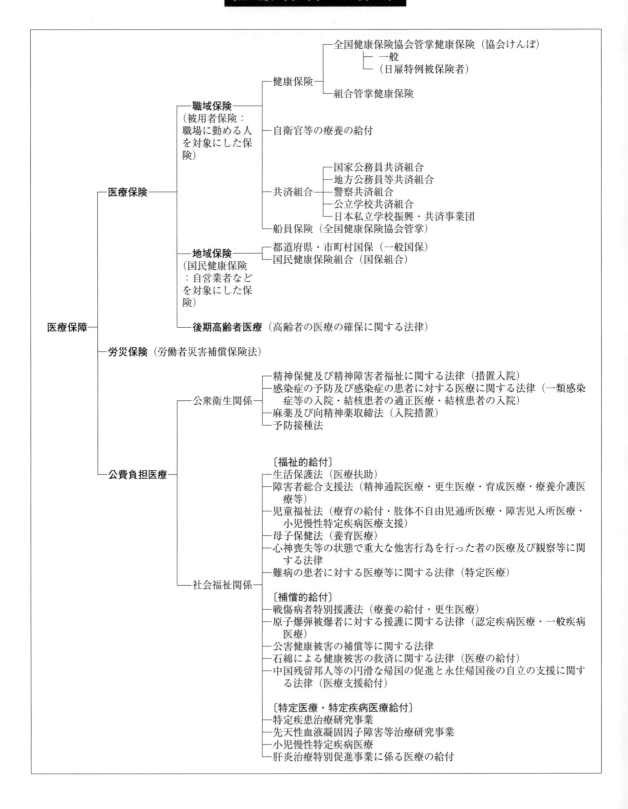

保 険 制 度 と 法 別 番 号

保　険　者		法別番号	保険制度	対　象　者	番号桁数
被用者保険（社保・職域保険）	全国健康保険協会（協会けんぽ）	(01)	全国健康保険協会管掌健康保険（日雇特例被保険者を除く）	・主として中小企業が該当 　従業員常時5人以上の事業所の者	8桁
	全国健康保険協会	02	船員保険	・船舶所有者に雇用されている海上勤務者 ・船員・機関長・機関士・航海士 ・船舶通信士・甲板員 ・商船大学の学生	
	全国健康保険協会（協会けんぽ）	03 04	日雇特例被保険者の保険 一般療養 特別療養費	・日雇労働者 ・日雇労働者	
	健康保険組合	06	組合管掌健康保険	・主に大企業従業員が該当 　従業員常時700人以上の事業所の者 　同業種の複数企業が共同設立する場合は3000人以上の従業員	
	国	07	防衛省職員給与法による自衛官等の療養の給付	・自衛官・防衛大学の学生 ・自衛隊病院勤務者（自衛隊員） ・訓練招集中の予備自衛官 ・各駐屯部隊の隊員 ＊家族は防衛省共済組合（法別番号31）	
	共済組合	31	国家公務員共済組合	・国家公務員	
		32	地方公務員等共済組合	・地方公務員	
		33	警察共済組合	・警察官	
		34	公立学校共済組合 日本私立学校振興・共済事業団	・公立学校教職員 ・私立学校教職員及び日本私立学校振興財団職員	
	健康保険組合	63	特定健康保険組合	・特定組合退職者	
	共済組合	72	国家公務員特定共済組合	・特定共済退職者 　退職後も継続して現役の加入者と同様の保険給付を行えるもので，一定の要件を満たし許可を受けた健康保険組合等	
		73	地方公務員特定共済組合		
		74	警察特定共済組合		
		75	公立学校特定共済組合 日本私立学校振興・共済事業団		
国民健康保険（国保・地域保険）	都道府県市町村（特別区）	なし	国民健康保険（一般国保）	・社保や国保組合に加入をしていない者 　（商，農，漁業の自営業者・自由業者・年金生活者など） ※保険者番号は都道府県番号（2桁）＋市町村番号（3桁）＋検証番号（1桁）の6桁で構成されている。	6桁
	国民健康保険組合	なし	国民健康保険組合（国保組合）	・社保や一般国保に加入をしていない者で，同一市町村内の同種の事業に従事する300人以上で組織された者 ※保険者番号は都道府県番号（2桁）＋同種組合番号（300番台）＋検証番号（1桁）の6桁で構成されている。	
後期高齢者	後期高齢者医療広域連合	39	高齢者の医療の確保に関する法律による療養の給付	・区域内に住所を有する75歳以上の者 ・65歳以上75歳未満の政令で定める程度の障害をもち，後期高齢者医療広域連合の認定を受けた者 ・生活保護受給者は適用除外	8桁

都 道 府 県 番 号 一 覧

都道府県名	番号	都道府県名	番号	都道府県名	番号	都道府県名	番号	都道府県名	番号
北海道	01 又は 51	埼　玉	11 又は 61	岐　阜	21 又は 71	鳥　取	31 又は 81	佐　賀	41 又は 91
青　森	02 又は 52	千　葉	12 又は 62	静　岡	22 又は 72	島　根	32 又は 82	長　崎	42 又は 92
岩　手	03 又は 53	東　京	13 又は 63	愛　知	23 又は 73	岡　山	33 又は 83	熊　本	43 又は 93
宮　城	04 又は 54	神奈川	14 又は 64	三　重	24 又は 74	広　島	34 又は 84	大　分	44 又は 94
秋　田	05 又は 55	新　潟	15 又は 65	滋　賀	25 又は 75	山　口	35 又は 85	宮　崎	45 又は 95
山　形	06 又は 56	富　山	16 又は 66	京　都	26 又は 76	徳　島	36 又は 86	鹿児島	46 又は 96
福　島	07 又は 57	石　川	17 又は 67	大　阪	27 又は 77	香　川	37 又は 87	沖　縄	47 又は 97
茨　城	08 又は 58	福　井	18 又は 68	兵　庫	28 又は 78	愛　媛	38 又は 88		
栃　木	09 又は 59	山　梨	19 又は 69	奈　良	29 又は 79	高　知	39 又は 89		
群　馬	10 又は 60	長　野	20 又は 70	和歌山	30 又は 80	福　岡	40 又は 90		

※都道府県番号（コード）51〜97は平成28（2016）年10月31日から適用。
　（例）北海道の場合：「01」から設定し，当該番号において設定可能な実施機関番号がなくなり次第，「51」を設定することとなっている。

医 療 保 険 体 系 と 患 者 負 担

■　医療保険体系と患者負担率(%)一覧表

(2024 年 4 月現在)

医 療 保 険 体 系			法別番号	患者負担率（%）		備　　　考
				本 人 （被保険者 組合員 世帯主）	家 族 （被扶養者）	
被用者保険	全国健康保険協会管掌健康保険（協会けんぽ）	一般被保険者	01	30		同一傷病につき初診から 1 年（結核は 5 年）
		日雇特例被保険者	03			
		日雇特例・特別療養費	04	30		初めて「日雇手帳」交付の人など 3 月を限度とする
		船員・業務外	02	30		2010 年 1 月より，船員保険の運営主体が全国健康保険協会となり，職務上の傷病の新たな患者は労災保険に移行
		船員・業務上（下船後 3 月以内）		0	—	
	健康保険組合		06	30		
	共済組合	国家公務員・地方公務員・私学他	31〜34			船員組合員の下船後 3 月以内は 0%
	自　衛　官		07	30	—	
	特定健康保険組合	特例退職被保険者	63	30		国保の退職者医療に相当
	特定共済組合	特例退職組合員	72〜75			
国保	一般被保険者			30 （保険者により 0〜20 あり）		保険者番号は 6 桁 都道府県・市町村国保と国保組合がある
	「国保被保険者資格証明書」による療養			100		保険料滞納者に対する措置 （滞納分支払い後に特別療養費を支給）
	医療保険・高齢受給者 （70 歳以上 75 歳未満の前期高齢者）			20		現役並み所得者は 3 割負担 （寝たきり等の人は 65 歳以上から適用）
	後期高齢者（75 歳以上）		39	10 または 20（※）		

* 「義務教育就学前の者」（6 歳に達する日以降の最初の 3 月 31 日まで）は医療保険の種類や，外来・入院の別なくすべて 2 割負担。
* 一部負担金で 10 円未満の端数は，四捨五入し，10 円単位で徴収する。
* 75 歳となったその日から後期高齢者医療制度の適用を受ける。
　給付内容は従来の老人保健法と同様。運営は，市町村に代わって後期高齢者医療広域連合が行う。
※　2022 年 10 月 1 日より，一定以上の所得がある後期高齢者の患者負担割合が 2 割に引き上げられた（下表参照）。

■　患者負担割合

	患者負担割合
75 歳以上 後期高齢者	1 割 一定以上所得者：2 割（※） 現役並み所得者：3 割
70〜74 歳 高齢受給者	2 割 現役並み所得者：3 割
6 歳・4 月（義務教育就学）以降〜69 歳	3 割
6 歳・3 月末以前（義務教育就学前）	2 割

〔患者負担金（窓口支払い）の計算のしかた〕
　（例）　本日の医療の合計点数が 782 点である場合
　　　　1 診療分の点数×負担割合　＝　窓口支払額（端数四捨五入）

　　①会社員・公務員本人のとき
　　　　782×3＝2,346 → 本日の窓口支払いは 2,350 円です。
　　②会社員・公務員の家族（5 歳）のとき
　　　　782×2＝1,564 → 本日の窓口支払いは 1,560 円です。

* 「後期高齢者」には 65 歳以上の寝たきり等の者も該当する（障害認定日から該当する）。
* 「75 歳以上」とは 75 歳の誕生日から該当する。
* 「70〜74 歳」とは 70 歳の誕生日の前日が属する月の翌月からをいう（1 日生まれの場合はその月から該当する）。
　　例）5 月 3 日生まれ　→　6 月から該当
　　　　5 月 1 日生まれ　→　5 月から該当
* 「現役並み所得者」とは，①標準報酬月額 28 万円以上の者，②課税所得 145 万円以上の者等（例外規定あり）のこと。
* 患者が負担しなくてはならないもの：①医療保険上の自己負担（保険種別や年齢により給付割合が決まっている。給付されない部分が自己負担となる），②入院時食事療養費と入院時生活療養費の標準負担額，③保険外併用療養費に係る特別の料金
※　2022 年 10 月 1 日より，後期高齢者で一定以上の所得がある者——①課税所得 28 万円以上で，かつ②「年金収入＋その他の合計所得金額」が単身世帯で 200 万円以上・複数世帯で 320 万円以上——の窓口負担が 2 割に引き上げられた。**外来受診**については，施行後 3 年間（2025 年 9 月末まで），1 割負担の場合と比べた 1 月分の負担増を最大 **3000 円**に抑える措置が講じられた。同一医療機関での受診については現物給付化される（上限額以上窓口で支払わなくてよい）。

年 齢 別 の 自 己 負 担 限 度 額 （ 高 額 療 養 費 制 度 ）

70 歳未満の自己負担限度額（月額）

高額療養費制度（医療保険）			高額医療＋高額介護合算療養費制度（年単位の上限額）
対象者	月単位の上限額	多数該当	
【区分ア】(年収約1160万円以上) 健保：標準報酬月額83万円以上 国保：年間所得901万円超	252,600 円＋(医療費 －842,000 円)×1%	140,100 円	212 万円
【区分イ】(年収約770万～1160万円) 健保：同53万～79万円 国保：同600万～901万円	167,400 円＋(医療費 －558,000 円)×1%	93,000 円	141 万円
【区分ウ】(年収約370万～770万円) 健保：同28万～50万円 国保：同210万～600万円	80,100 円＋(医療費 －267,000 円)×1%	44,400 円	67 万円
【区分エ】(年収約370万円以下) 健保：同26万円以下 国保：同210万円以下	57,600 円	44,400 円	60 万円
【区分オ】[低所得者（住民税非課税）]	35,400 円	24,600 円	34 万円

●高額長期疾病患者（①人工透析が必要な慢性腎不全，②血液製剤に起因する HIV または血友病，③抗ウイルス剤に起因する HIV の患者）の自己負担限度額（月額）：1万円。ただし，人工透析を要する上位所得者区分ア・イ（標準報酬月額53万円以上）については2万円。

(1) 70歳未満の自己負担限度額は，①医療機関ごと，②医科・歯科別，③入院・外来別——に適用
(2) 「低所得者」：世帯員全員が①市町村民税非課税者，あるいは②受診月に生活保護法の要保護者であって，自己負担限度額・食事標準負担額の減額により保護が必要でなくなる者
(3) 「多数該当」：直近1年間における4回目以降の自己負担限度額（月額）
(4) 「世帯合算」：同一月に同一世帯で2人以上がそれぞれ21,000円以上の自己負担額を支払った場合，その合算額に対して高額療養費が適用される
(5) 「高額医療・高額介護合算療養費制度」：世帯内の同一の医療保険の加入者について，毎年8月から1年間にかかった医療保険の自己負担額と介護保険の自己負担額を合算した額について適用される〔高額療養費や高額介護（予防）サービス費の支給を受けた場合はその額を除く〕。医療保険の自己負担額は，70歳未満では医療機関別，医科・歯科別，入院・通院別にそれぞれ21,000円以上の分が合算の対象となる。

70 歳以上の自己負担限度額（月額）

高額療養費制度				高額医療＋高額介護合算療養費制度（年単位の上限額）
対象者	世帯の月単位の上限額		多数該当	
	外来(個人ごと)			
【現役並所得Ⅲ】（年収約1160万円以上）標準報酬月額83万円以上／課税所得690万円以上	252,600 円＋(医療費 －842,000 円)×1%		140,100 円	212 万円
【現役並所得Ⅱ】（年収約770万～1160万円）標準報酬月額53万円以上／課税所得380万円以上	167,400 円＋(医療費 －558,000 円)×1%		93,000 円	141 万円
【現役並所得Ⅰ】（年収約370万～770万円）標準報酬月額28万円以上／課税所得145万円以上	80,100 円＋(医療費 －267,000 円)×1%		44,400 円	67 万円
【一般】（年収約156～370万円）健保：標準報酬月額26万円以下 国保：課税所得145万円未満等	18,000 円（年間上限144,000円）	57,600 円	44,400 円	56 万円
【低所得者Ⅱ】（住民税非課税）	8,000 円	24,600 円		31 万円
【低所得者Ⅰ】（住民税非課税）（年金収入80万円以下など）		15,000 円		19 万円

●高額長期疾病患者（①人工透析が必要な慢性腎不全，②血液製剤に起因する HIV または血友病，③抗ウイルス剤に起因する HIV の患者）の自己負担限度額〔月額：1万円〕

(1) 「低所得者Ⅱ」：世帯員全員が①市町村民税非課税者，あるいは②受診月に生活保護法の要保護者であって，自己負担限度額・食事標準負担額の減額により保護が必要でなくなる者
(2) 「低所得者Ⅰ」：世帯員全員が「低所得者Ⅱ」に該当し，さらにその世帯所得が一定基準以下
(3) 「世帯合算」：同一月に同一世帯内でかかった自己負担額の合算額に対して高額療養費が適用される
(4) 「高額医療・高額介護合算療養費制度」：同一月に世帯内でかかった自己負担をすべて合算できる

医療保険制度の概要一覧表

法別番号（　）	協会けんぽ（01）	組合（06）	日　　雇（03） 特別日雇（04）	特例退職者医療 組合（63）国公（72） 地公（73）警察（74） 公学，私学（75）	船員（02）
					社保（職域保険）
法の種類	健康保険法				船員保険法
保険者	全国健康保険協会 〔地方厚生（支）局〕	各種健康保険組合	全国健康保険協会 〔地方厚生（支）局〕	特定健康保険組合 各特定共済組合	全国健康保険協会
対象者	・主として中小企業が該当する。 ・健康保険組合が設立されていない事業所の従業員が対象（従業員常時5人以上の事業所及び1人以上の法人事業所）	・主として大企業が該当する。 （一部の私立大学） ・健康保険組合が設立されている事業所の従業員が対象。 ・従業員が常時700人以上の事業所。同業種の複数企業が共同設立する場合は3000人以上の従業員	・健康適用の事業所に日々雇い入れられる者 ・使用される期間が2カ月間に通算して26日未満の雇用者など ・期限を超えれば健保適用	・特定健康保険組合又は特定共済組合の退職者（年金受給資格者）で任意継続被保険者以外の人とその家族	・船舶所有者に雇われる海上勤務者 例） ・船長・機関長・機関士・航海士・船舶通信士・甲板員・商船大学の学生 ・5トン以上の船舶，30トン以上の漁船など（5トン未満の船舶や30トン未満の漁船，又は川，湖，港のみを航行する船舶は含まれない）

	給付割合	・療養の給付（義務教育就学4月～69歳）　　　　　　　　：7割 ・家族療養費（義務教育就学4月～69歳）　　　　　　　：7割　　・後期高齢者 ・義務教育就学前（6歳3月末まで）　　　　　　　　　　：8割 ・高齢者（70歳以上の現役並み所得者）　　　　　　　　：7割 ・　〃　（70～74歳，現役並み所得者を除く）　　　　　：8割	①75歳以上の現役並所得者：7割 ②75歳以上の一定以上の所得者：8割 ③75歳以上の①と②を除く者：9割	

医療給付（現物給付）	医療給付の内容	業務上・通勤災害以外の病気・けが ①療養の給付…受診時，保険医療機関の窓口に被保険者証を提示すれば，診察，治療，投薬，入院などの必要な医療を受けることができる。70歳以上の人は，高齢受給者証も併せて提示する。提示することにより，本人はかかった医療費の3割〔義務教育就学前までと前期高齢者は2割（※1）〕を一部負担金として支払う。 ②入院時食事療養費…入院時，食事の提供が行われた場合に，その費用額から患者の標準負担額（一般490円／1食，その他p.462参照）を除いた部分が現物給付とされるもの。なお，特別メニューを希望した場合は，標準負担額の他に，特別料金が自己負担となる。 ③入院時生活療養費…療養病床に入院する65歳以上の患者は入院時食事療養費ではなく入院時生活療養費を負担する。食費（食材料費＋調理費）と住居費（光熱水費相当）の標準負担額を患者が負担し，残りは入院時生活療養費として保険者が負担する。 ④保険外併用療養費…保険診療に保険外のものがわずかでも含まれると，原則として保険が適用される診療も含め全額自己負担となる。ただし，次に示す「評価療養」「患者申出療養」「選定療養」であれば，併用が認められて保険が適用される部分（診察，投薬，入院料など基礎部分）は保険外併用療養費として現物給付（保険給付）され，保険適用の枠からはずれた部分については自費負担となる。 評価療養：①先進医療，②医薬品・医療機器・再生医療等製品の治験にかかる診療，③承認された医薬品・医療機器・体外診断用医薬品・再生医療等製品の保険適用前の使用，④保険適用されている医薬品・医療機器・再生医療等製品の適応外使用 患者申出療養：未承認薬の使用など患者からの申出に基づき個別に認められる保険外療養 選定療養：①特別の療養環境の提供，②予約診療，③患者希望の時間外の診療，④200床以上の病院・特定機能病院等の未紹介患者の初診，⑤200床以上の病院・特定機能病院等の再診，⑥制限回数を超える医療行為，⑦患者都合による長期入院（180日超），⑧長期収載品（後発医薬品のある先発医薬品）の処方・調剤（2024年10月～），⑨プログラム医療機器の保険適用期間終了後の使用——など ⑤療養費…やむをえない事情で医療費を自己負担したとき，申請により払い戻しされることで償還払いともいう。海外で受けた診療（海外療養費），輸血のための生血代，コルセット等治療用装具，治療上効果ありと医師が認めた場合のあんま，灸，マッサージ代，柔道整復師の施術代など，保険者の承認のあるものは後で払い戻しされる。 ⑥訪問看護療養費，家族訪問看護療養費…医師（かかりつけ医）が訪問看護の必要性を認めた安定状態にある在宅難病患者，在宅末期がん患者等に対し，医師の指示を受けた訪問看護ステーションから派遣された看護師等により療養上の世話を受けた場合は，その費用から基本利用料を控除した部分が保険者より現物給付される。なお，基本利用料は70歳以上はその費用の1割（一定以上所得者は3割），小学校就学前（6歳3月末）までは2割，小学校就学（6歳4月）以降と70歳未満は本人・被扶養者ともに3割。	健康保険に同じ（ただし，独自給付がある）
	給付期間	治るまで 資格喪失後に日雇特例被保険者（被扶養者）になったときは資格喪失後6カ月以内（特別療養給付）	①一般療養　給付を受け始めてから1年（結核性疾病は5年）以内 ②特別療養費　被保険者手帳交付日の属する月の初日から3カ月（交付日が月の初日の場合は2カ月）	(01)(06)に同じ	全国健康保険協会管掌健康保険に同じ

2024 年 6 月現在

国家公務員 共済組合(31)	地方公務員等 共済組合(32)	私立学校 教職員共済(34)	自衛官等 (07)	国保（地域保険）		後期高齢者 医療 (39)
				都道府県・ 市町村国保	国保組合	
共済組合法			防衛省職員給与法	国民健康保険法		高齢者医療確保法
各種共済組合			国	都道府県 市区町村	各種国民健 康保険組合	広域連合 （全市町村，特別区）
国家公務員（自衛官の被扶養者を含む） 例) ・国家行政機関の職員 　四現業（印刷局，造幣局，林野庁，郵政） ・地方厚生局職員 ・地方公務員（都道府県の職員） ・警視庁，警察庁など ・私立学校教職員 ・公立学校教職員			・自衛官 ・訓練召集中の予備自衛官 ・自衛隊病院勤務者（自衛隊員） ・防衛大学の学生 ・各駐屯部隊の隊員 ★家族は(31)国家公務員共済組合（防衛省共済組合)の扱いとなる。	社保にも国保組合にも加入していない者 例) ・自由業 ・年金のみの生活者 ・特定の職業を持たない者 ・商業，漁業，農業の自営で，政管健保に加入していない者	社保に加入していない同一市町村内の同種の事業に従事する 300 人以上の人により組織される（ただし，市・町・村国保の運営を妨げない範囲内において）	・75 歳以上の人及び 65歳以上 75 歳未満で寝たきり等の者（要認定)

(注)　船員保険（02）は，下船後 3 カ月以内の職務外の傷病については，10 割給付。ただし，証明書，届出等が必要。

| | | | | 一般的には世帯主，家族とも 7 割。区市町村によりごくまれに 8 割もある。 | 一般には組合員，家族とも 7 割。組合により組合員 8割〜10 割もある。 | 9 割（一定以上の所得者は 8 割。現役並み所得者は 7 割） |

高額医療・高額介護合算制度における世帯の負担限度額（年額）

《70 歳未満がいる世帯》

被用者又は国保＋介護保険（70 歳未満がいる世帯）		負担限度額（年額）
●年収約 1160 万円以上	健保：標準報酬月額 83 万円以上 国保：年間所得 901 万円超	212 万円
●年収約 770 万円〜1160 万円	健保：同 53 万〜79 万円 国保：同 600 万〜901 万円	141 万円
●年収約 370 万円〜770 万円	健保：同 28 万〜50 万円 国保：同 210 万〜600 万円	67 万円
●年収約 370 万円以下	健保：同 26 万円以下 国保：同 210 万円以下	60 万円
●低所得者（住民税非課税）		34 万円

《70 歳以上の世帯》

対象者（70 歳以上）		負担限度額（年額）
●年収約 1160 万円以上	標準報酬月額 83 万円以上 課税所得 690 万円以上	212 万円
●年収約 770 万円〜1160 万円	標準報酬月額 53 万円以上 課税所得 380 万円以上	141 万円
●年収約 370 万円〜770 万円	標準報酬月額 28 万円以上 課税所得 145 万円以上	67 万円
●一般（年収約 156 万〜370 万円）	標準報酬月額 26 万円以下 課税所得 145 万円未満	56 万円
●低所得者Ⅱ（住民税非課税世帯）		31 万円
●低所得者Ⅰ（住民税非課税世帯で所得が一定基準以下）		19 万円

| 健康保険に同じ | | | | 健康保険に同じ
（ただし，職務上外・通勤災害の区別はない） | | 原則，健康保険の 70 歳以上に同じ |
| 全国健康保険協会管掌健康保険に同じ | | | | 治るまで | | 治るまで |

法別番号（　）	協会けんぽ(01)	組合(06)	日　　雇(03) 特別日雇(04)	特例退職者医療 組合(63)国公(72) 地公(73)警察(74) 公学，私学(75)	船員(02)
入院時食事療養費 入院時生活療養費	p.459 に掲載				
高額療養費	p.11 にあり 保険診療による自己負担額が一定の枠を超えると，超えた分が高額療養費として健康保険から支給される。				
保険料の 支払い方	保険料は被保険者の所得に応じて定められる。保険料は被保険者のみ				
レセプト提出先					支払基金※1

		協会けんぽ(01)	組合(06)	日雇(03)特別日雇(04)	特例退職者医療	船員(02)
現金給付	傷病手当金※2	1 日につき （支給開始日以前の継続した 12 カ月間の各月の標準報酬月額を平均した額）÷30日×2／3 任意継続被保険者を除く 1.5 年分		1 日につき 最大月間標準日額総額×1／45，6 カ月（結核性 1.5 年）分		1 日につき 標準報酬日額×2／3 3 年分
	出産手当金※3	1 日につき （支給開始日以前の継続した 12 カ月間の各月の標準報酬月額を平均した額）÷30日×2／3 任意継続被保険者を除く 出産日以前 42 日（多胎妊娠の場合 98 日）から出産日後 56 日まで		1 日につき 最大月間標準日額総額×1／45，出産日以前 42 日（多胎妊娠の場合 98 日）から出産日後 56 日まで	(01)(06)に同じ	1 日につき 標準報酬日額×2／3 妊娠の判明した日から出産日までの分と出産日後 56 日まで
	休業手当金					
	出産育児一時金 （本人）	1 児につき 500,000 円※4				
	出産育児一時金 （家族）	1 児につき 500,000 円※4				
	移送費 （家族移送費）	最も経済的な通常の経路及び方法により				
	埋葬料	一律 50,000 円				（業務外）には付加給付あり。
	埋葬費	50,000 円 埋葬費の場合は，埋葬に要した実費。ただし 5 万円を限度とする。				標準報酬月額の 2 ヵ月分（家族埋葬料は1.4 ヵ月分）

※1　被用者保険保険者，国保保険者，広域連合は，委託先変更手続きを行えば，審査・支払を支払基金，国保連合会のいずれにしても委託することが可能である。

※2　支給開始日とは，一番最初に給付が支給された日のこと。連続して 3 日間労務不能な場合（待機期間），4 日目から支給される。

※3　出産手当金は出産（分べん）が予定日より遅れた場合は出産予定日以前 42 日（多胎妊娠の場合 98 日）から出産日後 56日までとなり，出産が遅れた期間分も支給される。

※4　出産育児一時金は，2023 年 4 月から 1 児につき 50 万円に増額された。産科医療補償制度に加入していない医療機関で分娩した場合は，48 万 8000 円。

国家公務員 共済組合(31)	地方公務員等 共済組合(32)	私立学校 教職員共済(34)	自衛官等 (07)	国保(地域保険)		後期高齢者 医療 (39)
				都道府県・ 市町村国保	国保組合	

国家公務員 共済組合(31) / 地方公務員等 共済組合(32) / 私立学校 教職員共済(34) / 自衛官等(07)	都道府県・市町村国保 / 国保組合	後期高齢者医療(39)
・同一世帯で同一月に 2 人以上の負担（70 歳未満では各 21,000 円以上の負担に限る）が生じた場合は，それぞれの負担を合算して世帯単位で高額療養費を支給する。 ・同一世帯での高額療養費支給回数が 1 年間に 4 回以上になったときは，収入（標準報酬月額）別に決められた支払上限の金額を超えた額が償還される。 ・血友病などの長期高額疾患による療養者については，自己負担限度額は 10,000 円（ただし，人工透析を要する上位所得者は 20,000 円）。		同一世帯で同一月に 2 人以上の高齢者の負担が生じた場合は，入院・外来の一部負担金を合算し 44,400 円（低，現役並み所得者は別規定）を超えた分が償還される。

納入。保険料は源泉徴収される。	・保険料は世帯の所得と家族の加入者数による。 ・保険料は個人で納入。 ・保険料は世帯主，家族とも納入。	広域連合ごとに保険料が決められる。
	国保連合会※1	国保連合会※1

国家公務員 共済組合(31)	地方公務員等 共済組合(32)	私立学校 教職員共済(34)	自衛官等(07)	都道府県・市町村国保	国保組合	後期高齢者医療(39)
1 日につき標準報酬日額×2／3（任意継続被保険者を除く）1.5 年（結核性 3 年）分	1 日につき給料日額×2／3（任意継続被保険者を除く）1.5 年（結核性 3 年）分	1 日につき標準給与日額×0.8（任意継続被保険者を除く）1.5 年（結核性 3 年）分	(31)国家公務員共済に同じ	(任意給付) ＊実施市町村なし		(任意給付)
1 日につき標準報酬日額×2／3（任意継続被保険者を除く）出産日以前 42 日（多胎妊娠の場合 98 日）から出産日後 56 日まで	1 日につき給料日額×2／3×政令で定める率（任意継続被保険者を除く）出産日以前 42 日（多胎妊娠の場合 98 日）から出産日後 56 日まで	1 日につき標準給与日額×0.8（任意継続被保険者を除く）出産日以前 42 日（多胎妊娠の場合 98 日）から出産日後 56 日まで		(任意給付) ＊実施市町村なし		
1 日につき標準報酬日額×0.5	1 日につき給料日額×0.6	1 日につき標準給与日額×0.6				
				条例・規約の定めるところによる。		

移送された場合の旅費に基づき算定した額の範囲内での実費（家族移送費も同様）		
(01) に同じ	条例・規約の定めるところによる。	条例の定めるところによる
(01) に同じ		

公費負担医療制度一覧（主なもの）

制　　度	目　　的	主　体	申 請 手 続 き
戦傷病者特別援護法	軍人軍属であった者に公務上の傷病に対する補償	国	本人→福祉事務所
原子爆弾被爆者に対する援護に関する法律	原爆被爆者に対する保健・医療・福祉にわたる総合的援護	国	本人→都道府県（保健所）
感染症予防及び感染症の患者に対する医療に関する法律（感染症法）	結核以外の感染症の発生の予防及び蔓延の防止を図り，もって公衆衛生の向上及び増進を図る	国・都道府県	保健所
	結核の予防と結核患者に対する適正な医療により福祉を増進する	国・都道府県	本人→保健所
心神喪失者の医療・観察法	重大な犯罪行為を行ったが，心神喪失などが理由で不起訴・無罪となった精神障害者に対し，指導を行うことで社会復帰を促進する	国・都道府県	裁判官と精神科医の合議で決定
精神保健及び精神障害者福祉に関する法律	精神障害者等の医療・保護を行い，社会復帰促進・自立を援助し，その福祉増進及び国民の精神保健の向上を図る	国・都道府県	本人→市町村長
障害者総合支援法	障害者及び障害児が基本的人権を享有する個人としての尊厳にふさわしい生活を営むことができるよう支援を行う（精神障害者は通院のみ）	市町村	本人又は保護者→市町村
麻薬及び向精神薬取締法	麻薬・向精神薬の濫用による保健衛生上の危害を防止し，公共の福祉の増進を図る	国・都道府県	（医師の届出など）
児童福祉法	18歳未満の児童の福祉を保障する（一部20歳まで）	国・都道府県	保護者→保健所
母子保健法	母性及び乳幼児の健康の保持増進を図り，国民保健の向上に寄与する	国・都道府県	保護者→保健所
難病の患者に対する医療等に関する法律特定疾患治療研究事業等[5]	原因不明，治療方法未確立の難病に対し研究事業を行い，それとともに医療費の負担軽減を図る	都道府県	本人→保健所，市町村
石綿による健康被害の救済に関する法律	中皮腫，気管支又は肺の悪性腫瘍，その他石綿の吸収で発生した疾病患者の救済	国・都道府県	地方環境事務所　保健所
生活保護法	生活困窮者に対し保護を行い，健康で文化的な最低限の生活を保障することにより自立を助長する	国・都道府県	本人→福祉事務所
公害健康被害の補償等に関する法律	大気汚染・水質汚濁による健康被害の補償を通じて被害者の迅速・公正な保護	都道府県・政令市	被認定者が対象。ただし新規の認定は行われない
予防接種法	感染症に対する予防接種と，それによる健康被害の救済を図る	国・都道府県・市町村	本人→市町村

＊1　公費負担医療の併用明細書では，本表における掲載順位に従い，掲載上位を第1公費，下位を第2公費とする。
＊2　ただし，原爆の「19」（一般疾病）は，児童福祉法の「79」の次になる。
＊3　感染症法の「10」（適正医療）と「11」（結核入院）は，医療観察法の「30」の次になる。また「28」（1類感染症等）は，麻薬及び向精神薬取締法の「22」の次になる。
＊4　児童福祉法による小児慢性特定疾患治療研究事業の「52」は母子保健法の「23」（養育医療）の次となり，措置等に係る医療の給付の「53」は特定疾患治療研究事業「51」の次になる。

2024 年 4 月現在

給　付　内　容	医療保険との関係	法別番号＊1	請　　求注
健康保険とほぼ同じ。療養の給付（10 条），更生医療（20 条）。他に，療養手当・補装具の支給，国立保養所への収容など	公傷病については全額公費負担，それ以外は医療保険適用	13（療養の給付） 14（更生医療）	療養券で医療給付　基金・連合会へ診療報酬請求書提出
健康保険と同じ。認定疾病医療（10 条），一般疾病医療（18 条）。他に，健康診断の実施，各種手当の支給など	認定疾病は全額公費，一般疾病は医療保険の，自己負担分に公費適用	18（認定疾病） 19（一般疾病） ＊2	被爆者健康手帳・認定書確認　基金・連合会へ診療報酬請求書提出
新感染症，1・2 類感染症に対する入院医療（指定医療機関）（37 条）	新感染症は全額公費負担が原則 1・2 類感染症は保険給付優先 3・4・5 類感染症は医療保険のみ適用	28（1 類感染症等）＊3 29（新感染症）	基金・連合会に診療報酬請求書提出
結核医療基準及び結核治療指針による適正医療（37 条の 2）。結核患者の入院（37 条）	適正医療：公費負担 100 分の 95，保険給付優先，残りを公費。結核患者の入院：全額公費，保険給付優先，所得に応じ費用徴収	10（適正医療） 11（命令入所）	患者票確認　基金・連合会に診療報酬請求書提出
「医療観察診療報酬点数表」により算定。そこに定めのないものは，健康保険と同じ。		30	基金へ診療報酬請求書提出
健康保険と同じ。 措置入院（29 条） 他に，医療保護入院，応急入院，任意入院等	措置入院：全額公費，保険給付優先，所得に応じ費用徴収	20（措置入院）	患者票・収容依頼書確認。基金・連合会へ診療報酬請求書提出
政令第 1 条に定める自立支援医療 育成医療・更生医療・精神通院医療（5 条） 療養介護医療（70 条） 基準該当療養介護医療（71 条）	保険優先，原則 1 割の自己負担，別に負担上限月額の設定あり，給付差について公費負担	21（精神通院） 16（育成医療） 15（更生医療） 24（介護医療）	基金・連合会に診療報酬請求書提出
健康保険と同じ。 入院措置（58 条の 8）	全額公費，保険給付優先，所得に応じ費用徴収	22	基金へ診療報酬請求書提出
健康保険と同じ。療育の給付（20 条），障害児入所医療（24 条の 20），小児慢性特定疾患治療研究事業（21 条の 5）措置等に係る医療の給付	保険優先，自己負担分に公費適用，保護者の所得に応じた負担あり	17（療育の給付） 79（入所医療） 52（小児慢性） 53（措置）＊4	療育券確認。基金・連合会に診療報酬請求書提出
健康指導（10 条），健康診査（12 条），養育医療（未熟児）（20 条）に公費適用 他に母子健康手帳など	保険優先（12 条，20 条），自己負担分を都道府県又は市町村が負担	23（養育医療）	養育医療券の確認。基金・連合会に診療報酬請求書提出
健康保険と同じ。 治療研究期間 1 年，必要に応じ更新	保険優先，自己負担分に公費適用，限度額内における患者の自己負担あり（重症患者等は全額公費負担，軽快者は公費負担対象外）	54（特定医療） 51（特定疾患）	基金・連合会に診療報酬請求書提出
健康保険と同じ。 健康被害に係る医療費の給付（4 条）	保険優先，自己負担分に公費適用	66	独立行政法人環境再生保全機構
健康保険と同じ。医療扶助（15 条） 他に，生活扶助，教育扶助，住宅扶助など	医療保険，公費適用の残りを生保で。ただし，生保受給と同時に国保の資格を失い，公費単独。患者負担なし	12（生保）	医療券確認。基金に診療報酬請求書提出
療養の給付，障害補償費，遺族補償費，遺族補償一時金，児童補償手当，療養手当，葬祭料	認定疾病は全額公費負担	―	公害医療手帳の確認　市町村長へ請求
健康被害の給付（12 条）	医療保険による償還払い	―	医療保険による

＊5　特定疾患治療費，先天性血液凝固因子障害等治療費，水俣病総合対策費の国庫補助による研究治療費及び茨城県神栖町における有機ヒ素化合物による環境汚染及び健康被害に係る緊急措置事業要綱による医療費，及びメチル水銀の健康影響による治療研究費。

注　基金＝社会保険診療報酬支払基金，連合会＝国民健康保険連合会

第2章

診療報酬点数一覧

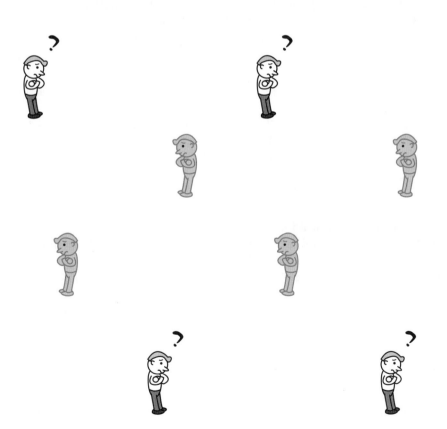

診療報酬点数表の基本的構成

1．診療報酬点数表とは

　診療報酬点数表には医科・歯科・調剤の3種類があります。本書で取り扱うのは医科点数表です。このほか，急性期病院における入院医療を診断群分類ごとに包括評価した「診断群分類点数表」（DPC点数表）もありますが，本書では収載していません。

　「医科診療報酬点数表」（点数表）は健康保険法第76条第2項および高齢者の医療の確保に関する法律（高齢者医療確保法）第71条第1項に基づき規定されるものですが，健康保険法以外の被用者保険や国民健康保険法，生活保護法などの公費負担医療においても当該点数表が適用されます。

2．診療報酬点数表の構成

　点数表は，第1章「基本診療料」と第2章「特掲診療料」から成ります。基本診療料は，初診もしくは再診・入院の際に行われる基本的な診療行為の費用を一括して評価するものです。一方，特掲診療料は，基本診療料として一括して支払うことが妥当でない特別の診療行為に対して個々に点数を設定し，評価を行うものです。

　また，点数表は，基本的には「告示」（標準点数）＋「通知」（準用点数等）によって構成されています。「告示」には「通則」と「点数」（1点単価10円）の部分があります。「通知」は，告示に関する「細則」と「準用点数」を定めたものです（本書中では，告示と通知を区別して収載していません）。

　「所定点数」は，特に規定する場合を除き，「注」に規定する加算を含まない点数を指します。

　区分番号は，例えば「A 000 初診料」の例ではA 000を指します（本書では「区分番号」という漢字表記を省略し，A 000のみ記載しています）。

　点数算定に当たっては，一般的に，基本診療料と特掲診療料を合算します。それぞれ以下の項目で構成されます。

［基本診療料］

　基本診療料には，簡単な検査（例えば，血圧測定検査等）の費用，簡単な処置の費用等（入院の場合には皮内，皮下及び筋肉内注射及び静脈内注射の注射手技料等）が含まれている。

　医科歯科併設の医療機関で，医科の診療科に係る傷病で入院患者が歯又は口腔の疾患のために歯科で初診若しくは再診を受けた場合，又は歯科診療の傷病で入院中の患者が，他の傷病により医科の診療科で初診若しくは再診を受けた場合等，医科診療と歯科診療の両者にまたがる場合は，それぞれの診療科において初診料又は再診料（外来診療料を含む）を算定することができる。

⑪　初診料：外来での初回の診療時に算定する。

⑫　再診料：外来での2回目以降の診療時に1回ごとに算定する。ただし，同一保険医療機関において医科と歯科が併設されている場合は，それぞれ別に診察料を算定することができる。

⑨⓪　入院基本料：入院時，入院の際に行われる基本的な医学管理，看護，療養環境の提供を含む一連の費用として算定する。病棟の種別，看護配置，平均在院日数等により区分されている。

　　入院基本料等加算：人員の配置，特殊な診療の体制等，医療機関の機能等に応じて1日ごとまたは1入院ごとに算定（加算）する。

⑨②　特定入院料：集中治療，回復期リハビリテーション，地域包括ケア等の特定の機能を有する病棟または病床に入院した場合に算定する（病院でのみ算定可）。

［特掲診療料］

　特掲診療料には，特に規定する場合を除き，当該医療技術に伴い必要不可欠な衛生材料等の費用が含まれている。

⑬　医学管理等：特殊な疾患に対する診療，医療機関が連携して行う治療管理，特定の医学管理等が行われた場合に算定する。

⑭　在宅医療：患家を訪問して医療が行われた場合や，在宅における療養のための医学管理および医療機器の貸与等が行われた場合に算定する。

⑥⓪　検査：検体検査，病理学的検査，生体検査等の施行時に算定する。

⑦⓪　画像診断：画像撮影・診断時に算定する。

②⓪　投薬：投薬時に算定する。

㉚　**注射**：注射実施時に算定する。
(80)　**リハビリテーション**：リハビリテーション実施時に算定する。
(80)　**精神科専門療法**：精神疾患をもつ患者に対して治療を行ったときに算定する。
㊵　**処置**：喀痰吸引，人工呼吸，介達牽引等の処置時に算定する。
㊿　**手術**：手術時に算定する。
㊿　**麻酔**：麻酔や神経ブロックが行われた場合に算定する。
(80)　**放射線治療**：放射線（電離性を有する高いエネルギーを持った電磁波や粒子線）による治療時に算定する。
(60)　**病理診断**：細胞診断，生検組織診断，病理解剖等の実施時に算定する。
(80)　**その他**：看護職員処遇改善や賃金の改善を行っている場合に算定する。

3．点数表に関連する告示等

点数表に関連する「基準」を示したものとして，以下のようなものが告示で定められています。

(1)「使用薬剤の薬価」（薬価基準）

保険診療において使用できる（保険請求できる）医薬品名とその価格を定めたものです。

(2)「特定保険医療材料及びその材料価格」（材料価格基準）

保険請求できる医療材料（特定保険医療材料）とその価格を定めたものです。

(3)「基本診療料の施設基準等」「特掲診療料の施設基準等」

「施設基準」とは，保険医療における“医療の質”を確保するために設けられています。地方厚生局長または地方厚生支局長への届出，報告等が義務付けられています。

診療報酬点数表のしくみ

A　基本診療料
⑪　初診料
⑫　再診料（診療所または一般病床 200 床未満の病院）　**外来診療料**（一般病床 200 床以上の病院）
(90)　入院基本料 ＋ 入院基本料等加算
(92)　特定入院料 ＋ 入院基本料等加算　■ 短期滞在手術基本料

B～N　特掲診療料
⑬　**B　医学管理等** ―― ■ 医学管理料 ＋（材料料）
⑭　**C　在宅医療** ―― ■ 在宅患者診療・指導料
　　■ 在宅療養指導管理料 ＋（在宅療養指導管理材料加算）＋（薬剤料）＋（材料料）
(60)　**D　検査** ―― ■ 検体検査実施料＋検体検査判断料 ＋（診断穿刺・検体採取料）＋（薬剤料）＋（材料料）
　　■ 生体検査料（＋判断料）＋（診断穿刺・検体採取料）＋（薬剤料）＋（材料料）
(70)　**E　画像診断** ―― ■ エックス線診断料〔撮影料＋診断料＋造影剤注入手技料〕＋（薬剤料）＋（フィルム）＋（材料料）
　　■ 核医学診断料〔撮影料＋診断料〕＋（薬剤料）＋（フィルム）＋（材料料）
　　■ コンピューター断層撮影診断料〔撮影料＋診断料〕＋（薬剤料）＋（フィルム）＋（材料料）
⑳　**F　投薬** ―― ■【外来患者・院内処方】調剤料 ＋ 処方料 ＋ 薬剤料 ＋（調剤技術基本料）＋（材料料）
　　■【外来患者・院外処方】処方箋料
　　■【入院患者】調剤料 ＋ 薬剤料 ＋（調剤技術基本料）＋（材料料）
㉚　**G　注射** ―― ■ 注射料〔注射実施料＋無菌製剤処理料〕＋ 薬剤料 ＋（材料料）
(80)　**H　リハビリテーション** ―― ■ リハビリテーション料 ＋（薬剤料）
(80)　**I　精神科専門療法** ―― ■ 精神科専門療法料 ＋（薬剤料）
㊵　**J　処置** ―― ■ 処置料 ＋（処置医療機器等加算）＋（薬剤料）＋（材料料）
㊿　**K　手術** ―― ■ 手術料 ＋（輸血料）＋（手術医療機器等加算）＋（薬剤料）＋（材料料）
　　■ 輸血料 ＋（薬剤料）＋（材料料）
㊿　**L　麻酔** ―― ■ 麻酔料〔麻酔料＋麻酔管理料〕＋（薬剤料）＋（材料料）
　　■ 神経ブロック料 ＋（薬剤料）＋（材料料）
(80)　**M　放射線治療** ―― ■ 放射線治療管理・実施料 ＋（材料料）
(60)　**N　病理診断** ―― ■ 病理標本作製料 ＋ 病理診断・判断料＋〔Dの（診断穿刺・検体採取料）＋（薬剤料）＋（材料料）〕
(80)　**O　その他** ―― ■ 看護職員処遇改善評価料 ＋ベースアップ評価料

初再

初 診 料 ⑪

初診とは，患者の訴えに対して，初めて診察を行った行為のことです。

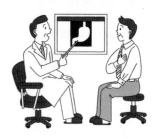

Ａ．初診料算定の決まり事

1) 診療継続中の場合

診療継続中であれば，新たな傷病の診察を行っても初診料はとれません（同日他科初診の場合を除く）。

2) 全傷病が治癒した場合

すべての傷病が治癒したならば，次の来院時には初診が算定できます。

3) 情報通信機器を用いた初診

施設基準に適合する届出医療機関において，「オンライン診療の適切な実施に関する指針」に沿って情報通信機器を用いて初診を行った場合においても，初診料（253点）が算定できます。

4) 同日他科初診料（ 複初 ）の取扱い方（いったん帰宅し，受診した場合も同様）

初・再診料を算定した同一日に，同一医療機関において，他の傷病で，別の診療科を初診として受診した場合に，2つ目の診療科に限り 146点 (注)（情報通信機器を用いた初診の場合は 127点）を初診料として算定できます（同一医師では算定不可）。ただし，乳幼児加算，時間外等の加算などの他の加算は併せて算定できません。

> 「他の傷病」とは，同一疾病又は互いに関連のある疾病でないことをいう。例えば，糖尿病で継続管理中の患者について，糖尿病性網膜症疑いで眼科を受診する場合は算定できない。診療科については，医療法上の標榜診療科が異なる場合に算定できる。

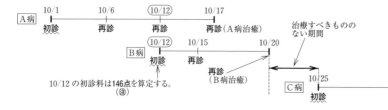

10/12の初診料は146点を算定する。
(注)

*同日他科初診料は，初めに初診か再診かにかかわらず算定できる（受診する診療科の順番は問わない）。

(注)①特定機能病院又は一般病床200床以上の地域医療支援病院・紹介受診重点医療機関であって，紹介割合50％未満又は逆紹介割合30‰未満の場合，②紹介割合40％未満又は逆紹介割合20‰未満の400床以上病院（①及び一般病床200床未満の病院を除く）の場合，③許可病床200床以上病院で，医薬品取引価格の妥結率が50％以下の場合，108点（情報通信機器を用いた初診の場合は94点）で算定します。

参考 診療日同日か否かにかかわらず別途診察料が算定できない場合
① 初診，再診時に行った検査・画像診断の結果のみを聞きに来たとき。
② 往診等のあと，薬剤のみを取りに来たとき。
③ 初診，再診時に検査・画像診断・手術等の必要があったものの，患者がいったん帰宅し，後刻（日）それを受けにきたとき。

5) 医科歯科併用の医療機関の入院患者が両方受診する場合について

入院中の患者が当院の医科診療と歯科診療に受診した場合は，それぞれの診療科で初診料又は再診料（外来診療料を含む）を算定することができます。ただし，同一の傷病又は互いに関連のある傷病により，医科と歯科を併せて受診した場合には，主たる診療科においてのみ初診料又は再診料（外来診療料を含む）を算定します。

6) 単位の考え方

算定回数が「週」単位又は「月」単位とされているものについては，特に定めのない限り，それぞれ日曜日から土曜日までの1週間又は月の初日から月の末日までの1カ月を単位として算定します。

初再

7）　初診料の算定事例（留意事項）

(1)　患者が異和を訴え診療を求めた場合において，診断の結果，疾病と認むべき徴候のない（治療の必要がない）場合であっても初診料は算定できます。レセプトには「○○の疑い」と記載します。

(2)　患者が任意に診療を中止し，1カ月以上（例：9月15日～10月14日の期間）経過後に同じ医療機関で診療を受けた場合は，その診療が同一病名・同一症状（慢性疾患等を除く）であっても初診料が算定できます。

(3)　健康診断で疾患が見つかり，疾患を発見した医療機関以外で治療を開始した場合は，初診料が算定できます。

(4)　労災保険，健康診断，自費等（医療保険給付対象外）により傷病の治療を外来で受けている期間中又は医療法に規定する病床に入院（当該入院についてその理由等は問わない）している期間中は，当院で医療保険給付対象の診療を受けた場合においても，初診料は算定できません。

(5)　A院には検査・画像診断の設備がないため，B院（特別の関係にあるものを除く）に対して，診療状況を示す文書〔診療情報提供料（Ⅰ）〕を添えてB院に実施を依頼した場合の取扱い

　　ア　B院が単に検査・画像診断の設備提供のみ行う場合：B院は，診療情報提供料・初診料・検査料・画像診断料は算定不可（検査料・画像診断料等の費用はA院との間で合議の上，費用の精算を行う）

　　イ　B院が検査・画像診断の判読も含めて依頼を受けた場合：B院は初診料・検査料・画像診断料等を算定可

8）　初診料の加算について　〔以下(1)～(4)以外の加算は p.26 参照〕

(1)　**乳幼児加算**（6歳未満。6歳の誕生日の前日まで）：6歳未満の乳幼児に対し，時間内に初診を行った場合のみ，乳幼児加算として**75点**を算定します。時間外，休日，深夜，時間外特例医療機関加算を算定する場合や小児科標榜の保険医療機関において夜間，深夜等の診察に特例加算を算定する場合は年齢加算はできません。

(2)　**時間加算**

```
                 ┌ 時間外……標榜している診療時間外（休日，深夜を除く）┬ 6歳以上  85点
                 │                                                    └ 6歳未満  200点
・時間加算 ───────┤ 休　日……日曜，祝日，年末年始（12／29—1／3）（深夜を除く）┬ 6歳以上  250点
（重複算定不可）   │         ＊日曜日が診療日である場合は算定できません。       └ 6歳未満  365点
                 └ 深　夜……22時～6時 ┬ 6歳以上  480点
                                      └ 6歳未満  695点
```

(3)　**診療所における夜間・早朝等加算**：通常の診療時間内であっても，週30時間以上開業している診療所（概ね月1回以上，下記の救急医療の確保のための医療機関で夜間・休日の診療に協力している場合は，週27時間以上でよい）は，次の時間帯であれば，初再診料に夜間・早朝等加算として**50点**の加算ができます。

≪救急医療の確保のための医療機関とは≫

　　ア　地域医療支援病院

　　イ　救急病院又は救急診療所

　　ウ　救急医療対策事業に位置づけられた医療機関

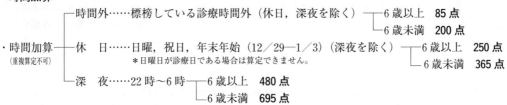

■の時間帯は初再診料に加算できます。

注　時間外特例医療機関（p.25 注②参照），小児科標榜医療機関（下記6）参照）の6歳未満特例加算を算定する場合を除く。

(4)　**機能強化加算**：施設適合の届出医療機関（許可病床数が200床未満の病院又は診療所に限る）において，初診を行った場合は，機能強化加算として**80点**を所定点数に加算します。

【機能強化加算に関する施設基準】（次のいずれにも該当すること）

①　診療所又は許可病床数が200床未満の病院であること。

②　次のいずれかに係る届出を行っていること。

　　ア　A 001 再診料の「注12」に規定する地域包括診療加算

　　イ　B 001-2-9 地域包括診療料

　　ウ　B 001-2-11 小児かかりつけ診療料

　　エ　C 002 在宅時医学総合管理料（在宅療養支援診療所又は在宅療養支援病院に限る）

　　オ　C 002-2 施設入居時等医学総合管理料（在宅療養支援診療所又は在宅療養支援病院に限る）

初再

③　地域におけるかかりつけ医機能として，ⓐ他医療機関で処方されている医薬品を把握し服薬管理を行う，ⓑ専門医・専門医療機関への紹介を行う，ⓒ健康管理に係る相談や保健・福祉サービスに関する相談に応じる，ⓓ診療時間外を含む緊急時の対応等に係る情報提供を行う──ことについて，当該医療機関の見やすい場所及びホームページ等に掲示するなどの取組みを行っている。

9)　小児科特例（小児科標榜医療機関における6歳未満の時間外等加算の特例）

小児科（小児外科を含む）標榜医療機関における6歳未満の患者について，医療機関の標榜診療時間，診療応需態勢に関係なく，**時間外等加算**（受付時間をもって区切る）を算定します。このとき，時間外特例加算（345点）は併せて算定できません（p.25注2）。なお，小児科特例は診察料のみに対して適用され，緊検，緊画，処置，手術，麻酔などの時間加算は標榜時間をもって行います。

	0	6:00	8:00	18:00	22:00	24:00
平　日	深夜	夜間		夜間	深夜	

※夜間は時間外加算を算定する。

	0	6:00	8:00 12:00	22:00	24:00
土曜日	深夜	夜間	夜間	深夜	

	0	6:00	22:00	24:00
日・祝	深夜	休日	深夜	

10)　他医療機関からの文書による紹介がない患者の初診料

(1)　①前年度1年間の紹介割合50％未満又は逆紹介割合30‰未満の特定機能病院，地域医療支援病院及び紹介受診重点医療機関（一般病床200床以上），②前年度1年間の紹介割合40％未満又は逆紹介割合20‰未満の許可病床400床以上の病院（一般病床200床未満の病院を除く）において，**他医療機関からの文書による紹介がない患者**（緊急その他やむを得ない事情がある者を除く）に対して初診を行った場合は，初診料を**216点**で算定します。

〔紹介割合（％）〕＝（紹介患者数＋救急患者数）÷初診患者数×100

〔逆紹介割合（‰)〕＝逆紹介患者数÷（初診患者数＋再診患者数）×1000

(2)　特定機能病院，一般病床200床以上の地域医療支援病院・紹介受診重点医療機関において，**他医療機関からの文書による紹介がない患者**に対して初診を行った場合は，初診料のほかに別途，選定療養費の特別の料金として**7000円以上**を徴収しなければなりません（緊急やむを得ない場合を除く）。この場合，定額負担を求める患者の初診料から，**200点**（2022年の10月からの定額負担の増額分に相当）を保険給付範囲から控除します。

秘**試験対策　初診料の計算手順**

手順①　初診か再診かを確認する。
手順②　同日他科初診か否かの確認をする。
手順③　受診者の年齢は何歳かを確認する。
手順④　受診日時（時間外・深夜・休日）を確認し，6歳未満の場合，**小児科特例**に該当するか確認する。

B. レセプトの書き方 ✍

例1)　同日他科初診料を算定した場合

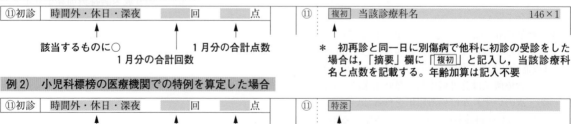

例2)　小児科標榜の医療機関での特例を算定した場合

1 初 診 料 一 覧 表

A 000　病院・診療所共通（初診料）

	初診料の基本点数		時間外等の点数				
	時間内	時間外 (夜間(注1))	休日 (日曜・祝日 12/29〜1/3)	深夜 (午後10時〜午前6時)	時間外特例医療機関加算 (注2) (夜間緊急医療体制の確保(注1))	同日他科初診料 (注3)
6歳以上 （高齢者 含む）	291	376 (291＋85)	541 (291＋250)	771 (291＋480)	521 (291＋230)	146のみ
	216	301 (216＋85)	466 (216＋250)	696 (216＋480)	446 (216＋230)	108のみ
6歳未満	366 (291＋75)	491 (291＋200)	656 (291＋365)	986 (291＋695)	636 (291＋345)	146のみ
	291 (216＋75)	416 (216＋200)	581 (216＋365)	911 (216＋695)	561 (216＋345)	108のみ

※　6歳未満：乳幼児加算＋75（時間内のみ）
※　時間外等の加算：6歳以上（6歳未満）の場合は，時間外＋85（＋200），休日＋250（＋365），深夜＋480（＋695），時間外特例＋230（＋345）を加える。
※　⑩情報通信機器を用いた初診料：253〔この場合，グレーのアミ（下段）の数字は，216→188，108→94に変更する〕
※　グレーのアミ（下段）の数字は，①他の病院，診療所からの紹介状を持参しない場合の初診料，②紹介割合50％未満又は逆紹介割合30‰未満の特定機能病院，地域医療支援病院及び紹介受診重点医療機関（一般病床200床未満は除く），③②以外の許可病床数が400床以上の病院（一般病床が200床未満の病院を除く）のうち，紹介割合40％未満又は紹介割合20％未満の病院における，紹介のない患者，④医薬品取引価格の妥結率が低い場合の初診料（特定妥結率初診料は216点で算定する）。
※　妥結率が50％以下の場合：許可病床数が200床以上の一般病院で，医療用医薬品の取引価額の妥結率が50％以下の医療機関はグレーのアミ（下段）の点数で初診料を算定する。
※　年1回，紹介割合・逆紹介割合等を地方厚生支局長等に報告する。
※　紹介状なし受診の定額負担額（7000円）に伴い，定額負担対象病院において定額負担を求める患者の初診料から，200点（定額負担の増額分に相当）を控除する。

(注1)　「夜間」の標準は午前6時〜8時，午後6時〜10時（土曜日は午前6時〜8時，正午〜午後10時）。

(注2)　**時間外特例医療機関加算**：夜間の緊急医療確保のため診療を行っている医療機関において，夜間に初診を行った場合に加算できる。時間外特例医療機関は，都道府県が作成する医療計画に記載された医療機関であり，次の医療機関をいう。
　　①地域医療支援病院，②救急病院・救急診療所，③病院群輪番制病院・病院群輪番制に参加している有床診療所・共同利用型病院
(注3)　**同日他科初診料**（p.22参照）：初再診を行った同一日に，別の診療科を初診として受診した場合に，2つ目の診療科に限り，同日他科初診料として146点又は108点のみ算定できる（情報通信機器を用いた初診料算定時には，それぞれ127点，94点となる）。

設定例　標榜診療時間：8：00〜19：00（土曜日は8：00〜15：00まで）　休診日：木曜日・日曜・祝日

〈一般の場合〉

〈小児科特例の場合〉(注4)

(注4)　**小児科・小児外科標榜医療機関の時間外等加算の特例**：①6歳未満の乳幼児が，②夜間・休日・深夜に受診した場合は，③標榜時間内であっても（日曜日を診療日としている場合など），緊急に時間外，休日，深夜に受診した場合と同じ点数を算定する。〔p.24の7）参照〕

【加算】

初再

注9	夜間・早朝等加算 (診療所のみ)		夜早	+50	…	施設基準を満たす診療所でのみ算定する。標榜する時間内であっても，この時間帯では初診料に**50点**が加算できる。 〔平　　日　18時〜22時，6時〜8時，22時〜6時 土　曜　日　12時〜22時，6時〜8時，22時〜6時 日・祝日　6時〜22時，22時〜6時
注10	⑱機能強化加算			+80	…	施設基準適合の届出医療機関でのみ算定する。機能強化加算に関する施設基準の詳細はp.23参照。
注11	⑱外来感染対策向上加算 (診療所のみ)		初感	+6	…	施設基準適合届出の診療所のみで患者者1人につき月1回に限り所定点数に加算する（A 234-2感染対策向上加算の届出診療所は除く）。ただし，発熱その他感染症を疑わせるような症状を呈する患者に対して適切な感染防止対策を講じた上で初診を行った場合，月1回に限り更に**20点**を所定点数に加算する。
		発熱患者等対応加算	初熱対	+20		
注12	⑱連携強化加算		初連	+3	…	「注11」外来感染対策向上加算を算定した場合，下記の施設基準適合の届出医療機関で，患者1人につき月1回に限り**3点**を更に所定点数に加算する。 (1)　他の保険医療機関（感染対策向上加算1の届出保険医療機関に限る）との連携体制を確保している。 (2)　外来感染対策向上加算の届出保険医療機関である。 (3)　連携する感染対策向上加算1の届出医療機関に対し，過去1年間に4回以上，感染症の発生状況，抗菌薬の使用状況等について報告を行っている。
注13	⑱サーベイランス強化加算		初サ	+1	…	「注11」外来感染対策向上加算を算定した場合，下記の施設基準適合の届出医療機関で，患者1人につき月1回に限り**1点**を更に所定点数に加算する。 (1)　地域において感染防止対策に資する情報を提供する体制が整備されている。 (2)　外来感染対策向上加算の届出保険医療機関である。 (3)　院内感染対策サーベイランス（JANIS），感染対策連携共通プラットフォーム（J-SIPHE）等，地域や全国のサーベイランスに参加している。
注14	⑱抗菌薬適正使用体制加算		初抗菌適	+5	…	「注11」外来感染対策向上加算を算定した場合，下記の施設適合届出医療機関で月に1回に限り**5点**を更に所定点数に加算する。 (1)　抗菌薬使用状況をモニタリングするサーベイランスに参加している。 (2)　直近6カ月の外来で使用する抗菌薬のうちAccess抗菌薬の使用比率が60%以上または(1)のサーベイランス参加診療所全体の上位30%以内。
注15	医療情報取得加算	1	医情1	+3	…	施設基準を満たす医療機関で，月に1回に限り所定点数に加算する。 「1」…　マイナンバーカードの利用がなく施設基準を満たす届出医療機関で，受診患者の情報を十分取得した上で初診を行った場合は，医療情報取得加算1で算定する。月に1回に限り**3点**を所定点数に加算する。 「2」…　マイナンバーカードにより受診患者の診療情報を取得等した場合又は他院から診療情報の提供を受けた場合は，医療情報取得加算2で算定する（健康保険法第3条第13項の規定の電子資格確認）。月に1回に限り**1点**を所定点数に加算する。
		2	医情2	+1		
注16	⑱医療ＤＸ推進体制整備加算		医ＤＸ	+8	…	施設適合の届出医療機関で月1回に限り**8点**を所定点数に加算する。施設基準の要件は，①電子請求，②電子資格確認，③電子資格確認により取得した診療情報の閲覧・活用，④電子処方箋，⑤電子カルテ情報共有サービス活用，⑥マイナ保険証利用の実績，⑦医療ＤＸ推進体制の掲示，⑧掲示事項のウェブサイト掲載——など（一部経過措置あり）。

再診料／外来診療料　⑫

初再

　再診とは，初診後，引き続き診療の必要がある外来患者に対する診察行為です。入院患者には算定できません。再診料は，2回目以降の診察料のことで，**診療所と一般病床200床未満の病院では「再診料」を算定し，一般病床200床以上の病院は「外来診療料」を算定します。**

Ａ．再診料算定の決まり事

1)　診療所と一般病床200床未満の病院で第2診以降の診療を行った場合
　そのつど算定できます。

2)　電話再診（本人又は家族から電話で治療上の意見を求められた場合）
　通常の再診料と同様に算定します。ただし，定期的な医学管理を前提として行われる場合は算定できません。また，電話再診では外来管理加算，地域包括診療加算，認知症地域包括診療加算は算定できません。

3)　同日他科再診料の取扱い
　同一保険医療機関において，同一日に他の傷病について別の診療科で再診を行った場合は，2つ目の診療科に限り，**38点**を算定します。この場合，乳幼児加算，時間外等加算などの他の注加算は併せて算定できません。

4)　再診時に計画的な医学管理を行った場合
　「**外来管理加算**」が算定できます。ただし，一定の診療行為を行ったときは算定できない場合（p.34【外来管理加算が算定できない場合】を参照）もあります。

5)　複数科受診時の外来管理加算
　外来患者が複数科を受診し，一方の科で処置又は手術等を行い，他方では受診のみであった場合でも，再診料のカウント上，外来管理加算は算定できません。

6)　外来で治療中の患者が月の途中で入院した場合
　入院前までの再診料は外来のレセプトで請求します。

7)　再診料の加算について
(1)　**乳幼児加算（6歳未満）**（p.23に同じ）。ただし，再診料の場合には，年齢加算として**38点**を算定します。
(2)　**時間加算**

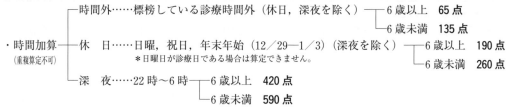

（註）時間外，休日，深夜の再診（外来診療）の後に，緊急入院となった場合は，加算分（時間外，休日，深夜）は算定できる。

(3)　**診療所における夜間・早朝等加算**（p.23に同じ）
(4)　**診療所における時間外対応加算**：診療所の時間外等における患者からの電話等による問い合せに対し，常時対応できる体制を整備し，対応者，緊急時の対応体制，連絡先等について院内掲示，文書の配布，診察券への記載等により患者に対し周知していることへの評価加算である。以下の施設基準に適合した届出診療所で算定できます（再診料に1～5点加算）。
＊時間外対応加算1：5点→①標榜時間外において常時，患者からの電話等による問い合わせに応じること，②原則として自院の常勤の医師又は看護師及び准看護師等により常時対応すること。
＊時間外対応加算2：4点→①標榜時間外において常時，患者からの電話等による問い合わせに応じること，②原則として自院の非常勤の医師・看護師等により常時対応すること。

＊時間外対応加算3：3点→①標榜時間外の準夜帯において，患者からの電話等による問い合わせに応じること（休日，深夜又は休診日は留守番電話等で対応しても差し支えない），②原則として自院で常勤の医師又は看護師等により夜間数時間対応すること。

＊時間外対応加算4：1点→①複数の診療所で対応する。地域の医療機関と輪番による連携を行い，当番日の標榜時間外の準夜帯において，患者からの電話等による問い合わせに応じること（当番日以外の深夜又は休日等は留守番電話等で対応しても差し支えない），②当番日は原則として自院で対応すること，③連携する診療所数は，本院を含め3つまでとすること。

(5)　**診療所における明細書発行体制等加算**：以下の施設基準に適合した診療所で算定できます（1点加算）。

＊電子情報処理組織を使用した診療報酬請求又は光ディスク等を用いた診療報酬請求を行っていること。

＊算定した診療報酬の区分・項目の名称及びその点数又は金額を記載した詳細な明細書を患者に無料で交付し，その旨の院内掲示を行っていること。

レセプトの記載例は p.31 参照。

(6)　**地域包括診療加算**：施設基準に適合した届出診療所で，脂質異常症，高血圧症，糖尿病，慢性心不全，慢性腎臓病（慢性維持透析を行っていないものに限る），認知症の6疾病のうち，2つ以上の疾患を有する患者に対して，患者の同意を得て，療養上必要な指導及び診療を行った場合に「1」は **28点**，「2」は **21点** 算定できます。ただし，初診時や訪問診療時（往診を含む）は算定できません。

※地域包括診療料と地域包括診療加算はどちらか一方に限り届出することができます。

【施設基準】

＜地域包括診療加算1＞　**28点**

以下の①〜⑫までの基準をすべて満たしていること。

①　診療所であること。

②　当該医療機関に，慢性疾患の指導に係る適切な研修を修了した医師（担当医）を配置していること。なお，担当医は認知症に係る適切な研修を修了していることが望ましい。

③　次に掲げる事項を院内の見やすい場所に掲示している。

ア　健康相談及び予防接種に係る相談を実施している。

イ　当該保険医療機関に通院する患者について介護支援専門員及び相談支援専門員からの相談に適切に対応することが可能である。

ウ　患者の状態に応じ，28日以上の長期の投薬を行うこと又はリフィル処方箋を交付することについて当該対応が可能である。

④　③の掲示事項について，原則としてウェブサイトに掲載していること。自ら管理するホームページ等を有しない場合についてはこの限りではない。

⑤　当該患者に対し院外処方を行う場合は，24時間対応している薬局と連携をしていること。

⑥　当該保険医療機関内の敷地内における禁煙の取り扱いについて，次の基準を満たしていること。

ア　当該保険医療機関の敷地内が禁煙であること。

イ　保険医療機関が建造物の一部を用いて開設されている場合は，当該保険医療機関の保有又は借用している部分が禁煙であること。

⑦　介護保険制度の利用に関する相談を実施している旨院内掲示し，かつ，要介護認定に係る主治医意見書を作成しているとともに，以下のいずれか1つを満たしていること。

ア　介護保険法第46条第1項に規定する指定居宅介護支援事業所の指定を受けており，かつ常勤の介護支援専門員を配置していること。

イ　介護保険法第8条第6項に規定する居宅療養管理指導または同条第10項に規定する短期入所療養介護等を提供した実績があること。

ウ　当該保険医療機関において，同一敷地内に介護サービス事業所（介護保険法に規定する事業を実施するものに限る）を併設していること。

エ　担当医が「地域包括支援センターの設置運営について」に規定する地域ケア会議に年1回以上出席していること。

オ　介護保険によるリハビリテーション（介護保険法第8条第5項に規定する訪問リハ，同第8項の通所リハ，第8条の2第4項の介護予防訪問リハ及び同第6項の介護予防通所リハ）を提供していること。

カ　担当医が，介護保険法第14条に規定する介護認定審査会の委員の経験を有すること。

キ　担当医が，都道府県等が実施する主治医意見書に関する研修会を受講していること。

ク　担当医が，介護支援専門医の資格を有していること。

ケ　担当医が「認知症初期集中支援チーム」等，市区町村が実施する認知症施策に協力している実績がある。

⑧　在宅医療の提供及び当該患者に対し24時間の往診等の体制を確保していること。

⑨　以下のいずれか1つを満たしていること。

　　ア　時間外対応加算1，2，3又は4の届出を行っていること。

　　イ　常勤換算2名以上の医師が配置されており，うち1名以上が常勤の医師であること。

　　ウ　在宅療養支援診療所であること。

⑩　以下のア～ウのいずれかを満たす。

　　ア　担当医が指定居宅介護支援等の事業の人員及び運営に関する基準第13条第9号に規定するサービス担当者会議に参加した実績がある。

　　イ　担当者が「地域包括支援センターの設置運営について」に規定する地域ケア会議に出席した実績がある。

　　ウ　保険医療機関において，介護支援専門員と対面あるいはICT等を用いた相談の機会を設けている。なお，対面で相談できる体制を構築していることが望ましい。

⑪　外来診療から訪問診療への移行に係る実績について，以下のすべてを満たしていること。

　　ア　直近1年間に当該保険医療機関での継続的な外来診療を経て，C 000 往診料，C 001 在宅患者訪問診療料（Ⅰ）の「1」，又はC 001-2 在宅患者訪問診療料（Ⅱ）（「注1」の「イ」の場合に限る）を算定した患者の数の合計が在宅療養支援診療所については10人以上，在宅療養支援診療所以外の診療所については3人以上であること。

　　イ　直近1カ月に初診，再診，往診又は訪問診療を実施した患者のうち，往診又は訪問診療を実施した患者の割合が70％未満であること。

⑫　当該保険医療機関において，厚労省の「人生の最終段階における医療・ケアの決定プロセスに関するガイドライン」等の内容を踏まえ，適切な意思決定支援に関する指針を定めている。

＜地域包括診療加算2＞　21点

　以下の基準をすべて満たしていること。

①　「1」の①～⑦まで及び⑨，⑩及び⑫を満たしていること。

②　在宅医療の提供及び当該患者に対し，24時間の連絡体制を確保していること。

(7)　認知症地域包括診療加算：「1」38点，「2」31点

　認知症地域包括診療加算1は地域包括診療加算1の届出を行っている保険医療機関であること，認知症地域包括診療加算2は地域包括診療加算2の届出を行っていることが施設基準要件となる。

(8)　薬剤適正使用連携加算：30点（退院日又は退所日の属する月から2カ月目までに1回限り）

　　・(6)地域包括診療加算，(7)認知症地域包括診療加算を算定する患者について，当該他の保険医療機関又は介護老人保健施設と連携して薬剤の服用状況や薬剤服用歴に関する情報共有等を行うとともに，当該他の保険医療機関又は介護老人保健施設において処方した薬剤の種類数が減少した場合であって，退院後又は退所後1月以内に当該他の保険医療機関又は介護老人保健施設から入院中又は入所中の処方内容について情報提供を受けた場合には，薬剤適正使用連携加算として，退院日又は退所日の属する月から起算して2月目までに1回に限り，**30点**を更に所定点数に加算します。

(9)　その他の加算：上記の加算以外の加算（p.32～33参照）

8)　小児科特例の取扱い方

　p.24の初診料の「小児科特例」と同様。

B．外来診療料算定の決まり事

1)　一般病床200床以上の病院で外来患者に対し第2診以降の診療を行った場合

①外来診療料は，医療機関の機能分担の明確化，請求の簡素化を目的として設定されたものであり，一般病床の病床数が200床以上の病院において外来診療料として**76点**算定します。また，届出医療機関で情報通信機器を用いて行った場合は，**75点**で算定します。

②再診料に該当するものでそのつど算定できますが，外来診療料に包括される検査や処置などがあります。詳細はp.34～35を参照ください。

③特定機能病院，地域医療支援病院及び紹介受診重点医療機関（一般病床数200床以上）のうち，前年度の紹介割合の実績が50％未満又は逆紹介割合の実績が30‰未満の保険医療機関は，紹介割合および逆紹介割合を毎年10月に地方厚生（支）局に報告します。また，報告を行った病院で報告年度の連続する6か月間で実績の基準を満たした場合は，翌年4月1日までに地方厚生（支）局に報告します。

④許可病床数の数が400床以上の病院（特定機能病院，地域医療支援病院及び紹介受診重点医療機関を除く）のう

初再

ち，前年度1年間の紹介割合の実績が40％未満又は逆紹介割合の実績が20‰未満の保険医療機関の取り扱いは，③と同様。

2) 他医療機関への紹介の申出にもかかわらず当院を受診した患者の外来診療料

⑴　①前年度1年間の紹介割合50％未満又は逆紹介割合30‰未満の特定機能病院，地域医療支援病院及び紹介受診重点医療機関（一般病床数200床以上），②前年度1年間の紹介割合40％未満又は逆紹介割合20‰未満の許可病床400床以上の病院において，**他医療機関（一般病床200床未満の病院又は診療所）への紹介の申出にもかかわらず当院を受診した患者**（緊急その他やむを得ない事情がある者を除く）に対して再診を行った場合は，外来診療料を**56点**で算定します。

〔紹介割合（％）〕＝（紹介患者数＋救急患者数）÷初診患者数×100

〔逆紹介割合（‰）〕＝逆紹介患者数÷（初診患者数＋再診患者数）×1000

⑵　特定機能病院又は一般病床200床以上の地域医療支援病院・紹介受診重点医療機関において，**他医療機関に紹介したにもかかわらず当院を受診した患者**に対して再診を行った場合は，外来診療料のほかに別途，選定療養費の特別の料金として**3000円**以上を徴収しなければなりません（緊急やむを得ない場合を除く）。この場合，定額負担を求める患者の外来診療料から，**50点**（2022年10月からの定額負担の増額分に相当）を保険給付範囲から控除します。

3) 同日他科外来診療料の取扱い

同一保険医療機関において，同一日に他の傷病について，別の診療科を外来診療料として受診した場合は，2つ目の診療科に限り**38点**のみ算定します〔①紹介割合50％未満又は逆紹介割合30‰未満の特定機能病院，地域医療支援病院及び紹介受診重点医療機関（一般病床200床未満は除く），②①以外の許可病床数が400床以上の病院（一般病床が200床未満の病院を除く）のうち，紹介割合40％未満又は逆紹介割合20‰未満の病院における，紹介のない患者，③医薬品取引価格の妥結率が低い場合は，同日他科外来診療料は**28点**で算定します〕。この場合，乳幼児加算，時間外等の加算などの他の注加算は併せて算定できません。

4) 外来で治療中の患者が月の途中で入院した場合

入院前までの再診料は外来のレセプトで請求します。

5) 乳幼児加算，時間外等加算

再診料と同様。

6) 小児科特例

p.24の初診料の「小児科特例」と同様。

7) 電話での問い合わせ・外来管理加算の取扱い

外来診療料の取扱いについては再診料と同じですが，電話等による**再診の場合**は算定できません。また，外来診療料には，一部の検査（検査判断料は算定できます）と処置の費用を包括しており，外来管理加算もありません。

> 基本診療料に含まれる処置について，それらを実施した場合の際に使用した薬剤の費用を第9部処置の第3節薬剤料で算定した場合においても，外来管理加算は算定できる。
> 外来診療料にはJ 119-2腰部又は胸部固定帯固定が含まれているが，処置の「第2節　処置医療機器等加算」は含まれず別途算定できる。

㊙試験対策　再診料の計算手順

手順①　病院の場合，一般病床が200床未満か200床以上かを確認する。

手順②　受診者の**年齢**が何歳かを確認する。

手順③　受診**日時**（時間外・深夜・休日に該当するか）を確認する。

手順④　**外来管理加算**が算定できるか否かを確認する。

手順⑤　診療所の場合，**時間外対応加算，明細書発行体制等加算**が算定できるか否かを確認する。

初再

C．レセプトの書き方 ✏

【記載例】

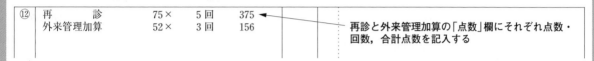

異なる点数がある場合は1月分の回数・合計点数のみ記入
一般病床200床以上の病院では，この行は外来診療料となります

⑫	再　　　　診	×	回	
	外来管理加算	×	回	
再診	時　間　外	65×	回	
	休　　　日	190×	回	
	深　　　夜	420×	回	

◀── 該当する場合は記入

例1）　再診5回のうち，3回外来管理加算を算定した場合

⑫	再　　　　診	75×	5回	375 ◀
	外来管理加算	52×	3回	156

再診と外来管理加算の「点数」欄にそれぞれ点数・回数，合計点数を記入する

例2）　再診3回のうち，1回同日再診があった場合（診療実日数「2日」）

⑫	再　　　　診	75×	3回	225		⑫	同日電話再診（1回）
	外来管理加算	52×	2回	104			

同日に2回以上再診があった場合又は電話による再診（電話再診）が行われた場合には，摘要欄にその旨を記入する

例3）　4月3日生まれの患者で，月の途中で5歳から6歳になった場合（4/2再診有）

⑫	再　　　　診	×	4回	338		⑫	乳幼児再診	113×1
	外来管理加算	52×	4回	208			再診	75×3

月の途中で満6歳になった場合は摘要欄にその内訳を記入する

例4）　一般患者に対し午後8時半に再診が行われた場合

⑫	再　　　　診	75×	1回	75		⑫	特時
	時　間　外	180×	1回	180			

時間外特例を算定した場合は通常の時間外加算と同様に記入するとともに摘要欄に特時と表示する

例5）　午後9時まで標榜の小児科で6歳未満の患者に対し午後8時半に再診が行われた場合

⑫	再　　　　診	75×	1回	75		⑫	小特夜
	時　間　外	135×	1回	135			

小児科（又は小児外科）を標榜している医療機関で夜間，休日又は深夜加算の特例を算定した場合は，通常の時間外，休日又は深夜加算と同様に記載するとともに，摘要欄に夜間は 小特夜，休日は 小特休，深夜は 小特深 と表示する（受付時間の記載は不要）

例6）　明細書発行体制等加算（1点）が算定できる診療所の再診料

⑫	再　　　　診	76×	1回	76		⑫	明
	外来管理加算	52×	1回	52			

再診料に1点を加えて記載する。

明細書発行体制等加算を算定した場合は，「摘要欄」に 明 と表示する。

例7）　時間外対応加算2（4点）が算定できる診療所㊟の再診料

〈診療所㊟〉

⑫	再　　　　診	79×	1回	79		⑫	時外2
	外来管理加算	52×	1回	52			

再診料に4点を加えて記載する。

時間外対応加算2を算定した場合は，「摘要欄」に 時外2 と表示する。

初再

⬛1 再診料一覧表（外来のみ）

A001　再診料　●一般病床200床未満の病院●診療所

	再診料の基本点数	時間外等の点数					同日他科再診料(注4)
	時間内	時間外 （夜間(注1)）	休日 （日曜・祝日 12/29～1/3）	深夜 （午後10時～午前6時）	時間外特例医療機関加算(注2) （夜間緊急医療体制の確保(注1)）		
6歳以上 （高齢者含む）	75	75	75	75	75		38のみ
		+65	+190	+420	+180		
6歳未満	113 （75+38(注3)）	75	75	75	75		
		+135	+260	+590	+250		
妥結率50%以下の場合	55						28のみ

※　6歳未満：乳幼児加算+38（時間内のみ）
※　患者又はその看護に当たっている者から電話による治療上の意見を求められ指示した場合においても再診料は算定できる。ただし，注8，注12，注15～注20までの加算は算定しない。
※　時間外等の加算：6歳以上（6歳未満）の場合は，時間外+65（+135），休日+190（+260），深夜+420（+590），時間外特例+180（+250）を加える。
※　妥結率が50%以下の場合，再診料は55点で算定し，同日他科再診料として2つ目の診療科に限り28点で算定する。

(注1)　「夜間」の標準は午前6時～8時，午後6時～10時（土曜日は午前6時～8時，正午～午後10時）。

平　日　[6:00 8:00 18:00 22:00 図]　　土曜日　[6:00 8:00 12:00 22:00 図]

(注2)　**時間外特例医療機関加算**とは，夜間の救急医療確保のための夜間当番医療機関や救急病院，救急診療所，地域医療支援病院などが夜間に再診を行った場合に加算するもの（p.25）。
(注3)　年齢加算は時間内のみ算定できる。
(注4)　同一保険医療機関において，同一日に他の傷病について，別の診療科を再診として受診した場合は，2つ目の診療科に限り，**38点**（医薬品価格の未妥結病院においては，**28点**）を算定する。この場合，注加算は算定できない。

【加算】

注7	夜間・早朝等加算 （診療所のみ）	夜早	+50	…	施設基準を満たす診療所のみ算定する。標榜する時間内であっても，この時間帯では再診料に**50点**が加算できる。 平　　日　18時～22時，6時～8時，22時～6時 土　曜　日　12時～22時，6時～8時，22時～6時 日・祝日　6時～22時，22時～6時
注8	外来管理加算	―	+52	…	標榜する診療科に関係なく再診のつど算定できる（電話再診時は算定不可）。ただし，p.34の医療行為を行った場合は算定できない。
注10	ⓞ時間外対応加算 （診療所のみ） イ　時間外対応加算1 ロ　時間外対応加算2 ハ　時間外対応加算3 ニ　時間外対応加算4	時外1 時外2 時外3 時外4	+5 +4 +3 +1	…	届出を行った診療所のみ算定する。 基準については，p.27，7）の(4)を参照のこと。
注11	明細書発行体制等加算 （診療所のみ）	明	+1	…	施設基準を満たす診療所のみ算定する。詳細な明細書を無料で発行している場合に加算できる（要院内掲示）。〔p.28，7）の(5)参照〕
注12	ⓞ地域包括診療加算 （診療所のみ） イ　地域包括診療加算1 ロ　地域包括診療加算2	再包1 再包2	+28 +21	…	届出を行った診療所のみ算定する（電話再診の場合は算定できない）。 算定対象患者：高血圧症，糖尿病，脂質異常症，慢性心不全，慢性腎臓病（慢性維持透析を行っていないものに限る），認知症の6疾病のうち2つ以上の疾患をもつ者。 施設基準については，p.28，7）の(6)参照。
注13	認知症地域包括診療加算 （診療所のみ） イ　認知症地域包括診療加算1 ロ　認知症地域包括診療加算2	再認包1 再認包2	+38 +31	…	施設基準を満たす診療所のみ算定する（電話再診の場合は算定不可）。認知症の患者（※）に対して，当該患者又はその家族の同意を得て，療養上必要な指導及び診療を行った場合に算定する。 ※認知症以外に1以上の疾患（疑いのものを除く）があり，1処方につき5種類を超える内服薬の投薬を行った場合及び1処方につき抗うつ薬，抗精神病薬，抗不安薬又は睡眠薬を合わせて3種類を超えて投薬を行った場合のいずれにも該当しないものに限る。

注14	薬剤適正使用連携加算		薬適連	+30	…	退院日又は退所日の属する月から起算して2月目までに1回に限り，**30点**を更に所定点数に加算する。 ※注12又は注13の場合において，他院に入院した患者又は介護老人保健施設に入所した患者について，当該他院又は介護老人保健施設と連携して薬剤の服用状況や薬剤服用歴に関する情報共有等を行うとともに，当該他院又は介護老人保健施設において処方した薬剤の種類数が減少した場合であって，退院後又は退所後1月以内に当該他院又は介護老人保健施設から入院中又は入所中の処方内容について情報提供を受けた場合には薬剤適正使用連携加算を行う。
注15	㊁外来感染対策向上加算 （診療所のみ）		再感	+6	…	組織的な感染防止対策の適合の届出診療所において再診を行った場合，月1回に限り6点を所定点数に加算する。ただし，発熱その他感染症を疑わせるような症状を呈する患者に対して適切な感染防止対策を講じた上で再診を行った場合，月1回に限り更に**20点**を所定点数に加算する。
		㊁発熱患者等対応加算	再熱対	+20		
注16	㊁連携強化加算		再連	+3	…	「注15」外来感染対策向上加算を算定した場合，下記の施設基準適合の届出医療機関で，患者1人につき月1回に限り所定点数に加算する。 (1)他の保険医療機関（感染対策向上加算1の届出保険医療機関に限る）との連携体制を確保している。 (2)外来感染対策向上加算の届出保険医療機関である。 (3)連携する感染対策向上加算1の届出医療機関に対し，過去1年間に4回以上，感染症の発生状況，抗菌薬の使用状況等について報告を行っている。
注17	㊁サーベイランス強化加算		再サ	+1	…	「注15」外来感染対策向上加算を算定した場合，下記の施設基準適合の届出医療機関で，患者1人につき月1回に限り所定点数に加算する。 (1)地域において感染防止対策に資する情報を提供する体制が整備されている。 (2)外来感染対策向上加算の届出保険医療機関である。 (3)院内感染対策サーベイランス（JANIS），感染対策連携共通プラットフォーム（J-SIPHE）等，地域や全国のサーベイランスに参加している。
注18	㊁抗菌薬適正使用体制加算		再抗菌適	+5	…	「注15」外来感染対策向上加算を算定した場合，下記の施設基準適合の届出医療機関で月に1回に限り5点を更に所定点数に加算する。 (1) 抗菌薬使用状況をモニタリングするサーベイランスに参加している。 (2) 直近6カ月の外来で使用する抗菌薬のうちAccess抗菌薬の使用比率が60%以上または(1)のサーベイランス参加診療所全体の上位30%以内。
注19	医療情報取得加算	3	医情3	+2	…	施設基準を満たす届出医療機関で3月に1回所定点数に加算する。 「3」… マイナンバーカードの利用がなく受診患者の情報を十分取得した上で再診を行った場合は，医療情報取得加算3で算定する。3月に1回に限り2点を所定点数に加算する。 「4」… マイナンバーカードにより受診患者の診療情報を取得等した場合又は他院から診療情報の提供を受けた場合は，医療情報取得加算4で算定する（健康保険法第3条第13項の規定の電子資格確認）。3月に1回に限り1点を所定点数に加算する。
		4	医情4	+1		
注20	㊁看護師等遠隔診療補助加算		看師補	+50	…	施設基準適合の届出医療機関で看護師等といる患者に対して情報通信機器を用いた診療を行った場合に加算する。

＊**再診料**には電話再診も含まれる。ただし，定期的な医学管理を前提として行われる場合は算定できない。

電話再診とは，「電話等による再診」で，①電話，テレビ画像等を通した再診，②（聴覚障害者の場合のみ）FAX・電子メール等による再診のことをいう。

↑
この場合，時間外，休日，深夜，夜間・早朝等の加算はできない。

初再

【外来管理加算が算定できない場合】			＊下記の内容を行った場合は，外来管理加算は算定できない。		
電話での再診		⑫	生体検査のうち		
慢性疼痛疾患管理＊1	B 001「17」	⑬	超音波検査等	D 215〜D 217	
生活習慣病管理料（Ⅰ）＊2	B 001-3		脳波検査等	D 235〜D 238	
処置	J 000〜J 129-4	⑩	神経・筋検査	D 239〜D 242	
手術	K 000〜K 939-9	㊿	耳鼻咽喉科学的検査	D 244〜D 254	
麻酔	L 000〜L 105		眼科学的検査	D 255〜D 282-3	⑥
リハビリテーション	H 000〜H 008		負荷試験等	D 286〜D 291-3	
精神科専門療法	I 000〜I 016	⑧	ラジオアイソトープを用いた諸検査	D 292〜D 294	
放射線治療	M 000〜M 005		内視鏡検査	D 295〜D 325	

・複数科を標榜する保険医療機関において，外来患者が2以上の傷病で複数科を受診し，一方の科で処置又は手術等を行った場合は，他科においては外来管理加算は算定できない。
・やむを得ない事情で看護に当たっている者から症状を聞いて薬剤を投与した場合においても，再診料は算定できるが，外来管理加算は算定できない。

＊1　「疼痛」の算定月に外来管理加算は算定できないが，「疼痛」算定日前に算定した外来管理加算は「疼痛」算定初月に限り算定可。
＊2　生活習慣病管理料（Ⅰ）に含まれるため，外来管理加算は別途算定できない。

2 外来診療料（一般病床が200床以上の病院の再診料）一覧表

＊基本的には再診料と同様の取扱いですが，外来診療料では，外来管理加算，電話再診料は別に算定できません。

A 002　外来診療料　●一般病床200床以上の病院（再診）

	外来診療料(注1)の基本点数	時間外等の点数				同日他科外来診療料(注5)
	時間内	時間外 （夜間(注2)）	休日 （日曜・祝日 12/29〜1/3）	深夜 （午後10時〜午前6時）	時間外特例医療機関加算(注3) （夜間緊急医療体制の確保(注2)）	
6歳以上 （高齢者含む）	76	76 （+65）	76 （+190）	76 （+420）	76 （+180）	38のみ
	56	56 （+65）	56 （+190）	56 （+420）	56 （+180）	
6歳未満	114 （76+38 (注4)）	76 （+135）	76 （+260）	76 （+590）	76 （+250）	
	94 （56+38）	56 （+135）	56 （+260）	56 （+590）	56 （+250）	
注4	特定妥結率外来診療料（妥結率50%以下の場合）				56 (注6)	28
注2・3	他の病院又は診療所に紹介（文書）する旨の申し出を行っている患者(注7)				56	28
注1	情報通信機器を用いた再診(注h)				75	
注10	医療情報取得加算3（マイナカード使用なし）（3月に1回算定）(注8)				+2	
	加算4（マイナカード使用あり）（3月に1回算定）(注8)				+1	
注11	看護師等遠隔診療補助加算(注9)				+50	

※　6歳未満：乳幼児加算+38（時間内のみ）
※　6歳以上（6歳未満）の場合，時間外+65（+135），休日+190（+260），深夜+420（+590），時間外特例+180（+250）を加算する。
※　グレーのアミ（下段）の数字は，①紹介割合50%未満又は逆紹介割合30‰未満の特定機能病院，地域医療支援病院及び紹介受診重点医療機関（一般病床200床未満は除く），②①以外の許可病床数が400床以上の病院（一般病床が200床未満の病院を除く）のうち，紹介割合40%未満又は逆紹介割合20‰未満の病院における，紹介のない患者，③医薬品取引価格の妥結率が低い場合の外来診療料。
※　年1回10月に，紹介割合・逆紹介割合等を地方厚生支局長等に報告する。
※　他院紹介にもかかわらず受診した場合の定額負担額（3000円）に伴い，定額負担を求める患者の外来診療料から，50点（定額負担の増額分に相当）を保険給付範囲から控除する。

(注1)	【外来診療料に包括される検査・処置の項目】	
	区分番号	検査項目
尿検査	D 000	尿中一般物質定性半定量検査
	D 001 （すべて）	尿中特殊物質定性定量検査 1　尿蛋白 2　VMA 定性（尿），尿グルコース 3　ウロビリノゲン（尿），先天性代謝異常症スクリーニングテスト（尿），尿浸透圧 4　ポルフィリン症スクリーニングテスト（尿） 5　N-アセチルグルコサミニダーゼ（NAG）（尿） 6　アルブミン定性（尿） 7　黄体形成ホルモン（LH）定性（尿），フィブリン・フィブリノゲン分解産物（FDP）（尿） 8　トランスフェリン（尿） 9　アルブミン定量（尿） 10　ウロポルフィリン（尿），トリプシノーゲン2（尿）

初再

		11　δアミノレブリン酸（δ-ALA）（尿） 12　ポリアミン（尿） 13　ミオイノシトール（尿） 14　コプロポルフィリン（尿） 15　Ⅳ型コラーゲン（尿） 16　総ヨウ素（尿），ポルフォビリノゲン（尿） 17　プロスタグランジンE主要代謝物（尿） 18　シュウ酸（尿） 19　L型脂肪酸結合蛋白（L-FABP）（尿），好中球ゼラチナーゼ結合性リポカリン（NGAL）（尿） 20　尿の蛋白免疫学的検査 21　その他
	D 002 D 002-2	**尿沈渣（鏡検法）** **尿沈渣（フローサイトメトリー法）**
糞便検査	D 003 （「9」を除く）	**糞便検査** 1　虫卵検出（集卵法）（糞便），ウロビリン（糞便） 2　糞便塗抹顕微鏡検査（虫卵，脂肪及び消化状況観察を含む） 3　虫体検出（糞便） 4　糞便中脂質 5　糞便中ヘモグロビン定性 6　虫卵培養（糞便） 7　糞便中ヘモグロビン 8　糞便中ヘモグロビン及びトランスフェリン定性・定量
血液形態・機能検査	D 005	**血液形態・機能検査** 1　赤血球沈降速度（ESR） 2　網赤血球数 3　血液浸透圧，好酸球（鼻汁・喀痰），末梢血液像（自動機械法） 4　好酸球数 5　末梢血液一般検査 6　末梢血液像（鏡検法） 7　血中微生物検査，DNA含有赤血球計数検査 8　赤血球抵抗試験 10　自己溶血試験，血液粘稠度 11　ヘモグロビンF（HbF）
		処置項目
処置		①　J 000 創傷処置（100cm^{2}未満のもの，100cm^{2}以上500cm^{2}未満のもの） ②　J 053 皮膚科軟膏処置（100cm^{2}以上500cm^{2}未満のもの） ③　J 060 膀胱洗浄 ④　J 072 腟洗浄 ⑤　J 086 眼処置 ⑥　J 089 睫毛抜去 ⑦　J 095 耳処置 ⑧　J 096 耳管処置 ⑨　J 097 鼻処置 ⑩　J 098 口腔，咽頭処置 ⑪　J 099 間接喉頭鏡下喉頭処置 ⑫　J 114 ネブライザ ⑬　J 115 超音波ネブライザ ⑭　J 118 介達牽引 ⑮　J 119 消炎鎮痛等処置

＊**外来診療料**に包括される検査項目を実施した場合，**判断料**（**判尿・判血**），**採血料**は別に算定できる。

＊**外来診療料**に包括される検査を時間外・休日・深夜に行っても，時間外緊急院内検査加算「**緊検**」は算定できないが，「外来迅速検体検査加算 **外迅検**」は，検査の部において算定することができる。

　＊**外来診療料**に包括される検査の「注」加算は算定できない。包括検査・処置に使用した**薬剤**，**特定保険医療材料**は別に算定できる。

(注2)　厚生労働大臣が「夜間」と定める時間帯の標準は午前6時〜8時，午後6時〜10時（土曜日は午前6時〜8時，正午〜午後10時）。

(注3)　**時間外特例医療機関加算**とは，夜間当番医療機関や地域医療支援病院などが夜間に再診を行った場合に加算するもの（p.25）。

(注4)　年齢加算は時間内のみ算定できる。

(注5)　同一保険医療機関において，同一日に他の傷病について，別の診療科を再診として受診した場合は，2つ目の診療科に限り，**38点**で算定する。この場合，注加算は算定できない。

(注6)　妥結率が50%以下の場合，外来診療料は**56点**で算定し，同日他科外来診療料として2つ目の診療科に限り**28点**で算定する。

(注7)　①特定機能病院，地域医療支援病院及び紹介受診重点医療機関，②「①以外」の許可病床数が400床以上の病院で，他の200床未満の病院・診療所に文書で紹介する申し出を行っている患者であるにもかかわらず受診した患者（緊急やむを得ない場合は除く）は**56点**，同日他科外来診療料として2つ目の診療科に限り**28点**で算定する。

　①・②は他の病院又は診療所等からの文書による紹介があるものの割合等が低いもの

(注8)　施設基準を満たす届出医療機関で受診した患者に対して十分な情報を取得した上で再診を行った場合は，**医療情報取得加算3**として，3月に1回に限り**2点**を所定点数に加算する。

　マイナンバーカードにより患者の診療情報を取得等した場合又は他の保険医療機関から当該患者に係る診療情報の提供を受けた場合にあっては，**医療情報取得加算4**として，3月に1回に限り**1点**を所定点数に加算する（健康保険法第3条第13項に規定する電子資格確認）。

(注9)　施設基準適合の届出医療機関で看護師等といる患者に対して情報通信機器を用いた診療を行った場合は，**看護師等遠隔診療補助加算**として，**50点**を所定点数に加算する。

入 院 基 本 料・加 算 ⑩

入院料は，**入院に係る1日の点数**を計算し算定します。この場合の1日とは，0時～24時のことです。

A．入院基本料算定の決まり事

1）　入院料について

　入院及び看護の費用は，第1節入院基本料，第2節入院基本料等加算，第3節特定入院料，第4節短期滞在手術等基本料の各区分の所定点数により算定します。

　入院料には，**入院基本料（A 100～A 109）**，**特定入院料（A 300～A 319）**，**短期滞在手術等基本料（A 400）**があります。同一保険医療機関において，同一の患者に上記3項目を同一の日に算定することはできません。特に規定する場合を除き，通常必要とされる療養環境の提供，看護及び医学的管理に要する費用は，第1節，第3節又は第4節の各区分の所定点数に含まれます。

　入院基本料とは，入院患者が快適な環境で療養するための基本的な入院医療の体制を評価するものです。入院患者に良好な環境のもとで治療管理がなされるために必要な医師や看護職員の人員確保の費用なども含まれています。寝具等について，次の基準のいずれかに該当しない場合には，入院基本料は算定できません。

(1)　**入院基本料の算定条件**

　・患者の状態に応じて，寝具類が随時利用できるよう用意されていること。

　　　寝具等　→　敷布団（マットレスパッドを含む），掛布団（毛布，タオルケット，綿毛布を含む），シーツ類，枕，枕覆等。

　・寝具類が常時清潔な状態で確保されていること。シーツ類は，週1回以上の交換がされていること。

　・消毒は必要のつど行われていること。

(2)　**歯科診療と医科診療の留意点**

　歯科診療と歯科診療以外の診療を併せて行う保険医療機関では，患者の主傷病に係る入院基本料（特別入院基本料等を含む），特定入院料又は短期滞在手術等基本料を算定します。

2）　入院基本料のなりたち

　入院基本料は(1) 病棟の類型 ，(2) 平均在院日数 ，(3) 看護配置 と 看護師比率 等により決定されます。

　(1)　病棟の類型

　　「一般病棟」，「療養病棟」，「結核病棟」，「精神病棟」，「特定機能病院」，「専門病院」，「障害者施設等」，「有床診療所」，「有床診療所療養病床」の9種類に分けて入院基本料が設定してあります。

　(2)　平均在院日数 の算定方法

$$\frac{\text{a に掲げる数}}{\text{b に掲げる数}} = \boxed{\text{平均在院日数}}\ （小数点以下は切上げ）$$

　　a：当該病棟における直近3カ月間の在院患者延日数

　　b：（当該病棟における当該3カ月間の新入棟患者数＋当該病棟における当該3カ月間の新退棟患者数）÷2

　(3)　看護配置 と 看護師比率

　　当該病棟に勤務する看護職員（看護師と准看護師）の実質配置数（実際に勤務する看護要員の1日平均人数）。

3）　入院基本料の算定要件

　入院基本料を算定するためには，入院医療の質を維持するために医療機関が当然実施するべきという観点から，**入院診療計画，院内感染防止対策，医療安全管理体制，褥瘡対策，栄養管理体制，意思決定支援，身体的拘束最小化**について基準を満たす場合に限り，第1節（特別入院基本料等を含む），第3節，第4節（短期滞在手術等基本料1を除く）の入院基本料，特定入院料または短期滞在手術等基本料の所定点数を算定します。次の通則基準を満たしていることが必要となる。

①　入院診療計画の基準を満たしている

②　院内感染防止対策の基準を満たしている

③　医療安全管理体制の基準を満たしている

④　褥瘡対策の基準を満たしている

⑤　栄養管理体制の基準を満たしている（診療所を除く）

⑥　意思決定支援の基準を満たしている

⑦　身体的拘束最小化の基準を満たしている

＊栄養管理体制の基準を満たすことのできない医療機関（診療所を除き，別に厚生労働大臣が定める基準を満たすものに限る）は，第1節（特別入院基本料等を除く），第3節，第4節（短期滞在手術等基本料1を除く）の入院基本料，特定入院料，短期滞在手術等基本料の所定点数から1日につき **40点** を減算します。（栄 40 減）

　　ただし，管理栄養士の離職又は長期欠勤のため基準が満たせなくなった場合，届け出した場合に限り，届出日の属する月を含む3カ月間に限り，従前の入院基本料等を算定できます。

＊身体的拘束最小化に関する基準を満たすことができない医療機関は，第1節（特別入院基本料等を除く），第3節及び第4節（短期滞在手術等基本料1を除く）のそれぞれの入院基本料，特定入院料又は短期滞在手術等基本料の所定点数から1日につき **40点** を減算します。（拘 40 減）

4）　定数超過入院と標欠病院の取扱いについて

基準を満たしていない場合には，次のような計算をして入院基本料を減算します。

（1）　定数超過入院（許可病床数を上回る患者数を入院させた場合）の減算のしかた

▢ の数以上多く患者を入院させた場合の入院基本料の算定方法		
病　　院	病床数×1.05＝▢	下記以外の病棟の入院料は100分の20を減算する。定数超過の場合の計算は，入院基本料×0.8 で算定する。
診療所	病床数＋　3　＝▢	療養病棟，有床診療所療養病床，特定入院料は100分の10を減算する。定数超過の場合の計算は，入院基本料×0.9 で算定する。

（2）　標欠病院（医師数が規定の人数に満たない場合）の減算のしかた

	医師又は歯科医師の数	
	70/100 以下の場合	50/100 以下の場合
離島等以外に所在する医療機関	$\frac{10}{100}$ 減算する → 入院基本料×0.9 で算定する	$\frac{15}{100}$ 減算する → 入院基本料×0.85 で算定する
離島等に所在する医療機関	$\frac{2}{100}$ 減算する → 入院基本料×0.98 で算定する	$\frac{3}{100}$ 減算する → 入院基本料×0.97 で算定する

5）　入院日数による初期加算（目の離せない期間に対する評価）について

　　入院したばかりの患者に対しては，目の離せない期間でもあることから入院日数にあわせて，その期間「初期加算」として入院基本料に図表A（p.38）の点数を加算します。

6）　外泊期間中の入院料について

・入院中の患者を外泊させる場合は，入院基本料（療養病棟入院基本料を算定する療養病棟では外泊前日の入院基本料）の基本点数のみの15％，又は特定入院料のみの15％が入院料となります（加算項目は含めない）。

　　外泊の入院料（1日）＝入院基本料の基本点数 × 0.15（端数は四捨五入）

・精神及び行動の障害の患者を治療の目的で外泊させる場合は基本点数の30％が入院料となります。これは通常の外泊の入院料（15％）にさらに15％が加算できるためです〔ただし，30％で算定できる期間は連続して3日以内に限り，かつ加算日は月6日以内（同一暦月）に限る〕。

　　外泊の入院料（1日）＝入院基本料の基本点数 × 0.30（端数は四捨五入）

　　例）　精神及び行動の障害患者の外泊期間中の入院料の算定の場合（12/30～1/3，1/10～1/13，1/20～1/23）

　　　　○＝30％算定の外泊日，□＝15％算定の外泊日

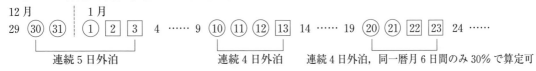

・入院中の患者が在宅医療に備えて一時的に外泊するにあたり，在宅医療に関する指導管理が行われた場合は，さらに **C 100** 退院前在宅療養指導管理料 **120点**（6歳未満＋**200点**）を外泊初日に1回に限り算定できます。

〈図表A〉

入院基本

		入院初期に対する加算							備　　考
		7日以内	8日~14日以内	15日~30日以内	31日~60日以内	61日~90日以内	91日~180日以内	181日~1年以内	
1	一般病棟	+450 (300)		+192 (155)	──				・( )の数字は，特別入院基本料等に対する加算。
2	療養病棟	──							
3	結核病棟	+400 (320)		+300 (240)	+200 (160)	+100 (100)	──		・( )の数字は，特別入院基本料等に対する加算。
4	精神病棟	+465 (300)		+250 (155)	+125 (100)		+10 (10)	+3 (3)	・( )の数字は，特別入院基本料等に対する加算。 ・入院した日から起算して1月以内の期間に限り，重度認知症加算として，1日につき300点を加算する。
	重度認知症加算(1日につき)	+300							
5	特定機能病院 一般病棟の場合	+712		+207	──				
	結核病棟の場合	+330			+200				
	精神病棟の場合	+505		+250	+125		+30	+15	・入院した日から起算して1月以内の期間に限り，重度認知症加算として，1日につき300点を加算する。
	重度認知症加算(1日につき)	+300							
6	専門病院	+512		+207	──				
7	障害者施設等	+312		+167	──				

＊各病棟ごとに入院日数に合わせて初期加算した入院基本料一覧表（p. 41~63）を掲載しています。

7)　午前中退院，金曜日入院・月曜日退院の割合が高い場合の入院基本料について

　一般病棟入院基本料・特定機能病院入院基本料（一般病棟に限る）・専門病院入院基本料の算定医療機関において，**午前中退院，金曜日入院・月曜日退院の割合が高い場合**は，入院基本料が低減されます。

①　退院全体に占める**午前中退院の割合が90%以上**の医療機関に30日を超えて入院している患者について，退院日に手術と1000点以上の処置を伴わない場合は，退院日の入院基本料（特別入院基本料等を含む）を**100分の92**で算定します。

②　入院全体に占める**金曜日入院・月曜日退院の割合の合計が40%以上**の医療機関では，手術と1000点以上の処置を伴わない土曜・日曜（金曜日に入院した場合はその直後の土日，月曜日に退院した場合はその直前の土日に限る）の入院基本料（特別入院基本料等を含む）を**100分の92**で算定します。

8)　算定回数である「週」「月」の数え方について

　算定回数が「週」単位又は「月」単位とされているものについては，特に定めのない限り，それぞれ日曜日から土曜日までの1週間又は月の初日から月の末日までの1か月を単位として算定します。

9)　入院患者の他医療機関受診について

　入院患者の他医療機関受診については転医・対診を原則としますが，入院医療機関で行えない専門的診療での受診は認められます。他医療機関では一部を除き専門的診療に係る費用を算定し，入院医療機関での算定は下記のとおりとなります。

①　**出来高入院料**では，基本点数の**10%を控除**して算定します。ただし，他医療機関で高度な放射線画像診断・治療機器による撮影・治療（※）に係る費用を算定する場合は，入院料の**5%を控除**して算定します。

②　**特定入院料等の包括入院料**では，基本点数の**40%を控除**した点数〔他医療機関で高度な放射線画像診断・治療機器による撮影・治療（※）に係る費用を算定する場合は，当該入院料の基本点数の**35%を控除**した点数〕により算定します。ただし，有床診療所療養病床入院基本料，精神療養病棟入院料，認知症治療病棟入院料，地域移行機能強化病棟入院料を算定している場合は，当該入院料等の基本点数から**20%控除**した点数〔他医療機関で高度な放射線画像診断・治療機器による撮影・治療（※）に係る費用を算定する場合は，当該入院料等の**15%を控除**した点数〕により算定します。

③　**特定入院料等**でその包括項目を他医療機関で行っていない場合は，基本点数の**10%を控除**した点数で算定します。ただし，他医療機関で高度な放射線画像診断・治療機器による撮影・治療（※）に係る費用を算定する場合は，特定入院料等は当該特定入院料等の基本点数の**5%を控除**した点数で算定します。

④　他医療機関において当該診療に係る費用を一切算定しない場合には，他医療機関において実施された診療に係る費用は，入院医療機関において算定し，入院基本料等の基本点数は控除せずに算定します。この場合において，入院医療機関で算定している入院料等に包括されている診療に係る費用は，算定できません。なお，この場合の医療機関間での診療報酬の分配は，相互の合議に委ねられます。

※　高度な放射線画像診断・治療機器による撮影・治療

E 101　　シングルホトンエミッションコンピューター断層撮影

E 101-2　ポジトロン断層撮影

E 101-3　ポジトロン断層・コンピューター断層複合撮影

E 101-4　ポジトロン断層・磁気共鳴コンピューター断層複合撮影

E 101-5　乳房用ポジトロン断層撮影

M 001　　体外照射「3　強度変調放射線治療（IMRT）

M 001-2　ガンマナイフによる定位放射線治療

M 001-3　直線加速器による放射線治療「1　定位放射線治療の場合」

M 001-4　粒子線治療

㊙試験対策　入院料の計算手順

手順①　入院病棟の確認をする。

手順②　入院基本料（看護配置，看護師比率）の確認をする。

手順③　入院日数の確認をする。

手順④　入院基本料等加算の確認をする（p. 64 参照）。

B．算定例

例）　A 病院〔一般病棟・急性期一般入院料 2〕における 4 月分〔4/25 入院-4/30 退院〕の入院料の算定

【A 病院の施設概要】　一般病院〔内科，小児科……整形外科〕　500 床
一般病棟〔急性期一般入院料 2〕
入院基本料等加算〔診療録管理体制加算 2，医師事務作業補助体制加算 1（50 対 1），摂食障害入院医療管理加算，医療安全対策加算 2，データ提出加算 2，薬剤総合評価調整加算，所在地（特別区）1 級地〕

〈4 月分（4/25 入院-4/30 退院）の入院料の算定例〉

手順①　入院病棟を確認する　　　　　〔一般病棟〕　　　　　　　　急一般2　2094 点　………1 日につき

手順②　入院基本料を確認する　　　　〔急性期一般入院料 2〕　　　　　（基本点数＋初期加算）

手順③　入院日数を確認する　　　　　〔6 日間〕　　　　　　　　　　　（1644＋450）

手順④　入院基本料等加算＊を確認する　〔p. 64 の一覧表で探す〕　　＊ 録管2　　100 点　………入院初日

＊ 医1の50　450 点　………入院初日

＊ 摂障　　200 点　………1 日につき

＊ 安全2　　30 点　………入院初日

＊ デ提2　　155 点　………入院初日

＊ 薬総評価　100 点　………退院時

＊ 1 級地　　18 点　………1 日につき

---

4 月 25 日（入院日）　　3047 点 (2094＋100＋450＋200＋30＋155＋18)

4 月 26 日～4 月 29 日　2312 点 (2094＋200＋18)

4 月 30 日（退院日）　　2412 点 (2094＋200＋100＋18)

C．レセプトの書き方 ✎

【記載例】

急性期一般入院料2の略号
入院基本料等加算の略号

1食当たりの所定金額及び回数を記載する〔一般の場合1回（食）670円〕※2024年度改定
特別食加算は，2段目に1食当たりの所定金額及び回数を書く
（食堂加算がある場合は3段目に，入院時生活療養費がある場合は4段目に，
それぞれ1日当たりの所定金額及び日数を書く）

カルテをみて確認

1日の入院基本料×1月分の入院日数の合計点数

❶	入院年月日 ❸ 6 年 6 月 25 日		
	(病) 診	⑨⓪入院基本料・加算	点
	急一般2	3047× 1 日間	3047
	録管2	2312× 4 日間	9248
⑨⓪ 入	医1の50	2412× 1 日間	2412
	摂障	× 日間	❹
院	安全2	× 日間	
	デ提2		
❷	薬総評価		
	⑨②特定入院料・その他		

⑨⓪
急一般2（14日以内）
録管2，医1の50，摂障，安全2，デ提2，
地域加算（1級地）
}3047×1

急一般2（14日以内）
摂障，地域加算（1級地）
}2312×4

急一般2（14日以内）
摂障，薬総評価，地域加算（1級地）
}2412×1

・外泊した場合は請求欄の行を改めて
1日の外泊料×外泊日数・合計点数
を記載。「摘要」欄には外泊日を記載

❺I又はIIの区分を記入する
❻1月の
　食事回数

		※高額療養費 ❼	❽ 点	※公費負担点数　点
⑨⑦ 食事・生活	基準I	670 円×10 回		※公費負担点数　点
	特別	76 円×10 回		基準（生）　円×　回
	食堂 ❾	円×❿ 回		特別（生）　円×　回
	環境	円×　日		減・免・猶・I・II・3月超

療養の給付	請　求　　点	※　決　定　　点	負担金額　　円 減額　割(円)免除・支払猶予	食事・生活療養	保険	10 回	請　求 7460 円	※　決　定　　円 請求時には記載しない	標準負担額　　円 4900
公費①	点	※　　　点	円		公費①	回	円	※　　　点	円
公費②	点	※　　　点	円		公費②	回	円	※　　　点	円

⓫

⓬標準負担額の合計金額を記入
一般の自己負担額は1食490円※2024年度改定

例）一般病棟（急性期一般入院料2），診療録管理体制加算2，医師事務作業補助体制加算1（50対1），摂食障害入
院医療管理加算，医療安全対策加算2，データ提出加算2，薬剤総合評価調整加算，地域加算（1級地），入院
時食事療養I，食事10回（特別食10回），入院日は令和6年6月25日，退院日は同年6月30日

〈手順〉

[入院料等]
❶　病院・診療所別の該当する文字を○で囲む。
❷　種別欄に入院基本料，入院基本料等加算の種類別を略号で記入する（地域加算等は記入の必要なし）。
❸　入院年月日は，入院基本料の起算日としての入院年月日を記載する。
❹　入院基本料・加算の項には，1日当たりの所定点数（入院基本料と入院基本料等加算の合計），日数及び
　　合計点数を記載する。摘要欄に内訳を記載する。

[入院時食事療養費等]（p.459〜462）
❺　基準区分を記入する……I
❻　食事の提供回数を記入する……10回
❼　一般患者の1食当たりの入院時食事療養費を記入する……670円
❽　❼の回数を記入する……10回
❾　加算項目に対する金額を記入する……76円（特別食）
❿　❾の回数を記入する……10回
⓫　食事療養費の合計金額を記入する……7460円
　　（670円×10回）＋（76円×10回）＝7460円
⓬　標準負担額の合計金額を記入する……4900円
　　490円×10回＝4900円

1 入院基本料 一覧表

1．一般病棟入院基本料一覧表

A 100　一般病棟入院基本料（1日につき）

	平均在院日数	看護配置	看護師比率	基本点数	算定点数（基本点数＋初期加算）			外泊（基本点数）×15%	略号
					14日以内	15-30日	30日超		
1　急性期一般入院基本料					＋450	＋192	―	基本点数×15%	
急性期一般入院料1	16日以内	7：1以上	70%以上	1688	2138	1880	1688	253	急一般1
急性期一般入院料2	21日以内	10：1以上		1644	2094	1836	1644	247	急一般2
急性期一般入院料3				1569	2019	1761	1569	235	急一般3
急性期一般入院料4				1462	1912	1654	1462	219	急一般4
急性期一般入院料5				1451	1901	1643	1451	218	急一般5
急性期一般入院料6				1404	1854	1596	1404	211	急一般6
2　地域一般入院基本料					＋450	＋192	―		
地域一般入院料1	24日以内	13：1以上	70%以上	1176	1626	1368	1176	176	地一般1
地域一般入院料2				1170	1620	1362	1170	176	地一般2
地域一般入院料3	60日以内	15：1以上	40%以上	1003	1453	1195	1003	150	地一般3
					＋300	＋155	―		
特別入院基本料		15：1未満	40%未満	612	912	767	612	92	一般特別

【注加算・減算】

注2）月平均夜勤時間超過減算（基準不適合）	−15/100	「看護職員の月平均夜勤時間数」の基準（72時間）の要件のみ満たせない場合は，**月平均夜勤時間超過減算**として，それぞれの所定点数の15%を3カ月に限り減算する（特定入院料の算定患者を除く）。	夜減
注3）入院初期加算　入院初期加算 　14日以内の期間 　15日以上30日以内の期間	＋450 ＋192	入院期間に応じて初期加算〔14日以内は＋450（特別入院基本料の場合は＋300），15日以上30日以内は＋192（特別入院基本料の場合は＋155）〕を算定する。	
注4）重症児（者）受入連携加算	＋2000	地域一般入院基本料の算定病棟に他院から転院してきた患者で，他院において**A 246**入退院支援加算3を算定したものである場合は，**重症児（者）受入連携加算**として，入院初日に限り2000点を所定点数に加算する。	重受連
注5）救急・在宅等支援病床初期加算	＋150	地域一般入院基本料の算定病棟の入院患者で，急性期医療を担う他院の一般病棟から転院した患者，又は介護老人保健施設等，介護医療院・特別養護老人ホーム・軽費老人ホーム・有料老人ホーム・自宅から入院した患者については，転院日又は入院日から14日限度で**救急・在宅等支援病床初期加算**として1日につき150点を所定点数に加算する。	病初
注6）夜間看護体制特定日減算	−5/100	年6日以内かつ当該日が属する月が連続する2月以内（特別入院基本料等を含む）	一般夜看特定減
注7）夜勤時間特別入院基本料（基準不適合）	70/100	夜勤時間特別入院基本料は看護職員の月平均夜勤時間数の基準（72時間以下）のみ満たさない場合，当分の間，算定する（入院基本料の70%）（特定入院料の算定患者を除く）。	一般夜特
注8）特定時間帯集中の退院日の入院基本料（減算）	92/100	退院全体に占める午前中退院の割合が90%以上の医療機関に30日を超えて入院している患者について，退院日に手術と1000点以上の処置を伴わない場合は，退院日の入院基本料（特別入院基本料等を含む）を100分の92で算定する。	午前減
注9）特定日集中の入院日・退院日の入院基本料（減算）	92/100	入院全体に占める**金曜日入院・月曜日退院の割合の合計が40%以上**の医療機関では，手術と1000点以上の処置を伴わない土曜・日曜（金曜日に入院した場合はその直後の土日，月曜日に退院した場合はその直前の土日に限る）の入院基本料（特別入院基本料等を含む）を**100分の92**で算定する。	土日減
注10）入院基本料等加算		下表参照	
注11）90日超の入院		90日超入院患者については，**A 101**療養病棟入院料1の例により算定して平均在院日数の計算対象外とするか，もしくは出来高算定として平均在院日数の計算対象とする。	

注10）入院基本料等加算（加算点数は p. 64 参照）

入院初日	A 204	地域医療支援病院入院診療加算	A 234-3	患者サポート体制充実加算	
	A 204-2	臨床研修病院入院診療加算	A 243	後発医薬品使用体制加算	
	A 204-3	紹介受診重点医療機関入院診療加算	A 243-2	バイオ後続品使用体制加算	
	A 205-2	超急性期脳卒中加算	A 245	データ提出加算（「1」「2」）	
	A 205-3	妊産婦緊急搬送入院加算	A 246-3	医療的ケア児（者）入院前支援加算	
	A 206	在宅患者緊急入院診療加算	A 248	精神疾患診療体制加算（「2」は入院初日から3日以内に1回）	
	A 207	診療録管理体制加算			
	A 207-2	医師事務作業補助体制加算	A 252	地域医療体制確保加算（急性期一般入院基本料に限る）	
	A 232	がん拠点病院加算			
	A 234	医療安全対策加算	A 253	協力対象施設入所者入院加算	
	A 234-2	感染対策向上加算			
入院中1回	A 236	褥瘡ハイリスク患者ケア加算	A 247-2	せん妄ハイリスク患者ケア加算（急性期一般入院基本料に限る）	
1日につき	A 200	総合入院体制加算	A 221	重症者等療養環境特別加算	
	A 200-2	急性期充実体制加算（急性期一般入院料1を算定するものに限る）	A 221-2	小児療養環境特別加算	
			A 224	無菌治療室管理加算	
	A 205	救急医療管理加算	A 225	放射線治療病室管理加算	
	A 207-3	急性期看護補助体制加算	A 226-2	緩和ケア診療加算	
	A 207-4	看護職員夜間配置加算	A 226-4	小児緩和ケア診療加算	
	A 208	乳幼児加算・幼児加算	A 231-2	強度行動障害入院医療管理加算	
	A 209	特定感染症入院医療管理加算	A 231-3	依存症入院医療管理加算	
	A 210	難病等特別入院診療加算	A 231-4	摂食障害入院医療管理加算	
	A 212	超重症児（者）入院診療加算・準超重症児（者）入院診療加算	A 233	リハビリテーション・栄養・口腔連携体制加算（急性期一般入院基本料に限る）（計画作成日から14日を限度）	
	A 213	看護配置加算			
	A 214	看護補助加算	A 236-2	ハイリスク妊娠管理加算	
	A 218	地域加算	A 237	ハイリスク分娩等管理加算（「1」に限る）	
	A 218-2	離島加算	A 242-2	術後疼痛管理チーム加算（急性期一般入院基本料に限る）	
	A 219	療養環境加算			
	A 220	HIV感染者療養環境特別加算	A 247	認知症ケア加算	
	A 220-2	特定感染症患者療養環境特別加算			
週1回	A 230-4	精神科リエゾンチーム加算	A 244	病棟薬剤業務実施加算1	
	A 233-2	栄養サポートチーム加算	A 251	排尿自立支援加算	
	A 242	呼吸ケアチーム加算			
退院時1回	A 234-5	報告書管理体制加算	A 250	薬剤総合評価調整加算	
	A 246	入退院支援加算（1のイ，2のイ，3に限る）			

1．A 100 一般病棟入院基本料の施設基準（施設基準の詳細は「早見表2024」p. 1066 以降を参照）

【イ．急性期一般入院基本料の施設基準（通則）】
1．当該病棟において，1日に看護を行う看護職員の数は，常時，当該病棟の入院患者の数が10（急性期一般入院料1にあっては7）又はその端数を増すごとに1以上である。ただし，当該病棟において，1日に看護を行う看護職員の数が本文に規定する数に相当する数以上である場合には，各病棟における夜勤を行う看護職員の数は，本文の規定にかかわらず，2以上（一般病棟入院基本料の注6の場合を除く）。
2．当該病棟において，看護職員の最小必要数の7割以上が看護師である。
3．当該病棟の入院患者の平均在院日数が21日（急性期一般入院料1にあっては16日）以内である。
4．データ提出加算に係る届出を行っている保険医療機関である。ただし，新規に保険医療機関を開設する場合であって，急性期一般入院料6に係る届出を行う場合その他やむを得ない事情がある場合を除く。
5．急性期一般入院料1の届出病棟（許可病床数200床未満で，一般病棟用の重症度，医療・看護必要度Ⅱを用いた評価が困難である正当な理由があるものを除く），許可病床数200床以上の急性期一般入院料2又は3の届出病棟及び許可病床数400床以上の急性期一般入院料4又は5の届出病棟については，一般病棟用の重症度，医療・看護必要度Ⅱを用いて評価を行う。
●急性期一般入院料1の施設基準
1．2以外の保険医療機関にあっては，診療内容に関するデータを適切に提出できる体制が整備された保険医療機関であって，一般病棟用の重症度，医療・看護必要度Ⅱを用いて評価を行い，特に高い基準を満たす患者を2割以上，かつ，一定程度高い基準を満たす患者を2割7分以上入院させる病棟である。
2．許可病床数200床未満（一般病棟用の重症度，医療・看護必要度Ⅱを用いて評価を行うことが困難である正当な理由があるものに限る）で，一般病棟用の重症度，医療・看護必要度Ⅰを用いて評価を行い，特に高い基準を満たす患者を2割1分以上，かつ，一定程度高い基準を満たす患者を2割8分以上入院させる病棟である。
3．当該病棟を退院する患者に占める，自宅等に退院するものの割合が8割以上である。
4．常勤の医師の員数が，当該病棟の入院患者数に100分の10を乗じて得た数以上である。
●急性期一般入院料2の施設基準
1．次のいずれかに該当すること。
（一）一般病棟用の重症度，医療・看護必要度Ⅰの基準を満たす患者を2割2分以上入院させる病棟である。
（二）診療内容に関するデータを適切に提出できる体制が整備された保険医療機関であって，一般病棟用の重症度，医療・看護必要度Ⅱの基準を満たす患者を2割1分以上入院させる病棟である。
2．届出時点で，継続して3月以上，急性期一般入院料1を算定している。

3．厚生労働省が行う診療内容に係る調査に適切に参加する。
●急性期一般入院料3の施設基準
　1．次のいずれかに該当すること。
　　㈠　一般病棟用の重症度，医療・看護必要度Ⅰの基準を満たす患者を1割9分以上入院させる病棟である。
　　㈡　診療内容に関するデータを適切に提出できる体制が整備された保険医療機関であって，一般病棟用の重症度，医療・看護必要度Ⅱの基準を満たす患者を1割8分以上入院させる病棟である。
　2．届出時点で，継続して3月以上，急性期一般入院料1又は2を算定している。
　3．厚生労働省が行う診療内容に係る調査に適切に参加する。
●急性期一般入院料4の施設基準
　次のいずれかに該当すること。
　1．一般病棟用の重症度，医療・看護必要度Ⅰの基準を満たす患者を1割6分以上入院させる病棟である。
　2．診療内容に関するデータを適切に提出できる体制が整備された保険医療機関であって，一般病棟用の重症度，医療・看護必要度Ⅱの基準を満たす患者を1割5分以上入院させる病棟である。
●急性期一般入院料5の施設基準
　次のいずれかに該当すること。
　1．一般病棟用の重症度，医療・看護必要度Ⅰの基準を満たす患者を1割2分以上入院させる病棟である。
　2．診療内容に関するデータを適切に提出できる体制が整備された保険医療機関であって，一般病棟用の重症度，医療・看護必要度Ⅱの基準を満たす患者を1割1分以上入院させる病棟である。
●急性期一般入院料6の施設基準
　当該病棟に入院している患者の一般病棟用の重症度，医療・看護必要度Ⅰ又はⅡについて継続的に測定・評価を行っている。
【ロ．地域一般入院基本料の施設基準】
　①通則
　1．当該病棟において，1日に看護を行う看護職員の数は，常時，当該病棟の入院患者の数が15（地域一般入院料1及び2にあっては13）又はその端数を増すごとに1以上である。ただし，当該病棟において，1日に看護を行う看護職員の数が本文に規定する数に相当する数以上である場合には，各病棟における夜勤を行う看護職員の数は，本文の規定にかかわらず，2以上（一般病棟入院基本料の注6の場合を除く）。
　2．当該病棟において，看護職員の最小必要数の4割（地域一般入院料1及び2にあっては7割）以上が看護師である。
　3．当該病棟の入院患者の平均在院日数が60日（地域一般入院料1及び2にあっては24日）以内である。
　4．データ提出加算に係る届出を行っている保険医療機関である。ただし，新規に保険医療機関を開設する場合であって地域一般入院料3に係る届出を行う場合その他やむを得ない事情があるときを除く。
　②地域一般入院料1の施設基準
　　①の通則に定めるもののほか，当該病棟に入院している患者の一般病棟用の重症度，医療・看護必要度Ⅰ又はⅡについて継続的に測定を行い，その結果に基づき評価を行っていること。

2．療養病棟入院基本料一覧表

A 101　療養病棟入院基本料（1日につき）

入院基本料	疾患・状態による医療区分	処置等による医療区分	ADL区分	療養病棟入院料 1 基本点数（生活療養）	療養病棟入院料 2 基本点数（生活療養）	外泊点数（×0.15）療養病棟入院料 1	外泊点数（×0.15）療養病棟入院料 2	略号 1	略号 2
1	3＊	3	3	1964（1949）	1899（1885）	295（292）	285（283）	療1入1	療2入1
2	3＊	3	2	1909（1895）	1845（1831）	286（284）	277（275）	療1入2	療2入2
3	3＊	3	1	1621（1607）	1556（1542）	243（241）	233（231）	療1入3	療2入3
4	3＊	2	3	1692（1677）	1627（1613）	254（252）	244（242）	療1入4	療2入4
5	3＊	2	2	1637（1623）	1573（1559）	246（243）	236（234）	療1入5	療2入5
6	3＊	2	1	1349（1335）	1284（1270）	202（200）	193（191）	療1入6	療2入6
7	3＊	1	3	1644（1629）	1579（1565）	247（244）	237（235）	療1入7	療2入7
8	3＊	1	2	1589（1575）	1525（1511）	238（236）	229（227）	療1入8	療2入8
9	3＊	1	1	1301（1287）	1236（1222）	195（193）	185（183）	療1入9	療2入9
10	2	3	3	1831（1816）	1766（1752）	275（272）	265（263）	療1入10	療2入10
11	2	3	2	1776（1762）	1712（1698）	266（264）	257（255）	療1入11	療2入11
12	2	3	1	1488（1474）	1423（1409）	223（221）	213（211）	療1入12	療2入12
13	2	2	3	1455（1440）	1389（1375）	218（216）	208（206）	療1入13	療2入13
14	2	2	2	1427（1413）	1362（1347）	214（212）	204（202）	療1入14	療2入14
15	2	2	1	1273（1258）	1207（1193）	191（189）	181（179）	療1入15	療2入15
16	2	1	3	1371（1356）	1305（1291）	206（203）	196（194）	療1入16	療2入16
17	2	1	2	1343（1329）	1278（1263）	201（199）	192（189）	療1入17	療2入17
18	2	1	1	1189（1174）	1123（1109）	178（176）	168（166）	療1入18	療2入18
19	1	3	3	1831（1816）	1766（1752）	275（272）	265（263）	療1入19	療2入19
20	1	3	2	1776（1762）	1712（1698）	266（264）	257（255）	療1入20	療2入20
21	1	3	1	1488（1474）	1423（1409）	223（221）	213（211）	療1入21	療2入21
22	1	2	3	1442（1427）	1376（1362）	216（214）	206（204）	療1入22	療2入22

入院基本

23	1	2	2	1414 (1400)	1349 (1334)	212 (210)	202 (200)	療1入23	療2入23
24	1	2	1	1260 (1245)	1194 (1180)	189 (187)	179 (177)	療1入24	療2入24
25	1	1	3	983 (968)	918 (904)	147 (145)	138 (136)	療1入25	療2入25
26	1	1	2	935 (920)	870 (856)	140 (138)	131 (128)	療1入26	療2入26
27	1	1	1	830 (816)	766 (751)	125 (122)	115 (113)	療1入27	療2入27
28	スモン	—	3	1831 (1816)	1766 (1752)	275 (272)	265 (263)	療1入28	療2入28
29	スモン	—	2	1776 (1762)	1712 (1698)	266 (264)	257 (255)	療1入29	療2入29
30	スモン	—	1	1488 (1474)	1423 (1409)	223 (221)	213 (211)	療1入30	療2入30
特別入院基本料				582 (568)	582 (568)	87 (85)	87 (85)	療特	療特

＊スモンを除く

【注加算・減算】

注4	褥瘡対策加算1	+15	ADL区分3の患者に必要な褥瘡対策を行った場合，1日につき算定する。①入院後もしくは褥瘡の評価開始から歴月で3月以内の間，②DESIGN-R 2020のスコアが上がっていない＝褥瘡が悪化していない日（褥瘡対策加算2を算定しない）に算定する。	褥対1
	褥瘡対策加算2	+5	ADL区分3の患者に必要な褥瘡対策を行った場合，1日につき算定する。①直近2月連続して前月のDESIGN-R 2020のスコアを上回った＝褥瘡が悪化している場合，②DESIGN-R 2020の合計点が前月の実績点を上回った日に褥瘡対策加算2で算定する。	褥対2
注5	重症児（者）受入連携加算	+2000	他院から転院してきた患者で，他院でA 246入退院支援加算3を算定した者を療養病棟で受け入れた場合，重症児（者）受入連携加算としてが入院初日に限り算定する。なお，特別入院基本料等を算定する場合は，当該加算は算定できない。	重受連
注6	急性期患者支援療養病床初期加算	+300	1日につき，転院又は転棟した日から14日限度　急性期を担う病院の一般病棟〔①急性期一般入院基本料，②7対1・10対1入院基本料（A 104特定機能病院入院基本料・一般病棟，A 105専門病院入院基本料），③地域一般入院基本料又は13対1入院基本料（A 105）〕からの転院・転棟患者について算定する	療急初
	在宅患者支援療養病床初期加算	+350	1日につき，入院日から14日限度（介護老人保健施設，介護医療院，特別養護老人ホーム，軽費老人ホーム，有料老人ホーム等や自宅からの入院患者が対象）	療支初
注7	入院基本料等加算		p.44 参照	
注9	慢性維持透析管理加算	+100	1日につき（療養病棟入院料1のみ）　療養病棟入院基本料1を算定する患者が，J 038人工腎臓，J 038-2持続緩徐式血液濾過，J 039血漿交換療法，J 042腹膜灌流を（自院）で継続的に行っている場合に算定する	—
注10	㊲在宅復帰機能強化加算	+50	施設基準適合の届出病棟で療養病棟入院料1を算定する入院患者に，1日につき50点を算定する。特別入院基本料を算定する場合は加算できない。	—
注11	㊲経腸栄養管理加算	+300	施設基準適合の届出医療機関で，療養病棟入院基本料算定患者に対し栄養管理の説明の上，新たに経腸栄養を開始した場合，入院中1回に限り，経腸栄養を開始した日から7日を限度として算定する（A 233-2栄養サポートチーム加算を届け出ている又は専任管理栄養士を1名以上配置している）。この場合A 233-2栄養サポートチーム加算，B 001「10」入院栄養食事指導料又は「11」集団栄養食事指導料は別に算定できない。	
注12	㊲夜間看護加算	+50	施設基準適合の届出病棟の入院患者には，1日につき算定する。この場合「注13」看護補助体制充実加算は別に算定できない。	療夜看
注13	㊲看護補助体制充実加算1	+80	看護職員と看護補助者の役割を強化し患者の適切なケアを支援できるよう，①夜勤を行う看護職員・看護補助者配置が16対1以上かつ3人以上，②ADL区分3（非常にADLが低い）患者が5割以上，③看護職員の負担軽減・処遇改善に資する十分な体制の整備——が求められている。ただし身体的拘束を実施した日は看護補助体制充実加算3で算定（令和7年6月1日から適用）する。	
	㊲看護補助体制充実加算2	+65		
	㊲看護補助体制充実加算3	+55		

＊療養病棟入院基本料は，「入院基本料」，「特別入院基本料」から構成され，「入院基本料」は，施設基準適合の届出の療養病棟に入院している患者について区分に従い算定し，「特別入院基本料」については届出の療養病棟に入院している患者について算定する。
＊（ ）の数字は，65歳以上が「入院時生活療養費」の対象となる生活療養を受ける場合の点数。
＊特別入院基本料は，ADL区分・医療区分の違いにかかわらず582点の算定となる。
注3）入院基本料に含まれる包括項目

療養病棟入院患者に行った検査，投薬，注射，リハビリテーション（別に厚生労働大臣が定めるものに限る），病理診断並びに画像診断及び処置のうち別に厚生労働大臣が定める画像診断及び処置の費用〔フィルムの費用を含み，別に厚生労働大臣が定める薬剤及び注射薬（以下この表において「除外薬・注射薬」という）の費用を除く〕は，当該入院基本料に含まれる。ただし，患者の急性増悪により，当院の一般病棟へ転棟又は他院の一般病棟へ転院する場合には，その日から起算して3日前までの当該費用については，この限りでない。

注7）入院基本料等加算 （加算点数は p.64 参照）

入院初日	A 204	地域医療支援病院入院診療加算	A 234	医療安全対策加算
	A 204-2	臨床研修病院入院診療加算	A 234-2	感染対策向上加算
	A 204-3	紹介受診重点医療機関入院診療加算	A 234-3	患者サポート体制充実加算
	A 206	在宅患者緊急入院診療加算	A 245	データ提出加算（「1」「2」は入院初日，「3」「4」は入院期間が90日を超えるごとに算定）
	A 207	診療録管理体制加算		
	A 207-2	医師事務作業補助体制加算（50：1，75：1，100：1に限る）	A 246-3	医療的ケア児（者）入院前支援加算
			A 253	協力対象施設入所者入院加算

1日につき	A 208	乳幼児加算・幼児加算	A 220	HIV 感染者療養環境特別加算
	A 212	超重症児（者）入院診療加算・準超重症児（者）入院診療加算	A 222	療養病棟療養環境加算
			A 222-2	療養病棟療養環境改善加算
	A 218	地域加算	A 226	重症皮膚潰瘍管理加算
	A 218-2	離島加算	A 247	認知症ケア加算
週1回	A 233-2	栄養サポートチーム加算	A 251	排尿自立支援加算
	A 244	病棟薬剤業務実施加算1		
退院時1回	A 234-5	報告書管理体制加算	A 250	薬剤総合評価調整加算
	A 246	入退院支援加算（1のロ又は2のロに限る）		

1．A 101 療養病棟入院基本料の施設基準等

【療養病棟入院基本料の施設基準】
イ．通則
　①　当該病棟において，1日に看護を行う看護職員の数は，常時，当該病棟の入院患者の数が20又はその端数を増すごとに1以上である。ただし，当該病棟において，1日に看護を行う看護職員の数が本文に規定する数に相当する数以上である場合には，各病棟における夜勤を行う看護職員の数は，本文の規定にかかわらず，1以上である。
　②　当該病棟において，看護職員の最小必要数の2割以上が看護師である。
　③　当該病棟において，1日に看護補助を行う看護補助者の数は，常時，当該病棟の入院患者の数が20又はその端数を増すごとに1に相当する数以上である。なお，主として事務的業務を行う看護補助者を含む場合は，1日に事務的業務を行う看護補助者の数は，常時，当該病棟の入院患者の数が200又はその端数を増すごとに1に相当する数以下である。
　④　当該病棟に入院している患者に係る褥瘡の発生割合等について継続的に測定を行い，その結果に基づき評価を行っている。
　⑤　当該病棟の入院患者に関する入院料1～30の区分に係る疾患・状態及び処置等並びにADLの判定基準による判定結果について，記録している。
　⑥　中心静脈注射用カテーテルに係る感染を防止するにつき十分な体制が整備されている。
　⑦　データ提出加算に係る届出を行った保険医療機関である。ただし，新規に保険医療機関を開設する場合であって療養病棟入院料2に係る届出を行う場合その他やむを得ない事情があるときを除く。
ロ．療養病棟入院料1の施設基準
　　当該病棟の入院患者のうち別表第5の2の1に掲げる疾患・状態にある患者及び同表の2に掲げる処置等が実施されている患者（以下「医療区分3の患者」という）と別表第5の3の1に掲げる疾患・状態にある患者及び同表の2に掲げる処置等が実施されている患者並びに同表の3に掲げる患者（以下，単に「医療区分2の患者」という）との合計が8割以上である。
ハ．療養病棟入院料2の施設基準
　　当該病棟の入院患者のうち医療区分3の患者と医療区分2の患者との合計が5割以上である。

【厚生労働大臣が定める区分】
　A 101 の表に掲載しています。
　例として，「入院料1」の区分は以下のようになります。
　・別表第5の2の1に掲げる疾患・状態（スモンを除く）（以下「医療区分3」の患者という）および同表の2（処置等）が実施されている患者（以下「処置等にかかる医療区分3」の患者という）であって，ADLの判定基準による判定が23点以上（以下「ADL区分3」という）であるもの。

【ADL 区分の決定】

	自立	準備のみ	観察	部分的な援助	広範な援助	最大の援助	全面依存	合計得点による ADL 区分
ベッド上の可動性	0	1	2	3	4	5	6	合計点が
移　乗	0	1	2	3	4	5	6	0～10点…ADL 区分1
食　事	0	1	2	3	4	5	6	11～22点…ADL 区分2
トイレの使用	0	1	2	3	4	5	6	23～24点…ADL 区分3

【医療区分の決定（1～3 の分類）】

医療区分1　医療区分2・3に該当しない者

Ⅰ　算定期間に限りがある区分

処置等に係る医療区分3	期間
1　24時間持続しての点滴	7
2　中心静脈栄養（広汎性腹膜炎，腸閉塞，難治性嘔吐，難治性下痢，活動性の消化管出血，炎症性腸疾患，短腸症候群，消化管瘻若しくは急性膵炎を有する患者以外を対象として，中心静脈栄養を開始した日から30日以内に実施するものに限る）	30

疾患・状態に係る医療区分2	期間
3　消化管等の体内からの出血が反復継続している状態	7

処置等に係る医療区分2	期間
4　尿路感染症に対する治療	14
5　傷病等によりリハビリテーションが必要な状態	30
6　脱水に対する治療，かつ，発熱がある状態	7
7　頻回の嘔吐に対する治療，かつ，発熱がある状態	3
8　せん妄に対する治療	7
9　経鼻胃管や胃瘻等の経腸栄養，かつ，頻回の嘔吐に対する治療又は発熱がある状態	7
10　頻回の血糖検査	3

Ⅱ　算定期間に限りがない区分

疾患・状態に係る医療区分3

11　スモン

12　注1）参照

13　医師及び看護職員により，常時，監視及び管理を実施している状態，かつ，1～41（13及び31を除く）に1項目以上該当する場合

処置等に係る医療区分3

14　中心静脈栄養（広汎性腹膜炎，腸閉塞，難治性嘔吐，難治性下痢，活動性の消化管出血，炎症性腸疾患，短腸症候群，消化管瘻若しくは急性膵炎を有する患者を対象とする場合）

15　人工呼吸器の使用

16　ドレーン法又は胸腔若しくは腹腔の洗浄

17　気管切開又は気管内挿管が行われており，かつ，発熱がある状態

18　酸素療法（密度の高い治療を要する状態に限る）

19　感染症の治療の必要性から隔離室での管理

疾患・状態に係る医療区分2

20　筋ジストロフィー

21　多発性硬化症

22　筋萎縮性側索硬化症

23　パーキンソン病関連疾患〔進行性核上性麻痺，大脳皮質基底核変性症，パーキンソン病（ホーエン・ヤールの重症度分類がステージ3以上であって生活機能障害度がⅡ度又はⅢ度の状態に限る）〕

24　その他の指定難病等（11及び20～23までを除く）

25　脊髄損傷（頸椎損傷を原因とする麻痺が四肢すべてに認められる場合に限る）

26　慢性閉塞性肺疾患（ヒュー・ジョーンズの分類がⅤ度の状態に該当する場合に限る）

27　注2）参照

28　基本診療料の施設基準等の別表第5の3の3の患者（省略）

29　悪性腫瘍（医療用麻薬等の薬剤投与による疼痛コントロールが必要な場合に限る）

30　他者に対する暴行が毎日認められる状態

31　医師及び看護職員により，常時，監視及び管理を実施している状態に該当，かつ，1～41（13を除く）に該当しない場合

処置等に係る医療区分2

32　中心静脈栄養（広汎性腹膜炎，腸閉塞，難治性嘔吐，難治性下痢，活動性の消化管出血，炎症性腸疾患，短腸症候群，消化管瘻若しくは急性膵炎を有する患者以外を対象として，中心静脈栄養を開始した日から30日を超えて実施するものに限る）

33　人工腎臓，持続緩徐式血液濾過，腹膜灌流法又は血漿交換療法

34　肺炎に対する治療

35　褥瘡に対する治療（皮膚層の部分的喪失が認められる場合又は褥瘡が2ヵ所以上に認められる場合に限る）

36　末梢循環障害による下肢末端の開放創に対する治療

37　うつ症状に対する治療

38　1日8回以上の喀痰吸引

39　気管切開又は気管内挿管（発熱を伴う状態を除く）

40　創傷（手術創や感染創を含む），皮膚潰瘍又は下腿若しくは足部の蜂巣炎，膿等の感染症に対する治療

41　酸素療法（18を除く）

注1）
　ア　平成20年3月31日において現に障害者施設等入院基本料を算定する病棟に入院している患者のうち，重度の肢体不自由児（者），脊髄損傷等の重度障害者，重度の意識障害者，筋ジストロフィー患者，難病患者等であって別表第5の2若しくは別表第5の3の患者
　イ　「基本診療料の施設基準等」の別表第12に掲げる神経難病等の患者であって，平成18年6月30日において現に特殊疾患療養病棟入院料1を算定する療養病棟に入院している患者（仮性球麻痺の患者以外の患者に限る）
　ウ　平成20年3月31日において現に特殊疾患入院医療管理料を算定する病室に入院している患者のうち，脊髄損傷等の重度障害者，重度の意識障害者，筋ジストロフィー患者，難病患者等
　エ　平成20年3月31日において現に特殊疾患療養病棟入院料1を算定する病棟に入院している患者のうち，脊髄損傷等の重度障害者，重度の意識障害者，筋ジストロフィー患者，難病患者等
注2）
　ア　平成20年3月31日において現に障害者施設等入院基本料を算定する病棟に入院している患者のうち，重度の肢体不自由児（者），脊髄損傷等の重度障害者，重度の意識障害者，筋ジストロフィー患者，難病患者等であって別表第5の2又は別表第5の3の患者以外の患者
　イ　「基本診療料の施設基準等」の別表第12に掲げる神経難病等の患者であって，平成18年6月30日において現に特殊疾患療養病棟入院料2を算定する療養病棟に入院している患者（仮性球麻痺の患者以外の患者に限る）（別表第5の2の患者は除く）
　ウ　平成20年3月31日において現に特殊疾患療養病棟入院料2を算定する病棟に入院している患者のうち，重度の肢体不自由児（者）等，重度の障害者（脊髄損傷等の重度障害者，重度の意識障害者，筋ジストロフィー患者及び難病患者等を除く）（別表第5の2の患者は除く）

3．結核病棟入院基本料一覧表

A102　結核病棟入院基本料（1日につき）

	看護配置	看護師比率	基本点数	算定点数（基本点数＋初期加算）					外泊点数（×0.15）	略号
				14日以内	15～30日以内	31～60日以内	61～90日以内	91日～		
初期加算				＋400	＋300	＋200	＋100	―		
7対1入院基本料	7：1	70%以上	1677	2077（1677＋400）	1977（1677＋300）	1877（1677＋200）	1777（1677＋100）	1677	252	結7
10対1入院基本料	10：1		1405	1805（1405＋400）	1705（1405＋300）	1605（1405＋200）	1505（1405＋100）	1405	211	結10
13対1入院基本料	13：1		1182	1582（1182＋400）	1482（1182＋300）	1382（1182＋200）	1282（1182＋100）	1182	177	結13
15対1入院基本料	15：1	40%以上	1013	1413（1013＋400）	1313（1013＋300）	1213（1013＋200）	1113（1013＋100）	1013	152	結15
18対1入院基本料	18：1		868	1268（868＋400）	1168（868＋300）	1068（868＋200）	968（868＋100）	868	130	結18
20対1入院基本料	20：1		819	1219（819＋400）	1119（819＋300）	1019（819＋200）	919（819＋100）	819	123	結20

	初期加算			+320	+240	+160	+100			
特別入院基本料	上記の最低基準を一つでも下回った場合に算定	586		906 (586+320)	826 (586+240)	746 (586+160)	686 (586+100)	586	88	結特

【注加算・減算】

注2)　月平均夜勤時間超過減算 （基準不適合）	−15/100	月平均夜勤時間（72時間以下）の要件のみ満たせない場合は，**月平均夜勤時間超過減算**として，それぞれの所定点数の15％を3カ月に限り減算する（**夜減**）（特定入院料の算定患者を除く）。		夜減
注3)　特別入院基本料		別に厚生労働大臣が定める患者については，特別入院基本料を算定する。		
注4)　入院初期加算		当該病棟の入院患者の入院期間に応じ，次に掲げる点数をそれぞれ1日につき所定点数に加算する。（ ）は特別入院基本料等の点数。 14日以内：400点（320点），15日以上30日以内：300点（240点），31日以上60日以内：200点（160点），61日以上90日以内：100点（100点）		
注5)　入院基本料等加算		下表参照		
注6)　夜勤時間特別入院基本料 （基準不適合）	70/100	夜勤時間特別入院基本料は看護職員の月平均夜勤時間数の基準（72時間以下）のみ満たさない場合に算定する（入院基本料の70％で算定）（特定入院料の算定患者を除く）。ただし当該点数が注2本文に規定する特別入院基本料の点数を下回る場合は，本文の規定にかかわらず，596点を算定できる。		結夜特
注7)　重症患者割合特別入院基本料（基準不適合）	95/100	基準を満たす届出を行い，基準適合でなくなった場合に限り，入院料は95/100で算定する（特定入院料の算定患者を除く）		重割特
注8)　夜間看護体制特定日減算	−5/100	次のいずれにも該当する場合に限り，所定点数の5/100に相当する点数を減算する（特別入院基本料等を含む）。 イ　年6日以内であること ロ　当該日が属する月が連続する2月以内であること		結夜看特定減

＊15対1，18対1，20対1入院基本料を算定する病棟で看護師比率が70％以上である場合，**看護配置加算**として1日につき25点を加算できる。

注5)　入院基本料等加算 （加算点数はp.64参照）

入院初日	A 204	地域医療支援病院入院診療加算	A 243	後発医薬品使用体制加算	
	A 204-2	臨床研修病院入院診療加算	A 243-2	バイオ後続品使用体制加算	
	A 204-3	紹介受診重点医療機関入院診療加算	A 245	データ提出加算（「1」「2」は入院初日，「3」「4」は入院期間が90日を超えるごとに算定）	
	A 205-3	妊産婦緊急搬送入院加算			
	A 206	在宅患者緊急入院診療加算	A 246-3	医療的ケア児（者）入院前支援加算	
	A 207	診療録管理体制加算	A 248	精神疾患診療体制加算（「2」は入院初日から3日以内に1回）	
	A 207-2	医師事務作業補助体制加算（50対1，75対1，100対1に限る）			
	A 234	医療安全対策加算	A 252	地域医療体制確保加算（7対1入院基本料又は10対1入院基本料を算定するものに限る）	
	A 234-2	感染対策向上加算	A 253	協力対象施設入所者入院加算	
	A 234-3	患者サポート体制充実加算			
入院中1回	A 236	褥瘡ハイリスク患者ケア加算			
1日につき	A 205	救急医療管理加算	A 218	地域加算	
	A 208	乳幼児加算・幼児加算	A 218-2	離島加算	
	A 210	難病等特別入院診療加算（難病患者等入院診療加算に限る）	A 219	療養環境加算	
			A 220	HIV感染者療養環境特別加算	
	A 212	超重症児（者）入院診療加算・準超重症児（者）入院診療加算	A 220-2	特定感染症患者療養環境特別加算	
			A 236-2	ハイリスク妊娠管理加算	
	A 213	看護配置加算	A 242-2	術後疼痛管理チーム加算	
	A 214	看護補助加算	A 247	認知症ケア加算	
週1回	A 233-2	栄養サポートチーム加算	A 251	排尿自立支援加算	
	A 244	病棟薬剤業務実施加算1			
退院時1回	A 234-5	報告書管理体制加算	A 250	薬剤総合評価調整加算	
	A 246	入退院支援加算（1のロ又は2のロに限る）			

A 102 結核病棟入院基本料の施設基準等

【7対1入院基本料の施設基準】
①　当該病棟において，1日に看護を行う看護職員の数は，常時，当該病棟の入院患者の数が7又はその端数を増すごとに1以上である。ただし，当該病棟において，1日に看護を行う看護職員の数が本文に規定する数に相当する数以上である場合には，各病棟における夜勤を行う看護職員の数は，本文の規定にかかわらず，2以上である（結核病棟入院基本料の注8の場合を除く）。
②　当該病棟において，看護職員の最小必要数の7割以上が看護師である。
③　次のいずれかに該当する。
　1．一般病棟用の重症度，医療・看護必要度Ⅰの基準を満たす患者を8分以上入院させる病棟である。
　2．診療内容に関するデータを適切に提出できる体制が整備された保険医療機関であって，一般病棟用の重症度，医療・看護必要度Ⅱの基準を満たす患者を7分以上入院させる病棟である。

④　常勤の医師の員数が，当該病棟の入院患者数に100分の10を乗じて得た数以上である。
⑤　当該病棟において，患者の適切な服薬を確保するために必要な体制が整備されている。

【10対1入院基本料の施設基準】
①　当該病棟において，1日に看護を行う看護職員の数は，常時，当該病棟の入院患者の数が10又はその端数を増すごとに1以上である。ただし，当該病棟において，1日に看護を行う看護職員の数が本文に規定する数に相当する数以上である場合には，各病棟における夜勤を行う看護職員の数は，本文の規定にかかわらず，2以上である（結核病棟入院基本料の注8の場合を除く）。
②　当該病棟において，看護職員の最小必要数の7割以上が看護師である。
③　当該病棟において，患者の適切な服薬を確保するために必要な体制が整備されている。

【13対1入院基本料の施設基準】
①　当該病棟において，1日に看護を行う看護職員の数は，常時，当該病棟の入院患者の数が13又はその端数を増すごとに1以上である。ただし，当該病棟において，1日に看護を行う看護職員の数が本文に規定する数に相当する数以上である場合には，各病棟における夜勤を行う看護職員の数は，本文の規定にかかわらず，2以上である（結核病棟入院基本料の注8の場合を除く）。
②　当該病棟において，看護職員の最小必要数の7割以上が看護師である。
③　当該病棟において，患者の適切な服薬を確保するために必要な体制が整備されている。

【15対1入院基本料の施設基準】
①　当該病棟において，1日に看護を行う看護職員の数は，常時，当該病棟の入院患者の数が15又はその端数を増すごとに1以上である。ただし，当該病棟において，1日に看護を行う看護職員の数が本文に規定する数に相当する数以上である場合には，各病棟における夜勤を行う看護職員の数は，本文の規定にかかわらず，2以上である（結核病棟入院基本料の注8の場合を除く）。
②　当該病棟において，看護職員の最小必要数の4割以上が看護師である。
③　当該病棟において，患者の適切な服薬を確保するために必要な体制が整備されている。

【18対1入院基本料の施設基準】
①　当該病棟において，1日に看護を行う看護職員の数は，常時，当該病棟の入院患者の数が18又はその端数を増すごとに1以上である。ただし，当該病棟において，1日に看護を行う看護職員の数が本文に規定する数に相当する数以上である場合には，各病棟における夜勤を行う看護職員の数は，本文の規定にかかわらず，2以上である（結核病棟入院基本料の注8の場合を除く）。
②　当該病棟において，看護職員の最小必要数の4割以上が看護師である。
③　当該病棟において，患者の適切な服薬を確保するために必要な体制が整備されている。

【20対1入院基本料の施設基準】
①　当該病棟において，1日に看護を行う看護職員の数は，常時，当該病棟の入院患者の数が20又はその端数を増すごとに1以上である。ただし，当該病棟において，1日に看護を行う看護職員の数が本文に規定する数に相当する数以上である場合には，各病棟における夜勤を行う看護職員の数は，本文の規定にかかわらず，2以上である（結核病棟入院基本料の注8の場合を除く）。
②　当該病棟において，看護職員の最小必要数の4割以上が看護師である。
③　当該病棟において，患者の適切な服薬を確保するために必要な体制が整備されている。

4．精神病棟入院基本料一覧表

18対1入院基本料と20対1入院基本料は，医科大学付属病院（特定機能病院・精神病床のみを有する病院を除く）又は100床以上の総合病院（特定機能病院を除く）では算定できない。

A 103　精神病棟入院基本料（1日につき）

	看護配置	看護師比率	基本点数	算定点数（基本点数＋初期加算）						外泊点数 15%（30%）	略号
				14日以内	15～30日以内	31～90日以内	91～180日以内	181日～1年以内	1年超		
初期加算				＋465	＋250	＋125	＋10	＋3	－		
10対1入院基本料（平均在院日数：40日以内）	10：1	70%以上	1306	1771（1306＋465）	1556（1306＋250）	1431（1306＋125）	1316（1306＋10）	1309（1306＋3）	1306	196（392）	精10
13対1入院基本料（平均在院日数：80日以内）	13：1		973	1438（973＋465）	1223（973＋250）	1098（973＋125）	983（973＋10）	976（973＋3）	973	146（292）	精13
15対1入院基本料	15：1	＊40%以上	844	1309（844＋465）	1094（844＋250）	969（844＋125）	854（844＋10）	847（844＋3）	844	127（253）	精15
18対1入院基本料	18：1		753	1218（753＋465）	1003（753＋250）	878（753＋125）	763（753＋10）	756（753＋3）	753	113（226）	精18
20対1入院基本料	20：1		697	1162（697＋465）	947（697＋250）	822（697＋125）	707（697＋10）	700（697＋3）	697	105（209）	精20
初期加算				＋300	＋155	＋100	＋10	＋3	－		
特別入院基本料	上記の最低基準を一つでも下回った場合に算定		566	866（566＋300）	721（566＋155）	666（566＋100）	576（566＋10）	569（566＋3）	566	85（170）	精特

【注加算・減算】

注2）月平均夜勤時間超過減算（基準不適合）	－15/100	届出基準不適合（月平均夜勤時間72時間以下）となった後の直近3月に限り所定点数から15/100を減算する（特定入院料の算定患者を除く）	夜減
注3）入院初期加算		当該病棟の入院患者の入院期間に応じ，次に掲げる点数をそれぞれ1日につき所定点数に加算する。 （　）は　特別入院基本料等の点数 14日以内の期間：465点（300点），15日以上30日以内：250点（155点），31日以上90日以内：125点（100点），91日以上180日以内：10点（10点），181日以上1年以内：3点（3点）	
注4）�重度認知症加算	＋300	届出病棟の入院患者が，別に厚生労働大臣の定める患者であった場合，1日につき300点（入院日から1月以内に限り）を加算する	重認

入院
基本

注 5) 救急支援精神病棟初期加算	＋100	A 238-7 精神科救急搬送患者地域連携受入加算の算定患者は，1 日につき 100 点（入院日から 14 日を限度）を所定点数に加算する	精初
注 6) 入院基本料等加算		下表参照	
注 7) ㊑精神保健福祉士配置加算	＋30	施設適合の届出医療機関の病棟の入院患者について，1 日につき 30 点を所定点数に加算する	精福
注 8) 併算定不可		注 7) の加算を算定した場合は，A 230-2 精神科地域移行実施加算，A 246-2 精神科入退院支援加算，B 005 退院時共同指導料 2，B 005-1-2 介護支援等連携指導料，I 011 精神科退院指導料及び I 011-2 精神科退院前訪問指導料は算定しない。	
注 9) 夜勤時間特別入院基本料（基準不適合）	70/100	届出の適合でなくなった病棟は，注 2 にかかわらず当分の間，入院料は 70/100 で算定できる（特定入院料の算定患者を除く）。当該点数が注 2 本文に規定する特別入院基本料の点数を下回る場合は，表中注 9) 記載の規定にかかわらず，576 点を算定できる。	精夜特
注 10) 夜間看護体制特定日減算	−5/100	次のいずれにも該当する場合に限り，所定点数の 5/100 に相当する点数を減算する。 イ　年 6 日以内であること ロ　当該日が属する月が連続する 2 月以内であること	

＊夜勤時間特別入院基本料は看護職員の月平均夜勤時間数の基準（72 時間以下）のみ満たさない場合に，入院基本料の 70%で算定する。
＊精神障害等の治療目的の外泊の場合は，連続 3 日以内かつ同一暦月 6 日以内に限り，（　）内の点数を算定できる。
　〔基本点数×0.3＝（　）内の外泊点数（小数点以下は四捨五入）〕
＊特別入院基本料は，看護職員 25 対 1 未満の病棟では算定できない。
＊A 213 看護配置加算は，地域一般入院料 3，障害者施設等入院基本料の 15：1 入院基本料，結核病棟入院基本料若しくは精神病棟入院基本料の 15：1，18：1，20：1 入院基本料の算定病棟で 1 日につき看護配置加算 25 点が算定できる。

注 6)　入院基本料等加算 （加算点数は p. 64 参照）

入院初日	A 204	地域医療支援病院入院診療加算	A 234-2	感染対策向上加算	
	A 204-2	臨床研修病院入院診療加算	A 234-3	患者サポート体制充実加算	
	A 204-3	紹介受診重点医療機関入院診療加算	A 238-7	精神科救急搬送患者地域連携受入加算	
	A 205-3	妊産婦緊急搬送入院加算	A 243	後発医薬品使用体制加算	
	A 206	在宅患者緊急入院診療加算	A 243-2	バイオ後続品使用体制加算	
	A 207	診療録管理体制加算	A 245	データ提出加算（「1」「2」は入院初日，「3」「4」は入院期間が 90 日を超えるごとに算定）	
	A 207-2	医師事務作業補助体制加算（50：1，75：1，100：1 に限る）			
	A 227	精神科措置入院診療加算	A 252	地域医療体制確保加算（10 対 1 入院基本料を算定するものに限る）	
	A 228	精神科応急入院施設管理加算	A 253	協力対象施設入所者入院加算	
	A 234	医療安全対策加算			
入院中 1 回	A 236	褥瘡ハイリスク患者ケア加算			
1 入院につき 8 日	A 237	ハイリスク分娩等管理加算（「1」に限る）			
1 日につき	A 205	救急医療管理加算	A 220-2	特定感染症患者療養環境特別加算	
	A 208	乳幼児加算・幼児加算	A 229	精神科隔離室管理加算	
	A 209	特定感染症入院医療管理加算	A 230	精神病棟入院時医学管理加算	
	A 210	難病等特別入院診療加算	A 230-2	精神科地域移行実施加算	
	A 211	特殊疾患入院施設管理加算	A 230-3	精神科身体合併症管理加算（18 対 1，20 対 1 入院基本料を算定するものを除く）	
	A 212	超重症児（者）入院診療加算・準超重症児（者）入院診療加算			
	A 213	看護配置加算	A 231-2	強度行動障害入院医療管理加算	
	A 214	看護補助加算	A 231-3	依存症入院医療管理加算	
	A 218	地域加算	A 231-4	摂食障害入院医療管理加算	
	A 218-2	離島加算	A 236-2	ハイリスク妊娠管理加算	
	A 219	療養環境加算	A 249	精神科急性期医師配置加算（10：1，13：1 の入院基本料を算定するものに限る）	
	A 220	HIV 感染者療養環境特別加算			
週 1 回	A 233-2	栄養サポートチーム加算	A 251	排尿自立支援加算	
	A 244	病棟薬剤業務実施加算 1			
退院時 1 回	A 234-5	報告書管理体制加算	A 250	薬剤総合評価調整加算	
	A 246-2	精神科入退院支援加算			

1．A 103 精神病棟入院基本料の施設基準等

【10 対 1 入院基本料の施設基準】
　① 当該病棟において，1 日に看護を行う看護職員の数は，常時，当該病棟の入院患者の数が 10 又はその端数を増すごとに 1 以上である。ただし，当該病棟において，1 日に看護を行う看護職員の数が本文に規定する数以上である場合には，各病棟における夜勤を行う看護職員の数は，本文の規定にかかわらず，2 以上である（精神病棟入院基本料の注 10 の場合を除く）。
　② 当該病棟において，看護職員の最小必要数の 7 割以上が看護師である。
　③ 当該病棟の入院患者の平均在院日数が 40 日以内である。
　④ 当該病棟において，新規入院患者のうち GAF 尺度による判定が 30 以下の患者が 5 割以上である。
　⑤ データ提出加算に係る届出を行っている保険医療機関である。

【13対1入院基本料の施設基準】
① 当該病棟において，1日に看護を行う看護職員の数は，常時，当該病棟の入院患者の数が13又はその端数を増すごとに1以上である。ただし，当該病棟において，1日に看護を行う看護職員の数が本文に規定する数に相当する数以上である場合には，各病棟における夜勤を行う看護職員の数は，本文の規定にかかわらず，2以上である（精神病棟入院基本料の注10の場合を除く）。
② 当該病棟において，看護職員の最小必要数の7割以上が看護師である。
③ 当該病棟の入院患者の平均在院日数が80日以内である。
④ 当該病棟において，新規入院患者のうちGAF尺度による判定が30以下の患者又は身体合併症を有する患者が4割以上である。
⑤ 身体疾患への治療体制を確保している。
⑥ データ提出加算に係る届出を行っている保険医療機関である。
【15対1入院基本料の施設基準】
① 当該病棟において，1日に看護を行う看護職員の数は，常時，当該病棟の入院患者の数が15又はその端数を増すごとに1以上である。ただし，当該病棟において，1日に看護を行う看護職員の数が本文に規定する数に相当する数以上である場合には，各病棟における夜勤を行う看護職員の数は，本文の規定にかかわらず，2以上である（精神病棟入院基本料の注10の場合を除く）。
② 当該病棟において，看護職員の最小必要数の4割以上が看護師である。
【18対1入院基本料の施設基準】
① 当該病棟において，1日に看護を行う看護職員の数は，常時，当該病棟の入院患者の数が18又はその端数を増すごとに1以上である。ただし，当該病棟において，1日に看護を行う看護職員の数が本文に規定する数に相当する数以上である場合には，各病棟における夜勤を行う看護職員の数は，本文の規定にかかわらず，2以上である（精神病棟入院基本料の注10の場合を除く）。
② 当該病棟において，看護職員の最小必要数の4割以上が看護師である。
【20対1入院基本料の施設基準】
① 当該病棟において，1日に看護を行う看護職員の数は，常時，当該病棟の入院患者の数が20又はその端数を増すごとに1以上である。ただし，当該病棟において，1日に看護を行う看護職員の数が本文に規定する数に相当する数以上である場合には，各病棟における夜勤を行う看護職員の数は，本文の規定にかかわらず，2以上である（精神病棟入院基本料の注10の場合を除く）。
② 当該病棟において，看護職員の最小必要数の4割以上が看護師である。

2．精神病棟入院基本料の特別入院基本料の施設基準

当該病棟において，1日に看護を行う看護職員の数は，常時，当該病棟の入院患者の数が25又はその端数を増すごとに1以上である。ただし，当該病棟において，1日に看護を行う看護職員の数が本文に規定する数に相当する数以上である場合には，各病棟における夜勤を行う看護職員の数は，本文の規定にかかわらず，2以上（看護補助者が夜勤を行う場合においては看護職員の数は1以上）である。

3．精神病棟入院基本料の注4に規定する重度認知症加算の施設基準

イ 当該病棟において，1日に看護を行う看護職員の数は，常時，当該病棟の入院患者の数が25又はその端数を増すごとに1以上である。ただし，当該病棟において，1日に看護を行う看護職員の数が本文に規定する数に相当する数以上である場合には，各病棟における夜勤を行う看護職員の数は，本文の規定にかかわらず，2以上（看護補助者が夜勤を行う場合においては看護職員の数は1以上）である。
ロ 重度認知症の状態にあり，日常生活を送る上で介助が必要な状態である。

4．精神保健福祉士配置加算の施設基準

イ 当該病棟に専従の精神保健福祉士が1名以上配置されている。
ロ 入院患者の退院が着実に進められている保険医療機関である。

5．特定機能病院入院基本料一覧表

A 104　特定機能病院入院基本料〈一般病棟の場合（1日につき）〉

	平均在院日数	看護配置	看護師比率	基本点数	算定点数（基本点数＋初期加算）			外泊点数（×0.15）	略号
					14日以内	15〜30日以内	30日超		
初期加算					＋712	＋207	－		
7対1入院基本料	26日以内	7：1	70%以上	1822	2534 (1822＋712)	2029 (1822＋207)	1822	273	特－7
10対1入院基本料	28日以内	10：1		1458	2170 (1458＋712)	1665 (1458＋207)	1458	219	特－10
【注加算・減算】									
注3) 入院初期加算					当該病棟の入院患者の入院期間に応じ，次に掲げる点数をそれぞれ1日につき所定点数に加算する。 <一般病棟>14日以内の期間：712点，15日以上30日以内：207点 <結核病棟>30日以内の期間：330点，31日以上：200点 <精神病棟>14日以内の期間：505点，15日以上30日以内：250点，31日以上90日以内：125点，91日以上180日以内：30点，181日以上1年以内の期間：15点				

入院
基本

注4）⑪重度認知症加算	＋300	精神病棟の入院患者で重度認知症の状態にあり，日常生活を送る上で介助が必要な状態にある場合は，入院した日から起算して1月以内の期間に限り，1日につき300点を所定点数に加算する。	
注5）⑪看護必要度加算1	＋55	施設基準適合の届出病棟に入院している重症度，医療・看護必要度（以下この表において「看護必要度」という）の患者については，当該基準に係る区分に従い，次に掲げる点数をそれぞれ1日につき所定点数に加算する。	看必1～3
⑪看護必要度加算2	＋45		
⑪看護必要度加算3	＋25		
注6）特定時間帯集中の退院日の入院基本料	92/100	退院全体に占める**午前中退院**の割合が**90%以上**の医療機関に30日を超えて入院している患者について，退院日に手術と1000点以上の処置を伴わない場合は，退院日の入院基本料（特別入院基本料等を含む）を100分の92で算定する（特別入院基本料等含む）。	午前減
注7）特定日集中の入院日・退院日の入院基本料	92/100	入院全体に占める**金曜日入院・月曜日退院**の割合の合計が**40%以上**の医療機関では，手術と1000点以上の処置を伴わない土曜・日曜（金曜日に入院した場合はその直後の土日，月曜日に退院した場合はその直前の土日に限る）の入院基本料（特別入院基本料等を含む）を100分の92で算定する（特別入院基本料等含む）。	土日減
注8）入院基本料等加算		下表参照	
注9）90日超の入院患者の入院基本料		一般病棟に入院している患者が当該病棟に90日を超えて入院する場合は，注1から注8までの規定にかかわらず，A101療養病棟入院料1により算定する。	
注10）⑪入院栄養管理体制加算（入院初日及び退院時にそれぞれ1回）	＋270	施設基準適合の届出病棟に入院している患者に対して，管理栄養士が必要な栄養管理を行った場合，入院初日及び退院時にそれぞれ1回に限り加算する。この場合において，A233リハビリテーション・栄養・口腔連携体制加算，A233-2栄養サポートチーム加算及びB001「10」入院栄養食事指導料は別に算定できない。	特栄

注8）特定機能病院＜一般病棟＞の入院基本料等加算 （加算点数は p.64参照）

入院初日	A204-2	臨床研修病院入院診療加算	A243	後発医薬品使用体制加算
	A205-2	超急性期脳卒中加算	A243-2	バイオ後続品使用体制加算
	A205-3	妊産婦緊急搬送入院加算	A245	データ提出加算（「1」「2」）
	A206	在宅患者緊急入院診療加算	A246-3	医療的ケア児（者）入院前支援加算
	A207	診療録管理体制加算	A248	精神疾患診療体制加算（「2」は入院初日から3日以内に1回）
	A207-2	医師事務作業補助体制加算		
	A232	がん拠点病院加算	A252	地域医療体制確保加算（7対1入院基本料又は10対1入院基本料を算定するものに限る）
	A234	医療安全対策加算		
	A234-2	感染対策向上加算	A253	協力対象施設入所者入院加算
入院中1回	A236	褥瘡ハイリスク患者ケア加算	A247-2	せん妄ハイリスク患者ケア加算
1入院につき8日	A237	ハイリスク分娩等管理加算（「1」に限る）		
1日につき	A205	救急医療管理加算	A224	無菌治療室管理加算
	A207-3	急性期看護補助体制加算	A225	放射線治療病室管理加算
	A207-4	看護職員夜間配置加算	A226-2	緩和ケア診療加算
	A208	乳幼児加算・幼児加算	A226-4	小児緩和ケア診療加算
	A209	特定感染症入院医療管理加算	A231-2	強度行動障害入院医療管理加算
	A210	難病等特別入院診療加算	A231-3	依存症入院医療管理加算（一般病棟又は精神病棟に限る）
	A212	超重症児（者）入院診療加算・準超重症児（者）入院診療加算		
			A231-4	摂食障害入院医療管理加算（一般病棟又は精神病棟に限る）
	A218	地域加算		
	A218-2	離島加算	A233	リハビリテーション・栄養・口腔連携体制加算
	A219	療養環境加算	A236-2	ハイリスク妊娠管理加算
	A220	HIV感染者療養環境特別加算	A242-2	術後疼痛管理チーム加算（一般病棟又は結核病棟に限る）
	A220-2	特定感染症患者療養環境特別加算		
	A221	重症者等療養環境特別加算	A247	認知症ケア加算
	A221-2	小児療養環境特別加算		
週1回	A230-4	精神科リエゾンチーム加算	A244	病棟薬剤業務実施加算1
	A233-2	栄養サポートチーム加算	A251	排尿自立支援加算
	A242	呼吸ケアチーム加算		
退院時1回	A234-5	報告書管理体制加算	A250	薬剤総合評価調整加算
	A246	入退院支援加算（1のイ，2のイ，又は3に限る）		

A104 特定機能病院入院基本料の施設基準等〔一般病棟〕

【7対1入院基本料の施設基準】

1　当該病棟において，1日に看護を行う看護職員の数は，常時，当該病棟の入院患者の数が7又はその端数を増すごとに1以上である。ただし，当該病棟において，1日に看護を行う看護職員の数が本文に規定する数に相当する数以上である場合には，各病棟における夜勤を行う看護職員の数は，本文の規定にかかわらず，2以上である。

2　当該病棟において，看護職員の最小必要数の7割以上が看護師である。

3　当該病棟の入院患者の平均在院日数が26日以内である。

4　診療内容に関するデータを適切に提出できる体制が整備された保険医療機関であって，一般病棟用の重症度，医療・看護必要度Ⅱの，特に高い基準を満たす患者を2割以上，かつ，一定程度高い基準を満たす患者を2割7分以上入院させる病棟である。

5　当該病棟を退院する患者に占める，自宅等に退院するものの割合が8割以上である。

6　データ提出加算に係る届出を行った保険医療機関である。

【10対1入院基本料の施設基準】

1　当該病棟において，1日に看護を行う看護職員の数は，常時，当該病棟の入院患者の数が10又はその端数を増すごとに1以上である。ただし，当該病棟において，1日に看護を行う看護職員の数が本文に規定する数に相当する数以上である場合には，各病棟における夜勤を行う看護職員の数は，本文の規定にかかわらず，2以上である。

2　当該病棟において，看護職員の最小必要数の7割以上が看護師である。

3　当該病棟の入院患者の平均在院日数が28日以内である。

4　当該病棟に入院している患者の一般病棟用の重症度，医療・看護必要度Ⅰ又はⅡについて継続的に測定を行い，その結果に基づき評価を行っている。

5　データ提出加算に係る届出を行っている保険医療機関である。

看護必要度加算の施設基準

イ　看護必要度加算1の施設基準
①　10対1入院基本料に係る届出を行っている病棟（一般病棟に限る）である。
②　次のいずれかに該当する。
　1．一般病棟用の重症度，医療・看護必要度Ⅰの基準を満たす患者を1割8分以上入院させる病棟である。
　2．診療内容に関するデータを適切に提出できる体制が整備された保険医療機関であって，一般病棟用の重症度，医療・看護必要度Ⅱの基準を満たす患者を1割7分以上入院させる病棟である。

ロ　看護必要度加算2の施設基準
①　10対1入院基本料に係る届出を行っている病棟（一般病棟に限る）である。
②　次のいずれかに該当する。
　1．一般病棟用の重症度，医療・看護必要度Ⅰの基準を満たす患者を1割6分以上入院させる病棟である。
　2．診療内容に関するデータを適切に提出できる体制が整備された保険医療機関であって，一般病棟用の重症度，医療・看護必要度Ⅱの基準を満たす患者を1割5分以上入院させる病棟である。

ハ　看護必要度加算3の施設基準
①　10対1入院基本料に係る届出を行っている病棟（一般病棟に限る）である。
②　次のいずれかに該当する。
　1．一般病棟用の重症度，医療・看護必要度Ⅰの基準を満たす患者を1割3分以上入院させる病棟である。
　2．診療内容に関するデータを適切に提出できる体制が整備された保険医療機関であって，一般病棟用の重症度，医療・看護必要度Ⅱの基準を満たす患者を1割2分以上入院させる病棟である。

A 104　特定機能病院入院基本料〈結核病棟の場合（1日につき）〉

	平均在院日数	看護配置	看護師比率	基本点数	算定点数（基本点数＋初期加算）			外泊点数（×0.15）	略号
					30日以内	31～90日以内	90日超		
初期加算					＋330	＋200	―		
7対1入院基本料	―	7：1	70%以上	1822	2152 (1822＋330)	2022 (1822＋200)	1822	273	特結7
10対1入院基本料	―	10：1		1458	1788 (1458＋330)	1658 (1458＋200)	1458	219	特結10
13対1入院基本料	―	13：1		1228	1558 (1228＋330)	1428 (1228＋200)	1228	184	特結13
15対1入院基本料	―	15：1		1053	1383 (1053＋330)	1253 (1053＋200)	1053	158	特結15

注8）特定機能病院＜結核病棟＞の入院基本料等加算（加算点数はp.64参照）

入院初日	A 204-2	臨床研修病院入院診療加算	A 243-2	バイオ後続品使用体制加算
	A 205-3	妊産婦緊急搬送入院加算	A 245	データ提出加算（「1」「2」）
	A 206	在宅患者緊急入院診療加算	A 246-3	医療的ケア児（者）入院前支援加算
	A 207	診療録管理体制加算	A 248	精神疾患診療体制加算（「2」は入院初日から3日以内に1回）
	A 207-2	医師事務作業補助体制加算		
	A 234	医療安全対策加算	A 252	地域医療体制確保加算（7対1入院基本料又は10対1入院基本料を算定するものに限る）
	A 234-2	感染対策向上加算		
	A 234-3	患者サポート体制充実加算	A 253	協力対象施設入所者入院加算
	A 243	後発医薬品使用体制加算		
入院中1回	A 236	褥瘡ハイリスク患者ケア加算		

	A 205	救急医療管理加算	A 218-2	離島加算
	A 208	乳幼児加算・幼児加算	A 219	療養環境加算
	A 209	特定感染症入院医療管理加算	A 220	HIV 感染者療養環境特別加算
1日につき	A 210	難病等特別入院診療加算（難病患者等入院診療加算に限る）	A 220-2	特定感染症患者療養環境特別加算
			A 236-2	ハイリスク妊娠管理加算
	A 212	超重症児（者）入院診療加算・準超重症児（者）入院診療加算	A 242-2	術後疼痛管理チーム加算（一般病棟又は結核病棟に限る）
	A 214	看護補助加算	A 247	認知症ケア加算
	A 218	地域加算		
週1回	A 233-2	栄養サポートチーム加算	A 251	排尿自立支援加算
	A 244	病棟薬剤業務実施加算1		
退院時1回	A 234-5	報告書管理体制加算	A 250	薬剤総合評価調整加算
	A 246	入退院支援加算（1のロ又は2のロに限る）		

A 104 特定機能病院入院基本料の施設基準等〔結核病棟〕

【7対1入院基本料の施設基準】
1　当該病棟において，1日に看護を行う看護職員の数は，常時，当該病棟の入院患者の数が7又はその端数を増すごとに1以上である。ただし，当該病棟において，1日に看護を行う看護職員の数が本文に規定する数に相当する数以上である場合には，各病棟における夜勤を行う看護職員の数は，本文の規定にかかわらず，2以上である。
2　当該病棟において，看護職員の最小必要数の7割以上が看護師である。
3　当該病棟に入院している患者の一般病棟用の重症度，医療・看護必要度Ⅰ又はⅡについて継続的に測定を行い，その結果に基づき評価を行っている。
4　当該病棟において，患者の適切な服薬を確保するために必要な体制が整備されている。
【10対1入院基本料の施設基準】
1　当該病棟において，1日に看護を行う看護職員の数は，常時，当該病棟の入院患者の数が10又はその端数を増すごとに1以上である。ただし，当該病棟において，1日に看護を行う看護職員の数が本文に規定する数に相当する数以上である場合には，各病棟における夜勤を行う看護職員の数は，本文の規定にかかわらず，2以上である。
2　当該病棟において，看護職員の最小必要数の7割以上が看護師である。
3　当該病棟において，患者の適切な服薬を確保するために必要な体制が整備されている。
【13対1入院基本料の施設基準】
1　当該病棟において，1日に看護を行う看護職員の数は，常時，当該病棟の入院患者の数が13又はその端数を増すごとに1以上である。ただし，当該病棟において，1日に看護を行う看護職員の数が本文に規定する数に相当する数以上である場合には，各病棟における夜勤を行う看護職員の数は，本文の規定にかかわらず，2以上である。
2　当該病棟において，看護職員の最小必要数の7割以上が看護師である。
3　当該病棟において，患者の適切な服薬を確保するために必要な体制が整備されている。
【15対1入院基本料の施設基準】
1　当該病棟において，1日に看護を行う看護職員の数は，常時，当該病棟の入院患者の数が15又はその端数を増すごとに1以上である。ただし，当該病棟において，1日に看護を行う看護職員の数が本文に規定する数に相当する数以上である場合には，各病棟における夜勤を行う看護職員の数は，本文の規定にかかわらず，2以上である。
2　当該病棟において，看護職員の最小必要数の7割以上が看護師である。
3　当該病棟において，患者の適切な服薬を確保するために必要な体制が整備されている。

A 104　特定機能病院入院基本料〈精神病棟の場合（1日につき）〉

	看護配置	看護師比率	基本点数	算定点数（基本点数＋初期加算）					1年超	外泊点数 15%（30%）	略号
				14日以内	15〜30日以内	31〜90日以内	91〜180日以内	181日〜1年以内			
初期加算				＋505	＋250	＋125	＋30	＋15	—		
7対1入院基本料 （平均在院日数：40日以内）	7：1	70%以上	1551	2056 (1551＋505)	1801 (1551＋250)	1676 (1551＋125)	1581 (1551＋30)	1566 (1551＋15)	1551	233（465）	特精7
10対1入院基本料 （平均在院日数：40日以内）	10：1		1393	1898 (1393＋505)	1643 (1393＋250)	1518 (1393＋125)	1423 (1393＋30)	1408 (1393＋15)	1393	209（418）	特精10
13対1入院基本料 （平均在院日数：80日以内）	13：1		1038	1543 (1038＋505)	1288 (1038＋250)	1163 (1038＋125)	1068 (1038＋30)	1053 (1038＋15)	1038	156（311）	特精13
15対1入院基本料	15：1	70%以上	948	1453 (948＋505)	1198 (948＋250)	1073 (948＋125)	978 (948＋30)	963 (948＋15)	948	142（284）	特精15

【注加算・減算】

注4)　重度認知症加算	＋300	別に厚生労働大臣の定める患者であった場合，1日につき300点（入院日から1月以内に限り）を所定点数に加算する（精神病棟の入院患者に限る）			重認

＊外泊点数（　）は治療目的で外泊させた場合の点数。
〔基本点数×0.3＝（　）の外泊点数（小数点以下四捨五入）〕
＊精神障害等の治療目的の外泊の場合は，連続3日以内かつ同一暦月6日以内の場合に限り，入院基本点数×0.3 を算定できる（それ以外の場合，入院基本点数×0.15 p.37 参照）。
注3)　入院期間に応じて初期加算（14日以内は＋505，15日以上30

日以内は＋250，31日以上90日以内は＋125，91日以上180日以内は＋30，181日以上1年以内は＋15）を算定する。
注4)　基準に適合する入院患者の場合，入院日から起算して1月以内の期間に限り，重度認知症加算として1日につき300点を加算する（重認）。

注8）特定機能病院＜精神病棟＞の入院基本料等加算 （加算点数は p.64 参照）

**入院
基本**

入院初日	A 204-2	臨床研修病院入院診療加算	A 234-2	感染対策向上加算
	A 205-3	妊産婦緊急搬送入院加算	A 234-3	患者サポート体制充実加算
	A 206	在宅患者緊急入院診療加算	A 243	後発医薬品使用体制加算
	A 207	診療録管理体制加算	A 243-2	バイオ後続品使用体制加算
	A 207-2	医師事務作業補助体制加算	A 245	データ提出加算（「1」「2」）
	A 227	精神科措置入院診療加算	A 252	地域医療体制確保加算（7対1入院基本料又は 10対1入院基本料を算定するものに限る）
	A 228	精神科応急入院施設管理加算		
	A 234	医療安全対策加算	A 253	協力対象施設入所者入院加算
入院中1回	A 236	褥瘡ハイリスク患者ケア加算		
1入院につき8日	A 237	ハイリスク分娩等管理加算（「1」に限る）（一般病棟又は精神病棟に限る）		
1日につき	A 205	救急医療管理加算	A 220-2	特定感染症患者療養環境特別加算
	A 208	乳幼児加算・幼児加算	A 229	精神科隔離室管理加算
	A 209	特定感染症入院医療管理加算	A 230	精神病棟入院時医学管理加算
	A 210	難病等特別入院診療加算	A 230-2	精神科地域移行実施加算
	A 212	超重症児（者）入院診療加算・準超重症児（者）入院診療加算	A 230-3	精神科身体合併症管理加算
			A 231-2	強度行動障害入院医療管理加算
	A 214	看護補助加算	A 231-3	依存症入院医療管理加算
	A 218	地域加算	A 231-4	摂食障害入院医療管理加算
	A 218-2	離島加算	A 236-2	ハイリスク妊娠管理加算
	A 219	療養環境加算	A 249	精神科急性期医師配置加算（7：1, 10：1, 13：1を算定するものに限る）
	A 220	HIV感染者療養環境特別加算		
週1回	A 233-2	栄養サポートチーム加算	A 251	排尿自立支援加算
	A 244	病棟薬剤業務実施加算1		
退院時1回	A 234-5	報告書管理体制加算	A 250	薬剤総合評価調整加算
	A 246-2	精神科入院支援加算		

A 104 特定機能病院入院基本料の施設基準等〔精神病棟〕

【7対1入院基本料の施設基準】
1　当該病棟において，1日に看護を行う看護職員の数は，常時，当該病棟の入院患者の数が7又はその端数を増すごとに1以上である。ただし，当該病棟において，1日に看護を行う看護職員の数が本文に規定する数に相当する数以上である場合には，各病棟における夜勤を行う看護職員の数は，本文の規定にかかわらず，2以上である。
2　当該病棟において，看護職員の最小必要数の7割以上が看護師である。
3　当該病棟の平均在院日数が40日以内である。
4　当該病棟において，新規入院患者のうちGAF尺度による判定が30以下の患者が5割以上である。
【10対1入院基本料の施設基準】
1　当該病棟において，1日に看護を行う看護職員の数は，常時，当該病棟の入院患者の数が10又はその端数を増すごとに1以上である。ただし，当該病棟において，1日に看護を行う看護職員の数が本文に規定する数に相当する数以上である場合には，各病棟における夜勤を行う看護職員の数は，本文の規定にかかわらず，2以上である。
2　当該病棟において，看護職員の最小必要数の7割以上が看護師である。
3　当該病棟の平均在院日数が40日以内である。
4　当該病棟において，新規入院患者のうちGAF尺度による判定が30以下の患者が5割以上である。
【13対1入院基本料の施設基準】
1　当該病棟において，1日に看護を行う看護職員の数は，常時，当該病棟の入院患者の数が13又はその端数を増すごとに1以上である。ただし，当該病棟において，1日に看護を行う看護職員の数が本文に規定する数に相当する数以上である場合には，各病棟における夜勤を行う看護職員の数は，本文の規定にかかわらず，2以上である。
2　当該病棟において，看護職員の最小必要数の7割以上が看護師である。
3　当該病棟の平均在院日数が80日以内である。
4　当該病棟において，新規入院患者のうちGAF尺度による判定が30以下の患者又は身体合併症を有する患者が4割以上である。
5　身体疾患への治療体制を確保している。
【15対1入院基本料の施設基準】
1　当該病棟において，1日に看護を行う看護職員の数は，常時，当該病棟の入院患者の数が15又はその端数を増すごとに1以上である。ただし，当該病棟において，1日に看護を行う看護職員の数が本文に規定する数に相当する数以上である場合には，各病棟における夜勤を行う看護職員の数は，本文の規定にかかわらず，2以上である。
2　当該病棟において，看護職員の最小必要数の7割以上が看護師である。

重度認知症加算の施設基準

重度認知症の状態にあり，日常生活を送る上で介助が必要な状態である。

6．専門病院入院基本料一覧表

A105　専門病院入院基本料（1日につき）

	平均在院日数	看護配置	看護師比率	基本点数	算定点数（基本点数＋初期加算）			外泊点数（×0.15）	略号
					14日以内	15～30日以内	30日超		
初期加算					+512	+207	—		
7対1入院基本料	28日以内	7：1	70％以上	1705	2217 (1705＋512)	1912 (1705＋207)	1705	256	専7
10対1入院基本料	33日以内	10：1		1421	1933 (1421＋512)	1628 (1421＋207)	1421	213	専10
13対1入院基本料	36日以内	13：1		1191	1703 (1191＋512)	1398 (1191＋207)	1191	179	専13

【注加算・減算】

注2）　入院初期加算		当該病棟の入院患者の入院期間に応じ，次に掲げる点数をそれぞれ1日につき所定点数に加算する。 14日以内の期間：512点，15日以上30日以内：207点	
注3）　⑯看護必要度加算1	+55	①10：1の届出病棟であること，②次のいずれかに該当すること 1．一般病棟用の重症度，医療・看護必要度Ⅰの基準を満たす患者を「1」は1割8分以上入院させる病棟である（「2」は1割6分以上，「3」は1割3分以上）。 2．診療内容に関するデータを適切に提出できる体制整備がなされ，一般病棟用の重症度，医療・看護必要度Ⅱの基準を満たす患者を「1」は1割7分以上入院させる病棟である（「2」は1割5分以上，「3」は1割2分以上）。	看必1～3
⑯看護必要度加算2	+45		
⑯看護必要度加算3	+25		
注4）　⑯一般病棟看護必要度評価加算	+5	施設基準適合の届出病棟で，患者の看護必要度の測定を行った場合，1日につき5点を加算する。	専看評
注5）　特定時間帯集中の退院日の入院基本料	92/100	退院全体に占める午前中退院の割合が90％以上の医療機関に30日を超えて入院している患者について，退院日に手術と1000点以上の処置を伴わない場合は，退院日の入院基本料（特別入院基本料等を含む）を100分の92で算定する。	午前減
注6）　特定日集中の入院日・退院日の入院基本料	92/100	入院全体に占める金曜日入院・月曜日退院の割合の合計が40％以上の医療機関では，手術と1000点以上の処置を伴わない土曜・日曜（金曜日に入院した場合はその直後の土日，月曜日に退院した場合はその直前の土日に限る）の入院基本料（特別入院基本料等を含む）を100分の92で算定する。	土日減
注7）　入院基本料等加算		下表参照	
注8）　90日超の入院患者の入院基本料		90日超の入院患者の場合は，出来高算定で平均在院日数の計算対象とするか，A101療養病棟入院料1により算定する。	
注9）　夜間看護体制特定日減算	−5/100	年6日以内かつ当該日が属する月が連続する2か月以内	専夜看特定減

＊「**専門病院**（一般病棟で算定）」とは，主として悪性腫瘍，循環器疾患等の患者を対象に高度かつ専門的な医療を行っている病院。

注7）　入院基本料等加算（加算点数はp.64参照）

入院初日	A204-2	臨床研修病院入院診療加算	A234-3	患者サポート体制充実加算
	A205-2	超急性期脳卒中加算	A243	後発医薬品使用体制加算
	A205-3	妊産婦緊急搬送入院加算	A243-2	バイオ後続品使用体制加算
	A206	在宅患者緊急入院診療加算	A245	データ提出加算
	A207	診療録管理体制加算	A246-3	医療的ケア児（者）入院前支援加算
	A207-2	医師事務作業補助体制加算	A248	精神疾患診療体制加算
	A232	がん拠点病院加算	A252	地域医療体制確保加算（7対1入院基本料又は10対1入院基本料を算定するものに限る）
	A234	医療安全対策加算		
	A234-2	感染対策向上加算	A253	協力対象施設入所者入院加算
入院中1回	A236	褥瘡ハイリスク患者ケア加算		
1日につき	A205	救急医療管理加算	A221	重症者等療養環境特別加算
	A207-3	急性期看護補助体制加算	A221-2	小児療養環境特別加算
	A207-4	看護職員夜間配置加算	A224	無菌治療室管理加算
	A208	乳幼児加算・幼児加算	A225	放射線治療病室管理加算
	A209	特定感染症入院医療管理加算	A226-2	緩和ケア診療加算
	A210	難病等特別入院診療加算（難病患者等入院診療加算に限る）	A226-4	小児緩和ケア診療加算
			A231-2	強度行動障害入院医療管理加算
	A212	超重症児（者）入院診療加算・準超重症児（者）入院診療加算	A231-3	依存症入院医療管理加算
			A231-4	摂食障害入院医療管理加算

入院基本

1日につき	A 214	看護補助加算	A 233	リハビリテーション・栄養・口腔連携体制加算（7対1入院基本料又は10対1入院基本料を算定するものに限る）	
	A 218	地域加算			
	A 218-2	離島加算			
	A 219	療養環境加算	A 236-2	ハイリスク妊娠管理加算	
	A 220	HIV感染者療養環境特別加算	A 242-2	術後疼痛管理チーム加算	
	A 220-2	特定感染症患者療養環境特別加算	A 247	認知症ケア加算	
週1回	A 230-4	精神科リエゾンチーム加算	A 244	病棟薬剤業務実施加算1	
	A 233-2	栄養サポートチーム加算	A 251	排尿自立支援加算	
	A 242	呼吸ケアチーム加算			
退院時1回	A 234-5	報告書管理体制加算	A 250	薬剤総合評価調整加算	
	A 246	入退院支援加算（1のイ，2のイ，又は3に限る）			

入院基本

1．A 105 専門病院入院基本料の施設基準等

【通則】　専門病院は，主として悪性腫瘍患者又は循環器疾患患者を当該病院の一般病棟に7割以上入院させ，高度かつ専門的な医療を行っている病院である。

イ．7対1入院基本料の施設基準
①　当該病棟において，1日に看護を行う看護職員の数は，常時，当該病棟の入院患者の数が7又はその端数を増すごとに1以上である。ただし，当該病棟において，1日に看護を行う看護職員の数が本文に規定する数に相当する数以上である場合には，各病棟における夜勤を行う看護職員の数は，本文の規定にかかわらず，2以上である（専門病院入院基本料の注9の場合を除く）。
②　当該病棟において，看護職員の最小必要数の7割以上が看護師である。
③　当該病棟の平均在院日数が28日以内である。
④　次のいずれかに該当する。
　1．一般病棟用の重症度，医療・看護必要度Ⅰの，特に高い基準を満たす患者を2割1分以上，かつ，一定程度高い基準を満たす患者を2割8分以上入院させる病棟である。
　2．診療内容に関するデータを適切に提出できる体制が整備された保険医療機関であって，一般病棟用の重症度，医療・看護必要度Ⅱの，特に高い基準を満たす患者を2割以上，かつ，一定以上高い基準を満たす患者を2割7分以上入院させる病棟である。
⑤　常勤の医師の員数が，当該病棟の入院患者数に100の10を乗じて得た数以上である。
⑥　当該医療機関の一般病棟を退院する患者に占める，自宅等に退院するものの割合が8割以上である。
⑦　データ提出加算に係る届出を行っている保険医療機関である。

ロ．10対1入院基本料の施設基準
①　当該病棟において，1日に看護を行う看護職員の数は，常時，当該病棟の入院患者の数が10又はその端数を増すごとに1以上である。ただし，当該病棟において，1日に看護を行う看護職員の数が本文に規定する数に相当する数以上である場合には，各病棟における夜勤を行う看護職員の数は，本文の規定にかかわらず，2以上である（専門病院入院基本料の注9の場合を除く）。
②　当該病棟において，看護職員の最小必要数の7割以上が看護師である。
③　当該病棟の平均在院日数が33日以内である。
④　当該病棟に入院している患者の一般病棟用の重症度，医療・看護必要度Ⅰ又はⅡについて継続的に測定を行い，その結果に基づき評価を行っている。
⑤　データ提出加算に係る届出を行っている保険医療機関である。

ハ．13対1入院基本料の施設基準
①　当該病棟において，1日に看護を行う看護職員の数は，常時，当該病棟の入院患者の数が13又はその端数を増すごとに1以上である。ただし，当該病棟において，1日に看護を行う看護職員の数が本文に規定する数に相当する数以上である場合には，各病棟における夜勤を行う看護職員の数は，本文の規定にかかわらず，2以上である（専門病院入院基本料の注9の場合を除く）。
②　当該病棟において，看護職員の最小必要数の7割以上が看護師である。
③　当該病棟の平均在院日数が36日以内である。
④　データ提出加算に係る届出を行っている保険医療機関である。

2．看護必要度加算の施設基準

イ　看護必要度加算1の施設基準
①　10対1入院基本料に係る届出を行った病棟である。
②　次のいずれかに該当する。
　1．一般病棟用の重症度，医療・看護必要度Ⅰの基準を満たす患者を1割8分以上入院させる病棟である。
　2．診療内容に関するデータを適切に提出できる体制が整備された保険医療機関であって，一般病棟用の重症度，医療・看護必要度Ⅱの基準を満たす患者を1割7分以上入院させる病棟である。
ロ　看護必要度加算2の施設基準
①　10対1入院基本料に係る届出を行っている病棟である。
②　次のいずれかに該当する。
　1．一般病棟用の重症度，医療・看護必要度Ⅰの基準を満たす患者を1割6分以上入院させる病棟である。
　2．診療内容に関するデータを適切に提出できる体制が整備された保険医療機関であって，一般病棟用の重症度，医療・看護必要度Ⅱの基準を満たす患者を1割5分以上入院させる病棟である。
ハ　看護必要度加算3の施設基準
①　10対1入院基本料に係る届出を行っている病棟である。
②　次のいずれかに該当する。
　1．一般病棟用の重症度，医療・看護必要度Ⅰの基準を満たす患者を1割3分以上入院させる病棟である。
　2．診療内容に関するデータを適切に提出できる体制が整備された保険医療機関であって，一般病棟用の重症度，医療・看護必要度Ⅱの基準を満たす患者を1割2分以上入院させる病棟である。

7．障害者施設等入院基本料一覧表

A 106　障害者施設等入院基本料（1日につき）

入院
基本

		看護配置	看護師比率	基本点数	算定点数（基本点数＋初期加算）				外泊点数 (×0.15)	略号
					14日以内	15–30日以内	30日超	特定患者（90日超）		
障害者施設等入院基本料〔1日につき〕					+312	+167	—	—		
7対1入院基本料				1637	1949	1804	1637		246	障7
脳卒中の後遺症のある患者（重度の意識障害の患者)	医療区分2相当	7:1	70%以上		1517				228	2障7意
	医療区分1相当				1377				207	1障7意
脳卒中の後遺症のある患者（重度の意識障害者，筋ジストロフィー患者，難病患者等を除く）	医療区分2相当				1364				205	2障7脳
	医療区分1相当				1239				186	1障7脳
透析実施の慢性腎臓病患者（J038，J038-2，J039，J042)	医療区分2相当				1581				237	
10対1入院基本料				1375	1687	1542	1375		206	障10
脳卒中の後遺症のある患者（重度の意識障害の患者)	医療区分2相当	10:1	70%以上		1517			984 (878) 特定入院基本料（⑰病棟に限る）	228	2障10意
	医療区分1相当				1377				207	1障10意
脳卒中の後遺症のある患者（重度の意識障害者，筋ジストロフィー患者，難病患者等を除く）	医療区分2相当				1364				205	2障10脳
	医療区分1相当				1239				186	1障10脳
透析実施の慢性腎臓病患者（J038，J038-2，J039，J042)	医療区分2相当				1581				237	
13対1入院基本料				1155	1467	1322	1155		173	障13
脳卒中の後遺症のある患者（重度の意識障害の患者)	医療区分2相当	13:1	70%以上		1362				204	2障13意
	医療区分1相当				1224				184	1障13意
脳卒中の後遺症のある患者（重度の意識障害者，筋ジストロフィー患者，難病患者等を除く）	医療区分2相当				1225				184	2障13脳
	医療区分1相当				1100				165	1障13脳
透析実施の慢性腎臓病患者（J038，J038-2，J039，J042)	医療区分2相当				1420				213	
15対1入院基本料				1010	1322	1177	1010		152	障15
脳卒中の後遺症のある患者（重度の意識障害の患者)	医療区分2相当	15:1	40%以上		1262				189	2障15意
	医療区分1相当				1124				169	1障15意
脳卒中の後遺症のある患者（重度の意識障害者，筋ジストロフィー患者，難病患者等を除く）	医療区分2相当				1135				170	2障15脳
	医療区分1相当				1010				152	1障15脳
透析実施の慢性腎臓病患者（J038，J038-2，J039，J042)	医療区分2相当				1315				197	

【注加算・減算】

注2）月平均夜勤時間超過減算（基準不適合）	−15/100	届出の基準適合でなくなった後の直近3月に限り所定点数から15/100を減算する（特定入院料の算定患者を除く）	夜減
注3）入院初期加算		当該病棟の入院患者の入院期間に応じ，次に掲げる点数をそれぞれ1日につき所定点数に加算する。14日以内の期間：312点，15日以上30日以内：167点	
注4）重症児（者）受入連携加算	+2000	他院からの転院患者で，A246 入退院支援加算3を算定した場合に2000点を入院初日に加算する	重受連

注5）月平均夜勤時間超過減算	−15/100	特定患者（90日超の入院患者）は，特定入院基本料として**984点**を算定する。ただし，**月平均夜勤時間超過減算**として，所定点数の15%を減算する患者には，**878点**を算定する。 **≪重度の意識障害（脳卒中の後遺症に限る）の場合≫** 重度の意識障害（脳卒中の後遺症であるものに限る）の患者であって，医療区分2の患者又は医療区分1の患者に相当するもの（p. 45）については，上記の規定にかかわらず，当該患者が入院している病棟の区分に従い，上記の点数をそれぞれ算定する。 包括項目は**A 101**療養病棟入院基本料と同じ（p. 43）。	
注6）脳卒中の後遺症のある患者（重度の意識障害の患者）	**医療区分2，1相当の点数**	脳卒中の後遺症のある患者（重度の意識障害の患者）の患者は，注1及び注3の規定にかかわらず，当該患者が入院している病棟の区分に従った点数をそれぞれ算定する。各点数は**A 106**障害者施設等入院基本料の一覧表にそれぞれ記載。	
注7）入院基本料等加算		p. 58参照	
注8）入院基本料に含まれる包括項目		注6，注13又は注14の算定患者に対して行った検査，投薬，注射，病理診断，画像診断，処置のうち，別に厚生労働大臣が定める画像診断及び処置の費用（フィルムの費用を含み，除外薬剤・注射薬の費用を除く）は，当該入院基本料に含まれる。ただし，患者の急性増悪により，同一の保険医療機関の他の一般病棟へ転棟又は別の保険医療機関の一般病棟へ転院する場合には，その日から起算して3日前までの当該費用については，この限りでない。	
注9）㊞看護補助加算 イ 14日以内 ロ 15日以上30日以内	 ＋146 ＋121	1日につき（7対1又は10対1の算定患者に限る） 注10）看護補助体制充実加算は別に算定できない	障看補
注10）㊞看護補助体制充実加算 イ 14日以内の期間 (1)看護補助体制充実加算1 (2)看護補助体制充実加算2 (3)看護補助体制充実加算3 ロ 15日以上30日以内の期間 (1)看護補助体制充実加算1 (2)看護補助体制充実加算2 (3)看護補助体制充実加算3	 ＋176 ＋161 ＋151 ＋151 ＋136 ＋126	7対1入院基本料又は10対1入院基本料を現に算定している患者に限る。区分に従い，かつ，当該患者の入院期間に応じ，それぞれ1日につき所定点数に加算する。ただし，当該患者に身体的拘束を実施した日は，看護補助体制充実加算3で加算する。	障看充 1～3
注11）㊞夜間看護体制加算	＋161	入院初日　施設適合の届出病棟の入院患者に，入院初日に**161点**を加算する（7対1又は10対1の算定患者に限る）	障夜看
注12）夜間看護体制特定日減算	−5/100	年6日以内かつ当該日が属する月が連続する2か月以内（厚生労働大臣が定めた医療機関で定めた日）	障夜看特定減
注13）脳卒中又は脳卒中の後遺症の患者（重度の意識障害者，筋ジストロフィー患者，難病患者等を除く）	**医療区分2, 1相当の点数**	当該病棟に入院する脳卒中又は脳卒中の後遺症（重度の意識障害者，筋ジストロフィー患者及び難病患者等を除く）の患者は，注1及び注3の規定にかかわらず，当該患者が入院している病棟の区分に従った点数をそれぞれ算定する。各点数は**A 106**障害者施設等入院基本料の一覧表にそれぞれ記載。	
注14）イ 7：1，10：1の届出病棟に入院している場合 ロ 13：1の届出病棟に入院している場合 ハ 15：1の届出病棟に入院している場合	1581 1420 1315	当該病棟の入院患者で，**J 038**人工腎臓，**J 038-2**持続緩徐式血液濾過，**J 039**血漿交換療法，**J 042**腹膜灌流を行っている慢性腎臓病の患者（注6及び注13の算定患者を除く）で，医療区分2の患者は，注1及び注3の規定にかかわらず，当該患者が入院している病棟の区分に従った点数をそれぞれ算定する。各点数は**A 106**障害者施設等入院基本料の一覧表にそれぞれ記載。	

＊15対1入院基本料を算定する病棟で看護師比率が70%以上の場合，**看護配置加算**として1日につき25点加算できる。

注7）入院基本料等加算（加算点数はp. 64参照）

入院初日	A 204-2	臨床研修病院入院診療加算	A 243	**後発医薬品使用体制加算**（特定入院基本料を算定するものを除く）
	A 206	在宅患者緊急入院診療加算		
	A 207	診療録管理体制加算	A 243-2	**バイオ後続品使用体制加算**（特定入院基本料の算定患者を除く）
	A 207-2	医師事務作業補助体制加算		
	A 234	医療安全対策加算	A 245	データ提出加算
	A 234-2	感染対策向上加算	A 246-3	医療的ケア児（者）入院前支援加算
	A 234-3	患者サポート体制充実加算	A 253	協力対象施設入所者入院加算

入院中1回	A 236	褥瘡ハイリスク患者ケア加算			
1日につき	A 208	乳幼児加算・幼児加算	A 218	地域加算	
	A 210	難病等特別入院診療加算（難病患者等入院診療加算に限る）	A 218-2	離島加算	
			A 219	療養環境加算	
	A 209	特定感染症入院医療管理加算	A 220	HIV 感染者療養環境特別加算	
	A 211	特殊疾患入院施設管理加算	A 220-2	特定感染症患者療養環境特別加算	
	A 212	超重症児（者）入院診療加算・準超重症児（者）入院診療加算	A 221	重症者等療養環境特別加算	
			A 231-2	強度行動障害入院医療管理加算	
	A 213	看護配置加算	A 247	認知症ケア加算	
	A 214	看護補助加算（特定入院基本料を算定するものを除く）			
週1回	A 233-2	栄養サポートチーム加算	A 251	排尿自立支援加算	
退院時1回	A 234-5	報告書管理体制加算	A 246	入退院支援加算（1のロ又は2のロに限る）	

入院基本

A 106 障害者施設等入院基本料の施設基準等

【通則】　障害者施設等一般病棟は，次のいずれにも該当する病棟であること。
イ　次のいずれかに該当する病棟である。
　①　児童福祉法（昭和 22 年法律第 164 号）第 42 条第 2 号に規定する医療型障害児入所施設〔主として肢体不自由のある児童又は重症心身障害児（同法第 7 条第 2 項に規定する重症心身障害児をいう。以下同じ）を入所させるものに限る〕又は同法第 6 条の 2 の 2 第 3 項に規定する指定発達支援医療機関に係る一般病棟である。
　②　次のいずれにも該当する一般病棟である。
　　1　重度の肢体不自由児（者）（脳卒中の後遺症の患者及び認知症の患者を除く），脊髄損傷等の重度障害者（脳卒中の後遺症の患者及び認知症の患者を除く），重度の意識障害者，筋ジストロフィー患者，難病患者等を 7 割以上入院させている病棟である。
　　2　当該病棟において，1 日に看護を行う看護職員及び看護補助を行う看護補助者の数は，常時，当該病棟の入院患者の数が 10 又はその端数を増すごとに 1 以上である。ただし，当該病棟において，1 日に看護を行う看護職員及び看護補助を行う看護補助者の数が本文に規定する数以上である場合には，各病棟における夜勤を行う看護職員及び看護補助者の数は，本文の規定にかかわらず，看護職員 1 を含む 2 以上である（障害者施設等入院基本料の注 12 の場合を除く）。なお，主として事務的業務を行う看護補助者を含む場合は，1 日に事務的業務を行う看護補助者の数は，常時，当該病棟の入院患者の数が 200 又はその端数を増すごとに 1 に相当する数以下である。
ロ　データ提出加算に係る届出を行っている保険医療機関である。
【7 対 1 入院基本料の施設基準】
　①　上記のイ①に該当する病棟であって，当該病棟において，1 日に看護を行う看護職員の数は，常時，当該病棟の入院患者の数が 7 又はその端数を増すごとに 1 以上である。ただし，当該病棟において，1 日に看護を行う看護職員の数が本文に規定する数に相当する数以上である場合には，各病棟における夜勤を行う看護職員の数は，本文の規定にかかわらず，2 以上である（障害者施設等入院基本料の注 12 の場合を除く）。
　②　当該病棟において，看護職員の最小必要数の 7 割以上が看護師である。
　③　当該病棟の入院患者のうち，超重症の状態の患者と準超重症の状態の患者との合計が 3 割以上である。
【10 対 1 入院基本料の施設基準】
　①　当該病棟において，1 日に看護を行う看護職員の数は，常時，当該病棟の入院患者の数が 10 又はその端数を増すごとに 1 以上である。ただし，当該病棟において，1 日に看護を行う看護職員の数が本文に規定する数に相当する数以上である場合には，各病棟における夜勤を行う看護職員の数は，本文の規定にかかわらず，2 以上である（障害者施設等入院基本料の注 12 の場合を除く）。
　②　当該病棟において，看護職員の最小必要数の 7 割以上が看護師である。
【13 対 1 入院基本料の施設基準】
　①　当該病棟において，1 日に看護を行う看護職員の数は，常時，当該病棟の入院患者の数が 13 又はその端数を増すごとに 1 以上である。ただし，当該病棟において，1 日に看護を行う看護職員の数が本文に規定する数に相当する数以上である場合には，各病棟における夜勤を行う看護職員の数は，本文の規定にかかわらず，2 以上である（障害者施設等入院基本料の注 12 の場合を除く）。
　②　当該病棟において，看護職員の最小必要数の 7 割以上が看護師である。
【15 対 1 入院基本料の施設基準】
　①　当該病棟において，1 日に看護を行う看護職員の数は，常時，当該病棟の入院患者の数が 15 又はその端数を増すごとに 1 以上である。ただし，当該病棟において，1 日に看護を行う看護職員の数が本文に規定する数に相当する数以上である場合には，各病棟における夜勤を行う看護職員の数は，本文の規定にかかわらず，2 以上である（障害者施設等入院基本料の注 12 の場合を除く）。
　②　当該病棟において，看護職員の最小必要数の 4 割以上が看護師である。

8．有床診療所入院基本料一覧表

A 108　有床診療所入院基本料（1 日につき）

	看護職員	基本点数（　）内は外泊時の点数（×0.15）			略号
		14 日以内	15～30 日以内	31 日以上	
有床診療所入院基本料 1	7 人以上	932（140）	724（109）	615（92）	診 1
有床診療所入院基本料 2	4 人以上 7 人未満	835（125）	627（94）	566（85）	診 2
有床診療所入院基本料 3	1 人以上 4 人未満	616（92）	578（87）	544（82）	診 3
有床診療所入院基本料 4	7 人以上	838（126）	652（98）	552（83）	診 4

有床診療所入院基本料5	4人以上7人未満	750（113）	564（ 85）	509（76）	診5
有床診療所入院基本料6	1人以上4人未満	553（ 83）	519（ 78）	490（74）	診6

【注加算・減算】

注2）重症児（者）受入連携加算	＋2000	入院初日（他院から転院してきた入退院支援加算3の算定患者）他院から転院してきた患者で，他院で**A 246**入退院支援加算3を算定したものである場合，入院初日に限り**2000点**を所定点数に加算する。	重受連
注3）㊞有床診療所急性期患者支援病床初期加算 ㊞有床診療所在宅患者支援病床初期加算	＋150 ＋300	1日につき**150点**　施設基準適合届出の病棟で転院した日から21日限度で算定する 1日につき**300点**　治療方針等の意志決定に対する支援を行った場合，入院した日から21日限度で算定する	有急支 有在支
注4）㊞夜間緊急体制確保加算	＋15	入院患者の病状急変に備えた緊急の体制確保	有緊
注5）㊞医師配置加算1 ㊞医師配置加算2	＋120 ＋90	医師が2名以上，在宅療養支援診療所，急性期医療 医師が2名以上	有医1 有医2
注6）㊞看護配置加算1 ㊞看護配置加算2 ㊞夜間看護配置加算1 ㊞夜間看護配置加算2 ㊞看護補助配置加算1 ㊞看護補助配置加算2	＋60 ＋35 ＋105 ＋55 ＋25 ＋15	看護師3名を含む10名以上の看護職員 看護職員数が10名以上 看護職員1名含む2名以上の夜間の看護職員と補助者 夜間の看護職員数が1名以上 看護補助者が2名以上 看護補助者が1名以上	有看1 有看2 有夜看1 有夜看2 有補1 有補2
注7）㊞看取り加算	＋1000	施設基準適合の届出診療所の入院患者について，入院日から30日以内に看取った場合は，**1000点**〔在宅療　養支援診療所（**B 004**退院時共同指導料1に規定する在宅療養支援診療所）では**2000点**〕を所定点数に加算する。	看取 看取在支
注8）入院基本料等加算		下表参照	
注9）㊞注1～注8までの規定の例外		施設基準適合の届出診療所の場合，注1～注8までの規定にかかわらず入院患者について**A 109**有床診療所療養病床入院基本料により算定できる。	
注10）㊞栄養管理実施加算	＋12	1日につき常勤の管理栄養士が1名以上，栄養管理を行うにつき必要な体制が整備されていること。栄養管理実施加算㊞を算定した場合は，**B 001**「**10**」入院栄養食事指導料は算定できない。	——
注11）㊞有床診療所在宅復帰機能強化加算	＋20	**有床診療所在宅復帰機能強化加算**（入院から15日以降であること）は，1日につき**20点**算定できる（「**診1**」「**診2**」「**診3**」を算定する診療所が届け出た場合に算定できる）。	——
注12）㊞介護障害連携加算1 ㊞介護障害連携加算2	＋192 ＋38	1日につき（入院した日から15日以降30日まで）（「**診1**」～「**診3**」のみ）	介連1 介連2

注8）入院基本料等加算（加算点数はp. 64参照）

入院初日	A 205-2	超急性期脳卒中加算	A 234-2	感染対策向上加算
	A 205-3	妊産婦緊急搬送入院加算	A 234-3	患者サポート体制充実加算
	A 206	在宅患者緊急入院診療加算	A 243	後発医薬品使用体制加算
	A 207	診療録管理体制加算	A 243-2	バイオ後続品使用体制加算
	A 207-2	医師事務作業補助体制加算（50対1，75対1，100対1に限る）	A 246-3	医療的ケア児（者）入院前支援加算
			A 253	協力対象施設入所者入院加算
	A 234	医療安全対策加算		
1日につき	A 205	救急医療管理加算	A 220	HIV感染者療養環境特別加算
	A 208	乳幼児加算・幼児加算	A 220-2	特定感染症患者療養環境特別加算
	A 209	特定感染症入院医療管理加算	A 221-2	小児療養環境特別加算
	A 210	難病等特別入院診療加算（難病患者等入院診療加算に限る）	A 224	無菌治療室管理加算
			A 225	放射線治療病室管理加算
1日につき	A 211	特殊疾患入院施設管理加算	A 226	重症皮膚潰瘍管理加算
	A 212	超重症児（者）入院診療加算・準超重症児（者）入院診療加算	A 226-3	有床診療所緩和ケア診療加算
			A 236-2	ハイリスク妊娠管理加算
	A 218	地域加算	A 237	ハイリスク分娩等管理加算（地域連携分娩管理加算に限る）
	A 218-2	離島加算		
週1回	A 251	排尿自立支援加算		
退院時1回	A 234-5	報告書管理体制加算	A 250	薬剤総合評価調整加算
	A 246	入退院支援加算（1のイ又は2のイに限る）		

診療所の入院基本料の施設基準等

(1)　診療所である。
(2)　当該保険医療機関を単位として看護を行うものである。
(3)　看護又は看護補助は，当該保険医療機関の看護職員又は当該保険医療機関の主治医若しくは看護師の指示を受けた看護補助者が行う。

(4)　現に看護に従事している看護職員の数を当該診療所内の見やすい場所に掲示している。
(5)　(4)の掲示事項について，原則として，ウェブサイトに掲載している。

A 108 有床診療所入院基本料の施設基準

(1)　**有床診療所入院基本料の注1に規定する入院基本料の施設基準**
　イ　有床診療所入院基本料1の施設基準
　　①　当該診療所（療養病床を除く）における看護職員の数が，7以上である。
　　②　患者に対して必要な医療を提供するために適切な機能を担っている。
　ロ　有床診療所入院基本料2の施設基準
　　①　当該診療所（療養病床を除く）における看護職員の数が，4以上7未満である。
　　②　イの②の基準を満たすものである。
　ハ　有床診療所入院基本料3の施設基準
　　①　当該診療所（療養病床を除く）における看護職員の数が，1以上4未満である。
　　②　イの②の基準を満たすものである。
　ニ　有床診療所入院基本料4の施設基準：イの①の基準を満たすものである。
　ホ　有床診療所入院基本料5の施設基準：ロの①の基準を満たすものである。
　ヘ　有床診療所入院基本料6の施設基準：ハの①の基準を満たすものである。
(2)　**有床診療所急性期患者支援病床初期加算及び有床診療所在宅患者支援病床初期加算の施設基準**
　イ　有床診療所急性期患者支援病床初期加算の施設基準：次のいずれかに該当する。
　　①　在宅療養支援診療所であって，過去1年間に訪問診療を実施しているものである。
　　②　急性期医療を担う診療所である。
　　③　緩和ケアに係る実績を有する診療所である。
　ロ　有床診療所在宅患者支援病床初期加算の施設基準：次のいずれにも該当すること。
　　①　イの①から③までのいずれかに該当する。
(3)　**夜間緊急体制確保加算の施設基準**
　　入院患者の病状の急変に備えた緊急の診療提供体制を確保している。
(4)　**医師配置加算の施設基準**
　イ　医師配置加算1の施設基準：次のいずれにも該当する。
　　①　当該診療所における医師の数が，2以上である。
　　②　次のいずれかに該当する。
　　　1　在宅療養支援診療所であって，訪問診療を実施しているものである。
　　　2　急性期医療を担う診療所である。
　ロ　医師配置加算2の施設基準：当該診療所における医師の数が，2以上である（イに該当する場合を除く）。
(5)　**看護配置加算，夜間看護配置加算及び看護補助配置加算の施設基準**
　イ　看護配置加算1の施設基準：当該診療所（療養病床を除く）における看護職員の数が，看護師3を含む10以上である。
　ロ　看護配置加算2の施設基準：当該診療所（療養病床を除く）における看護職員の数が，10以上である（イに該当する場合を除く）。
　ハ　夜間看護配置加算1の施設基準：当該診療所における夜間の看護職員及び看護補助者の数が，看護職員1を含む2以上である。
　ニ　夜間看護配置加算2の施設基準：当該診療所における夜間の看護職員の数が，1以上である（ハに該当する場合を除く）。
　ホ　看護補助配置加算1の施設基準：当該診療所（療養病床を除く）における看護補助者の数が，2以上である。
　ヘ　看護補助配置加算2の施設基準：当該診療所（療養病床を除く）における看護補助者の数が，1以上である（ホに該当する場合を除く）。
(6)　**看取り加算の施設基準**：当該診療所における夜間の看護職員の数が1以上である。
(7)　**有床診療所入院基本料の注9に規定する厚生労働大臣が定める施設基準**：当該診療所が，有床診療所入院基本料に係る病床及び有床診療所療養病床入院基本料に係る病床の双方を有している。
(8)　**栄養管理実施加算の施設基準**
　イ　当該保険医療機関内に，常勤の管理栄養士が1名以上配置されている。
　ロ　栄養管理を行うにつき必要な体制が整備されている。
(9)　**有床診療所在宅復帰機能強化加算の施設基準**：在宅復帰支援を行うにつき十分な実績等を有している。
(10)　**有床診療所入院基本料の注12に規定する介護連携加算の施設基準**：介護保険法施行令（平成10年政令第412号）第2条各号に規定する疾病を有する40歳以上65歳未満の者若しくは65歳以上の者又は重度の肢体不自由児（者）の受入れにつき，十分な体制を有している。

9．有床診療所療養病床入院基本料一覧表

A 109　有床診療所療養病床入院基本料（1日につき）

	ADL区分	医療区分	看護職員	看護補助者	基本点数（生活療養）*	外泊点数（×0.15）	略号
入院基本料A	1，2，3	3	看護職員 4対1以上	看護職員 6対1以上	1073（1058）	161	診療A
入院基本料B	2，3	2			960（944）	144	診療B
入院基本料C	1	2			841（826）	126	診療C
入院基本料D	3	1			665（650）	100	診療D
入院基本料E	1，2	1	上記いずれかを満たさない場合		575（560）	86	診療E
特別入院基本料	上記の要件を満たしていない療養病床で算定				493（478）	74	診療特

【注加算・減算】

注3）入院基本料に含まれる包括項目		有床診療所療養病床の入院患者に行った検査，投薬，注射，病理診断，画像診断，処置のうち，別に厚生労働大臣が定める画像診断及び処置の費用（フィルムの費用を含み，除外薬剤・注射薬の費用を除く）は，当該入院基本料に含まれる。ただし，患者の急性増悪により，同院の療養病床以外へ転室又は他院の一般病棟若しくは，有床診療所の療養病床以外の病室へ転院する場合には，その日から起算して3日前までの当該費用については，この限りでない。	
注4）褥瘡対策加算1	+15	1日につき　①入院後もしくは褥瘡の評価開始から暦月で3月以内の間，②DESIGN-R 2020 のスコアが上がっていない＝褥瘡が悪化していない場合（褥瘡対策加算2を算定しない場合）に算定	褥対1
注4）褥瘡対策加算2	+5	1日につき DESIGN-R 2020 のスコアが上がっている＝褥瘡が悪化している場合に算定	褥対2
注5）重症児（者）受入連携加算	+2000	他院から転院してきた患者で，他院で A 246 入退院支援加算3を算定したものである場合，入院初日に限り 2000 点を所定点数に加算する。	重受連
注6） 屆有床診療所急性期患者支援療養病床初期加算 屆有床診療所在宅患者支援療養病床初期加算	+300 +350	施設基準適合の届出診療所に入院した患者のうち，急性期医療を担う他院の一般病棟から転院した患者については，転院した日から 21 日を限度として，有床診療所急性期患者支援療養病床初期加算として1日につき 300 点を所定点数に加算する。介護老人保健施設，介護医療院，特別養護老人ホーム，軽費老人ホーム，有料老人ホーム等，自宅から入院した患者については，治療方針を患者本人又はその家族等の意思決定に対する支援を行った場合に，入院した日から 21 日を限度として，有床診療所在宅患者支援療養病床初期加算として，1日につき 350 点を所定点数に加算する。	有療急支 有療在支
注7）屆看取り加算	+1000	施設基準届出診療所で，入院患者を，入院日から 30 日以内に看取った場合は，看取り加算 1,000 点〔在宅療養支援診療所（B 004 退院時共同指導料1の在宅療養支援診療所をいう）では，2,000 点〕を所定点数に加算する。	看取 看取在支
注8）入院基本料等加算		p.62 参照	
注9）屆注1〜注8までの規定の例外		施設基準適合の届出診療所では，注1から注8までの規定にかかわらず，当該保険医療機関の入院患者には A 108 有床診療所入院基本料が算定できる。	
注10）屆栄養管理実施加算	+12	1日につき　施設基準を届け出た場合は，栄養管理実施加算（＋12 点）が算定できる。栄養管理実施加算を算定した場合は，B 001「10」入院栄養食事指導料は算定できない。	栄管
注11）屆有床診療所療養病床在宅復帰機能強化加算	+10	1日につき　施設基準適合の届出有床診療所療養病床に入院している患者については，有床診療所療養病床在宅復帰機能強化加算として，10 点を所定点数に加算する。在宅復帰機能の高い療養病床を持つ有床診療所を評価したもの。	──
注12）慢性維持透析管理加算	+100	1日につき　自院で人工腎臓，持続緩徐式血液濾過，血漿交換療法又は腹膜灌流を行う入院患者について加算する。なお，これらの項目については，継続的に適切に行われていれば毎日行われる必要はない。	有慢

＊（　）内の数字は，「入院時生活療養費」の対象となる生活療養を受ける場合の点数。

注8）入院基本料等加算（加算点数は p. 64 参照）

入院初日	A 206	在宅患者緊急入院診療加算	A 234-2	感染対策向上加算
	A 207	診療録管理体制加算	A 234-3	患者サポート体制充実加算
	A 207-2	医師事務作業補助体制加算（50 対 1，75 対 1，100 対 1 に限る）	A 246-3	医療的ケア児（者）入院前支援加算
			A 253	協力対象施設入所者入院加算
	A 234	医療安全対策加算		
1日につき	A 208	乳幼児加算・幼児加算	A 220	HIV 感染者療養環境特別加算
	A 212	超重症児（者）入院診療加算・準超重症児（者）入院診療加算	A 223	診療所療養病床療養環境加算
			A 223-2	診療所療養病床療養環境改善加算
	A 218	地域加算	A 226	重症皮膚潰瘍管理加算
	A 218-2	離島加算	A 226-3	有床診療所緩和ケア診療加算
週1回	A 251	排尿自立支援加算		
退院時1回	A 234-5	報告書管理体制加算	A 250	薬剤総合評価調整加算
	A 246	入退院支援加算（1のロ又は2のロに限る）		

●療養病棟における診療報酬について

①ADL 区分 1〜3　→　患者の生活上の援助の必要状態

②医療区分 1〜3　→　患者の疾患・状態・処置内容

この①と②の組合せで，その患者の入院料（1日につき）が決まる。

＊なお，ADL区分，医療区分についてはp.45を参照のこと。

A 109 有床診療所療養病床入院基本料の施設基準等

(1) **通則**
　　療養病床であること。

(2) **有床診療所療養病床入院基本料の施設基準等**
　イ　有床診療所療養病床入院基本料の注1に規定する入院基本料の施設基準
　　①　当該有床診療所に雇用され，その療養病床に勤務することとされている看護職員の数は，当該療養病床の入院患者の数が4又はその端数を増すごとに1以上である。
　　②　当該有床診療所に雇用され，その療養病床に勤務することとされている看護補助者の数は，当該療養病床の入院患者の数が4又はその端数を増すごとに1以上である。
　　③　当該病棟に入院している患者に係る褥瘡の発生割合等について継続的に測定を行い，その結果に基づき評価を行っている。
　　④　当該病棟の入院患者に関するロの区分に係る疾患・状態及び処置等並びにADLの判定基準による判定について，記録している。
　ロ　有床診療所療養病床入院基本料の注1本文に規定する厚生労働大臣が定める区分
　　①入院基本料A
　　医療区分3の患者であって，ADL区分1～3のいずれかであるもの
　　②入院基本料B
　　医療区分2の患者（医療区分3の患者を除く）であって，ADL区分3又はADL区分2であるもの
　　③入院基本料C
　　医療区分2の患者（医療区分3の患者を除く）であって，ADL区分1であるもの
　　④入院基本料D
　　医療区分1の患者※であって，ADL区分3であるもの
　　※　別表第5の2の1に掲げる疾患・状態にある患者及び同表の2に掲げる処置等が実施されている患者並びに別表第5の3の1に掲げる疾患・状態にある患者及び同表の2に掲げる処置等が実施されている患者並びに同表の3に掲げる患者以外の患者
　　⑤入院基本料E
　　医療区分1の患者であって，ADL区分1であるもの
　　【厚生労働大臣が定める区分「注1」】

入院基本料の区分	医療区分	ADL区分
入院基本料A	3	3・2・1
入院基本料B	2	3・2
入院基本料C	2	1
入院基本料D	1	3
入院基本料E	1	2・1

　ハ　有床診療所療養病床入院基本料に含まれる画像診断及び処置の費用並びに含まれない除外薬剤及び注射薬の費用
　　　有床診療所療養病床入院基本料（特別入院基本料を含む）を算定する患者に対して行った検査，投薬，注射並びに別表第5に掲げる画像診断及び処置の費用（フィルムの費用を含む）は，当該入院基本料に含まれるものとし，別表第5及び別表第5の1の2に掲げる薬剤及び注射薬の費用は，当該入院基本料に含まれない。
　ニ　有床診療所療養病床入院基本料の注4に規定する厚生労働大臣が定める状態
　　　別表第5の4に掲げる状態　➡　ADL区分3の状態をいう
　ホ　有床診療所急性期患者支援療養病床初期加算及び有床診療所在宅患者支援療養病床初期加算の施設基準
　　　在宅療養支援診療所であって，過去1年間に訪問診療を実施している。
　ヘ　看取り加算の施設基準
　　　当該診療所における夜間の看護職員の数が1以上である。
　ト　有床診療所療養病床入院基本料の注9に規定する厚生労働大臣が定める施設基準
　　　当該診療所が，有床診療所入院基本料に係る病床及び有床診療所療養病床入院基本料に係る病床の双方を有している。
　チ　栄養管理実施加算の施設基準
　　①　当該保険医療機関内に，常勤の管理栄養士が1名以上配置されている。
　　②　栄養管理を行うにつき必要な体制が整備されている。

(3) **有床診療所療養病床在宅復帰機能強化加算の施設基準**
　　在宅復帰支援を行うにつき十分な実績等を有している。

２ 入院基本料等加算一覧表

入院加算

項　目	略号	届出	単位	点数	算定要件
A 200　総合入院体制加算		届	1日につき（入院日から14日を限度）		〔施設基準〕 「1」：①一般病棟用「重症度，医療・看護必要度Ⅰ・Ⅱ」の基準を満たす患者が「Ⅰ」33%以上，「Ⅱ」32%以上，②全身麻酔による手術件数が年2000件以上，③下記の実績要件をすべて満たしている，④救命救急センター又は高度救命救急センターが設置された救急医療体制がある。また，救急時医療情報閲覧機能を有している。 「2」：①一般病棟用「重症度，医療・看護必要度Ⅰ・Ⅱ」の基準を満たす患者が「Ⅰ」31%以上，「Ⅱ」30%以上，②全身麻酔による手術件数が年1200件以上，③年間の救急用の自動車等による搬送件数が2,000件以上，④24時間救急医療提供として救急時医療情報閲覧機能を有し，以下のいずれかを満たしていること。ア．救急時医療情報閲覧機能を有している。また，「救急医療対策事業実施要綱」に定める「入院を要する二次救急医療体制」や「救命救急センター」，「高度救命救急センター」又は「疾病・事業及び在宅医療に係る医療提供体制について」（周産期医療の体制構築に係る指針）による総合周産期母子医療センターを設置している保険医療機関である。 イ．「ア」と同様に24時間救急患者を受け入れている医療機関である。 「3」：①一般病棟用「重症度，医療・看護必要度Ⅰ・Ⅱ」の基準を満たす患者が「Ⅰ」28%以上，「Ⅱ」27%以上，②全身麻酔による手術件数が年800件以上，③下記の実績要件のうち2つ以上を満たしている，④2次救急医療機関又は救命救急センター等を設置した救急医療体制がある。 〔実績要件〕 ア）　人工心肺を用いた手術及び人工心肺を使用しない冠動脈，大動脈バイパス移植術　40件／年以上 イ）　悪性腫瘍手術　400件／年以上 ウ）　腹腔鏡下手術　100件／年以上 エ）　放射線治療（体外照射法）4,000件／年以上 オ）　化学療法　1,000件／年以上 カ）　分娩件数　100件／年以上
1　総合入院体制加算1	総入体1			260	
2　総合入院体制加算2	総入体2			200	
3　総合入院体制加算3	総入体3			120	
A 200-2　急性期充実体制加算		届	1日につき		・高度かつ専門的な医療及び急性期医療を提供する体制その他の事項につき施設基準（「早見表2024」p.108，1127）適合の届出医療機関に入院している患者〔入院基本料（特別入院基本料等を除く）又は特定入院料のうち，急性期充実体制加算を算定できるものを現に算定している患者に限る〕について，当該基準に係る区分に従い，かつ，当該患者の入院期間に応じ，それぞれ所定点数に加算する。この場合A 200総合入院体制加算は別に算定できない。
1　急性期充実体制加算1	急充1				
イ　7日以内の期間				440	
ロ　8日以上11日以内の期間				200	
ハ　12日以上14日以内の期間				120	
2　急性期充実体制加算2	急充2				
イ　7日以内の期間				360	
ロ　8日以上11日以内の期間				150	
ハ　12日以上14日以内の期間				90	
〈注加算〉 注2）小児・周産期・精神科充実体制加算		届			・小児・周産期・精神科充実体制加算は，小児患者，妊産婦である患者及び精神疾患を有する患者の受入れに係る充実した体制の確保につき，施設基準適合の届出医療機関に入院している患者については，小児・周産期・精神科充実体制加算として，算定する急性期充実体制加算の区分に応じ所定点数に加算する。 ・精神科充実体制加算は，注2に該当しない場合で精神疾患を有する患者の受入れに係る充実した体制の確保につき，施設基準適合の届出医療機関に入院している患者については，精神科充実体制加算として，30点を更に所定点数に加算する。
イ　急性期充実体制加算1				+90	
ロ　急性期充実体制加算2				+60	
注3）精神科充実体制加算	精充	届		+30	
A 201・202・203　削除					
A 204　地域医療支援病院入院診療加算	地入診	不要	入院初日	1000	・地域医療支援病院であること。 ・当該加算を算定する場合，A 204-3紹介受診重点医療機関入院診療加算は別に算定できない。
A 204-2　臨床研修病院入院診療加算	臨修	不要	入院初日		①（基幹型・協力型）臨床研修病院であること。 ②指導医の臨床経験7年以上 ③研修医2.5人に指導医1人以上 ④診療録管理体制加算届出 ⑤診療録記載の指導体制
1　基幹型				40	
2　協力型				20	

届○：特別入院基本料等でも算定可。それ以外は**特別入院基本料等**では算定不可

入院
加算

項　　目	略号	届出	単位	点数	算　定　要　件
					など，研修医が実際に臨床研修を行っている場合に算定できる。 ・算定した日が入院年月日と異なる場合は算定した入院年月日を「摘要欄」に記載する。
A 204-3　紹介受診重点医療機関入院診療加算	紹入診	不要	入院初日	800	・外来機能報告対象病院等（医療法第30条の18の4第1項第2号の規定に基づき，同法第30条の18の2第1項第1号の厚生労働省令で定める外来医療を提供する基幹的な病院として都道府県が公表したものに限り，一般病床の数が200未満であるものを除く）である保険医療機関に入院している患者〔第1節の入院基本料（特別入院基本料等を除く）のうち，紹介受診重点医療機関入院診療加算を算定できるものを現に算定している患者に限る〕について，入院初日に限り所定点数に加算する。 ・この場合において，A 204 地域医療支援病院入院診療加算は別に算定できない。
A 205　救急医療管理加算○		㊫	1日につき（入院日から7日を限度）		①第二次救急医療施設として必要な診療機能，専用病床の確保ができること。 ②診療体制として通常の当直体制のほかに，重症救急患者の受入れに対応できる医師等を確保していること。 ③夜間又は休日において入院治療を必要とする重症患者に対して救急医療を提供する日を地域の行政部門，医師会等の医療関係者及び救急搬送機関等にあらかじめ周知していること。 ・救急医療管理加算2を算定する患者のうち，直近6カ月において「その他の重症な状態」の割合が5割以上の医療機関については，210点を所定点数に加算する。
1　救急医療管理加算1	救医1			1050	
2　救急医療管理加算2	救医2			420 (+210)	
					救急医療管理加算は，緊急用の自動車等で搬送された患者以外についても，緊急に入院を必要とする重症患者であれば算定できる。
〈注加算〉 注2）乳幼児加算（6歳未満）	乳救医			+400	・患者が6歳未満の場合，乳幼児加算として400点，6歳以上15歳未満の場合は小児加算として200点を救急医療管理加算の点数にさらに加算する。
注3）小児加算（6歳以上15歳未満）	小救医			+200	
A 205-2　超急性期脳卒中加算	超急	㊫	入院初日	10800	・脳梗塞発症後4.5時間以内に組織プラスミノーゲン活性化因子（rt-PA）を投与した場合に算定。①常勤医師（脳卒中の診断・治療の経験が10年以上）を1名以上配置，②専用の治療室（ICU・SCUとの兼用可），③CT・MRI・脳血管造影等が常時行えること——など。
A 205-3　妊産婦緊急搬送入院加算	妊搬	不要	入院初日	7000	・入院医療を必要とする異常が疑われ緊急用自動車等で緊急に搬送された，3カ月以内に当該医療機関（当該助産所の嘱託医療機関を除く）への受診歴（妊婦健診等含む）がない妊産婦を入院させた場合に算定。①産科又は産婦人科の標榜，②異常分娩・緊急分娩の体制整備——など。
					入院医療を必要とする異常が疑われ，自家用車で搬送された場合にも，算定上の条件を満たす場合は算定できる。
A 206　在宅患者緊急入院診療加算○	在緊	不要	入院初日		・別の診療所でC 002 在宅時医学総合管理料，C 002-2 施設入居時等医学総合管理料，C 003 在宅がん医療総合診療料，又は在宅療養指導管理料（C 101 在宅自己注射指導管理料を除く）を算定している患者が病状急変等により当該保険医療機関の医師の依頼で入院させた場合に算定する。ただし，「特別の関係」を除く。 ・「1」については別の医療機関との連携により，在宅療養支援診療所（B 004 退院時共同指導料1に規定するもの）若しくは在宅療養支援病院（C 000 往診料の注1に規定するもの）の体制を確保している医療機関において，別の医療機関の求めに応じて行う場合，又は在宅療養後方支援病院が他の医療機関の求めに応じて行う場合に算定する。 ・「1」について，在宅療養後方支援病院（許可病床数が400床以上に限る）で，在宅患者緊急入院診療加算を算定している患者には，入院初日に限り所定点数に加算する。 ・「2」は，当該診療所の保険医が患者又はその家族に対して，事前に緊急時の受入保険医療機関の名称等を文書にて提供し，そこに入院した場合（「1」を除く）に算定する。
1　在宅療養支援診療所，在宅療養支援病院，在宅療養後方支援病院の場合				2500	
2　連携医療機関である場合（1を除く）				2000	
3　1及び2以外の場合				1000	
A 207　診療録管理体制加算○		㊫	入院初日		・1名以上の専任の診療記録管理者がおり，診療情報提供・診療記録の保管や中央病歴管理室等の整備並びに疾病統計・退院時要約の作成等一定の条件を満たしている場合に算定する。 ・算定した日が入院年月日と異なる場合は算定した入院年月日を「摘要欄」に記載する。
1　診療録管理体制加算1	録管1			140	
2　診療録管理体制加算2	録管2			100	
3　診療録管理体制加算3	録管3			30	
A 207-2　医師事務作業補助体制加算		㊫	入院初日		・①専従の医師事務作業補助者（診断書などの文書作成補助や診療録への代行入力等を行う。医師以外の職種の指示のもとに行う業務，診療

㊕○：特別入院基本料等でも算定可。それ以外は特別入院基本料等では算定不可

入院加算

項　　　目	略号	届出	単位	点数	算　定　要　件
1　医師事務作業補助体制加算1					報酬の請求事務，窓口・受付業務等は行わないこと）を配置，②病棟以外に外来業務や医師の指示による文書作成業務の専門室での業務も可，③最低6カ月の研修（職場内研修含む）を実施，④勤務医の負担軽減体制・処遇改善体制
イ　15対1補助体制加算	医1の15			1070	
ロ　20対1補助体制加算	医1の20			855	・「1」は，3年以上の勤務経験者が5割以上配置されている場合に算定できる。それに該当しない場合は「2」で算定する。
ハ　25対1補助体制加算	医1の25			725	
ニ　30対1補助体制加算	医1の30			630	
ホ　40対1補助体制加算	医1の40			530	
ヘ　50対1補助体制加算	医1の50			450	
ト　75対1補助体制加算	医1の75			370	
チ　100対1補助体制加算	医1の100			320	
2　医師事務作業補助体制加算2					
イ　15対1補助体制加算	医2の15			995	
ロ　20対1補助体制加算	医2の20			790	
ハ　25対1補助体制加算	医2の25			665	
ニ　30対1補助体制加算	医2の30			580	
ホ　40対1補助体制加算	医2の40			495	
ヘ　50対1補助体制加算	医2の50			415	
ト　75対1補助体制加算	医2の75			335	
チ　100対1補助体制加算	医2の100			280	
A207-3　急性期看護補助体制加算		届	1日につき（入院日から14日を限度）		〔施設基準〕
1　25対1急性期看護補助体制加算（看護補助者5割以上）	急25上			240	「1」→イ．当該病棟において，1日に看護補助を行う看護補助者の数は，常時，当該病棟の入院患者の数が25又はその端数を増すごとに1に相当する数以上であること。 ロ．看護補助者の配置基準に主として事務的業務を行う看護補助者を含む場合は，1日に事務的業務を行う看護補助者の数は，常時，当該病棟の入院患者の数が200又はその端数を増すごとに1に相当する数以下であること。 ハ．当該病棟において，看護補助者の最小必要数の5割以上が当該保険医療機関に看護補助者として勤務している者であること。 ニ．急性期医療を担う病院であること。 ホ．急性期一般入院基本料又は特定機能病院入院基本料（一般病棟の場合に限る）若しくは専門病院入院基本料の7対1入院基本料若しくは10対1入院基本料を算定する病棟であること。 ヘ．急性期一般入院料6を算定する病棟又は10対1入院基本料を算定する病棟にあっては，次のいずれかに該当すること。 ①一般病棟用の重症度，医療・看護必要度Ⅰの基準を満たす患者を6分以上入院させる病棟であること。 ②診療内容に関するデータを適切に提出できる体制が整備された保険医療機関であって，一般病棟用の重症度，医療・看護必要度Ⅱの基準を満たす患者を5分上入院させる病棟であること。 ト．看護職員の負担及び看護補助者の業務分担及び協働に資する十分な体制が整備されていること。
2　25対1急性期看護補助体制加算（看護補助者5割未満）	急25			220	「2」→「1」のイ，ロ及びニ～トまでを満たすものであること。
3　50対1急性期看護補助体制加算	急50			200	「3」→イ．当該病棟において，1日に看護補助を行う看護補助者数が，常時，入院患者数が50又はその端数を増すごとに1以上であること。 ロ．「1」のロ及びニ～トまでを満たすものであること。
4　75対1急性期看護補助体制加算	急75			160	「4」→イ．当該病棟において，1日に看護補助を行う看護補助者数が，常時，入院患者数が75又はその端数を増すごとに1以上であること。 ロ．「1」のロ及びニ～トまでを満たすものであること。
〈注加算〉 注2）イ　夜間30対1急性期看護補助体制加算	夜30	届		+125	・夜間看護業務の補助体制の届出病棟の入院患者に対してイ～ハを1日につき更に加算する。 ・夜間30：1→当該病棟において，夜勤の看護補助者数が，常時，入院患者数の30又はその端数を増すごとに1以上であること。
ロ　夜間50対1急性期看護補助体制加算	夜50	届		+120	・夜間50：1→当該病棟において，夜勤の看護補助者数が，常時，入院患者数の50又はその端数を増すごとに1以上であること。
ハ　夜間100対1急性期看護補助体制加算	夜100	届		+105	・夜間100：1→当該病棟において，夜勤の看護補助者数が，常時，入院患者数の100又はその端数を増すごとに1以上であること。

㊟○：**特別入院基本料等**でも算定可。それ以外は**特別入院基本料等**では算定不可

入院
加算

項　　　目	略号	届出	単位	点数	算　定　要　件
注3) 夜間看護体制加算	急夜看	届		+71	・施設適合の届出の病棟に入院している患者には，夜間看護体制加算としてさらに**71点**を所定点数に加算する。
注4) イ　看護補助体制充実加算1	急看充1	届		+20	・看護職員の負担の軽減及び処遇の改善を図るための看護業務の補助に係る十分な体制の施設基準適合の届出病棟に入院している患者について看護補助体制充実加算1（1日につき**20点**），2（1日につき**5点**）を更に加算する。ただし，身体拘束を実施した日は2で算定する。
ロ　看護補助体制充実加算2	急看充2	届		+5	
A 207-4　看護職員夜間配置加算		届	1日につき（入院日から14日を限度）		・施設基準の適合の届出の病棟に入院している患者について，入院した日から14日を限度として加算する。〔施設基準〕「**1**」　看護職員夜間12対1配置加算　イ．当該病棟において，夜勤を行う看護職員の数は，常時，当該病棟の入院患者の数が12又はその端数を増すごとに1以上であること。ただし，当該病棟において，夜間に看護を行う看護職員の数が本文に規定する数に相当する数以上である場合には，各病棟における夜勤を行う看護職員の数は，本文の規定にかかわらず，3以上であることとする。ロ．急性期医療を担う病院であること。ハ．急性期一般入院基本料又は特定機能病院入院基本料（一般病棟の場合に限る）若しくは専門病院入院基本料の7対1入院基本料若しくは10対1入院基本料を算定する病棟であること。ニ．急性期一般入院料6を算定する病棟又は10対1入院基本料を算定する病棟にあっては，次のいずれかに該当すること。①一般病棟用の重症度，医療・看護必要度Ⅰの基準を満たす患者を6分以上入院させる病棟であること。②診療内容に関するデータを適切に提出できる体制が整備された保険医療機関であって，一般病棟用の重症度，医療・看護必要度Ⅱの基準を満たす患者を5分以上入院させる病棟であること。ホ．看護職員の負担の軽減及び処遇の改善に資する体制が整備されていること。ヘ．夜間における看護業務の負担の軽減に資する十分な業務管理等の体制が整備されている（「**1**」のみ）。「**2**」　看護職員夜間16対1配置加算1　イ．夜勤を行う看護職員数は，常時16対1以上であること。ロ．「**1**」のロ～ヘを満たすものであること。〔留意事項〕夜勤の看護職員が最小必要数を超えた3人以上である場合に限る。
1　看護職員夜間12対1配置加算					
イ　看護職員夜間12対1配置加算1	看職12夜1			110	
ロ　看護職員夜間12対1配置加算2	看職12夜2			90	
2　看護職員夜間16対1配置加算					
イ　看護職員夜間16対1配置加算1	看職16夜1			70	
ロ　看護職員夜間16対1配置加算2	看職16夜2			45	
A 208　乳幼児加算・幼児加算○		不要	1日につき		
〈注加算〉 注1) 乳幼児加算	乳				・3歳未満の乳幼児が入院した場合に加算する。・産婦又は生母の入院に伴って健康な乳幼児を在院させた場合は算定できない。
イ　病院				333	
ロ　特別入院基本料等算定病院				289	
ハ　診療所				289	
注2) 幼児加算	幼				・3歳以上6歳未満の幼児が入院した場合に加算する。・産婦又は生母の入院に伴って健康な幼児を在院させた場合は算定できない。
イ　病院				283	
ロ　特別入院基本料等算定病院				239	
ハ　診療所				239	
A 209　特定感染症入院医療管理加算	特感管	不要	1日につき		・感染症法に規定する三類感染症の患者，四類感染症の患者，五類感染症の患者，指定感染症の患者，これらの疑似症患者のうち感染対策が特に必要なものに対して，適切な感染防止対策を実施した場合に，1入院に限り7日（他の患者への感染のおそれが明らかに高く，策の必要性が特に認められる患者を除く）を限度として算定する。ただし，疑似症患者については，初日に限り所定点数に加算する。
1　治療室の場合				200	
2　それ以外の場合				100	
A 210　難病等特別入院診療加算○		不要	1日につき		
1　難病患者等入院診療加算	難入			250	・A 211との併算定不可・多発性硬化症，重症筋無力症，スモン，筋萎縮性側索硬化症，脊髄小脳変性症，ハンチントン病，パーキンソン病関連疾患（進行性核上性麻痺，大脳皮質基底核変性症，パーキンソン病），多系統萎縮症（線条体黒質変性症，オリーブ橋小脳萎縮症，シャイ・ドレーガー症候群），プリオン病，亜急性硬化性全脳炎，ライソゾーム病，副腎白質ジストロフィー，脊髄性筋萎縮症，球脊髄性筋萎縮症，慢性炎症性脱髄性多発神経炎，メチシリン耐性黄色ブドウ球菌感染症（開胸心手術又は直腸悪性腫瘍手術後に発症したものに限る），後天性免疫不全症候群（HIV感染を含む），多剤耐性結核を主病とし，日常生活動作に著しい支障をきたす状態の患者について算定する（ただし，後天性免疫不全症候群については罹患しているもの，パーキンソン病については

注○：**特別入院基本料等**でも算定可。それ以外は**特別入院基本料等**では算定不可

項　　目	略号	届出	単位	点数	算　定　要　件
					ホーエン・ヤールの重症度分類ステージ3以上で生活機能障害度II度又はIII度に限り算定する）。 ・多剤耐性結核を主病とする患者にあっては，治療上の必要があって，適切な陰圧管理を行うために必要な構造及び設備を有する病室に入院している状態の患者に対し算定する。
2　二類感染症患者入院診療加算	二感入	不要	1日につき	250	・第二種感染症指定医療機関における二類感染症，新型インフルエンザ等感染症の患者及びその疑似症患者に算定する。
A211　特殊疾患入院施設管理加算○	特疾	届	1日につき	350	①重度の肢体不自由児（者），脊髄損傷等の重度障害者，重度の意識障害者，筋ジストロフィー患者，神経難病患者等を7割以上入院させている一般病棟（障害者施設等），精神病棟，有床診療所（一般病床）で算定する。 ②当該病棟の入院患者に対する看護職員及び看護補助者の数は10：1以上であること（夜勤は看護職員1を含む2以上。有床診療所では看護職員15：1以上，うち看護師4割以上）。 ③A210難病等特別入院診療加算との併算定はできない。
A212　超重症児（者）入院診療加算・準超重症児（者）入院診療加算○		不要	1日につき		
1　超重症児（者）入院診療加算 　イ　6歳未満の場合 　ロ　6歳以上の場合	超重症			800 400	「1」について ①介助によらなければ座位が保持できず，人工呼吸器等の特別の医学的管理が必要な状態が6月以上又は新生児期から継続している状態の患者であること。 ②超重症児（者）の判定基準（呼吸管理，食事機能，消化器症状の有無等）のスコアが25点以上の場合に加算する。 ③自宅から入院してきた患者又は他院から転院してきた患者で，A301特定集中治療室管理料の「注2」の小児加算・A301-4小児特定集中治療室管理料・A302新生児特定集中治療室管理料・A302-2新生児特定集中治療室重症児対応体制強化管理料・A303「2」新生児集中治療室管理料を算定したことのある患者の場合は，入院日から5日を限度にして，救急・在宅重症児（者）受入加算として，1日につき更に**200点**を加算する。 ④一般病棟に入院している患者（A106障害者施設等入院基本料，A306特殊疾患入院医療管理料，A309特殊疾患病棟入院料の算定患者は除く）について，入院日から起算して，90日を限度として所定点数に加算する。
2　準超重症児（者）入院診療加算 　イ　6歳未満の場合 　ロ　6歳以上の場合	準超重症			200 100	「2」について ①上記①に準ずる状態 ②超重症児（者）の判定基準のスコアが10点以上の場合に加算する。 ③自宅から入院してきた患者又は他院から転院してきた患者で，A301特定集中治療室管理料の「注2」の小児加算・A301-4小児特定集中治療室管理料・A302新生児特定集中治療室管理料・A302-2新生児特定集中治療室重症児対応体制強化管理料・A303「2」の新生児集中治療室管理料を算定したことのある患者の場合は，入院日から5日を限度にして，救急・在宅重症児（者）受入加算として，1日につき更に**200点**を加算する。 ④一般病棟に入院している患者（A106障害者施設等入院基本料，A306特殊疾患入院医療管理料，A309特殊疾患病棟入院料の算定患者は除く）について，入院日から起算して，90日を限度として所定点数に加算する。
〈注加算〉 注3）救急・在宅重症児（者）受入加算	救在重受			+200	
A213　看護配置加算	看配	届	1日につき	25	・看護師比率40%以上と規定されている病棟全体において，その比率が70%超の場合に加算する。
A214　看護補助加算		届	1日につき		
1　看護補助加算1	補1			141	→イ．当該病棟において，1日に看護補助を行う看護補助者の数は，常時，当該病棟の入院患者の数が30又はその端数を増すごとに1に相当する数以上であること。 ロ．看護補助者の配置基準に主として事務的業務を行う看護補助者を含む場合は，1日に事務的業務を行う看護補助者の数は，常時，当該病棟の入院患者の数が200又はその端数を増すごとに1に相当する数以下であること。 ハ．次のいずれかに該当すること。 　①地域一般入院料1若しくは地域一般入院料2を算定する病棟又は13対1入院基本料を算定する病棟にあっては，一般病棟用の重症度，医療・看護必要度Iの基準を満たす患者を4分以上入院させる病棟であること。 　②診療内容に関するデータを適切に提出できる体制が整備された保険医療機関であって，地域一般入院料1若しくは地域一般入

注）○：**特別入院基本料等**でも算定可。それ以外は**特別入院基本料等**では算定不可

入院加算（左欄縦書き）

入院
加算

項　目	略号	届出	単位	点数	算　定　要　件
					院料2を算定する病棟又は13対1入院基本料を算定する病棟にあっては，一般病棟用の重症度，医療・看護必要度Ⅱの基準を満たす患者を3分以上入院させる病棟であること。③地域一般入院料3，15対1入院基本料，18対1入院基本料又は20対1入院基本料を算定する病棟であること。ニ．看護職員及び看護補助者の業務分担及び協働に資する十分な体制が整備されていること。
2　看護補助加算2	補2			116	→地域一般入院基本料，13：1入院基本料，15：1入院基本料，18：1入院基本料，20：1入院基本料を算定する病棟で，看護補助者の数が常時，当該病棟の入院患者の数が50又はその端数を増すごとに1以上であること（50：1）。
3　看護補助加算3	補3			88	→地域一般入院基本料，13：1入院基本料，15：1入院基本料，18：1入院基本料，20：1入院基本料を算定する病棟で，看護補助者の数が常時，当該病棟の入院患者数が75又はその端数を増すごとに1以上であること（75：1）。
〈注加算〉 注2）夜間75対1看護補助加算（入院日から20日限度）	夜75補	届		+55	→施設基準に適合する届出病棟に入院している患者については，夜間75対1看護補助加算として，入院した日から起算して20日を限度として55点を更に所定点数に加算する。
注3）夜間看護体制加算	夜看補	届	入院初日のみ	+176	→夜間における看護業務の体制につき施設基準に適合の届出病棟に入院している患者については，夜間看護体制加算として，入院初日に限り176点を更に所定点数に加算する。
注4）看護補助体制充実加算		届	1日につき		→看護職員の負担の軽減及び処遇の改善を図るための看護業務の補助に係る十分な体制の施設基準適合の届出病棟に入院している患者について看護補助体制充実加算を更に加算する。ただし，身体的拘束を実施した日は，看護補助体制充実加算2で算定する。
イ　看護補助体制充実加算1	補看充1			+20	
ロ　看護補助体制充実加算2	補看充2			+5	
A215・216・217　削除					
A218　地域加算○	摘要欄にのみ記載	不要	1日につき		
1　1級地				18	東京都（特別区）　（詳細はp.78参照）
2　2級地				15	東京都（武蔵野市・国分寺市・狛江市他），神奈川県（横浜市他），大阪府（大阪市・守口市）他（p.78）
3　3級地				14	茨城県（守谷市），埼玉県（さいたま市，志木市），千葉県（千葉市，成田市），東京都（八王子市，府中市他）他（p.78）
4　4級地				11	千葉県（船橋市・浦安市），東京都（立川市），神奈川県（藤沢市・相模原市）他（p.78）
5　5級地				9	京都府（京都市），奈良県（大和郡山市他），宮城県（多賀城市），茨城県（日立市，水戸市他），埼玉県（坂戸市）他（p.78）
6　6級地				5	宮城県（仙台市）他（p.78）
7　7級地				3	北海道（札幌市）他（p.78）
A218-2　離島加算○	摘要欄にのみ記載	不要	1日につき	18	・離島における入院医療の応需体制を確保する必要があることから，奄美群島や小笠原諸島の地域などに所在する保険医療機関において入院基本料，特定入院料の加算として算定する。
A219　療養環境加算○	環境	届	1日につき	25	・1床当たり8m²以上の病室（差額ベッドは除く）に入院する患者に加算する。
A220　HIV感染者療養環境特別加算○	感染特	不要	1日につき		①後天性免疫不全症候群の病原体に感染している患者を個室又は2人室に入院させた場合に加算する。②A221-2小児療養環境特別加算，A224無菌治療室管理加算との併算定はできない。
1　個室				350	
2　2人部屋				150	
A220-2　特定感染症患者療養環境特別加算		不要	1日につき		・感染症法に規定する感染症，疑似症の入院患者で個室又は陰圧室に入院させる必要性が特に高い患者〔入院基本料（特別入院基本料等を含む）又は特定入院料のうち，特定感染症患者療養環境特別加算を算定している患者に限る〕に，個室又は陰圧室に必要上入院させた場合に，個室加算又は陰圧室加算として，それぞれ所定点数に加算する。ただし，疑似症患者については，初日に限り所定点数に加算する。【感染症法第6条に規定】「イ」二類感染症，「ロ」三類感染症，「ハ」四類感染症，「ニ」五類感染症，「ホ」新型インフルエンザ等感染症，「ヘ」指定感染症
1　個室加算	個室			300	
2　陰圧室加算	陰圧			200	
A221　重症者等療養環境特別加算	重境	届	1日につき		①病状が重篤で絶対安静又は手術・知的障害のため常時監視を要する患者に，個室もしくは2人室にて随時適切な看護・介助を行った場合に加算する。②A221-2小児療養環境特別加算，A224無菌治療室管理加算との併算定はできない。
1　個室の場合				300	
2　2人部屋の場合				150	
A221-2　小児療養環境特別加算○	小環特	不要	1日につき	300	①15歳未満の感染症等による個室での管理等が必要な患者が対象（月の途中で15歳になった場合，同月中は算定できる）。

注○：特別入院基本料等でも算定可。それ以外は特別入院基本料等では算定不可

入院
加算

項目	略号	届出	単位	点数	算定要件
					〔加算対象患者〕 ・麻疹等の感染症に罹患しており他者への感染の危険性が高い患者 ・易感染性により感染症罹患の危険性が高い患者 ②A 220 HIV 感染者療養環境特別加算・A 221 重症者等療養環境特別加算・A 224 無菌治療室管理加算との併算定はできない。
A 222　療養病棟療養環境加算		届	1日につき		・長期療養に適した施設等，療養環境に対する評価であり，届出を行っている病棟に入院している患者に加算する。
1　療養病棟療養環境加算1	療環1			132	〔療環1の施設基準〕 ・①1 病室 4 床以下，②患者 1 人当たり病室床面積 6.4m² 以上，③廊下幅 1.8m（両側居室の場合 2.7m）以上，④40m² 以上の機能訓練室，⑤1 人当たり 1m² 以上の食堂，⑥談話室（食堂と兼用可），⑦身体不自由者のための浴室，⑧1 人当たり 16m² 以上の病棟床面積の環境評価。
2　療養病棟療養環境加算2	療環2			115	〔療環2の施設基準〕 　上記①～⑦を満たしていること。
A 222-2　療養病棟療養環境改善加算		届	1日につき		・長期療養に適した療養環境の整備に資する取り組みを総合的に評価したもの。 ・患者から特別の料金徴収を行っている場合は算定できない。
1　療養病棟療養環境改善加算1	療改1			80	〔施設基準〕 療養病棟療養環境改善加算 1→①1 病室 4 床以下，②患者 1 人当たり病室床面積 6.4m² 以上，③40m² 以上の機能訓練室，④1 人当たり 1m² 以上の食堂，⑤談話室（食堂と兼用可），⑥身体不自由者のための浴室，⑦算定期間は，当該病棟の増築または全面的改築を行うまでの間。
2　療養病棟療養環境改善加算2	療改2			20	療養病棟療養環境改善加算 2→①上記④～⑥を満たしていること，②患者 1 人あたり病室床面積 6.0m² 以上，③機能訓練室があること，④加算対象病棟は 2012 年 3 月 31 日時点で，療養病棟療養環境加算 4 の届出病棟のみ，⑤算定期間は，当該病棟の増築または全面的改築を行うまでの間。
A 223　診療所療養病床療養環境加算	診環	届	1日につき	100	・長期療養に適した施設等，療養環境に対する評価であり，届出を行っている診療所に入院している患者に加算する。 ・①1 病室 4 床以下，②患者 1 人当たり病室床面積 6.4m² 以上，③廊下幅 1.8m（両側居室の場合 2.7m）以上，④機能訓練室があること，⑤1 人当たり 1m² 以上の食堂，⑥談話室（食堂と兼用可），⑦身体不自由者のための浴室等の環境評価。
A 223-2　診療所療養病床療養環境改善加算	診環改	届	1日につき	35	・長期療養に適した療養環境の整備に資する取り組みを総合的に評価したもの。 ・患者から特別の料金を徴収している場合は算定できない。 〔施設基準〕 ①療養病床を単位とする，②患者 1 人当たり病室床面積 6.0m² 以上，③機能訓練室があること，④加算対象病床は 2012 年 3 月 31 日時点で診療所療養病床療養環境加算 2 を算定していること，⑤算定期間は，当該病床の増築または全面的改築を行うまでの間。
A 224　無菌治療室管理加算		届	1日につき（90 日限度）		①自家発電装置を有する病院・診療所において加算する。②滅菌水の供給が常時可能であること。③白血病，再生不良性貧血，骨髄異形成症候群，重症複合型免疫不全症等の患者に対して，必要があって無菌治療室〔空気清浄度 ISO クラス 6 以上（「2」は ISO クラス 7 以上）〕管理を行った場合に算定する。
1　無菌治療室管理加算1	無菌1			3000	
2　無菌治療室管理加算2	無菌2			2000	④A 220 HIV 感染者療養環境特別加算・A 221 重症者等療養環境特別加算・A 221-2 小児療養環境特別加算の併算定は不可。
A 225　放射線治療病室管理加算○		届	1日につき		・密封小線源，治療用放射性同位元素により治療中の悪性腫瘍の患者に，必要な病室管理を行った場合に加算する。
1　治療用放射性同位元素による治療の場合	放室1			6370	・「1」は，施設基準適合届出の病室で，治療上の必要で放射線治療病室管理が行われた入院患者〔第 1 節の入院基本料（特別入院基本料等を含む）又は第 3 節の特定入院料のうち，放射線治療病室管理加算を算定している患者で，治療用放射性同位元素による治療が行われたものに限る〕について，所定点数に加算する。
2　密封小線源による治療の場合	放室2			2200	・「2」は，施設基準適合届出の病室で，治療上の必要で放射線治療病室管理が行われた入院患者〔第 1 節の入院基本料（特別入院基本料等を含む）又は第 3 節の特定入院料のうち，放射線治療病室管理加算を算定している患者で，密封小線源による治療が行われたものに限る〕について，所定点数に加算する。
A 226　重症皮膚潰瘍管理加算○	重皮潰	不要	1日につき	18	・算定した場合は，患者の皮膚潰瘍に係る Shea の分類を「摘要欄」に記載する。 ①皮膚潰瘍（Shea）の分類Ⅲ度以上の重症な皮膚潰瘍の患者につき加算する。 ②皮膚泌尿器科・皮膚科・形成外科のいずれかの標榜医療機関で担当医が管理する。
A 226-2　緩和ケア診療加算	緩和	届	1日につき	390	①悪性腫瘍・後天性免疫不全症候群又は末期心不全の患者が対象。 ②医師 2 名・看護師 1 名，薬剤師 1 名による 4 名の緩和ケアチーム（身

注 ○：特別入院基本料等でも算定可。それ以外は特別入院基本料等では算定不可

入院
加算

項　　　目	略号	届出	単位	点数	算　定　要　件
					体症状・精神症状の緩和を担当する専任の常勤医師各1名，緩和ケアの経験を有する専任の常勤看護師1名並びに薬剤師1名）の診療体制の設置が要件。 ③初回診療時には，緩和ケア診療実施計画書を作成すること。 ④がん診療連携拠点病院，日本医療機能評価機構等の医療機能評価を受けている病院又はそれに準ずる病院等であること。
〈注加算〉 注2）緩和ケア診療加算（特定地域）	緩和地域	届		+200	・医療提供体制確保のため厚労大臣が定めた地域に所在する医療機関は，A 226-2 の届出が無くとも緩和ケア診療加算（特定地域）として200点が算定できる。
注3）小児加算（15歳未満） 注4）個別栄養食事管理加算	小緩和 栄養緩和	不要		+100 +70	・患者が15歳未満の場合は更に所定点数に100点加算する ・緩和ケアを要する患者に対して，緩和ケアに係る必要な栄養食事管理を行った場合には，個別栄養食事管理加算として70点をさらに所定点数に加算する。
A 226-3　有床診療所緩和ケア診療加算	診緩和	届	1日につき	250	・施設適合届出の診療所において，緩和ケアを要する患者に対して必要な診療を行ったときに加算する。
A 226-4　小児緩和ケア診療加算	小児緩和	届	1日につき	700	・施設基準適合の届出医療機関において，緩和ケアを要する15歳未満の小児に対して，必要な診療を行った場合に，患者〔入院基本料（特別入院基本料等を除く）又は特定入院料のうち小児緩和ケア診療加算を算定できるものに限る〕について，所定点数に加算する。この場合，A 226-2 緩和ケア診療加算は別に算定できない。
〈注加算〉 注2）小児個別栄養食事管理加算	小栄管			+70	・緩和ケアに係る必要な栄養食事管理を行った場合には，小児個別栄養食事管理加算として，70点を更に所定点数に加算する。
A 227　精神科措置入院診療加算○	精措	不要	入院初日	2500	・精神保健福祉法により，措置入院となった患者に対し初日に加算する。
A 228　精神科応急入院施設管理加算○	精応	届	入院初日	2500	①精神保健福祉法に規定する精神科病院に，応急入院している患者等に対して加算する。 ②看護職員，看護補助者の対入院患者比20対1以上，夜勤看護職員・看護補助者が2以上（看護職員1以上），看護職員比率8割以上（看護師2割以上）。応急入院後，措置入院となった場合はA 227 を算定する。 ・算定した日が入院年月日と異なる場合は算定した入院年月日を「摘要欄」に記載する。
A 229　精神科隔離室管理加算○	精隔	不要	1日につき	220	①精神科標榜の病院で，精神保健福祉法により，精神障害の患者を隔離した場合に加算する。 ②①において隔離した場合は，連続する月に7日を限度に加算する。 ③隔離時間が12時間以下の場合や患者本人の意思に基づいて隔離を行った場合には算定できない。 ④A 228 精神科応急入院施設管理加算を算定した患者には当該入院中は算定できない。 ⑤A 227 精神科措置入院診療加算の算定日には，算定できない。
A 230　精神病棟入院時医学管理加算○	精医管	届	1日につき	5	①精神科救急医療施設において加算する。 ②精神病棟で，医療法施行規則の規定による標準以上の医師数を配置している病棟に入院している患者に対し加算する。 ③A 200 総合入院体制加算は算定不可。
A 230-2　精神科地域移行実施加算○	精移	届	1日につき	20	・精神障害者の退院支援に専従する精神保健福祉士を配置した専門部署を設置した精神病棟で，入院期間が5年超の患者に対し退院調整をし計画的に地域移行を進めた場合（1年間に5％以上減少させた場合），申請より1年間この加算が算定できる。 ・期中に目標値を下回った場合は，1年で加算終了。退院患者の実績数には退院後3カ月以内に再入院した患者の数は含まれない。
A 230-3　精神科身体合併症管理加算○ 1　7日以内 2　8日以上15日以内	精身	届	1日につき （治療開始から15日を限度）	450 300	・精神病棟に入院している患者で，精神疾患，身体疾患の両方について，精神科を担当する医師と内科又は外科を担当する医師が協力し，治療を行った場合に加算できる。 ①精神科を標榜する病院であり，当該病棟に専任の内科又は外科の医師が1名以上配置されている。 ②A 103 精神病棟入院基本料（10対1，13対1，15対1），A 104 特定機能病院入院基本料（精神病棟である7対1，10対1，13対1，15対1），A 311 精神科救急急性期医療入院料，A 311-2 精神科急性期治療病棟入院料，A 311-3 精神科救急合併症入院料，A 314 認知症治療病棟入院料及び A 315 精神科地域包括ケア病棟入院料のいずれかを算定している病棟。 ③精神科以外の診療科を有する医療体制との連携（他医療機関含む）が確保されている。 ・下記疾患の治療開始日から起算して15日を限度として，同一月に同一疾患に対して，1回に限り算定する。 〔対象患者〕

注○：**特別入院基本料等**でも算定可。それ以外は**特別入院基本料等**では算定不可

入院
加算

項　目	略号	届出	単位	点数	算定要件
					①呼吸器疾患（肺炎・喘息発作・肺気腫等），②心疾患（心不全・虚血性心疾患・不整脈），③骨折，④脊髄損傷，⑤重篤な内分泌・代謝性疾患，⑥重篤な栄養障害，⑦意識障害，⑧全身感染症，⑨中枢神経系の感染症，⑩急性腹症，⑪劇症肝炎・重症急性膵炎，⑫悪性症候群・横紋筋融解症，⑬広範囲熱傷，⑭悪性腫瘍，⑮透析導入時，⑯重篤な血液疾患，⑰急性・重篤な腎疾患，⑱手術を必要とする状態，⑲膠原病，⑳妊産婦，㉑指定難病——の患者
A 230-4　精神科リエゾンチーム加算	精リエ	⑭	週1回	300	・精神科の医師・看護師・精神保健福祉士等が共同して，患者の精神症状の評価等の必要な診療を行った場合に加算する。1週間当たりの算定患者数は1チームにつき概ね30人以内とする。 〔加算対象患者〕 　せん妄や抑うつを有する患者，精神疾患を有する患者，自殺企図により入院した患者 ・A 247 認知症ケア加算1は別に算定できない。 ・算定日を「摘要欄」に記載する。
A 231　削除					
A 231-2　強度行動障害入院医療管理加算	強行	不要	1日につき	300	・強度行動障害スコア10点以上かつ医療度スコア24点以上の患者に，障害者施設等入院基本料，児童・思春期精神科入院医療管理料算定病棟で算定。 ・算定した場合は，強度行動障害スコア及び医療度判定スコア値を「摘要欄」に記載する。
A 231-3　依存症入院医療管理加算	依存	⑭	1日につき		・アルコール依存症又は薬物依存症の診療を行うにつき必要な体制が整備されている施設基準適合の届出医療機関で算定できる。
1　30日以内			（60日限度）	200	・対象患者は，入院治療が必要なアルコール依存症の患者又は薬物依存症の入院患者
2　31日以上60日以内				100	・入院した日から起算して60日を限度として，当該患者の入院期間に応じ，それぞれ所定点数に加算する
A 231-4　摂食障害入院医療管理加算	摂障	⑭	1日につき		・摂食障害による体重減少によりBMI15未満の患者に，計画的な専門治療を行った場合に算定。
1　30日以内			（60日限度）	200	・算定を開始した場合は，入院時のBMI値を「摘要欄」に記載する。 ①摂食障害の新規入院患者が年間1人以上。
2　31日以上60日以内				100	②専門治療の経験を有する常勤医師，公認心理師，管理栄養士を各1名以上配置。
A 232　がん拠点病院加算		不要	入院初日		①がん診療連携拠点病院，特定領域がん診療連携拠点病院の指定を受け，キャンサーボードを設置していること。
1　がん診療連携拠点病院加算	がん診				②他の医療機関等からの紹介で入院してきた悪性腫瘍の疑いがあるとされた患者（最終的に悪性腫瘍と診断された患者に限る）又は悪性腫瘍患者（入院基本料，特定入院料又は短期滞在手術等基本料のうち，がん拠点病院加算を算定できるものを現に算定している患者に限る）が対象。
イ　がん診療連携拠点病院				500	③紹介により当該がん診療連携拠点病院，地域がん診療病院，小児がん拠点病院に入院した患者について，入院初日に1回に限り算定する（入院期間が通算される再入院の初日は算定不可）。なお，悪性腫瘍の疑いで入院し，悪性腫瘍と診断された患者については，入院初日に限らず，確定診断を行った日に算定する（悪性腫瘍以外の疾患で紹介された患者で，悪性腫瘍と診断された場合は対象外）。
ロ　地域がん診療病院				300	
2　小児がん拠点病院加算	小児がん			750	
〈注加算〉 注2）がんゲノム拠点病院加算				+250	④B 005-6-3 がん治療連携管理料との併算定はできない。 ⑤施設基準を満たす医療機関に他の保険医療機関等からの紹介により入院した悪性腫瘍と診断された患者，（入院基本料，特定入院料又は短期滞在手術等基本料のうち，がん拠点病院加算を算定できるものを現に算定している患者に限る）については，「1」の「イ」又は「ロ」の当該加算の点数に代えて，それぞれ300点又は100点を所定点数に加算する。 ・算定した入院年月日が「入院年月日」の項と異なる場合は算定した入院年月日を「摘要欄」に記載する。 ・がんゲノム医療中核拠点病院又はがんゲノム医療拠点病院の指定を受けている医療機関で，ゲノム情報を用いたがん医療を提供する保険医療機関に入院している患者には，がんゲノム拠点病院加算として250点を更に加算する。
A 233　リハビリテーション・栄養・口腔連携体制加算	リ栄口	⑭	1日につき	120	・リハビリテーション，栄養管理及び口腔管理を連携・推進する体制につき施設基準適合の届出病棟の入院患者〔急性期一般入院基本料，特定機能病院入院基本料（一般病棟に限る）又は専門病院入院基本料（7対1入院基本料又は10対1入院基本料に限る）を算定している患者に限る〕について，リハビリテーション，栄養管理及び口腔管理の計画を作成した日から14日を限度として所定点数に加算する。この場合，A 233-2 栄養サポートチーム加算は別に算定できない。
A 233-2　栄養サポートチーム加算	栄サ	⑭	週1回	200	・栄養管理を必要とする患者に，多職種からなる栄養サポートチームが診療した場合に算定。 ・算定した場合は，算定日を「摘要欄」に記載する。
〈注加算〉 注2）栄養サポートチーム加算（特定地	栄サ地域	⑭		+100	・チームは，専任の常勤医師・常勤看護師・常勤薬剤師・常勤管理栄養士で構成（いずれか1名は専従）。チーム全員が研修を要し受講時間

㉑○：特別入院基本料等でも算定可。それ以外は特別入院基本料等では算定不可

入院
加算

項　　目	略号	届出	単位	点数	算　定　要　件
（域）					・は医師 10 時間以上，その他は 40 時間以上を要す。 ・療養病棟入院基本料，結核病棟入院基本料，精神病棟入院基本料又は特定機能病院入院基本料（結核病棟又は精神病棟に限る）を算定している患者については，入院日から 1 月以内は週 1 回，1 月を超え 6 月以内は月 1 回とする。障害者施設等入院基本料を算定している患者については月 1 回。 ・B 001「10」入院栄養食事指導料，B 001「11」集団栄養食事指導料，B 001-2-3 乳幼児育児栄養指導料との併算定不可。 ・医療提供体制確保のため厚労大臣が定めた地域に所在する医療機関は，A 233-2 の届出が無くとも栄養サポートチーム加算（特定地域）として 100 点を加算することができる。
注3）歯科医師連携加算	歯連			+50	・歯科医師が，必要な診療を保険医等と共同して行った場合は，歯科医師連携加算として，50 点を更に所定点数に加算する。
A 234　医療安全対策加算		届	入院初日		①医療安全管理部門の設置。人員配置要件で「1」は専従（兼任不可），「2」は専任（兼任可）。
1　医療安全対策加算 1	安全1			85	②①に所属する専従（「1」）もしくは専任（「2」）の医療安全管理者（薬剤師，看護師等）の配置。
イ　医療安全対策地域連携加算 1	安全地連1			+50	③診療部門，薬剤部門，看護部門，事務部門等すべての部門の専任の職員の配置。
2　医療安全対策加算 2	安全2			30	④患者相談窓口の設置など。
ロ　医療安全対策地域連携加算 2	安全地2			+20	・医療安全対策加算を算定する複数の医療機関（特定機能病院以外の医療機関）の連携を評価するもので，「イ」医療安全対策地域連携加算 1 は，「1」の届出機関で算定し，「ロ」医療安全対策地域連携加算 2 は，「2」の届出機関で算定する。 ・算定した日が入院年月日と異なる場合は算定した入院年月日を「摘要欄」に記載する。
A 234-2　感染対策向上加算		届	入院初日		・組織的な感染防止対策の施設基準適合の届出保険医療機関に入院している患者〔第 1 節の入院基本料（特別入院基本料等を除く），第 3 節の特定入院料又は第 4 節の短期滞在手術等基本料のうち，感染対策向上加算を算定している患者に限る〕について，当該基準に係る区分に従い，入院初日に限り（3 については，入院初日及び入院期間が 90 日を超えるごとに 1 回）それぞれ所定点数に加算する。
1　感染対策向上加算 1	感向1			710	
2　感染対策向上加算 2	感向2			175	
3　感染対策向上加算 3	感向3			75	
〈注加算〉 注2）指導強化加算（1 のみ）	感指	届		+30	＊感染症対策医療機関間の連携体制の施設基準適合の届出保険医療機関に入院している患者について加算する。 ・「1」を算定する場合は，指導強化加算として，30 点を更に所定点数に加算する。
注3）連携強化加算（2 または 3）	感連	届		+30	・「2」又は「3」を算定する場合は，連携強化加算として，30 点を更に所定点数に加算する。
注4）サーベイランス強化加算（2 または 3）	感サ	届		+3	・「2」又は「3」を算定する場合は，サーベイランス強化加算として，3 点を更に所定点数に加算する。
注5）抗菌薬適正使用体制加算	抗菌適	届		+5	・感染対策向上加算を算定する場合，施設基準適合の届出医療機関の入院患者には，抗菌薬適正使用体制加算として，5 点を更に所定点数に加算する。
A 234-3　患者サポート体制充実加算	患サポ	届	入院初日	70	・医療従事者と患者等との対話を促進し，良好な関係を築くため患者支援体制の整備に対し評価したもの。 ・窓口には専任の看護師，社会福祉士等が配置されていること。 ・A 232 がん拠点病院加算を算定している場合は算定できない。
A 234-4　重症患者初期支援充実加算	重支	届	1 日につき（3 日限度）	300	・特に重篤な患者及びその家族等に対する支援体制につき施設基準適合の届出保険医療機関に入院している患者（第 3 節の特定入院料のうち，重症患者初期支援充実加算を算定している患者に限る）について，入院した日から起算して 3 日を限度として所定点数に加算する。
A 234-5　報告書管理体制加算	報管	届	退院時1回	7	・組織的な医療安全対策の実施状況の確認につき施設基準適合の届出保険医療機関に入院中に第 4 部画像診断又は第 13 部病理診断に掲げる診療料を算定したもの〔第 1 節の入院基本料（特別入院基本料等を除く）又は第 3 節の特定入院料のうち，報告書管理体制加算を算定している患者に限る〕について，退院時 1 回に限り，所定点数に加算する。
A 235　削除					
A 236　褥瘡ハイリスク患者ケア加算	褥ハイ	届	入院中1回	500	①専従の褥瘡管理者（褥瘡ハイリスク患者のケアに 5 年以上の経験をもつ看護師等）の配置。
〈注加算〉 注2）褥瘡ハイリスク患者ケア加算（特定地域）	褥ハ地域	届		+250	②個別の患者ごとにリスクアセスメントを行い，必要な患者に褥瘡の発生予防等に関する計画を作成し，重点的な褥瘡ケアを継続的に実施した場合に加算する。 ③厚生労働大臣が定めた地域に所在する届出医療機関については，上記の届出の有無にかかわらず，褥瘡ハイリスク患者ケア加算（特定地域）として 250 点を所定点数に加算することができる。 ・算定した日が入院年月日と異なる場合は算定した入院年月日を「摘要欄」に記載する。
A 236-2　ハイリスク妊娠管理加算	ハイ妊娠	届	1 日につき	1200	・1 入院に限り 20 日を限度として加算する。1 入院期間中に A 237 ハイリスク分娩等管理加算と組合せで通算 28 日算定可能。

項　　目	略号	届出	単位	点数	算　定　要　件
			(20日限度)		〔加算対象者〕 ①妊娠22週～32週未満の早産 ②妊娠高血圧症候群重症 ③前置胎盤（妊娠28週以降で出血等の症状を伴うもの） ④妊娠30週未満の切迫早産（子宮収縮，子宮出血，頸管の開大，短縮又は軟化のいずれかの兆候を示すもの） ⑤多胎妊娠 ⑥子宮内胎児発育遅延 ⑦心疾患（治療中） ⑧糖尿病（治療中） ⑨甲状腺疾患（治療中） ⑩腎疾患（治療中） ⑪膠原病（治療中） ⑫特発性血小板減少性紫斑病（治療中） ⑬白血病（治療中） ⑭血友病（治療中） ⑮出血傾向のある状態（治療中） ⑯HIV陽性 ⑰Rh不適合 ⑱当該妊娠中に帝王切開術以外の開腹手術（腹腔鏡による手術を含む）を行った又は行う予定のある患者 ⑲精神疾患（精神療法が実施されているもの） ・産婦人科又は産科の医師が1名以上配置されていること。
A237 ハイリスク分娩等管理加算		届	1日につき（8日限度）		・「1」を算定する場合は，施設基準適合の届出医療機関が，別に厚生労働大臣が定める患者〔第1節の入院基本料（特別入院基本料等を除く）又は第3節の特定入院料のうち，ハイリスク分娩管理加算を算定している患者に限る〕について，分娩を伴う入院中にハイリスク分娩管理を行った場合に，1入院に限り8日を限度として加算する。 ・「2」を算定する場合は，施設基準適合の届出保険医療機関が，別に厚生労働大臣が定める患者〔第1節の入院基本料（特別入院基本料等を除く）のうち，地域連携分娩管理加算を算定している患者に限る〕について，分娩を伴う入院中に地域連携分娩管理を行った場合に，1入院に限り8日を限度として加算する。 ・「1」と「2」と同一日に行うハイリスク妊娠管理に係る費用は，1又は2に含まれる。
1　ハイリスク分娩管理加算	ハイ分娩			3200	
2　地域連携分娩管理加算	地分娩			3200	
A238～A238-5 削除					
A238-6 精神科救急搬送患者地域連携紹介加算	精救紹	届	退院時1回	1000	・施設基準適合医療機関に緊急入院した患者について，入院日から60日以内に患者の診療情報を文書により提供した上で，他院に転院させた場合に，退院時に1回に限り加算する。
A238-7 精神科救急搬送患者地域連携受入加算	精救受	届	入院初日	2000	・他の医療機関でA238-6精神科救急搬送患者地域連携紹介加算を算定した患者を入院させた場合，入院初日に限り加算する。
A238-8～A241 削除					
A242 呼吸ケアチーム加算	呼ケア	届	週1回	150	・専任医師，専任看護師，専任臨床工学技士，専任理学療法士の4名からなるチームを設置し，48時間以上装着している人工呼吸器を離脱するために診療した場合に算定（入院又は装着から1月以内に限る）。 ・算定した場合は，算定日を「摘要欄」に記載する。 ・B011-4医療機器安全管理料の「1」は算定できない。
A242-2 術後疼痛管理チーム加算	術疼管	届	1日につき	100	・施設基準適合の届出医療機関において，L008マスク又は気管内挿管による閉鎖循環式全身麻酔を伴う手術を行った患者で，継続して手術後の疼痛管理を要するものに対して，当該医療機関の麻酔に従事する医師，看護師，薬剤師等が共同して疼痛管理を行った場合に，当該患者〔第1節の入院基本料（特別入院基本料等を除く）又は第3節の特定入院料のうち，術後疼痛管理チーム加算を算定している患者に限る〕について，手術日の翌日から起算して3日を限度として加算する。
A243 後発医薬品使用体制加算○		届	入院初日		〔後発医薬品使用体制加算の施設基準〕 ・「1」は規格単位数量に占める後発医薬品の規格単位数量割合が90％以上，「2」は85％以上90％未満，「3」は75％以上85％未満。 ・後発品使用に積極的に取り組んでいることを院内に掲示し，原則としてウェブサイトに掲載していること。
1　後発医薬品使用体制加算1	後使1			87	
2　後発医薬品使用体制加算2	後使2			82	
3　後発医薬品使用体制加算3	後使3			77	
A243-2 バイオ後続品使用体制加算	バイオ体制	届	入院初日	100	・施設基準適合の届出医療機関の入院患者〔第1節の入院基本料（特別入院基本料等含む）又は第3節の特定入院料のうち，バイオ後続品使用体制加算を算定できるものを現に算定している患者に限る〕であって，バイオ後続品のある先発バイオ医薬品（バイオ後続品の適応のない患者に対して使用する先発バイオ医薬品は除く）及びバイオ後続品を使用する患者について。

⑪○：特別入院基本料等でも算定可。それ以外は**特別入院基本料等では算定不可**

入院
加算

項　目	略号	届出	単位	点数	算　定　要　件
A 244　病棟薬剤業務実施加算		届			・入院患者について，薬剤師が病棟等において病院勤務医等の負担軽減，薬物療法の有効性，安全の向上に資する薬剤関連業務を行っている場合に加算する。
1　病棟薬剤業務実施加算1	病薬実1		週1回	120	・算定した場合は，算定日を「摘要欄」に記載する。
2　病棟薬剤業務実施加算2	病薬実2		1日につき	100	・療養病棟入院基本料・精神病棟入院基本料・特定機能病院入院基本料（精神病棟に限る）を算定している患者には，入院日から8週間を限度とする。
〈注加算〉 注2）薬剤業務向上加算			週1回限度	+100	・病棟薬剤業務実施加算1の算定患者に対し，薬剤業務向上加算として，週1回に限り100点を所定点数に加算する。 〔施設基準〕 「1」：「イ」病棟ごとに専任の薬剤師が配置されている，「ロ」薬剤師が実施する病棟における薬剤関連業務につき，病院勤務医等の負担軽減及び薬物療法の有効性，安全性に資するために十分な時間が確保されている，「ハ」医薬品情報の収集及び伝達を行うための専用施設を有する，「ニ」当該保険医療機関における医薬品の使用に係る状況を把握するとともに，医薬品の安全性に係る重要な情報を把握した際に，速やかに必要な措置を講じる体制を有している，「ホ」薬剤管理指導料の施設基準に係る届出を行っている保険医療機関である 「2」：「イ」病院の一般病棟の治療室を単位として行うものである，「ロ」病棟薬剤業務実施加算1の届出医療機関である，「ハ」治療室ごとに専任の薬剤師が配置されている，「ニ」薬剤師が実施する治療室における薬剤関連業務につき，病院勤務医等の負担軽減及び薬物療法の有効性，安全性に資するために十分な時間が確保されている，「ホ」ハの薬剤師を通じて，当該保険医療機関の医薬品使用状況の把握，医薬品の安全性の重要な情報把握をした際に速やかに必要な措置を講じる体制を有している
A 245　データ提出加算		届			〔施設基準〕 ①A 207診療録管理体制加算を算定する医療機関であること。ただし特定入院料（A 317特定一般病棟入院料を除く）のみの届出を行う医療機関にあってはA 207の「1」「2」又は「3」の施設基準を満たしていれば足りる。
1　データ提出加算1	デ提1		入院初日		②診療内容に関するデータを継続的かつ適切に提出できる必要体制が整っていること（厚労省保険局医療課及びDPC調査事務局と常時電子メール及び電話での連絡可能な担当者を必ず2名指定する）。
イ　許可病床数200床以上の病院				145	・「1」及び「3」は入院患者に係るデータを提出した場合に算定，「2」及び「4」は更に外来患者に係るデータも加えて提出した場合に算定することができる。
ロ　許可病床数200床未満の病院				215	・A 108有床診療所入院基本料，A 109有床診療所療養病床入院基本料，A 400「1」短期滞在手術等基本料1を算定する病棟は算定できない。
2　データ提出加算2	デ提2				・「3」および「4」は，診療報酬の請求状況，手術の実施状況等の診療の内容に関するデータを継続して厚生労働省に提出している場合，入院期間が90日を超えるごとに1回，所定点数に加算する。
イ　許可病床数200床以上の病院				155	・算定対象患者：「1」「2」の対象患者であって，療養病棟入院基本料，結核病棟入院基本料，精神病棟入院基本料，障害者施設等入院基本料，特殊疾患入院医療管理料，回復期リハビリテーション病棟入院料，特殊疾患病棟入院料，緩和ケア病棟入院料，児童・思春期精神科入院医療管理料，精神療養病棟入院料，認知症治療病棟入院料，精神科地域包括ケア病棟入院料又は地域移行機能強化病棟入院料の病棟又は病室に入院している患者。
ロ　許可病床数200床未満の病院				225	
3　データ提出加算3	デ提3		入院期間90日超ごとに1回		
イ　許可病床数が200床以上の病院				145	
ロ　許可病床数が200床未満の病院				215	
4　データ提出加算4	デ提4				
イ　許可病床数が200床以上の病院				155	
ロ　許可病床数が200床未満の病院				225	
A 246　入退院支援加算		届	退院時1回		・施設基準に適合の届出医療機関が，次に掲げる入退院支援のいずれかを行った場合に，退院時1回に限り，所定点数に加算する。
1　入退院支援加算1	入退支1				「1」「イ」：退院困難な要因を有する入院中の患者であって，在宅での療養を希望するもの〔入院基本料（特別入院基本料等を除く）又は特定入院料のうち，入退院支援加算1を算定できるものを現に算定している患者に限る〕に対して入退院支援を行った場合
イ　一般病棟入院基本料等の場合				700	
ロ　療養病棟入院基本料等の場合				1300	「1」「ロ」：連携する他の保険医療機関において当該加算を算定した患者〔入院基本料（特別入院基本料等を除く）又は特定入院料のうち，入退院支援加算1を算定できるものを現に算定している患者に限る〕の転院（1回の転院に限る）を受け入れ，当該患者に対して入退院支援を行った場合
2　入退院支援加算2	入退支2				
イ　一般病棟入院基本料等の場合				190	
ロ　療養病棟入院基本料等の場合				635	「2」：施設基準に適合の届出医療機関が，退院困難な要因を有する入院中の患者であって，在宅での療養を希望するもの〔入院基本料（特別入院基本料等を除く）又は特定入院料のうち，入退院支援加算2を算定できるものを現に算定している患者に限る〕に対して，入退院支援を行った場合
3　入退院支援加算3	入退支3			1200	「3」「イ」：当該保険医療機関に入院している患者であって，A 302新生児特定集中治療室管理料，A 302-2新生児特定集中治療室重症児対応体制強化管理料又はA 303「2」新生児集中治療室管理料を算

入院加算

項　目	略号	届出	単位	点数	算定要件
					定したことがあるもの〔入院基本料（特別入院基本料等を除く）又は特定入院料のうち，入退院支援加算3を算定できるものを現に算定している患者に限る〕に対して，退院支援計画を作成し，入退院支援を行った場合 「3」「ロ」：他の保険医療機関において当該加算を算定した患者〔入院基本料（特別入院基本料等を除く）又は特定入院料のうち，入退院支援加算3を算定できるものを現に算定している患者に限る〕の転院（1回の転院に限る）を受け入れ，当該患者に対して，退院支援計画を作成し，入退院支援を行った場合
〈注加算〉 注4）地域連携診療計画加算	地連診計	届	退院時1回	+300	・地域連携診療計画加算として，退院時1回に限り，300点を所定点数に加算する。ただし，B 003 開放型病院共同指導料（Ⅱ），B 005 退院時共同指導料2，B 005-1-2 介護支援等連携指導料，B 009 診療情報提供料（Ⅰ），B 011 連携強化診療情報提供料は別に算定できない。
注5）入退院支援加算（特定地域）（「2」の場合）	入退支地	届		+95 +318	・入退院支援加算（特定地域）として，それぞれ95点又は318点を所定点数に加算することができる。
注6）小児加算	入退支小			+200	・小児加算：「1」又は「2」を算定する患者が15歳未満の場合に，更に所定点数に200点加算する。
注7）入院時支援加算 イ　入院時支援加算1	入退入1	届		+240	・入院時支援加算「1」「2」：施設基準の届出医療機関の入院患者に，入院前に支援を行った場合に，入院時支援加算として，その支援の内容に応じて，それぞれ更に所定点数に加算する。
ロ　入院時支援加算2	入退入2			+200	
注8）総合機能評価加算		届		+50	・総合機能評価加算：入院患者の基本的な日常生活能力，認知機能，意欲等について総合的な評価を行った上で，その結果を踏まえて，入退院支援を行った場合に，総合機能評価加算として，50点を更に所定点数に加算する。
注9）入院事前調整加算	入前			+200	・入院前に患者，その家族等，当該患者の在宅生活を支援する障害福祉サービス事業者等と事前に入院中の支援に必要な調整を行った場合に，入院事前調整加算として，200点を更に所定点数に加算する。
A 246-2　精神科入退院支援加算	精入退	届	退院時1回	1,000	・施設基準適合の届出医療機関が，次の入退院支援のいずれかを行った場合に，退院時1回に限り，所定点数に加算する。ただし，A 103 精神病棟入院基本料の「注7」若しくはA 312 精神療養病棟入院料の「注5」に規定する精神保健福祉士配置加算，A 230-2 精神科地域移行実施加算又はI 011 精神科退院指導料を算定する場合は算定できない。
〈注加算〉 注2）精神科措置入院退院支援加算	精退			+300	「イ」　退院困難な要因を有する入院中の患者で在宅での療養を希望するもの〔入院基本料（特別入院基本料等を除く）又は特定入院料のうち，精神科入退院支援加算を算定できるものを現に算定している患者に限る〕に対して入退院支援を行った場合 「ロ」　連携する他院において当該加算を算定した患者〔入院基本料（特別入院基本料等を除く）又は特定入院料のうち，精神科入退院支援加算を算定できるものを現に算定している患者に限る〕の転院（1回の転院に限る）を受け入れ，当該患者に対して入退院支援を行った場合 ・精神保健福祉法第29条又は第29条の2に規定する入院措置に係る患者について，都道府県，保健所を設置する市又は特別区と連携して退院に向けた支援を行った場合に，精神科措置入院退院支援加算として，退院時1回に限り，300点を更に所定点数に加算する。
A 246-3　医療的ケア児（者）入院前支援加算	医ケア支	届		1,000	・施設基準適合の届出医療機関の医師又は当該医師の指示を受けた看護職員が，入院前に別に厚生労働大臣が定める患者〔入院基本料（特別入院基本料等を含む）及び特定入院料のうち，医療的ケア児（者）入院前支援加算を算定できるものを現に算定している患者に限り，入院期間が通算30日以上のものを除く〕の患家等を訪問し，患者の状態，療養生活環境及び必要な処置等を確認した上で療養支援計画を策定し，入院前又は入院日に当該計画書を患者又はその家族等に説明し，文書により提供した場合に，保険医療機関ごとに患者1人につき1回に限り，入院初日に限り所定点数に加算する。
〈注加算〉 注2）情報通信機器を用いた入院前支援の場合	情医ケア支	届		+500	
					・医療的ケア児（者）入院前支援加算を算定すべき入院前支援を情報通信機器を用いて行った場合は，当該加算の点数に代えて，500点を所定点数に加算する。 ・A 246 の「注7」入院時支援加算は別に算定できない。
A 247　認知症ケア加算		届	1日につき		・必要なケアを行った場合に，当該基準に係る区分に従い，当該患者の入院した日から起算した入院期間に応じ，それぞれ所定点数に加算する。この場合において，A 230-4 精神科リエゾンチーム加算（認知症ケア加算1を算定する場合に限る）又はA 247-2 せん妄ハイリスク患者ケア加算は別に算定できない。
1　認知症ケア加算1	認ケア1				・身体的拘束を実施した日は，所定点数の100分の40に相当する点数により算定する 認ケア1減 認ケア2減 認ケア3減。
イ　14日以内				180	・「1」は，①専任の常勤医師，②専任の常勤看護師（認知症看護の経験5年以上，認知症看護の研修修了），③専任の常勤社会福祉士又は常勤精神保健福祉士の設置などが要件。
ロ　15日以上				34	
2　認知症ケア加算2	認ケア2				・「2」は，①専任の常勤医師又は専任の常勤看護師（認知症看護の経験5年以上，認知症看護の研修修了），②認知症に係る研修を受けた看
イ　14日以内				112	
ロ　15日以上				28	
3　認知症ケア加算3	認ケア3				
イ　14日以内				44	
ロ　15日以上				10	

項　　目	略号	届出	単位	点数	算　定　要　件
					護師3名以上をの病棟配置などが要件。 ・「3」は，研修を受けた看護師3名以上の病棟配置が要件。
A 247-2　せん妄ハイリスク患者ケア加算	せハイ	届	入院中1回	100	・せん妄ハイリスク患者ケア加算を算定できる患者に対し，せん妄のリスクを確認し，その結果に基づいてせん妄対策の必要を認め，当該対策を行った場合に，入院中1回に限り，所定点数に加算する。
A 248　精神疾患診療体制加算○		届			〔施設基準〕 ①内科及び外科を標榜し，当該診療科に係る入院医療を提供していること。 ②精神病床の許可病床数が，全体の許可病床数の50%未満であること。 ③24時間の救急医療提供として，以下のいずれかを満たしていること。 　㋐　第2次救急医療体制，救命救急センター，高度救命救急センター，総合周産期母子医療センターを設置していること。 　㋑　「㋐」と同様に24時間の救急患者を受け入れている医療機関であること。
1　精神疾患診療体制加算1	精疾診1		入院初日	1000	
2　精神疾患診療体制加算2	精疾診2		入院日から3日3日以内に1回	330	
A 249　精神科急性期医師配置加算	精急医配	届	1日につき		・当該病棟における常勤医師数は，当該病棟の入院患者数16又はその端数を増すごとに1名以上配置されていること。 ・当該病棟における常勤医師は他病棟の医師を兼任できない。 ・精神科急性期医師配置加算を算定する患者に対し，当該基準に係る区分（新規入院患者の自宅等への移行率，クロザピンを新規に導入した患者数の実績等により3類型に区分）に従い，それぞれ所定点数に加算する。
1　精神科急性期医師配置加算1				600	
2　精神科急性期医師配置加算2					
イ　精神病棟入院基本料等の場合				500	
ロ　精神科急性期治療病棟入院料の場合				450	
3　精神科急性期医師配置加算3				400	
A 250　薬剤総合評価調整加算	薬総評加	不要	退院時1回	100	・入院患者につき，以下のいずれかに該当する場合に，退院時1回に限り加算する。 　①入院前に6種類以上の内服薬が処方されていた患者について，処方の内容を総合的に評価し，当該処方の内容を変更し，かつ，療養上必要な指導を行った場合 　②精神病棟に入院中の患者に入院直前又は退院1年前のいずれか遅い時点で，抗精神薬を4種類以上内服していたものについて処方の内容を総合的に評価し，当該処方の内容を変更し，かつ，療養上必要な指導を行った場合
〈注加算〉 注2）薬剤調整加算				+150	・「イ」「ロ」に該当する場合に薬剤調整加算を算定する。 「イ」：当該患者の退院時に処方する内服薬が2種類以上減少した場合 「ロ」：退院日までの間に抗精神病薬の種類数が2種類以上減少した場合，その他これに準ずる場合
A 251　排尿自立支援加算	排自	届	週1回	200	・排尿自立支援加算を算定できる患者に対して，包括的な排尿ケアを行った場合に，患者1人につき，週1回に限り12週を限度として所定点数に加算する。
A 252　地域医療体制確保加算	地医体	届	入院初日	620	・届出適合の医療機関において，地域医療体制確保加算を算定できる患者に対して，入院初日に限り所定点数に加算する。
A 253　協力対象施設入所者入院加算	協施	届	入院初日		・施設基準適合の届出医療機関において介護老人保健施設，介護医療院及び特別養護老人ホーム（以下「介護保険施設等」という）で本院を協力医療機関として定めているものに入所している患者の病状の急変等に伴い，当該介護保険施設等の従事者等の求めに応じて本院又は本院以外の協力医療機関が診療を行い，本院に入院させた場合に，協力対象施設入所者入院加算として，入院初日に限り所定点数に加算する。
1　往診が行われた場合				600	
2　1以外の場合				200	

注○：**特別入院基本料等**でも算定可。それ以外は**特別入院基本料等**では算定不可

入院加算

A　（人事院規則9-49第2条に規定する地域）地域加算の区分と地域

級地区分	都道府県	地域	級地区分	都道府県	地域
1級地	東京都	特別区		千葉県	野田市, 茂原市, 東金市, 柏市, 流山市, 印旛郡酒々井町, 印旛郡栄町
2級地	茨城県	取手市, つくば市		神奈川県	三浦市, 三浦郡葉山町, 中郡二宮町
	埼玉県	和光市		山梨県	甲府市
	千葉県	袖ケ浦市, 印西市		長野県	塩尻市
	東京都	武蔵野市, 調布市, 町田市, 小平市, 日野市, 国分寺市, 狛江市, 清瀬市, 多摩市		岐阜県	岐阜市
	神奈川県	横浜市, 川崎市, 厚木市		静岡県	静岡市, 沼津市, 磐田市, 御殿場市
	愛知県	刈谷市, 豊田市		愛知県	岡崎市, 瀬戸市, 春日井市, 豊川市, 津島市, 碧南市, 安城市, 犬山市, 江南市, 田原市, 弥富市, 西春日井郡豊山町
	大阪府	大阪市, 守口市		三重県	津市, 桑名市, 亀山市
3級地	茨城県	守谷市		滋賀県	彦根市, 守山市, 甲賀市
	埼玉県	さいたま市, 志木市		京都府	宇治市, 亀岡市, 向日市, 木津川市
	千葉県	千葉市, 成田市		大阪府	岸和田市, 泉大津市, 泉佐野市, 富田林市, 河内長野市, 和泉市, 藤井寺市, 泉南市, 阪南市, 泉南郡熊取町, 泉南郡田尻町, 泉南郡岬町, 南河内郡太子町
	東京都	八王子市, 青梅市, 府中市, 東村山市, 国立市, 福生市, 稲城市, 西東京市		兵庫県	明石市, 赤穂市
	神奈川県	鎌倉市		奈良県	大和高田市, 橿原市, 香芝市, 北葛城郡王寺町
	愛知県	名古屋市, 豊明市		和歌山県	和歌山市, 橋本市
	大阪府	池田市, 高槻市, 大東市, 門真市		香川県	高松市
	兵庫県	西宮市, 芦屋市, 宝塚市		福岡県	太宰府市, 糸島市, 糟屋郡新宮町, 糟屋郡粕屋町
4級地	茨城県	牛久市	7級地	北海道	札幌市
	埼玉県	東松山市, 朝霞市		宮城県	名取市
	千葉県	船橋市, 浦安市		茨城県	笠間市, 鹿嶋市, 筑西市
	東京都	立川市		栃木県	栃木市, 鹿沼市, 小山市, 真岡市
	神奈川県	相模原市, 藤沢市		群馬県	前橋市, 太田市, 渋川市
	三重県	鈴鹿市		埼玉県	熊谷市
	京都府	京田辺市		千葉県	木更津市, 君津市, 八街市
	大阪府	豊中市, 吹田市, 寝屋川市, 箕面市, 羽曳野市		東京都	武蔵村山市
	兵庫県	神戸市		新潟県	新潟市
	奈良県	天理市		富山県	富山市
5級地	宮城県	多賀城市		石川県	金沢市, 河北郡内灘町
	茨城県	水戸市, 日立市, 土浦市, 龍ケ崎市		福井県	福井市
	埼玉県	坂戸市		山梨県	南アルプス市
	千葉県	市川市, 松戸市, 佐倉市, 市原市, 富津市		長野県	長野市, 松本市, 諏訪市, 伊那市
	東京都	三鷹市, あきる野市		岐阜県	大垣市, 多治見市, 美濃加茂市, 各務原市, 可児市
	神奈川県	横須賀市, 平塚市, 小田原市, 茅ヶ崎市, 大和市		静岡県	浜松市, 三島市, 富士宮市, 富士市, 焼津市, 掛川市, 藤枝市, 袋井市
	愛知県	西尾市, 知多市, みよし市		愛知県	豊橋市, 一宮市, 半田市, 常滑市, 小牧市, 海部郡飛島村
	三重県	四日市市		三重県	名張市, 伊賀市
	滋賀県	大津市, 草津市, 栗東市		滋賀県	長浜市, 東近江市
	京都府	京都市		兵庫県	姫路市, 加古川市, 三木市
	大阪府	堺市, 枚方市, 茨木市, 八尾市, 柏原市, 東大阪市, 交野市		奈良県	桜井市, 宇陀市
	兵庫県	尼崎市, 伊丹市, 三田市		岡山県	岡山市
	奈良県	奈良市, 大和郡山市		広島県	三原市, 東広島市, 廿日市市, 安芸郡海田町, 安芸郡坂町
	広島県	広島市		山口県	周南市
	福岡県	福岡市, 春日市, 福津市		徳島県	徳島市, 鳴門市, 阿南市
6級地	宮城県	仙台市		香川県	坂出市
	茨城県	古河市, ひたちなか市, 神栖市		福岡県	北九州市, 筑紫野市, 糟屋郡宇美町
	栃木県	宇都宮市, 大田原市, 下野市		長崎県	長崎市
	群馬県	高崎市			
	埼玉県	川越市, 川口市, 行田市, 所沢市, 飯能市, 加須市, 春日部市, 羽生市, 鴻巣市, 深谷市, 上尾市, 草加市, 越谷市, 戸田市, 入間市, 久喜市, 三郷市, 比企郡滑川町, 比企郡鳩山町, 北葛飾郡杉戸町			

級地区分	都道府県	地　域	級地区分	都道府県	地　域
		Aの地域に準ずる地域			

級地区分	都道府県	地　域	級地区分	都道府県	地　域
3級地	東京都	東久留米市	7級地	宮城県	村田町
	愛知県	大府市		茨城県	城里町, 茨城町, 桜川市, 石岡市, 下妻市, 結城市, 八千代町, 潮来市
4級地	千葉県	習志野市		栃木県	日光市, 芳賀町, 上三川町, 壬生町, 佐野市, 野木町
	東京都	昭島市		群馬県	伊勢崎市, 沼田市, 東吾妻町, 玉村町, 吉岡町, 榛東村, 桐生市, 大泉町, 千代田町, みどり市, 板倉町
	神奈川県	愛川町, 清川村			
5級地	茨城県	阿見町, 稲敷市, つくばみらい市			
	千葉県	八千代市, 四街道市		埼玉県	吉見町, 嵐山町
	東京都	小金井市, 羽村市, 日の出町, 檜原村		千葉県	富里市, 山武市, 大多喜町, 鴨川市
	神奈川県	座間市, 綾瀬市, 寒川町, 伊勢原市, 秦野市, 海老名市		東京都	東大和市, 瑞穂町
				神奈川県	箱根町, 山北町, 大井町
	愛知県	東海市, 日進市, 東郷町		富山県	南砺市
	京都府	八幡市		石川県	津幡町
	大阪府	島本町, 摂津市, 四條畷市		山梨県	甲斐市, 昭和町, 中央市, 市川三郷町, 北杜市, 早川町, 南部町, 身延町, 富士河口湖町
	兵庫県	川西市, 猪名川町			
	奈良県	川西町, 生駒市, 平群町		長野県	上田市, 筑北村, 大町市, 長和町, 茅野市, 下諏訪町, 岡谷市, 箕輪町, 辰野町, 南箕輪村, 朝日村, 木祖村, 木曽町, 大鹿村, 飯田市
	広島県	安芸郡府中町			
6級地	宮城県	利府町, 七ヶ浜町			
	茨城県	東海村, 那珂市, 大洗町, 坂東市, 境町, 五霞町, 常総市, 利根町, 河内町		岐阜県	土岐市, 八百津町, 坂祝町, 関市, 岐南町, 笠松町, 羽島市, 瑞穂市, 高山市, 御嵩町, 海津町
	栃木県	さくら市			
	群馬県	明和町		静岡県	小山町, 裾野市, 長泉町, 清水町, 函南町, 川根本町, 島田市, 森町, 湖西市
	埼玉県	八潮市, 吉川市, 松伏町, 幸手市, 宮代町, 白岡市, 蓮田市, 桶川市, 川島町, 蕨市, 新座市, 富士見市, 三芳町, 狭山市, 鶴ヶ島市, 日高市, 毛呂山町, 越生町, ときがわ町			
				愛知県	新城市, 東浦町, 阿久比町, 武豊町, 大口町, 岩倉市, 北名古屋市, 清須市, 高浜市, 稲沢市
	千葉県	我孫子市, 白井市, 鎌ケ谷市, 大網白里市, 長柄町, 長南町, 香取市			
				三重県	菰野町, いなべ市
	東京都	奥多摩町		滋賀県	米原市, 多賀町, 愛荘町, 日野町, 竜王町, 高島市
	神奈川県	逗子市, 大磯町, 中井町			
	愛知県	蒲郡市, 幸田町, 知立市, 尾張旭市, 長久手市, 扶桑町, あま市, 蟹江町, 愛西市		京都府	南山城村
				兵庫県	加東市, 小野市, 稲美町, 播磨町, 高砂市, 加西市
	三重県	東員町, 朝日町, 川越町, 木曽岬町			
	滋賀県	湖南市, 野洲市		奈良県	山添村, 吉野町, 明日香村, 田原本町, 曽爾村, 安堵町, 河合町
	京都府	精華町, 井手町, 城陽市, 久御山町, 長岡京市, 南丹市, 宇治田原町, 和束町, 笠置町			
				岡山県	備前市
	大阪府	松原市, 大阪狭山市, 高石市, 忠岡町, 貝塚市, 河南町, 千早赤阪村, 豊能町		広島県	世羅町, 安芸高田市, 安芸太田町, 竹原市, 熊野町, 呉市
				山口県	岩国市
	奈良県	御所市, 葛城市, 斑鳩町, 上牧町, 広陵町, 五條市, 三郷町		徳島県	小松島市, 勝浦町, 松茂町, 北島町, 藍住町
				香川県	綾川町
	和歌山県	かつらぎ町, 紀の川市, 岩出市		福岡県	須恵町, 志免町, 飯塚市, 大野城市, 那珂川町, 篠栗町
	福岡県	古賀市, 久山町			
	佐賀県	佐賀市			

第1節入院基本料，第3節特定入院料及び第4節短期滞在手術等基本料との関係

○　算定可（特定入院料は，包括されず別途算定可という意味）
×　算定不可（特定入院料は，包括されており別途算定不可という意味）
⊙　50 対 1 補助体制加算，75 対 1 補助体制加算及び 100 対 1 補助体制加算に限る。
□　精神病棟を除く。
▲　母体・胎児集中治療室管理料に限る。

		入院基本料																							特定入院料																
		A100									A101		A102		A103	A104			A105	A106			A108	A109	A300	A301	A301-2	A301-3	A301-4	A302	A302-2	A303	A303-2	A304	A305	A306		A307			
	特別入院基本料等	急性期一般入院料1	急性期一般入院料2	急性期一般入院料3	急性期一般入院料4	急性期一般入院料5	急性期一般入院料6	地域一般入院料1	地域一般入院料2	地域一般入院料3	療養病棟入院料1	療養病棟入院料2	結核病棟入院基本料	重症患者割合特別入院基本料	精神病棟入院基本料	特定機能病院入院基本料（一般病棟）	特定機能病院入院基本料（結核病棟）	特定機能病院入院基本料（精神病棟）	専門病院入院基本料	障害者施設等入院基本料	特定入院基本料	医療区分（1・2）に応じた点数	有床診療所入院基本料	有床診療所療養病床入院基本料	救命救急入院料	特定集中治療室管理料	ハイケアユニット入院医療管理料	脳卒中ケアユニット入院医療管理料	小児特定集中治療室管理料	新生児特定集中治療室管理料	新生児特定集中治療室重症児対応体制強化管理料	総合周産期特定集中治療室管理料	新生児治療回復室入院医療管理料	地域包括医療病棟入院料	一類感染症患者入院医療管理料	特殊疾患入院医療管理料	医療区分（1・2）に応じた点数	小児入院医療管理料1	小児入院医療管理料2	小児入院医療管理料3	小児入院医療管理料4
		一般	一般	一般	一般	一般	一般	一般	一般	一般	療養	療養	結核	結核	精神	一般	結核	精神	一般	一般	一般	一般	一般	療養	一般	一般	一般	一般	一般	一般	一般	一般	一般	一般	一般	一般	一般	一般	一般	一般	一般
A 200 総合入院体制加算	×	○	○	○	○	○	○	○	○	○	×	×	×	×	×	×	×	×	×	×	×	×	×	×	×	×	×	×	×	×	×	×	×	×	×	×	×	×	×	×	×
A 200 − 2 急性期充実体制加算	×	○	×	×	×	×	×	×	×	×	×	×	×	×	×	×	×	×	×	×	×	×	×	×	×	×	×	×	×	×	×	×	×	×	×	×	×	×	×	×	×
A 204 地域医療支援病院入院診療加算	×	○	○	○	○	○	○	○	○	○	○	○	○	×	○	×	×	×	×	×	×	×	×	×	×	×	×	×	×	×	×	×	×	×	×	×	×	×	×	×	×
A 204 − 2 臨床研修病院入院診療加算	×	○	○	○	○	○	○	○	○	○	○	○	○	×	○	○	○	○	○	○	○	○	×	×	○	○	○	○	○	○	○	○	○	○	○	○	○	○	○	○	○
A 204 − 3 紹介受診重点医療機関入院診療加算	×	○	○	○	○	○	○	○	○	○	○	○	○	×	○	×	×	×	×	×	×	×	×	×	×	×	×	×	×	×	×	×	×	×	×	×	×	×	×	×	×
A 205 救急医療管理加算	○	○	○	○	○	○	○	○	○	○	×	×	○	○	○	○	○	○	○	×	×	×	○	×	×	×	×	×	×	×	×	×	×	○	×	×	×	×	×	×	×
A 205 − 2 超急性期脳卒中加算	×	○	○	○	○	○	○	○	○	○	×	×	×	×	×	○	×	×	○	×	×	×	○	×	○	○	○	○	○	○	○	○	○	×	○	○	○	○	○	○	○
A 205 − 3 妊産婦緊急搬送入院加算	×	○	○	○	○	○	○	○	○	○	×	×	○	×	○	○	○	○	○	×	×	×	○	×	○	○	○	○	×	×	×	○	×	×	○	×	×	×	×	×	×
A 206 在宅患者緊急入院診療加算	○	○	○	○	○	○	○	○	○	○	○	○	○	○	○	○	○	○	○	○	○	○	○	○	×	×	×	×	×	×	×	×	×	○	×	×	×	○	○	○	○
A 207 診療録管理体制加算	○	○	○	○	○	○	○	○	○	○	○	○	○	○	○	○	○	○	○	○	○	○	○	○	×	×	×	×	×	×	×	×	×	×	×	×	×	×	×	×	×
A 207 − 2 医師事務作業補助体制加算	×	○	○	○	○	○	○	○	○	○	⊙	⊙	⊙	×	⊙	○	○	○	○	○	○	○	⊙	⊙	○	○	○	○	○	○	○	○	○	○	○	○	○	○	○	○	○
A 207 − 3 急性期看護補助体制加算	×	○	○	○	○	○	★	×	×	×	×	×	×	×	×	★	×	×	★	×	×	×	×	×	×	×	×	×	×	×	×	×	×	×	×	×	×	×	×	×	×
A 207 − 4 看護職員夜間配置加算	×	○	○	○	○	○	★	×	×	×	×	×	×	×	×	★	×	×	★	×	×	×	×	×	×	×	×	×	×	×	×	×	×	×	×	×	×	×	×	×	×
A 208 乳幼児加算・幼児加算	○	○	○	○	○	○	○	○	○	○	○	○	○	○	○	○	○	○	○	○	○	○	○	○	×	×	×	×	×	×	×	×	×	×	×	×	×	×	×	×	×
A 209 特定感染症入院医療管理加算	○	○	○	○	○	○	○	○	○	○	×	×	×	×	○	○	×	○	○	○	○	○	○	×	○	○	○	○	○	○	○	○	○	×	×	×	×	×	×	×	×
A 210 難病等特別入院診療加算	○	○	○	○	○	○	○	○	○	○	×	×	●	●	○	○	●	○	●	●	●	●	●	×	■	■	■	■	■	■	■	■	■	×	×	×	×	×	×	×	×
A 211 特殊疾患入院施設管理加算	○	×	×	×	×	×	×	×	×	×	×	×	×	×	○	×	×	×	×	○	○	○	○	×	×	×	×	×	×	×	×	×	×	×	×	×	×	×	×	×	×
A 212 超重症児（者）入院診療加算・準超重症児（者）入院診療加算	○	○	○	○	○	○	○	○	○	○	○	○	○	○	○	○	○	○	○	○	○	○	○	○	×	×	×	×	×	×	×	×	×	×	×	○	○	○	○	○	○
A 213 看護配置加算	×	×	×	×	×	×	×	×	×	○	×	×	★	×	★	×	×	×	×	★	★	★	×	×	×	×	×	×	×	×	×	×	×	×	×	×	×	×	×	×	×
A 214 看護補助加算	×	×	×	×	×	×	×	★	★	○	×	×	★	×	★	×	★	★	★	★	×	★	×	×	×	×	×	×	×	×	×	×	×	×	×	×	×	×	×	×	×
A 218 地域加算	○	○	○	○	○	○	○	○	○	○	○	○	○	○	○	○	○	○	○	○	○	○	○	○	○	○	○	○	○	○	○	○	○	○	○	○	○	○	○	○	○
A 218 − 2 離島加算	○	○	○	○	○	○	○	○	○	○	○	○	○	○	○	○	○	○	○	○	○	○	○	○	○	○	○	○	○	○	○	○	○	○	○	○	○	○	○	○	○
A 219 療養環境加算	○	○	○	○	○	○	○	○	○	○	×	×	○	○	○	○	○	○	○	○	○	○	×	×	×	×	×	×	×	×	×	×	×	×	×	×	×	×	×	×	×
A 220 ＨＩＶ感染者療養環境特別加算	○	○	○	○	○	○	○	○	○	○	○	○	○	○	○	○	○	○	○	○	○	○	○	○	×	×	×	×	×	×	×	×	×	×	×	×	×	×	×	×	×
A 220 − 2 特定感染症患者療養環境特別加算	○	○	○	○	○	○	○	○	○	○	×	×	○	○	○	○	○	○	○	○	○	○	○	×	×	×	×	×	×	×	×	×	×	○	×	○	○	○	○	○	○
A 221 重症者等療養環境特別加算	×	○	○	○	○	○	○	○	○	○	×	×	×	×	×	○	×	×	○	○	○	○	×	×	×	×	×	×	×	×	×	×	×	×	×	×	×	×	×	×	×
A 221 − 2 小児療養環境特別加算	○	○	○	○	○	○	○	○	○	○	×	×	×	×	×	○	×	×	○	×	×	×	○	×	×	×	×	×	×	×	×	×	×	×	×	×	×	○	○	○	○
A 222 療養病棟療養環境加算	×	×	×	×	×	×	×	×	×	×	○	○	×	×	×	×	×	×	×	×	×	×	×	×	×	×	×	×	×	×	×	×	×	×	×	×	×	×	×	×	×
A 222 − 2 療養病棟療養環境改善加算	×	×	×	×	×	×	×	×	×	×	○	○	×	×	×	×	×	×	×	×	×	×	×	×	×	×	×	×	×	×	×	×	×	×	×	×	×	×	×	×	×
A 223 診療所療養病床療養環境加算	−	×	×	×	×	×	×	×	×	×	×	×	×	×	×	×	×	×	×	×	×	×	×	○	×	×	×	×	×	×	×	×	×	×	×	×	×	×	×	×	×
A 223 − 2 診療所療養病床療養環境改善加算	−	×	×	×	×	×	×	×	×	×	×	×	×	×	×	×	×	×	×	×	×	×	×	○	×	×	×	×	×	×	×	×	×	×	×	×	×	×	×	×	×
A 224 無菌治療室管理加算	×	○	○	○	○	○	○	○	○	○	×	×	×	×	×	○	×	×	○	×	×	×	○	×	×	×	×	×	×	×	×	×	×	×	×	×	×	×	×	×	×
A 225 放射線治療病室管理加算	○	○	○	○	○	○	○	○	○	○	×	×	×	×	×	○	×	×	○	×	×	×	○	×	×	×	×	×	×	×	×	×	×	×	×	×	×	×	×	×	×
A 226 重症皮膚潰瘍管理加算	○	×	×	×	×	×	×	×	×	×	○	○	×	×	×	×	×	×	×	×	×	×	○	○	×	×	×	×	×	×	×	×	×	×	×	×	×	×	×	×	×
A 226 − 2 緩和ケア診療加算	×	○	○	○	○	○	○	○	○	○	×	×	×	×	×	○	×	×	○	×	×	×	×	×	×	×	×	×	×	×	×	×	×	×	×	×	×	○	○	×	×
A 226 − 3 有床診療所緩和ケア診療加算	−	×	×	×	×	×	×	×	×	×	×	×	×	×	×	×	×	×	×	×	×	×	○	○	×	×	×	×	×	×	×	×	×	×	×	×	×	×	×	×	×
A 226 − 4 小児緩和ケア診療加算	×	○	○	○	○	○	○	○	○	○	×	×	×	×	×	○	×	×	○	×	×	×	×	×	×	×	×	×	×	×	×	×	×	×	×	×	×	○	○	×	×
A 227 精神科措置入院診療加算	○	×	×	×	×	×	×	×	×	×	×	×	×	×	○	×	×	○	×	×	×	×	×	×	×	×	×	×	×	×	×	×	×	×	×	×	×	×	×	×	×
A 228 精神科応急入院施設管理加算	○	×	×	×	×	×	×	×	×	×	×	×	×	×	○	×	×	○	×	×	×	×	×	×	×	×	×	×	×	×	×	×	×	×	×	×	×	×	×	×	×
A 229 精神科隔離室管理加算	○	×	×	×	×	×	×	×	×	×	×	×	×	×	○	×	×	○	×	×	×	×	×	×	×	×	×	×	×	×	×	×	×	×	×	×	×	×	×	×	×
A 230 精神病棟入院時医学管理加算	○	×	×	×	×	×	×	×	×	×	×	×	×	×	○	×	×	○	×	×	×	×	×	×	×	×	×	×	×	×	×	×	×	×	×	×	×	×	×	×	×
A 230 − 2 精神科地域移行実施加算	○	×	×	×	×	×	×	×	×	×	×	×	×	×	○	×	×	○	×	×	×	×	×	×	×	×	×	×	×	×	×	×	×	×	×	×	×	×	×	×	×

入院加算

● 難病患者等入院診療加算に限る。
■ 二類感染症患者入院診療加算に限る。
★ 看護配置等による制限あり

△ A 300 の「注2」加算を算定しない場合に限る。
注　短期滞在手術等基本料3はDPC対象病院を除く。

入院加算

凡例：× = 算定不可、○ = 算定可、◉/⊙ = 条件付算定可、★ = 看護配置等による制限あり

	A307 小児入院医療管理料5 (一般・結核・精神)	A308 回リハ病棟1 一般	療養	料2 一般	療養	料3 一般	療養	料4 一般	療養	料5 一般	療養	回リハ入院医療管理料 一般	療養	A308-3 地域包括ケア病棟1 一般	療養	料2 一般	療養	料3 一般	療養	料4 一般	療養	地域包括ケア入院医療管理料1 一般	療養	料2 一般	療養	料3 一般	療養	料4 一般	療養	A309 特殊疾患病棟1 一般	料2 一般	A310 緩和ケア病棟 一般・精神	医療区分イ	医療区分ロ	A311 精神科救急急性期 精神	A311-2 精神科急性期治療 精神	A311-3 精神科救急・合併症 精神	A312 児童・思春期精神科 精神	A313 精神療養病棟 精神	A314 認知症治療病棟 精神	A315 精神科地域包括ケア病棟 精神	A317 特定一般病棟 一般	A318 精神科地域包括ケア病棟 精神	A319 地域移行機能強化病棟 精神	特定機能病院リハビリテーション 一般	A400 短期滞在手術等基本料1 一般	短期滞在手術等基本料3
A200	×	×	×	×	×	×	×	×	×	×	×	×	×	×	×	×	×	×	×	×	×	×	×	×	×	×	×	×	×	×	×	×	×	×	×	×	×	×	×	×	×	○	×	×	×	×	×
A200-2	×	×	×	×	×	×	×	×	×	×	×	×	×	×	×	×	×	×	×	×	×	×	×	×	×	×	×	×	×	×	×	×	×	×	×	×	×	×	×	×	×	○	×	×	×	×	×
A204	×	×	×	×	×	×	×	×	×	×	×	×	×	×	×	×	×	×	×	×	×	×	×	×	×	×	×	×	×	×	×	×	×	×	×	×	×	×	×	×	×	○	×	×	×	×	×
A204-2	○	○	○	○	○	○	○	○	○	○	○	○	○	○	○	○	○	○	○	○	○	○	○	○	○	○	○	○	○	○	○	○	○	○	○	○	○	○	○	○	○	○	○	○	○	×	×
A204-3	×	×	×	×	×	×	×	×	×	×	×	×	×	×	×	×	×	×	×	×	×	×	×	×	×	×	×	×	×	×	×	×	×	×	×	×	×	×	×	×	×	×	×	×	×	×	×
A205	×	×	×	×	×	×	×	×	×	×	×	×	×	×	×	×	×	×	×	×	×	×	×	×	×	×	×	×	×	×	×	×	×	×	×	×	×	×	×	×	×	○	×	×	×	×	×
A205-2	○	×	×	×	×	×	×	×	×	×	×	×	×	×	×	×	×	×	×	×	×	×	×	×	×	×	×	×	×	×	×	×	×	×	×	×	×	×	×	×	×	○	×	×	×	×	×
A205-3	×	×	×	×	×	×	×	×	×	×	×	×	×	×	×	×	×	×	×	×	×	×	×	×	×	×	×	×	×	×	×	×	×	×	×	×	×	×	×	×	×	×	×	×	×	×	×
A206	○	×	×	×	×	×	×	×	×	×	×	×	×	×	×	×	×	×	×	×	×	×	×	×	×	×	×	×	×	×	×	×	×	×	×	×	×	×	×	×	×	○	×	×	×	×	×
A207	×	×	×	×	×	×	×	×	×	×	×	×	×	×	×	×	×	×	×	×	×	×	×	×	×	×	×	×	×	×	×	×	×	×	×	×	×	×	×	×	×	○	×	×	×	×	×
A207-2	×	◉	◉	◉	◉	◉	◉	◉	◉	◉	◉	◉	◉	◉	◉	◉	◉	◉	◉	◉	◉	◉	◉	◉	◉	◉	◉	◉	◉	◉	◉	◉	◉	◉	◉	◉	◉	◉	◉	◉	◉	○	◉	⊙	○	×	×
A207-3	×	×	×	×	×	×	×	×	×	×	×	×	×	×	×	×	×	×	×	×	×	×	×	×	×	×	×	×	×	×	×	×	×	×	×	×	×	×	×	×	×	×	×	×	×	×	×
A207-4	×	×	×	×	×	×	×	×	×	×	×	×	×	×	×	×	×	×	×	×	×	×	×	×	×	×	×	×	×	×	×	×	×	×	×	×	×	×	×	×	×	×	×	×	×	×	×
A208	×	×	×	×	×	×	×	×	×	×	×	×	×	×	×	×	×	×	×	×	×	×	×	×	×	×	×	×	×	×	×	×	×	×	×	×	×	×	×	×	×	×	×	×	×	×	×
A209	×	×	×	×	×	×	×	×	×	×	×	×	×	×	×	×	×	×	×	×	×	×	×	×	×	×	×	×	×	×	×	×	×	×	×	×	×	×	×	×	×	×	×	×	×	×	×
A210	×	×	×	×	×	×	×	×	×	×	×	×	×	×	×	×	×	×	×	×	×	×	×	×	×	×	×	×	×	×	×	×	×	×	×	×	×	×	×	×	×	×	×	×	×	×	×
A211	×	×	×	×	×	×	×	×	×	×	×	×	×	×	×	×	×	×	×	×	×	×	×	×	×	×	×	×	×	×	×	×	×	×	×	×	×	×	×	×	×	×	×	×	×	×	×
A212	○	×	×	×	×	×	×	×	×	×	×	×	×	×	×	×	×	×	×	×	×	×	×	×	×	×	×	×	×	○	○	×	×	○	○	○	○	○	○	○	×	○	×	×	×	×	×
A213	×	×	×	×	×	×	×	×	×	×	×	×	×	×	×	×	×	×	×	×	×	×	×	×	×	×	×	×	×	×	×	×	×	×	×	×	×	×	×	×	×	★	×	×	×	×	×
A214	×	×	×	×	×	×	×	×	×	×	×	×	×	×	×	×	×	×	×	×	×	×	×	×	×	×	×	×	×	×	×	×	×	×	×	×	×	×	×	×	×	○	×	×	×	×	×
A218	×	×	×	×	×	×	×	×	×	×	×	×	×	×	×	×	×	×	×	×	×	×	×	×	×	×	×	×	×	×	×	×	×	×	×	×	×	×	×	×	×	×	×	×	×	×	×
A218-2	○	○	○	○	○	○	○	○	○	○	○	○	○	○	○	○	○	○	○	○	○	○	○	○	○	○	○	○	○	○	○	○	○	○	○	○	○	○	○	○	○	○	○	○	○	×	×
A219	×	×	×	×	×	×	×	×	×	×	×	×	×	×	×	×	×	×	×	×	×	×	×	×	×	×	×	×	×	×	×	×	×	×	×	×	×	×	×	×	×	×	×	×	×	×	×
A220	×	×	×	×	×	×	×	×	×	×	×	×	×	×	×	×	×	×	×	×	×	×	×	×	×	×	×	×	×	×	×	×	×	×	×	×	×	×	×	×	×	×	×	×	×	×	×
A220-2	×	×	×	×	×	×	×	×	×	×	×	×	×	×	×	×	×	×	×	×	×	×	×	×	×	×	×	×	×	×	×	×	×	×	×	×	×	×	×	×	×	×	×	×	×	×	×
A221	×	×	×	×	×	×	×	×	×	×	×	×	×	×	×	×	×	×	×	×	×	×	×	×	×	×	×	×	×	×	×	×	×	×	×	×	×	×	×	×	×	×	×	×	×	×	×
A221-2	○	×	×	×	×	×	×	×	×	×	×	×	×	×	×	×	×	×	×	×	×	×	×	×	×	×	×	×	×	×	×	×	×	×	×	×	×	×	×	×	×	×	×	×	×	×	×
A222	×	×	×	×	×	×	×	×	×	×	×	×	×	×	×	×	×	×	×	×	×	×	×	×	×	×	×	×	×	×	×	×	×	×	×	×	×	×	×	×	×	×	×	×	×	×	×
A222-2	×	×	×	×	×	×	×	×	×	×	×	×	×	×	×	×	×	×	×	×	×	×	×	×	×	×	×	×	×	×	×	×	×	×	×	×	×	×	×	×	×	×	×	×	×	×	×
A223	×	×	×	×	×	×	×	×	×	×	×	×	×	×	×	×	×	×	×	×	×	×	×	×	×	×	×	×	×	×	×	×	×	×	×	×	×	×	×	×	×	×	×	×	×	×	×
A223-2	×	×	×	×	×	×	×	×	×	×	×	×	×	×	×	×	×	×	×	×	×	×	×	×	×	×	×	×	×	×	×	×	×	×	×	×	×	×	×	×	×	×	×	×	×	×	×
A224	×	×	×	×	×	×	×	×	×	×	×	×	×	×	×	×	×	×	×	×	×	×	×	×	×	×	×	×	×	×	×	×	×	×	×	×	×	×	×	×	×	×	×	×	×	×	×
A225	×	×	×	×	×	×	×	×	×	×	×	×	×	×	×	×	×	×	×	×	×	×	×	×	×	×	×	×	×	×	×	×	×	×	×	×	×	×	×	×	×	○	×	×	×	×	×
A226	×	×	×	×	×	×	×	×	×	×	×	×	×	×	×	×	×	×	×	×	×	×	×	×	×	×	×	×	×	×	×	×	×	×	×	×	×	×	×	×	×	○	×	×	×	×	×
A226-2	×	×	×	×	×	×	×	×	×	×	×	×	×	×	×	×	×	×	×	×	×	×	×	×	×	×	×	×	×	×	×	×	×	×	×	×	×	×	×	×	×	○	×	×	×	×	×
A226-3	×	×	×	×	×	×	×	×	×	×	×	×	×	×	×	×	×	×	×	×	×	×	×	×	×	×	×	×	×	×	×	×	×	×	×	×	×	×	×	×	×	×	×	×	×	×	×
A226-4	×	×	×	×	×	×	×	×	×	×	×	×	×	×	×	×	×	×	×	×	×	×	×	×	×	×	×	×	×	×	×	×	×	×	×	×	×	×	×	×	×	○	×	×	×	×	×
A227	×	×	×	×	×	×	×	×	×	×	×	×	×	×	×	×	×	×	×	×	×	×	×	×	×	×	×	×	×	×	×	×	×	×	×	×	×	×	×	×	×	×	×	×	×	×	×
A228	×	×	×	×	×	×	×	×	×	×	×	×	×	×	×	×	×	×	×	×	×	×	×	×	×	×	×	×	×	×	×	×	×	×	×	×	×	×	×	×	×	×	×	×	×	×	×
A229	×	×	×	×	×	×	×	×	×	×	×	×	×	×	×	×	×	×	×	×	×	×	×	×	×	×	×	×	×	×	×	×	×	×	×	×	×	×	×	×	×	×	×	×	×	×	×
A230	×	×	×	×	×	×	×	×	×	×	×	×	×	×	×	×	×	×	×	×	×	×	×	×	×	×	×	×	×	×	×	×	×	×	×	×	×	×	×	×	×	×	×	×	×	×	×
A230-2	×	×	×	×	×	×	×	×	×	×	×	×	×	×	×	×	×	×	×	×	×	×	×	×	×	×	×	×	×	×	×	×	×	×	×	×	×	×	×	○	×	×	×	×	×	×	×

○　算定可（特定入院料は，包括されず別途算定可という意味）
×　算定不可（特定入院料は，包括されており別途算定不可という意味）
⊙　50対1補助体制加算，75対1補助体制加算及び100対1補助体制加算に限る。
□　精神病棟を除く。
▲　母体・胎児集中治療室管理料に限る。

入院加算

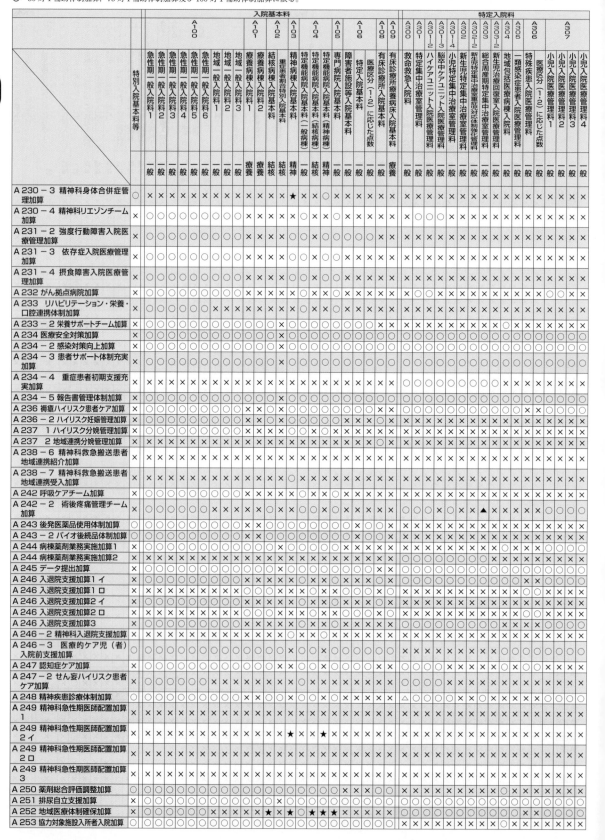

項目	特別入院基本料等	A100 急性期一般1	A100 急性期一般2	A100 急性期一般3	A100 急性期一般4	A100 急性期一般5	A100 急性期一般6	A100 地域一般1	A100 地域一般2	A100 地域一般3	A101 療養病棟1	A101 療養病棟2	A102 結核病棟入院基本料	重症患者割合特別入院基本料	A103 精神病棟入院基本料	A104 特定機能（一般病棟）	A104 特定機能（結核病棟）	A104 特定機能（精神病棟）	A105 専門病院	A106 障害者施設等	特定入院基本料	A108 有床診療所入院基本料（医療区分（1・2）に応じた点数）	A109 有床診療所療養病床入院基本料	A300 救命救急入院料	A301 特定集中治療室管理料	A301-2 ハイケアユニット入院医療管理料	A301-3 脳卒中ケアユニット入院医療管理料	A301-4 小児特定集中治療室管理料	A302 新生児特定集中治療室管理料	A302-2 新生児治療回復室入院医療管理料	A303 総合周産期特定集中治療室管理料	A303-2	A304 地域包括医療病棟入院料	A305 一類感染症患者入院医療管理料	A306 特殊疾患入院医療管理料	A307 小児入院医療管理料1	A307 小児入院医療管理料2	A307 小児入院医療管理料3	A307 小児入院医療管理料4
一般／療養／結核／精神	一般	一般	一般	一般	一般	一般	一般	一般	一般	一般	療養	療養	結核		精神	一般	結核	精神	一般	一般	一般	一般	療養	一般	一般	一般	一般	一般	一般	一般	一般	一般	一般	一般	一般	一般	一般	一般	一般
A230-3 精神科身体合併症管理加算	○	×	×	×	×	×	×	×	×	×	×	×	×	×	★	×	×	○	×	×	×	×	×	×	×	×	×	×	×	×	×	×	×	×	×	×	×	×	×
A230-4 精神科リエゾンチーム加算	×	○	○	○	○	○	○	○	○	○	×	×	×	×	○	○	○	○	○	○	×	×	×	○	○	○	○	○	○	○	○	○	○	○	○	○	○	○	○
A231-2 強度行動障害入院医療管理加算	×	○	○	○	○	○	○	○	○	○	×	×	×	×	×	○	×	×	○	○	×	×	×	×	×	×	×	×	×	×	×	×	○	×	×	×	×	×	×
A231-3 依存症入院医療管理加算	×	○	○	○	○	○	○	○	○	○	×	×	×	×	×	○	×	×	○	○	×	×	×	×	×	×	×	×	×	×	×	×	○	×	×	×	×	×	×
A231-4 摂食障害入院医療管理加算	×	○	○	○	○	○	○	○	○	○	×	×	×	×	×	○	×	×	○	○	×	×	×	×	×	×	×	×	×	×	×	×	○	×	×	×	×	×	×
A232 がん拠点病院加算	×	○	○	○	○	○	○	○	○	○	×	×	×	×	×	○	×	×	○	○	×	×	×	○	○	○	○	○	○	○	○	○	○	○	○	○	○	○	○
A233 リハビリテーション・栄養・口腔連携体制加算	×	○	○	○	○	○	○	○	○	○	×	×	×	×	×	○	×	×	○	○	×	×	×	×	×	×	×	×	×	×	×	×	○	×	×	×	×	×	×
A233-2 栄養サポートチーム加算	×	○	○	○	○	○	○	○	○	○	○	○	○	×	○	○	○	○	○	○	×	×	×	○	○	○	○	○	○	○	○	○	○	○	○	○	○	○	○
A234 医療安全対策加算	×	○	○	○	○	○	○	○	○	○	○	○	○	×	○	○	○	○	○	○	×	×	×	○	○	○	○	○	○	○	○	○	○	○	○	○	○	○	○
A234-2 感染対策向上加算	×	○	○	○	○	○	○	○	○	○	○	○	○	×	○	○	○	○	○	○	×	×	×	○	○	○	○	○	○	○	○	○	○	○	○	○	○	○	○
A234-3 患者サポート体制充実加算	×	○	○	○	○	○	○	○	○	○	○	○	○	×	○	○	○	○	○	○	×	×	×	○	○	○	○	○	○	○	○	○	○	○	○	○	○	○	○
A234-4 重症患者初期支援充実加算	×	×	×	×	×	×	×	×	×	×	×	×	×	×	×	×	×	×	×	×	×	×	×	○	○	○	○	○	○	○	○	○	×	×	×	×	×	×	×
A234-5 報告書管理体制加算	×	○	○	○	○	○	○	○	○	○	×	×	×	×	×	○	×	×	○	○	×	×	×	○	○	○	○	○	○	○	○	○	○	○	○	○	○	○	○
A236 褥瘡ハイリスク患者ケア加算	×	○	○	○	○	○	○	○	○	○	○	○	○	×	○	○	○	○	○	○	×	×	×	○	○	○	○	○	○	○	○	○	○	○	○	○	○	○	○
A236-2 ハイリスク妊娠管理加算	×	○	○	○	○	○	○	○	○	○	×	×	×	×	×	○	×	×	○	×	×	×	×	×	×	×	×	×	×	×	×	×	×	×	×	×	×	×	×
A237 1 ハイリスク分娩管理加算	×	○	○	○	○	○	○	○	○	○	×	×	×	×	×	○	×	×	○	×	×	×	×	×	×	×	×	×	×	×	×	×	×	×	×	×	×	×	×
A237 2 地域連携分娩管理加算	×	○	○	○	○	○	○	○	○	○	×	×	×	×	×	○	×	×	○	×	×	×	×	×	×	×	×	×	×	×	×	×	×	×	×	×	×	×	×
A238-6 精神科救急搬送患者地域連携紹介加算	×	×	×	×	×	×	×	×	×	×	×	×	×	×	○	×	×	○	×	×	×	×	×	×	×	×	×	×	×	×	×	×	×	×	×	×	×	×	×
A238-7 精神科救急搬送患者地域連携受入加算	×	×	×	×	×	×	×	×	×	×	×	×	×	×	○	×	×	○	×	×	×	×	×	×	×	×	×	×	×	×	×	×	×	×	×	×	×	×	×
A242 呼吸ケアチーム加算	×	○	○	○	○	○	○	○	○	○	×	×	×	×	×	○	×	×	○	○	×	×	×	×	×	×	×	×	×	×	×	×	○	×	×	×	×	×	×
A242-2 術後疼痛管理チーム加算	×	○	○	○	○	○	○	○	○	○	×	×	×	×	×	○	×	×	○	○	×	×	×	×	×	×	×	×	×	×	×	▲	○	×	×	×	×	×	×
A243 後発医薬品使用体制加算	○	○	○	○	○	○	○	○	○	○	○	○	○	×	○	○	○	○	○	○	×	○	○	×	×	×	×	×	×	×	×	×	×	×	×	×	×	×	×
A243-2 バイオ後続品体制加算	○	○	○	○	○	○	○	○	○	○	○	○	○	×	○	○	○	○	○	○	×	○	○	×	×	×	×	×	×	×	×	×	×	×	×	×	×	×	×
A244 病棟薬剤業務実施加算1	×	○	○	○	○	○	○	○	○	○	○	○	○	×	○	○	○	○	○	○	×	×	×	○	○	○	○	○	○	○	○	○	○	○	○	○	○	○	○
A244 病棟薬剤業務実施加算2	×	○	○	○	○	○	○	○	○	○	○	○	○	×	○	○	○	○	○	○	×	×	×	○	○	○	○	○	○	○	○	○	○	○	○	○	○	○	○
A245 データ提出加算	×	○	○	○	○	○	○	○	○	○	○	○	○	×	○	○	○	○	○	○	×	○	○	○	○	○	○	○	○	○	○	○	○	○	○	○	○	○	○
A246 入退院支援加算1 イ	×	○	○	○	○	○	○	○	○	○	○	○	○	×	○	○	○	○	○	○	×	○	○	○	○	○	○	○	○	○	○	○	○	○	○	○	○	○	○
A246 入退院支援加算1 ロ	×	○	○	○	○	○	○	○	○	○	○	○	○	×	○	○	○	○	○	○	×	○	○	○	○	○	○	○	○	○	○	○	○	○	○	○	○	○	○
A246 入退院支援加算2 イ	×	○	○	○	○	○	○	○	○	○	○	○	○	×	○	○	○	○	○	○	×	○	○	○	○	○	○	○	○	○	○	○	○	○	○	○	○	○	○
A246 入退院支援加算2 ロ	×	○	○	○	○	○	○	○	○	○	○	○	○	×	○	○	○	○	○	○	×	○	○	○	○	○	○	○	○	○	○	○	○	○	○	○	○	○	○
A246 入退院支援加算3	×	○	○	○	○	○	○	○	○	○	○	○	○	×	○	○	○	○	○	○	×	○	○	○	○	○	○	○	○	○	○	○	○	○	○	○	○	○	○
A246-2 精神科入退院支援加算	×	○	○	○	○	○	○	○	○	○	×	×	×	×	○	○	×	○	○	○	×	○	○	×	×	×	×	×	×	×	×	×	×	×	×	×	×	×	×
A246-3 医療的ケア児（者）入院前支援加算	○	○	○	○	○	○	○	○	○	○	○	○	○	×	○	○	○	○	○	○	×	○	○	○	○	○	○	○	○	○	○	○	○	○	○	○	○	○	○
A247 認知症ケア加算	×	○	○	○	○	○	○	○	○	○	○	○	○	×	×	○	○	×	○	○	×	×	×	○	○	○	○	○	○	○	○	○	○	○	○	○	○	○	○
A247-2 せん妄ハイリスク患者ケア加算	×	○	○	○	○	○	○	○	○	○	×	×	×	×	×	○	×	×	○	○	×	×	×	○	○	○	○	○	○	○	○	○	○	○	○	○	○	○	○
A248 精神疾患診療体制加算	○	○	○	○	○	○	○	○	○	○	×	×	×	×	△	○	×	×	○	○	×	×	×	○	○	○	○	○	○	○	○	○	○	×	×	×	×	×	×
A249 精神科急性期医師配置加算1	×	×	×	×	×	×	×	×	×	×	×	×	×	×	○	×	×	×	×	×	×	×	×	×	×	×	×	×	×	×	×	×	×	×	×	×	×	×	×
A249 精神科急性期医師配置加算2イ	×	×	×	×	×	×	×	×	×	×	×	×	×	×	★	×	×	★	×	×	×	×	×	×	×	×	×	×	×	×	×	×	×	×	×	×	×	×	×
A249 精神科急性期医師配置加算2ロ	×	×	×	×	×	×	×	×	×	×	×	×	×	×	○	×	×	×	×	×	×	×	×	×	×	×	×	×	×	×	×	×	×	×	×	×	×	×	×
A249 精神科急性期医師配置加算3	×	×	×	×	×	×	×	×	×	×	×	×	×	×	○	×	×	×	×	×	×	×	×	×	×	×	×	×	×	×	×	×	×	×	×	×	×	×	×
A250 薬剤総合評価調整加算	○	○	○	○	○	○	○	○	○	○	○	○	○	×	○	○	○	○	○	○	×	○	○	×	×	×	×	×	×	×	×	×	×	×	×	×	×	×	×
A251 排尿自立支援加算	×	○	○	○	○	○	○	○	○	○	○	○	○	×	○	○	○	○	○	○	×	×	×	○	○	○	○	○	○	○	○	○	○	○	○	○	○	○	○
A252 地域医療体制確保加算	×	○	○	○	○	○	○	○	○	○	×	×	★	×	★	○	★	★	○	○	×	×	×	○	○	○	○	○	○	○	○	○	○	○	×	×	×	×	×
A253 協力対象施設入所者入院加算	○	○	○	○	○	○	○	○	○	○	○	○	○	×	○	○	○	○	○	○	×	○	○	×	×	×	×	×	×	×	×	×	×	×	×	×	×	×	×

● 難病患者等入院診療加算に限る。
■ 二類感染症患者入院診療加算に限る。
★ 看護配置等による制限あり

△ A 300 の「注2」加算を算定しない場合に限る。
注 短期滞在手術等基本料3はDPC対象病院を除く。

入院基本料等加算一覧表　83

	特定入院料																																				短期滞在	
	A307	A308												A308-3																	A309				A310	A311	A311-2	A311-3	A311-4	A312	A314	A315	A317	A318	A319	A400	
	小児入院医療管理料5	回復期リハビリテーション病棟入院料1		料2		料3		料4		料5		回復期リハビリテーション入院医療管理料		地域包括ケア病棟入院料1		地域包括ケア病棟入院料2		地域包括ケア病棟入院料3		地域包括ケア病棟入院料4		地域包括ケア入院医療管理料1		地域包括ケア入院医療管理料2		地域包括ケア入院医療管理料3		地域包括ケア入院医療管理料4		特殊疾患病棟入院料1	特殊疾患病棟入院料2	医療区分(1・2)に応じた点数 イ	医療区分(1・2)に応じた点数 ロ	緩和ケア病棟入院料	精神科救急急性期医療入院料	精神科急性期治療病棟入院料	精神科救急・合併症入院料	児童・思春期精神科入院医療管理料	精神療養病棟入院料	認知症治療病棟入院料	精神科地域包括ケア病棟入院料	特定一般病棟入院料	地域移行機能強化病棟入院料	特定機能病院リハビリテーション病棟入院料	短期滞在手術等基本料1	短期滞在手術等基本料3
	一般・結核・精神	一般	療養	一般	療養	一般	療養	一般	療養	一般	療養	一般	療養	一般	療養	一般	療養	一般	療養	一般	療養	一般	療養	一般	療養	一般	療養	一般	療養	一般	一般	一般・精神	一般・精神	精神	精神	精神	精神	精神	精神	精神	精神	一般	精神	一般		
A230-3	×	×	×	×	×	×	×	×	×	×	×	×	×	×	×	×	×	×	×	×	×	×	×	×	×	×	×	×	×	×	×	×	×	○	○	○	×	×	×	○	○	×	×	×	×	×
A230-4	×	×	×	×	×	×	×	×	×	×	×	×	×	×	×	×	×	×	×	×	×	×	×	×	×	×	×	×	×	×	×	×	×	×	×	×	×	×	×	×	×	×	×	×	×	×
A231-2	○	×	×	×	×	×	×	×	×	×	×	×	×	×	×	×	×	×	×	×	×	×	×	×	×	×	×	×	×	×	×	×	×	○	○	○	○	×	×	○	○	×	×	○	×	×
A231-3	○	×	×	×	×	×	×	×	×	×	×	×	×	○	○	○	○	○	○	○	○	○	○	○	○	○	○	○	○	×	×	×	×	○	○	○	○	×	×	○	○	×	×	○	×	×
A231-4	○	×	×	×	×	×	×	×	×	×	×	×	×	×	×	×	×	×	×	×	×	×	×	×	×	×	×	×	×	×	×	×	×	○	○	○	×	×	×	○	○	×	×	○	×	×
A232	×	×	×	×	×	×	×	×	×	×	×	×	×	×	×	×	×	×	×	×	×	×	×	×	×	×	×	×	×	×	×	×	×	×	×	×	×	×	×	×	×	×	×	×	×	×
A233	×	×	×	×	×	×	×	×	×	×	×	×	×	×	×	×	×	×	×	×	×	×	×	×	×	×	×	×	×	×	×	×	×	×	×	×	×	×	×	×	×	×	×	×	×	×
A233-2	×	×	×	×	×	×	×	×	×	×	×	×	×	×	×	×	×	×	×	×	×	×	×	×	×	×	×	×	×	×	×	×	×	×	×	×	×	×	×	×	×	×	×	×	×	×
A234	○	○	○	○	○	○	○	○	○	○	○	○	○	○	○	○	○	○	○	○	○	○	○	○	○	○	○	○	○	○	○	○	○	○	○	○	○	○	○	○	○	○	○	○	×	×
A234-2	○	○	○	○	○	○	○	○	○	○	○	○	○	○	○	○	○	○	○	○	○	○	○	○	○	○	○	○	○	○	○	○	○	○	○	○	○	○	○	○	○	○	○	○	×	×
A234-3	○	○	○	○	○	○	○	○	○	○	○	○	○	○	○	○	○	○	○	○	○	○	○	○	○	○	○	○	○	○	○	○	○	○	○	○	○	○	○	○	○	○	○	○	×	×
A234-4	×	×	×	×	×	×	×	×	×	×	×	×	×	×	×	×	×	×	×	×	×	×	×	×	×	×	×	×	×	×	×	×	×	×	×	×	×	×	×	×	×	×	×	×	×	×
A234-5	×	×	×	×	×	×	×	×	×	×	×	×	×	×	×	×	×	×	×	×	×	×	×	×	×	×	×	×	×	×	×	×	×	×	×	×	×	×	×	×	×	×	×	×	×	×
A236	×	×	×	×	×	×	×	×	×	×	×	×	×	×	×	×	×	×	×	×	×	×	×	×	×	×	×	×	×	×	×	×	×	×	×	×	×	×	×	×	×	×	×	×	×	×
A236-2	×	×	×	×	×	×	×	×	×	×	×	×	×	×	×	×	×	×	×	×	×	×	×	×	×	×	×	×	×	×	×	×	×	×	×	×	×	×	×	×	×	×	×	×	×	×
A237 1	×	×	×	×	×	×	×	×	×	×	×	×	×	×	×	×	×	×	×	×	×	×	×	×	×	×	×	×	×	×	×	×	×	×	×	×	×	×	×	×	×	×	×	×	×	×
A237 2	×	×	×	×	×	×	×	×	×	×	×	×	×	×	×	×	×	×	×	×	×	×	×	×	×	×	×	×	×	×	×	×	×	×	×	×	×	×	×	×	×	×	×	×	×	×
A238-6	×	×	×	×	×	×	×	×	×	×	×	×	×	×	×	×	×	×	×	×	×	×	×	×	×	×	×	×	×	×	×	×	×	×	×	×	×	×	×	×	×	×	×	×	×	×
A238-7	×	×	×	×	×	×	×	×	×	×	×	×	×	×	×	×	×	×	×	×	×	×	×	×	×	×	×	×	×	×	×	×	×	×	×	×	×	×	○	○	○	×	×	×	×	×
A242	×	×	×	×	×	×	×	×	×	×	×	×	×	×	×	×	×	×	×	×	×	×	×	×	×	×	×	×	×	×	×	×	×	×	×	×	×	×	×	×	×	×	×	×	×	×
A242-2	○	×	×	×	×	×	×	×	×	×	×	×	×	×	×	×	×	×	×	×	×	×	×	×	×	×	×	×	×	×	×	×	×	×	×	×	×	×	×	×	×	×	×	×	×	×
A243	×	×	×	×	×	×	×	×	×	×	×	×	×	○	○	○	○	○	○	○	○	○	○	○	○	○	○	○	○	×	×	×	×	×	×	×	×	×	×	×	×	×	×	×	×	×
A243-2	×	×	×	×	×	×	×	×	×	×	×	×	×	○	○	○	○	○	○	○	○	○	○	○	○	○	○	○	○	×	×	×	×	×	×	×	×	×	×	×	×	×	×	×	×	×
A244	○	○	○	○	○	○	○	○	○	○	○	○	○	○	○	○	○	○	○	○	○	○	○	○	○	○	○	○	○	○	○	×	×	○	○	○	○	○	○	○	○	○	○	○	×	×
A244	○	○	○	○	○	○	○	○	○	○	○	○	○	○	○	○	○	○	○	○	○	○	○	○	○	○	○	○	○	○	○	×	×	○	○	○	○	○	○	○	○	○	○	○	×	×
A245	×	×	×	×	×	×	×	×	×	×	×	×	×	×	×	×	×	×	×	×	×	×	×	×	×	×	×	×	×	×	×	×	×	×	×	×	×	×	×	×	×	×	×	×	×	×
A246	○	○	○	○	○	○	○	○	○	○	○	○	○	○	○	○	○	○	○	○	○	○	○	○	○	○	○	○	○	○	○	×	×	○	○	○	○	○	○	○	○	○	○	○	×	×
A246	×	×	×	×	×	×	×	×	×	×	×	×	×	×	×	×	×	×	×	×	×	×	×	×	×	×	×	×	×	×	×	×	×	○	○	○	○	×	×	○	○	×	×	×	×	×
A246	×	×	×	×	×	×	×	×	×	×	×	×	×	×	×	×	×	×	×	×	×	×	×	×	×	×	×	×	×	×	×	×	×	×	×	×	×	×	×	×	×	×	×	×	×	×
A246	×	×	×	×	×	×	×	×	×	×	×	×	×	×	×	×	×	×	×	×	×	×	×	×	×	×	×	×	×	×	×	×	×	×	×	×	×	×	×	×	×	×	×	×	×	×
A246	○	×	×	×	×	×	×	×	×	×	×	×	×	×	×	×	×	×	×	×	×	×	×	×	×	×	×	×	×	×	×	×	×	×	×	×	×	×	×	×	×	×	×	×	×	×
A246-2	×	×	×	×	×	×	×	×	×	×	×	×	×	×	×	×	×	×	×	×	×	×	×	×	×	×	×	×	×	×	×	×	×	×	×	×	×	×	×	×	×	×	×	×	×	×
A246-3	○	○	○	○	○	○	○	○	○	○	○	○	○	○	○	○	○	○	○	○	○	○	○	○	○	○	○	○	○	○	○	×	×	○	○	○	○	○	○	○	○	○	○	○	×	×
A247	×																																										○		×	×
A247-2	×																																												×	×
A248	□	×	×	×	×	×	×	×	×	×	×	×	×	×	×	×	×	×	×	×	×	×	×	×	×	×	×	×	×	×	×	×	×	×	×	×	×	×	×	×	×	×	×	×	×	×
A249	×	×	×	×	×	×	×	×	×	×	×	×	×	×	×	×	×	×	×	×	×	×	×	×	×	×	×	×	×	×	×	×	×	○	○	○	×	×	×	○	○	×	×	×	×	×
A249	×	×	×	×	×	×	×	×	×	×	×	×	×	×	×	×	×	×	×	×	×	×	×	×	×	×	×	×	×	×	×	×	×	×	×	×	×	×	×	×	×	×	×	×	×	×
A249	×	×	×	×	×	×	×	×	×	×	×	×	×	×	×	×	×	×	×	×	×	×	×	×	×	×	×	×	×	×	×	×	×	×	×	×	×	×	×	×	×	×	×	×	×	×
A249	×	×	×	×	×	×	×	×	×	×	×	×	×	×	×	×	×	×	×	×	×	×	×	×	×	×	×	×	×	×	×	×	×	×	×	×	×	×	×	×	×	×	×	×	×	×
A250	×	○	○	○	○	○	○	○	○	○	○	○	○	○	○	○	○	○	○	○	○	○	○	○	○	○	○	○	○	○	○	×	×	○	○	○	○	○	○	○	○	○	○	○	×	×
A251	○	○	○	○	○	○	○	○	○	○	○	○	○	○	○	○	○	○	○	○	○	○	○	○	○	○	○	○	○	○	○	×	×	○	○	○	○	○	○	○	○	○	○	○	×	×
A252	×	○	○	○	○	○	○	○	○	○	○	○	○	○	○	○	○	○	○	○	○	○	○	○	○	○	○	○	○	○	○	×	×	○	○	○	○	○	○	○	○	○	○	○	×	×
A253	×	×	×	×	×	×	×	×	×	×	×	×	×	×	×	×	×	×	×	×	×	×	×	×	×	×	×	×	×	×	×	×	×	×	×	×	×	×	×	×	×	×	×	×	×	×

特定入院料　92

特定入院料とは，施設基準適合の届出医療機関（病院）において特定の症状・疾患の患者に対して，一定の期間算定するために設定された1日当たりの包括的入院料のことです。

Ａ．特定入院料算定の決まり事

1)　施設基準適合届出

施設基準に適合する届出病院で算定します。

2)　特定入院料の包括範囲

特定入院料には，特に定められた点数以外は費用が包括されているため，別に算定できません。包括されているのは，**検査・注射・処置・入院基本料・入院基本料等加算**などです。なお，**入院基本料等加算のうち臨床研修病院入院診療加算，地域加算，離島加算，医療安全対策加算，感染対策向上加算，患者サポート体制充実加算，データ提出加算及び排尿自立支援加算**は，いずれの特定入院料でも算定できます。

3)　一定期間を超えた場合

特定の症状・疾患の患者に対する一定期間の1日当たりの包括入院料であり，一定期間を超えた期間は**入院基本料**で算定します。

4)　同一の特定入院料の2回算定

1回の入院期間中に同一の特定入院料を2回算定することは，原則としてできません。同日に2以上の特定入院料は算定できません。

5)　再入院の場合の取扱い

特定集中治療室管理料，ハイケアユニット入院医療管理料，脳卒中ケアユニット入院医療管理料，小児特定集中治療室管理料，新生児特定集中治療室管理料，総合周産期特定集中治療室管理料（新生児集中治療室管理料を算定するものに限る），新生児治療回復室入院医療管理料，精神科救急急性期医療入院料，精神科急性期治療病棟入院料，精神科救急・合併症入院料は，1回の入院期間中にそれらの特定入院料を算定した後，入院基本料又は他の特定入院料を算定したが再度当該治療室に再入院した場合，4）にかかわらず通算して限度日数まで算定できます。

6)　2つの治療室に入院している場合

特定入院料を算定できる2つ以上の治療室に入院している患者に対して特定入院料を算定できる日数の限度は，他の特定入院料を算定した日数分を差し引いて計算します。

> ㊙試験対策　特定入院料の計算手順
>
> 手順①　届出がなされている**特定入院料の種類**を確認する。
> 手順②　患者の症状・疾患から，どの**特定入院料**に該当するかを確認する。
> 手順③　それに**該当する**期間は何日なのかを確認する。

Ｂ．レセプトの書き方

【記載例】

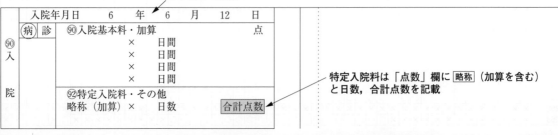

カルテをみて確認

入院年月日	6 年	6 月	12 日

特定入院料は「点数」欄に 略称 （加算を含む）と日数，合計点数を記載

1 特定入院料一覧表

■特定入院料（1日につき算定）

・厚生労働大臣が定める施設基準に適合している旨，地方厚生（支）局長等へ届け出る。

項　目	略号	点数	算　定　要　件
A 300　救命救急入院料届			・救命救急入院料1：①救命救急センターを有している病院の一般病棟の治療室が単位，②当該治療室内に専任医師と看護師が常時配置され，病院内に麻酔医等が常時待機。
1　救命救急入院料1	救命1		
イ　3日以内		10268	
ロ　4日以上7日以内		9292	・救命救急入院料2：上記基準とさらに特定集中治療室管理料1又は3の施設基準を満たすものであること。
ハ　8日以上の期間		7934	
2　救命救急入院料2	救命2		・救命救急入院料3：救命救急入院料1の基準に加え，広範囲熱傷特定集中治療の体制を整備。
イ　3日以内		11847	
ロ　4日以上7日以内		10731	・救命救急入院料4：救命救急入院料2の基準に加え，広範囲熱傷特定集中治療の体制を整備。
ハ　8日以上の期間		9413	・①意識障害又は昏睡，②急性又は慢性呼吸不全の急性増悪，③急性心不全（心筋梗塞含む），④急性薬物中毒，⑤ショック，⑥肝不全，腎不全，重症糖尿病等重篤な代謝障害，⑦「3」「4」の「ロ」は，広範囲熱傷（第2度熱傷30％程度以上）——等の重篤な救急患者を入院させた場合に算定。
3　救命救急入院料3			
イ　救命救急入院料	救命3		
(1)　3日以内		10268	
(2)　4日以上7日以内		9292	
(3)　8日以上の期間		7934	・別に厚生労働大臣が定める施設基準適合の届出保険医療機関に入院している患者であって，急性血液浄化（腹膜透析を除く）又は体外式心肺補助（ECMO）を必要とするものにあっては25日，臓器移植を行ったものにあっては30日を限度として，それぞれ所定点数を算定する。
ロ　広範囲熱傷特定集中治療管理料	救命3熱		
(1)　3日以内		10268	
(2)　4日以上7日以内		9292	
(3)　8日以上60日以内		8356	
4　救命救急入院料4			
イ　救命救急入院料	救命4		
(1)　3日以内		11847	
(2)　4日以上7日以内		10731	
(3)　8日以上の期間		9413	
ロ　広範囲熱傷特定集中治療管理料	救命4熱		
(1)　3日以内		11847	
(2)　4日以上7日以内		10731	
(3)　8日以上14日以内		9413	
(4)　15日以上60日以内		8356	
〈注加算〉			
注2　精神疾患診断治療初回加算（初回診療時）			・精神疾患を有する自殺企図等の重篤な患者が対象。精神保健指定医又は精神科の常勤医師による最初の診察時に算定。A 248 精神疾患診療体制加算は同時に算定できない。
イ　施設基準適合の届出保険医療機関で行った場合届	精初イ	+7000	
ロ　「イ」以外の場合	精初ロ	+3000	
注3　イ　救急体制充実加算1届（1日につき）	救充1	+1500	・1日につき加算。施設基準適合の届出医療機関で，救命救急医療が行われた場合には，当該基準に係る区分に従い，1日につきそれぞれ所定点数に加算する。
ロ　救急体制充実加算2届（1日につき）	救充2	+1000	
ハ　救急体制充実加算3届（1日につき）	救充3	+500	
注4　高度救命救急センター加算届（1日につき）	高救	+100	・高救 高度救命救急センターにおいて，1日につき算定。
注5　イ　急性薬毒物中毒加算1（機器分析）（入院初日）	薬救1	+5000	・「イ」の 薬救1 は，急性薬毒物中毒の患者に日本中毒学会のガイドラインに基づいた機器分析を自院で行った場合のみ，入院初日に算定。
ロ　急性薬毒物中毒加算2（その他のもの）（入院初日）	薬救2	+350	
注6　小児加算（入院初日）	小児	+5000	・15歳未満の重篤な患者に入院初日に加算。
注8　早期離床・リハビリテーション加算届（入室日から14日限度）	救早リ	+500	・早期から離床等に必要な治療を行った場合に，入室した日から起算して14日を限度として500点を所定点数に加算する。
			・同一日に区分番号 H 000 心大血管疾患リハビリテーション料，H 001 脳血管疾患等リハビリテーション料，H 001-2 廃用症候群リハビリテーション料，H 002 運動器リハビリテーション料，H 003 呼吸器リハビリテーション料，H 007 障害児（者）リハビリテーション料及び H 007-2 がん患者リハビリテーション料は，算定できない。
注9　早期栄養介入管理加算届（入室日から7日限度）	救早栄	+250	・入室後早期から必要な栄養管理を行った場合に，早期栄養介入管理加算として，入室した日から起算して7日を限度として250点（入室後早期から経腸栄養を開始した場合は，当該開始日以降は400点）を所定点数に加算する。
入室後早期から経腸栄養を開始した場合（開始日以降）	救早経	+400	
			・B 001 の10 入院栄養食事指導料は別に算定できない。
注10　生活上又は精神疾患の治療継続上の課題確認，助言又は指導実施加算	救精助	+2500	・注2の「イ」に該当する患者に対し，生活上の課題又は精神疾患の治療継続上の課題を確認し，助言又は指導を行った場合は，当該患者の退院時に1回に限り，2,500点を更に所定点数に加算する。
			・I 002-3 救急患者精神科継続支援料は別に算定できない。

特定入院

項　目	略号	点数	算 定 要 件
注11　重症患者対応体制強化加算⑲ 　　イ　3日以内の期間 　　ロ　4日以上7日以内の期間 　　ハ　8日以上14日以内の期間	救重イ 救重ロ 救重ハ	+750 +500 +300	・重症患者対応の施設基準適合の届出の病室に入院している患者（救命救急入院料2又は救命救急入院料4に係る届出を行った保険医療機関の病室に入院した患者に限る）について，重症患者対応体制強化加算として，当該患者の入院期間に応じ，点数をそれぞれ所定点数に加算する

「注7」救命救急入院料に含まれるもの【包括】①入院基本料，②入院基本料等加算〔臨床研修病院入院診療加算・超急性期脳卒中加算・妊産婦緊急搬送入院加算・医師事務作業補助体制加算・特定感染症入院医療管理加算・難病等特別入院診療加算（二類感染症患者入院診療加算に限る）・地域加算・離島加算・医療安全対策加算・感染対策向上加算・患者サポート体制充実加算・重症患者初期支援充実加算・報告書管理体制加算・褥瘡ハイリスク患者ケア加算・術後疼痛管理チーム加算・病棟薬剤業務実施加算2・データ提出加算・入退院支援加算「1」の「イ」及び「3」に限る）・認知症ケア加算・せん妄ハイリスク患者ケア加算・精神疾患診療体制加算・排尿自立支援加算・地域医療体制確保加算を除く〕，③検査（検体検査判断料除く），④点滴注射，⑤中心静脈注射，⑥酸素吸入（酸素・窒素の費用除く），⑦留置カテーテル設置，⑧病理標本作製料

> 中心静脈注射用カテーテル挿入，中心静脈用カテーテル，人工呼吸，酸素テントは包括されていない。

項　目	略号	点数	算 定 要 件
A 301　特定集中治療室管理料⑲ 　　（14日限度）			・特定集中治療室管理料1：①専任医師が常時勤務，②看護配置は常時2：1以上，③1床当たり20m²以上（新生児用は9m²以上），④重症者を8割以上入院させているなど。対象患者はA 300と同じ。
1　特定集中治療室管理料1 　　イ　7日以内 　　ロ　8日以上の期間	特集1	 14406 12828	・特定集中治療室管理料2：特定集中治療室管理料1の基準に加え，広範囲熱傷特定集中治療の体制を整備。
2　特定集中治療室管理料2 　　イ　特定集中治療室管理料 　　　（1）　7日以内 　　　（2）　8日以上の期間 　　ロ　広範囲熱傷特定集中治療管理料 　　　（1）　7日以内 　　　（2）　8日以上60日以内	特集2 特集2熱	 14406 12828 14406 13028	・別に厚生労働大臣が定める施設基準適合の届出保険医療機関に入院している患者であって，特定集中治療室管理が行われた場合に，基準区分及び当該患者の状態区分（特定集中治療室管理料2,4及び6に限る）に従い，14日（別に厚生労働大臣が定める状態の患者（特定集中治療室管理料2,4及び6の届出保険医療機関に入院した患者に限る）は60日，施設基準適合の届出保険医療機関に入院している患者で，急性血液浄化（腹膜透析を除く）又は体外式心肺補助（ECMO）を必要とするものにあっては25日，臓器移植を行ったものにあっては30日を限度として，それぞれ所定点数を算定する。
3　特定集中治療室管理料3 　　イ　7日以内 　　ロ　8日以上の期間	特集3	 9890 8307	・特定集中治療室管理料3：①専任医師が常時勤務，②看護配置は常時2：1以上，③重症者を7割以上入院させているなど。
4　特定集中治療室管理料4 　　イ　特定集中治療室管理料 　　　（1）　7日以内 　　　（2）　8日以上の期間 　　ロ　広範囲熱傷特定集中治療管理料 　　　（1）　7日以内 　　　（2）　8日以上60日以内	特集4 特集4熱	 9890 8307 9890 8507	・特定集中治療室管理料4：①専任医師が常時勤務，②看護配置は常時2：1以上，③重症者を7割以上入院させている，④広範囲熱傷特定集中治療を行うにつき十分な体制が整備されていることなど。
5　特定集中治療室管理料5 　　イ　7日以内 　　ロ　8日以上の期間	特集5	 8890 7307	
6　特定集中治療室管理料6 　　イ　特定集中治療室管理料 　　　（1）　7日以内 　　　（2）　8日以上 　　ロ　広範囲熱傷特定集中治療管理料 　　　（1）　7日以内 　　　（2）　8日以上60日以内	特集6 特集6熱	 8890 7307 8890 7507	
〈注加算〉 　注2　小児加算⑲イ　7日以内 　　　　　　　　　ロ　8日以上14日以内	小児	 +2000 +1500	・専任の小児科医が常時配置されている場合，15歳未満の重篤な患者に14日を限度に算定。
注4　早期離床・リハビリテーション加算⑲ 　　（入室日から14日限度）	早離床リ	+500	・同一日にH 000 心大血管疾患リハビリテーション料，H 001 脳血管疾患等リハビリテーション料，H 001-2 廃用症候群リハビリテーション料，H 002 運動器リハビリテーション料，H 003 呼吸器リハビリテーション料，H 007 障害児（者）リハビリテーション料，H 007-2 がん患者リハビリテーション料は算定できない。
注5　早期栄養介入管理加算⑲（入室日から7日限度） 　　　　入室後早期から経腸栄養を開始した場合（開始日以降）	特集早栄 特集早管	+250 +400	・入院後早期から必要な栄養管理を行った場合に，早期栄養介入管理加算として，入室した日から起算して7日を限度として250点を所定点数に加算する。 ・入室後早期から経腸栄養を開始した場合は，当該開始日以降は400点を所定点数に加算する。 ・B 001「10」入院栄養食事指導料は別に算定できない。
注6　重症患者対応体制強化加算⑲ 　　イ　3日以内 　　ロ　4日以上7日以内 　　ハ　8日以上14日以内	特集重イ 特集重ロ 特集重ハ	+750 +500 +300	・重症患者の対応の施設基準適合の届出の病室に入院している患者について，重症患者対応体制強化加算として，当該患者の入院期間に応じ，それぞれ所定点数に加算する。
注7　特定集中治療室遠隔支援加算⑲ 　　（「5」又は「6」のみ算定）	特集遠隔	+980	・特定集中治療室管理料5，6を算定する医療機関（特定集中治療室管理の専門的な医療機関）で情報通信機器を用いて連携し特定集中治療室管理が行われた場合に，特定集中治療室遠隔支援加算として，980点を所定点数に加算する。

項　　目	略号	点数	算　定　要　件
「注3」特定集中治療室管理料に含まれるもの【包括】①入院基本料，②入院基本料等加算〔臨床研修病院入院診療加算・超急性期脳卒中加算・妊産婦緊急搬送入院加算・医師事務作業補助体制加算・特定感染症入院医療管理加算・難病等特別入院診療加算（二類感染症患者入院診療加算に限る）・地域加算・離島加算・精神科リエゾンチーム加算・がん拠点病院加算・医療安全対策加算・感染対策向上加算・患者サポート体制充実加算・重症患者初期支援充実加算・報告書管理体制加算・褥瘡ハイリスク患者ケア加算・術後疼痛管理チーム加算・病棟薬剤業務実施加算2・データ提出加算・入退院支援加算（「1」の「イ」及び「3」に限る），認知症ケア加算・せん妄ハイリスク患者ケア加算・精神疾患診療体制加算・排尿自立支援加算・地域医療体制確保加算を除く〕，③検査（検体検査判断料除く），④点滴注射，⑤中心静脈注射，⑥酸素吸入（酸素・窒素の費用除く），⑦留置カテーテル設置，⑧病理標本作製料			

中心静脈注射用カテーテル挿入，中心静脈用カテーテル，人工呼吸，酸素テントは包括されていない。

項　　目	略号	点数	算　定　要　件
A 301-2　ハイケアユニット入院医療管理料届 （21日限度）			・①重症度，医療・看護必要度の基準を満たす患者が，「1」は8割以上，「2」は6割以上入院する治療室，②専任の常勤医が常時1名以上，③看護配置は，「1」は常時4：1以上，「2」は常時5：1以上，④1医療機関30床以下，⑤当該病院の一般病棟の平均在院日数が19日以内，⑥A 207 診療録管理体制加算の届出医療機関であること。
1　ハイケアユニット入院医療管理料1	ハイ1	6889	・対象患者は A 300 と同じ。
2　ハイケアユニット入院医療管理料2	ハイ2	4250	
〈注加算〉 注3　早期離床・リハビリテーション加算届（入室した日から14日限度）	ハイ早リ	＋500	・施設基準適合の届出た病室の入室患者に対して，入室後早期から離床等に必要な治療を行った場合に，入室した日から起算して14日を限度として500点を所定点数に加算する。
注4　早期栄養介入管理加算届（入室した日から7日限度）	ハイ早栄	＋250	・施設基準適合の届出た病室に入院している患者に対して，入室後早期から必要な栄養管理を行った場合に，早期栄養介入管理加算として，入室した日から起算して7日を限度として250点（入室後早期から経腸栄養を開始した場合は，当該開始日以降は400点）を所定点数に加算する。
入室後早期から経腸栄養を開始した場合（開始日以降）	ハイ早管	＋400	・B 001「10」入院栄養食事指導料は別に算定できない。

「注2」ハイケアユニット入院医療管理料に含まれるもの【包括】①入院基本料，②入院基本料等加算〔臨床研修病院入院診療加算・超急性期脳卒中加算・妊産婦緊急搬送入院加算・医師事務作業補助体制加算・特定感染症入院医療管理加算・難病等特別入院診療加算（二類感染症患者入院診療加算に限る）・地域加算・離島加算・精神科リエゾンチーム加算・がん拠点病院加算・医療安全対策加算・感染対策向上加算・患者サポート体制充実加算・重症患者初期支援充実加算・報告書管理体制加算・褥瘡ハイリスク患者ケア加算・術後疼痛管理チーム加算・病棟薬剤業務実施加算2・データ提出加算・入退院支援加算（「1」の「イ」及び「3」に限る）・認知症ケア加算・せん妄ハイリスク患者ケア加算・精神疾患診療体制加算・排尿自立支援加算・地域医療体制確保加算を除く〕，③検査（検体検査判断料除く），④点滴注射，⑤中心静脈注射，⑥酸素吸入（酸素・窒素の費用除く），⑦留置カテーテル設置，⑧病理標本作製料

中心静脈注射用カテーテル挿入，中心静脈用カテーテル，人工呼吸，酸素テントは包括されていない。

項　　目	略号	点数	算　定　要　件
A 301-3　脳卒中ケアユニット入院医療管理料届 （発症後14日限度）	脳ケア	6045	・①対象疾患は脳梗塞・脳出血・くも膜下出血，②当該患者が概ね8割以上入院する治療室，③専任の常勤医（神経内科又は脳神経外科の経験が5年以上）が常時1名以上，④看護配置は常時3：1以上，⑤専任の常勤理学療法士又は常勤作業療法士が1名以上，⑥1医療機関30床以下，⑦H 001 脳血管疾患等リハビリテーション料（I），（II）又は（III）の届出医療機関であること。
〈注加算〉 注3　早期離床・リハビリテーション加算届（入室日から14日限度）	脳ケア早リ	＋500	・施設基準適合の届出た病室に入院している患者に対して，入室後早期から離床等に必要な治療を行った場合に，早期離床・リハビリテーション加算として，入室した日から起算して14日を限度として500点を所定点数に加算する。 ・同一日に H 000 心大血管疾患リハビリテーション料，H 001 脳血管疾患等リハビリテーション料，H 001-2 廃用症候群リハビリテーション料，H 002 運動器リハビリテーション料，H 003 呼吸器リハビリテーション料，H 007 障害児（者）リハビリテーション料及び H 007-2 がん患者リハビリテーション料は，算定できない。
注4　早期栄養介入管理加算届（入室日から7日限度）	脳ケア早栄	＋250	・施設基準適合の届出た病室に入院している患者に対して，入室後早期から必要な栄養管理を行った場合に，早期栄養介入管理加算として，入室した日から起算して7日を限度として250点（入室後早期から経腸栄養を開始した場合は，当該開始日以降は400点）を所定点数に加算する。
入室後早期から経腸栄養を開始した場合（開始日以降）	脳ケア早経	＋400	・B 001「10」入院栄養食事指導料は別に算定できない。

「注2」脳卒中ケアユニット入院医療管理料に含まれるもの【包括】①入院基本料，②入院基本料等加算〔臨床研修病院入院診療加算・超急性期脳卒中加算・妊産婦緊急搬送入院加算・医師事務作業補助体制加算・特定感染症入院医療管理加算・難病等特別入院診療加算（二類感染症患者入院診療加算に限る）・地域加算・離島加算・精神科リエゾンチーム加算・医療安全対策加算・感染対策向上加算・患者サポート体制充実加算・重症患者初期支援充実加算・報告書管理体制加算・褥瘡ハイリスク患者ケア加算・病棟薬剤業務実施加算2・データ提出加算・入退院支援加算（「1」の「イ」及び「3」に限る），認知症ケア加算・せん妄ハイリスク患者ケア加算・精神疾患診療体制加算・排尿自立支援加算・地域医療体制確保加算を除く〕，③検査（検体検査判断料除く），④点滴注射，⑤中心静脈注射，⑥酸素吸入（酸素・窒素の費用除く），⑦留置カテーテル設置，⑧病理標本作製料

中心静脈注射用カテーテル挿入，中心静脈用カテーテル，人工呼吸，酸素テントは包括されていない。

項　　目	略号	点数	算　定　要　件
A 301-4　小児特定集中治療室管理料届 （14日限度。ただし例外あり）	小特集		・①病院の一般病棟の治療室を単位として行うこと，②看護配置は常時2：1以上であること，③専任の小児科医師が常時勤務――など。

特定
入院

特定入院

項　目	略号	点数	算定要件
1　7日以内		16362	・施設基準適合の届出医療機関において，15歳未満の小児（小児慢性特定疾病医療支援の対象である場合は，20歳未満の者）に対し，必要があって小児特定集中治療室管理が行われた場合に，14日〔急性血液浄化（腹膜透析を除く）を必要とする状態，心臓手術ハイリスク群，左心低形成症候群，急性呼吸窮迫症候群，心筋炎・心筋症のいずれかに該当する小児にあっては21日，臓器移植を行った小児にあっては30日，体外式心肺補助（ECMO）を必要とする状態の小児にあっては35日，手術を必要とする先天性心疾患の新生児55日〕を限度とする。
2　8日以上		14256	
〈注加算〉			
注3　早期離床・リハビリテーション加算届（入室日から14日限度）	小特集早リ	+500	・施設基準適合の届出た病室に入院している患者に対して，入室後早期から離床等に必要な治療を行った場合に，早期離床・リハビリテーション加算として，入室した日から起算して14日を限度として500点を所定点数に加算する。 ・同一日にH 000 心大血管疾患リハビリテーション料，H 001 脳血管疾患等リハビリテーション料，H 001-2 廃用症候群リハビリテーション料，H 002 運動器リハビリテーション料，H 003 呼吸器リハビリテーション料，H 007 障害児（者）リハビリテーション料及びH 007-2 がん患者リハビリテーション料は算定できない。
注4　早期栄養介入管理加算届（入室日から7日限度） 　　　入院後早期から経腸栄養を開始した場合（開始日以降）	小特集早栄 小特集早経	+250 +400	・施設基準適合の届出た病室に入院している患者に対して，入室後早期から必要な栄養管理を行った場合に，早期栄養介入管理加算として，入室した日から起算して7日を限度として250点（入室後早期から経腸栄養を開始した場合は，当該開始日以降は400点）を所定点数に加算する。 ・B 001「10」入院栄養食事指導料は別に算定できない。

> **「注2」小児特定集中治療室管理料に含まれるもの【包括】**①入院基本料，②入院基本料等加算〔臨床研修病院入院診療加算・超急性期脳卒中加算・医師事務作業補助体制加算・特定感染症入院医療管理加算・難病等特別入院診療加算（二類感染症患者入院診療加算に限る）・地域加算・離島加算・医療安全対策加算・感染対策向上加算・患者サポート体制充実加算・重症患者初期支援充実加算・報告書管理体制加算・褥瘡ハイリスク患者ケア加算・術後疼痛管理チーム加算・病棟薬剤業務実施加算2・データ提出加算・入退院支援加算（「1」の「イ」及び「3」に限る），精神疾患診療体制加算・排尿自立支援加算・地域医療体制確保加算を除く〕，③検査（検体検査判断料除く），④点滴注射，⑤中心静脈注射，⑥酸素吸入（酸素・窒素の費用除く），⑦留置カテーテル設置，⑧病理標本作製料

> 中心静脈注射用カテーテル挿入，中心静脈用カテーテル，人工呼吸，酸素テントは包括されていない。

項　目	略号	点数	算定要件
A 302　新生児特定集中治療室管理料届 （21日限度。ただし例外あり）			・新生児特定集中治療室管理料1：①専任医師が常時集中治療室内に勤務，②助産師又は看護師の配置は常時3：1以上，③1床当たり7m²以上など。 ・新生児特定集中治療室管理料2：①専任医師が常時医療機関内に勤務，②以下は「1」と同様。
1　新生児特定集中治療室管理料1	新集1	10584	・A 302 新生児特定集中治療室管理が行われた場合に，A 302-2 新生児特定集中治療室重症児対応体制強化管理料，A 303「2」新生児集中治療室管理料，A 303-2 新生児治療回復室入院医療管理料を算定した期間と通算して21日〔出生時体重が1,500g以上で，厚生労働大臣が定める疾患を主病として入院している新生児は35日，出生時体重が1,000g未満の新生児は90日（出生時体重が500g以上750g未満，慢性肺疾患の新生児は105日，出生時体重が500g未満，慢性肺疾患の新生児は110日），出生時体重が1,000g以上1,500g未満の新生児は60日〕を限度として，それぞれ所定点数を算定する。
2　新生児特定集中治療室管理料2	新集2	8472	

> **「注2」新生児特定集中治療室管理料に含まれるもの【包括】**①入院基本料，②入院基本料等加算〔臨床研修病院入院診療加算・超急性期脳卒中加算・医師事務作業補助体制加算・特定感染症入院医療管理加算・難病等特別入院診療加算（二類感染症患者入院診療加算に限る）・地域加算・離島加算・医療安全対策加算・感染対策向上加算・患者サポート体制充実加算・重症患者初期支援充実加算・報告書管理体制加算・褥瘡ハイリスク患者ケア加算・病棟薬剤業務実施加算2・データ提出加算・入退院支援加算（「1」の「イ」及び「3」に限る）・排尿自立支援加算・地域医療体制確保加算を除く〕，③検査（検体検査判断料除く），④点滴注射，⑤中心静脈注射，⑥酸素吸入（酸素・窒素の費用除く），⑦インキュベーター（酸素・窒素の費用除く），⑧病理標本作製料

> 中心静脈注射用カテーテル挿入，中心静脈用カテーテル，人工呼吸，酸素テントは包括されていない。

項　目	略号	点数	算定要件
A 302-2　新生児特定集中治療室重症児対応体制強化管理料届 （1日につき）（入室日から7日限度）	新集重	14539	・施設基準適合の届出医療機関で，別に厚生労働大臣が定める状態の患者に，必要上，新生児特定集中治療室管理が行われた場合に，A 302 新生児特定集中治療室管理料，A 303「2」新生児集中治療室管理料，A 303-2 新生児治療回復室入院医療管理料を算定した期間と通算して，当該管理料の届出を行っている病床を有する治療室に入室した日から7日を限度として，所定点数を算定する。届出治療室の病床を単位とする。

> **「注2」新生児特定集中治療室重症児対応体制強化管理料に含まれるもの【包括】**①入院基本料，②入院基本料等加算〔臨床研修病院入院診療加算，超急性期脳卒中加算，医師事務作業補助体制加算，特定感染症入院医療管理加算，難病等特別入院診療加算（二類感染症患者入院診療加算に限る），地域加算，離島加算，医療安全対策加算，感染対策向上加算，患者サポート体制充実加算，重症患者初期支援充実加算，報告書管理体制加算，褥瘡ハイリスク患者ケア加算，病棟薬剤業務実施加算2，データ提出加算，入退院支援加算（1のイ及び3に限る），排尿自立支援加算，地域医療体制確保加算を除く〕，③検査（検体検査判断料を除く），④点滴注射，⑤中心静脈注射，⑥酸素吸入（使用した酸素及び窒素の費用を除く），⑦インキュベーター（使用した酸素及び窒素の費用を除く），⑧病理標本作製料

項　目	略号	点数	算定要件
A 303　総合周産期特定集中治療室管理料届			・「1」「2」ともに①専任医師が常時勤務，②助産師又は看護師の配置は常時3：1以上であること。

項　目	略号	点数	算　定　要　件
1　**母体・胎児集中治療室管理料** （14日限度）	産集母	7417	・「1」は1床当たり15m² 以上で，当該治療室に3床以上設置する。合併症妊娠，妊娠高血圧症候群等の妊産婦である患者に対して算定する。
2　**新生児集中治療室管理料** （21日限度。ただし例外あり）	産集新	10584	・「2」は A 302「1」の基準をすべて満たしていること。当該治療室に6床以上設置すること。 ・「2」は，A 302，A 302-2，A 303-2 と通算して21日（出生時体重が1,500g 以上で，厚生労働大臣が定める疾患を主病とする新生児は35日，出生時体重が1,000g 未満の新生児は90日（出生時体重が500g 以上750g 未満で慢性肺疾患の新生児は105日，出生時体重が500g 未満で慢性肺疾患の新生児は110日），出生時体重が1,000g 以上1,500g 未満の新生児は60日）を限度として，それぞれ所定点数を算定する
〈注加算〉 注3　成育連携支援加算届（入院中1回）	産集成	+1200	・施設基準適合の届出保険医療機関で，胎児が重篤な状態であると診断された，又は疑われる妊婦に対して，当該保険医療機関の医師，助産師，看護師，社会福祉士，公認心理師等が共同して必要な支援を行った場合に，成育連携支援加算として，入院中1回に限り，**1,200点**を所定点数に加算する。

「注2」総合周産期特定集中治療室管理料に含まれるもの【包括】①入院基本料，②入院基本料等加算〔臨床研修病院入院診療加算・超急性期脳卒中加算・妊産婦緊急搬送入院加算・医師事務作業補助体制加算・特定感染症入院医療管理加算・難病等特別入院診療加算（二類感染症患者入院診療加算に限る）・地域加算・離島加算・医療安全対策加算・感染対策向上加算・患者サポート体制充実加算・重症患者初期支援充実加算・報告書管理体制加算・褥瘡ハイリスク患者ケア加算・術後疼痛管理チーム加算・病棟薬剤業務実施加算2・データ提出加算・入退院支援加算（「1」の「イ」及び「3」に限る）・精神疾患診療体制加算・排尿自立支援加算・地域医療体制確保加算を除く〕，③検査（検体検査判断料除く），④点滴注射，⑤中心静脈注射，⑥酸素吸入（酸素・窒素の費用除く），⑦留置カテーテル設置，⑧インキュベーター（酸素・窒素の費用除く），⑨病理標本作製料

> 中心静脈注射用カテーテル挿入，中心静脈用カテーテル，人工呼吸，酸素テントは包括されていない。

| A 303-2　**新生児治療回復室入院医療管理料**届（30日限度。ただし例外あり） | 新治回 | 5728 | ・①専任の小児科医師又は週3日以上常態として勤務しており，かつ，所定労働時間が週22時間以上の勤務を行っている専任の小児科の非常勤医師が常時勤務，②助産師又は看護師の配置は常時6：1以上。
・A 302 と同様の患者を対象とし，A 302，A 302-2，A 303「2」の期間と通算して30日（出生時体重が1,500g 以上で，厚生労働大臣が定める疾患を主病の新生児は50日，出生時体重が1,000g 未満の新生児は120日（出生時体重が500g 以上750g 未満で慢性肺疾患の新生児は135日，出生時体重が500g 未満であって慢性肺疾患の新生児は140日），出生時体重が1,000g 以上1,500g 未満の新生児は90日）を限度として算定する。 |

「注2」新生児治療回復室入院医療管理料に含まれるもの【包括】①入院基本料，②入院基本料等加算〔臨床研修病院入院診療加算・超急性期脳卒中加算・医師事務作業補助体制加算・特定感染症入院医療管理加算・難病等特別入院診療加算（二類感染症患者入院診療加算に限る）・地域加算・離島加算・医療安全対策加算・感染対策向上加算・患者サポート体制充実加算・重症患者初期支援充実加算・報告書管理体制加算・褥瘡ハイリスク患者ケア加算・データ提出加算・入退院支援加算（「1」の「イ」及び「3」に限る）・排尿自立支援加算・地域医療体制確保加算を除く〕，③検査（検体検査判断料除く），④点滴注射，⑤中心静脈注射，⑥酸素吸入（酸素・窒素の費用除く），⑦インキュベーター（酸素・窒素の費用除く），⑧病理標本作製料

> 中心静脈注射用カテーテル挿入，中心静脈用カテーテル，人工呼吸，酸素テントは包括されていない。

A 304　**地域包括医療病棟入院料** 届　1日につき	地包医	3050	・施設基準適合の届出病棟の入院患者に所定点数を算定する。ただし，90日を超えて入院するものについては，A 100 一般病棟入院基本料の地域一般入院料3で算定する。
〈注加算〉 注2　初期加算（14日限度）		+150	・入院日から14日を限度に初期加算として，1日につき**150点**を所定点数に加算する。
注3　夜間看護体制特定日減算	地包医夜間特定減	−所定点数 ×5/100	・厚生労働大臣が定める日の特定入院料は，**夜間看護体制特定日減算**として，次のいずれにも該当する場合に限り，所定点数の5/100に相当する点数を減算する。
注5　看護補助体制加算届 　イ　25対1看護補助体制加算（看護補助者5割以上）	地包括医25上	+240	「イ」年6日以内である 「ロ」当該日が属する月が連続する2月以内である
ロ　25対1看護補助体制加算（看護補助者5割未満）	地包括医25	+220	・看護職員の負担の軽減・処遇改善の評価：看護業務の補助の体制等の施設基準適の届出病棟の入院患者には，**看護補助体制加算**として，入院日から14日を限度として，それぞれ所定点数に加算する。
ハ　50対1看護補助体制加算	包括医50	+200	・夜間の看護業務の補助体制に対する評価：施設基準適合の届出病棟の入院患者（看護補助体制加算を算定する患者に限る）には，**夜間看護補助体制加算**として，1日につき所定点数に加算する。
ニ　75対1看護補助体制加算	地包括医75	+160	・夜間の看護業務の体制に対する評価：施設基準適合の届出病棟の入院患者（看護補助体制加算を算定する患者に限る）には，**夜間看護体制加算**として，**71点**を所定点数に更に加算する。
注6　夜間看護補助体制加算届 　イ　夜間30対1看護補助体制加算	地包括医夜30	+125	・看護職員の負担軽減及び処遇の改善を図るための看護業務の補助に係る十分な体制に対する施設基準適合の届出病棟の入院患者（看護補助体制加算を算定する患者に限る）には，**看護補助体制充実加算**として，1日につきそれぞれ更に所定点数に加算する。ただし，当該患者について，身体的拘束を実施した日は，看護補助体制充実加算3を所定点数に加算する。
ロ　夜間50対1看護補助体制加算	地包括医夜50	+120	
ハ　夜間100対1看護補助体制加算	地包括医夜100	+105	
注7　夜間看護体制加算届		+71	・施設基準適合の届出病棟の入院患者には，**看護職員夜間配置加算**として，入院日から14日を限度として所定点数に加算する。
注8　看護補助体制充実加算届 　イ　看護補助体制充実加算1	地包医看充1	+25	
ロ　看護補助体制充実加算2	地包医看2	+15	
ハ　看護補助体制充実加算3	地包医看充3	+5	

特定入院

項　目	略号	点数	算　定　要　件
注9　看護職員夜間配置加算届(14日限度)	地包医看職夜配		・リハビリテーション，栄養管理及び口腔管理を連携・推進する体制の施設基準適合の届出病棟の入院患者には，**リハビリテーション・栄養・口腔連携加算**として，リハビリテーション，栄養管理及び口腔管理の計画の作成日から14日を限度として80点を所定点数に加算する。この場合A233-2栄養サポートチーム加算は別に算定できない。
イ　看護職員夜間12対1配置加算			
(1)　看護職員夜間12対1配置加算1		+110	
(2)　看護職員夜間12対1配置加算2		+90	
ロ　看護職員夜間16対1配置加算			
(1)　看護職員夜間16対1配置加算1		+70	
(2)　看護職員夜間16対1配置加算2		+45	
注10　リハビリテーション・栄養・口腔連携加算届(14日限度)	地包医リ栄口	+80	

「注4」地域包括医療病棟入院料に含まれるもの【包括】①入院基本料，②入院基本料等加算〔臨床研修病院入院診療加算，救急医療管理加算，在宅患者緊急入院診療加算，医師事務作業補助体制加算，地域加算，離島加算，特定感染症患者療養環境特別加算，栄養サポートチーム加算，医療安全対策加算，感染対策向上加算，患者サポート体制充実加算，報告書管理体制加算，褥瘡ハイリスク患者ケア加算，病棟薬剤業務実施加算（1に限る），データ提出加算，入退院支援加算（1のイに限る），医療的ケア児（者）入院前支援加算，認知症ケア加算，薬剤総合評価調整加算，排尿自立支援加算，地域医療体制確保加算及び協力対象施設入所者入院加算を除く），③医学管理等（包括対象は，B001-4手術前医学管理料，B001-5手術後医学管理料及びこれらに係る特定保険医療材料のみ），④検査〔生体検査料のD206心臓カテーテル法による諸検査，内視鏡検査（D295～D325），診断穿刺・検体採取料のD400血液採取及びこれらに係る薬剤・特定保険医療材料は包括対象外＝別に算定可となる。それ以外の検体検査料（D000～D027），生体検査料のD200～D205，D207～D294，診断穿刺・検体採取料のD400血液採取及びこれらに係る薬剤・特定保険医療材料は包括される〕，⑤画像診断〔画像診断管理加算1～4，E003造影剤注入手技（「3」「イ」に限る），E300薬剤〔E003造影剤注入手技（「3」「イ」に限る）に係るものに限る〕，E401特定保険医療材料〔E003造影剤注入手技（「3」「イ」に限る）に係るものに限る〕を除く〕，⑥投薬（除外薬剤・注射薬に係る費用を除く），⑦注射（G020無菌製剤処理料，除外薬剤・注射薬に係る費用を除く），⑧リハビリテーションの薬剤料　⑨精神科専門療法の薬剤料，⑩処置（※1），⑪病理標本作製料（N003術中迅速病理組織標本作製を除く）

包括の　⑩処置（※1）について
J001（「5」に限る），J003，J003-3，J003-4，J007-2，J010-2，J017，J017-2，J027，J034-3，J038，J038-2，J039，J040，J041，J041-2，J042，J043-6，J043-7，J045-2，J047，J047-2，J049，J052-2，J054-2，J062，J116-5，J118-4，J122（「4」～「6」までに限る。ただし，既装着のギプス包帯をギプスシャーレとして切割使用した場合を除く），J123～J128（既装着のギプス包帯をギプスシャーレとして切割使用した場合を除く），J129～J129-2（「2」に限る。ただし，既装着のギプス包帯をギプスシャーレとして切割使用した場合を除く），及びこれらに係るD300乳腺，D400特定保険医療材料＝処置のうち，基本点数1000点以上の処置及びJ042「1」及びこれらに係る薬剤・特定保険医療材料は包括対象外＝別に算定可となる。基本点数1000点未満の処置及びこれらに係る薬剤・特定保険医療材料は包括される

項　目	略号	点数	算　定　要　件
A305　一類感染症患者入院医療管理料届	感入管		・特定感染症指定医療機関又は第一種感染症指定医療機関で算定する。
			・看護師配置は常時2：1以上であること。
1　14日以内		9413	・新感染症又は一類感染症の患者（疑似症患者又は無症状病原体保有者含む）が対象となる。
2　15日以上		8147	・一類感染症患者入院医療管理料に係る算定要件に該当しない患者が，当該治療室に入院した場合には，入院基本料等を算定する。この際，入院基本料を算定する場合の費用の請求については，A300の救命救急入院料の取扱いと同様である。

「注2」一類感染症患者入院医療管理料に含まれるもの【包括】①入院基本料，②入院基本料等加算〔臨床研修病院入院診療加算・超急性期脳卒中加算・妊産婦緊急搬送入院加算・医師事務作業補助体制加算・地域加算・離島加算・医療安全対策加算・感染対策向上加算・患者サポート体制充実加算・報告書管理体制加算・褥瘡ハイリスク患者ケア加算・データ提出加算・入退院支援加算（「1」の「イ」に限る）・医療的ケア児（者）入院前支援加算・排尿自立支援加算・地域医療体制確保加算除く〕，③酸素吸入（酸素・窒素の費用除く），④留置カテーテル設置，⑤病理標本作製料

中心静脈注射用カテーテル挿入，中心静脈用カテーテル，人工呼吸，酸素テントは包括されていない。

項　目	略号	点数	算　定　要　件
A306　特殊疾患入院医療管理料届	特入管	2090	・重度の障害者（重度の意識障害者を含む），筋ジストロフィー患者又は難病患者等を主として入院させる病室の施設基準適合の届出た保険医療機関（療養病棟入院基本料，障害者施設等入院基本料，特殊疾患入院施設管理加算又は特殊疾患病棟入院料を算定する病棟を有しないものに限る）に入院している患者について，2090点の所定点数を算定する。
注4　重度の意識障害の場合（脳卒中の後遺症に限る）			
イ　医療区分2の患者に相当するもの	2特入意障	1927	・「注4」は重度の意識障害（脳卒中の後遺症であるものに限る）の患者で，基本診療料の施設基準等第5の3(1)の「ロ」に規定する医療区分2の患者又は第6の3(2)の「ロ」の「④」に規定する医療区分1の患者に相当するものについては，「注1」の規定にかかわらず，「イ」の場合1927点，「ロ」の場合1761点をそれぞれ算定する。
ロ　医療区分1の患者に相当するもの	1特入意障	1761	
注6　脳卒中又は脳卒中の後遺症の患者（重度の意識障害者，筋ジストロフィー患者及び難病患者等を除く）			・「注6」は当該病室に入院する脳卒中又は脳卒中の後遺症の患者（重度の意識障害者，筋ジストロフィー患者及び難病患者等を除く）であって，基本診療料の施設基準等第5の3(1)の「ロ」に規定する医療区分2の患者又は第6の3(2)の「ロ」の「④」に規定する医療区分1の患者に
イ　医療区分2の患者に相当するもの	2特入意脳	1734	
ロ　医療区分1の患者に相当するもの	1特入意脳	1588	
注7　慢性腎臓病の患者の所定点数		2011	
注2　人工呼吸器使用加算（1日につき）（人工呼吸器使用に際しての酸素・窒素の費用は別に算定可）		+600	

特定
入院

項　　目	略号	点数	算　定　要　件
			相当するものについては、「注1」の規定にかかわらず、「イ」の場合1734点、「ロ」の場合1588点をそれぞれ算定する。 ・J 038 人工腎臓，J 038-2 持続緩徐式血液濾過，J 039 血漿交換療法又はJ 042 腹膜灌流を行っている慢性腎臓病の患者（「注4」及び「注6」を算定する患者を除く）で，基本診療料の施設基準等第5の3 (1) の「ロ」に規定する医療区分2の患者には，「注1」の規定にかかわらず，2011点を算定する。
注3　重症児（者）受入連携加算（入院初日）	重受連	+2000	・他の医療機関でA 246の入退院支援加算3を算定した患者を受け入れた場合に算定する。

「注5」特殊疾患入院医療管理料に含まれるもの【包括】診療に係る費用〔臨床研修病院入院診療加算，超急性期脳卒中加算，医師事務作業補助体制加算，特定感染症患者療養環境特別加算，超重症児（者）入院診療加算・準超重症児（者）入院診療加算，地域加算，離島加算，医療安全対策加算，感染対策向上加算，患者サポート体制充実加算，報告書管理体制加算，データ提出加算，入退院支援加算（「1」の「ロ」及び「2」の「ロ」に限る），医療的ケア児（者）入院前支援加算，認知症ケア加算，排尿自立支援加算，第14部その他並びに「除外薬剤・注射薬」（＊1）の費用を除く〕

項　　目	略号	点数	算　定　要　件
A 307　小児入院医療管理料届			・①小児科を標榜する病院，②15歳未満の小児患者（児童福祉法に規定する小児慢性特定疾病医療支援の対象である場合は，20歳未満の患者）が対象となる。
1　小児入院医療管理料1	小入管1	4807	
2　小児入院医療管理料2	小入管2	4275	・「1」は，①小児科常勤医師20名以上，②看護師配置は常時7：1以上（夜勤看護師2以上・夜間は9：1以上），③専ら15歳未満を入院させる病棟，④新生児・乳幼児の手術件数年200件以上，⑤平均在院日数21日以内。
3　小児入院医療管理料3	小入管3	3849	・「2」は，①小児科常勤医師9名以上，②看護師配置は常時7：1以上（夜勤看護師2以上），③専ら15歳未満を入院させる病棟，④平均在院日数21日以内。
4　小児入院医療管理料4	小入管4	3210	・「3」は，①小児科常勤医師5名以上，②看護師配置は常時7：1以上（夜勤看護師2以上），③専ら15歳未満の小児を入院させる病棟，④平均在院日数21日以内である。
5　小児入院医療管理料5	小入管5	2235	・「4」は，①小児科常勤医師3名以上，②看護職員配置は常時10：1以上（夜勤看護職員2以上），③最小必要数に対する看護師比率7割以上，④小児病床が10床以上，⑤平均在院日数28日以内である。 ・「1」～「4」の算定要件に該当しない患者が当該病棟に入院した場合は，当該医療機関が算定している入院基本料等を算定する。 ・「5」は，①小児科常勤医師1名以上，②看護職員配置は常時15：1以上（夜勤看護職員2以上），③最小必要数に対する看護師比率4割以上である。特定機能病院は届出不可。 ・「5」の算定要件に該当しない患者が当該病棟（精神病棟に限る）に入院した場合は，A 103 精神病棟入院基本料の15対1入院基本料を算定する。
〈注加算〉			
注2　保育士配置加算届			・「注2」は施設基準適合の届出病棟で小児入院医療管理が行われた場合，それぞれ1日につき所定点数に加算する。
イ　保育士1名の場合		+100	
ロ　保育士2名以上の場合		+180	・「注4」は施設基準適合の届出医療機関の入院患者（小児入院医療管理料3，4又は5を算定している患者に限る）には，それぞれ1日につき所定点数に加算する。
注3　人工呼吸器使用加算（1日につき）		+600	
注4　重症児受入体制加算届（1日につき）			・常勤の保育士（特区内では，国家戦略特別区域限定保育士も可）を1名以上配置，30m²のプレイルームを有すること。
イ　重症児受入体制加算1	重受体1	+200	・人工呼吸器使用に際しての酸素・窒素の費用は別に算定できる。
ロ　重症児受入体制加算2	重受体2	+280	・「注5」は施設基準適合の届出保険医療機関の病室において，造血幹細胞移植を実施する患者に対して，無菌治療室管理が行われた場合は，90日を限度として，1日につきそれぞれ所定点数に加算する。
（「3」「4」「5」）			
注5　無菌治療管理加算届（90日限度）			・「注5」はA 221-2 小児療養環境特別加算を算定する場合は算定しない。
イ　無菌治療管理加算1	小無1	+2000	・「注6」は児童福祉法に規定する小児慢性特定疾病医療支援の対象患者・障害児患者について，医師の指示に基づき薬剤師が退院に際して患者又はその家族等に，退院後の薬剤の服用等に関する必要な指導を行い，患者・家族等の同意を得て，薬局に必要な情報等を文書で提供した場合に算定する。
ロ　無菌治療管理加算2	小無2	+1500	
注6　退院時薬剤情報管理指導連携加算（退院日1回）	小退連	+150	
注7　養育支援体制加算届（入院初日）	小養	+300	・退院時薬剤情報管理指導連携加算として，退院の日に1回に限り，150点を所定点数に加算する。
注8　時間外受入体制強化加算届（入院初日）			・「注8」は診療時間外・休日・深夜に，緊急入院を必要とする小児患者を受け入れる体制確保の施設基準適合の届出保険医療機関の病棟に入院している患者（小児入院医療管理料1又は小児入院医療管理料2を現に算定している患者に限る）について，当該基準に係る区分に従い，入院初日に限り所定点数に加算する。
イ　時間外受入体制強化加算1	小時受体1	+300	
ロ　時間外受入体制強化加算2	小時受体2	+180	
注9　看護補助加算届（14日限度）		+151	・「注9」は施設基準適合の届出病棟の入院患者（小児入院医療管理料1，2又は3を算定している患者に限る）に，入院日から14日を限度として，151点を所定点数に加算する。この場合「注10」看護補助体制充実加算は算定できない。
注10　看護補助体制充実加算届（14日限度）		+156	・「注10」は看護職員の負担の軽減及び処遇の改善を図るための看護業務の補助の体制等につき，施設基準適合の届出病棟の入院患者（小児入院医療管理料1，2又は3を算定している患者に限る）に，入院日から14日を限度として，156点を所定点数に加算する。

＊1　①インターフェロン製剤（B型肝炎又はC型肝炎の効能・効果を有するもの），②抗ウイルス剤（B型肝炎又はC型肝炎の効能・効果を有するもの，後天性免疫不全症候群又はHIV感染症の効能・効果を有するもの），③血友病の治療に係る血液凝固因子製剤及び血液凝固因子抗体迂回活性複合体

項　目	略号	点数	算 定 要 件
注11　小児入院医療管理料1・2に含まれるもの【包括】診療に係る費用〔「注2」，「注3」及び「注5」～「注10」の加算，在宅療養指導管理料・薬剤料・特定保険医療材料料，投薬，注射，手術，麻酔，放射線治療，病理診断・判断料及び第14部その他の費用，臨床研修病院入院診療加算，超急性期脳卒中加算，在宅患者緊急入院診療加算，医師事務作業補助体制加算，超重症児（者）入院診療加算・準超重症児（者）入院診療加算，地域加算，離島加算，特定感染患者療養環境特別加算，小児療養環境特別加算，緩和ケア診療加算，小児緩和ケア診療加算，がん拠点病院加算，医療安全対策加算，感染対策向上加算，患者サポート体制充実加算，報告書管理体制加算，褥瘡ハイリスク患者ケア加算，術後疼痛管理チーム加算，病棟薬剤業務実施加算1，データ提出加算，入退院支援加算（「1」の「イ」及び「3」に限る），医療的ケア児（者）入院前支援加算，精神疾患診療体制加算，排尿自立支援加算，地域医療体制確保加算を除く〕。			
「注12」小児入院医療管理料3・4に含まれるもの【包括】診療に係る費用〔「注2」～「注7」の加算，「注9」（小児入院医療管理料3を算定するものに限る），「注10」（小児入院医療管理料3を算定するものに限る）の加算，在宅療養指導管理料，在宅医療の薬剤料と特定保険医療材料料，投薬，注射，手術，麻酔，放射線治療，病理診断・判断料，第14部その他の費用，臨床研修病院入院診療加算，超急性期脳卒中加算，在宅患者緊急入院診療加算，医師事務作業補助体制加算，超重症児（者）入院診療加算・準超重症児（者）入院診療加算，地域加算，離島加算，特定感染症患者療養環境特別加算，小児療養環境特別加算，医療安全対策加算，感染対策向上加算，患者サポート体制充実加算，報告書管理体制加算，褥瘡ハイリスク患者ケア加算，術後疼痛管理チーム加算，病棟薬剤業務実施加算1，データ提出加算，入退院支援加算（「1」の「イ」及び「3」に限る），医療的ケア児（者）入院前支援加算，精神疾患診療体制加算，排尿自立支援加算及び地域医療体制確保加算を除く〕			
「注13」小児入院医療管理料5に含まれるもの【包括】診療に係る費用〔「注2」～「注7」の加算，在宅療養指導管理料，在宅医療の薬剤料と特定保険医療材料料，投薬，注射，手術，麻酔，放射線治療，病理診断・判断料，第14部のその他の費用，臨床研修病院入院診療加算，超急性期脳卒中加算，在宅患者緊急入院診療加算，医師事務作業補助体制加算，超重症児（者）入院診療加算・準超重症児（者）入院診療加算，地域加算，離島加算，特定感染症患者療養環境特別加算，小児療養環境特別加算，強度行動障害入院医療管理加算，摂食障害入院医療管理加算，医療安全対策加算，感染対策向上加算，患者サポート体制充実加算，報告書管理体制加算，褥瘡ハイリスク患者ケア加算，術後疼痛管理チーム加算，病棟薬剤業務実施加算1，データ提出加算，入退院支援加算（「1」の「イ」及び「3」に限る），医療的ケア児（者）入院前支援加算，精神疾患診療体制加算（精神病棟を除く），排尿自立支援加算を除く〕			

項　目	略号	点数	算 定 要 件
A 308　回復期リハビリテーション病棟入院料届（1日につき）（病態により60～150日限度）			・①回復期リハビリの必要性の高い患者が8割以上入院，②1日平均2単位以上のリハビリ実施，③1人当たり6.4㎡以上，④H 000（Ⅰ）・H 001（Ⅰ）（Ⅱ）（Ⅲ）・H 002（Ⅰ）（Ⅱ）・H 003（Ⅰ）の届出――などが要件。
1　回復期リハビリテーション病棟入院料1	復リ入1	2229	・「1」～「6」は，施設基準適合の届出病棟の入院患者（別に厚生労働大臣が定める回復期リハビリテーションを要する状態にあるものに限る）について，当該病棟又は病室に入院日からそれぞれの状態に応じて別に厚生労働大臣が定める日数を限度として所定点数を算定する。ただし，当該病棟又は病室に入院した患者が当該入院料に係る算定要件に該当しない場合は，当該病棟が一般病棟であるときはA 100一般病棟入院基本料「注2」に規定する特別入院基本料で，当該病棟が療養病棟であるときは
生活療養を受ける場合（入院時生活療養費の対象患者の場合）		(2215)	
2　回復期リハビリテーション病棟入院料2	復リ入2	2166	A 101療養病棟入院料1の入院料27又は療養病棟入院料2の入院料27で，それぞれ算定する。
生活療養を受ける場合（入院時生活療養費の対象患者の場合）		(2151)	・「1」の要件：①病棟に専任の常勤医師1名以上・専従の理学療法士3名以上・専従の作業療法士2名以上・専従の言語聴覚士1名以上・専任の
3　回復期リハビリテーション病棟入院料3	復リ入3	1917	管理栄養士1名以上，専従の社会福祉士等1名以上を常勤配置，②看護職員は常時13対1以上，③看護師比率7割以上，④看護補助者30対1
生活療養を受ける場合（入院時生活療養費の対象患者の場合）		(1902)	以上，⑤重症の新規入院患者4割以上，⑥他院転院でない退院患者7割以上，⑦退院時にADL又はFIMが改善した重症者3割以上，⑧データ
4　回復期リハビリテーション病棟入院料4	復リ入4	1859	提出加算の届出，⑨休日含め週7日間のリハビリ提供体制，⑩病院の一般病棟又は療養病棟の病棟単位で行う，⑪地域支援事業に協力する体制
生活療養を受ける場合（入院時生活療養費の対象患者の場合）		(1845)	を確保，⑫口腔管理を行うにつき必要な体制を整備，⑬実績指数40以上，⑭FIMの測定を行う医師，理学療法士，作業療法士及び言語聴覚士等に
5　回復期リハビリテーション病棟入院料5	復リ入5	1696	対してFIMの測定に関する研修を実施等。 ・「2」の要件：上記「1」の①～⑫（専任の管理栄養士の配置を除く）。
生活療養を受ける場合（入院時生活療養費の対象患者の場合）		(1682)	・「3」の要件：①病棟に専従理学療法士2名以上・専従作業療法士1名以上，②重症の新規入院患者3割以上，③他院転院でない退院患者7割以上，④退院時にADL又はFIMが改善した重症者3割以上，⑤データ提出加
6　回復期リハビリテーション入院医療管理料	復リ入管	1859	算の届出，⑥病院の一般病棟又は療養病棟の病棟単位で行う，⑦実績指数35以上，⑧FIMの測定を行う医師，理学療法士，作業療法士及び言語
生活療養を受ける場合（入院時生活療養費の対象患者の場合）		(1845)	聴覚士等に対してFIMの測定に関する研修を実施等。 ・「4」の要件：上記「3」の要件中，①，②～⑥。 ・「5」の要件：上記「3」の要件（①，⑤，⑥）。 ・「6」の要件：①病棟に専任の医師1名以上・専従の理学療法士1名以上・専任の作業療法士1名以上を常勤配置，②重症の新規入院患者が3割以上，③他院転院でない退院患者7割以上，④新規入室患者のうち4割以上が脳血管疾患，脊髄損傷，頭部外傷，くも膜下出血のシャント手術後，脳腫瘍，脳炎，急性脳症，脊髄炎，多発性神経炎，多発性硬化症，腕神経叢損傷等の発症後若しくは手術後の状態又は義肢装着訓練を要する状態，⑤退院時にADL又はFIMが改善した重症患者が3割以上，⑦別表第6の2に掲げる地域に所在する医療機関であって，当該医療機関を中心とした半径12km以内に他院が回復期リハビリテーション病棟入院料1～5を届出していない，⑧データ提出加算の届出，⑨病院の一般病棟又は療養病棟の病棟単位で行う。

項　　目	略号	点数	算　定　要　件
			・①脳血管疾患・脊髄損傷等の発症後・手術後の状態・義肢装着訓練を要する状態（算定開始日から 150 日限度。高次脳機能障害を伴う重症脳血管障害等では 180 日限度），②大腿骨・骨盤・脊椎等の骨折の発症後又は手術後の状態（算定開始日から 90 日限度），③廃用症候群を有する手術後又は発症後の状態（算定開始日から 90 日限度），④大腿骨・骨盤・脊椎等の神経，筋又は靱帯損傷後の状態（算定開始日から 60 日限度），⑤股関節又は膝関節の置換術後の状態（算定開始日から 90 日限度），⑥急性心筋梗塞，狭心症発作その他急性発症した心大血管疾患又は手術後の状態（算定開始日から 90 日限度）──が対象（1 日 6 単位以上行っている場合，30 日を限度に上限日数から控除）。 ・⑥については，「心血管疾患におけるリハビリテーションに関するガイドライン」（日本循環器学会，日本心臓リハビリテーション学会合同ガイドライン）の内容を踏まえ，心肺運動負荷試験〔CPX（cardiopulmonary exercise testing）〕を入棟時及び入棟後月に 1 回以上実施することが望ましい。 ・要件に該当しない患者が当該病棟に入院した場合，一般病棟では特別入院基本料を，療養病棟では療養病棟入院基本料1・2の入院料Ⅰを算定する。 ・「5」の要件：算定を開始した日から起算して 2 年（回復期リハビリテーション病棟入院料1・2・3又は4を算定していた病棟は 1 年）を限度として算定する。
〈注加算〉 　注2　休日リハビリテーション提供体制加算（1 日につき）	休リハ	+60	・休日でも平日と同様のリハビリテーションが行われている場合（回復期リハビリテーション病棟入院料3～5を算定している患者に限る）

> 「注3」回復期リハビリテーション病棟入院料に含まれるもの【包括】診療に係る費用〔「注2」及び「注4」の加算，B 001 「10」入院栄養食事指導料（A 308 「1」を算定するものに限る），B 011-6 栄養情報連携料（「1」を算定するものに限る），B 001 「34」二次性骨折予防継続管理料（「ロ」に限る），第 14 部その他，在宅医療，リハビリテーションの費用（別に厚生労働大臣が定める費用を除く），臨床研修病院入院診療加算，医師事務作業補助体制加算，地域加算，離島加算，特定感染症患者療養環境特別加算，医療安全対策加算，感染対策向上加算，患者サポート体制充実加算，報告書管理体制加算，データ提出加算，入退院支援加算（「1」の「イ」に限る），認知症ケア加算，薬剤総合評価調整加算，排尿自立支援加算，J 038 人工腎臓，J 042 腹膜灌流，J 400 特定保険医療材料（J 038 人工腎臓又は J 042 腹膜灌流に係るものに限る）並びに除外薬剤・注射薬の費用を除く〕は，回復期リハビリテーション病棟入院料1～5及び回復期リハビリテーション入院医療管理料に含まれる。

項　　目	略号	点数	算　定　要　件
A 308-2　削除			
A 308-3　地域包括ケア病棟入院料届（1 日につき）			・1・3・5・7は，施設基準適合の届出病棟に入院している患者に，2・4・6・8は，施設基準適合の届出病室に入院している患者に対し，当該病棟又は病室に入院した日から 60 日を限度としてそれぞれ所定点数（当該病棟又は病室に係る病床が療養病床である場合にあっては，別に厚生労働大臣が定める場合を除き，所定点数の 95/100 に相当する点数）を算定する。ただし，当該病棟又は病室に入院した患者が地域包括ケア病棟入院料又は地域包括ケア入院医療管理料に係る算定要件に該当しない場合は，当該病棟又は病室を有する病棟が一般病棟であるときには A 100 一般病棟入院基本料の「注2」特別入院基本料で，当該病棟又は病室を有する病棟が療養病棟であるときには A 101 療養病棟入院料1の入院料 27 又は療養病棟入院料2の入院料 27 でそれぞれ算定する。
1　地域包括ケア病棟入院料1 　イ　40 日以内の期間 　　（生活療養を受ける場合） 　ロ　41 日以上の期間 　　（生活療養を受ける場合）	地包1 (地包療1)	 2838 (2823) 2690 (2675)	・施設基準適合の届出病棟又は病室に入院している患者には，「注3」看護職員配置加算として，1 日につき 150 点を所定点数に加算する。 ・施設基準適合の届出病棟又は病室の入院患者には，「注4」看護補助者配置加算として，1 日につき 160 点を所定点数に加算する。この場合，「注5」に規定する看護補助体制充実加算は別に算定できない。
2　地域包括ケア入院医療管理料1 　イ　40 日以内の期間 　　（生活療養を受ける場合） 　ロ　41 日以上の期間 　　（生活療養を受ける場合）	地包管1 (地包管療1)	 2838 (2823) 2690 (2675)	・施設基準適合の届出病棟又は病室の入院患者には，「注5」看護補助体制充実加算を，区分に従いそれぞれ 1 日につき所定点数に加算する。ただし，当該患者について，身体的拘束を実施した日は，看護補助体制充実加算3の例により所定点数に加算する。
3　地域包括ケア病棟入院料2 　イ　40 日以内の期間 　　（生活療養を受ける場合） 　ロ　41 日以上の期間 　　（生活療養を受ける場合）	地包2 (地包療2)	 2649 (2634) 2510 (2495)	・「注6」では，当該病棟又は病室の入院患者のうち，急性期医療を担う他の保険医療機関の一般病棟から転院した患者又は当該保険医療機関（急性期医療を担う保険医療機関に限る）の一般病棟から転棟した患者については，急性期患者支援病床初期加算として，介護老人保健施設，介護医療院，特別養護老人ホーム，軽費老人ホーム，有料老人ホーム等又は自宅から入院した患者については，治療方針に関する患者又はその家族の意思決定に対する支援を行った場合に，在宅患者支援病床初期加算として，転院若しくは転院又は入院した日から 14 日を限度として，それぞれ 1 日につき所定点数に加算する。
4　地域包括ケア入院医療管理料2 　イ　40 日以内の期間 　　（生活療養を受ける場合） 　ロ　41 日以上の期間 　　（生活療養を受ける場合）	地包管2 (地包管療2)	 2649 (2634) 2510 (2495)	
5　地域包括ケア病棟入院料3 　イ　40 日以内の期間 　　（生活療養を受ける場合） 　ロ　41 日以上の期間 　　（生活療養を受ける場合）	地包3 (地包療3)	 2312 (2297) 2191 (2176)	・施設基準に適合しているものとして届出病棟又は病室に入院している患者については，「注8」看護職員夜間配置加算として，1 日（別に厚生労働大臣が定める日を除く）につき 70 点を所定点数に加算する。 ・厚生労働大臣が定める保険医療機関においては，厚生労働大臣が定める日の特定入院料は，「注9」夜間看護体制特定日減算として，次のいずれにも該当する場合に限り，所定点数の 5/100 に相当する点数を減算する。 　イ　年 6 日以内である 　ロ　当該日が属する月が連続する 2 月以内である
6　地域包括ケア入院医療管理料3 　イ　40 日以内の期間 　　（生活療養を受ける場合） 　ロ　41 日以上の期間 　　（生活療養を受ける場合）	地包管3 (地包管療3)	 2312 (2297) 2191 (2176)	・「注10」では，「注1」に規定する地域包括ケア病棟入院料2又は地域包括ケア病棟入院料4の施設基準のうち別に厚生労働大臣が定めるもののみに適合しなくなったものとして地方厚生局長等に届け出た場合に限り，当該病棟に入院している患者について，それぞれの所定点数の 85/100 に相当す

特定
入院

項　　目	略号	点数	算　定　要　件
7　地域包括ケア病棟入院料4	地包4		る点数を算定する。
イ　40日以内の期間		2102	・「注11」では，「注1」に規定する地域包括ケア病棟入院料3，地域包括ケ
（生活療養を受ける場合）	(地包療4)	(2086)	ア入院医療管理料3，地域包括ケア病棟入院料4又は地域包括ケア入院医
ロ　41日以上の期間		1992	療管理料4の施設基準のうち別に厚生労働大臣が定めるもののみに適合し
（生活療養を受ける場合）		(1976)	なくなったものとして地方厚生局長等に届け出た場合に限り，当該病棟又
8　地域包括ケア入院医療管理料4	地包管4		は病室に入院している患者について，それぞれの所定点数の90/100に相当
イ　40日以内の期間		2102	する点数を算定する。
（生活療養を受ける場合）	(地包管療4)	(2086)	・「注12」では，「注1」に規定する地域包括ケア病棟入院料2，地域包括ケア
ロ　41日以上の期間		1992	入院医療管理料2，地域包括ケア病棟入院料4又は地域包括ケア入院医療管
（生活療養を受ける場合）		(1976)	理料4の施設基準のうち別に厚生労働大臣が定めるもののみに適合しなく
〈注加算〉			なったものとして地方厚生局長等に届け出た場合に限り，当該病棟又は病
注3　看護職員配置加算届（1日につき）		＋150	室に入院している患者について，それぞれの所定点数の90/100に相当する
注4　看護補助者配置加算届（1日につき）		＋160	点数を算定する。
注5　看護補助体制充実加算届			・「注13」では，別に厚生労働大臣が定める保険医療機関において，地域包括
イ　看護補助体制充実加算1	包看補充1	＋190	ケア病棟入院料1，地域包括ケア入院医療管理料1，地域包括ケア病棟入院
ロ　看護補助体制充実加算2	包看補充2	＋175	料2又は地域包括ケア入院医療管理料2を算定する病棟又は病室に入院し
ハ　看護補助体制充実加算3	包看補充3	＋165	ている患者について，それぞれの所定点数の90/100に相当する点数を算定
注6　イ　急性期患者支援病床初期加算			する。
(1)　許可病床数400床以上の保険			
医療機関の場合			
①　他の保険医療機関（当該保	包急支転	＋150	
険医療機関と特別の関係にあ	400以①		
るものを除く）の一般病棟か			
ら転棟した患者の場合			
②　①の患者以外の患者の場合	包急支転	＋50	
(2)　許可病床数400床未満の保険	400以②		
医療機関の場合			
①　他の保険医療機関（当該保	包急支転	＋250	
険医療機関と特別の関係にあ	400未①		
るものを除く）の一般病棟か			
ら転棟した患者の場合			
②　①の患者以外の患者の場合	包急支転	＋125	
	400未②		
ロ　在宅患者支援病床初期加算			
(1)　介護老人保健施設から入院し	包在支転介老		
た患者の場合			
①　救急搬送された患者又は他		＋580	
の保険医療機関でC004-2救			
急患者連携搬送料を算定し当			
該他の医療機関から搬送され			
た患者が入院初日から当該病			
棟に入院した場合			
②　①の患者以外の患者の場合		＋480	
(2)　介護医療院，特別養護老人	包在支転自		
ホーム，軽費老人ホーム，有料			
老人ホーム等又は自宅から入院			
した患者の場合			
①　救急搬送された患者又は他		＋480	
の保険医療機関でC004-2救			
急患者連携搬送料を算定し当			
該他の医療機関から搬送され			
た患者が，入院初日から当該			
病棟に入院した場合			
②　①の患者以外の患者の場合		＋380	
注8　看護職員夜間配置加算届（1日に	包看職夜配	＋70	
つき）			
〈注減算〉			
注9　夜間看護体制特定日減算	包夜看特定減	−所定点数	
		×5/100	
注10　施設基準不適合の届出病棟届	包注9適	所定点数	
（地域包括ケア病棟入院料2又は		×85/100	
4）の場合			
注11　施設基準不適合の届出病棟又	包注10適	所定点数	
は病室届（地域包括ケア病棟入院		×90/100	
料3・4，地域包括ケア入院医療			
管理料3・4）の場合			
注12　施設基準不適合の届出病棟又	包注11適	所定点数	
は病室届（地域包括ケア病棟入院		×90/100	

項　　　目	略号	点数	算　定　要　件
料2・4，地域包括ケア入院医療管理料2・4）の場合			
注13　地域包括ケア病棟入院料1・2，地域包括ケア入院医療管理料1・2の病棟又は病室の入院患者の場合	包注12適	所定点数×90/100	

「注2」医療提供体制の確保状況に鑑み厚生労働大臣が定める地域に所在する医療機関で，施設基準適合の届出病棟又は病室を有するものについての算定：「注1」に規定する届出の有無にかかわらず，地域包括ケア病棟入院料1のイ（特定地域），地域包括ケア病棟入院料1のロ（特定地域），地域包括ケア入院医療管理料1のイ（特定地域），地域包括ケア入院医療管理料1のロ（特定地域），地域包括ケア病棟入院料2のイ（特定地域），地域包括ケア病棟入院料2のロ（特定地域），地域包括ケア入院医療管理料2のイ（特定地域），地域包括ケア入院医療管理料2のロ（特定地域），地域包括ケア病棟入院料3のイ（特定地域），地域包括ケア病棟入院料3のロ（特定地域），地域包括ケア入院医療管理料3のイ（特定地域），地域包括ケア入院医療管理料3のロ（特定地域），地域包括ケア病棟入院料4のイ（特定地域），地域包括ケア病棟入院料4のロ（特定地域），地域包括ケア入院医療管理料4のイ（特定地域）又は地域包括ケア入院医療管理料4のロ（特定地域）について，所定点数に代えて，当該病棟又は病室に入院した日から起算して60日を限度として，1日につき，それぞれ2460点，2331点，2460点，2331点，2271点，2152点，2271点，2152点，2008点，1903点，2008点，1903点，1797点，1703点，1797点又は1703点（生活療養を受ける場合にあっては，それぞれ2445点，2316点，2445点，2316点，2257点，2138点，2257点，2138点，1994点，1889点，1994点，1889点，1783点，1689点，1783点又は1689点）を算定することができる。ただし，当該病棟又は病室に入院した患者が地域包括ケア病棟入院料（特定地域）又は地域包括ケア入院医療管理料（特定地域）に係る算定要件に該当しない場合は，当該病棟又は病室を有する病棟が一般病棟であるときには A 100 一般病棟入院基本料の「注2」特別入院基本料で，当該病棟又は病室を有する病棟が療養病棟であるときには A 101 療養病棟入院料1の入院料27又は療養病棟入院料2の入院料27で，それぞれ算定する。

「注7」地域包括ケア病棟入院料に含まれるもの【包括】診療に係る費用〔「注3」～「注6」，「注8」の加算，臨床研修病院入院診療加算，在宅患者緊急入院診療加算，医師事務作業補助体制加算，地域加算，離島加算，特定感染症患者療養環境特別加算，医療安全対策加算，感染対策向上加算，患者サポート体制充実加算，報告書管理体制加算，データ提出加算，入退院支援加算（「1」の「イ」に限る），医療的ケア児（者）入院前支援加算，認知症ケア加算，薬剤総合評価調整加算，排尿自立支援加算，協力対象施設入所者入院加算，B 001「34」二次性骨折予防継続管理料（ロに限る），在宅医療，H 004 摂食機能療法，J 038 人工腎臓，J 042 腹膜灌流，J 400 特定保険医療材料（J 038 人工腎臓又は J 042 腹膜灌流に係るものに限る），手術，麻酔，第14部その他，除外薬剤・注射薬の費用を除く〕は，地域包括ケア病棟入院料1～4，地域包括ケア入院医療管理料1～4に含まれる。

項　　　目	略号	点数	算　定　要　件
A 309　特殊疾患病棟入院料届（1日につき）			・特殊疾患病棟は，主として長期にわたり療養が必要な重度の肢体不自由児（者），脊髄損傷等の重度の障害者，重度の意識障害者（病因が脳卒中の後遺症の患者を含む），筋ジストロフィー患者又は神経難病患者が入院する病棟であり，医療上必要がある場合に限り他の病棟への患者の移動は認められるが，その医療上の必要性について診療報酬明細書の摘要欄に詳細に記載する。
1　特殊疾患病棟入院料1	特疾1	2090	
2　特殊疾患病棟入院料2	特疾2	1694	・特殊疾患病棟入院料を算定している患者に対して，1日5時間を超えて体外式陰圧人工呼吸器を使用した場合は，「注2」の加算を算定できる。
〈注4規定〉			・脳卒中を原因とする重度の意識障害によって当該病棟に入院するもの，脳卒中又は脳卒中後遺症の患者（重度の意識障害者，筋ジストロフィー患者及び難病患者等を除く）については，A 101 療養病棟入院基本料における医療区分（1日に2つ以上の区分に該当する場合には，該当するもののうち最も高い点数の区分）に従い，当該患者ごとに各医療区分に相当する所定点数を算定する。その際，当該患者の疾患及び状態の該当する医療区分の項目について，保険医療機関において診療録等に記録する。
重度の意識障害の場合（脳卒中の後遺症に限る）			
イ　特殊疾患病棟入院料1			
（1）　医療区分2の患者に相当するもの	2特疾1意	1928	
（2）　医療区分1の患者に相当するもの	1特疾1意	1763	
ロ　特殊疾患病棟入院料2			〈注4規定〉
（1）　医療区分2の患者に相当するもの	2特疾2意	1675	・当該病棟に入院する重度の意識障害（脳卒中の後遺症であるものに限る）の患者であって，基本診療料の施設基準等第5の3（1）のロに規定する医療区分2の患者又は第6の3（2）のロの④に規定する医療区分1の患者に相当するものについては，注1の規定〔「特疾1」「特疾2」〕にかかわらず，当該患者が入院している病棟の区分に従い，点数をそれぞれ算定する。
（2）　医療区分1の患者に相当するもの	1特疾2意	1508	
〈注6規定〉			
脳卒中又は脳卒中の後遺症の患者（重度の意識障害者，筋ジストロフィー患者及び難病患者等を除く）			〈注6規定〉
イ　特殊疾患病棟入院料1			・当該病棟に入院する脳卒中又は脳卒中の後遺症の患者（重度の意識障害者，筋ジストロフィー患者及び難病患者等を除く）であって，基本診療料の施設基準等第5の3（1）のロに規定する医療区分2の患者又は第6の3（2）のロの④に規定する医療区分1の患者に相当するものについては，注1の規定〔「特疾1」「特疾2」〕にかかわらず，当該患者が入院している病棟の区分に従い，点数をそれぞれ算定する。
（1）　医療区分2の患者に相当するもの	2特疾1脳	1735	
（2）　医療区分1の患者に相当するもの	1特疾1脳	1586	
ロ　特殊疾患病棟入院料2			
（1）　医療区分2の患者に相当するもの	2特疾2脳	1507	
（2）　医療区分1の患者に相当するもの	1特疾2脳	1357	
〈注加算〉			
注2　人工呼吸器使用加算（1日につき）		+600	・人工呼吸器使用に際しての酸素・窒素の費用は別に算定できる。
注3　重症児（者）受入連携加算（入院初日）	重受連	+2000	・他の医療機関で A 246「3」を算定した患者を受け入れた場合に算定。
注7			〈注7〉
イ　特殊疾患病棟入院料1の届出病棟の場合		2010	・J 038 人工腎臓，J 038-2 持続緩徐式血液濾過，J 039 血漿交換療法，J 042 腹膜灌流を行っている慢性腎臓病の患者（「注4」及び「注6」の算定患者を除く）で，基本診療料の施設基準等第5の3（1）のロに規定する医療区分2の患者に相当するものには，「注1」の規定にかかわらず，当該
ロ　特殊疾患病棟入院料2の届出病棟の場合		1615	

項　目	略号	点数	算定要件
			患者が入院している病棟の区分に従い，点数をそれぞれ算定する。

「注5」特殊疾患病棟入院料に含まれるもの【包括】診療に係る費用〔「注2」「注3」の加算，臨床研修病院入院診療加算，医師事務作業補助体制加算（50対1補助体制加算，75対1補助体制加算，100対1補助体制加算に限る），超重症児（者）入院診療加算・準超重症児（者）入院診療加算，地域加算，離島加算，特定感染症患者療養環境特別加算，医療安全対策加算，感染対策向上加算，患者サポート体制充実加算，報告書管理体制加算，データ提出加算，入退院支援加算（「1」の「ロ」及び「2」の「ロ」に限る），医療的ケア児（者）入院前支援加算，認知症ケア加算，排尿自立支援加算及び協力対象施設入所者入院加算，第14部その他並びに「除外薬剤・注射薬」（＊1）の費用を除く〕

特定入院

項　目	略号	点数	算定要件
A 310　緩和ケア病棟入院料届（1日につき）			・悪性腫瘍又は後天性免疫不全症候群の患者が対象。対象外の患者が当該病棟に入院した場合は，A 100 一般病棟入院基本料の「特別入院基本料」で算定する。
1　緩和ケア病棟入院料1	緩和1		・①緩和ケアを病棟単位で行うこと，②緩和ケア担当常勤医師1名以上（研修修了者），看護師配置は常時7：1以上（夜勤看護師2以上），③患者1人当たり病室床面積30m²以上，④病室床面積1床当たり8m²以上，⑤病棟内に患者家族の控え室，患者専用の台所，面談室，一定の広さの談話室を備えている，⑥差額ベッド5割以下であること。
イ　30日以内		5135	
ロ　31日以上60日以内		4582	
ハ　61日以上		3373	
2　緩和ケア病棟入院料2	緩和2		・「1」の要件：①直近1年間の平均待機期間14日未満，②直近1年間の在宅移行患者が15％以上，③A 226-2 緩和ケア診療加算・B 001「24」外来緩和ケア管理料・C 003 在宅がん医療総合診療料のいずれかの届出
イ　30日以内		4897	
ロ　31日以上60日以内		4427	
ハ　61日以上		3321	
〈注加算〉			
注2　緩和ケア病棟緊急入院初期加算（15日限度）	緩和緊入	＋200	・在宅療養支援診療所・病院で緩和ケアを行っていた在宅患者が病状急変等で緊急入院した場合に，入院日から15日を限度に算定
注4　緩和ケア疼痛評価加算（1日につき）	緩和疼	＋100	・緩和ケア病棟の疼痛を有する入院患者に対して，疼痛の評価その他の療養上必要な指導を行った場合は，緩和ケア疼痛評価加算として，1日につき100点を所定点数に加算する。

「注3」緩和ケア病棟入院料に含まれるもの【包括】診療に係る費用〔「注2」及び「注4」の加算，臨床研修病院入院診療加算，妊産婦緊急搬送入院加算，医師事務作業補助体制加算，地域加算，離島加算，特定感染症患者療養環境特別加算，がん拠点病院加算，医療安全対策加算，感染対策向上加算，患者サポート体制充実加算，報告書管理体制加算，褥瘡ハイリスク患者ケア加算，データ提出加算，入退院支援加算（「1」のイに限る），排尿自立支援加算，在宅療養管理指導料，在宅医療の薬剤料と特定保険医療材料料，放射線治療，第14部その他，退院時に当該指導管理を行ったことにより算定できるC 108 在宅麻薬等注射指導管理料，C 108-2 在宅腫瘍化学療法注射指導管理料，C 108-3 在宅強心剤持続投与指導管理料，C 108-4 在宅悪性腫瘍患者共同指導管理料，C 109 在宅寝たきり患者処置指導管理料並びに除外薬剤・注射薬の費用を除く〕

項　目	略号	点数	算定要件
A 311　精神科救急急性期医療入院料届（1日につき）			・施設基準適合の届出医療機関の精神病棟に入院している患者（別に厚生労働大臣が定める基準に適合するものに限る）について算定する。ただし，当該病棟に入院した患者が当該入院料に係る算定要件に該当しない場合は，A 103 精神病棟入院基本料の15対1入院基本料により算定する。
1　30日以内	精救1	2420	〔主な施設基準等〕
2　31日以上60日以内	精救2	2120	・主に急性期の集中的な治療を要する精神疾患を有する患者を入院させ，精神病棟を単位として行う。
3　61日以上90日以内	精救3	1918	・当該病棟の常勤医師配置16：1以上（常勤精神保健指定医が1名以上配置），看護師配置は，常時10：1以上（夜勤看護師2以上），当該医療機関の精神保健指定医が4名以上常勤。
			・当該地域における精神科救急医療体制の確保のために整備された精神科救急医療施設であり，精神科救急医療に十分体制が整備され，十分な構造設備を有している。精神科救急医療に係る実績を相当程度有している。データ提出加算の届出を行っている。
〈注加算〉			
注3　非定型抗精神病薬加算（1日につき）（＊3）	非精	＋15	・「注3」非定型抗精神病薬加算は，統合失調症の入院患者に対して計画的な医学管理の下に非定型抗精神病薬による治療を行い，療養上必要な指導を行った場合には，当該患者が使用した1日当たりの抗精神病薬が2種類以下の場合に限り算定する。
注4　看護職員夜間配置加算届（1日につき）	精看職夜配	＋70	・施設基準適合の届出病棟の入院患者については，入院日から起算して30日を限度として「注4」看護職員夜間配置加算として，1日につき（厚生労働大臣が定める日を除く）70点を所定点数に加算する。
注5　精神科救急医療体制加算届（90日限度）			・施設基準適合の届出病棟の入院患者については，当該基準に係る区分に従い，入院した日から起算して90日を限度として，「注5」精神科救急医療体制加算として，それぞれ1日につき所定点数の100分の60に相当する点数により算定する。
イ　精神科救急医療体制加算1	精救体1	＋600	
ロ　精神科救急医療体制加算2	精救体2	＋590	
ハ　精神科救急医療体制加算3	精救体3	＋500	

「注2」精神科救急急性期医療入院料に含まれるもの【包括】診療に係る費用〔「注3」～「注5」の加算，臨床研修病院入院診療加算，医師事務作業補助体制加算，地域加算，離島加算，特定感染症患者療養環境特別加算，精神科措置入院診療加算，精神科応急入院施設管理加算，精神科身体合併症管理加算，医療安全対策加算，感染対策向上加算，患者サポート体制充実加算，報告書管理体制加算，褥瘡ハイリスク患者ケア加算，精神科救急搬送患者地域連携紹介加算，データ提出加算，精神科入退院支援加算，精神科急性期医師配置加算（精神科救急急性期医療入院料を算定するものに限る），薬剤総合評価調整加算，排尿自立支援加算，地域医療体制確保加算，B 015 精神科退院時共同指導料2，精神科専門療法，手術，麻酔，放射線治療，第14部その他並びに除外薬剤・注射薬に係る費用を除く〕

項　目	略号	点数	算定要件
A 311-2　精神科急性期治療病棟入院料届（1月または90日限度）			・①新規患者（入院日が入院基本料の起算日に当たる患者），②急性増悪のため当該病棟に転棟した患者，③クロザピンの新規導入を目的とした転棟・転院患者が対象となる。
1　精神科急性期治療病棟入院料1	精急1		・精神科救急医療施設（常勤の精神保健指定医2名以上）の精神病棟（同1
イ　30日以内		2020	

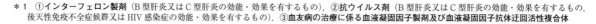
＊1　①インターフェロン製剤（B型肝炎又はC型肝炎の効能・効果を有するもの），②抗ウイルス剤（B型肝炎又はC型肝炎の効能・効果を有するもの，後天性免疫不全症候群又はHIV感染症の効能・効果を有するもの），③血友病の治療に係る血液凝固因子製剤及び血液凝固因子抗体迂回活性複合体

項　　目	略号	点数	算　定　要　件
ロ　31日以上60日以内		1719	名以上）にて，①と③は90日を限度に，②は1年に1回に限り1月を限度に算定する。
ハ　61日以上90日以内		1518	
2　精神科急性期治療病棟入院料2	精急2		・当該病棟の入院患者が算定要件に該当しない場合は，A 103 精神病棟入院基本料の15対1入院基本料で算定する。
イ　30日以内		1903	・新規患者（措置入院・鑑定入院・医療観察法入院及び③の患者除く）の4割以上が入院日から3月以内に退院し自宅等に移行する。
ロ　31日以上60日以内		1618	・「1」は①看護職員配置は常時13：1以上（夜勤は看護師1以上を含む2以上，看護補助者が夜勤を行う場合は看護師1以上），②最小必要数に対する看護師比率4割以上，③看護補助者配置は常時30：1以上（夜勤は2から夜勤看護職員数を減じた数以上）である。
ハ　61日以上90日以内		1466	・「2」は①看護職員配置は常時15：1以上（夜勤は看護師1以上を含む2以上，看護補助者が夜勤を行う場合は看護師1以上），②最小必要数に対する看護師比率4割以上，③看護補助者配置は常時30：1以上（夜勤は2から夜勤看護職員数を減じた数以上）である。
〈注加算〉			
注3　非定型抗精神病薬加算（1日につき）（＊3）	非精	＋15	・非定型抗精神病薬加算は，1日当たりの抗精神病薬が2種類以下の場合に限る。

> 「注2」精神科急性期治療病棟入院料に含まれるもの【包括】診療に係る費用〔「注3」の加算，臨床研修病院入院診療加算，妊産婦緊急搬送入院加算，医師事務作業補助体制加算，地域加算，離島加算，特定感染症患者療養環境特別加算，精神科措置入院診療加算，精神科応急入院施設管理加算，精神科身体合併症管理加算，依存症入院医療管理加算，医療安全対策加算，感染対策向上加算，患者サポート体制充実加算，報告書管理体制加算，褥瘡ハイリスク患者ケア加算，精神科救急搬送患者地域連携紹介加算，データ提出加算，精神科入退院支援加算，精神科急性期医師配置加算（精神科急性期治療病棟入院料1を算定するものに限る），薬剤総合評価調整加算，排尿自立支援加算，B 015 精神科退院時共同指導料2，精神科専門療法，手術，麻酔，放射線治療，第14部その他並びに除外薬剤・注射薬に係る費用を除く〕

A 311-3　精神科救急・合併症入院料㊧（1日につき）	精合		・救命救急センターを有している病院（精神科救急医療施設）の精神病棟を単位として，①措置入院患者等，②新規入院患者，③合併症の症状悪化等による再入院患者，④クロザピンの新規導入を目的とした転棟・転院患者――のいずれかを対象に，①～③は入院日から90日を限度，④はクロザピン投与開始日から90日を限度に算定する。
1　30日以内		3624	・患者が算定要件に該当しない場合は，A 103 精神病棟入院基本料の15対1入院基本料の例により算定する。
2　31日以上60日以内		3323	・①当該病棟の常勤医師配置16：1以上（常勤の精神保健指定医2名以上），看護師配置は常時10：1以上（夜勤看護師2以上），常勤の精神保健福祉士2名以上，②当該病院の常勤の精神科医5名以上常勤――等が要件。
3　61日以上90日以内		3123	
〈注加算〉			
注3　非定型抗精神病薬加算（1日につき）（＊3）	非精	＋15	・「注3」非定型抗精神病薬加算は，抗精神病薬が1日2種類以下の場合に算定。
注4　看護職員夜間配置加算㊧（1日につき）	精看夜配	＋70	・「注4」看護職員夜間配置加算は，施設基準適合の届出病棟で，入院日から30日を限度として，1日につき70点を所定点数に算定。

> 「注2」精神科救急・合併症入院料に含まれるもの【包括】診療に係る費用〔「注3」及び「注4」の加算，臨床研修病院入院診療加算，妊産婦緊急搬送入院加算，医師事務作業補助体制加算，地域加算，離島加算，特定感染症患者療養環境特別加算，精神科措置入院診療加算，精神科応急入院施設管理加算，精神科身体合併症管理加算，依存症入院医療管理加算，摂食障害入院医療管理加算，医療安全対策加算，感染対策向上加算，患者サポート体制充実加算，報告書管理体制加算，褥瘡ハイリスク患者ケア加算，精神科救急搬送患者地域連携紹介加算，データ提出加算，精神科入退院支援加算，薬剤総合評価調整加算，排尿自立支援加算，地域医療体制確保加算，B 015 精神科退院時共同指導料2，H 000 心大血管疾患リハビリテーション料，H 001 脳血管疾患等リハビリテーション料，H 001-2 廃用症候群リハビリテーション料，H 002 運動器リハビリテーション料，H 003 呼吸器リハビリテーション料，H 004 摂食機能療法，H 007 障害児（者）リハビリテーション料，H 007-2 がん患者リハビリテーション料，精神科専門療法，J 038 人工腎臓，J 042 腹膜灌流及び J 400 特定保険医療材料（J 038 人工腎臓又は J 042 腹膜灌流に係るものに限る），手術，麻酔，放射線治療，第14部その他並びに除外薬剤・注射薬に係る費用を除く〕

A 311-4　児童・思春期精神科入院医療管理料㊧（1日につき）	児春	3016	・精神科を標榜する病院の精神病棟・治療室に入院の20歳未満の精神疾患患者に算定する（算定要件に該当しない患者に対しては A 103 精神病棟入院基本料の特別入院基本料で算定する）。
〈注加算〉			
注3　精神科養育支援体制加算㊧（入院初日）	精養支	＋300	・当該病棟又は治療室に入院している20歳未満の精神疾患を有する患者に対する支援体制につき施設基準適合の届出病棟の入院患者には，「注3」精神科養育支援体制加算として，入院初日に限り300点を所定点数に加算する。

> 「注2」児童・思春期精神科入院医療管理料【包括】診療に係る費用〔「注3」の加算，臨床研修病院入院診療加算，医師事務作業補助体制加算（50対1補助体制加算，75対1補助体制加算，100対1補助体制加算に限る），地域加算，離島加算，特定感染症患者療養環境特別加算，強度行動障害入院医療管理加算，摂食障害入院医療管理加算，医療安全対策加算，感染対策向上加算，患者サポート体制充実加算，報告書管理体制加算，褥瘡ハイリスク患者ケア加算，精神科救急搬送患者地域連携受入加算，データ提出加算，精神科入退院支援加算，薬剤総合評価調整加算，排尿自立支援加算，看護職員処遇改善評価料，投薬，注射，手術，麻酔，病理診断・判断料及び第14部その他の費用を除く〕

A 312　精神療養病棟入院料㊧（1日につき）	精療	1108	・施設基準適合の届出医療機関の精神病棟の入院患者について，所定点数を算定する。
			・精神病棟で長期入院を要する精神疾患の患者について算定する。
			・①病院に常勤精神保健指定医2名以上（病棟に専任の常勤精神科医1名

＊3　非定型抗精神病薬加算：統合失調症の患者に，オランザピン，クエチアピンフマル酸塩，ペロスピロン塩酸塩，リスペリドン，アリピプラゾール，ブロナンセリンなどを投与し療養指導を行った場合に，1日につき算定する。

特定入院

項　　目	略号	点数	算　定　要　件
			以上），②病棟の看護職員・看護補助者は常時 15：1 以上（夜勤は看護職員 1 を含む 2 以上），③最小必要数に対する看護職員・看護補助者比率 5 割以上・看護師比率 2 割以上，④病棟 18m² 以上／人，病床 5.8m² 以上／人——等。
〈注加算〉 注 3　非定型抗精神病薬加算（1 日につき）（＊3）	非精	＋15	・1 日当たりの抗精神病薬が 2 種類以下の場合に限る。
注 4　重症者加算㊂（1 日につき） 　イ　重症者加算 1	重症 1	＋60	・重症者加算 1 は算定する日において GAF 尺度による判定が 30 以下の患者に算定する。
ロ　重症者加算 2	重症 2	＋30	・重症者加算 2 は算定する日において GAF 尺度による判定が 40 以下の患者に算定する。
注 5　精神保健福祉士配置加算㊂（1 日につき）	精福	＋30	・退院調整加算，A 230-2 精神科地域移行実施加算，I 011 精神科退院指導料，I 011-2 精神科退院前訪問指導料と併算不可。
			・精神保健福祉士配置加算を算定した場合は，「注 5」に規定する加算，A 230-2 精神科地域移行実施加算，A 246-2 精神科入退院支援加算，I 011 精神科退院指導料，I 011-2 精神科退院前訪問指導料は算定しない。

> 「注 2」精神療養病棟入院料に含まれるもの【包括】診療に係る費用〔「注 3」～「注 5」の加算，臨床研修病院入院診療加算，医師事務作業補助体制加算（50 対 1 補助体制加算，75 対 1 補助体制加算，100 対 1 補助体制加算に限る），地域加算，離島加算，特定感染症患者療養環境特別加算，精神科措置入院診療加算，精神科地域移行実施加算，医療安全対策加算，感染対策向上加算，患者サポート体制充実加算，報告書管理体制加算，精神科救急搬送患者地域連携受入加算，データ提出加算，精神科入退院支援加算，薬剤総合評価調整加算，排尿自立支援加算，B 015 精神科退院時共同指導料 2，H 000 心大血管疾患リハビリテーション料，H 001 脳血管疾患等リハビリテーション料，H 001-2 廃用症候群リハビリテーション料，H 002 運動器リハビリテーション料，H 003 呼吸器リハビリテーション料，H 003-2 リハビリテーション総合計画評価料，精神科専門療法，第 14 部その他並びに除外薬剤・注射薬に係る費用を除く〕

項　　目	略号	点数	算　定　要　件
A 313　削除			
A 314　認知症治療病棟入院料㊂（1 日につき）			・施設基準適合の届出病院の病棟の入院患者に区分に従いそれぞれ算定する。
1　認知症治療病棟入院料 1 　イ　30 日以内 　ロ　31 日以上 60 日以内 　ハ　61 日以上	認知 1	 1829 1521 1221	・急性期集中治療を要する認知症患者を入院させる届出病棟（精神病棟）への入院患者につき算定する。 ・「1」は①看護職員配置は常時 20：1 以上（夜勤看護職員 2 以上，看護補助者が夜勤を行う場合は看護職員 1 以上），②最小必要数に対する看護師比率 2 割以上，③看護補助者配置は常時 25：1 以上（夜勤は 2 から夜勤看護職員数を減じた数以上）であること。
2　認知症治療病棟入院料 2 　イ　30 日以内 　ロ　31 日以上 60 日以内 　ハ　61 日以上	認知 2	 1334 1129 1003	・「2」は①看護職員配置は常時 30：1 以上（夜勤看護職員 1 以上），②最小必要数に対する看護師比率 2 割以上，③看護補助者配置は常時 25：1 以上であること。
〈注加算〉 注 2　認知症夜間対応加算㊂（1 日につき） 　イ　30 日以内 　ロ　31 日以上	認夜	 ＋84 ＋40	・施設基準適合の届出病棟の場合は，「注 2」認知症夜間対応加算として，当該患者の入院期間に応じ，点数をそれぞれ 1 日につき所定点数に加算する。

> 「注 3」認知症治療病棟入院料に含まれるもの【包括】診療に係る費用〔臨床研修病院入院診療加算，医師事務作業補助体制加算（50 対 1 補助体制加算，75 対 1 補助体制加算，100 対 1 補助体制加算に限る），地域加算，離島加算，特定感染症患者療養環境特別加算，精神科措置入院診療加算，精神科措置入院退院支援加算，精神科身体合併症管理加算，医療安全対策加算，感染対策向上加算，患者サポート体制充実加算，報告書管理体制加算，精神科救急搬送患者地域連携受入加算，データ提出加算，精神科入退院支援加算，薬剤総合評価調整加算，排尿自立支援加算，看護職員処遇改善評価料，B 015 精神科退院時共同指導料 2，H 003-2 リハビリテーション総合計画評価料（「1」に限る），H 004 摂食機能療法，H 007-3 認知症患者リハビリテーション料，精神科専門療法，J 038 人工腎臓とそれに係る J 400 特定保険医療材料（入院日から 60 日以内に限る），第 14 部その他並びに「除外薬剤・注射薬」（＊1）の費用を除く〕

項　　目	略号	点数	算　定　要　件
A 315　精神科地域包括ケア病棟入院料㊂（1 日につき）	精地包	1535	・施設基準適合の届出医療機関の精神病棟の入院患者について，A 311 精神科救急急性期医療入院料，A 311-2 精神科急性期治療病棟入院料，A 311-3 精神科救急・合併症入院料を算定した期間と通算して 180 日を限度として，所定点数を算定する。ただし，当該病棟に入院した患者が当該入院料に係る算定要件に該当しない場合は，A 103 精神病棟入院基本料の「注 2」に規定する特別入院基本料で算定する。
〈注加算〉 注 2　自宅等移行初期加算 注 5　非定型抗精神病薬加算（1 日につき）	精地包自 精地包精	＋100 ＋15	・当該病棟に転棟若しくは転院又は入院した日から 90 日間に限り，「注 2」自宅等移行初期加算として，100 点を加算する。 ・過去 1 年以内に，「注 1」本文及び「注 2」に規定する点数を算定した患者（当該保険医療機関以外の保険医療機関で算定した患者を含む）には，当該期間を「注 1」本文及び「注 2」に規定する期間に通算する。 ・A 103 精神病棟入院基本料 15 対 1 入院基本料，18 対 1 入院基本料，20 対 1 入院基本料，A 312 精神療養病棟入院料，A 314 認知症治療病棟入院料，A 318 地域移行機能強化病棟入院料を届出病棟から当該病棟への転棟は，患者 1 人につき 1 回に限る。 ・統合失調症の患者に対して，計画的な医学管理の下に非定型抗精神病薬による治療を行い，かつ，療養上必要な指導を行った場合には，当該患者が使用した 1 日当たりの抗精神病薬が 2 種類以下の場合に限り，「注 5」非定型抗精神病薬加算として，1 日につき 15 点を所定点数に加算する。

＊3　非定型抗精神病薬加算：統合失調症の患者に，オランザピン，クエチアピンフマル酸塩，ペロスピロン塩酸塩，リスペリドン，アリピプラゾール，ブロナンセリンなどを投与し療養指導を行った場合に，1 日につき算定する。

特定
入院

項　目	略号	点数	算　定　要　件
「注6」精神科地域包括ケア病棟入院料に含まれるもの【包括】診療に係る費用〔「注2」及び「注5」の加算，臨床研修病院入院診療加算，医師事務作業補助体制加算（50対1補助体制加算，75対1補助体制加算又は100対1補助体制加算に限る），特定感染症入院医療管理加算，地域加算，離島加算，特定感染症患者療養環境特別加算，精神科措置入院診療加算，精神科応急入院施設管理加算，精神科身体合併症管理加算，強度行動障害入院医療管理加算，依存症入院医療管理加算，摂食障害入院医療管理加算，医療安全対策加算，感染対策向上加算，患者サポート体制充実加算，報告書管理体制加算，褥瘡ハイリスク患者ケア加算，精神科救急搬送患者地域連携受入加算，データ提出加算，精神科入退院支援加算，排尿自立支援加算，B 015 精神科退院時共同指導料2，H 000 心大血管疾患リハビリテーション料，H 001 脳血管疾患等リハビリテーション料，H 001-2 廃用症候群リハビリテーション料，H 002 運動器リハビリテーション料，H 003 呼吸器リハビリテーション料，H 003-2 リハビリテーション総合計画評価料，精神科専門療法（I 011 精神科退院指導料，I 011-2 精神科退院前訪問指導料を除く），手術，麻酔，放射線治療，第14部その他並びに除外薬剤・注射薬に係る費用を除く〕			
A 316　削除			
A 317　特定一般病棟入院料届（1日につき）			・医療提供体制の確保の状況に鑑み厚生労働大臣が定める地域に所在する医療機関（一般病棟が1病棟のものに限る）が，一定地域で必要とされる医療を当該保険医療機関で確保するための体制につき別に厚生労働大臣が定める施設基準に適合しているものとして地方厚生局長等に届け出た病棟に入院している患者について，当該基準に係る区分に従い，それぞれ所定点数を算定する。
1　特定一般病棟入院料1	特般1 特般2	1168	・医療従事者の確保等が困難かつ医療機関が少ない地域の病院で，1病棟（一般病棟が1病棟のみ）の病院の入院患者に算定する（DPC対象病院を除く）。
〈注加算〉1日につき 　イ　14日以内 　ロ　15日以上30日以内		+450 +192	・「1」は①看護職員配置は常時13：1以上（夜勤は看護師1を含む2以上），②最小必要数に対する看護師比率7割以上であること――等。
2　特定一般病棟入院料2		1002	・「2」は①看護職員配置は常時15：1以上（夜勤看護職員2以上），②最小必要数に対する看護師比率4割以上，③当該病棟の入院患者の平均在院日数が60日以内であること――等。
〈注加算〉1日につき 　イ　14日以内 　ロ　15日以上30日以内		+450 +192	・「注2」では，入院期間に応じ，1日につき所定点数に加算する。 　イ　14日以内の期間　450点 　ロ　15日以上30日以内の期間　192点
〈注加算〉 注3　重症児（者）受入連携加算（初日）	重受連	+2000	・「注3」は，他院においてA 246「3」を算定したものである場合，入院初日に2000点加算する。
注4　救急・在宅等支援病床初期加算（14日限度）	病初	+150	・「注4」は，急性期医療（一般病棟）からの転院患者，介護老人保健施設，介護医療院，特別養護老人ホーム，軽費老人ホーム，有料老人ホーム，自宅から入院した患者に，転院又は入院日から14日限度として1日につき150点加算する。
注5　一般病棟看護必要度評価加算届（1日につき）	一看評	+5	・施設基準適合の届出病棟で，患者の看護必要度について測定を行った場合は，「注5」一般病棟看護必要度評価加算として，1日につき5点を所定点数に加算する。

注7　地域包括ケア入院医療管理が行われた場合届

	[40日以内]	[41日以上]
地域包括ケア入院医療管理1	2459	2330
地域包括ケア入院医療管理2	2270	2151
地域包括ケア入院医療管理3	2007	1902
地域包括ケア入院医療管理4	1796	1702

・「注7」地域包括ケア入院医療管理を行うものとして届出の病室で急性期治療を経過した患者及び在宅で療養を行っている患者等の受入れ並びに患者の在宅復帰支援等の地域包括ケアシステムを支える医療を提供した場合，それぞれ算定できる。
・「注9」は，「注1」から「注6」までの規定にかかわらず，届出病棟に入院している患者（「注7」の規定により届出病室に入院する者を除く）で，当該病棟に90日を超えて入院する患者については，A 101 療養病棟入院料1で算定する。

「注6」【算定できる入院基本料等加算】総合入院体制加算，急性期充実体制加算，臨床研修病院入院診療加算，救急医療管理加算，超急性期脳卒中加算，妊産婦緊急搬送入院加算，在宅患者緊急入院診療加算，診療録管理体制加算，医師事務作業補助体制加算，乳幼児加算・幼児加算，特定感染症入院医療管理加算，難病等特別入院診療加算，超重症児（者）入院診療加算・準超重症児（者）入院診療加算，看護配置加算，看護補助加算，地域加算，離島加算，療養環境加算，HIV感染者療養環境特別加算，特定感染症患者療養環境特別加算，重症者等療養環境特別加算，小児療養環境特別加算，無菌治療室管理加算，放射線治療病室管理加算，緩和ケア診療加算，小児緩和ケア診療加算，精神科リエゾンチーム加算，強度行動障害入院医療管理加算，依存症入院医療管理加算，摂食障害入院医療管理加算，がん拠点病院加算，栄養サポートチーム加算，医療安全対策加算，感染対策向上加算，患者サポート体制充実加算，報告書管理体制加算，褥瘡ハイリスク患者ケア加算，ハイリスク妊娠管理加算，ハイリスク分娩等管理加算（ハイリスク分娩管理加算に限る），呼吸ケアチーム加算，術後疼痛管理チーム加算，後発医薬品使用体制加算，バイオ後続品使用体制加算，データ提出加算，入退院支援加算（「1」の「イ」，「2」の「イ」，「3」に限る），医療的ケア児（者）入院前支援加算，認知症ケア加算，せん妄ハイリスク患者ケア加算，精神疾患診療体制加算，薬剤総合評価調整加算，排尿自立支援加算，協力対象施設入所者入院加算について同節に規定する算定要件を満たす場合に算定できる。

「注8」特定一般病棟入院料に含まれるもの【包括】「注7」本文規定で所定点数を算定する場合は，診療に係る費用〔A 308-3 地域包括ケア病棟入院料「注3」～「注6」及び「注8」の加算，臨床研修病院入院診療加算，在宅患者緊急入院診療加算，医師事務作業補助体制加算，地域加算，離島加算，特定感染症患者療養環境特別加算，医療安全対策加算，感染対策向上加算，患者サポート体制充実加算，報告書管理体制加算，データ提出加算，入退院支援加算（「1」のイに限る），医療的ケア児（者）入院前支援加算，認知症ケア加算，薬剤総合評価調整加算，排尿自立支援加算，協力対象施設入所者入院加算，在宅医療，H 004 摂食機能療法，J 038 人工腎臓，J 042 腹膜灌流及びJ 400 特定保険医療材料（J 038 人工腎臓又はJ 042 腹膜灌流に係るものに限る），第14部その他並びに除外薬剤・注射薬の費用を除く〕

項　目	略号	点数	算　定　要　件
A 318　地域移行機能強化病棟入院料届（1日につき）	地移	1557	・施設基準適合の届出医療機関の精神病棟に入院している患者に算定する。ただし，当該病棟に入院した患者が当該入院料に係る算定要件に該当しない場合は，A 103 精神病棟入院基本料の15対1入院基本料で算定する。
〈注加算〉 注2　非定型抗精神病薬加算（1日に	非精	+15	・「注2」では当該病棟に入院している統合失調症の患者に対して，計画的

項　　目	略号	点数	算 定 要 件
つき） 注3　重症者加算届（1日につき） 　　イ　重症者加算1 　　ロ　重症者加算2	重症1 重症2	+60 +30	な医学管理の下に非定型抗精神病薬による治療と療養上必要な指導を行った場合には，当該患者が使用した1日当たりの抗精神病薬が2種類以下の場合に限り，**非定型抗精神病薬加算**として，1日につき **15点**を所定点数に加算する。 ・「注3」では別に厚生労働大臣が定める状態の患者に，**重症者加算**として，当該患者の区分に従い，点数をそれぞれ1日につき所定点数に加算する。ただし，重症者加算1は，別に厚生労働大臣が定める施設基準適合の届出医療機関の入院患者についてのみ加算する。 　　イ　重症者加算1　**60点** 　　ロ　重症者加算2　**30点**

「注4」地域移行機能強化病棟入院料に含まれるもの【包括】 診療に係る費用〔「注2」及び「注3」本文に規定する加算，臨床研修病院入院診療加算，医師事務作業補助体制加算（50対1補助体制加算，75対1補助体制加算又は100対1補助体制加算に限る），地域加算，離島加算，特定感染症患者療養環境特別加算，精神科措置入院診療加算，医療安全対策加算，感染対策向上加算，患者サポート体制充実加算，報告書管理体制加算，データ提出加算，精神科入退院支援加算，薬剤総合評価調整加算，排尿自立支援加算，B 015 精神科退院時共同指導料2，精神科専門療法（I 011 精神科退院指導料及びI 011-2 精神科退院前訪問指導料を除く），第14部その他並びに除外薬剤・注射薬に係る費用を除く〕

| A 319　特定機能病院リハビリテーショ
ン病棟入院料届
（生活療養を受ける場合） | 特リハ
生活療養 | 2229
2215 | ・主に回復期リハビリテーションを行う病棟の施設基準適合の保険医療機関（特定機能病院に限る）が届出の病棟の入院患者であって，回復期リハビリテーションを行った場合，当該病棟に入院日から厚生労働大臣が定める日数を限度として所定点数を算定する。
・当該病棟の入院患者が当該入院料算定要件に該当しない場合は，A 100 一般病棟入院基本料の注2に規定する特別入院基本料の例により算定する。 |

【包括】 診療に係る費用〔B 001「10」入院栄養食事指導料，B 011-6 栄養情報連携料，在宅医療，リハビリテーション（別に厚生労働大臣が定める費用を除く），臨床研修病院入院診療加算，医師事務作業補助体制加算，地域加算，離島加算，特定感染症患者療養環境特別加算，医療安全対策加算，感染対策向上加算，患者サポート体制充実加算，入退院支援加算（「1」の「イ」に限る），認知症ケア加算，薬剤総合評価調整加算，排尿自立支援加算，看護職員処遇改善評価料，J 038 人工腎臓，J 042 腹膜灌流，J 400 特定保険医療材料（J 038 人工腎臓又はJ 042 腹膜灌流に係るものに限る）第14部その他並びに除外薬剤・注射薬の費用を除く〕

＊4　①インターフェロン製剤（B型肝炎又はC型肝炎の効能若しくは効果を有するものに限る），②**抗ウイルス剤**（B型肝炎又はC型肝炎の効能若しくは効果を有するもの及び後天性免疫不全症候群又はHIV感染症の効能若しくは効果を有するものに限る），③**血友病の治療に係る血液凝固因子製剤及び血液凝固因子抗体迂回活性複合体**，④**クロザピン**（治療抵抗性統合失調症治療指導管理料を算定しているものに対して投与された場合に限る），⑤**持続性抗精神病薬注射薬剤**（投与開始日から起算して60日以内に投与された場合に限る）

特定
入院

短期滞在手術等基本料 ⑧⓪⑨②

　短期滞在手術等基本料には，入院したその日に手術を行い，当日に退院（日帰り）の場合と4泊5日までに退院する場合の2つがあります。

　ただし，全ての手術をこの短期滞在手術等基本料で算定することはできません。厚生労働大臣が定める手術を行った場合に限られます。また，短期滞在手術等基本料1については，施設基準適合の届出医療機関において行った場合に限られます。

日帰り：同一の日に入退院した場合には**短期滞在手術等基本料1**が算定できます。

4泊5日：病院において，入院した日から起算して5日目までに対象手術・検査等を実施した場合には**短期滞在手術等基本料3**で算定します（算定しなければなりません）。なお，短期滞在手術等基本料2は2022年改定により廃止されました。

Ａ．短期滞在手術等基本料算定の決まり事 🔌

1）　短期滞在手術等基本料1（短手1）（日帰りの場合）について

　「注1」より，届出医療機関において，別に厚生労働大臣が定める手術を行った場合は短期滞在等基本料1を算定する（同一日に入院及び退院した場合に限る）（日帰り）。同一傷病で退院から7日以内に再入院した場合，再入院時には算定できません。

対象の手術等：38項目（p.103参照）

(1)　**麻酔を伴う手術を行った場合**

(2)　**(1)以外の場合**

・短期滞在手術等基本料1の「イ」「ロ」の(1)麻酔を伴うにある「麻酔」とは，第11部麻酔のうち**L009**麻酔管理料（Ⅰ）及び麻酔管理料（Ⅱ）の対象となる以下の麻酔を伴う手術等を行った場合をいいます。

　ア　**L002**硬膜外麻酔

　イ　**L004**脊椎麻酔

　ウ　**L008**マスク又は気管内挿管による閉鎖循環式全身麻酔

〈施設基準〉

①　手術を行う場合は術後の患者の回復のために適切な専用病床を有する回復室が確保されている。ただし，当該病床は必ずしも許可病床である必要はない。

②　看護師が患者4人に1人の割合で回復室に常時勤務している。

③　退院後概ね3日間の患者に対して，24時間緊急対応が可能である。

④　短期滞在手術等基本料に係る手術（全身麻酔を伴うものに限る）の実施日に，麻酔科医が勤務している。

⑤　術前に患者に十分説明し，「診療報酬の算定方法の一部改正に伴う実施上の留意事項について」における別紙様式8を参考として同意を得ること。

2）　短期滞在手術等基本料3（短手3）（4泊5日までの場合）について

　「注2」より，病院において，入院日から起算して5日目までの間に対象手術・検査等を実施した場合に，全ての患者について算定します。短期滞在手術等基本料3を算定する場合，第1章基本診療料，第2章特掲診療料に掲げるもの（当該患者に対して行った第2章第2部第2節在宅療養指導管理料，第3節薬剤料，第4節特定保険医療材料料，**J038**人工腎臓，退院時の投薬に係る薬剤料，第14部その他並びに除外薬剤・注射薬の費用を除く）は，短期滞在手術等基本料3に含まれ算定できません。6日目以降も引き続き入院する場合は，6日目からは出来高制で算定します。算定日は手術当日で，同一疾病で退院から7日以内に再入院した場合は，再入院時の短期滞在手術等基本料3は算定できません（出来高で算定します）。

　また，診療所では算定できず，DPC対象病院においてもDPC／PDPSによる包括評価が優先され，算定できません。

　なお，5日目までの入院については平均在院日数の計算対象外となりますが，6日目以降も引き続き入院する場合は，入院日から起算した日数も含めて平均在院日数を計算します。

対象の手術等・73項目（p.104参照）

3) 短期滞在手術基本料1・3の共通注意事項

・短期滞在手術等とは別の目的で当該手術の基本料に包括されている検査・画像診断を実施した場合は，別に算定できる（3は除く）。

・短期滞在手術等基本料の算定月は血液学的検査判断料，生化学的検査（I）判断料，免疫学的検査判断料は算定できない。ただし，短期滞在手術等基本料3を算定している月では，入院日の前日までに行った 判血 ，判生I ， 判免 はこの限りではない。

・短期滞在手術等基本料の算定月に心電図検査を算定する場合（短3については退院日に限る）は算定日に関係なく 90/100 で算定する。

・短期滞在手術等基本料1の算定月に画像診断を算定する場合はシャッター1回の写真診断・撮影料は包括されて別に算定できない。フィルム料のみ算定する。

　例えば，シャッター2〜5回目の写真診断・撮影はそれぞれ 50/100 で算定するが，6枚目以降は算定不可。フィルムは使用分すべてが算定できる。

・同一疾病又は負傷で，退院の日から7日以内に再入院した場合，再入院時に短期滞在手術等基本料は算定しない（出来高で算定する）。

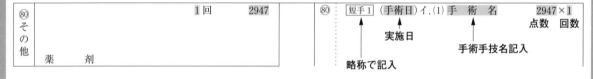

㊙試験対策　短期滞在手術等基本料の計算手順

手順①　短期滞在手術等基本料1又は3に該当するかを確認する。
手順②　行われる検査・手術等が算定対象のものなのかどうかを確認する。
手順③　術後，退院の日から7日以内の再入院なのかどうかを確認する。

B．レセプトの書き方

例1）短期滞在手術等基本料1〔イ．主として入院で実施されている手術で⑴麻酔を伴う手術〕を実施した場合

（レセプトは外来で請求　⑳）

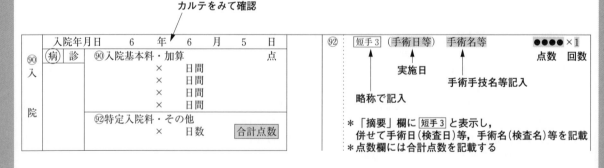

例2）短期滞在手術等基本料3の場合　（レセプトは入院で請求　㊾）

1　短期滞在手術等基本料一覧表

A 400　短期滞在手術等基本料

短期滞在手術等基本料1 （日帰りの場合）　短手1	イ　主として入院で実施されている手術を行った場合 　(1)　麻酔を伴う手術を行った場合　　2947点 　(2)　(1)以外の場合　　2718点
	ロ　イ以外の場合 　(1)　麻酔を伴う手術を行った場合　　1588点 　(2)　(1)以外の場合　　1359点

別表第11「1」短期滞在手術等基本料1の対象手術等（38項目）

D 287　内分泌負荷試験　1　下垂体前葉負荷試験イ成長ホルモン（GH）（一連として）
D 291-2　小児食物アレルギー負荷検査
K 005　皮膚，皮下腫瘍摘出術（露出部）　3　長径4cm以上（6歳未満に限る）
K 006　皮膚，皮下腫瘍摘出術（露出部以外）　3　長径6cm以上12cm未満（6歳未満に限る）
K 006　皮膚，皮下腫瘍摘出術（露出部以外）　4　長径12cm以上（6歳未満に限る）
K 008　腋臭症手術
K 030　四肢・躯幹軟部腫瘍摘出術　2　手，足（手に限る）
K 048　骨内異物（挿入物を含む）除去術4　鎖骨，膝蓋骨，手，足，指（手，足）その他（手に限る）
K 068　半月板切除術
K 068-2　関節鏡下半月板切除術
K 070　ガングリオン摘出術　1　手，足，指（手，足）（手に限る）
K 093　手根管開放手術
K 093-2　関節鏡下手根管開放手術
K 202　涙管チューブ挿入術　1　涙道内視鏡を用いるもの
K 217　眼瞼内反症手術　2　皮膚切開法
K 219　眼瞼下垂症手術　1　眼瞼挙筋前転法
K 219　眼瞼下垂症手術　3　その他のもの
K 224　翼状片手術（弁の移植を要するもの）
K 254　治療的角膜切除術　1　エキシマレーザーによるもの（角膜ジストロフィー又は帯状角膜変性に係るものに限る）
K 268　緑内障手術　6　水晶体再建術併用眼内ドレーン挿入術
K 282　水晶体再建術
K 474　乳腺腫瘍摘出術
K 508　気管支狭窄拡張術（気管支鏡によるもの）
K 510　気管支腫瘍摘出術（気管支鏡又は気管支ファイバースコープによるもの）
K 616-4　経皮的シャント拡張術・血栓除去術　1　初回
K 616-4　経皮的シャント拡張術・血栓除去術　2　1の実施後3月以内に実施する場合
K 617　下肢静脈瘤手術　1　抜去切除術
K 617　下肢静脈瘤手術　2　硬化療法（一連として）
K 617　下肢静脈瘤手術　3　高位結紮術
K 617-4　下肢静脈瘤血管内焼灼術
K 617-6　下肢静脈瘤血管内塞栓術
K 653　内視鏡的胃，十二指腸ポリープ・粘膜切除術　1　早期悪性腫瘍粘膜切除術
K 721　内視鏡的大腸ポリープ・粘膜切除術　1　長径2cm未満
K 743　痔核手術（脱肛を含む）　2　硬化療法（四段階注射法によるもの）
K 747　肛門良性腫瘍，肛門ポリープ，肛門尖圭コンジローム切除術（肛門ポリープ，肛門尖圭コンジローム切除術に限る）
K 823-6　尿失禁手術（ボツリヌス毒素によるもの）
K 834-3　顕微鏡下精索静脈瘤手術
K 841-2　経尿道的レーザー前立腺切除・蒸散術

「注3」 第2章第3部検査，第4部画像診断及び第11部麻酔のうち次に掲げるものは，短期滞在手術等基本料1に含まれるものとする。

イ　尿中一般物質定性半定量検査
ロ　血液形態・機能検査　末梢血液像（自動機械法），末梢血液像（鏡検法）及び末梢血液一般検査
ハ　出血・凝固検査　出血時間，プロトロンビン時間（PT）及び活性化部分トロンボプラスチン時間（APTT）
ニ　血液化学検査　総ビリルビン，直接ビリルビン又は抱合型ビリルビン，総蛋白，アルブミン（BCP改良法・BCG法），尿素窒素，クレアチニン，尿酸，アルカリホスファターゼ（ALP），コリンエステラーゼ（ChE），γ-グルタミルトランスフェラーゼ（γ-GT），中性脂肪，ナトリウム及びクロール，カリウム，カルシウム，マグネシウム，クレアチン，グルコース，乳酸デヒドロゲナーゼ（LD），アミラーゼ，ロイシンアミノペプチダーゼ（LAP），クレアチンキナーゼ（CK），アルドラーゼ，遊離コレステロール，鉄（Fe），血中ケトン体・糖・クロール検査（試験紙法・アンプル法・固定酵素電極によるもの），リン脂質，HDL-コレステロール，LDL-コレステロール，無機リン及びリン酸，総コレステロール，アスパラギン酸アミノトランスフェラーゼ（AST），アラニンアミノトランスフェラーゼ（ALT）並びにイオン化カルシウム
ホ　感染症免疫学的検査　梅毒血清反応（STS）定性，抗ストレプトリジンO（ASO）定性，抗ストレプトリジンO（ASO）半定量，抗ストレプトリジンO（ASO）定量，抗ストレプトキナーゼ（ASK）定性，抗ストレプトキナーゼ（ASK）半定量，梅毒トレポネーマ抗体定性，HIV-1抗体，肺炎球菌抗原定性（尿・髄液），ヘモフィルス・インフルエンザb型（Hib）抗原定性（尿・髄液），単純ヘルペスウイルス抗原定性，RSウイルス抗原定性及び淋菌抗原定性
ヘ　肝炎ウイルス関連検査　HBs抗原定性・半定量及びHCV抗体定性・定量
ト　血漿蛋白免疫学的検査　C反応性蛋白（CRP）定性及びC反応性蛋白（CRP）
チ　心電図検査D 208の「1」に掲げるもの
リ　写真診断E 001の「1」に掲げるもの
ヌ　撮影E 002の「1」に掲げるもの
ル　麻酔管理料（Ⅰ）L 009に掲げるもの
ヲ　麻酔管理料（Ⅱ）L 010に掲げるもの

短期滞在

短期滞在手術等基本料3 （4泊5日までの場合）[短手3]		
別表第11「3」短期滞在手術等基本料3の対象手術等（73項目）		生活療養の場合
D 237 終夜睡眠ポリグラフィー3 1及び2以外の場合イ安全精度管理下で行うもの	9537	9463
D 237 終夜睡眠ポリグラフィー3 1及び2以外の場合ロその他のもの	8400	8326
D 237-2 反復睡眠潜時試験（MSLT）	12676	12602
D 287 内分泌負荷試験 1下垂体前葉負荷試験イ成長ホルモン（GH）（一連として）	9194	9120
D 291-2 小児食物アレルギー負荷検査	5278	5204
D 413 前立腺針生検法 2その他のもの	10262	10188
K 007-2 経皮的放射線治療用金属マーカー留置術	30882	30808
K 030 四肢・躯幹軟部腫瘍摘出術2手，足（手に限る）	14667	14593
K 046 骨折観血的手術 2前腕，下腿，手舟状骨（手舟状骨に限る）	36240	36166
K 048 骨内異物（挿入物を含む）除去術 3前腕，下腿（前腕に限る）	19082	19008
K 048 骨内異物（挿入物を含む）除去術 4鎖骨，膝蓋骨，手，足，指（手，足）その他（鎖骨に限る）	20549	20475
K 048 骨内異物（挿入物を含む）除去術 4鎖骨，膝蓋骨，手，足，指（手，足）その他（手に限る）	14893	14819
K 070 ガングリオン摘出術 1手，足，指（手，足）（手に限る）	13653	13579
K 093-2 関節鏡下手根管開放手術	18038	17964
K 196-2 胸腔鏡下交感神経節切除術（両側）	32137	32063
K 202 涙管チューブ挿入術 1涙道内視鏡を用いるもの（片側）	8663	8589
K 202 涙管チューブ挿入術 1涙道内視鏡を用いるもの（両側）	13990	13916
K 217 眼瞼内反症手術 2皮膚切開法（片側）	6524	6450
K 217 眼瞼内反症手術 2皮膚切開法（両側）	14425	14351
K 219 眼瞼下垂症手術 1眼瞼挙筋前転法（片側）	11000	10926
K 219 眼瞼下垂症手術 1眼瞼挙筋前転法（両側）	19357	19283
K 219 眼瞼下垂症手術 3その他のもの（片側）	10493	10419
K 219 眼瞼下垂症手術 3その他のもの（両側）	17249	17175
K 224 翼状片手術（弁の移植を要するもの）（片側）	8437	8363
K 224 翼状片手術（弁の移植を要するもの）（両側）	13030	12956
K 242 斜視手術 2後転法（片側）	13877	13803
K 242 斜視手術 2後転法（両側）	19632	19558
K 242 斜視手術 3前転法及び後転法の併施（片側）	20488	20414
K 242 斜視手術 3前転法及び後転法の併施（両側）	33119	33045
K 254 治療的角膜切除術 1エキシマレーザーによるもの（角膜ジストロフィー又は帯状角膜変性に係るものに限る）（片側）	16748	16674
K 254 治療的角膜切除術 1エキシマレーザーによるもの（角膜ジストロフィー又は帯状角膜変性に係るものに限る）（両側）	28464	28390
K 268 緑内障手術 6水晶体再建術併用眼内ドレーン挿入術（片側）	34516	34442
K 268 緑内障手術 6水晶体再建術併用眼内ドレーン挿入術（両側）	67946	67872
K 282 水晶体再建術 1眼内レンズを挿入する場合ロその他のもの（片側）	17457	17383
K 282 水晶体再建術 1眼内レンズを挿入する場合ロその他のもの（両側）	31685	31611
K 282 水晶体再建術 2眼内レンズを挿入しない場合（片側）	14901	14827
K 282 水晶体再建術 2眼内レンズを挿入しない場合（両側）	25413	25339
K 318 鼓膜形成手術	31981	31907
K 333 鼻骨骨折整復固定術	16988	16914
K 389 喉頭・声帯ポリープ切除術 2直達喉頭鏡又はファイバースコープによるもの	24709	24635
K 474 乳腺腫瘍摘出術 1長径5cm未満	16684	16610
K 474 乳腺腫瘍摘出術 2長径5cm以上	22904	22830
K 616-4 経皮的シャント拡張術・血栓除去術 1初回	26013	25939
K 616-4 経皮的シャント拡張術・血栓除去術 21の実施後3月以内に実施する患者	26057	25983
K 617 下肢静脈瘤手術 1抜去切除術	20366	20292
K 617 下肢静脈瘤手術 2硬化療法（一連として）	8262	8188
K 617 下肢静脈瘤手術 3高位結紮術	9258	9184
K 617-2 大伏在静脈抜去術	20829	20755
K 617-4 下肢静脈瘤血管内焼灼術	19368	19294
K 617-6 下肢静脈瘤血管内塞栓術	20479	20405
K 633 ヘルニア手術 5鼠径ヘルニア（3歳未満に限る）	31914	31840
K 633 ヘルニア手術 5鼠径ヘルニア（3歳以上6歳未満に限る）	24786	24712
K 633 ヘルニア手術 5鼠径ヘルニア（6歳以上15歳未満に限る）	21023	20949
K 633 ヘルニア手術 5鼠径ヘルニア（15歳以上に限る）	24147	24073
K 634 腹腔鏡下鼠径ヘルニア手術（両側）（3歳未満に限る）	63751	63677
K 634 腹腔鏡下鼠径ヘルニア手術（両側）（3歳以上6歳未満に限る）	50817	50743
K 634 腹腔鏡下鼠径ヘルニア手術（両側）（6歳以上15歳未満に限る）	37838	37764
K 634 腹腔鏡下鼠径ヘルニア手術（15歳以上に限る）	49389	49315
K 721 内視鏡的大腸ポリープ・粘膜切除術 1長径2cm未満	12580	12506
K 721 内視鏡的大腸ポリープ・粘膜切除術 2長径2cm以上	16153	16079
K 743 痔核手術（脱肛を含む）「2」硬化療法（四段階注射法によるもの）	10386	10312
K 747 肛門良性腫瘍，肛門ポリープ，肛門尖圭コンジローム切除術（肛門ポリープ切除術に限る）	10017	9943
K 747 肛門良性腫瘍，肛門ポリープ，肛門尖圭コンジローム切除術（肛門尖圭コンジローム切除術に限る）	7617	7543
K 768 体外衝撃波腎・尿管結石破砕術（一連につき）	25702	25628
K 823-6 尿失禁手術（ボツリヌス毒素によるもの）	23829	23755
K 834-3 顕微鏡下精索静脈瘤手術	21524	21450
K 867 子宮頸部（腟部）切除術	15253	15179
K 872-3 子宮鏡下有茎粘膜下筋腫切出術，子宮内膜ポリープ切除術 1電解質溶液利用のもの	22099	22025
K 872-3 子宮鏡下有茎粘膜下筋腫切出術，子宮内膜ポリープ切除術 2その他のもの	18115	18041
K 873 子宮鏡下子宮筋腫摘出術 1電解質溶液利用のもの	36674	36600
K 873 子宮鏡下子宮筋腫摘出術 2その他のもの	32538	32464
K 890-3 腹腔鏡下卵管形成術	100243	100169
M 001-2 ガンマナイフによる定位放射線治療	60796	60722

「注4」第1章基本診療料及び第2章特掲診療料に掲げるもの（当該患者に対して行った第2章第2部第2節在宅療養指導管理料，第3節薬剤，第4節特定保険医療材料費，J038人工腎臓及び退院時の投薬に係る薬剤費，第14部その他並びに除外薬剤・注射薬の費用を除く）は，短期滞在手術等基本料3に含まれるものとする。

医 学 管 理 等 ⑬

　医学管理料は，厚生労働大臣が定めた疾患等に対し，その治療の計画を立て，医師や看護師，管理栄養士等が患者に対して，療養上必要な管理を行った場合に算定します。

　また，他の医療機関と連携を図り，診療内容や結果などを文書でやりとりし，情報交換をしながら指導を行うものもあります。

　医学管理料の内容をみると，項目によって，外来患者のみ又は入院患者のみに限定して算定できるものや，対象疾患，算定条件などが異なり，また，併せて算定できないものもあるため，十分な内容の把握が必要です。

A．医学管理料算定の決まり事

1) 情報通信機器を用いた医学管理等

　厚生労働大臣が定める施設基準に適合しているものとして届け出た保険医療機関で，下に掲げるそれぞれの医学管理を，情報通信機器等を用いて行った場合，所定点数に代えてそれぞれの点数を算定します。

【算定可能な医学管理等】

B 000 特定疾患療養管理料，B 001「1」ウイルス疾患指導料，B 001「4」小児特定疾患カウンセリング料，B 001「5」小児科療養指導料，B 001「6」てんかん指導料，B 001「7」難病外来指導管理料，B 001「8」皮膚科特定疾病指導管理料，B 001「18」小児悪性腫瘍患者指導管理料，B 001「22」がん性疼痛緩和指導管理料，B 001「23」がん患者指導管理料，B 001「24」外来緩和ケア管理料，B 001「25」移植後患者指導管理料，B 001「27」糖尿病透析予防指導管理料，B 001「31」腎代替療法指導管理料，B 001「37」慢性腎臓病透析予防管理料，B 001-2-3 乳幼児育児栄養指導管理料，B 001-3-3 生活習慣病管理料（Ⅱ），B 001-9 療養・就労両立支援指導料，B 005-6 がん治療連携計画策定料2，B 005-6-4 外来がん患者在宅連携指導料，B 005-8 肝炎インターフェロン治療計画料，B 008-2 薬剤総合評価調整管理料

【算定要件】

① 情報通信機器等を用いた診療を行うための十分な体制が整備されていること。
・保険医療機関外で診療を実施することがあらかじめ想定される場合，実施場所が「オンライン指針」に該当しており，事後的に確認が可能である。
・対面診療を適切に組み合わせて行うことが求められているため，対面診療を提供できる体制であること。
・患者の病状により対面診療を行うことが困難な場合，他の保険医療機関と連携して対応できること。
② 「オンライン指針」に沿って診療を行う体制を有する保険医療機関である。

2) 電話による指導管理等

　電話で行われた療養上必要な指導管理やカウンセリングは算定できません（ただし要件を満たす「診療情報提供料（Ⅰ）」は算定可）。

① 急病等で患者等から連絡を受け救急医療機関の受診を指示した上で，同日に，受診先の医療機関に必要な診療情報を文書で提供した場合（FAX，mail 可）
② 対象の医療機関：地域医療支援病院，救急病院・救急診療所，輪番制医療機関　等
＊療養上必要な指導管理とは，患者の食事，栄養，睡眠，休養，運動，入浴，酒，タバコ，刺激物等の嗜好品など，療養生活を送るうえでの管理をいいます。

3) 重複算定の可否

　「それぞれを算定できるもの」と「重複算定できないもの」があり，判別が必要です。
＊本書では，各項目ごとに，併せて算定できないものが算定要件欄に記載されています。

4) 算定上の制限

　算定開始日や算定回数に制限があります。
＊本書では，算定回数や時期は，項目欄にそれぞれ記載されています。

5) 対象疾患

　算定できる対象疾患が決められています。

＊本書では，各項目ごとに，該当する疾患名が算定要件欄に記載されています。

6)　医学管理と在宅医療

　　医学管理料の算定時，別に「在宅医療」も併せて算定することができる疾患の場合は，併算定できるか否かの確認が必要です。

＊下記項目は特に規定する場合（B 001「7」とC 101「2」）を除き，同一月の併算定はできません。

＊算定回数が「週」単位又は「月」単位とされているものについては，特に定めのない限り，それぞれ日曜日から土曜日までの1週間又は月の初日から月の末日までの1か月を単位として算定する。

B 000　特定疾患療養管理料	B 001　「8」皮膚科特定疾患指導管理料
B 001　「1」ウイルス疾患指導料	B 001　「17」慢性疼痛疾患管理料
B 001　「4」小児特定疾患カウンセリング料	B 001　「18」小児悪性腫瘍患者指導管理料
B 001　「5」小児科療養指導料	B 001　「21」耳鼻咽喉科特定疾患指導管理料
B 001　「6」てんかん指導料	C 100〜C 121　在宅療養指導管理料
B 001　「7」難病外来指導管理料	I 004　心身医学療法

7)　書類交付料について

　　医学管理等には，冒頭に記載した内容の他に，患者が健康保険法に定める現金給付の補償を受けるために医師が「意見書」を交付した場合（B 012 傷病手当金意見書交付料）や，療養費の対象となる，はり・きゅう，あんま・マッサージの施術に係る給付を受けるために医師の同意書または診断書を交付した場合（B 013 療養費同意書交付料）も含まれています。

　　健康保険の保険給付には，現物給付と現金給付があります。

　　現物給付とは，診察をはじめ投薬，処置，手術，入院など実際の医療行為（療養の給付）をいいます。

　　現金給付とは，病気やケガ，出産などで仕事を休み，給料が支給されない場合などでも生活を保障し，療養ができるように現金で支給するものをいいます。その補償を受けるために必要な書類があります。

　　B 012 傷病手当金意見書交付料は，働けない原因である傷病の状況や療養の必要性，経過などについて医師が意見書を記入し交付した場合に算定するもので（意見書交付のつど算定可），医療保険の扱いとなります。

参考　傷病手当金（健康保険法第99条）

　　被保険者が療養のため労務に服することができないときは，その労務に服することができなくなった日から起算して3日を経過した日から労務に服することができない期間，傷病手当金として1日につき標準報酬日額の3分の2に相当する金額を支給する。

┌─────────────────────────────┐
│ **㊙試験対策　医学管理料の計算手順** │
└─────────────────────────────┘

　手順①　算定の**対象疾患**に該当するかどうかを確認する。
　手順②　算定開始が可能な日数になっているかを確認する。
　手順③　他の医学管理料や在宅医療の有無と併算定可否を確認する。
　手順④　レセプトに記載する場合，「**要記載事項**」は何かを確認する。

Ｂ．レセプトの書き方 ✎

【記載例】

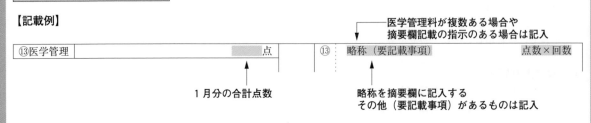

| ⑬医学管理 | 点 | ⑬ | 略称（要記載事項） | 点数×回数 |

　　　　　　　　　　　　　　医学管理料が複数ある場合や
　　　　　　　　　　　　　　摘要欄記載の指示のある場合は記入

　　　　　　1月分の合計点数

　　　　　　　　　　略称を摘要欄に記入する
　　　　　　　　　　その他（要記載事項）があるものは記入

1　医 学 管 理 等 一 覧 表

項　目	算 定 要 件		
通則1	医学管理の費用は，第1節の各区分の所定点数により算定する。		
通則2	別に厚生労働大臣が定める特定保険医療材料を使用した場合は，第1節の点数及び第3節の「特定保険医療材料料」を合算した点数により算定する。		
	第3節　特定保険医療材料料（B200 特定保険医療材料料）　材料価格（円）÷10＝点数（小数点以下四捨五入）		
通則3	外来感染対策向上加算⑩（月1回）	医感 6点	・施設基準適合の届出医療機関（診療所に限る）で，医学管理等のうち次に掲げるものを算定した場合，外来感染対策向上加算として月1回に限り6点を加算する。 ・B001-2 小児科外来診療料 ・B001-2-7 外来リハビリテーション診療料 ・B001-2-8 外来放射線照射診療料 ・B001-2-9 地域包括診療料 ・B001-2-10 認知症地域包括診療料 ・B001-2-11 小児かかりつけ診療料 ・B001-2-12 外来腫瘍化学療法診療料 ・B006 救急救命管理料 ・B007-2 退院後訪問指導料 ・A000 初診料・A001 再診料の外来感染対策向上加算，I012 精神科訪問看護・指導料の外来感染対策向上加算を算定した月は別に算定できない。
	発熱患者等対応加算⑩（月1回）	20点	・発熱その他感染症を疑わせるような症状を呈する患者に対して適切な感染防止対策を講じた上で，医学管理料等のうち上記に掲げるもの（外来感染対策向上加算と同じ）を算定した場合，発熱患者等対応加算として，月1回に限り20点をさらに加算する。
通則4	連携強化加算⑩（月1回）	医連 3点	・感染症対策に関する医療機関間の連携体制につき，A000 初診料・A001 再診料の連携強化加算に規定する，施設基準適合の届出医療機関において，外来感染対策向上加算を算定した場合は，連携強化加算として月1回に限り3点をさらに所定点数に加算する。
通則5	サーベイランス強化加算⑩（月1回）	医サ 1点	・感染防止対策の情報を提供する体制につき，A000 初診料，A001 再診料のサーベイランス強化加算に規定する施設基準適合の届出医療機関において，外来感染対策向上加算を算定した場合は，サーベイランス強化加算として，月1回に限り1点をさらに所定点数に加算する。
通則6	抗菌薬適正使用体制加算⑩（月1回）	医抗菌適 5点	・抗菌薬の使用状況につき A000 初診料の注14，A001 再診料の「注18」に規定する施設基準適合の届出医療機関において，抗菌薬適正使用体制加算として月1回に限り5点をさらに所定点数に加算する。

項　目	略号	点数	算定の可否 外来	算定の可否 入院	算 定 要 件
B000　特定疾患療養管理料（月2回）	特		○	×	・許可病床数200床以上の病院では算定不可。 ・下記の疾患を主病とする患者に対して治療計画に基づき療養上必要な管理を行った場合に月2回に限り算定する。 ・初診又は退院した日（当該保険医療機関の退院後に限る）から1月以内は算定不可。 　例）　気管支喘息：初診 3/10 → 初回算定可能日 4/10（ただし 4/10 が休日の場合は 4/9）
1　診療所の場合		225			
2　許可病床数100床未満の病院		147			
3　許可病床数100床以上200床未満の病院		87			レセプト「摘要欄」⑬：特　　　　　点数×回数
情報通信機器使用の場合⑩	情特	196 128 76	○	×	・施設基準の届出医療機関で特定疾患療養管理料を算定すべき医学管理を情報通信機器を用いて行った場合，1・2・3の所定点数に代えて，196点，128点，76点を算定する。 〔併せて算定できないもの〕 B001「1」ウ，「4」小児特定，「5」小児療養，「6」てんかん，「7」難病，「8」皮膚，「12」ペ，「17」疼痛，「18」小児悪瘍，「21」耳鼻，C002 在宅時医学総合管理料（C002-2 施設入居時等医学総合管理料），C100〜121 在宅療養指導管理料，I002 通院・在宅精神療法，I004 心身医学療法

【厚生労働大臣の定めた疾患】
結核，悪性新生物，甲状腺障害，処置後甲状腺機能低下症，スフィンゴリピド代謝障害及びその他の脂質蓄積障害，ムコ脂質症，リポ蛋白代謝障害及びその他の脂（質）血症（家族性高コレステロール血症等の遺伝性疾患に限る），リポジストロフィー，ローノア・ベンソード腺脂肪腫症，虚血性心疾患，不整脈，心不全，脳血管疾患，一過性脳虚血発作及び関連症候群，単純性慢性気管支炎及び粘液膿性慢性気管支炎，詳細不明の慢性気管支炎，その他の慢性閉塞性肺疾患，肺気腫，喘息，喘息発作重積状態，気管支拡張症，胃潰瘍，十二指腸潰瘍，胃炎及び十二指腸炎，肝疾患（経過が慢性なものに限る），慢性ウイルス肝炎，アルコール性慢性膵炎，その他の慢性膵炎，思春期早発症，性染色体異常，アナフィラキシー，ギラン・バレー症候群

2024年度改定により，生活習慣病（糖尿病，脂質異常症，高血圧）が除外された。

特定疾患療養管理料の対象疾患を主病とする患者であれば，看護にあたっている家族等を通して療養上の管理を行った場合であっても算定できる。

B001　特定疾患治療管理料			○	○	・「イ」：肝炎ウイルス疾患，成人T細胞白血病に罹患している患者が対象 ・「ロ」：HIV感染患者が対象 　（＊同一患者に同月内にイ・ロ双方の指導を行った場合はロのみ算定）
1　ウイルス疾患指導料					
イ　ウイルス疾患指導料1（1患者1回のみ）	ウ1	240			レセプト「摘要欄」⑬：ウ1　　　　　点数×回数
ロ　ウイルス疾患指導料2（1患者月1回）	ウ2	330			〔併せて算定できないもの〕 B000 特，B001「4」小児特定，「5」小児療養，「6」てんかん，「7」難病，「8」皮膚，「17」疼痛，「18」

項　目	略号	点数	算定の可否		算　定　要　件
			外来	入院	

項　目	略号	点数	外来	入院	算　定　要　件
情報通信機器使用の場合⊕ 　イ 　ロ	 情ウ1 情ウ2	 209 287			小児悪腫，「21」耳鼻，C 100～121 在宅療養指導管理料，I 004 心身医学療法 ・施設基準適合として届出した保険医療機関でウイルス疾患指導料を算定すべき医学管理を情報通信機器を用いて行った場合，イ又はロの所定点数に代えて 209 点，287 点を算定する。
〈注加算〉ロの届出加算⊕ （HIV 療養指導加算）		+220			→施設基準適合の届出医療機関で「ロ」を行った場合は，所定点数に 220 点加算する。 　　　　　　　　　↓ ①HIV 感染者の診療に 5 年以上従事した専任医師 1 名以上 ②HIV 感染者の看護に 2 年以上従事した専任看護師 1 名以上 ③HIV 感染者の服薬指導を行う専任薬剤師 1 名以上 ④社会福祉士又は精神保健福祉士 1 名以上 ⑤プライバシーの保護に配慮した診察室及び相談室が備えられている。
2　特定薬剤治療管理料 （月 1 回） 　イ　特定薬剤治療管理料 1 　ロ　特定薬剤治療管理料 2	 薬1 薬2	 470 100	○	○	・「イ」については下記の疾患をもつ患者に対して対象となる薬剤の「薬物血中濃度」を測定し，治療計画に基づき療養上必要な管理を行った場合に月 1 回に限り算定する。 ・薬物血中濃度測定のための採血料は算定できない。 ・てんかん患者の場合，複数の抗てんかん剤を投与し，同一暦月にそれぞれの薬剤の血中濃度を測定し，個々の投与量を精密に管理した場合は，その月は 2 回を限度として所定点数を算定できる。 ・ジギタリス製剤の急速飽和を行った場合又はてんかん重積状態の患者に対して，抗てんかん剤の注射等を行った場合は所定点数にかかわらず，1 回に限り 740 点を特定薬剤治療管理料 1 として算定する　（p. 108，表㉒㉓参照）。 ・抗てんかん剤又は免疫抑制剤を投与している患者以外の患者に対して行った薬物血中濃度の測定及び計画的な治療管理のうち，4 月目以降のものについては所定点数の 100 分の 50 の点数で算定する（p. 108，表参照）。 ・「ロ」については，サリドマイド及びその誘導体を投与している患者について，服薬に係る安全管理の遵守状況を確認し，その結果を所定の機関に報告するなどにより，投与の妥当性を確認したうえで，必要な指導等を行った場合に月 1 回に限り算定する。
〈注加算〉「イ」に対する加算 臓器移植加算 バンコマイシン投与管理加算		+2740 +530			→③免疫抑制剤（臓器移植手術後の患者）については，最初に算定した月（臓器を移植した月を含む）から 3 カ月間加算（臓器移植加算）ができる。 →入院中の患者でバンコマイシンを投与している患者であって，複数回の血中のバンコマイシンの濃度を測定し，その測定結果に基づき，投与量を精密に管理した場合は，1 回に限り，530 点を所定点数に加算する。
特定薬剤治療管理に係る薬剤の初回投与加算 複数免疫抑制剤の投与管理加算 エベロリムス投与管理加算		+280 +250 +250			→臓器移植後の免疫抑制剤投与患者，バンコマイシンを投与している患者以外の患者に対し，特定薬剤治療管理に係る薬剤の投与を行った場合は，1 回目の特定薬剤治療管理料を算定すべき月に限り，280 点を所定点数に加算する。 →下表①，②，④～⑳の対象薬剤については，初回月のみ加算（初回月加算）ができる。 　例）3 月 10 日に初回算定した場合 → 3 月（初回月），4 月（2 カ月目），5 月（3 カ月目），6 月（4 カ月目）　6 月から 4 カ月目以降となる。 　注）4 月，5 月の算定の有無にかかわらず，6 月からは 4 カ月目以降の点数で算定。薬剤により 4 カ月目以降から点数が下がるものもある（下表 4 カ月目以降の欄参照） →ミコフェノール酸モフェチルを投与している臓器移植後の患者であって，2 種類以上の免疫抑制剤を投与されているものについて，医師が必要と認め，同一暦月に血中の複数の免疫抑制剤の濃度を測定し，その測定結果に基づき，個々の投与量を精密に管理した場合は，6 月に 1 回に限り 250 点を所定点数に加算する。 →エベロリムスを投与している臓器移植後の患者に，2 種類以上の免疫抑制剤を投与されているものについて，医師が必要と認め，同一暦月に血中の複数の免疫抑制剤の濃度を測定し，その測定結果に基づき，個々の投与量を精密に管理した場合は，エベロリムスの初回投与を行った日の属する月を含め 3 月に限り月 1 回，4 月以降は 4 月に 1 回に限り 250 点を所定点数に加算する。

【特定薬剤治療管理料 1　一覧表】 ＊㊟の算定日は B-V は算定できない

対　象　薬　剤	対　象　疾　病	外来・入院		
		算定初月	2～3 カ月	4 カ月目以降
①ジギタリス製剤	心疾患	750	470	235
②抗てんかん剤	てんかん	750	470	470
③免疫抑制剤（シクロスポリン，タクロリムス水和物，エベロリムス，ミコフェノール酸モフェチル）	臓器移植後の免疫抑制 レセプト「摘要欄」に㊟（臓器移植月日）記載	470	470	470
		臓器移植手術を行った月を含め 3 月間は 2740 点加算		
※　ミコフェノール酸モフェチルを含む複数の免疫抑制剤の測定・精密管理		6 月に 1 回，250 点を所定点数に加算（初月加算と併算定不可）		
※　エベロリムスを含む複数の免疫抑制剤の測定・精密管理		初回月含め 3 月は月 1 回，その後は 4 月に 1 回，250 点を所定点数に加算（初月加算と併算定不可）		
④テオフィリン製剤	気管支喘息，喘息性（様）気管支炎，慢性気管支炎，肺気腫，未熟児無呼吸発作	750	470	235
⑤不整脈用剤 プロカインアミド，N-アセチルプロカインアミド，ジソピラミド，キニジン，アプリンジン，リドカイン，ピルジカイニド塩酸塩，プロパフェノン，メキシレチン，フレカイニド，シベンゾリンコハク酸塩，ピルメノール，アミオダロン，ソタロール塩酸塩，ベプリジル塩酸塩	不整脈	750	470	235

医学

項　目	略号	点数	算定の可否 外来	入院	算　定　要　件			
⑥ハロペリドール製剤，ブロムペリドール製剤					統合失調症	750	470	235
⑦リチウム製剤					躁うつ病	750	470	235
⑧バルプロ酸ナトリウム，カルバマゼピン					躁うつ病，躁病	750	470	470
⑨シクロスポリン					ベーチェット病で活動性・難治性眼症状を有するもの，その他の非感染性ぶどう膜炎，再生不良性貧血，赤芽球癆，尋常性乾癬，膿疱性乾癬，乾癬性紅皮症，関節症性乾癬，全身型重症筋無力症，アトピー性皮膚炎，ネフローゼ症候群，川崎病の急性期	750	470	470
⑩タクロリムス水和物					全身型重症筋無力症，関節リウマチ，ループス腎炎，潰瘍性大腸炎，間質性肺炎（多発性筋炎又は皮膚筋炎に合併するもの）	750	470	470
⑪サリチル酸系製剤（アスピリン他）					若年性関節リウマチ，リウマチ熱，慢性関節リウマチ	750	470	235
⑫メトトレキサート					悪性腫瘍	750	470	235
⑬エベロリムス					結節性硬化症	750	470	235
⑭アミノ配糖体抗生物質，グリコペプチド系抗生物質（バンコマイシン，テイコプラニン），トリアゾール系抗真菌剤（ボリコナゾール）					入院患者に数日間以上投与	750	470	235
※　バンコマイシンの複数回測定・精密管理							530	
⑮トリアゾール系抗真菌剤（ボリコナゾール）					重症又は難治性真菌感染症，造血幹細胞移植（深在性真菌症予防目的）	750	470	235
⑯イマチニブ					当該薬剤の適応疾患（慢性骨髄性白血病など）	750	470	235
⑰シロリムス製剤					リンパ脈管筋腫症	750	470	235
⑱スニチニブ（抗悪性腫瘍剤として投与）					腎細胞癌	750	470	235
⑲バルプロ酸ナトリウム					片頭痛	750	470	235
⑳治療抵抗性統合失調症治療薬（クロザピン）					統合失調症	750	470	235
㉑ブスルファン					当該薬剤の適応疾患	750	470	235
㉒ジギタリス製剤の急速飽和					重症うっ血性心不全		740	
㉓てんかん重積状態の患者に対し抗てんかん剤の注射などを行った場合					全身性けいれん発作重積状態		740	

注① 対象薬剤群（表中の①～㉑）が異なる場合は，別々に所定点数を月1回算定できる（①～㉑の区分ごとに算定可）。
　　ただし，㉒㉓の740点を算定した月は，各①ジギタリス製剤又は②抗てんかん剤に係る所定点数は別に算定できない。
注② 抗てんかん剤を同一月に2種以上投与し，それぞれについて個々に測定・管理を行った場合は，当該月においては，2回に限り所定点数を算定できる。

【特定薬剤治療管理料2　一覧表】

サリドマイド製剤及びその誘導体（サリドマイド，レナリドミド，ポマリドミド）	当該薬剤の適応疾患（多発性骨髄腫など）	100

胎児曝露を未然に防止する安全管理手順を遵守して投与した場合に月1回算定する。

3　悪性腫瘍特異物質治療管理料（月1回）	悪		○	○	・悪性腫瘍と確定している患者に腫瘍マーカー検査を行い，その結果に基づいて計画的な治療管理を行った場合に算定する（「悪性腫瘍の**疑い**」の患者には算定できない）。
イ　尿中BTAに係るもの		220			・悪の所定点数には，腫瘍マーカー検査，当該検査に係る採血及びその検査結果に基づく治療管理に係る費用が含まれるため「採血料・判生Ⅱ」は別に算定できない。ただし同月に悪以外の検査を行った場合は，別に判生Ⅱは算定できる。
ロ　その他のもの					
（1）1項目の場合		360			
（2）2項目以上の場合		400			・「イ」はD 009の「1」の検査（尿中BTAに係るもの），「ロ」はD 009の「2」～「30」の検査（その他のもの）が対象（＊同一患者にイ・ロの双方を行った場合はロのみ算定）。

腫瘍マーカー検査実施 → 悪性腫瘍の診断確定患者に行う → ⑬悪を算定する。（腫瘍マーカー検査，採血料，判生Ⅱは算定できない）

腫瘍マーカー検査実施 → 悪性腫瘍の疑いの患者に行う → ⑥⓪D 009の検査の検査料として算定する。

レセプト「摘要欄」　⑬：　悪（行った腫瘍マーカー検査名記載）　点数×回数

（注加算）ロの初回算定加算		＋150			→1回目を「ロ　その他のもの」で算定する場合は，その月に限り初回加算を行う。ただし，当該月の前月にD 009腫瘍マーカーを算定している場合は，加算できない。

【悪性腫瘍特異物質治療管理料算定表（腫瘍マーカー検査）】　＊悪の算定日は「判生Ⅱ」「B-V」は算定できない
イ　尿中BTAに係るもの
　D 009　1　尿中BTA　　　　　　　　　　　　　　　　　　　　220点
ロ　その他のもの
　D 009　2　α-フェトプロテイン（AFP）
　　　　　3　癌胎児性抗原（CEA）
　　　　　4　扁平上皮癌関連抗原（SCC抗原）
　　　　　5　組織ポリペプタイド抗原（TPA）　　　　　　　　1項目実施
　　　　　6　NCC-ST-439，CA15-3　　　　　　　　　　　　　360点
　　　　　7　DUPAN-2
　　　　　8　エラスターゼ1

医学

項　目	略号	点数	算定の可否		算　定　要　件
			外来	入院	

項　目	略号	点数	外来	入院	算　定　要　件
9　前立腺特異抗原（PSA），CA19-9					
10　PIVKA-Ⅱ半定量，PIVKA-Ⅱ定量					
11　CA 125					
12　核マトリックスプロテイン22（NMP22）定量（尿），核マトリックスプロテイン22（NMP22）定性（尿）					
13　シアリルLe^x-i抗原（SLX）					
14　神経特異エノラーゼ（NSE）					
15　SPan-1					
16　CA72-4，シアリルTn抗原（STN）					
17　塩基性フェトプロテイン（BFP），遊離型PSA比（PSA　F/T比）					
18　サイトケラチン19フラグメント（シフラ）					
19　シアリルLe^{x}抗原（CSLEX）					
20　BCA 225					
21　サイトケラチン8・18（尿）					
22　抗p53抗体					1項目実施
23　Ⅰ型コラーゲン-C-テロペプチド（ICTP）					360点
24　ガストリン放出ペプチド前駆体（ProGRP）					
25　CA54/61					
26　α-フェトプロテインレクチン分画（AFP-L3%）					
27　CA 602，組織因子経路インヒビター2（TFPI2）					
28　γ-セミノプロテイン（γ-Sm）					
29　ヒト精巣上体蛋白4（HE4）					
30　可溶性メソテリン関連ペプチド					
31　S2, 3PSA%					
32　プロステートヘルスインデックス（phi）					
33　癌胎児性抗原（CEA）定性（乳頭分泌液），癌胎児性抗原（CEA）半定量（乳頭分泌液）					
34　HER2蛋白					
35　アポリポ蛋白A2（APOA2）アイソフォーム					
36　可溶性インターロイキン-2レセプター（sIL-2R）					

項　目	略号	点数	外来	入院	算　定　要　件
4　小児特定疾患カウンセリング料（月2回・2年限度，月1回・2年以上〜4年限度）	小児特定		○	×	・小児科又は心療内科を標榜する小児科医若しくは心療内科医又は医師の指示を受けた公認心理師が，厚生労働大臣が定める18歳未満の外来患者に必要なカウンセリングを同月内に1回以上行った場合に，初回のカウンセリングを行った日から起算して2年以内の期間においては月2回に限り，2年を超える期間においては4年を限度として月1回に限り算定する。
イ　医師による場合					・イの(1)「初回」は，原則として同一患者に対して，初めてカウンセリングを行った場合に限り算定できる。
（1）初回		800			・B 000 特定疾患療養管理料，I 002 通院・在宅精神療法又はI 004 心身医学療法を算定している患者については算定しない。
（2）初回のカウンセリングを行った日後1年以内の期間に行った場合					〔併せて算定できないもの〕 B 000 特，B 001「1」ウ，「5」小児療養，「6」てんかん，「7」難病，「8」皮膚，「17」疼痛，「18」小児悪腫，「21」耳鼻，C 002 在宅時医学総合管理料（C 002-2 施設入居時等医学総合管理料），C 100〜121 在宅療養指導管理料，I 002 通院・在宅精神療法，I 004 心身医学療法
①　月の1回目		600			
②　月の2回目		500			レセプト「摘要欄」　⑬：　小児特定（第1回目のカウンセリング年月日）点数×回数
（3）初回のカウンセリングを行った日から起算して2年以内の期間に行った場合（2)の場合除く					・施設基準適合の届出医療機関で小児特定疾患カウンセリング料イの(1)(2)(3)又は(4)を算定すべき医学管理を，情報通信機器を用いて行った場合は，所定点数に代えて，(1)696点，(2)①522点，(2)②435点，(3)①435点，(3)②348点，(4)348点を算定する。
①　月の1回目		500			
②　月の2回目		400			
（4）初回のカウンセリングを行った日から起算して4年以内の期間に行った場合（2)(3)の場合除く		400			
ロ　公認心理師による場合		200			【対象患者（18際未満）】
情報通信機器使用の場合（届）					ア　気分障害の患者
イ　医師による場合					イ　神経症性障害の患者
（1）初回		696			ウ　ストレス関連障害の患者
（2）1年以内					エ　身体表現性障害（小児心身症を含む。また，喘息や周期性嘔吐症等の状態が心身症と判断される場合は対象となる）の患者
①　月の1回目		522			オ　生理的障害及び身体的要因に関連した行動症候群（摂食障害を含む）の患者
②　月の2回目		435			カ　心理的発達の障害（自閉症を含む）の患者
（3）2年以内					キ　小児期又は青年期に通常発症する行動及び情緒の障害（多動性障害を含む）の患者
①　月の1回目		435			＊　登校拒否の者及び家族又は同居者から虐待を受けている又はその疑いがある者を含む
②　月の2回目		348			
（4）4年以内		348			

医学

項　目	略号	点数	算定の可否 外来	算定の可否 入院	算　定　要　件
5　小児科療養指導料 （月1回）	小児療養	270	○	×	・小児科標榜の医療機関において，15歳未満の慢性疾患の外来患者に生活指導を継続して行った場合に算定（小児科医以外の医療従事者が指導を行った場合も算定可）。また，出生時の体重が1500g未満であった6歳未満の外来患者も対象となる。 ・初診日と同月内又は退院した日（当該医療機関の退院後に限る）から1月以内は算定不可。 ・B000特，B001「7」難病，「18」小児悪腫，を算定している患者については算定しない。 ・施設基準適合の届出医療機関で小児科療養指導料を算定すべき医学管理を，情報通信機器を用いて行った場合，所定点数に代えて，235点を算定する。 ・人工呼吸器管理の適応となる患者と病状，治療方針等について話し合い，当該患者に対し，その内容を文書により提供した場合は，**人工呼吸器導入時相談支援加算**として，当該内容を文書により提供した日の属する月から起算して1月を限度として，1回に限り，**500点**を所定点数に加算する。 〔併せて算定できないもの〕 　B000特，B001「1」ウ，「4」小児特定，「6」てんかん，「7」難病，「8」皮膚，「17」疼痛，「18」小児悪腫，「21」耳鼻，C002在宅時医学総合管理料（C002-2施設入居時等医学総合管理料），C100〜121在宅療養指導管理料，I004心身医学療法
情報通信機器使用の場合⊕〈注加算〉	情小児療養	235			
人工呼吸器導入時相談支援加算	人呼支援	+500			

レセプト「摘要欄」　⑬：[小児療養]　　　点数×回数

【対象疾患】
脳性麻痺，先天性心疾患，ネフローゼ症候群，ダウン症等の染色体異常，川崎病で冠動脈瘤のあるもの，脂質代謝障害，腎炎，溶血性貧血，再生不良性貧血，血友病，血小板減少性紫斑病，先天性股関節脱臼，内反足，二分脊椎，骨系統疾患，先天性四肢欠損，分娩麻痺，先天性多発関節拘縮症及び小児慢性特定疾病医療支援の対象に相当する状態のもの並びに児童福祉法第56条の6第2項に規定する障害児に該当する状態（人工呼吸器を装着している障害児など）のもの
【小児慢性特定疾患医療支援の対象に相当する状態のものとは】 ①悪性新生物，②慢性腎疾患，③慢性呼吸器疾患，④慢性心疾患，⑤内分泌疾患，⑥膠原病，⑦糖尿病，⑧先天性代謝異常，⑨血液疾患，⑩免疫疾患，⑪神経・筋疾患，⑫慢性消化器疾患，⑬染色体又は遺伝子に変化を伴う症候群，⑭皮膚疾患，⑮骨系統疾患，⑯脈管系疾患

項　目	略号	点数	外来	入院	算　定　要　件
6　てんかん指導料 （月1回）	てんかん	250	○	×	・小児科（小児外科を含む），神経科，神経内科，精神科，脳神経外科，心療内科標榜でその担当医師（常勤，非常勤問わず）が「てんかん」の患者に治療計画に基づき療養上必要な指導を行った場合に算定する。 ・初診又は退院した日（当該医療機関の退院後に限る）から1月以内は算定不可。 〔併せて算定できないもの〕 　B000特，B001「1」ウ，「4」小児特定，「5」小児療養，「7」難病，「8」皮膚，「17」疼痛，「18」小児悪腫，「21」耳鼻，C002在宅時医学総合管理料（C002-2施設入居時等医学総合管理料），C100〜121在宅療養指導管理料，I004心身医学療法 ・施設基準適合の届出医療機関でてんかん指導料を算定すべき医学管理を情報通信機器を用いて行った場合，所定点数に代えて，218点を算定する。
情報通信機器使用の場合⊕	情てんかん	218			

レセプト「摘要欄」　⑬：[てんかん]　　　点数×回数

項　目	略号	点数	外来	入院	算　定　要　件
7　難病外来指導管理料（月1回）	難病	270	○	×	・厚生労働大臣が定めた下記疾患を主病とする患者に計画的な医学管理を継続して行い，治療計画に基づき療養上必要な指導を行った場合に算定する。 ・初診又は退院した日（当該医療機関の退院後に限る）から1月以内は算定不可。 〔併せて算定できないもの〕 　B000特，B001「1」ウ，「4」小児特定，「5」小児療養，「6」てんかん，「8」皮膚，「17」疼痛，「18」小児悪腫，「21」耳鼻，C002在宅時医学総合管理料（C002-2施設入居時等医学総合管理料），C100〜121在宅療養指導管理料（C101在宅自己注射指導管理料「2」のみ併算定可），I004心身医学療法 ・施設基準適合として届出した保険医療機関で難病外来指導管理料を算定すべき医学管理を情報通信機器を用いて行った場合，所定点数に代えて，235点を算定する。 ・人工呼吸器管理の適応となる患者と病状，治療方針等について話し合い，当該患者に対し，その内容を文書により提供した場合は，**人工呼吸器導入時相談支援加算**として，当該内容を文書により提供した日の属する月から起算して1月を限度として，1回に限り，**500点**を所定点数に加算する。
情報通信機器使用の場合⊕〈注加算〉	情難病	235			
人工呼吸器導入時相談支援加算（1回に限り）	人呼支援	+500			

レセプト「摘要欄」　⑬：[難病]　　　点数×回数

【厚生労働大臣が定める疾患】 ※　対象疾患は，難病法による指定難病(341疾病)その他これに準ずる疾患（「早見表2024」p.252）
[指定難病] 多発性硬化症，重症筋無力症，全身性エリテマトーデス，再生不良性貧血，サルコイドーシス，筋萎縮性側索硬化症，全身性強皮症，皮膚筋炎及び多発性筋炎，特発性血小板減少性紫斑病，結節性多動脈炎，潰瘍性大腸炎，高安動脈炎，バージャー病，天疱瘡，脊髄小脳変性症，クローン病，悪性関節リウマチ，パーキンソン病，進行性核上性麻痺，大脳皮質基底核変性症，後縦靱帯骨化症，ハンチントン病，もやもや病，特発性拡張型心筋症，多系統萎縮症（線条体黒質変性症，オリーブ橋小脳萎縮症，シャイ・ドレーガー症候群），表皮水疱症，膿疱性乾癬（汎発型），広範脊柱管狭窄症，原発性胆汁性胆管炎，特発性大腿骨頭壊死症，混合性結合組織病，原発性免疫不全症候群，特発性間質性肺炎，網膜色素変性症，プリオン病，肺動脈性肺高血圧症，神経線維腫症Ⅰ型・Ⅱ型，亜急性硬化性全脳炎，バッド・キアリ症候群，慢性血栓塞栓性肺高血圧症，ライソゾーム病，副腎白質ジストロフィー，家族性高コレステロール血症（ホモ接合体），脊髄性筋萎縮症，球脊髄性筋萎縮症，慢性炎症性脱髄性多発神経炎，肥大型心筋症，拘束型心筋症，ミトコンドリア病，リンパ脈管筋腫症，黄色靱帯骨化症，下垂体性PRL分泌亢進症，下垂体性ADH分泌異常症，下垂体性TSH分泌亢進症，クッシング病，下垂体前葉機能低下症——など341疾患

項　目	略号	点数	外来	入院	算　定　要　件
8　皮膚科特定疾患指導管理料 （月1回）			○	×	・皮膚科・皮膚泌尿器科の標榜で，その担当医師が対象疾患に罹患している患者に計画的な医学管理を継続し行い，療養上必要な指導を行った場合に算定。 ・皮膚科を標榜するとは，皮膚科，皮膚泌尿器科（泌尿器科），形成外科，アレルギー科を標榜するものをいう。
イ　皮膚科特定	皮膚(Ⅰ)	250			

医学

項　目	略号	点数	算定の可否		算　定　要　件
			外来	入院	

項　目	略号	点数	外来	入院	算　定　要　件
疾患指導管理料（Ⅰ） ロ　皮膚科特定疾患指導管理料（Ⅱ）	皮膚(Ⅱ)	100			・初診又は退院した日（当該医療機関の退院後に限る）から1月以内は算定不可。 ・皮膚（Ⅰ）及び（Ⅱ）は同一暦月には併せて算定できない。 〔併せて算定できないもの〕 B 000 特，B 001「1」ウ，「4」小児特定，「5」小児療養，「6」てんかん，「7」難病，「17」疼痛，「18」小児悪腫，「21」耳鼻，C 002 在宅時医学総合管理料（C 002-2 施設入居時等医学総合管理料），C 100〜121 在宅療養指導管理料，I 004 心身医学療法
情報通信機器使用の場合届	情皮膚(Ⅰ) 情皮膚(Ⅱ)	218 87			・施設基準適合として届け出た保険医療機関で皮膚科特定疾患指導管理料を算定すべき医学管理を情報通信機器を用いて行った場合，イ又はロの所定点数に代えて218点，87点を算定する。

レセプト「摘要欄」　⑬　[皮膚(Ⅰ)]又は[皮膚(Ⅱ)]　　　　点数×回数

【厚生労働大臣の定めた疾患】（皮膚（Ⅰ）の対象疾患）
天疱瘡，類天疱瘡，エリテマトーデス（紅斑性狼瘡），紅皮症，尋常性乾癬，掌蹠膿疱症，先天性魚鱗癬，類乾癬，扁平苔癬，結節性痒疹及びその他の痒疹（慢性型で経過が1年以上のものに限る）　＊全身性エリテマトーデスは該当しない
【厚生労働大臣の定めた疾患】（皮膚（Ⅱ）の対象疾患）
帯状疱疹，じんま疹，アトピー性皮膚炎（16歳以上の患者が罹患している場合に限る），尋常性白斑，円形脱毛症，脂漏性皮膚炎

> 脂漏性皮膚炎には，脂漏性湿疹及び脂漏性乳児皮膚炎が含まれる。なお，乾性脂漏症，単純性顔面粃糠疹，頭部脂漏，乳痂，粃糠疹及び新生児皮脂漏は含まれない。

項　目	略号	点数	外来	入院	算　定　要　件
9　外来栄養食事指導料（月1回） （初回月2回） イ　外来栄養食事指導料1 (1)　初回 ①　対面で行った場合			○	×	・厚生労働大臣が定めるものに対して（外栄，入栄1・2にあっては，ア．がん患者，イ．摂食機能又は嚥下機能が低下した患者，ウ．低栄養状態にある患者を含む），管理栄養士（非常勤可）が医師の指示のもと患者ごとにその生活条件，し好を勘案した食事計画案等具体的な献立を作成し，指導した場合に算定する。
	外栄初対1	260			・外来化学療法を実施している悪性腫瘍の患者に対し，医師の指示に基づき，当院の管理栄養士が具体的な献立等によって月2回以上の指導をした場合に限り，月の2回目の指導時に「イ」(2)の①の点数を算定する。ただし，B 001-2-12 外来腫瘍化学療法診療料を算定した日と同日であること。
②　情報通信機器等を用いた場合	外栄初情1	235			・「イ」(1)の②及び(2)の②は，外来の患者で厚生労働大臣が定めるものに，医師の指示に基づき当院の管理栄養士が電話又は情報通信機器等によって必要な指導を行った場合に，初回の指導を行った月には月2回に限り，その他の月にあっては月1回に限り算定する。
(2)　2回目以降 ①　対面で行った場合	外栄2対1	200			・「ロ」の(1)の①及び(2)の①は，診療所において，外来患者であって，別に厚生労働大臣が定めるものに対し基づき当院の管理栄養士以外の管理栄養士が具体的な献立等によって指導を行った場合に，初回の指導を行った月には月2回に限り，その他の月には月1回に限り算定する。
②　情報通信機器等を用いた場合	外栄2情1	180			・「ロ」の(1)の②及び(2)の②は，外来の患者で厚生労働大臣が定めるものに対して，保険医療機関（診療所に限る）の医師の指示に基づき当院以外の管理栄養士が電話又は情報通信機器等によって必要な指導を行った場合によって，初回の指導を行った月には月2回に限り，その他の月にあっては月1回に限り算定する。
ロ　外来栄養食事指導料2 (1)　初回 ①　対面で行った場合	外栄初対2	250			・外栄は初回は概ね30分以上，2回目以降は概ね20分以上の指導時間。
②　情報通信機器等を用いた場合	外栄初情2	225			
(2)　2回目以降 ①　対面で行った場合	外栄2対2	190			
②　情報通信機器等を用いた場合	外栄2情2	170			

【厚生労働大臣の定めた特別食】
腎臓食・肝臓食・糖尿食・胃潰瘍食・貧血食・膵臓食・脂質異常症食・痛風食・フェニールケトン尿症食・楓糖尿症食・ホモシスチン尿症食・尿素サイクル異常症食・メチルマロン酸血症食・プロピオン酸血症食・極長鎖アシル-CoA脱水素酵素欠損症食・糖原病食・ガラクトース血症食・治療乳・無菌食・てんかん食・小児食物アレルギー食（特定機能病院入院基本料の栄養情報提供加算，外栄，入栄に限る）・特別な場合の検査食（単なる流動食及び軟食を除く）

> 外来栄養食事指導料，入院栄養食事指導料，集団栄養食事指導料の対象となる特別食は，入院時食事療養の特別食と一部異なる。

項　目	略号	点数	外来	入院	算　定　要　件
〈注加算〉 専門管理栄養士指導加算届 （月1回）	外栄専	+260			・施設基準に適合し届け出た保険医療機関で，外来化学療法を実施している悪性腫瘍の患者に対して医師の指示に基づき，当院の専門的な知識を有する管理栄養士が具体的な献立により指導を行った場合に限り月1回に限り算定する。
10　入院栄養食事指導料（週1回） イ　入院栄養食事指導料1 (1)　初回 (2)　2回目 ロ　入院栄養食事指導料2 (1)　初回 (2)　2回目	入栄1 入栄2	 260 200 250 190	×	○	・入栄1については，医療機関の入院患者で，特別食を必要とする患者に対し，医師の指示下で当院の管理栄養士が具体的な献立により，必要な栄養指導を行った場合に入院中2回に限り算定できる。 ・入栄2については，診療所の入院患者に対し，当院の医師の指示に基づき，当院以外の管理栄養士が具体的な献立を示し同様の栄養指導を行った場合，入院中2回に限り算定できる。 ・入栄1・2は初回は概ね30分以上，2回目以降は概ね20分以上の指導時間（入院中2回まで・1週間1回限度）。

レセプト「摘要欄」　⑬　[入栄1]又は[入栄2]　　　　点数×回数

項　目	略号	点数	外来	入院	算　定　要　件
11　集団栄養食事指導料（月1回） （入院は入院中2回限度）	集栄	80	○	○	・集栄は複数患者（15人以下）に対し1回の指導時間は40分超の指導時間。 ・集栄は，外来・入院患者を混在して指導してもよい。 ・外栄，入栄1又は入栄2と集栄を同一日に行った場合，どちらも算定できる。

医学

項　目	略号	点数	算定の可否		算　定　要　件
			外来	入院	
12　心臓ペースメーカー指導管理料 （月1回） イ　着用型自動除細動器による場合 ロ　ペースメーカーの場合 ハ　植込型除細動器又は両室ペーシング機能付き植込型除細動器の場合	ペ	 360 300 520	○	○	・体内植込式心臓ペースメーカー等を移植している患者につき，ペースメーカーのパルス幅や感度等の機能指標を計測したうえで指導を行った場合に，月1回に限り算定する。 ・「ロ」は外来患者のみ。 ・「体内植込式心臓ペースメーカー等」とは，特定保険医療材料のペースメーカー，植込型除細動器，両室ペーシング機能付き植込型除細動器，着用型自動除細動器を指す。 ・B 000 特定疾患療養管理料との併算定不可。 例） レセプト「摘要欄」　⑬：ペ　導入期（ペースメーカー移植術等の月日）　点数×回数
〈注加算〉 導入期加算 植込型除細動器移行期加算（初回月～3月まで月1回） 遠隔モニタリング加算㊍ 「ロ」の患者の場合 「ハ」の患者の場合	導入期	+140 +31510 +260 +480			→導入期加算は，K 597，K 598，K 599，K 599-3 の移植術を行った日から3月以内に行った場合に 140 点を加算。 →植込型除細動器移行期加算は，「イ」を算定する患者の植込型除細動器の適応可否が確定するまでの期間等に使用する場合に限り，初回算定日の属する月から起算して3月を上限に月1回所定点数に加算する。 →「ロ」又は「ハ」を算定する患者について，前回受診月の翌月から今回受診月の前月までの期間，遠隔モニタリングを用いて療養上必要な指導を行った場合は，遠隔モニタリング加算として，260 点又は 480 点に当該期間の月数（当該指導を行った月に限り，11月を限度とする）を乗じて得た点数を，所定点数に加算する。 遠隔モニタリング加算を算定した場合 レセプト「摘要欄」　⑬：ペ（直近の算定年月）　点数×回数

【植込型除細動器移行期加算に関する施設基準】
下記のいずれかの施設基準の届出を行っている保険医療機関であること。
①K 599 植込型除細動器移植術，K 599-2 植込型除細動器交換術及び K 599-5 経静脈電極抜去術（レーザーシースを用いるもの）
②K 599-3 両室ペーシング機能付き植込型除細動器移植術及び K 599-4 両室ペーシング機能付き植込型除細動器交換術

項　目	略号	点数	外来	入院	算　定　要　件
13　在宅療養指導料（初回月2回・その他の月は月1回）	在宅指導	170	○	○	・保健師，助産師又は看護師が 30 分以上の個別指導した場合に算定する。ただし，患者が来院し受診した際に算定でき，患者の家で行った場合は算定不可。

【対象患者】
在宅療養指導管理料を算定している患者又は入院中の患者以外の患者で，器具（人工肛門，人工膀胱，気管カニューレ，留置カテーテル，ドレーン等）を装着している患者，退院後1カ月以内の慢性心不全の患者

レセプト「摘要欄」　⑬：在宅指導　点数×回数

項　目	略号	点数	外来	入院	算　定　要　件
14　高度難聴指導管理料 イ　人工内耳植込術後3月以内（月1回） ロ　イ以外（年1回）	高難	 500 420	○	○	・K 328 人工内耳植込術を行った患者に月1回算定する。 ・その他の患者（伝音性難聴で両耳の聴力レベルが 60dB 以上の場合，混合性難聴又は感音性難聴の患者）に年1回に限り算定する。 ・人工内耳植込術の施設基準を満たし，耳鼻咽喉科に5年以上の診療経験をもつ常勤医師が配置されていること（週3日・22 時間以上勤務している非常勤医師を2名以上組み合わせて常勤換算することも可）。
〈注加算〉 人工内耳機器調整加算		+800			→人工内耳機器調整加算は，K 328 人工内耳植込術を行った患者に対して，人工内耳用音声信号処理装置の機器調整を行った場合は，6歳未満の乳幼児については3月に1回に限り，6歳以上の患者については6月に1回に限り 800 点を所定点数に加算する。 例）「イ」算定時 レセプト「摘要欄」　⑬：高難（人工内耳植込術年月日）　点数×回数
15　慢性維持透析患者外来医学管理料 （月1回）	慢透	2211	○	×	・安定した状態（透析導入後3カ月以上経過）にあり定期的に透析を必要とする外来の慢性維持透析患者に，特定の検査結果に基づき計画的な治療管理を行った場合に算定する。 ・慢透のほかに C 102-2 在宅血液透析指導管理料も算定できる。 ・同一医療機関内で同一月内に入院，外来が混在した場合は慢透は算定できない。 ・本管理料に含まれている検査・画像診断の一部は別に算定できない。 ・該当する検査判断料も算定できない。 レセプト「摘要欄」　⑬：慢透　点数×回数
〈注加算〉 腎代替療法実績加算㊍	腎代替	+100			・施設基準適合の届出医療機関において，腎代替療法を実施した場合に所定点数に＋100 加算することができる。

【包括される検査・画像診断】
・尿一般，尿沈渣（鏡検法），糞便中ヘモグロビン定性
・B-ESR，網赤血球数，末梢血液一般，末梢血液像（自動機械法），末梢血液像（鏡検法），ヘモグロビン Alc（HbAlc）
・出血時間

医学

項　目	略号	点数	算定の可否		算　定　要　件
			外来	入院	

項　目	略号	点数	外来	入院	算　定　要　件
・T–BIL，TP，Alb（BCP改良法・BCG法），尿素窒素，クレアチニン，尿酸，グルコース，LD，ALP，ChE，Amy，γ-GT，LAP，CK，中性脂肪，ナトリウム及びクロール，カリウム，カルシウム，鉄，マグネシウム，無機リン酸及びリン酸，T-cho，AST，ALT，グリコアルブミン，1, 5AG，1, 25-ジヒドロキシビタミン D₃，HDL-cho，LDL-cho，UIBC（比色法），TIBC（比色法），蛋白分画，血液ガス分析，アルミニウム，フェリチン半定量，フェリチン定量，シスタチンC，ペントシジン ・T₃，T₄，TSH，PTH，FT₃，CPR，FT₄，カルシトニン，ANP，BNP ・梅毒血清反応（STS）定性，梅毒血清反応（STS）半定量，梅毒血清反応（STS）定量 ・HBs抗原，HBs抗体，HCV抗体定性・定量 ・CRP，CH₅₀，免疫グロブリン，C₃，C₄，Tf，β₂-マイクログロブリン 判尿，判血，判生Ⅰ，判生Ⅱ，判免 ・心電図検査 ・胸部単純X-Pの写真診断と撮影料（フィルム代は算定できる）					
16　喘息治療管理料（月1回）			○	×	・「イ」は，喘息の外来患者にピークフローメーター等（医療機関が給付）を用いて計画的な治療管理を行った場合に月1回に限り算定する。 ・ピークフローメーターの費用は算定できない。 ・「(1) 1月目」とは初回の治療管理を行った月のことで初診月とは限らない。
イ　喘息治療管理料1	喘息1				
(1)　1月目		75			
(2)　2月目以降		25			例）注加算を算定した場合 レセプト「摘要欄」　⑬　喘息1（第1回目の治療管理を行った年月日）　点数×回数
ロ　喘息治療管理料2	喘息2	280			・「ロ」は，喘息の外来患者（6歳未満又は65歳以上のものに限る）であって，吸入ステロイド薬を服用する際に吸入補助器具を必要とするものに対して，吸入補助器具を用いた服薬指導等を行った場合に，初回に限り算定する。 →「イ」について，下記の場合に月1回加算する。 ①施設基準適合の届出医療機関に，20歳以上の重度喘息患者が，診療時間以外の緊急受診を過去1年間に3回以上行った場合 ②日常の服薬方法，急性増悪時における対応方法について指導内容を文書で交付し，週1回以上のピークフローメーターに加え，1秒量等計測器を使用し，報告，管理した場合
〈注加算〉 重度喘息患者治療管理加算届					
イ　1月目		+2525			
ロ　2～6月目まで		+1975			

【重度喘息患者治療管理加算の施設基準】
①専任の看護師又は准看護師が常時1人以上配置され24時間の患者対応の体制を整えていること。
②喘息治療管理を行うにつき，ピークフロー値及び1秒量等を計測する必要な器械，器具が具備されていること。
③緊急時の入院体制が確保されていること。

項　目	略号	点数	外来	入院	算　定　要　件
17　慢性疼痛疾患管理料（月1回）	疼痛	130	○	×	・診療所の外来で変形性膝関節症，筋筋膜性腰痛症等の慢性疼痛を主病とする患者にマッサージ又は器具等による療法を行った場合に算定する。 ・患者ごとに慢性疼痛疾患管理料の算定を行うかどうかは医療機関が判断することができるものであるため，変形性膝関節症，筋筋膜性腰痛症等の疼痛を主病とする全ての患者に，慢性疼痛疾患管理料を算定する必要はない。 ・別に算定できないものとして，下記のものがある。 〔包括されているもの〕 外来管理加算，J 118介達牽引，J 118-2矯正固定，J 118-3変形機械矯正術，J 119消炎鎮痛等処置，J 119-2腰部又は胸部固定帯固定，J 119-3低出力レーザー照射及びJ 119-4肛門処置」の費用は所定点数に含まれ別に算定できない。ただし，その際用いた薬剤については算定できる。 〔併せて算定できないもの〕 B 000特，B 001「1」ウ，「4」小児特定，「5」小児療養，「6」てんかん，「7」難病，「8」皮膚，「18」小児悪腫，「21」耳鼻，C 100～121在宅療養指導管理料，H 000～003心大血管疾患・脳血管疾患等・廃用症候群・運動器・呼吸器リハビリテーション料，I 004心身医学療法 〔月途中に疼痛を算定した場合の特例〕 算定初月に限り，疼痛を算定する以前の①外来管理加算，②J 119消炎鎮痛等処置を併せて算定できる。

例）最初に同管理料を算定した場合
レセプト「摘要欄」　⑬：　疼痛（算定年月日）　点数×回数

例）月途中に疼痛を算定した場合
4/1	4/2	4/4	4/16	4/19
初診	再診	再診・疼痛	再診	再診

⑪	初　　　診	1回 291点		
⑫	再　　　診 外来管理加算	75×4回 300点 52×1回 52点	⑬	疼痛（4日）　　130×1
⑬	指　　　導	1回 130点		

項　目	略号	点数	外来	入院	算　定　要　件
18　小児悪性腫瘍患者指導管理料（月1回）	小児悪腫	550	○	×	・小児科（小児外科含む）標榜で悪性腫瘍（小児悪性腫瘍，白血病，悪性リンパ腫）の15歳未満の外来患者に，計画的な治療管理を行った場合に算定する。 ・家族等への指導は，必ず指導を伴うことが算定の条件。 ・初診と同月内又は退院した日（当該医療機関の退院後に限る）から1月以内は算定不可。
情報通信機器使用の場合届	情小児悪腫	479			・施設基準適合として届け出た保険医療機関で小児悪性腫瘍患者指導管理料を算定すべき医学管理を情報通信機器を用いて行った場合，所定点数に代えて479点を算定する。 〔併せて算定できないもの〕 B 000特，B 001「1」ウ，「4」小児特定，「5」小児療養，「6」てんかん，「7」難病，「8」皮膚，「17」疼痛，「21」耳鼻，C 002在宅時医学総合管理料（C 002-2施設入居時等医学総合管理料），C 100～121在宅療養指導管理料，I 004心身医学療法

医学

項目	略号	点数	算定の可否 外来	算定の可否 入院	算定要件
					レセプト「摘要欄」　⑬　小児悪腫　　　点数×回数
19　削除					
20　糖尿病合併症管理料届（月1回）	糖	170	○	×	・施設基準適合の届出医療機関で算定する。 ・外来のみ算定（在宅での療養を行う患者を除く） ・専任の常勤医師又は当該医師の指示を受けた専任の看護師（いずれも経験5年以上）各1名が，足潰瘍，足趾・下肢切断既往，閉塞性動脈硬化症，糖尿病神経障害の患者のハイリスク要因を有するもの（通院する患者で在宅療養を行うものを除く）に対し，30分以上の指導を行った場合に算定する。 ・上記の患者に対し，爪甲切除（陥入爪，肥厚爪又は爪白癬等に対して麻酔を要しないで行うもの），角質除去，足浴等を必要に応じて実施するとともに，足の状態の観察方法，足の清潔・爪切り等の足のセルフケア方法，正しい靴の選択方法についての指導を行った場合に算定する。 ・糖尿病足病変ハイリスク要因に関する評価を行い，①その結果に基づいて，②指導計画を作成し，実施した③指導内容を診療録又は療養指導記録に記載すること。 レセプト「摘要欄」　⑬：糖　　　点数×回数
					【糖尿病合併症管理料の施設基準】 ①糖尿病治療及び糖尿病足病変の診断に従事した経験を5年以上有する専任の常勤医師（週3日・22時間以上勤務している非常勤医師を2名以上組み合わせて常勤換算することも可），及び5年以上の経験を有する専任の看護師が1名以上配置されていること。 ②専任の看護師にあっては，糖尿病足病変の指導に係る適切な研修を修了した者であること。
21　耳鼻咽喉科特定疾患指導管理料（月1回）	耳鼻	150	○	×	・耳鼻咽喉科を標榜する医療機関において，耳鼻咽喉科の専任医師（他科の診療科を併せて担当していないこと）が，15歳未満の滲出性中耳炎（疾患の反復や遷延がみられるものに限る）の患者に治療計画に基づき，指導管理を行った場合に，月1回に限り算定する。 ・初診又は退院した日（当該医療機関の退院後に限る）から，1カ月以内は算定不可。 ・診療計画及び指導内容の要点を診療録に記載しなければならない。 レセプト「摘要欄」　⑬：耳鼻　　　点数×回数
					【対象患者】 15歳未満であって，発症から3カ月以上遷延している若しくは算定する前の1年間において，3回以上繰返し発症している滲出性中耳炎の患者。
22　がん性疼痛緩和指導管理料届（月1回）	がん	200	○	○	・がん性疼痛の症状緩和を目的として麻薬を投与している患者に対して，WHO方式のがん性疼痛治療法（がんの痛みからの解放）に基づき，緩和ケアに係る研修を受けた医師が計画的な治療管理や指導を行い「麻薬を処方した場合」に月1回算定する。 ・算定は当該薬剤を処方した日に算定する。 レセプト「摘要欄」　⑬：がん　　　点数×回数
情報通信機器使用の場合届	情がん	174			・施設基準適合として届け出た保険医療機関でがん性疼痛緩和指導管理料を算定すべき医学管理を情報通信機器を用いて行った場合，所定点数に代えて174点を算定する。
〈注加算〉 難治性がん性疼痛緩和指導管理加算届（患者1人につき1回限り）		+100			・施設基準（放射線治療と神経ブロックを行う体制・実績を有する）に適合し届け出た保険医療機関で，がん性疼痛緩和のための専門的な治療が必要な患者に，患者又は家族の同意を得て，当該保険医療機関の保険医が，必要性及び診療方針について文書により説明を行った場合に患者1人につき1回限り所定点数に100点を加算する。
小児加算	小児	+50			→15歳未満の場合は，小児加算として所定点数に50点加算する。
					【具体的な指導内容】・当該薬剤の効果及び副作用に関する説明 　　　　　　　　　　・疼痛時に追加する臨時の薬剤の使用方法に関する説明 【算定の条件】・麻薬の処方前の疼痛程度（疼痛の強さ，部位，性状，頻度等） 　　　　　　　・麻薬の処方後の効果判定 　　　　　　　・副作用の有無 　　　　　　　・治療計画及び指導内容の要点 上記の点を診療録に記載すること
23　がん患者指導管理料届 　イ　医師・看護師共同による診療方針等を文書等で提供	が指イ	500	○	○	・がん患者に対して指導管理を行うにつき十分な体制が整備されている医療機関で算定。 ・指導内容等の要点を診療録又は看護記録に記載する（「イ」，「ロ」）（「ハ」：診療録若しくは薬剤管理指導記録に記載又は説明に用いた文書の写しを診療録に添付）。 ・説明及び相談内容等の要点を診療録に記載する（「ニ」）。 ・「イ」は，緩和ケア研修修了医師および専任看護師等が，悪性腫瘍の患者に診断結果・治療方法等を説明・相談し，又は患者の意思決定に対する支援を行い，その内容を文書等により提出した場合，患者1人につき1回限り算定する。B 005-6がん治療連携計画策定料を算定した医療機関，B 005-6-2がん治療連携指導料を算定した医療機関がそれぞれ当該指導管理を実施した場合は，双方ともに1回算定する。
ロ　医師，看護師又は公認心理師による面接	が指ロ	200			・「ロ」は，患者の同意を得て，保険医又は当該保険医の指示に基づき看護師若しくは公認心理師が，患者の心理的不安を軽減するための面接を行った場合に，患者1人につき6回に限り算定する。 〔「ロ」と併せて算定できないもの〕
ハ　医師又は薬剤師が抗悪性	が指ハ	200			

項　目	略号	点数	算定の可否		算　定　要　件
			外来	入院	
腫瘍剤の必要性について文書で説明（1人6回限り） ニ　医師が遺伝子検査の必要性等について文書で説明 情報通信機器使用の場合（届） イ ロ ハ ニ	が指ニ 情が指イ 情が指ロ 情が指ハ 情が指ニ	300 435 174 174 261			A 226-2 緩和ケア診療加算，B 001「18」小児悪性腫瘍患者指導管理料，B 001「22」がん性疼痛緩和指導管理料又は B 001 の「24」外来緩和ケア管理料は，別に算定できない。 ・「ハ」は，継続して抗悪性腫瘍剤の投薬又は注射を受けている患者の同意を得て，保険医又は当該保険医の指示に基づき薬剤師が，投薬又は注射の前後にその必要性等について文書により説明を行った場合に，患者1人につき6回に限り算定する。 〔「ハ」と併せて算定できないもの〕 B 001「18」小児悪性腫瘍患者指導管理料，B 001-2-12 外来腫瘍化学療法診療料，B 008 薬剤管理指導料，F 100 処方料の抗悪性腫瘍剤処方管理加算，F 400 処方箋料の抗悪性腫瘍剤処方管理加算は，別に算定できない。 ・「ニ」は，届出医療機関で，乳癌，卵巣癌，卵管癌と診断された患者のうち遺伝性乳癌卵巣癌症候群が疑われる患者に対して，当該患者の同意を得て，当該医療機関の保険医が，D 006-18 BRCA1/2 遺伝子検査（血液）を実施する前に，その必要性や診療方針等について文書で説明を行った場合に，患者1人につき1回に限り算定する。 ・施設基準適合として届け出た保険医療機関でがん患者指導管理料を算定すべき医学管理を情報通信機器を用いて行った場合，イ，ロ，ハ，ニに代えて，435点，174点，174点，261点を算定する。

【がん患者指導管理料イ～ハに関する施設基準】

「イ」①緩和ケアの研修を修了した医師及び専任の看護師を各1名以上配置。診断結果及び治療方針の説明等を行う際には両者が同席して行うこと。

②①に掲げる医師は，次に掲げるいずれかの研修を修了した者であること。

ア　がん等の診療に携わる医師等に対する緩和ケア研修会の開催指針に準拠した緩和ケア研修会（H29年度までに開催したもの）

イ　緩和ケアの基本教育のための都道府県指導者研修会（国立がん研究センター主催）等

③①に掲げる看護師は，5年以上がん患者の看護経験を有し，がん患者へのカウンセリング等に係る適切な研修を修了した者であること。なお，ここでいうがん患者へのカウンセリング等に係る適切な研修とは，次の事項に該当するもの。

ア　国又は医療関係団体等が主催する研修であること。（600時間以上の研修期間で，修了証が交付されるものに限る）

イ　がん看護又はがん看護関連領域における専門的な知識・技術を有する看護師の養成を目的とした研修であること。

ウ　講義及び演習により，次の内容を含むものであること。

（イ）がん看護又はがん看護関連領域に必要な看護理論及び医療制度等の概要

（ロ）臨床倫理（告知，意思決定，インフォームド・コンセントにおける看護師の役割）

（ハ）がん看護又はがん看護関連領域に関するアセスメントと看護実践

（ニ）がん看護又はがん看護関連領域の患者及び家族の心理過程

（ホ）セルフケアへの支援及び家族支援の方法

（ヘ）がん患者のための医療機関における組織的取組とチームアプローチ

（ト）がん看護又はがん看護関連領域におけるストレスマネジメント

（チ）コンサルテーション方法

エ　実習により，事例に基づくアセスメントとがん看護又はがん看護関連領域に必要な看護実践

④患者に対して診断結果・治療方針の説明等を行う場合，患者の心理状況及びプライバシーに十分配慮した構造の個室を備えていること。

⑤当院において，適切な意思決定支援に関する指針を有していること。

「ロ」①緩和ケアの研修を修了した医師・専任看護師が各1名以上配置され，「イ」の②③④を満たしていること。

②公認心理師はイの②アの研修を修了した者である。

「ハ」①化学療法経験が5年以上有する医師及び専任薬剤師を各1名以上配置。

②5年以上の薬剤師は，化学療法に係る業務に従事した経験を3年以上有し，がんに係る研修40時間以上を修了し，がん患者への薬剤管理指導の実績を50症例以上有すること。

③「イ」の④を備えていること。

「ニ」①BRAC 1/2遺伝子検査の血液を検体とするものの施設基準を届出している。

②「イ」の④を備えていること。

項　目	略号	点数	外来	入院	算　定　要　件
24　外来緩和ケア管理料（届） （月1回）	外緩	290	○	×	・施設基準適合の届出医療機関で算定する。 ・外来の緩和ケアを要する患者（悪性腫瘍，後天性免疫不全症候群，末期心不全の患者で，症状緩和を目的とした麻薬投与患者に限る）に，専任の医師・看護師・薬剤師（いずれか1人が専従であること。1日15人以下の場合はいずれも専任で可）が共同して療養上必要な指導を行った場合に算定する。 ・緩和ケアチームは，身体症状及び精神症状の緩和を提供することが必要であり，チームの医師は緩和ケアに関する研修を修了した上で診療にあたる。後天性免疫不全症候群の患者を診療する際は，当該研修を修了しなくても，管理料を算定可。A 226-2 緩和ケア診療加算の緩和ケアチームと兼任可。 ・緩和ケアチームは初回の診療に当たり，診療を担う保険医，看護師，薬剤師などと共同の上，緩和ケア診療実施計画書を作成し，その内容を患者に説明の上，交付するとともに，その写しを診療録に添付する。 ・1日当たり，1チームにつき患者数は概ね30人以内（特定地域の場合は，15人以内）とする。 ・症状緩和に係るカンファレンスが週1回程度開催されており，緩和ケアチームの構成員及び必要に応じて担当医，看護師など参加していること。 ・院内で，緩和ケアチームが組織上明確に位置づけられていること。 ・院内の見やすいところに緩和ケアチームによる診療が受けられる旨の掲示をするなど，患者に対して必要な情報提供がされていること。
外来緩和ケア管理料（特定地域）（届）	緩ケ地域	150			・医療提供体制の確保の状況に鑑み別に厚生労働大臣が定める地域に所在する保険医療機関は，所定点数に代えて，外来緩和ケア管理料（特定地域）として，150点を算定する。 〔外来緩和ケア管理料の施設基準〕 ①一般病棟入院基本料（急性期一般入院料1を除く）を算定する病棟を有する病院（特定機能病院及び許可病床数が400床以上の病院並びに DPC 病院の病棟を有する病院を除く）であること。 ②緩和ケア診療を行うにつき，必要な体制が整備されていること。

医学

項　目	略号	点数	算定の可否 外来	算定の可否 入院	算　定　要　件
情報通信機器使用の場合㊀（特定地域）	情外緩	252 131			・施設基準適合として届け出た保険医療機関で外来緩和ケア管理料を算定すべき医学管理を情報通信機器を用いて行った場合，所定点数に代えて252点を算定する〔外来緩和ケア管理料（特定地域）の場合は131点を算定する〕。 〔併せて算定できないもの〕 ・B 001「22」がん性疼痛緩和指導管理料
〈注加算〉・小児加算	小児	+150			→15歳未満の小児の場合は所定点数に150点加算する。
25　移植後患者指導管理料㊀（月1回） イ　臓器移植後の場合 ロ　造血幹細胞移植後の場合	臓移 造移	300 300	○	×	・施設基準適合の届出医療機関で算定する。 ・医師，看護師，薬剤師等が共同して計画的な医療管理を継続して行った場合に算定する。 　医師：臓器移植に2年以上従事し，①腎臓・肝臓の移植領域それぞれ10例以上，②①以外の臓器移植領域が3例以上ある専任の常勤医師をいう。 　※週3日以上の常態勤務でかつ週22時間以上の勤務の専任の非常勤医師（臓器移植に従事した経験を2年以上有し，上記のいずれかの経験症例をもつ医師に限る）を2名以上組み合せることにより，常勤医師の勤務時間帯と同じ時間帯にこれらの非常勤医師が配置されている場合は，当該基準を満たしているとみなされる。 　看護師：臓器移植に2年以上従事し，移植医療に係る適切な研修を修了した専任の常勤看護師をいう。 　薬剤師：免疫抑制状態の患者の薬剤管理の経験を有する常勤薬剤師をいう。 ・臓器等移植後の患者に対して，移植に係る診療科に専任する医師と移植医療に係る適切な研修を受けた専任の看護師が必要に応じて薬剤師等と連携し，治療計画を作成し，臓器等移植後の患者に特有の拒絶反応や移植片対宿主病（GVHD），易感染性等の特性に鑑みて，療養上必要な指導管理を行った場合に，月1回に限り算定する。
情報通信機器使用の場合㊀ イ ロ	臓移 造移	261 261			・施設基準適合として届出した保険医療機関で，移植後患者指導管理料を算定すべき医学管理を情報通信機器を用いて行った場合，イ又はロの所定点数に代えて，261点を算定する。 〔併せて算定できないもの〕 ・B 000 特定疾患療養管理料を算定している場合は算定しない。
26　植込型輸液ポンプ持続注入療法指導管理料（月1回）	植ポ	810	○	×	・植込型輸液ポンプ持続注入療法（髄腔内投与を含む）を行っている外来患者に診察とともに投与量の確認や調節など療養上必要な指導管理を行った場合に月1回に限り算定する。この場合において，プログラム変更に要する費用は所定点数に含まれ算定できない。 ・指導内容の要点を診療録に記載する。

植込型輸液ポンプ持続注入療法は脳脊髄疾患が原因で起こる「痙性麻痺（痙縮）」の治療法。当該療法にあたり，K 190-3，K 190-4，K 190-5等の手術が行われる。

項目	略号	点数	外来	入院	算定要件
〈注加算〉導入期加算	導入期	+140			→植込術日から3カ月以内に行った場合は，導入期加算として所定点数に140点加算する。
27　糖尿病透析予防指導管理料（月1回）㊀	透予	350	○	×	・施設基準適合の届出医療機関で算定する。 ・糖尿病の患者であって，医師が透析予防に関する指導の必要性があると認めた外来患者に対して，医師，看護師又は保健師及び管理栄養士等が共同して必要な指導を行った場合に，月1回に限り算定する。 ・ヘモグロビンA1c（HbA1c）がJDS値で6.1％以上（NGSP値で6.5％以上）又は内服薬やインスリン製剤を使用している者であって，糖尿病性腎症第2期以上の患者（現に透析療法の患者を除く）に対し，医師が糖尿病透析予防に関する指導の必要性があると認めた場合に月1回に限り算定する。 ・透析予防指導の必要がある外来の糖尿病患者に対し，専任の医師・専任の看護師（又は保健師）及び管理栄養士から成る透析予防診療チームが患者の病期分類，食塩制限，タンパク制限等の食事指導，運動指導，その他生活習慣に関する指導を必要に応じ個別に実施した場合に算定する。
〈注加算〉糖尿病透析予防指導管理料（特定地域）㊀ 高度腎機能障害患者指導加算㊀ 情報通信機器使用の場合㊀（特定地域）	透予地域 腎機能 情透予 情透予地域	175 +100 305 152			・施設基準適合として届出した保険医療機関で糖尿病透析予防管理料を算定すべき医学管理を情報通信機器を用いて行った場合，所定点数に代えて305点を算定する（糖尿病予防管理指導料（特定地域）の場合は152点を算定する）。 ・厚生労働大臣の定める地域に所在する保険医療機関（特定機能病院，許可病床数が400床以上の病院，DPC対象の病院，及び一般病棟入院基本料の急性期一般入院料1のみを届けている病院を除く）において175点が加算できる。 〔併せて算定できないもの〕 ・C 002 在宅時医学総合管理料（C 002-2 施設入居時等医学総合管理料）を算定している場合は算定しない。 ・B 001「9」外来栄養食事指導料，B 001「11」集団栄養食事指導料は所定点数に含まれる。 ・施設基準を届け出た保険医療機関において，eGFR（mL/分/1.73m²）が45未満の患者に対して医師が必要な指導を行った場合には，高度腎機能障害患者指導加算として，100点を所定点数に加算する。 ・透析予防診療チームは情報通信機器を用いた診療により実施した指導内容，指導実施時間等を診療録，療養指導記録又は栄養指導記録に記載する。

【糖尿病透析予防指導管理料に関する施設基準】
(1)　当該保険医療機関内に，以下から構成される透析予防診療チームが設置されていること。
　ア　糖尿病指導の経験を有する専任の医師（糖尿病及び糖尿病性腎症の予防指導に従事した経験を5年以上）
　イ　糖尿病指導の経験を有する専任の看護師又は保健師
　　①　糖尿病及び糖尿病性腎症の予防指導に従事した経験を2年以上有し，かつ，この間に通算1,000時間以上糖尿病患者の療養指導を行った者であって，適切な研修を修了した者

項　目	略号	点数	算定の可否 外来	算定の可否 入院	算　定　要　件

② 糖尿病及び糖尿病性腎症の予防指導に従事した経験を5年以上有する看護師（保健師は2年以上）。
ウ　糖尿病指導の経験を有する専任の管理栄養士（糖尿病及び糖尿病性腎症の栄養指導に従事した経験を5年以上有する者であること）。

項　目	略号	点数	外来	入院	算　定　要　件
28　小児運動器疾患指導管理料届	小運動	250	○	×	・施設基準適合の医療機関で算定する。 ・運動器疾患を有する20歳未満の外来患者に対し，小児の運動器疾患に関する専門の知識を有する医師が，計画的な医学管理を継続して行い，療養上必要な指導を行った場合に，6月に1回（初回算定日の属する月から起算して6月以内は月1回）に限り算定する。 ・同一月にB001「5」小児科療養指導料を算定している患者には，算定できない。

【算定基準】
1．以下の要件をすべて満たす常勤医師が1名以上勤務していること。
　ア　整形外科の診療経験が5年以上
　イ　小児の運動器疾患に係る適切な研修を修了していること
2．当該医療機関において，小児の運動器疾患の診断・治療に必要な単純撮影を行う体制を有していること。
3．必要に応じて，病床または連携する医療機関の病床において，入院可能な体制を有していること。

【対象患者】
ア　先天性股関節脱臼，斜頸，内反足，ペルテス病，脳性麻痺，脚長不等，四肢の先天奇形，良性骨軟部腫瘍による四肢変形，外傷後の四肢変形，二分脊椎，脊髄係留症候群又は側弯症を有する患者
イ　装具を使用する患者
ウ　医師が継続的なリハビリテーションが必要と判断する状態の患者
エ　その他，手術適応の評価等，成長に応じた適切な治療法選択のために継続的な診療が必要な患者

項　目	略号	点数	外来	入院	算　定　要　件
29　乳腺炎重症化予防ケア・指導料届	乳腺ケア				・施設適合基準の届出医療機関で算定できる。
イ　1			○	×	・「イ」は乳腺炎が原因となり母乳育児に困難をきたしている外来患者に対して，医師又は助産師が乳腺炎に係る包括的なケアおよび指導を行った場合に，1回の分娩につき，4回に限り算定する。
（1）　初回		500			
（2）　2回目〜4回目		150			
ロ　2			○	×	・「ロ」は乳腺炎が悪化し，K472乳腺膿瘍切開術を行ったことに伴い母乳育児に困難をきたしている外来患者に対して，医師又は助産師が乳腺膿瘍切開創の管理を含む乳腺炎に係る包括的なケア及び指導を行った場合に，1回の分娩につき，8回に限り算定する。
（1）　初回		500			・「1」を算定後，乳腺膿瘍切開を行った場合，引き続き「2」を分娩1回につき8回に限り算定できる。
（2）　2回目〜8回目		200			
30　婦人科特定疾患治療管理料届（3月に1回限り）	婦特	250	○	×	・婦人科又は産婦人科を標榜の保険医療機関で，器質性月経困難症の外来患者に，ホルモン剤（器質性月経困難症に対して投与されたものに限る）を投与している婦人科又は産婦人科の担当医師が，患者の同意を得て，計画的な医学管理を継続して行い，かつ，療養上必要な指導を行った場合に，3月に1回に限り算定する。 ・A000初診料算定日に行った指導又は当該初診日の同月内に行った指導の費用は，初診料に含まれるものとする。
31　腎代替療法指導管理料届（患者1人2回に限る）	腎代指	500	○	×	・施設基準適合の届出医療機関において，慢性腎臓病の外来患者（厚生労働大臣が定める者に限る）に対して，患者の同意を得て，看護師と共同して，患者と診療方針等について十分に話し合い，その内容を文書等により提供した場合に，患者1人につき2回に限り算定する。 ・1回の指導時間は30分以上でなければならない。
情報通信機器を使用した場合届	情腎代指	435			・施設基準適合として届出した保険医療機関で腎代替療法指導管理料を算定すべき医学管理を情報通信機器を用いて行った場合は，所定点数に代えて435点を算定する。
32　一般不妊治療管理料届（3月に1回）	一妊	250	○	×	・施設基準に適合し届け出た保険医療機関で，外来の不妊症の患者であって「一般不妊治療」を実施してるものに対して，患者の同意を得て，計画的な医学管理を継続して行い，療養上必要な指導を行った場合に，3月に1回に限り算定する。 ・B001「33」生殖補助医療管理料を算定している患者は算定不可。 ・初診日または初診日の同月内に行った指導の費用は初診料に含まれる。 ・初回算定時に「患者とパートナーが婚姻関係にある」「患者とパートナーが，治療の結果出生した子の認知を行う意向がある」のいずれかに該当することを確認する。
33　生殖補助医療管理料届（月1回）	生補		○	×	・施設基準に適合し届け出た保険医療機関で，外来の不妊症の患者であって「生殖補助医療」を実施してるものに対して，患者の同意を得て，計画的な医学管理を継続して行い，療養上必要な指導を行った場合に，月1回に限り算定する。 ・初診日の指導または初診日の同月内に行った指導の費用は初診料に含まれる。
イ　1		300			・初回算定時に「患者とパートナーが婚姻関係にある」「患者とパートナーが，治療の結果出生した子の認知を行う意向がある」のいずれかに該当することを確認する（当院でB001「32」一妊を行っていれば確認不要）。
ロ　2		250			
34　二次性骨折予防継続管理料届	骨継				・イは，施設基準に適合し届け出た病棟に入院している患者であって，大腿骨近位部骨折に対する手術を行ったものに対して，二次性骨折の予防を目的として，骨粗鬆症の計画的な評価及び治療等を行った場合に，入院中1回に限り算定する。
イ　1（入院中1回）		1000	×	○	・ロは，施設基準に適合し届け出た病棟に入院している患者であって，他の保険医療機関でイを算定したものに対し，継続して骨粗鬆症の計画的な評価及び治療等を行った場合に，入院中1回に限り算定する。
ロ　2（入院中1回）		750	×	○	・ハは，施設基準に適合し届け出た医療機関において，入院している患者以外の患者であって，イを算定したものに対して，継続して骨粗鬆症の計画的な評価及び治療等を行った場合に，初回算定日の属する月から1年を限度として月1回に限り算定する。
ハ　3（月1回，1年限度）		500	○	×	・イ又はロを算定した患者が退院し，入院していた医療機関と同一の医療機関の外来を受診した場合，イ又はロを算定した同一月にハを算定できない。

項　目	略号	点数	算定の可否 外来	算定の可否 入院	算　定　要　件
35　アレルギー性鼻炎免疫療法治療管理料（月1回） イ　1月目 ロ　2月目以降	アレ免	280 25	○	×	・施設基準を満たす保険医療機関において，外来の患者でアレルギー性鼻炎の患者に対して，アレルゲン免疫療法による治療の必要を認め，治療内容等の説明を文書を用いて行い，患者の同意を得た上でアレルゲン免疫療法による計画的な治療管理を行った場合に月1回に限り算定する。 ・「1月目」とは，初回の治療管理を行った月のこと。
36　下肢創傷処置管理料囲（月1回）	下創	500	○	×	・施設基準に適合し届け出た保険医療機関で，外来の患者で下肢の潰瘍を有する者に対して，下肢創傷処置に関する専門の知識を有する医師が，計画的な医学管理を継続して行い，療養上必要な指導を行った場合に，J000-2下肢創傷処置を算定した日の属する月において月1回に限り算定する。 ・B001「20」糖尿病合併症管理料は別に算定できない。
37　慢性腎臓病透析予防指導管理料囲（月1回） イ　初回の日から1年以内の期間 ロ　初回の日から1年を超えた期間 情報通信機器を使用した場合囲 イ ロ	慢腎透 情慢腎透	300 250 261 218	○	×	・施設基準に適合し届け出た保険医療機関で，外来の患者で慢性腎臓病の患者（糖尿病または現に透析療法を行っている患者を除く，別に厚生労働大臣が定める患者）に対し，医師が透析予防に関する指導の必要性があると認め，医師，看護師，保健師，管理栄養士等が共同して必要な指導を行った場合に，月に1回に限り算定する。 ・B001「9」外来栄養食事指導料，B001「11」集団栄養食事指導料は別に算定できない。 ・施設基準に適合し届け出た保険医療機関で慢性腎臓病透析予防指導管理料を算定すべき医学管理を，情報通信機器を用いて行った場合は，所定点数に代えて261点，218点を算定する。 ・C002在宅時医学総合管理料，C002-2施設入居時等医学総合管理料を算定している月は算定できない。
B001-2　小児科外来診療料（1日につき） 1　院外処方の場合 イ　初診時 ロ　再診時 2　院内処方の場合 イ　初診時 ロ　再診時	 児外初 児外再 児内初 児内再	 604 410 721 528	○	×	★「通則3～6」外来感染対策向上加算・発熱患者等対応加算・連携強化加算・サーベイランス強化加算・抗菌薬適正使用体制加算の対象。 ・小児科，小児外科標榜で6歳未満の外来患者が対象。医療機関単位で算定する。 　例）6歳の誕生日が属する月の場合→患者が6歳になる前に受診し，小児科外来診療料を算定済みの場合，6歳の誕生日以降もその月は小児科外来診療料で算定する。 〔別に算定できる点数〕 　次に掲げるもののみ算定できる。 ・A000初診料・A001再診料及びA002外来診療料の時間外加算，休日加算，深夜加算，小児科特例加算，および医療情報取得加算（「1」～「4」） ・医学管理「通則」の外来感染対策向上加算，発熱患者等対応加算，連携強化加算，サーベイランス強化加算，抗菌薬適正使用体制加算 ・A000初診料の機能強化加算，医療DX推進体制整備加算 ・B001-2-2地域連携小児夜間・休日診療料，B001-2-5院内トリアージ実施料，B001-2-6夜間休日救急搬送医学管理料 ・B010診療情報提供料（Ⅱ） ・B011連携強化診療情報提供料 ・C000往診料（往診料の加算を含む）及び第14部その他 ・B001-2小児科外来診療料の「注加算」小児抗菌薬適正使用支援加算 　※上記を除き，全て所定点数に含まれる。 　ただし，A000初診料の時間外加算は85点，休日加算は250点，深夜加算は580点，または小児科特例加算は230点を算定する。 　A001再診料及びA002外来診療料の時間外加算は65点，休日加算は190点，深夜加算は520点，および小児科特例加算は180点を算定する。 〔小児科外来診療料が算定できない場合〕 ・電話再診のみ→（再診料を出来高で算定。当月は，小児科外来診療料と再診料が混在する） ・B001-2-11，在宅療養指導管理料を算定している場合（他院で算定している場合を含む），又は厚生労働大臣が定める薬剤を投与（パリビズマブ投与当日に限る）している場合→（当月はすべて出来高で算定する） ・初診後，そのまま入院となった場合→（初診料は入院レセプトで算定する）
〈注加算〉 小児抗菌薬適正使用支援加算（月1回）	小抗菌	+80			┌─────────────────────────┐ │レセプト「摘要欄」　⑬：　児外初(再) 又は 児内初(再)　　点数×回数│ └─────────────────────────┘ ・急性気道感染症，急性中耳炎，急性副鼻腔炎又は，急性下痢症の初診患者に対して，抗菌薬を使用しなかった場合で，その説明など療養上の指導を行った場合に小児抗菌薬適正使用支援加算として月1回に限り80点を算定する。なお，インフルエンザウイルス感染症の患者と疑われる患者，新型コロナウイルス感染症の患者と疑われる患者については算定できない。

〔小児科外来診療料一覧表〕

		基本点数	時間外	イ 85 ロ 65	休日	イ 250 ロ 190	深夜	イ 580 ロ 520	時間外特例	イ 230 ロ 180
1　院外処方	イ　初診時	604	689		854		1184		834	
	ロ　再診時	410	475		600		930		590	
2　院内処方	イ　初診時	721	806		971		1301		951	
	ロ　再診時	528	593		718		1048		708	

項　目	略号	点数	外来	入院	算定要件
B001-2-2　地域連携小児夜間・休日診療料囲	地域小児		○	×	・施設基準適合の届出医療機関で算定する。 ・小児科標榜の届出機関で，6歳未満の患者を「夜間・休日・深夜」に診察した場合に算定する（夜間の取扱いについてはp.23参照）。 ・入院の患者には算定不可。診療の結果引き続き入院の場合は算定できる。

医学

項　目	略号	点数	算定の可否 外来	算定の可否 入院	算　定　要　件
1　地域連携小児夜間・休日診療料1		450			レセプト「摘要欄」　⑬　地域小児　　　点数×回数
2　地域連携小児夜間・休日診療料2		600			

【「1」の施設基準】
①当院において，他院の小児科医と当院の小児科医により，6歳未満の小児を夜間・休日又は深夜に診療ができる体制が整備されていること。
②地域医療との連携体制が確保されて，夜間・休日・深夜に小児科を担当する医師（近隣の保険医療機関を主たる勤務先とするものに限る）として3名以上を届けており，うち2名は専ら小児科の担当医師であること。
③小児夜間，休日診療を行うにつき十分な体制が整備され，構造設備を有していること。
④緊急時の入院体制が整備されていること。

【「2」の施設基準】
①専ら小児科を担当する医師が常時1名以上配置されていること。
②当院において，他院の小児科医と当院の小児科医により，6歳未満の小児を24時間診療ができる体制が整備されていること。
③地域医療との連携体制が確保されて，専ら小児科を担当する医師（近隣の保険医療機関を主たる勤務先とするものに限る）として3名以上を届けていること。
④小児夜間，休日診療を行うにつき，十分な構造設備を有していること。
⑤緊急時の入院体制が整備されていること。

項　目	略号	点数	外来	入院	算　定　要　件
B 001-2-3　乳幼児育児栄養指導料（初診時）	乳栄	130	○	×	・小児科標榜で（小児外科を含む），小児科担当医師が，3歳未満の乳幼児に育児，栄養その他療養上必要な指導を行った場合に算定する。 　小児科を標榜していれば，「内科・小児科」や「産科・小児科」など複数標榜で医師1人の場合でも算定できる。
情報通信機器使用の場合届	情乳栄	113			・初診時のみ算定可→（同日初診を除く）＊初診後，即入院となった場合は算定できない。 ・施設基準適合として届出した保険医療機関で乳幼児育児栄養指導料を算定すべき医学管理を情報通信機器を用いて行った場合，所定点数に代えて113点を算定する。 レセプト「摘要欄」　⑬　乳栄　　　点数×回数
B 001-2-4　地域連携夜間・休日診療料届	地域夜休	200	○	×	・他院の医師と当院の医師により，夜間・休日・深夜（予め地域に周知した時間）にB 001-2-2の患者以外の患者に対して外来診療を行った場合に算定する。

【地域連携夜間・休日診療料に関する施設基準】
①救急患者を夜間，休日又は深夜において診療することができる体制を有していること。
②夜間，休日又は深夜に診療を担当する医師（近隣の保険医療機関を主たる勤務先とするものに限る）として3名以上届け出ること。また，診療を行う時間において，当該保険医療機関内に常時医師が2名以上配置されており，患者の来院状況に応じて速やかに対応できる体制を有していること。届出医師，診療に当たる医師については地域連携小児夜間・休日診療料における届出医師，診療に当たる医師と兼務可能であるが，成人を診療できる体制であること。
③地域に，夜間，休日又は深夜であって救急医療の確保のために当該保険医療機関があらかじめ定めた時間が周知されていること。
④緊急時に患者が入院できる体制が確保されていること，又は他の保険医療機関との連携により緊急時に入院できる体制が整備されていること。
⑤当該保険医療機関において，末梢血液一般検査，エックス線撮影を含む必要な診療が常時実施できること。なお，末梢血液一般検査及びエックス線撮影を含む必要な診療が常時実施できる体制をとっていれば，当院と同一の敷地内にある別の医療機関の設備を用いても差し支えない。

項　目	略号	点数	外来	入院	算　定　要　件
B 001-2-5　院内トリアージ実施料（初診時）届	トリ	300	○	×	・施設基準適合の届出医療機関で算定する。 ・夜間・休日・深夜に来院（救急車の搬送患者を除く）の外来患者に来院後速やかに院内トリアージを行った場合に算定する（直接入院の場合は算定できる）。 ・初診料算定日に限り算定する。 ・B 001-2-6 夜間休日救急搬送医学管理料との併算定はできない。

【院内トリアージ加算の施設基準】
①トリアージ目標開始時間及び再評価時間，トリアージ分類，トリアージの流れ等の項目を含む院内トリアージの実施基準を定め，定期的に見直しを行っている。
②患者に対して，院内トリアージの実施について説明を行い，院内の見やすい場所への掲示等により周知を行っている。
③専任の医師又は救急医療に関する3年以上の経験を有する専任の看護師が配置されている。

項　目	略号	点数	外来	入院	算　定　要　件
B 001-2-6　夜間休日救急搬送医学管理料（初診時）	救搬	600	○	×	・施設基準適合の医療機関で算定する。 ・時間外〔土曜日以外の日（休日を除く）にあっては，夜間に限る〕・休日・深夜に救急車で搬送された患者に対して必要な医学管理を行った場合に算定する（直接入院の場合は算定できる）。なお，夜間及び深夜の取扱いは，C 000 往診料の場合と同じ。 ・初診料算定日に限り算定する。
〈注加算〉精神科疾患患者等受入加算	精受	+400			・対象患者は深夜，時間外又は休日に救急用自動車及び救急医療用ヘリコプターで搬送された患者のうち，下記のものとする。 　イ　過去6月以内に精神科受診の既往がある患者 　ロ　アルコール中毒を除く急性薬毒物中毒と診断された患者 ・B 001-2-5 院内トリアージ実施料との併算定はできない。
〈注加算〉救急搬送看護体制加算届 　イ　救急搬送看護体制加算1	救搬看1	+400			・施設基準適合の届出医療機関で算定できる。 ・「1」は，救急搬送患者が年間1,000件以上で，重症救急患者受入れに対応する専任看護師を複数名配置している場合に算定する。 ・「2」は，救急搬送患者が年間200件以上で，重症救急患者受入れに対応する専任看護師を配置している場合に算定する。 ・B 001-2-5 院内トリアージ実施料の専任看護師と兼任可。

医学

項　目	略号	点数	算定の可否 外来	算定の可否 入院	算　定　要　件
ロ　救急搬送看護体制加算2	救搬看2	＋200			

【夜間休日救急搬送医学管理料の施設基準】
休日及び夜間における救急医療の確保のため診療を行っていること。基準を満たしていればよく，届出の必要はない。
第二次救急医療機関であること，又は都道府県知事若しくは指定都市市長の指定する精神科救急医療施設であること。

項　目	略号	点数	外来	入院	算　定　要　件
B 001-2-7　外来リハビリテーション診療料			○	×	★「通則3〜6」外来感染対策向上加算・発熱患者等対応加算・連携強化加算・サーベイランス強化加算・抗菌薬適正使用体制加算対象。 ・施設基準を満たす医療機関で算定する。 ・H 000 心大血管疾患リハビリテーション料，H 001 脳血管疾患等リハビリテーション料，H 001-2 廃用症候群リハビリテーション料，H 002 運動器リハビリテーション料，H 003 呼吸器リハビリテーション料を算定する外来患者に必要な診療を行った場合に算定する。
1　外来リハビリテーション診療料1 （7日間に1回限り）	外リ1	73			・「1」は7日間に1回に限り算定する。「1」の算定日から起算して7日間は，A 000 初診料（「注15」医療情報取得加算，「注16」医療DX推進体制整備加算を除く）・A 001 再診料（「注19」医療情報取得加算3・4を除く）・A 002 外来診療料（「注10」医療情報取得加算3・4を除く）及び外来リハビリテーション科2は算定せずに，疾患別リハビリテーションの費用を算定できるものとする。
2　外来リハビリテーション診療料2 （14日間に1回限り）	外リ2	110			・「2」は14日間に1回に限り算定する。「2」の算定日から起算して14日間は，A 000 初診料（「注15」医療情報取得加算，「注16」医療DX推進体制整備加算を除く）・A 001 再診料（「注19」医療情報取得加算3・4を除く）・A 002 外来診療料（「注10」医療情報取得加算3・4を除く）及び外来リハビリテーション科1は算定せずに，疾患別リハビリテーションの費用を算定できるものとする。

【外来リハビリテーション診療料の施設基準】
①理学療法士，作業療法士等が適切に配置されていること。
②リハビリテーションを適切に実施するための十分な体制が確保されていること。

項　目	略号	点数	外来	入院	算　定　要　件
B 001-2-8　外来放射線照射診療料届 （7日間に1回限り）	外放	297	○	×	★「通則3〜6」外来感染対策向上加算・発熱患者等対応加算・連携強化加算・サーベイランス強化加算・抗菌薬適正使用体制加算の対象。 ・施設基準適合の届出医療機関で算定する。 ・放射線治療を要する外来患者に放射線治療の実施に関し必要な診療を行った場合に，7日間に1回に限り算定する。 ・算定日から起算して7日間以内の期間に4日以上の放射線治療の予定がない場合は所定点数の50％で算定する（297×50％＝148.5→149 点）。 ・算定日から7日以内は，A 000 初診料（「注15」医療情報取得加算，「注16」医療DX推進体制整備加算を除く）・A 001 再診料（「注19」医療情報取得加算3・4を除く）・A 002 外来診療料（「注10」医療情報取得加算3・4を除く）は算定しない。

【外来放射線照射診療料の施設基準】
①実施時において，院内に放射線治療医（放射線治療の経験5年以上有するものに限る）が配置されていること。
②専従の看護師及び専従の診療放射線技師がそれぞれ1名以上勤務していること。
③放射線治療に係る医療機器の安全管理，保守点検及び安全使用のための精度管理を専ら担当する技術者（放射線治療の経験5年以上有する者に限る）が1名以上勤務していること。
④合併症の発生により，すみやかに対応が必要である場合等，緊急時に放射線治療医が対応できる連絡体制をとること。

項　目	略号	点数	外来	入院	算　定　要　件
B 001-2-9　地域包括診療料 （月1回）届			○	×	★「通則3〜6」外来感染対策向上加算・発熱患者等対応加算・連携強化加算・サーベイランス強化加算・抗菌薬適正使用体制加算の対象。 ・施設基準適合の届出医療機関（許可病床数が200床未満の病院又は診療所に限る）で算定する。 ・患者の同意のもとで，必要な指導を行った場合，患者1人につき月1回に限り算定する。 ・「1」を算定する場合には，外来中心の医療機関であり，当該医療機関での外来診療を経て訪問診療に移行した患者数が，直近1年間で10名以上であること。
1　地域包括診療料1	地包1	1660			
2　地域包括診療料2	地包2	1600			＊脂質異常症，高血圧症，糖尿病，慢性心不全，慢性腎臓病（慢性維持透析を行ってないもの），認知症のうち2以上の疾患を有する患者に対して，療養上必要な管理を行った場合に，患者1人につき月1回に限り算定する。
＜注加算＞ 薬剤適正使用連携加算	薬適連	＋30			・服薬，運動，休養，栄養，喫煙，家庭での体重や血圧の計測，飲酒，その他療養を行うに当たっての問題点等に係る生活面の指導については，必要に応じて担当医師の指示を受けた看護師や管理栄養士，薬剤師が行っても差し支えない。 ・薬剤適正使用連携加算は，他の医療機関・介護老人保健施設に入院・入所した患者について，当該医療機関等と医薬品の適正使用にかかる連携を行い，処方薬剤の種類数が減少した場合に，退院・退所月から2月までに1回に限り算定する。

地域包括診療料と認知症地域包括診療料の主治医機能の評価について

B 001-2-9	地域包括診療料　1	1660 点	地域包括診療料　2	1600 点
B 001-2-10	認知症地域包括診療料　1	1681 点	認知症地域包括診療料　2	1613 点
包括範囲	下記の①〜⑦のみ別に算定できる。それ以外は所定点数に包括されているので算定できない ①再診料の時間外加算，休日加算，深夜加算，小児科特例加算，夜間・早朝等加算，医療情報取得加算3・4，②医学管理「通則」の外来感染対策向上加算，発熱患者等対応加算，連携強化加算，サーベイランス強化加算，抗菌薬適正使用体制加算，③B 001-2-2 地域連携小児夜間・休日診療料，④B 010 診療情報提供料（Ⅱ），⑤B 011 連携強化診療情報提供料，⑥在宅医療（C 001，C 001-2，C 002，C 002-2 は除く→包括），⑦投薬（F 100，F 400 は除く→包括），⑧第14部その他，⑨急性増悪時に実施した550点以上の検査・画像診断・処置				
★算定要件	「地域包括診療料1」は，以下の1〜8までの基準をすべて満たしていること		「地域包括診療料2」は，以下の1〜7までの基準をすべて満たしていること	

医学

項　目	略号	点数	算定の可否		算　定　要　件
			外来	入院	

対象医療機関	1	診療所または病院（許可病床数 200 床未満）
研修要件	2	慢性疾患の指導に係る適切な研修を修了した医師（担当医）を配置していること
健康管理	3	健康相談及び予防接種に係る相談を実施している旨を院内掲示していること
健康管理	4	敷地内の禁煙について次の基準を満たしていること ①　医療機関の敷地内が禁煙であること ②　医療機関が建物の一部を用いて開設されている場合は，医療機関の保有または借用している部分が禁煙であること
服薬管理	5	診療所において，院外処方を行う場合は，24 時間対応している薬局と連携していること
介護保険制度	6	・介護保険制度の利用等に関する相談を実施している旨を院内掲示し，要介護認定に係る主治医意見書の作成を行っていること ・下記のいずれか 1 つを満たすこと ①指定居宅介護支援事業者の指定かつ常勤の介護支援専門員を配置，②居宅療養管理指導または短期入所療養介護等の提供実績，③同一敷地内に介護サービス事業所を併設，④担当医が地域ケア会議に年 1 回以上出席，⑤介護保険の生活期リハの提供，⑥担当医が介護認定審査会の委員の経験，⑦担当医が，都道府県等が実施する主治医意見書に関する研修会を受講，⑧担当医が介護支援専門員の資格を有する，⑨〔病院の場合〕A 246「注 8」総合機能評価加算の届出又は B 005-1-2 介護支援等連携指導料の算定
在宅医療の提供	7	下記のすべてを満たすこと 【診療所の場合】 ①時間外対応加算 1 の届出　②常勤換算 2 名以上の医師が配置されており，うち 1 名以上が常勤の医師であること ③在宅療養支援診療所であること 【病院の場合】 ①地域包括ケア病棟入院料の届出　②在宅療養支援病院の届出
外来診療から訪問診療への移行	8	外来診療から訪問診療への移行に係る実績が，下記のすべてを満たしていること ①　直近 1 年間に当該医療機関の外来患者が C 001 在宅患者訪問診療料（Ⅰ）の「1」，C 001-2 在宅患者訪問診療料（Ⅱ）（「注 1」の「イ」の場合に限る），C 000 往診料を算定した患者数の合計が 10 人以上であること ②　直近 1 か月に初診，再診，往診，訪問診療を実施した患者のうち，往診または訪問診療を実施した患者の割合が 70％未満であること

項目	略号	点数	外来	入院	算定要件
B 001-2-10　認知症地域包括診療料（月 1 回）			○	×	★「通則 3〜6」外来感染対策向上加算・発熱患者等対応加算・連携強化加算・サーベイランス強化加算・抗菌薬適正使用体制加算の対象。 ・B 001-2-9 地域包括診療料 1 又は 2 の届出医療機関（在宅療養支援診療所・許可病床数 200 床未満の在宅療養支援病院）で算定する。 ・地域包括診療料 1 又は 2 の届出を行っていればよく，認知症地域包括診療料 1 又は 2 として特に届出を行う必要はない。 ・認知症以外に 1 以上の疾患を有するもの（1 処方につき，内服薬 5 種類以下，1 処方につき抗うつ薬・抗精神病薬・抗不安薬・睡眠薬を合わせて 3 種類以下のものに限る）に指導・診療を行った場合に月 1 回算定する。 ・主治医機能の評価については B 001-2-9（p.121）参照。
1　認知症地域包括診療料 1	認地包1	1681			
2　認知症地域包括診療料 2	認地包2	1613			
〈注加算〉 薬剤適正使用連携加算	薬適連	＋30			→B 001-2-9 地域包括診療料と同じ。
B 001-2-11　小児かかりつけ診療料届 （1 日につき）			○	×	★「通則 3〜6」外来感染対策向上加算・発熱患者等対応加算・連携強化加算・サーベイランス強化加算・抗菌薬適正使用体制加算の対象。 ・届出医療機関において，未就学児（6 歳以上の患者にあっては，6 歳未満から小児かかりつけ診療料を算定しているものに限る）の患者であって入院中の患者以外のものに対して診療を行った場合に算定する。 ・対象者すべてに算定するのではなく，医療機関が説明を行い同意を得た患者のみに算定する。 ・電話再診料の場合は，算定しない。 ・小児抗菌薬適正使用支援加算，A 000 初診料の「注 7」「注 8」「注 10」「注 15」及び「注 16」の加算，A 001 再診料の「注 5」，「注 6」及び「注 19」の加算，A 002 外来診療料の「注 8」〜「注 10」の加算，医学管理「通則」の外来感染対策向上加算，発熱患者等対応加算，連携強化加算，サーベイランス強化加算，抗菌薬適正使用体制加算，B 001-2-2 地域連携小児夜間・休日診療料，B 001-2-5 院内トリアージ実施料，B 001-2-6 夜間休日救急搬送医学管理料，B 009 診療情報提供料（Ⅰ），B 009-2 電子的診療情報評価料，B 010 診療情報提供料（Ⅱ）及び B 011 連携強化診療情報提供料，C 000 往診料（「注 1」から「注 3」までに規定する加算を含む）及び第 14 部その他を除き，診療に係る費用は，小児かかりつけ診療料に含まれるものとする。 ・診療時間外に患者家族等から電話等で療養に関する意見を求められた場合の対応体制の違いで，「1」十分な対応ができる体制「2」必要な対応ができる体制が求められる。 ・発達障害の疑いがある患者について，診療，保護者からの相談に対応し，必要に応じて専門的な医療を要する際の紹介を行う。 ・不適切な養育にも繋がりうる育児不安等の相談に適切に対応する。
小児かかりつけ診療料 1 　イ　院外処方					
（1）初診時	児か外初1	652			
（2）再診時	児か外再1	458			
ロ　院内処方					
（1）初診時	児か内初1	769			
（2）再診時	児か内再1	576			
小児かかりつけ診療料 2 　イ　院外処方					
（1）初診時	児か外初2	641			
（2）再診時	児か外再2	447			
ロ　院内処方					
（1）初診時	児か内初2	758			
（2）再診時	児か内再2	565			
〈注加算〉 小児抗菌薬適正使用支援加算 （月 1 回）	小抗菌	＋80			→初診時，急性気道感染症，急性中耳炎，急性副鼻腔炎，または急性下痢症の初診患者に対して，抗菌薬の必要がなく使用せず，その説明や療養指導を行った場合に小児抗菌薬適正使用支援加算として，月に 1 回に限り 80 点を加算する。 ・インフルエンザウイルス感染症の患者と疑われる患者，新型コロナウイルス感染症の患者と疑われる患者については算定できない。

医学

項　目	略号	点数	算定の可否 外来	算定の可否 入院	算　定　要　件
B 001-2-12　外来腫瘍化学療法診療料届			○	×	★「通則3～6」外来感染対策向上加算・発熱患者等対応加算・連携強化加算・サーベイランス強化加算・抗菌薬適正使用体制加算の対象。 ・施設基準に適合し届け出た保険医療機関で，悪性腫瘍を主病とする患者（外来患者）で，外来化学療法の実施その他の必要な治療管理を行った場合，区分に従い算定する。 ・A 000 初診料（乳幼児加算，時間外等加算，小児科特例の加算及び医療情報取得加算，医療DX推進体制整備加算を除く），A 001 再診料（乳幼児加算，時間外等加算，小児科特例の加算及び医療情報取得加算を除く），A 002 外来診療料（乳幼児加算，時間外等加算，小児科特例の加算及び医療情報取得加算3・4を除く），B 001「23」がん患者指導管理料のハ，C 101 在宅自己注射指導管理料は算定できない。 ・1のイの(1)，2のイの(1)，3のイの(1)は，患者に抗悪性腫瘍剤を投与した場合に月3回に限り算定する。 ・1のイの(2)，2のイの(2)，3のイの(2)は，1のイの(1)，2のイの(1)，3のイの(1)を算定する日以外の日において，患者に抗悪性腫瘍剤の投与した場合に週1回に限り算定する。 ・退院の日から7日以内の治療管理の費用は，入院基本料に含まれる。 ・イとロはそれぞれ算定できる。イの算定日にロは算定不可。 ・1のロは，1のイの(1)(2)を算定する日以外の日において，抗悪性腫瘍剤の投与以外の必要な治療管理を行った場合，又は連携する他の保険医療機関が緊急に抗悪性腫瘍剤の投与以外の必要な治療管理を行った場合，週1回に限り算定する。 ・2のロ，3のロは2のイの(1)(2)，3のイの(1)(2)を算定する日以外の日において，抗悪性腫瘍剤の投与以外の必要な治療管理を行った場合に週1回に限り算定する。
1 イ　抗悪性腫瘍剤を投与した場合 　(1)　初回～3回目 　　　（月3回）	外化投1	 800			
(2)　4回目以降 　　　（週1回）		450			
ロ　イ以外の必要な治療管理を行った場合 　　　（週1回）	外化管1	350			
2 イ　抗悪性腫瘍剤を投与した場合 　(1)　初回～3回目 　　　（月3回）	外化投2	 600			
(2)　4回目以降 　　　（週1回）		320			
ロ　イ以外の必要な治療管理を行った場合 　　　（週1回）	外化管2	220			
3 イ　抗悪性腫瘍剤を投与した場合 　(1)　初回～3回目 　　　（月3回）	外化投3	540 280			
(2)　4回目以降 　　　（週1回）		180			
ロ　イ以外の必要な治療管理を行った場合 　　　（週1回）	外化管3				
〈注加算〉 小児加算 連携充実加算届 　　　（月1回） がん薬物療法体制充実加算届 　　　（月1回）	 連充	+200 +150 +100			・患者が15歳未満の小児の場合，小児加算として200点を加算する。 ・厚生労働大臣が定める施設基準に適合し届け出た保険医療機関で，1のイ(1)を算定した患者に医師，又は医師の指示に基づき薬剤師が，副作用の発現状況，治療計画等を文書により提供した上で，患者の状態を踏まえて必要な指導を行った場合は，連携充実加算として月1回に限り150点を加算する。 ・施設基準に適合し届け出た保険医療機関で，1のイ(1)を算定する患者に対し，医師の指示に基づき薬剤師が，服薬状況，副作用の有無等の情報の収集，評価を行い医師の診察前に情報提供や処方の提案等を行った場合，がん薬物療法体制充実加算として月1回に限り100点を所定点数に加算する。
B 001-3　生活習慣病管理料（Ⅰ）（月1回）			○	×	同一医療機関の他科受診，他疾患がある場合も1月当たりの点数なので包括となる。また，患者ごとに月ごとに出来高制，包括制のどちらを選択してもよい。
1　脂質異常症を主病	生1脂	610			・許可病床数200床以上の病院では算定できない。 ・患者の同意を得て，治療計画を策定し，それに基づき服薬，運動，休養，栄養，喫煙，家庭での体重や血圧の計測，飲酒及びその他療養を行うに当たっての問題等の生活習慣に関する総合的な治療管理を行った場合に算定する（総合的な治療管理は歯科医師，薬剤師，看護職員，管理栄養士等の多職種と連携して実施することが望ましい）。 ・対象は「脂質異常症，高血圧症，糖尿病」を主病とした外来患者。 ・「3」の場合については，C 101 在宅自己注射指導管理料を算定している患者には算定できない。 ・初診日の属する月は算定不可。 ・服薬，運動，休養，栄養，喫煙，飲酒，特定健診・特定保健指導に係る情報提供等の生活習慣に関する総合的な治療管理の療養計画書を交付すること（内容に変更がないときは4月に1回以上交付すること）。 ・生活習慣病管理料（Ⅰ）を算定した日の属する月から起算して6月以内の期間は（Ⅱ）を算定できない。 〔併せて算定できないもの〕 A 001 注8外来管理加算，医学管理等（B 001の20糖尿病合併症管理料，22がん性疼痛緩和指導管理料，24外来緩和ケア管理料，27糖尿病透析予防指導管理料，37慢性腎臓病透析予防指導管理料を除く），C 002 在宅時医学総合管理料（C 002-2 施設入居時等医学総合管理料），検査，注射，病理診断，在宅自己注射指導管理料（糖尿病のみ）
2　高血圧症を主病	生1高	660			
3　糖尿病を主病	生1糖	760			
					レセプト「摘要欄」　⑬：　生高　　　　　点数×回数

医学

| 項　目 | 略号 | 点数 | 算定の可否 || 算　定　要　件 |
			外来	入院	
〈注加算〉 血糖自己測定指導 加算（年1回） 外来データ提出加 算⊕	 外デ	 +500 +50			→中等度以上の糖尿病を主病とする患者に対して，血糖自己測定値に基づく指導を行った場合に加算する（2型糖尿病の患者でインスリン製剤を使用していないものに限る）。 ・施設基準に適合し届け出た保険医療機関で，当院における診療報酬の請求状況，生活習慣病の治療管理の状況等の診療の内容に関するデータを継続して厚生労働省に提出している場合，外来データ提出加算として50点を所定点数に加算する。

【中程度以上の糖尿病患者とは】・血糖自己測定値指導加算を算定する当月若しくは前月において，ヘモグロビンA1c（HbA1c）がJDS値で8.0%以上（NGSP値で8.4%以上）の者をいう。

【血糖自己測定指導加算を算定する要件】・血糖自己測定器を用いて，月20回以上，血糖を自己測定させる。

・その検査値や生活状況等を報告させ，その報告に基づいて必要な指導を行い，療養計画に反映させる。

・血糖試験紙（テスト・テープ）又は固定化酵素電極（バイオセンサー）を給付し，在宅で血糖の自己測定をさせ，その記録に基づき指導を行う。

・患者に給付又は貸与した血糖試験紙，固定化酵素電極，穿刺器，穿刺針及び測定機器の費用，その他血糖自己測定に係る全ての費用は当該加算に含まれ別に算定できない。

| 項　目 | 略号 | 点数 | 算定の可否 || 算　定　要　件 |
			外来	入院	
B 001-3-2　ニコチ ン依存症管理料⊕ 1　ニコチン依存 症管理料1 イ　初回 ロ　2回目から4 回目まで （1）　対面で 行った場合 （2）　情報通信 機器を用い た場合 ハ　5回目 2　ニコチン依存 症管理料2 （一連につき）	 ニコ1 ニコ2	 230 184 155 180 800	○	×	・施設基準適合の届出医療機関で算定する。 ・禁煙を希望する患者でスクリーニングテスト（TDS）等によりニコチン依存症であると診断された患者に対し，治療の必要を認め，治療内容等の説明を行い，患者の同意を文書により得た上で，禁煙に関する総合的な指導及び治療管理を行い，その内容を文書により情報提供した場合に，「1」の場合は5回に限り，「2」の場合は初回時に1回に限り算定する。 ・ただし，別に厚生労働大臣が定める基準（過去1年間のニコチン依存症管理料の平均継続回数が2回以上であること）を満たさない場合には，それぞれの所定点数の100分の70に相当する点数により算定する（平均継続回数の計算期間は前年4月1日〜当年3月31日までとし，当該継続回数の実績に基づく算定は当年7月1日より行う。）。 ・「2」についても，2回目から4回目は情報通信機器を用いた指導で可。 ・初回算定日から1年超でなければ再算定不可。D 200スパイログラフィー等検査「4」呼気ガス分析の費用は所定点数に包括。 ・「1」のロの（2）を算定する場合は，A 001再診料，A 002外来診療料，C 000往診料，C 001在宅患者訪問診療料（I），C 001-2在宅患者訪問診療料（II）は別に算定不可。 ・情報通信機器を用いて診療を行う際には，オンライン指針に沿って診療を行う。 ・①スクリーニングテスト（TDS）でニコチン依存症と診断， 　②35歳以上の者については1日の喫煙本数×喫煙年数＝200以上， 　③文書で同意を得た患者が対象。 レセプト「摘要欄」 ⑬：ニコ1（2）（初回算定年月日）　点数×回数

【ニコチン依存症管理料の施設基準】

①禁煙治療を実施していることの掲示。

②禁煙治療経験のある医師が1名以上いること（診療科は問わない）。

③禁煙治療専任の看護師又は准看護師を1名以上配置している。

④禁煙治療のための呼気一酸化炭素濃度測定器を具備している。

⑤医療機関の敷地内が禁煙である。

⑥情報通信機器を用いて診察を行っている医療機関は，厚生労働省の定めるオンライン指針に沿って診療を行う体制を有する。

⑦ニコチン依存症管理料を算定した患者の指導の平均継続回数，喫煙を止めたものの割合を報告している。

| 項　目 | 略号 | 点数 | 算定の可否 || 算　定　要　件 |
			外来	入院	
B 001-3-3　生活 習慣病管理料 （II）（月1回）	生2	333			・施設基準を満たす保険医療機関（許可病床数が200床未満の病院又は診療所に限る）において，脂質異常症，高血圧症，糖尿病を主病とする入院外の患者に対して，患者の同意を得て治療計画を策定し，治療計画に基づき，生活習慣に関する総合的な治療管理を行った場合に月1回に限り算定する。 ・糖尿病を主病とする場合にあっては，C 101在宅自己注射指導管理料を算定しているときは算定できない。 ・生活習慣病管理を受けている患者に対して行った，A 001の注8外来管理加算，および第2章第1部第1節医学管理等（B 001「9」外来栄養食事指導料，B 001「11」集団栄養食事指導料，B 001「20」糖尿病合併症管理料，B 001「22」がん性疼痛緩和指導管理料，B 001「24」外来緩和ケア管理料，B 001「27」糖尿病透析予防指導管理料，B 001-3-2ニコチン依存症管理料，B 001-9療養・就労両立支援指導料，B 005-14プログラム医療機器等指導管理料，B 009診療情報提供料（I），B 009-2電子的診療情報評価料，B 010診療情報提供料（II），B 010-2診療情報連携共有料，B 011連携強化診療情報提供料，B 011-3薬剤情報提供料を除く）の費用は生活習慣病管理料（II）に含まれる。 ・生活習慣病管理料（I）を算定した日の属する月から起算して6月以内の期間においては，生活習慣病管理料（II）は算定できない。 ・C 002在宅時医学総合管理料，C 002-2施設入居時等医学総合管理料を算定している月は算定できない。
〈注加算〉 血糖自己測定指導 加算（年1回） 外来データ提出加 算⊕	自指加 外デ	+500 +50			・糖尿病を主病とする患者（2型糖尿病の患者で，インスリン製剤を使用していないものに限る）に対して，血糖自己測定値に基づき指導を行った場合，血糖自己測定指導加算として，年1回に限り所定点数に500点を加算する。 ・施設基準に適合し届け出た保険医療機関で，当院における診療報酬の請求状況，生活習慣病の治療管理の状況等の診療の内容に関するデータを継続して厚生労働省に提出している場合，外来データ提出加算として50点を所定点数に加算する。

医学

項　目	略号	点数	算定の可否 外来	算定の可否 入院	算　定　要　件
情報通信機器を使用した場合㊤	情生2	290			・施設基準に適合し届け出た保険医療機関で生活習慣病管理料（Ⅱ）を算定すべき医学管理を，情報通信機器を用いて行った場合は，所定点数に代えて290点を算定する。
B 001-4　手術前医学管理料（月1回のみ）	手前	1192	○	○	・疾病名を問わず麻酔「硬膜外麻酔・脊椎麻酔・全身麻酔」によって手術を行った患者の手術前検査に対する包括点数（手術前日を起算日とし1週間前からの実施に限る）。 ・すべての特定入院料，D 027 基本的検体検査判断料を算定している患者には算定できない。 ・算定日は「手術料算定日」とし1回のみ算定（なお，下記の包括される検査・画像診断の項目のうち，同一の検査又は画像診断を2回以上行った場合，2回目以降のものは別に算定できる）。 ・画像診断のフィルム料は包括されていないため，別に算定する。 ・算定月の心電図検査は「所定点数×90%」で算定する。

例）★手前の算定と日数計算（算定可能は最大8日間）

```
┌──── 最大8日間 ────┐
4/1          4/7  4/8
                  ope
     手術前日起算1週間
```

・手術前に手前に該当する検査を実施したが，手術が取り止めになった場合はそれぞれの検査項目は出来高で算定のこと。

レセプト「摘要欄」　⑬　手前　　　　　　　点数×回数

【包括される検査・画像診断】
・尿一般
・末梢血液像（自動機械法），末梢血液像（鏡検法），末梢血液一般，出血時間，PT・APTT
・生（Ⅰ）の包括検査項目（蛋白分画，銅，リパーゼ，マンガン除く）
・STS 定性，ASO 定性，ASO 半定量，ASO 定量，ASK 定性，ASK 半定量，梅毒トレポネーマ抗体定性，HIV-1 抗体，肺炎球菌抗原定性（尿・髄液），ヘモフィルス・インフルエンザb型（Hib）抗原定性（尿・髄液），単純ヘルペスウイルス抗原定性，RS ウイルス抗原定性，淋菌抗原定性
・HBs 抗原定性・半定量，HCV 抗体定性・定量，CRP 定性，CRP
・ECG12
・単純 X-P シャッター1回目の写真診断料（頭部，胸部，腹部，脊椎）と撮影料
・算定月は判血，判生Ⅰ，判免は算定できない。

項　目	略号	点数	外来	入院	算定要件
B 001-5　手術後医学管理料（1日につき）（3日に限る） 1　病院の場合 2　診療所の場合	手後	 1188 1056	×	○	・届出は不要。医療機関で手後を選択するかどうかは決めてよいが，同一月に手後を算定するものとしないものの混在は認められない。 ・病院（療養病棟，結核病棟，精神病棟は除く）・診療所（療養病床は除く）の入院患者に算定する。 ・入院日から10日以内に「閉鎖循環式全身麻酔」で行った手術の患者に対し，手術の翌日から起算し3日間に限り算定する。 ・同一の手術について，同一月に「手前」を算定した場合は，算定する3日間の「手後」の点数は「所定点数×95%」で算定する（1188→1129点，1056→1003点）。 ・すべての特定入院料，D 027 基本的検体検査判断料を算定している患者には算定できない。 ・A 300 救命救急入院料，A 301 特定集中治療室管理料の届出機関では算定できない。

例）同一月に手前と手後（3日間）を算定する場合（病院）
レセプト「摘要欄」

⑬	手前	1192×1
	手後	1129×3

レセプト「摘要欄」　⑬　手後　　　　　　　点数×回数

【包括される検査】
・尿一般，尿蛋白，尿グルコース　　　　　　　　　　　　・呼吸心拍監視
・B-ESR，末梢血液像（自動機械法），末梢血液像（鏡検法），末梢血液一般　　・経皮的動脈血酸素飽和度測定
・生（Ⅰ）の包括検査項目〔蛋白分画，銅，リパーゼ，マンガン除く〕　　　　・終末呼気炭酸ガス濃度測定
・B-血液ガス分析　　　　　　　　　　　　　　　　　　・中心静脈圧測定
・心電図検査　　　　　　　　　　　　　　　　　　　　・動脈血採取（B-A）
・算定月は判尿，判血，判生Ⅰは算定できない。

項　目	略号	点数	外来	入院	算定要件
B 001-6　肺血栓塞栓症予防管理料（入院中1回）	肺予	305	×	○	・診療所又は病院に入院中の患者で，肺血栓塞栓症を発症する危険性の高い者に対して，予防を目的として弾性ストッキング又は間歇的空気圧迫装置を用いて計画的な医学管理を行った場合に，入院中1回に限り算定する（薬剤のみで予防管理を行った場合は算定できない）。 　弾性ストッキング又は間歇的空気圧迫装置を用いる予防措置（当予防管理料の算定要件）は，ガイドラインにより，リスクレベルが中以上の場合が対象とされている。なお，リスクレベルは，疾患や手術のリスクの強さに付加的な危険因子を加味して総合的に決定する。 ・診療所は療養病床を除く。病院は療養病棟を除く。 〔肺血栓塞栓症を発症する危険性が高いものとは〕 　結核病棟に入院している患者においては，手術を伴うものに限る。 　精神病棟に入院している患者においては，身体拘束が行われているものに限る。 ・弾性ストッキング及び間歇的空気圧迫装置を用いた処置に要する費用は所定点数に含まれ，J 119 消炎鎮痛等処置は別に算定できない。 ・同一の弾性ストッキングを複数の患者に使用しない。

レセプト「摘要欄」　⑬　肺予　　　　　　　点数×回数

項　目	略号	点数	外来	入院	算定要件
B 001-7　リンパ浮腫指導管理料（入院中1回限り）	リ	100	×	○	・鼠径部，骨盤部，腋窩のリンパ節郭清を伴う悪性腫瘍に対する手術を行ったもの，原発性リンパ浮腫と診断された入院中の患者に対して，手術日の属する月又はその前月若しくは翌月のいずれか（原発性リンパ浮腫と診断されたものにあっては，当該診断がされた日の属する月又はその翌月のいずれかをいう）に，医師又は医師の指示に基づく看護師，理学療法士，作業療法士が，リンパ浮腫の重症化等を抑制するための指導を実施した場合に，入院中1回に限り算定する。

医学

医学

項　目	略号	点数	算定の可否 外来	算定の可否 入院	算　定　要　件
					・退院後 B 005-6 に基づいた治療を担う他の医療機関（当該患者について B 005-6-2 がん治療連携指導料を算定した場合に限る）で実施した場合に，いずれか一方の医療機関で1回に限り算定する（この場合，外来でも1回に限り算定できる）。 ・入院中に算定した患者に対し，退院月又は翌月の外来受診時に指導を行った場合，外来でも1回に限り算定できる。 ・手術前若しくは手術後又は診断時若しくは診断後において，下記事項を個別に説明し，指導管理を行った場合に算定する。 　ア　リンパ浮腫の病因と病態 　イ　リンパ浮腫の治療方法の概要 　ウ　セルフケアの重要性と局所へのリンパ液の停滞を予防及び改善するための具体的実施方法：①リンパドレナージに関すること，②弾性着衣又は弾性包帯による圧迫に関すること，③弾性着衣又は弾性包帯を着用した状態での運動に関すること〔弾性着衣（ストッキング等）の購入費用は療養費払いとなる〕，④保湿及び清潔の維持等のスキンケアに関すること 　エ　生活上の具体的注意事項 　オ　感染症の発症等増悪時の対処方法 ・指導内容の要点を診療録に記載すること。 ・手術前にリンパ浮腫に関する指導を行った場合であって，結果的に手術が行われなかった場合には，リンパ浮腫指導管理料は算定できない。 レセプト「摘要欄」　⑬： リ〔手術日（手術予定日）〕　　点数×回数 例）退院後に再度算定した場合 レセプト「摘要欄」　⑬： リ（退院日及び手術名）　　点数×回数
【対象患者（手術を伴うもの）】 鼠径部，骨盤部若しくは腋窩部のリンパ節郭清を伴う悪性腫瘍，原発性リンパ浮腫の術後患者					
B 001-8　臍ヘルニア圧迫指導管理料 （1患者1回限り）	臍へ	100	○	○	・医療機関で，医師が1歳未満の乳児に臍ヘルニアの療養上の指導を行った場合に算定する。
B 001-9　療養・就労両立支援指導料（月1回） 1　初回 2　2回目以降	就労	800 400	○	×	・①悪性新生物，②脳梗塞・脳出血・くも膜下出血その他の急性発症した脳血管疾患，③肝疾患（経過が慢性なもの），④心疾患，⑤糖尿病，⑥若年性認知症，⑦指定難病——に罹患している患者が対象。 ・「1」については，厚生労働大臣が定める疾患の患者に対し，当該患者を使用する事業者が患者と共同して作成した勤務情報の文書内容を踏まえて，勤労の状況を考慮して療養上の指導を行うとともに患者の同意を得て，当該患者が勤務する事業場において選任されている産業医，総括安全衛生管理者，衛生管理者，安全衛生推進者，衛生推進者，労働者の健康管理等を行う保健師（「以下産業医等」）に対し，病状，治療計画，就労上の措置に関する意見等当該患者の就労と療養の両立に必要な情報を提供した場合に，月1回に限り算定する。 ・「2」については，「1」を算定した患者について，就労の状況を考慮して療養上の指導を行った場合に，「1」を算定日の属する月又はその翌月から起算して3月を限度として月1回に限り算定する。なお，「1」を算定した日の属する月に「2」を算定しなかった場合に限り，その翌月から起算する。
情報通信機器を使用した場合㊇ 1　初回 2　2回目以降	情就労	696 348			・産業医等への文書の提供に係る B 009 診療情報提供料（Ⅰ），B 010 診療情報提供料（Ⅱ）の費用は所定点数に含まれる。 ・施設基準に適合して届け出た保険医療機関で，療養・就労両立支援指導料を算定すべき医学管理を情報通信機器を用いて行った場合，1，2の所定点数に代えて 696点，348点を算定する。
<注加算> 相談支援加算㊇	就労相談	+50			→当該患者に対して，看護師，社会福祉士，精神保健福祉士，公認心理師が相談支援を行った場合に，相談支援加算として，50点を所定点数に加算する。
B 002　開放型病院共同指導料（Ⅰ）㊇ （1日につき）	開Ⅰ	350	○	×	・開放型病院に患者を紹介して入院させた主治医が，開放型病院に出向き共同指導を行った場合に，主治医側が算定するもの。 〔併せて算定できないもの〕 A 000 初診料，A 001 再診料，A 002 外来診療料，C 000 往診料，C 001 在宅患者訪問診療料（Ⅰ），C 001-2 在宅患者訪問診療料（Ⅱ） レセプト「摘要欄」　⑬： 開Ⅰ（共同指導実施日）　　点数×回数
B 003　開放型病院共同指導料（Ⅱ）㊇ （1日につき）	開Ⅱ	220	×	○	・紹介患者を受け入れ入院させた開放型病院が，紹介元の主治医と共同指導を行った場合に，開放型病院側が算定するもの。 レセプト「摘要欄」　⑬： 開Ⅱ（共同指導実施日）　　点数×回数 〔併せて算定できないもの〕　B 005 退院時共同指導料2
B 004　退院時共同指導料1 （入院中1回，場合により2回） ＊（B 005 算定要件欄参照）	退共1		○	×	・医療機関の入院患者について，退院後の在宅療養を担う別の医療機関（在宅療養担当医療機関）の医師又は医師の指示を受けた保健師，助産師，看護師，准看護師（以下「看護師等」），薬剤師，管理栄養士，理学療法士，作業療法士，言語聴覚士，社会福祉士が入院医療機関に赴き，入院医療機関の医師又は看護師等と共同して退院後の在宅療養指導を行い，文書により情報提供した場合に，在宅療養を担う医療機関において入院中1回に限り算定（末期の悪性腫瘍患者等については2回算定可）。
1　在宅療養支援		1500			・厚生労働大臣が定める特別な管理を要する状態等にあるときは，特別管理指導加算とし

項　目	略号	点数	算定の可否		算　定　要　件
			外来	入院	
診療所の場合⑯ 2　1以外の場合		900			て，所定点数に 200 点加算する。 ・情報通信機器（ビデオ通話が可能な機器）を用いた共同指導でも可。 〔併せて算定できないもの〕 A 000 初診料，A 001 再診料，A 002 外来診療料，B 002 開 I，C 000 往診料，C 001 在宅患者訪問診療料（I），C 001-2 在宅患者訪問診療料（II）
〈注加算〉 特別管理指導加算	特管	+200			

【在宅療養支援診療所の施設基準】（従来型）
以下の要件のいずれにも該当し，緊急時の連絡体制及び 24 時間往診できる体制等を確保していること。
①当該診療所において，24 時間連絡を受ける保険医又は看護職員をあらかじめ指定するとともに，当該担当者及び当該担当者と直接連絡がとれる連絡先電話番号等，緊急時の注意事項等について，事前に患者又はその看護を行う家族に対して説明の上，文書により提供している。曜日，時間帯ごとに担当者が異なる場合には，それぞれ曜日，時間帯ごとの担当者及び当該担当者と直接連絡がとれる連絡先電話番号等を文書上に明示する。医療資源の少ない地域では，看護師等といる患者に対して情報通信機器を用いた診療が 24 時間可能な体制を確保した場合，24 時間往診体制要件を満たすものとする。
②当該診療所において，患家の求めに応じて，24 時間往診が可能な体制を確保し，往診担当医の氏名，担当日等を文書により患家に提供している。
③当該診療所において，又は別の保険医療機関若しくは訪問看護ステーションの看護師等との連携により，患家の求めに応じて，当該診療所の保険医の指示に基づき，24 時間訪問看護の提供が可能な体制を確保し，訪問看護の担当者の氏名，担当日等を文書により患家に提供している。
④当該診療所において，又は別の保険医療機関との連携により，緊急時に居宅において療養を行っている患者が入院できる病床を常に確保し，受入医療機関の名称等をあらかじめ地方厚生（支）局長に届け出ている。
⑤他の保険医療機関又は訪問看護ステーションと連携する場合には，連携する保険医療機関又は訪問看護ステーション（「連携保険医療機関等」）において緊急時に円滑な対応ができるよう，あらかじめ患家の同意を得て，当該患者の病状，治療計画，直近の診療内容等緊急の対応に必要な診療情報を連携保険医療機関等に文書（電子媒体を含む）により随時提供している。
⑥患者に関する診療記録管理を行うにつき必要な体制が整備されている。
⑦当該地域において，他の保健医療サービス及び福祉サービスとの連携調整を担当する者と連携している。
⑧年に 1 回，在宅看取り数及び地域ケア会議等への出席状況等を地方厚生（支）局長に報告している。
⑨当該診療所において，適切な意思決定支援に関する指針を定めている。

B 005　退院時共同指導料 2 ＊（入院中 1 回，場合により 2 回）	退共 2	400	×	○	・入院中，入院医療機関側が算定するもの。 ・入院中の患者に対して，患者の同意を得て，退院後の在宅における療養上必要な説明及び指導を，入院医療機関側の医師やその医師の指示を受けた看護師等，薬剤師，管理栄養士，社会福祉士，理学療法士等が，退院後の在宅療養を担う保険医療機関の医師若しくは医師の指示を受けた看護師等，薬剤師，管理栄養士，社会福祉士，理学療法士等，または訪問看護ステーションの看護師等（准看護師除く）や理学療法士等と共同して行い，文書による情報提供をした場合に算定する。 ・情報通信機器（ビデオ通話が可能な機器）を用いた共同指導でも可。 ・A 246 の算定患者については，疾患名・当院の退院基準・退院後の療養上必要事項を記載した退院支援計画を策定し，患者に説明と文書の提供をし，これを在宅療養担当医療機関と共有した場合に限り算定する。
〈注加算〉 医師共同指導加算	2 者共	+300			→入院医療機関側の医師と在宅療養担当医療機関の医師が，共同して指導を行った場合に算定する（下記の多機関共同指導加算を算定する場合は算定できない）。
多機関共同指導加算	多共	+2000			→入院医療機関側の医師又は看護師等が，退院後の在宅療養担当医療機関の医師や看護師等，歯科医師，歯科衛生士，薬剤師，訪問看護ステーションの看護師等（准看護師を除く），理学療法士等，介護支援専門員または相談支援専門員のうちいずれか 3 者以上と共同して指導を行った場合に算定できる。 ＊3 者とは：算定する医療機関の関係者を除外した上での数。したがって，実際集まるのは 4 者以上となる（4 者は全て異なる職種の者）。ただし，同一職種が 2 者以上の場合は 1 者と数える。 〔併せて算定できないもの〕 B 003 開放型病院共同指導料（II）

＊【厚生労働大臣の定める月 2 回算定できる場合】（B 004，B 005 共通）
(1) 末期の悪性腫瘍の患者（在宅がん医療総合診療料を算定している患者を除く）
(2) イであって，ロ又はハの状態である患者
　イ　在宅自己腹膜灌流指導管理，在宅血液透析指導管理，在宅酸素療法指導管理，在宅中心静脈栄養法指導管理，在宅成分栄養経管栄養法指導管理，在宅人工呼吸指導管理，在宅麻薬等注射指導管理，在宅腫瘍化学療法注射指導管理，在宅強心剤持続投与指導管理，在宅自己疼痛管理指導管理，在宅肺高血圧症患者指導管理又は在宅気管切開患者指導管理を受けている状態にある者
　ロ　ドレーンチューブ又は留置カテーテルを使用している状態にある患者
　ハ　人工肛門又は人工膀胱を設置している状態にある患者
(3) 在宅において療養を行っている患者であって，高度な指導管理を必要とするもの

B 005-1-2　介護支援等連携指導料 （入院中 2 回限り）	介連	400	×	○	・入院患者の退院後の介護サービス又は障害者福祉サービス等について，医師・看護師・社会福祉士等が介護支援専門員（ケアマネジャー）または相談支援専門員と共同して指導した場合に，入院中 2 回算定。 ・B 005 の多機関共同指導加算との併算定不可（介護支援専門員または相談支援専門員が含まれる場合）。
B 005-1-3　介護保険リハビリテーション移行支援料 （1 回限度）	介リ支	500	○	×	・維持期のリハビリ外来患者（H 001・H 001-2・H 002 の「注 5」の患者）に対して，患者の同意を得て，医師又は医師の指示を受けた看護師，社会福祉士等が介護支援専門員等と連携し，当該患者を介護保険法第 8 条第 5 項に規定する訪問リハビリテーション等に移行した場合に，患者 1 人につき 1 回に限り算定する。
B 005-2〜 B 005-3-2　削除					
B 005-4　ハイリスク妊産婦共同管理料（I）⑯	ハイ I	800	○	×	・施設基準適合の届出医療機関で算定する。 ・紹介元医師側が算定する。 ・産科又は産婦人科を標榜する医療機関のみ算定可（I，II 共通）。

医学

項　目	略号	点数	算定の可否 外来	算定の可否 入院	算　定　要　件
（入院中1患者につき1回）					・診療に基づき患者を紹介した医師（紹介元医師）が紹介先の病院に赴き，紹介先の病院の医師と共同でハイリスク妊娠又はハイリスク分娩に関する医学管理を行った場合，入院（分娩を伴うもの）中1回に限り算定する。 ・妊産婦の状態に異常が認められ，医師が他院に搬送する際に付き添い，搬送先の病院の医師と共同で医学管理等を行った場合においても算定できる。 ・紹介先の病院は，A 236-2，A 237 の注加算に規定する施設基準に適合する届出をしている病院に限る。 〔併せて算定できないもの〕 A 001 再診料，A 002 外来診療料，C 000 往診料，C 001 在宅患者訪問診療料（I）の「1」等

【対象患者】（I，Ⅱ共通）
合併症を有する妊婦又は妊産婦で，次の状態のもの
・妊婦：①妊娠22週から32週未満の早産，②妊娠高血圧症候群重症，③前置胎盤（妊娠28週以降で出血症状がある），④多胎妊娠，⑤子宮内胎児発育遅延，⑥心疾患，⑦糖尿病，⑧白血病，⑨血友病，⑩出血傾向のある状態，⑪特発性血小板減少性紫斑病（⑥～⑪は治療中のものに限る），⑫HIV 陽性，⑬当該妊娠中に帝王切開術以外の開腹手術を行った患者又は行う予定のある患者，⑭精神疾患（精神療法が実施されているもの），⑮妊娠30週未満の切迫早産（子宮収縮，子宮出血，頸管の開大，短縮又は軟化のいずれかの兆候を示すもの等に限る），⑯甲状腺疾患，⑰腎疾患，⑱膠原病（⑯～⑱は治療中のものに限る），⑲Rh 不適合
・妊産婦：①上記「①～⑭」のもの，②40歳以上の初産婦，③分娩前の BMI が35以上の初産婦，④常位胎盤早期剥離のもの，⑤双胎間輸血症候群のもの

項　目	略号	点数	外来	入院	算　定　要　件
B 005-5　ハイリスク妊産婦共同管理料（Ⅱ）届（入院中1患者につき1回）	ハイⅡ	500	×	○	・施設基準適合の届出医療機関で算定する。 ・受け入れ病院が算定する。 ・標榜及び対象患者は B 005-4 ハイⅠ・紹介元医師の医療機関がハイリスク妊産婦共同管理料（I）を算定した場合に，紹介先の病院側が算定するもの。
B 005-6　がん治療連携計画策定料届					・がん診療連携拠点病院，地域がん診療病院又は小児がん拠点病院が計画策定病院として，がん患者の地域連携診療計画を作成し，当該患者の同意を得たうえで退院時に別の医療機関に文書により情報提供を行った場合に算定。
1　がん治療連携計画策定料1（退院日から30日以内）	がん策1	750	○	○	・「1」は，退院日から30日以内に実施した場合に算定する。 ・「2」は，「1」の算定患者に B 005-6-2 がん治療連携指導料を算定し，病状の変化等に伴う当該他の保険医療機関からの紹介により，その患者を診療し治療計画を変更した場合に患者1人につき月1回に限り算定する。
2　がん治療連携計画策定料2（1患者月1回）	がん策2	300	○	×	・B 009 診療情報提供料（I）の費用は所定点数に含まれる。 ・B 003 開放型病院共同指導料（Ⅱ），B 005 退院時共同指導料2は別に算定不可。
情報通信機器使用の場合届	情がん策2	261			・施設基準に適合して届け出た保険医療機関で，がん治療連携計画策定料2を算定すべき医学管理を情報通信機器を用いて行った場合，所定点数に代えて 261点 を算定する。
B 005-6-2　がん治療連携指導料届（月1回）	がん指	300	○	×	・B 005-6 を算定した患者に地域連携診療計画に基づく治療を行い，計画策定病院に文書により情報提供を行った場合に算定。 ・B 009 診療情報提供料（I），B 011 連携強化診療情報提供料の費用は所定点数に含まれる。
B 005-6-3　がん治療連携管理料（1患者1回）					・施設基準適合医療機関で算定する。 ・他院から紹介された患者で，がんと診断された外来患者に対して，化学療法または放射線治療を行った場合に算定する。 ・患者1人につき1回限り算定する。 ・A 232 がん診療連携拠点病院加算は算定できない。
1　がん診療連携拠点病院の場合	がん管1	500	○	×	
2　地域がん診療病院の場合	がん管2	300			
3　小児がん拠点病院の場合	がん管3	750			
B 005-6-4　外来がん患者在宅連携指導料届	外がん連	500	○	×	・施設基準適合の保険医療機関が，外来で化学療法又は緩和ケアを実施している進行がんの患者であって，在宅での緩和ケアに移行が見込まれるものについて，患者と診療の方針等について十分に話し合い，当該患者の同意を得た上で，在宅で緩和ケアを実施する他の保険医療機関に対して文書で紹介を行った場合に，1人につき1回に限り所定点数を算定する。
情報通信機器使用の場合届	情外がん連	435			・他院への文書の提供に係る B 009 診療情報提供料（I）の費用は，所定点数に含まれる。 ・施設基準に適合して届け出た保険医療機関で，外来がん患者在宅連携指導料を算定すべき医学管理を情報通信機器を用いて行った場合，所定点数に代えて，435点 を算定する。
B 005-7　認知症専門診断管理料			○	×	・「1」認管1は，基幹型，地域型又は連携型認知症疾患医療センターが他の医療機関から紹介された患者に対して，患者又は家族等の同意を得て，認知症の鑑別診断を行った上で，療養方針を決定（認知症と診断された患者には認知症療養計画を作成）し，これを
1　認知症専門診断管理料1（1患者1回） イ　基幹型又は地域型 ロ　連携型	認管1	700 500			患者又はその家族等に説明し，文書を提供するとともに，紹介元の医療機関に文書で報告した場合に，1人につき1回に限り算定する。 ・「2」認管2は，基幹型又は地域型又は連携型認知症疾患医療センターが認知症の症状が増悪した患者に対して，患者又は家族等の同意を得た上で，今後の療養計画等を説明し，それを文書にて患者又は家族等に提供するとともに，紹介元の医療機関に文書で報告した場合に患者1人につき3月に1回算定する。 ・B 009 診療情報提供料（I），B 011 連携強化診療情報提供料の費用は所定点数に含まれる。 ・B 000 特定疾患療養管理料は別に算定不可。
2　認知症専門診断管理料2 イ　基幹型又は地域型	認管2	300			**【認知症専門診断管理料の施設基準】** ①認知症に関する専門の保険医療機関であること。

項目	略号	点数	算定の可否 外来	算定の可否 入院	算定要件
ロ　連携型		280			②院内に認知症に係る診療を行うにつき十分な経験を有する専任の医師が配置されていること。
B 005-7-2　認知症療養指導料（月1回）			○	○	・「1」は当院の紹介により他医療機関で認知症識別診断を受けた B 005-7 認知症専門診断管理料1の算定患者（外来患者または療養病棟入院患者）に対して，認知症療養計画に基づいた治療を行い，当該患者又はその家族等の同意を得たうえで他医療機関に診療情報提供を行った場合に，治療月を含めて6月を限度として月1回に限り算定する。 ・「2」は当院の紹介により他医療機関で B 005-7-3 認知症サポート指導料を算定した患者に対して，認知症治療を行い，当該患者又はその家族等の同意を得たうえで他医療機関に診療情報提供をした場合に，治療月を含めて6月を限度として月1回算定する。 ・「3」は新たに認知症と診断または認知症の病状が悪化した外来患者に対して，認知症療養計画を作成したうえで患者・家族等に説明し，治療を行った場合に，治療月を含めて6月を限度として月1回に限り算定する。 ・B 009 診療情報提供料（Ⅰ），B 011 連携強化診療情報提供料は包括。B 000 特定疾患療養管理料，I 002 通院・在宅精神療法は別に算定できない。
1　認知症療養指導料1	認指1	350			
2　認知症療養指導料2	認指2	300			
3　認知症療養指導料3	認指3	300			
B 005-7-3　認知症サポート指導料	認サ	450	○	×	・認知症患者に対する支援体制の確保に協力している医師が，他の保険医療機関からの求めに応じ，認知症を有する入院中の患者以外の患者に対し，当該患者又はその家族等の同意を得て療養上の指導を行うとともに，当該他の保険医療機関に対し，療養方針に係る助言を行った場合に，6月に1回に限り算定する。 ・B 009 診療情報提供料（Ⅰ），B 011 連携強化診療情報提供料の費用は，所定点数に含まれる。
B 005-8　肝炎インターフェロン治療計画料㊥（1人につき1回に限り）	肝計	700	○	○	・長期継続的なインターフェロン治療が必要な肝炎患者に対し治療計画を作成し，地域で連携して治療を行う医療機関に文書で情報提供を行った場合に算定。 ・入院中の患者については，退院時に算定。 ・B 009 診療情報提供料（Ⅰ）の費用は所定点数に含まれる。 ・施設基準に適合し届け出た保険医療機関で，肝炎インターフェロン治療計画料を算定すべき医学管理を情報通信機器を用いて行った場合，所定点数に代えて 609 点を算定する。
情報通信機器を使用した場合㊥	情肝計	609			
B 005-9　外来排尿自立指導料㊥（週1回に限り，患者1人につき A 251 と通算して12週を限度）	外排自	200	○	×	・施設基準届出保険医療機関に外来患者であって，別に厚生労働大臣が定めるものに対して，包括的な排尿ケアを行った場合に，患者1人につき週1回に限り，A 251 排尿自立支援加算を算定した期間と通算して12週を限度として算定する。ただし，C 106 在宅自己導尿指導管理料を算定する場合は，算定できない。
B 005-10　ハイリスク妊産婦連携指導料1㊥	ハイ妊連1	1000	○	×	・産科・産婦人科標榜医療機関において，精神疾患を有する又は，精神疾患が疑われるものとして精神科若しくは心療内科の受診が必要と判断された妊婦または出産後2月以内の患者に対し，産科又は産婦人科の担当医・保健師・助産師・看護師が共同して，精神科又は心療内科の医師（必要に応じて精神保健福祉士，社会福祉士，公認心理師，市町村・都道府県の担当者）と連携して診療・療養指導を行った場合に，月1回算定。 ・B 009，B 005-10-2 と併算定はできない。
B 005-10-2　ハイリスク妊産婦連携指導料2㊥	ハイ妊連2	750	○	×	・精神科・心療内科標榜医療機関において，精神疾患を有する又は，精神疾患が疑われるものとして産科若しくは産婦人科の担当医から紹介された妊婦または出産後6月以内の患者に対し，精神科・心療内科の担当医が，産科・産婦人科の担当医（必要に応じて精神保健福祉士，社会福祉士，公認心理師，市町村・都道府県の担当者）と連携して診療・療養指導を行った場合に，月1回算定。 ・B 009，B 011，B 005-10 と併算定はできない。
B 005-11　遠隔連携診療料			○	×	・「1」は，施設基準を満たす保険医療機関において対面診療を行っている入院外の患者であって，指定難病又はてんかん（外傷性てんかん，知的障害を有するてんかんを含む）の疑いがある患者に対して，難病・てんかんの専門的診療を行っている他医療機関の医師と情報通信機器を用いて連携して診療を行った場合に，診断確定までの間に3月に1回に限り算定可。
1　診断を目的とする場合（3月1回）	遠連診	750			
2　その他の場合（3月1回）	遠連他	500			・「2」は施設基準を満たす保険医療機関で対面診療を行っている入院外の患者で，指定難病または知的障害を有するてんかんの治療を目的として，専門的診療を行っている他医療機関の医師と遠隔医療を行った場合，3月に1回算定可。 ・事前の情報提供について B 009 は算定不可。
B 005-12　こころの連携指導料（Ⅰ）㊥（月1回1年限度）	こ連Ⅰ	350	○	×	・施設基準に適合し届け出た保険医療機関において，入院外の患者で，地域社会からの孤立の状況等が増悪するおそれがあると認められるもの，精神科又は心療内科を担当する医師による療養上の指導が必要であると判断されたものに対し，必要な指導を行い，患者の同意を得て精神科又は心療内科を標榜する保険医療機関に対して患者に係る診療情報を文書により提供等した場合，初回算定日の属する月から1年を限度として月1回に限り算定する。
B 005-13　こころの連携指導料（Ⅱ）㊥（月1回1年限度）	こ連Ⅱ	500	○	×	・施設基準に適合し届け出た保険医療機関において，入院外の患者で，B 005-12 こころの連携指導料（Ⅰ）を算定し，紹介されたものに対して，精神科又は心療内科を担当する医師が療養上必要な指導を行い，患者の同意を得て，患者を紹介した医師に対して患者に係る診療情報を文書により提供等した場合，初回算定日の属する月から1年を限度として月1回に限り算定する。
B 005-14　プログラム医療機器等指導管理料㊥（月1回）	P管	90			・主に患者自らが使用するプログラム医療機器等（特定保険医療材料に限る）に係る指導管理を行った場合に，プログラム医療機器等指導管理料として，月1回に限り算定する。
導入期加算		+50			・プログラム医療機器等に係る初回の指導管理を行った月に，導入期加算として所定点数に加算する。

医学

項　目	略号	点数	算定の可否		算　定　要　件
			外来	入院	
B006　救急救命管理料	救	500	○	○	★「通則3～6」外来感染対策向上加算・発熱患者等対応加算・連携強化加算・サーベイランス強化加算・抗菌薬適正使用体制加算の対象。 ・患者発生現場に救急救命士が赴いて，処置を行う際，医師が必要な指示を行った場合に医師の所属する医療機関において算定する。 ・救急救命士の処置料等は当該点数に包括されており別に算定できない。 レセプト「摘要欄」⑬　救　　　　　　　　500×1
B006-2　削除					
B006-3　退院時リハビリテーション指導料 （退院日1回限り）	退リハ	300	×	○	・退院時に，患者又はその家族等に対し，退院後の在宅での基本的動作能力，応用的動作能力又は社会的適応能力の回復のため，必要な訓練等の指導を行った場合に算定する（医師の指示下であれば，理学療法士，作業療法士又は言語聴覚士が保健師，看護師，社会福祉士，精神保健福祉士とともに行った指導も算定できる）。 ・同一日に，B005退院時共同指導料2（「注1」の規定により，入院中に理学療法士，作業療法士，言語聴覚士が指導等を行った場合に限る）は，別に算定できない。 レセプト「摘要欄」⑬　退リハ　　　　　　300×1
B007　退院前訪問指導料 （入院中1回限り）	退前	580	×	○	・入院期間が1月超が見込まれる患者の円滑な退院のため，入院中（外泊時を含む）又は退院日に患家を訪問し退院後の在宅での療養上の指導を行った場合に算定する（交通費は患家持ち）。 ・算定は入院中1回〔入院後，早期（14日以内）に必要があると認められる場合は2回〕。 〔併せて算定できないもの〕 I011-2精神科退院前訪問指導料 例）指導の実施日にかかわらず退院日に算定するが，2回算定の場合はレセプトに下記のように記載する。 レセプト「摘要欄」⑬　退前　1回目　6月1日訪問 　　　　　　　　　　　　　2回目　6月28日訪問　　580×2
B007-2　退院後訪問指導料 （退院した日から起算して1月を限度として5回に限り）	退後	580	○	×	★「通則3～6」外来感染対策向上加算・発熱患者等対応加算・連携強化加算・サーベイランス強化加算・抗菌薬適正使用体制加算の対象。 ・保険医療機関が，当該保険医療機関を退院した（医療ニーズが高い）別に厚生労働大臣が定める状態の患者（「早見表2024」p.1469「別表第8」）の地域における円滑な在宅療養への移行及び在宅療養の継続のため，患家等を訪問し，当該患者又はその家族等に対して，在宅での療養上の指導を行った場合に，当該患者が退院した日から起算して1月以内の期間（退院日を除く）を限度として，5回に限り算定する。 ・指導に要した交通費は，患家の負担とする。
〈注加算〉 訪問看護同行加算	退訪同	+20		→	→在宅療養を担う訪問看護ステーション又は他院の保健師，助産師，看護師又は准看護師と同行し，必要な指導を行った場合には，訪問看護同行加算として，退院後1回に限り，20点を所定点数に加算する。
B008　薬剤管理指導料届 （週1回かつ月4回に限り）			×	○	・施設基準適合の届出医療機関で算定する。 ・届出機関に入院している患者に対し，「投薬・注射・薬学的管理指導」を行った場合に算定する。 ・「1」については，厚生労働大臣が定める患者に対して算定する。 ・「2」はそれ以外の患者に対して算定する。 ・算定回数は1患者，週（日～土）1回かつ月4回に限り算定する。
1　特に安全管理が必要な医薬品が投薬又は注射されている患者の場合	薬管1	380			レセプト「摘要欄」⑬　薬管1（指導日，算定日，薬剤名）　点数×回数 ⑬　薬管2（指導日，算定日）　　　　　点数×回数
2　1の患者以外の患者の場合	薬管2	325			【対象患者】 「1」の対象患者：抗悪性腫瘍剤，免疫抑制剤，不整脈用剤，抗てんかん剤，血液凝固阻止剤（内服薬に限る），ジギタリス製剤，テオフィリン製剤，カリウム製剤（注射に限る），精神神経用剤，糖尿病用剤，膵臓ホルモン剤又は抗HIV薬が投薬又は注射されている患者をいう。詳細は，「診療報酬情報提供サービス」等のホームページを参照。
〈注加算〉 麻薬管理指導加算 （1回につき）	麻加	+50		→	・麻薬の投薬又は注射が行われている患者に，麻薬の使用に関して必要な薬学的管理指導を行った場合に加算する。 レセプト「摘要欄」⑬　薬管1　麻加（指導日）　　　430×回数
				→	〔併せて算定できないもの〕F500調基（ただし，施設基準を満たしているがB008の算定要件を満たしていない場合はF500調基42点により算定する。）
B008-2　薬剤総合評価調整管理料	薬総評管	250	○	×	・外来患者であって，6種類以上の内服薬（特に規定するものを除く）が処方されていたものについて，当該処方の内容を総合的に評価及び調整し，当該患者に処方する内服薬が2種類以上減少した場合に，月1回に限り所定点数を算定する。
情報通信機器を使用した場合届	情薬総評管	218			・施設基準に適合し届け出た保険医療機関で，薬剤総合評価調整管理料を算定すべき医学管理を情報通信機器を用いて行った場合，所定点数に代えて218点を算定する。
〈注加算〉 連携管理加算		+50		→	・処方の内容の調整に当たって，別の保険医療機関又は保険薬局に対して，照会又は情報提供を行った場合に，連携管理加算として，50点を所定点数に加算する。 ・ただし，連携管理加算を算定した場合において，B009診療情報提供料（I）（当該別の保険医療機関に対して患者の紹介を行った場合に限る）は同一日には算定できない。

医学

| 項　目 | 略号 | 点数 | 算定の可否 | | 算　定　要　件 |
			外来	入院	
B 009　診療情報 　　提供料（Ⅰ）	情Ⅰ	250	○	○	・診療情報提供料（Ⅰ）：医療機関が，診療に基づき患者の同意を得て，情報提供先（表）に対して，診療状況を示す文書を添えて患者の紹介を行った場合に，患者1人につき月1回に限り算定する（なお，①の場合は紹介先医療機関ごとに算定する）。

レセプト「摘要欄」　⑬：　情Ⅰ（算定日）（加算略称）　　点数×1

〈注加算〉					
退院患者紹介加算	情Ⅰ退	+200	×	○	→退院の日の属する月又はその翌月に，①別の医療機関，②精神障害者施設，③介護老人保健施設，④介護医療院に対して，退院時情報として B情報 を添付して紹介した場合に加算する。 B情報 ：退院後の治療計画，検査結果，画像診断の情報，その他必要な情報
ハイリスク妊婦紹介加算	情Ⅰ妊	+200	○	○	→B 005-4 ハイリスク妊産婦共同管理料（Ⅰ）の届出医療機関が， C情報 を添付し，別のハイリスク妊産婦共同管理料（Ⅰ）の届出医療機関に紹介した場合に，患者の妊娠中1回に限り算定する。 C情報 ：検査結果，画像診断の情報，その他必要な情報
認知症専門医療機関紹介加算	情Ⅰ認紹	+100	○	○	→認知症の疑いのある患者の鑑別診断等のために，専門医療機関に文書を添えて紹介した場合に算定する。
認知症専門医療機関連携加算	情Ⅰ認連	+50	○	×	→認知症の専門医療機関で認知症と診断された患者について，症状が増悪したために，患者又は家族等の同意を得て，当該専門医療機関に対して診療状況を示す文書を添えて，その患者の紹介を行った場合に算定する。
精神科医連携加算	情Ⅰ精	+200	○	×	→精神科以外を標榜する医療機関が外来患者について，うつ病等の精神障害の疑いにより，その診断治療等の必要性を認め，患者の同意を得て精神科標榜医療機関に受診予約を行い，紹介した場合に算定する。
肝炎インターフェロン治療連携加算	情Ⅰ肝	+50	○	×	→治療計画に基づいて長期継続的にインターフェロン治療が必要な肝炎の外来患者について，連携して治療を行う肝疾患の専門医療機関に対して，保険医療機関が患者の同意を得て，診療状況を示す文書を添えて患者を紹介した場合に算定する。
歯科医療機関連携加算1	情Ⅰ歯1	+100	○	○	→保険医療機関が，患者の口腔機能の管理の必要を認め，歯科診療を行う他の保険医療機関に対して，患者又はその家族等の同意を得て，診療情報を示す文書を添えて，患者の紹介を行った場合に歯科医療機関連携加算1として100点を加算する。
歯科医療機関連携加算2	情Ⅰ歯2	+100	○	○	→保険医療機関が，周術期等における口腔機能管理の必要を認め，患者又はその家族等の同意を得て，歯科を標榜する他の保険医療機関に当該患者が受診する日の予約を行った上で患者の紹介を行った場合は，歯科医療機関連携加算2として100点を所定点数に加算する。
地域連携診療計画加算届	情地連診	+50	○	×	→届出適合医療機関が，患者の退院日の属する月又はその翌月に，連携する保険医療機関においてA 246 地域連携診療計画加算を算定して当該連携保険医療機関を退院した患者（あらかじめ共有されている地域連携診療計画に係る入院中の患者以外の患者に限る）の同意を得て，当該連携保険医療機関に対して，診療状況を示す文書を添えて当該患者の地域連携診療計画に基づく療養に係る必要な情報を提供した場合に，地域連携診療計画加算として，50点を所定点数に加算する。
療養情報提供加算	情療養	+50	○	×	→在宅療養担当医療機関が，患者の同意を得て患者が入院・入所する医療機関・介護老人保健施設・介護医療院に対して文書で診療情報を提供する際に，訪問看護ステーションから得た情報を添付して紹介を行った場合に算定する。
検査・画像情報提供加算届	情検画				→届出適合医療機関が，患者の紹介を行う際に，検査結果，画像情報，画像診断の所見，投薬内容，注射内容，退院時要約等の診療記録のうち主要なものについて，他の保険医療機関に対し，電子的方法により閲覧可能な形式で提供した場合又は電子的に送受される診療情報提供書に添付した場合に，検査・画像情報提供加算として，次に掲げる点数をそれぞれ所定点数に加算する。
イ　退院患者につき，退院月又はその翌月に情報を提供した場合		+200	×	○	→「イ」は，退院する患者について，当該患者の退院日の属する月又はその翌月に，必要な情報を提供した場合200点を加算する。退院患者紹介加算を算定する場合は算定しない。
ロ　入院患者以外の患者につき，情報を提供した場合		+30	○	×	→「ロ」は，外来患者について，必要な情報を提供した場合30点を加算する。

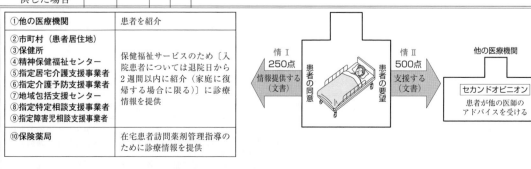

①他の医療機関	患者を紹介
②市町村（患者居住地） ③保健所 ④精神保健福祉センター ⑤指定居宅介護支援事業者 ⑥指定介護予防支援事業者 ⑦地域包括支援センター ⑧指定特定相談支援事業者 ⑨指定障害児相談支援事業者	保健福祉サービスのため〔入院患者については退院日から2週間以内に紹介（家庭に復帰する場合に限る）〕に診療情報を提供
⑩保険薬局	在宅患者訪問薬剤管理指導のために診療情報を提供

情Ⅰ
250点
情報提供する
（文書）

患者の同意

情Ⅱ
500点
支援する
（文書）

患者の要望

他の医療機関

セカンドオピニオン
患者が他の医師のアドバイスを受ける

項　目	略号	点数	算定の可否 外来	算定の可否 入院	算　定　要　件
⑪精神障害者施設 ⑫介護老人保健施設（併設除く）		「入所している患者」の医療機関での診療に基づく情報の提供			「精神障害者施設」とは，①グループホーム，②障害者支援施設（日中活動として生活介護を行うものを除く），③自立訓練（生活訓練）を行う事業所，④就労選択支援を行う事業所，⑤就労移行支援を行う事業所，⑥就労継続支援を行う事業所，⑦福祉ホーム──が該当する。
⑬介護老人保健施設（併設除く） ⑭介護医療院		入所等のために患者を紹介			
⑮認知症に関する専門の医療機関等（認知症疾患医療センター）		認知症の鑑別診断，治療方針の選定等のために患者を紹介			
⑯学校医等（大学を除く）（保育所，幼稚園，小学校，中学校，高等学校，中等教育学校，特別支援学校，高等専門学校，専修学校の学校医等）		①小児慢性特定疾病医療支援の対象患者，②障害児である患者，③アナフィラキシーの既往歴のある患者，④食物アレルギー患者について，学校医等に診療情報を提供			
B 009-2　電子的診療情報評価料 届	電診情評	30	○	○	・施設基準適合の届出医療機関が，別の保険医療機関から診療情報提供書の提供を受けた患者に係る検査結果，画像情報，画像診断の所見，投薬内容，注射内容，退院時要約等の診療記録のうち主要なものについて，電子的方法により閲覧又は受信し，当該患者の診療に活用した場合に算定する。
B 010　診療情報提供料（Ⅱ）（1患者につき月1回）	情Ⅱ	500	○	○	・医療機関が治療法の選択等に関し，他の医療機関の医師の意見（セカンドオピニオン）を求める患者・家族の要望を受けて，他の医療機関に A情報 を添付し，患者又は家族に要望の支援を行った場合に1患者月に1回に限り算定する。 A情報：治療計画，検査結果，画像診断の情報，セカンドオピニオン医師が必要とする情報 レセプト「摘要欄」⑬：情Ⅱ（算定日）　　点数×回数
B 010-2　診療情報連携共有料（1患者につき3月に1回）	情共	120	○	○	・歯科医療機関の求めに応じて，検査結果や投薬内容等の情報提供を行った場合に，3月に1回に限り算定する。 ・B 009 診療情報提供料（Ⅰ）（同一の保険医療機関に対して紹介を行った場合に限る）を算定した同一月においては，別に算定はできない。
B 011　連携強化診療情報提供料（月1回又は3月に1回）	連情	150	○	○	以下の(1)～(7)のケースで算定可。 (1)　敷地内禁煙の医療機関（A）で，かかりつけ医機能をもつ医療機関（B）からの紹介患者を診療し，紹介元（B）に診療情報提供した場合に，（A）が月1回算定 (2)　敷地内禁煙の紹介受診重点医療機関（C）で，他の医療機関（許可病床200床未満の病院又は診療所）（D）からの紹介患者を診療し，紹介元（D）に診療情報提供した場合に，（C）が月1回算定 (3)　敷地内禁煙でかかりつけ医機能をもつ医療機関（E）で，他の医療機関（F）からの紹介患者を診療し，紹介元（F）に診療情報提供した場合に，（E）が月1回算定 (4)　敷地内禁煙の難病診療連携拠点病院・難病診療分野別拠点病院・てんかん支援拠点病院（G）で，他の医療機関（H）から紹介された指定難病の患者又はてんかんの患者（疑われる患者を含む）を診療し，紹介元（H）に診療情報提供した場合に，（G）が月1回算定 (5)　敷地内禁煙の医療機関（I）で，他の医療機関（J）から紹介された妊娠患者を診療し，紹介元（J）に診療情報提供した場合に，（I）が3月に1回算定 (6)　妊娠患者の診療体制が整備された医療機関（K）で，産科・産婦人科標榜医療機関（L）から紹介された妊娠患者につき頻回の情報提供の必要を認め，紹介元（L）に情報提供した場合に，（K）が月1回算定 (7)　産科・産婦人科を標榜する妊娠患者の診療体制が整備された医療機関（M）で，他の医療機関（N）から紹介された妊娠患者につき頻回の情報提供の必要を認め，紹介元（N）に情報提供した場合に，（M）が月1回算定 ・「かかりつけ医機能をもつ医療機関」とは，A 001 再診料の地域包括診療加算，B 001-2-9 地域包括診療料，B 001-2-11 小児かかりつけ診療料，C 002・C 002-2 在宅時医学総合管理料・施設入居時等医学総合管理料（在宅療養支援診療所又は在宅療養支援病院）のいずれかの届出医療機関。 ・B 009 診療情報提供料（Ⅰ）（同一の保険医療機関に対して紹介を行った場合に限る）を算定した月は，別に算定できない。
B 011-2　削除					
B 011-3　薬剤情報提供料（原則月1回）（※処方内容変更のつど算定可）	薬情	4	○	×	・外来患者に対し，処方したすべての薬剤について名称・用法・用量・効能・効果・副作用・相互作用等に関する主な情報を文書で提供した場合に算定する。 ・算定回数は月1回。ただし処方内容の変更の場合はそのつど算定できる。 ・処方日数の変更（5日分を7日分に）の場合は算定できないが，投与量の変更（3Tを6Tに），剤形の変更（錠剤をカプセルに）は算定できる。 ・院外処方の場合は算定できない。 レセプト「摘要欄」⑬：薬情　　点数×回数
〈注加算〉 手帳記載加算（月1回に限り）	手帳	+3			→患者の求めに応じて，薬剤服用歴が経時的に管理できる手帳に，処方した薬剤の名称，医療機関名，年月日を記載した場合に所定点数に加算する（手帳に貼付用の薬剤名が記載された簡便なシール交付では算定不可）。 ・手帳とは薬剤の記録用手帳をいい，上記に加え患者の氏名，生年月日，連絡先や，患者

医学

項　目	略号	点数	算定の可否 外来	入院	算　定　要　件
					のアレルギー歴，副作用歴，患者の主な既往歴等疾病に関する記録などの記録する欄のある手帳をいう。
B011-4　医療機器安全管理料㊫ 1　臨床工学技士配置／生命維持管理装置治療 （1月につき） 2　放射線治療機器の管理体制整備／放射線治療計画策定 （一連につき）	医機安	100 1100	○	○	・施設基準適合の届出医療機関で算定する。 ・「1」は，臨床工学技士（常勤1名以上）が配置された医療機関で，生命維持管理装置を用いて治療を行った場合に算定する。1月に1回。 ・「2」は，放射線治療が必要な患者に対して，放射線治療計画に基づいて治療を行った場合に算定する。放射線治療を専ら担当する常勤の医師（放射線治療経験5年以上）並びに放射線治療機器の安全管理，保守点検，精度管理等を専ら担当する技術者（放射線治療5年以上）がそれぞれ1名以上いる医療機関であることが求められる。 レセプト「摘要欄」⑬　医機安　　点数×回数 人工腎臓，腹膜灌流以外の血液浄化療法（血漿交換，持続緩徐式血液濾過等）に用いる血液浄化装置は算定対象となる。
B011-5　がんゲノムプロファイリング評価提供料（1回限り）	がんゲ評	12000	○	○	・施設基準を満たす保険医療機関において，D006-19がんゲノムプロファイリング検査により得られた包括的なゲノムファイルの結果について，検査結果を医学的に解釈するためのがん薬物療法又は遺伝医学に関する専門的な知識及び技能を有する医師，遺伝カウンセリング技術を有する者等による検討会での検討を経たうえで患者に提供し，治療方針等について文書で患者に説明した場合，患者1人につき1回に限り算定する。
B011-6　栄養情報連携料（入院中1回）	栄情	70	×	○	・B001「10」入院栄養食事指導料を算定した患者に退院後の栄養食事管理について指導を行った内容，入院中の栄養管理に関する情報を文書で説明し，これを他の保険医療機関等の医師，管理栄養士と共有した場合に入院中に1回に限り算定する。 ・上記に該当しない場合で，退院後に他の保険医療機関等に転院，入所する患者で栄養管理計画が策定されているものについて，入院中の栄養管理等に関する情報を，文書を用いて他の保険医療機関等の管理栄養士と共有した場合，入院中に1回に限り算定する。 〔併せて算定できないもの〕B005退院時共同指導料2，A308回復期リハビリテーション病棟入院料（1に限る）では，B001「10」入院栄養食事指導料と同じく包括範囲外とする。
B012　傷病手当金意見書交付料（交付のつど）	傷	100	○	○	・被保険者が業務外での疾病や負傷などで仕事を休み，その間給料の支払いが受けられない場合でも，安心して療養ができるよう，健康保険では傷病手当金が現金給付される。そのために必要書類として医師の「傷病手当金意見書」が必要となる（p.14参照）。 ・傷病手当金意見書のみの交付の場合は，診療時間内・外にかかわらず再診料はとれない。交付料のみ算定する。 ・患者から数カ月分の求めがある場合は，意見書1枚につき100点算定できる。 ・遺族等が受給のため，意見書の交付を行った場合にも算定できる（相続）。 例）同一月に2枚の交付を求められた場合　100点×2枚＝200 レセプト「摘要欄」⑬　傷（交付年月日）　100×2
感染症法公費負担申請の診断書交付 感染症法公費負担申請の手続		＋100 ＋100			→感染症法の公費負担申請のための診断書を記載した場合はさらに100点を算定する〔感染症法第37条（結核患者の入院），第37条の2（結核患者の適正医療）の診断書〕。 →申請手続きに協力し代行した場合はさらに100点を算定する。 例）遺族のレセプトで請求する場合 レセプト「摘要欄」⑬　相続（交付年月日）　点数×回数
B013　療養費同意書交付料（交付のつど）	療	100	○	○	・はり，きゅうの施術に係る療養費の支給対象となる疾病は，慢性病であって医師による適当な治療手段がないものとされており，主として神経痛，リウマチなどであって，類症疾患についてはこれらの疾患と同一と認められる疾病（頸腕症候群，五十肩，腰痛症，頸椎捻挫後遺症等の慢性的な疼痛を症状とする疾患）に支給対象とされている。 ・当該疾病について現に診察している主治医（緊急やむを得ない場合は主治医に限らない）が診察に基づき療養費の支給対象に該当すると認めた患者に対し，「あん摩・マッサージ・指圧，はり，きゅうの施術に係る同意書又は診断書」を交付した場合に算定する〔健康保険法第87条の療養費（柔道整復以外の施術に係るものに限る）の同意書〕。 ・患者が同意書等により療養費の支給可能な期間（初診日又は同意の日から6月。変形徒手矯正手術は1月）を超えて引き続き施術の必要があれば，医師が患者に対し再度交付した場合も算定できる（患者が紛失した場合の再交付の費用は患者負担となる）。 レセプト「摘要欄」⑬　療（交付年月日及び同意書等の病名欄に記載した病名）　点数×回数
B014　退院時薬剤情報管理指導料（退院日1回限り） 〈注加算〉退院時薬剤情報連携加算	退薬 退薬連	90 ＋60	×	○	・死亡退院の場合は算定できない。 ・入院中に使用した主な薬剤の名称等（副作用の発現した場合は投与量，副作用の概要，講じた措置，転帰等を含む）に関し，B011-3の手帳に記載した上で，患者の退院に際して患者又は家族等に対して，退院後の薬剤の服用等に関する必要な指導を行った場合に，退院日に算定する。 ・記載する薬剤については，入院中に使用した薬剤の中で，概ね退院前1週間以内に使用した薬剤及び入院中に副作用が発現した薬剤については，少なくとも記載する。 ・手帳に貼付できるシール等での文書交付（添付するよう要指導）の場合又は新たに手帳を発行した場合でも算定できる。 ・同一日に，B005退院時共同指導料2（「注1」の規定により，入院中に薬剤師が指導等を行った場合に限る）は，別に算定できない。 →入院前の内服薬を変更又は中止した患者について，保険薬局に対して，患者又は家族等の同意を得て，その理由や変更後の患者の状況を文書により提供した場合に加算する。

医学

項　目	略号	点数	算定の可否		算　定　要　件
			外来	入院	
					レセプト「摘要欄」⑬：退薬（退院年月日）　　点数×回数
B 015　精神科退院時共同指導料届					・「1」のイについては，精神保健福祉法に規定する入院措置に係る患者，心神喪失等の状態で重大な他害行為を行った者の医療及び観察等に関する法律に規定する入院若しくは通院をしたことがあるもの又は当該入院の期間が1年以上のものに対して，当該患者の外来を担う保険医療機関又は在宅療養担当医療機関であって，別に厚生労働大臣が定める基準を満たす保険医療機関が，当該患者が入院している他の保険医療機関と共同して，当該患者の同意を得て，退院後の療養上必要な説明及び指導を行った上で，支援計画を作成し，文書により情報提供した場合に，入院中に1回に限り算定する。
1　精神科退院時共同指導料1（外来を担う保険医療機関又は在宅療養担当医療機関の場合）	精退共1				
イ　精神科退院時共同指導料（Ⅰ）		1,500	○	×	・「1」のロについては，療養生活環境の整備のため重点的な支援を要する患者に対して，当該患者の外来を担う保険医療機関又は在宅療養担当医療機関であって，別に厚生労働大臣が定める基準を満たす保険医療機関が，当該患者が入院している他の保険医療機関と共同して，当該患者の同意を得て，退院後の療養上必要な説明及び指導を行った上で，支援計画を作成し，文書により情報提供した場合に，入院中に1回に限り算定する。
ロ　精神科退院時共同指導料（Ⅱ）		900	○	×	・「1」について，A 000 初診料，A 001 再診料，A 002 外来診療料，B 002 開放型病院共同指導料（Ⅰ），B 004 退院時共同指導料1，C 000 往診料，C 001 在宅患者訪問診療料（Ⅰ），C 001-2 在宅患者訪問診療料（Ⅱ）は別に算定できない。
2　精神科退院時共同指導料2（入院医療を提供する保険医療機関の場合）	精退共2	700	×	○	・「2」は，精神病棟の入院患者であって，他の医療機関で「1」を算定するものに対して，当該患者が入院している医療機関であって，厚生労働大臣が定める基準を満たす医療機関が，当該患者の外来を担う医療機関又は在宅療養担当医療機関と共同して，当該患者の同意を得て，退院後の療養上必要な説明及び指導を行った上で支援計画を作成し，文書により情報提供した場合に，入院中1回に限り算定する。ただし，B 003 開放型病院共同指導料（Ⅱ），B 005 退院時共同指導料2，I 011 精神科退院指導料は併算定不可。

医学

3　特定保険医療材料料

項　目	略号	点数	算定の可否		算　定　要　件
			外来	入院	
特定保険医療材料					材料価格（円）÷10＝点数（小数点以下四捨五入）

在 宅 医 療 ⑭

　在宅医療とは，病状が安定している患者が入院することなく自宅で医師の診療・指導や管理を受けながら療養をすることをいいます。医師や看護師，保健師又は助産師などが患家に出向き，必要な医療・看護等を在宅で行った場合，又は患者・家族に対し，在宅療養をするために必要な指導を行った場合にかかった費用を算定します。

A．在宅医療算定の決まり事

1)　在宅医療の費用は「第1節在宅患者診療・指導料」又は「第2節在宅療養指導管理料」の各区分の所定点数により算定する

(1)　在宅患者診療・指導料

　　22項目の診療・指導料（C 000～C 015）があります（p. 143～172 参照）。

・医療機関のスタッフ（医師，保健師，助産師，看護師，准看護師，理学療法士，作業療法士，言語聴覚士，薬剤師，管理栄養士等）が，自宅で療養中の患者に出向き，診療・指導を行うものです。

・医師以外が患家を訪問して指導を行った場合は，診察をしていないため診療実日数には数えません。

・患家に行く交通費は患家負担となります（実費負担）。

〔交通費の扱い〕
（令2保医発0305・1）

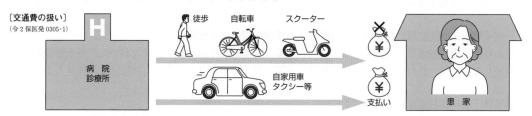

・同一日に同一患者に併せて算定できないもの（いずれか1つの算定に限る）

C 000　往診料	C 006　在宅患者訪問リハビリテーション指導管理料
C 001　在宅患者訪問診療料（Ⅰ）	C 008　在宅患者訪問薬剤管理指導料
C 001-2　在宅患者訪問診療料（Ⅱ）	C 009　在宅患者訪問栄養食事指導料
C 005　在宅患者訪問看護・指導料	I 012　精神科訪問看護・指導料
C 005-1-2　同一建物居住者訪問看護・指導料	

＊「特別の関係」にある他の医療機関においても算定不可。ただし，在宅患者訪問診療等のあとの病状急変による往診を行った場合の往診料は算定できます。

(2)　在宅療養指導管理料

　　35項目の指導管理料（C 100～C 121）があります（p. 160～168 参照）。

・特に規定する場合を除き，月1回に限り算定します。

・退院時に行った指導管理は算定できます。この場合，退院日の属する月に行った指導管理は算定できません。

・C 101～C 121は同月内では併算定はできません。ただし，各区分の〈材料加算〉は算定できます。
　　（主たる指導管理のみ算定します）◀

・C 100～C 121の在宅療養指導管理料のいずれかを算定する場合に，特に規定する場合を除き，本書「項目」欄に＜材料加算＞と記載し，その具体的加算内容を明記しました。また，在宅療養指導管理材料加算一覧表（p. 169～172）もご利用ください。

・在宅療養指導管理に伴って特定保険医療材料を使用する場合，本書「算定要件」欄に〔C 300 特定保険医療材料〕と記載し，その具体的材料名を明記しました。また，特定保険医療材料一覧表（p. 140）もご利用ください。

・同一月にC 100～C 121と併算定できないもの

B 000　特定疾患療養管理料	B 001　「8」皮膚科特定疾患指導管理料
B 001　「1」ウイルス疾患指導料	B 001　「17」慢性疼痛疾患管理料
B 001　「4」小児特定疾患カウンセリング料	B 001　「18」小児悪性腫瘍患者指導管理料
B 001　「5」小児科療養指導料	B 001　「21」耳鼻咽喉科特定疾患指導管理料
B 001　「6」てんかん指導料	I 004　心身医学療法
B 001　「7」難病外来指導管理料（※）	

　　※　B 001「7」難病外来指導管理料とC 101 在宅自己注射指導管理料「2」は併算定可

2)　【外来感染対策向上加算】組織的な感染防止対策について

・組織的な感染防止対策につき，施設基準適合の届出医療機関（診療所に限る）において，第1節在宅患者診療・指導料のうち次に掲げるものを算定した場合は，外来感染対策向上加算として，月1回に限り6点を所定点数に加算します。

　　イ　在宅患者訪問診療料（Ⅰ），ロ　在宅患者訪問診療料（Ⅱ），ハ　在宅患者訪問看護・指導料，ニ　同一建物居住者訪問看護・指導料，ホ　在宅患者訪問点滴注射管理指導料，ヘ　在宅患者訪問リハビリテーション指導管理料，ト　在宅患者訪問薬剤管理指導料，チ　在宅患者訪問栄養食事指導料，リ　在宅患者緊急時等カンファレンス料

・A 000 初診料の注11，A 001 再診料の注15，医学管理等の通則第3号又はI 012 精神科訪問看護・指導料の注13の外来感染対策向上加算を算定した月は別に算定できません。

3)　【連携強化加算，発熱患者等対応加算】感染症対策に関する医療機関間の連携体制について

・感染症対策に関する医療機関間の連携体制につき，施設基準適合の届出医療機関において，<u>外来感染対策向上加算</u>を算定した場合は，連携強化加算として，月1回に限り3点を<u>更に所定点数に加算</u>します。
　　※　発熱患者等対応加算　月1回　20点

4)　【サーベイランス強化加算】感染防止対策に資する情報を提供する体制について

・感染防止対策に資する情報を提供する体制につき，施設基準適合の届出医療機関において，<u>外来感染対策向上加算</u>を算定した場合は，サーベイランス強化加算として，月1回に限り1点を<u>更に所定点数に加算</u>します。

5)　【抗菌薬適正使用体制加算】について

・抗菌薬の使用状況につき，施設基準に適合し届け出た保険医療機関において，<u>外来感染対策向上加算</u>を算定した場合は，抗菌薬適正使用体制加算として月に1回に限り5点を<u>更に所定点数に加算</u>します。

6)　在宅療養支援診療所とは 在支援 （B 004 退院時共同指導料1 等）

　　主な施設基準は，以下のとおりです。
① 別の保険医療機関の保険医との連携により，患家の求めに応じて，24時間往診可能な体制を確保し，往診担当の医師の氏名，担当日等を患家に文書で提供している〔ただし，医療資源の少ない地域（別表6の2）の医療機関では，看護師等といる患者に対して情報通信機器を用いた診療が24時間可能な体制を確保した場合，24時間の往診体制の要件を満たすものとする〕。
② 在宅医療を担当する常勤医師が3名以上配置されている。
③ 24時間の連絡受付の医師，看護師，准看護師をあらかじめ指定し，患家に連絡先を文書で提供している。
④ 別の保険医療機関もしくは訪問看護ステーションとの連携により，患家の求めに応じて，当該診療所の保険医の指示に基づき，24時間訪問看護の提供が可能な体制を確保し，訪問看護の担当者の氏名，担当日等を患家に文書で提供している。
⑤ 別の保険医療機関との連携により，緊急時に在宅での療養を行っている患者が入院できる病床を常に確保し，受入医療機関の名称等をあらかじめ地方厚生局長等に届け出ている。
⑥ 連携する別の保険医療機関もしくは訪問看護ステーションにおいて，緊急時に円滑な対応ができるよう，文書（電子媒体を含む）で患者情報の随時提供（患者の同意を要する）ができる体制をとっている。
⑦ 患者に関する診療記録管理を行うにつき必要な体制が整備されている。
⑧ 当該地域において，他の保健医療サービス及び福祉サービスとの連携調整を担当する者と連携している。
⑨ 年1回，在宅看取り数及び地域ケア会議等への出席状況等を地方厚生（支）局長に報告している。
⑩ 当該診療所において，適切な意思決定支援に関する指針を定めている。
⑪ 訪問栄養食事指導を行うことが可能な体制をとっている。
⑫ 介護老人保健施設・介護医療院・特別養護老人ホームとの協力が可能な体制をとっている。
⑬ 訪問診療の回数が一定数以上（各年度5～7月の回数が2,100回超）の場合，在宅データの提出加算の届出を行っている。
※「機能強化型」（別に厚生労働大臣が定めるもの）の実績要件：①常勤医師3名以上，②緊急往診実績10件以上／年（複数医療機関の連携の場合は，それぞれ4件），③看取り実績4件以上／年（複数の医療機関の連携の場

合は，それぞれ2件），④15歳未満の超・準超重症児に対する総合的な医学管理の実績（単独型は年4件以上，連携型は年2件以上）──など（③と④はいずれかの実績を満たせばよい）。

7)　在宅療養支援病院とは 在支病 （C 002 在宅時医学総合管理料等）

主な施設基準は，以下のとおりです。

① 許可病床数が200床（別表第6の2に掲げる地域に所在する病院は280床）未満のもの又は当該病院を中心とした半径4km以内に診療所が存在しない病院である（届出後に診療所が開設されても当分の間認める）。

② 在宅医療を担当する常勤医師が3名以上配置されている。

③ 24時間連絡を受ける担当者をあらかじめ指定し，その連絡先を文書で患家に提供している。

④ 当該病院において24時間往診が可能な体制を確保し，往診担当医の氏名，担当日等を文書により患家に提供している〔ただし，医療資源の少ない地域（別表6の2）の医療機関では，看護師等といる患者に対して情報通信機器を用いた診療が24時間可能な体制を確保した場合，24時間の往診体制の要件を満たすものとする〕。

⑤ 往診担当医は当該病院の当直体制を担う医師とは別の者であること。なお，往診担当医は，緊急時の連絡体制及び24時間往診できる体制を確保していれば，必ずしも当該医療機関内に待機していなくてもよい。

⑥ 当該病院において，または訪問看護ステーションとの連携により，患家の求めに応じて，当該病院の保険医の指示に基づき，24時間訪問看護の提供が可能な体制を確保し，訪問看護の担当者の氏名，担当日等を文書により患家に提供している。

⑦ 当該病院において，緊急時に在宅療養患者が入院できる病床を常に確保している。

⑧ 訪問看護ステーションと連携する場合，当該訪問看護ステーションが緊急時に円滑に対応できるよう，あらかじめ療養等に必要な情報を文書で当該訪問看護ステーションに提供できる体制をとっている。

⑨ 患者に関する診療記録管理を行うにつき必要な体制が整備されている。

⑩ 当該地域において，他の保健医療サービス及び福祉サービスとの連携調整を担当する者と連携している。

⑪ 年1回，在宅看取り数及び地域ケア会議等への出席状況等を地方厚生（支）局長に報告している。

⑫ 当該病院において，適切な意思決定支援に関する指針を定めている。

⑬ 訪問栄養食事指導を行うことが可能な体制をとっている。

⑭ 介護老人保健施設・介護医療院・特別養護老人ホームとの協力が可能な体制をとっている。

⑮ 訪問診療の回数が一定数以上（各年度5〜7月の回数が2,100回超）の場合，在宅データの提出加算の届出を行っている。

※「機能強化型」（別に厚生労働大臣が定めるもの）の実績要件：以下のいずれかの要件を満たすこと。

① 当該病院において，過去1年間の緊急の往診の実績を10件以上有する。

② 在宅療養支援診療所等からの要請により患者の受入れを行う病床を常に確保していること及び在宅療養支援診療所等からの要請により患者の緊急の受け入れを行った実績が過去1年間で31件以上ある。

③ 地域包括ケア病棟入院料・入院医療管理料1又は3を届け出ている。

8)　在宅療養後方支援病院とは （C 012 在宅患者共同診療料等）

主な施設基準は，以下のとおりです。

① 許可病床数が200床（別に厚生労働大臣が定める地域の医療機関は160床）以上の病院である。

② 在宅療養を提供する医療機関（連携医療機関）と連携している。その際，当該病院において，24時間連絡を受ける担当者を予め指定し，その連絡先を文書で連携医療機関に対し提供している。

③ 連携医療機関の求めに応じ，入院希望患者（事前届出）の診療が24時間可能な体制を確保し，その体制について患者に説明をしている。

　＊入院希望者が届け出た文書の原本を保管し，連携医療機関・入院希望患者には写しを交付する（入院希望の届出は1患者1病院を想定する）。

④ 入院希望者に緊急入院の必要が発生したにもかかわらず，やむを得ず当該病院に入院させることができなかった場合は，当該病院が他に入院可能な病院を探し，入院希望者を紹介する。

⑤ 連携医療機関との間で3月に1回以上患者の診療情報を交換していること（FAX・電子メールはOK，電話は×）。その際 B 009 診療情報提供料（I）は算定できない。

⑥ ⑤に基づき，当該病院の入院希望患者の最新の一覧表を作成している。

⑦ 年1回，在宅療養患者の受入状況等を，様式20の5を用いて地方厚生（支）局に報告している。

在宅

㊙試験対策　在宅医療の計算手順

手順①　算定の**対象疾患**（重症度も含む）に該当するかどうかを確認する。
手順②　算定の対象疾患と**算定期間**，回数等を確認する。
手順③　他の指導管理や在宅医療との**併算定可否**を確認する。
手順④　レセプトに記載する場合，「**要記載事項**」は何かを確認する。
手順⑤　薬剤・特定保険医療材料の有無とレセプト記入もれをチェックする。

㊙　薬剤料（C 200）・特定保険医療材料料（C 300）の計算手順

$$薬剤料 = \frac{1 回に使用した薬剤の合計金額}{10} = \boxed{} 点 → 端数を五捨五超入 → 1 点以下は算定不可$$

(1)　使用薬剤の合計金額が **15 円以下**の場合：薬剤料を算定しない。
(2)　使用薬剤の合計金額が **15 円超**の場合
　　①　**使用薬価÷10**
　　②　小数点以下端数処理　**0.5 以下→小数点以下切捨て　0.5 超→小数点以下切上げ**
　　　　例）使用薬価 25 円→25.0÷10＝2.5……2 点　25.1 円→25.1÷10＝2.51……3 点

$$特定保険医療材料料 = \frac{材料の価格×使用量}{10} = \boxed{} 点$$

（端数は四捨五入）

＊注射薬剤の投与日数には制限のあるものとないものがある。

B．レセプトの書き方

【記載例】

⑪	初　診　　時間外・休日・深夜		回	点		
⑫	再　診	×	回			往診料を算定した場合は⑪⑫のどちらかを算定
	外来管理加算	×	回			
	時間外	×	回			
	休　日	×	回			
	深　夜	×	回			
⑬						
⑭	往　診	×	回		⑭	必要記載事項
	夜　間	×	回			（使用薬剤）　　　　　点数×回数
	深夜・緊急	×	回			該当する行に略称，回（日）数と点数を記載する
	在宅患者訪問診療	×	回			
	その他					
	薬　剤					

例1）　往診医療機関（在支診・在支病以外）で訪問診療等を行う患者に対して，3/12 に同日往診（昼1回・夜間1回）を行った場合

⑭	往　診	1 回	720	⑭	往診（12 日）（普通往診1回，夜間往診1回）
	夜　間	1 回	1370		
	深夜・緊急		回		
	在宅患者訪問診療		回		
	その他				
	薬　剤				

　　　普通往診の場合は「往診」の行に書く。夜間若しくは休日の場合は「夜間」の行に書き，深夜・緊急往診の場合は「深夜・緊急」いずれか該当するものに○をつけ，それぞれの行に回数と点数を「点数欄」に記載する。

在宅

例2)　在宅患者訪問診療の場合

⑭				⑭	急性 （その必要性・診療日及び訪問診療日）
	往　診		回		
	夜　間		回		
	深夜・緊急		回		
	在宅患者訪問診療		回		
	その他				
	薬　剤				

「在宅患者訪問診療」の場合は指定の行が設定されているため，その行に総回数と点数を「点数欄」に記入するほか，次によること。

①同一患者に同一月内に，在宅患者訪問診療料（I）の「1」のイ，ロ，「2」のイ，ロ又は在宅患者訪問診療料（II）のうち複数算定する場合には，在宅患者訪問診療の項には総点数を記載し，「摘要」欄にその内訳（それぞれの名称，回数及び総点数）を記載すること。また，乳幼児加算又は幼児加算を算定した場合は，当該加算を加算した点数を記載する。

②在宅患者訪問診療料（I）の在宅ターミナルケア加算のイ若しくはロを算定した場合又は在宅患者訪問診療料（II）の在宅ターミナルケア加算を算定した場合は，当該加算点数を記載し，「在宅患者訪問診療」の字句の次にそれぞれ名称を記載すること。また，看取り加算を算定した場合は，当該加算点数を記載する。

③患家が16kmを超えた場合又は海路の場合で，特殊の事情があったときの在宅患者訪問診療料（I）を算定する場合には，在宅患者訪問診療の字句の左に「特」，その内訳の最後尾に「波浪」，「滞在」又は「波浪・滞在」と記載し，所定点数に在宅患者訪問診療料（I）の「注4」から「注8」までの点数を加算した点数と特別加算点数（波浪及び滞在に対する加算点数）とを併記する。

例3)　3/2に往診，3/15・3/22に在宅患者訪問診療（I）「1」のイを行った場合

⑭				⑭	往診（2日）
	往　診	1回	720		(I)1在宅 （15日，22日）
	夜　間		回		
	深夜・緊急		回		
	在宅患者訪問診療	2回	1776		
	その他				
	薬　剤				

＊在宅患者訪問診療料（I）「1」は1患者週3回限度。　888点×2回＝1776点
　この場合，再診料，外来診療料，往診料は算定不可（同一日算定不可）。

同一月に往診料と在宅患者訪問診療料を併せて算定している場合は「摘要欄」にはそれぞれ実施した日を記載する。

「往診」「在宅患者訪問診療」以外は「点数欄」の「その他」の行に略称，回（日）数，合計点数を記載する。

例4)　月20回の血糖自己測定を行っている患者に対し，在宅自己注射指導管理「1以外」「イ」（月27回以下）を行い，注入器用注射針加算「1以外」，ノボラピッド注ペンフィル300単位1筒，1日1回10単位（1回につき空打ち2単位），25日分を処方した場合

⑭				⑭	在宅自己注射指導管理料(1以外)(月27回以下) ⎫	
	往　診		回		血糖自己測定1日1回(月20回以上)　　　　 ⎬ 1130×1	
	夜　間		回		ノボラピッド注ペンフィル300単位1筒 ⎭ 101×1	
	深夜・緊急		回		（1日1回10単位）（25日分）	
	在宅患者訪問診療		回			
	その他	注 注糖 針	1130			
	薬　剤		101			

＊在宅自己注射指導管理「1以外」「イ」（月27回以下）650点＋血糖自己測定器加算（月20回以上）350点＋注入器用注射針加算「1以外」130点＝1130点。薬剤：ノボラピッド注ペンフィル300単位1筒1007円。

「在宅自己注射指導管理料」は「点数欄」の「その他」の行に略称と合計点を記載し，「摘要欄」に注入器用注射針加算（「1」の場合に限る）の算定理由，血糖自己測定（1型糖尿病）と回数，薬剤の総支給単位数，薬剤の総点数，所定単位当たりの薬剤名と支給日数等を記載する。

在宅医療で投与可能な薬剤一覧表

投与日数	薬　剤　名
制限なし	インスリン製剤，ヒト成長ホルモン剤，遺伝子組換え活性型血液凝固第VII因子製剤，乾燥濃縮人血液凝固第X因子加活性化第VII因子製剤，遺伝子組換え型血液凝固第VIII因子製剤，乾燥人血液凝固第VIII因子製剤，遺伝子組換え型血液凝固第IX因子製剤，乾燥人血液凝固第IX因子製剤，活性化プロトロンビン複合体，乾燥人血液凝固因子抗体迂回活性複合体，性腺刺激ホルモン放出ホルモン剤，性腺刺激ホルモン製剤，ゴナドトロピン放出ホルモン誘導体，ソマトスタチンアナログ，顆粒球コロニー形成刺激因子製剤，自己連続携行式腹膜

在宅

制限なし	灌流用灌流液，在宅中心静脈栄養法用輸液^注，インターフェロンアルファ製剤，インターフェロンベータ製剤，ブプレノルフィン製剤，モルヒネ塩酸塩製剤，抗悪性腫瘍剤，グルカゴン製剤，グルカゴン様ペプチド-1 受容体アゴニスト，ヒトソマトメジンC製剤，人工腎臓用透析液，血液凝固阻止剤，生理食塩液，プロスタグランジン I_2 製剤，エタネルセプト製剤，注射用水，ペグビソマント製剤，スマトリプタン製剤，フェンタニルクエン酸塩製剤，複方オキシコドン製剤，オキシコドン塩酸塩製剤，ベタメタゾンリン酸エステルナトリウム製剤，デキサメタゾンリン酸エステルナトリウム製剤，デキサメタゾンメタスルホ安息香酸エステルナトリウム製剤，プロトンポンプ阻害剤，H_2 遮断剤，カルバゾクロムスルホン酸ナトリウム製剤，トラネキサム酸製剤，フルルビプロフェンアキセチル製剤，メトクロプラミド製剤，プロクロルペラジン製剤，ブチルスコポラミン臭化物製剤，グリチルリチン酸モノアンモニウム・グリシン・L-システイン塩酸塩配合剤，アダリムマブ製剤，エリスロポエチン，ダルベポエチン，テリパラチド製剤，アドレナリン製剤，ヘパリンカルシウム製剤，アポモルヒネ塩酸塩製剤，セルトリズマブペゴル製剤，トシリズマブ製剤，メトレレプチン製剤，アバタセプト製剤，pH4 処理酸性人免疫グロブリン（皮下注射）製剤，電解質製剤，注射用抗菌薬，エダラボン製剤，アスホターゼ アルファ製剤，グラチラマー酢酸塩製剤，脂肪乳剤，セクキヌマブ製剤，エボロクマブ製剤，ブロダルマブ製剤，アリロクマブ製剤，ベリムマブ製剤，イキセキズマブ製剤，ゴリムマブ製剤，エミシズマブ製剤，イカチバント製剤，サリルマブ製剤，デュピルマブ製剤，インスリン・グルカゴン様ペプチド-1 受容体アゴニスト配合剤，ヒドロコルチゾンコハク酸エステルナトリウム製剤，遺伝子組換えヒト von Willebrand 因子製剤，ブロスマブ製剤，アガルシダーゼ アルファ製剤，アガルシダーゼ ベータ製剤，アルグルコシダーゼ アルファ製剤，イデュルスルファーゼ製剤，イミグルセラーゼ製剤，エロスルファーゼ アルファ製剤，ガルスルファーゼ製剤，セベリパーゼ アルファ製剤，ベラグルセラーゼアルファ製剤，ラロニダーゼ製剤，メポリズマブ製剤，オマリズマブ製剤，テデュグルチド製剤，サトラリズマブ製剤，ビルトラルセン製剤，レムデシビル製剤，ガルカネズマブ製剤，オファツムマブ製剤，ボソリチド製剤，エレヌマブ製剤，アバロパラチド酢酸塩製剤，カプラシズマブ製剤，乾燥濃縮人 C1- インアクチベーター製剤，フレマネズマブ製剤（4 週間に 1 回投与する場合に限る），メトトレキサート製剤，チルゼパチド製剤，ビメキズマブ製剤，ホスレボドパ・ホスカルビドパ水和物配合剤，ペグバリアーゼ製剤，パビナフスプ アルファ製剤，アバルグルコシダーゼ アルファ製剤，ラナデルマブ製剤，ネモリズマブ製剤，ペグセタコプラン製剤，ジルコプランナトリウム製剤，コンシズマブ製剤，テゼペルマブ製剤，オゾラリズマブ製剤，トラロキヌマブ製剤，エフガルチギモド アルファ・ボルヒアルロニダーゼ アルファ配合剤，ドブタミン塩酸塩製剤，ドパミン塩酸塩製剤，ノルアドレナリン製剤，ベドリズマブ製剤，ミリキズマブ製剤
14 日分を限度	イ．新医薬品（医薬品医療機器等法第 14 条の 4 第 1 項第 1 号に規定する新医薬品）で，薬価基準への収載の日の属する月の翌月の初日から起算して 1 年を経過していない注射薬（ガニレスト皮下注 0.25mg シリンジ，セトロタイド注射用 0.25mg を除く） ロ．複方オキシコドン製剤，ヒドロモルフォン塩酸塩製剤
30 日分を限度	ブプレノルフィン製剤，モルヒネ塩酸塩製剤，フェンタニルクエン酸塩製剤

^注「在宅中心静脈栄養法用輸液」とは，高カロリー輸液をいう。なお，高カロリー輸液を投与する場合には，これ以外にビタミン剤，高カロリー輸液用微量元素製剤及び血液凝固阻止剤を投与することができる。

在宅療養指導管理に伴う特定保険医療材料一覧表

在宅療養指導管理の種別	在宅医療に規定する特定保険医療材料	価　格
C 102　在宅自己腹膜灌流 指導管理料	001　腹膜透析液交換セット	
	(1)交換キット	554 円
	(2)回路　①Y セット	884 円
	②APD セット	5,470 円
	③IPD セット	1,040 円
C 104　在宅中心静脈栄養法 指導管理料	002　在宅中心静脈栄養用輸液セット	
	(1)本体	1,400 円
	(2)付属品　①フーバー針	419 円
	②輸液バッグ	414 円
C 109　在宅寝たきり患者処置 指導管理料	003　在宅寝たきり患者処置用気管切開後留置用チューブ	
	(1)一般型	
	①カフ付き気管切開チューブ	
	ア　カフ上部吸引機能あり　　i　　一重管	4,020 円
	ii　　二重管	5,690 円
	イ　カフ上部吸引機能なし　　i　　一重管	3,800 円
	ii　　二重管	6,080 円
	②カフなし気管切開チューブ	4,080 円
	(2)輪状甲状膜切開チューブ	2,030 円
	(3)保持用気管切開チューブ	6,140 円
	004　在宅寝たきり患者処置用膀胱留置用ディスポーザブルカテーテル	
	(1)2 管一般（Ⅰ）	233 円
	(2)2 管一般（Ⅱ）　①標準型	561 円
	②閉鎖式導尿システム	862 円
	(3)2 管一般（Ⅲ）　①標準型	1,650 円
	②閉鎖式導尿システム	2,030 円
	(4)特定（Ⅰ）	741 円
	(5)特定（Ⅱ）	2,060 円

C 109　在宅寝たきり患者処置指導管理料	005　在宅寝たきり患者処置用栄養用ディスポーザブルカテーテル	
	(1)経鼻用　①一般用	183 円
	②乳幼児用　ア　一般型	94 円
	イ　非 DEHP 型	147 円
	③経腸栄養用	1,600 円
	④特殊型	2,110 円
	(2)腸瘻用	3,870 円
C 102-2　在宅血液透析指導管理料	**006　在宅血液透析用特定保険医療材料**（回路を含む）	
	(1)ダイアライザー　①Ⅰa 型	1,440 円
	②Ⅰb 型	1,500 円
	③Ⅱa 型	1,450 円
	④Ⅱb 型	1,520 円
	⑤S 型	2,220 円
	⑥特定積層型	5,590 円
	(2)吸着型血液浄化器（β₂-ミクログロブリン除去用）	21,700 円
C 108　在宅麻薬等注射指導管理料	**007　携帯型ディスポーザブル注入ポンプ**	
	(1)　化学療法用	3,180 円
	(2)　標準型	3,080 円
	(3)　PCA 型	4,270 円
	(4)　特殊型	3,240 円
C 114　在宅難治性皮膚疾患処置指導管理料	**008　皮膚欠損用創傷被覆材**	
	(1)真皮に至る創傷用　　　　1cm² 当たり	6 円
	(2)皮下組織に至る創傷用　①標準型　1cm² 当たり	10 円
	②異形型　1g　当たり	35 円
	(3)筋・骨に至る創傷用　　1cm² 当たり	25 円
	009　非固着性シリコンガーゼ	
	(1)広範囲熱傷用	1,080 円
	(2)平坦部位用	142 円
	(3)凹凸部位用	309 円
C 116　在宅植込型補助人工心臓（非拍動流型）指導管理料	**010　水循環回路セット**	1,100,000 円
C 112-2　在宅喉頭摘出患者指導管理料	**015　人工鼻材料**	
	(1)人工鼻　①標準型	492 円
	②特殊型	1,000 円
	(2)接続用材料　①シール型　ア　標準型	675 円
	イ　特殊型	1,150 円
	②チューブ型	16,800 円
	③ボタン型	22,100 円
	(3)呼気弁	51,100 円

在宅

在宅療養指導管理に伴う「材料加算」「特定保険医療材料」等一覧表

在宅療養指導管理の種別	A　第2款　在宅療養指導管理材料加算	B　C 300　特定保険医療材料料	C　院外処方で支給できる特定保険医療材料
C 101　在宅自己注射指導管理料	①C 150　血糖自己測定器 ②C 151　注入器＊1 ③C 152　間歇注入シリンジポンプ ④C 152-2　持続血糖測定器 ⑤C 152-4　持続皮下注入シリンジポンプ ⑥C 153　注入器用注射針＊2 ⑦C 161　注入ポンプ		①インスリン，ホルモン製剤等注射用ディスポ注射器＊1 ②万年筆型注入器用注射針＊2
C 101-2　在宅小児低血糖症患者指導管理料	C 150　血糖自己測定器		
C 101-3　在宅妊娠糖尿病患者指導管理料			
C 102　在宅自己腹膜灌流指導管理料	①C 154　紫外線殺菌器 ②C 155　自動腹膜灌流装置	腹膜透析液交換セット	腹膜透析液交換セット
C 102-2　在宅血液透析指導管理料	C 156　透析液供給装置	①ダイアライザー ②吸着型血液浄化器	①ダイアライザー ②吸着型血液浄化器
C 103　在宅酸素療法指導管理料	①C 157　酸素ボンベ ②C 158　酸素濃縮装置 ③C 159　液化酸素装置 ④C 159-2　呼吸同調式デマンドバルブ		

在宅

C 103　在宅酸素療法指導管理料	⑤C 171　在宅酸素療法材料		
C 104　在宅中心静脈栄養法指導管理料	①C 160　輸液セット＊4 ②C 161　注入ポンプ	在宅中心静脈栄養用輸液セット（1月7組目より算定）	①在宅中心静脈栄養用輸液セット＊4
C 105　在宅成分栄養経管栄養法指導管理料	①C 161　注入ポンプ ②C 162　栄養管セット		
C 105-2　在宅小児経管栄養法指導管理料			
C 105-3　在宅半固形栄養経管栄養法指導管理料	C 162　栄養管セット		
C 106　在宅自己導尿指導管理料	C 163　特殊カテーテル		
C 107　在宅人工呼吸指導管理料	C 164　人工呼吸器 C 170　排痰補助装置 C 173　横隔神経電気刺激装置加算		
C 107-2　在宅持続陽圧呼吸療法指導管理料	C 165　在宅持続陽圧呼吸療法用治療器 C 171-2　在宅持続陽圧呼吸療法材料		
C 107-3　在宅ハイフローセラピー指導管理料	C 171-3　在宅ハイフローセラピー材料加算 C 174　在宅ハイフローセラピー装置加算		
C 108　在宅麻薬等注射指導管理料	①C 161　注入ポンプ ②C 166　携帯型ディスポ注入ポンプ＊3 注　C 108「2」，C 108-3 は C 166 の対象外	携帯型ディスポ注入ポンプ（1月7個目より算定）	①インスリン，ホルモン製剤等注射用ディスポ注射器 ②携帯型ディスポ注入ポンプ＊3
C 108-2　在宅腫瘍化学療法注射指導管理料			
C 108-3　在宅強心剤持続投与指導管理料			
C 108-4　在宅悪性腫瘍患者共同指導管理料			
C 109　在宅寝たきり患者処置指導管理料		①気管切開後留置用チューブ ②膀胱留置用ディスポカテーテル ③栄養用ディスポカテーテル	①気管切開後留置用チューブ ②膀胱留置用ディスポカテーテル ③栄養用ディスポカテーテル
C 110　在宅自己疼痛管理指導管理料	C 167　疼痛等管理用送信器		
C 110-2　在宅振戦等刺激装置治療指導管理料			
C 110-3　在宅迷走神経電気刺激治療指導管理料			
C 111　在宅肺高血圧症患者指導管理料	C 168　携帯型精密輸液ポンプ C 168-2　携帯型精密ネブライザ		
C 112　在宅気管切開患者指導管理料	C 169　気管切開患者用人工鼻		
C 112-2　在宅喉頭摘出患者指導管理料		人工鼻材料	人工鼻材料
C 116　在宅植込型補助人工心臓（非拍動流型）指導管理料		水循環回路セット	水循環回路セット
C 117　在宅経腸投薬指導管理料	C 152-3　経腸投薬用ポンプ		
C 118　在宅腫瘍治療電場療法指導管理料		体表面用電場電極	
C 119　在宅経肛門的自己洗腸指導管理料	C 172　在宅経肛門的自己洗腸用材料加算		
C 121　在宅抗菌薬吸入療法指導管理料	C 175　在宅抗菌薬吸入療法用ネブライザ加算		

(1)　A欄＊1〜＊4の材料加算は，C欄の院外処方でそれぞれ対応する＊1〜＊4の材料を支給した場合は算定できない。

(2)　A欄の在宅自己注射の「注入器」，「注入器用注射針」は処方した場合に限り算定できる。

(3)　C 300 特定保険医療材料の「皮膚欠損用創傷被覆材」「非固着性シリコンガーゼ」は，C 114 在宅難治性皮膚疾患処置指導管理料の算定患者に使用した場合に算定・院外処方可。あるいは，いずれかの在宅療養指導管理を指導している場合で，皮下組織に至る褥瘡に使用した場合に算定・院外処方可（C 114 の算定患者以外では，原則として3週間まで）。

1　在宅患者診療・指導料一覧表

留意点　「在宅患者診療・指導料」の留意点は下記のとおりです。

① 患家を訪問した際の**交通費**（実費）**は患家の負担**とする（自転車，スクーターは対象にならない）。

② 同時に算定できないもの（往診料，訪問診療，訪問看護，訪問リハ，訪問薬剤，訪問栄養，精神科訪問看護のいずれか）に注意し，このうち1つ算定した日は，他のものは算定できない。

③ **往診料**では次の点に留意する。

・ **往診料**＋（**初診料又は再診料**）も忘れず算定する。

・ 時間帯に関する考え方は，往診料と初・再診料では異なるので注意。**往診料**の場合の夜間とは，午後6時から翌日の午前8時までとし，深夜は午後10時から翌日の午前6時までとする。

・ 往診患者の場合でも再診料の「**外来管理加算**」は算定できる。

項　目	略号	点数	算　定　要　件
C 000　往診料			**【実施者】医師**
［昼間往診］（1時間以内）		720	・患者又は家族等患者の看護等に当たる者が，医療機関に電話等で直接往診を求め，当該医療機関の医師が往診の必要性を認め，可及的速やかに患家に赴き診療を行った場合に算定（1日2回以上算定可）。（定期的・計画的に患家又は他の医療機関に赴いて診療を行った場合は「訪問診療料」で算定） ・C 000 往診料を算定した場合にも，再診料に加えて外来管理加算を算定できる。 ・往診の後に薬剤のみを受け取りに医療機関に来た場合は診察料は算定できない。 ・年齢加算はない。
［加算］ 〈注1〉 ［緊急・夜間・深夜の場合］ イの医療機関	在支援 在支病		・緊急往診：標榜時間内であって診療従事中に緊急に往診した場合をいう。 　【緊急往診の対象患者】急性心筋梗塞，脳血管障害，急性腹症等，（15歳未満の小児の場合は上記に加えて）低体温，けいれん，意識障害，急性呼吸不全等が予想される場合 ・夜間往診：深夜を除くPM6：00〜翌日AM8：00まで。 ・休日往診：日曜日，祝日，12/29〜1/3。 ・深夜往診：PM10：00〜AM6：00までに往診した場合をいう。
(1) 有床の場合 ①緊急往診加算 ②夜間・休日往診加算 ③深夜往診加算		+850 +1700 +2700	**【厚生労働大臣が定める患者】** 　下記のいずれかに該当する場合をいう。 ①往診を行う医療機関で，過去60日以内に在宅患者訪問診療料（Ⅰ），（Ⅱ）又は在宅がん医療総合診療料を算定している患者
(2) 無床の場合 ①緊急往診加算 ②夜間・休日往診加算 ③深夜往診加算		+750 +1500 +2500	②往診を行う医療機関と連携体制を構築している他の医療機関で，過去60日以内に在宅患者訪問診療料（Ⅰ），（Ⅱ）又は在宅がん医療総合診療料を算定している患者 ③往診を行う医療機関の外来で継続的に診療を受けている患者 ④往診を行う保険医療機関と平時からの連携体制を構築している介護老人保健施設等に入所している患者
ロの医療機関 (1) 緊急往診加算 (2) 夜間・休日往診加算 (3) 深夜往診加算	支援	+650 +1300 +2300	
ハの医療機関 (1) 緊急往診加算 (2) 夜間・休日往診加算 (3) 深夜往診加算		+325 +650 +1300	
ニの医療機関 (1) 緊急往診加算 (2) 夜間・休日往診加算 (3) 深夜往診加算		+325 +405 +485	

C 000 往診料 1時間	イ 診療従事の時間帯で往診を行う 在支援・在支病		ロ イ以外の 在支援・在支病 の往診料	ハ イ・ロ以外の医療機関の往診料	ニ 厚生労働大臣が定める患者以外の患者
	有床	無床			
昼間	720	720	720	720	720
緊急	1570 (720+850)	1470 (720+750)	1370 (720+650)	1045 (720+325)	1045 (720+325)
夜間・休日	2420 (720+1700)	2220 (720+1500)	2020 (720+1300)	1370 (720+650)	1125 (720+405)
深夜	3420 (720+2700)	3220 (720+2500)	3020 (720+2300)	2020 (720+1300)	1205 (720+485)
患家診療時間加算	1時間を超えた場合は，30分区切りに＋100加算する				
死亡診断加算	+200				

※「イ」の在支援・在支病は機能強化型，「ロ」は従来型。

・初診料・再診料（外来診療料）のどちらかを忘れず算定する。
・再診料を算定する場合には，外来管理加算も算定できる。
・2人以上の患者への往診の場合，アパートなどで部屋が異なり，家計が別の場合は別々に往診料を算定する。

①往診の依頼
②医師が行く
病院診療所　患家

・同一の患家で2人以上の患者を診察した場合は，2人目以降は往診料は算定せず，初診又は再診料もしくは外来診療料及び特掲診療料を算定する。

| 〈注2〉
患家診療時間加算〔1時間超〕 | | +100 | →患家診療時間加算：診療時間が1時間を超えた場合は30分区切りに延長加算する。なお，診療時間とは，実際に診療にあたっている時間をいう。 |

〈昼間の場合〉

1時間	30分	30分	30分
720	100	100	100

例）診療時間　1時間45分の場合

920点

1時間	30分	30分
720	100	100

項　目	略号	点数	算　定　要　件
〈注3〉 在宅ターミナルケア加算 イ　有料老人ホーム等に入居する患者以外の患者 　(1)の医療機関 　　①　有床の場合 　　②　無床の場合 　(2)の医療機関 　(3)の医療機関 ロ　有料老人ホーム等に入居する患者 　(1)の医療機関 　　①　有床の場合 　　②　無床の場合 　(2)の医療機関 　(3)の医療機関 在宅緩和ケア充実診療所・病院加算届 在宅療養実績加算1届 在宅療養実績加算2届 酸素療法加算 〈注4〉 看取り加算 〈注5〉 死亡診断加算 〈注6〉 16km超・海路による往診 〈注8〉 在宅緩和ケア充実診療所・病院加算届 在宅療養実績加算1届 在宅療養実績加算2届 〈注9〉 往診時医療情報連携加算 〈注10〉 介護保険施設等連携往診加算届	特	+6500 +5500 +4500 +3500 +6500 +5500 +4500 +3500 +1000 +750 +500 +2000 +3000 +200 +100 +75 +50 +200 +200	→在宅で死亡した患者（往診を行った後，24時間以内に在宅以外で死亡した患者も対象）に対して，死亡日及び死亡日前14日以内に，B 004 退院時共同指導料Ⅰを算定しかつ往診を実施した場合，在宅ターミナルケア加算を加算できる。 C 001「注6」在宅ターミナルケア加算，C 001-2「注5」在宅ターミナルケア加算は算定できない。 往診料の表・ターミナルケア加算の表・看取り／死亡診断加算の表など（下記） （厚生労働省保険局医療課「令和6年度診療報酬改定の概要」より） 「注3」：施設基準の届出医療機関の保険医が行った場合は，在宅緩和ケア充実診療所・病院加算，在宅療養実績加算1・2として，1000点，750点，500点をそれぞれさらに所定点数に加算する。がん患者に対して酸素療法を行った場合，酸素療法加算2000点を所定点数に加算する。 「注4」：往診を行い，在宅で患者を看取った場合（在宅ターミナルケア加算を算定した場合に限る）には看取り加算3000点を所定点数に加算する。 「注5」：患家で死亡診断を行った場合，死亡診断加算200点を所定点数に加算する（看取り加算を算定する場合には算定できない）。 「注6」：「16km超・海路」厚生労働大臣が定めるところ（「早見表2024」p.357）により算定。 →注1のイからハまでについては，施設基準に適合の届出医療機関の保険医が行った場合は，在宅緩和ケア充実診療所・病院加算（機能強化型の在宅療養支援診療所・病院で算定），在宅療養実績加算1・2（従来型の在宅療養支援診療所・病院で算定）として，100点，75点又は50点を，それぞれ更に所定点数に加算する。 〔同日算定のできないもの〕 B 004 退院時共同指導料1，C 001 訪問診療（Ⅰ），C 001-2 訪問診療（Ⅱ），C 005 訪問看護，C 005-1-2 同一建物居住者訪問看護・指導料，C 006 訪問リハ，C 008 訪問薬剤，C 009 訪問栄養，I 012 精神科訪問看護（ただし，これらを行った後に，患者の病状急変等により往診を行った場合は算定可）。 →在宅療養支援診療所または在宅療養支援病院が，連携する他の保険医療機関（在宅療養支援診療所または在宅療養支援病院以外）により，計画的な医学管理の下に主治医として定期的に訪問診療を行っている患者に往診を行った場合，往診時医療情報連携加算として200点を所定点数に加算する。 →施設基準に適合し届け出た保険医療機関が，介護保険施設等の協力医療機関であって，介護保険施設等に入所している患者の病状の急変等に伴い，往診を行った場合，介護保険施設等連携往診加算として200点を所定点数に加算する。

表（算定要件欄内）:

往診料		720 点
在宅患者訪問診療料（Ⅰ）の1 （1日につき）	同一建物居住者以外の場合	888 点
	同一建物居住者の場合	213 点
在宅患者訪問診療料（Ⅱ）のイ（1日につき）		150 点

在宅ターミナルケア加算 在宅で死亡した患者に死亡日から2週間以内に2回以上の往診，訪問診療又は退院時共同指導を実施した場合に算定	機能強化型在支診・在支病		機能強化型以外の在支診・在支病	その他の医療機関
	有床診・在支病	無床診		
	6500 点 (6200 点)	5500 点 (5200 点)	4500 点 (4200 点)	3500 点 (3200 点)
＋在宅緩和ケア充実診療所・病院加算	7500 点 (7200 点)	6500 点 (6200 点)		
＋在宅療養実績加算1			5250 点 (4950 点)	
＋在宅療養実績加算2			5000 点 (4700 点)	

※1　（ ）内は在宅患者訪問診療料（Ⅱ）のイを算定しているときの点数

看取り加算	在宅で患者を看取った場合に算定	3,000 点
死亡診断加算	患家で死亡診断を行った場合に算定	200 点

※2　看取り加算と死亡診断加算は併算定できない

■その他の加算■
○乳幼児加算 400点
○診療時間に応じた加算　診療時間が1時間超の場合に100点／30分を加算

レセプト記載例）　同日往診の場合（ハの医療機関の場合）

⑭	往診　1回	720	⑭	往診10日（日中1回・夜間1回）
	夜間　1回	1370		

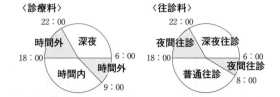

! One Point Lesson

【診療料と往診料の時間外加算】診療料と往診料では，医療機関が設定する診療時間によって，時間外加算の対象となる時間が異なることがあります。例えば，診療時間が9〜18時の医療機関で午前8時30分に往診（初診）を行う場合，①往診料は，普通往診料で算定しますが，②初診料は，時間外加算をして算定します。

項　目	略号	点数	算　定　要　件
C 001　在宅患者訪問診療料（Ⅰ） （1日につき）			**【実施者】医師** ★「通則5〜8」外来感染対策向上加算・発熱患者等対応加算・連携強化加算・サーベイランス強化加算・抗菌薬適正使用体制加算の対象。 ・疾病，傷病のために通院が困難な患者に対し医師が定期的・計画的に訪問して診療を行った場合に週3回を限度（末期悪性腫瘍等の患者は制限なし）に1日につき算定。
1　在宅患者訪問診療料1 　イ　同一建物居住者以外の場合	(Ⅰ)1在宅	888	・「1」については，在宅で療養を行っている患者であって通院が困難なものに対して，当該患者の同意を得て，計画的な医学管理の下に定期的に訪問して診療を行った場合（A 000 初診料を算定する初診の日に訪問して診療を行った場合及び有料老人ホーム等に併設される保険医療機関が，
ロ　同一建物居住者	(Ⅰ)1同一	213	当該有料老人ホーム等に入居している患者に対して行った場合を除く）に，当該患者が同一建物居住者以外である場合は「イ」を，当該患者が同一建物居住者である場合は「ロ」を，それぞれ，
2　在宅患者訪問診療料2 　イ　同一建物居住者以外の場合	(Ⅰ)2在宅	884	当該患者1人につき週3回（同一の患者に，「イ」及び「ロ」を併せて算定する場合において同じ）に限り（別に厚生労働大臣が定める疾病等の患者に対する場合を除く）算定する。この場合，A 001 再診料，A 002 外来診療料又は C 000 往診料は算定しない。
ロ　同一建物居住者	(Ⅰ)2同一	187	・「2」については，C 002 在宅時医学総合管理料，C 002-2 施設入居時等医学総合管理料又は C 003 在宅がん医療総合診療料の算定要件を満たす他の保険医療機関の求めに応じ，当該他の保険医療機関から紹介された患者に対して，当該患者の同意を得て，計画的な医学管理の下に訪問して診療を行った場合（有料老人ホーム等に併設される保険医療機関が，当該有料老人ホーム等に入居している患者に対して行った場合を除く）に，当該患者が同一建物居住者以外である場合は「イ」を，当該患者が同一建物居住者である場合は「ロ」を，当該患者1人につき，訪問診療を開始した日の属する月から起算して6月（別に厚生労働大臣が定める疾病等の患者に対する場合を除く）を限度として，月1回に限り算定する。この場合，A 000 初診料，A 001 再診料，A 002 外来診療料又は C 000 往診料は算定しない。
			・他の助けを借りずに通院できる者には算定できない。外来受診時に A 001 再診料の地域包括診療加算又は B 001-2-9 地域包括診療料が算定できる。
			・「1」は，急性増悪等により頻回の訪問診療が必要な場合は1月1回に限り診療後14日以内に，14日を限度に算定可。
			・同一患家で，2人以上の患者を診察した場合は，2人目以降は，C 001 で算定するのではなく，A 000 初診料，A 001 再診料，A 002 外来診療料で算定する。その場合において，2人目以降の各患者の診察時間が1時間を超えた場合は，下記の患家診療時間加算を算定する。
			・同一建物とは，有料老人ホーム等の従前の居住系施設やマンション等の集合住宅等を指す。
			・在宅での療養を行っている患者とは，保険医療機関，介護老人保健施設・介護医療院で療養を行っている患者以外の患者をいう。
			・有料老人ホームに入居している患者とは，以下のいずれかに該当する患者をいう 　ア　施設入居時等医学総合管理料の算定患者とされている患者 　イ　障害福祉サービスを行う施設及び事業所又は福祉ホームに入居する患者 　ウ　小規模多機能型居宅介護又は複合型サービスにおける宿泊サービスを利用中の患者
			・医師の配置が義務づけられている施設に入居している患者には算定できない。
			・週3日を限度（「2」は6月を限度に月1回に限る）（下記注1の患者は原則外）（末期悪性腫瘍や難病の患者は制限なし）。

項　目	略号	点数	算　定　要　件
〈注4〉 乳幼児加算	乳	+400	→6歳未満の乳幼児に対して訪問診療を行った場合は乳幼児加算として400点加算。
〈注5〉 患家診療時間加算		+100	→患家診療時間加算：患家における診療時間1時間超の場合は30分ごとに100点加算。
〈注6〉 在宅ターミナルケア加算 イ　有料老人ホーム等に入居する患者以外の患者	(Ⅰ)タ在		→在宅で死亡した患者（往診を行った後，24時間以内に在宅以外で死亡した患者も対象）に対して，死亡日および死亡日前14日以内に2回以上の往診もしくは訪問診療を実施した場合（「1」を算定する場合に限る），または B 004 退院時共同指導料1を算定し，かつ，訪問診療料を実施した場合（「1」を算定する場合に限る）には，在宅ターミナル加算を算定できる。C 000「注3」の在宅ターミナルケア加算は算定できない。
(1)の医療機関 　　①　有床の場合 　　②　無床の場合		+6500 +5500	・「イ」「ロ」の(1)は，在宅療養支援診療所・在宅療養支援病院の場合（厚生労働大臣の定めに該当）
(2)の医療機関		+4500	・「イ」「ロ」の(2)は，「(1)」以外の在宅療養支援診療所・在宅療養支援病院の場合。
(3)の医療機関		+3500	・「イ」「ロ」の(3)は，「(1)」「(2)」以外の場合
ロ　有料老人ホーム等に入居する患者	(Ⅰ)タ施		
(1)の医療機関 　　①　有床の場合 　　②　無床の場合		+6500 +5500	
(2)の医療機関		+4500	
(3)の医療機関		+3500	

在宅

項　目	略号	点数	算　定　要　件
在宅緩和ケア充実診療所・病院加算⑮ 在宅療養実績加算1⑮ 在宅療養実績加算2⑮		+1000 +750 +500	→施設基準に適合の届出医療機関の保険医が行った場合は，在宅緩和ケア充実診療所・病院加算（機能強化型の在宅療養支援診療所・病院で算定），在宅療養実績加算1・2（従来型の在宅療養支援診療所・病院で算定）として，1000点，750点又は500点を，それぞれ更に所定点数に加算する。
酸素療法加算	夕酸	+2000	→がん患者に対して酸素療法を行った場合に加算する。
〈注7〉 看取り加算（1を算定する場合に限る）	看取	+3000	→往診又は訪問診療を行い，在宅で患者を看取った場合には，所定点数に加算する。
〈注8〉 死亡診断加算（1を算定する場合に限る）		+200	→死亡診断加算は，患者の居宅において死亡日に往診又は訪問診療を行い死亡診断を行った場合に加算する。ただし，往診又は訪問診療を行い，在宅で患者を看取った場合に，看取り加算（3000点）を算定した場合は，死亡診断加算（200点）は算定できない。
〈注9〉 16km超・海路による訪問診療	特		・「16km超・海路」は別に厚生労働大臣が定めるところ（「早見表2024」p.357）により算定。
〈注12〉 5回目以降 （同一患者同一月）		50/100	→1について，在宅療養支援診療所または在宅療養支援病院であって，厚生労働大臣が定める基準に適合しなくなった場合には，適合しなくなった後直近1月に限り，同一患者につき同一月に訪問診療を5回以上実施した場合における5回目以降の訪問診療について所定点数の50/100に相当する点数により算定する。
〈注13〉 在宅医療DX情報活用加算（月1回）⑮	在DX	+10	→施設基準に適合し届け出た保険医療機関において，電子資格確認等により得られる情報を踏まえ計画的な医学管理の下に，訪問診療を行った場合，在宅医療DX情報活用加算として，月1回に限り10点を所定点数に加算する。 〔同日算定のできないもの（C 001・C 001-2 共通）〕 A 000 初診料，A 001 再診料，A 002 外来診療料，B 004 退院時共同指導料1，C 000 往診料，C 005 訪問看護，C 005-1-2 同一建物居住者訪問看護・指導料，C 006 訪問リハ，C 008 訪問薬剤，C 009 訪問栄養，I 012 精神科訪問看護。

<table>
<tr><td colspan="4">レセプト記載例）　6日間の在宅患者訪問診療（Ⅰ）の「1」のイ場合</td></tr>
<tr><td>⑭</td><td>在宅患者訪問診療料
6回　5328</td><td>⑭</td><td>（Ⅰ）1 在宅
1.6.11.15.21.26日（6日間）　点数×回数</td></tr>
</table>

注1【週4日以上算定可能な疾患一覧表】（C 001 在宅患者訪問診療料（Ⅰ），C 001-2 在宅患者訪問診療料（Ⅱ），C 005 在宅患者訪問看護・指導料，C 005-1-2 同一建物居住者訪問看護・指導料　共通）

末期の悪性腫瘍，多発性硬化症，重症筋無力症，スモン，筋萎縮性側索硬化症，脊髄小脳変性症，ハンチントン病，進行性筋ジストロフィー症，パーキンソン病関連疾患〔進行性核上性麻痺，大脳皮質基底核変性症，パーキンソン病（ホーエン・ヤールの重症度分類がステージ3以上であって生活機能障害度Ⅱ度又はⅢ度のものに限る）〕，多系統萎縮症（線条体黒質変性症，オリーブ橋小脳萎縮症，シャイ・ドレーガー症候群），プリオン病，亜急性硬化性全脳炎，ライソゾーム病，副腎白質ジストロフィー，脊髄性筋萎縮症，球脊髄性筋萎縮症，慢性炎症性脱髄性多発神経炎，後天性免疫不全症候群，頸髄損傷，人工呼吸器を装着している状態

項目	略号	点数	算定要件
C 001-2　在宅患者訪問診療料（Ⅱ） （1日につき）	（Ⅱ）		・★「通則5～8」外来感染対策向上加算・発熱患者等対応加算・連携強化加算・サーベイランス強化加算・抗菌薬適正使用体制加算の対象。 【実施者】医師 有料老人ホーム等に併設される保険医療機関が，当該施設に入居している患者に対して，「イ」「ロ」のいずれかに該当する訪問診療を行った場合に算定する。この場合，A 000 初診料，A 001 再診料，A 002 外来診療料，又はC 000 往診料は算定しない。
イ　C 002，C 002-2の算定要件を満たす医療機関で行った場合		150	「イ」：当該保険医療機関が，C 002 在宅時医学総合管理料又はC 002-2 施設入居時等医学総合管理料の算定要件を満たす保険医療機関として，当該患者の同意を得て，計画的な医学管理の下に定期的に訪問して診療を行った場合（A 000 初診料を算定する初診の日に訪問して診療を行った場合を除く）→患者1人につき週3回（別に厚生労働大臣が定める疾病等の患者に対する場合を除く）に限り算定する。
ロ　C 002，C 002-2，C 003の算定要件を満たす医療機関から紹介された患者に行った場合		150	「ロ」：C 002 在宅時医学総合管理料，C 002-2 施設入居時等医学総合管理料又はC 003 在宅がん医療総合診療料の算定要件を満たす他の保険医療機関の求めに応じ，当該他の保険医療機関から紹介された患者に対して，当該患者の同意を得て，計画的な医学管理の下に訪問して診療を行った場合→患者1人につき訪問診療を開始した日の属する月から起算して6月（別に厚生労働大臣が定める疾病等の患者に対する場合を除く）を限度として，月1回に限り算定する。 ・「イ」の場合について，保険医療機関が，診療に基づき，患者の急性増悪等により一時的に頻回の訪問診療を行う必要性を認め，計画的な医学管理の下に，訪問診療を行った場合は，1月に1回に限り，当該診療の日から14日以内に行った訪問診療については14日を限度として算定する。
〈注5〉 在宅ターミナルケア加算 イ　在宅療養支援診療所又は在宅療養支援病院（機能強化型） 　①　有床の場合 　②　無床の場合	（Ⅱ）夕	 +6200 +5200	→ターミナルケア加算は，患者の居住する有料老人ホーム等で死亡した患者（往診又は訪問診療を行った後，24時間以内に当該有料老人ホーム等以外で死亡した患者を含む）に対してその死亡日及び死亡日前14日以内に，2回以上の往診もしくは訪問診療を実施した場合（「注1」の「イ」の場合に限る）またはB 004 退院時共同指導料1を算定し，かつ，訪問診療を実施した場合（「注1」の「イ」の場合に限る）に算定する。C 000「注3」在宅ターミナルケア加算は算定できない。

在宅

項　　目	略号	点数	算　定　要　件
ロ　在宅療養支援診療所又は在宅療養支援病院（従来型）		+4200	
ハ　それ以外の場合		+3200	
在宅緩和ケア充実診療所・病院加算届		+1000	→施設基準に適合の届出医療機関の保険医が行った場合は，在宅緩和ケア充実診療所・病院加算（機能強化型の在宅療養支援診療所・病院で算定），在宅療養実績加算1・2（従来型の在宅療養支援診療所・病院で算定）として，1000点，750点又は500点を，それぞれ更に所定点数に加算する。
在宅療養実績加算1届		+750	
在宅療養実績加算2届		+500	
酸素療法加算	夕酸	+2000	
〈注6〉			
乳幼児加算	乳	+400	→6歳未満の乳幼児に対して訪問診療を行った場合は乳幼児加算として400点加算。
患家診療時間加算		+100	→診療時間1時間超の場合は30分ごとに100点を加算。
看取り加算（「イ」を算定する場合に限る）	看取	+3000	→往診又は訪問診療を行い，患者の入居する有料老人ホーム等で患者を看取った場合に加算する。
死亡診断加算（「イ」を算定する場合に限る）		+200	→死亡診断を行った場合に加算する。ただし，看取り加算を算定する場合は，算定できない。
5回目以降（同一患者同一月）		50/100	→「注1」の「イ」について，在宅療養支援診療所または在宅療養支援病院であって，厚生労働大臣が定める基準に適合しなくなった場合には，適合しなくなった後直近1月に限り，同一患者につき同一月に訪問診療を5回以上実施した場合における5回目以降の訪問診療について所定点数の50/100に相当する点数により算定する。
在宅医療DX情報活用加算（月1回）届		+10	→施設基準に適合し届け出た保険医療機関において，電子資格確認等により得られる情報を踏まえ計画的な医学管理の下に，訪問診療を行った場合，在宅医療DX情報活用加算として，月1回に限り10点を所定点数に加算する。
C 002　在宅時医学総合管理料（月1回）届			【実施者】医師 ・施設基準適合の届出医療機関〔診療所，在宅療養支援病院及び許可病床数が200床未満の病院（在宅療養支援病院を除く）に限る〕において，在宅での療養を行っている患者〔特別養護老人ホーム，軽費老人ホーム又は有料老人ホームその他入居している施設において療養を行っている患者（施設入居者等）を除く〕であって通院が困難なものに対して，当該患者の同意を得て，計画的な医学管理の下に定期的な訪問診療を行っている場合に，訪問回数及び単一建物診療患者（当該患者が居住する建物に居住する者のうち，当該保険医療機関が訪問診療を実施し，医学管理を行っているものをいう。以下この表において同じ）の人数に従い，所定点数を月1回に限り算定する。 ・C 002-2 施設入居時等医学総合管理料を算定している患者については算定しない。 ・「1」「2」「3」項目が細分化（共通）している。それぞれ所定点数は，C 002 在宅時医学総合管理料（在医総管外，在医総管内）の一覧表を参照（p.150）。 ・別に厚生労働大臣が定める施設基準に適合するものとして地方厚生局長等に届け出た保険医療機関が行った場合は，当該基準に掲げる区分に従い，在宅緩和ケア充実診療所・病院加算（機能強化型の在宅療養支援診療所・病院で算定），在宅療養実績加算1・2（従来型の在宅療養支援診療所・病院で算定）を，それぞれ更に所定点数に加算する。
〈注2〉処方箋未交付加算		+300	・処方箋を交付しない場合は，300点を所定点数に加算する。
〈注4〉在宅移行早期加算	在宅移行	+100	→在宅医療に移行後，当該点数を算定した日の属する月から起算して3月以内の期間，月1回に限り，在宅移行早期加算として，100点を所定点数に加算する。ただし，在宅医療に移行後，1年を経過した患者については算定しない。（＊1）
〈注5〉頻回訪問加算	頻訪加算		→在宅時医学総合管理料を算定すべき医学管理に関し特別な管理を必要とする患者（別に厚生労働大臣が定める状態等にあるもの）に対して，1月に4回以上の往診又は訪問診療を行った場合には，患者1人につき1回に限り，頻回訪問加算として初回の場合800点を，2回目以降の場合300点を所定点数に加算する。（＊2）
イ　初回		+800	
ロ　2回目以降		+300	
〈注7〉			→施設基準適合の届出医療機関は，区分に従いそれぞれ更に所定点数に加算する。
イ　在宅緩和ケア充実診療所・病院加算届			
（1）単一建物診療患者が1人		+400	
（2）単一建物診療患者が2人以上9人以下		+200	
（3）単一建物診療患者が10人以上19人以下		+100	
（4）単一建物診療患者が20人以上49人以下		+85	
（5）（1）～（4）以外		+75	
ロ　在宅療養実績加算1届			
（1）単一建物診療患者が1人		+300	
（2）単一建物診		+150	

項　目	略号	点数	算　定　要　件
療患者が2人 　以上9人以下			
(3)　単一建物診 　療患者が10人 　以上19人以下		+75	
(4)　単一建物診 　療患者が20人 　以上49人以下		+63	
(5)　(1)～(4)以外		+56	
ハ　在宅療養実績 　加算2届			
(1)　単一建物診 　療患者が1人		+200	
(2)　単一建物診 　療患者が2人 　以上9人以下		+100	
(3)　単一建物診 　療患者が10人 　以上19人以下		+50	
(4)　単一建物診 　療患者が20人 　以上49人以下		+43	
(5)　(1)～(4)以外		+38	
〈注9〉 常時往診体制等確 保の訪問診療			→3を算定する患者で，継続的に診療を行っているものに対して保険医療機関が患者の同意を得て， 当該保険医療機関において又は他の保険医療機関等との連携により，常時往診を行う体制を確保 した上で訪問診療を行った場合，体制に応じて点数を所定点数に加算する。
イ　在宅療養移行 　加算1	在療移1	+316	→在宅時医学総合管理料を算定すべき医学管理（継続的な診療）を行う患者に対し，診療所が患者の 同意を得て，本院又は他院等との連携により，常時往診を行う体制等を確保した上で訪問診療
ロ　在宅療養移行 　加算2	在療移2	+216	を行った場合に，当該体制等に応じて所定点数に加算する。
ハ　在宅療養移行 　加算3	在療移3	+216	「1」「2」は24時間の往診体制が求められる 「3」「4」は往診を提供する体制（24時間体制でなくても可）が求められる
ニ　在宅療養移行 　加算4	在療移4	+116	
〈注10〉 包括的支援加算 〈注13〉	包括支援	+150	→「1」の「イ」の(2)から(5)まで，「1」の「ロ」の(2)から(5)まで，「2」の「ロ」から 「ホ」まで及び「3」の「ロ」からホまでについて，別に厚生労働大臣が定める状態の患者につい ては，包括的支援加算として，150点を所定点数に加算する。
在宅データ提出加 算届	在デ	+50	・施設基準適合の届出保険医療機関において，当該医療機関における診療報酬の請求状況，診療の 内容に関するデータを継続して厚生労働省に提出している場合は，在宅データ提出加算として 50点を所定点数に加算する。(＊3)
〈注14〉		60/100	→厚生労働大臣が定める基準を満たさない場合には60/100で算定する。
〈注15〉 在宅医療情報連携 　加算（月1回）届	在療連	+100	→施設基準に適合し届け出た訪問診療を実施している保険医療機関の保険医が，在宅での療養を 行っている患者で通院が困難なものの同意を得て，連携する保険医療機関の保険医，歯科訪問診 療を実施している保険医療機関の歯科医師等，訪問薬剤管理指導を行っている保険薬局の保険薬 剤師，訪問看護ステーションの保健師・助産師・看護師，理学療法士，作業療法士，言語聴覚士， 管理栄養士，介護支援専門員，相談支援専門員等であって，当該患者に関わる者がICTを用い て記録した診療情報を活用し計画的な医学管理を行った場合，在宅医療情報連携加算として月1 回100点を所定点数に加算できる。
			レセプト ⑭　その他　　在医総管外5400　　⑭　（訪問診療日）　　　　5400×1
C 002-2　施設入 居時等医学総合 管理料（月1回） 届 〈注3〉 イ　在宅緩和充実 診療所・病院加算 届			【実施者】医師 ・施設基準に適合の届出医療機関〔診療所，在宅療養支援病院及び許可病床数が200床未満の病院 （在宅療養支援病院を除く）に限る〕において，施設入居者等であって通院が困難なものに対して， 当該患者の同意を得て，計画的な医学管理の下に定期的な訪問診療を行っている場合，訪問回数 及び単一建物診療患者の人数に従い，所定点数を月1回に限り算定する。 ・この場合，処方箋を交付しない場合は，300点を所定点数に加算する。 ・C002 在宅時医学総合管理料を算定している患者については算定しない。 ・I002 通院・在宅精神療法を算定している患者であって，C001 在宅患者訪問診療料（I）の「1」 又はC001-2 在宅患者訪問診療料（Ⅱ）（「注1」の「イ」の場合に限る）を算定しているものに ついては，別に厚生労働大臣が定める状態の患者に限り，算定できる。
(1)　単一建物診 　療患者が1人		+300	・「1」「2」「3」は項目が細分化（共通）している。それぞれ所定点数は，C002 在宅時医学総合管 理料（在医総管外，在医総管内）の表を参照。
(2)　単一建物診 　療患者が2人 　以上9人以下		+150	・施設入居時等医学総合管理料を算定すべき医学管理を行った場合においては，別に厚生労働大臣 が定める診療に係る費用及び投薬の費用は，所定点数に含まれるものとする。
(3)　単一建物診 　療患者が10人 　以上19人以下		+75	・在宅移行早期加算（＊1），頻回訪問加算（＊2），在宅データ提出加算（＊3）在宅医療情報連携 加算はC002 と同様。
(4)　単一建物診 　療患者が20人 　以上49人以下		+63	・別に厚生労働大臣が定める施設基準に適合するものとして地方厚生局長等に届け出た保険医療機 関が行った場合は，当該基準に掲げる区分に従い，在宅緩和ケア充実診療所・病院加算（機能強 化型の在宅療養支援診療所・病院で算定），在宅療養実績加算1・2（従来型の在宅療養支援診療 所・病院で算定）を，それぞれ更に所定点数に加算する。
(5)　(1)～(4)以外		+56	

項　目	略号	点数	算　定　要　件
ロ　在宅療養実績 　加算1⑯			
(1)　単一建物診 　　療患者が1人		+225	
(2)　単一建物診 　　療患者が2人 　　以上9人以下		+110	
(3)　単一建物診 　　療患者が10人 　　以上19人以下		+56	
(4)　単一建物診 　　療患者が20人 　　以上49人以下		+47	
(5)　(1)〜(4)以外		+42	
ハ　在宅療養実績 　加算2⑯			
(1)　単一建物診 　　療患者が1人		+150	→C 002注2「注1において処方箋を交付しない場合の加算」，C 002注3「包括する点数」，C 002 注4「在宅移行早期加算」，C 002注5「頻回訪問加算」，C 002注8「3について厚生労働大臣が 定める基準を満たさない場合100分の80で算定」，C 002注9「在宅療養移行加算」，C 002注 10「包括的支援加算」，C 002注14「厚生労働大臣が定める基準を満たさない場合100分の60 で算定」，C002注15「在宅医療情報連携加算」
(2)　単一建物診 　　療患者が2人 　　以上9人以下		+75	
(3)　単一建物診 　　療患者が10人 　　以上19人以下		+40	
(4)　単一建物診 　　療患者が20人 　　以上49人以下		+33	
(5)　(1)〜(4)以外		+30	
〈注5〉 C 002在宅時医学総合 管理料の注加算につ いてC 002-2施設入 居時等医学総合管理 料で準用する注加算			
C 003　在宅がん 医療総合診療料 （週単位・1日に つき）⑯⑯	在医総		【実施者】医師 ・在宅療養支援診療所・在宅療養支援病院（届）のみ算定可で，在宅がん医療を提供するにつき必 　要な体制が整備され，緊急時の入院体制が整備されている医療機関であること。 ・在宅療養の末期の悪性腫瘍患者で通院が困難な者に対し，医師が患者の同意を得て，計画的な医 　学管理の下で1週（日曜日から土曜日）を単位として考え，下記の条件がすべて当てはまったと 　きに1日につき1週間単位で算定できる（要件を満たした週は所定点数×7日で算定する）。 　①訪問診療又は訪問看護を行う日が合わせて週4日以上であること（同一日に訪問診療及び訪問 　　看護を行っても1日とする） 　②週1回以上の訪問診療と訪問看護を行うこと ・死亡等による場合の週は，診療の対象となった日数分について算定する。 ・1週間のうち「(1)　院外処方箋交付の場合」と「(2)　院外処方箋を交付しない場合」が混在した 　ときは，当該1週間分は「(1)」で算定する。 ・これ以外の場合は，その週は「(2)」で算定する。
1　機能強化型の 在宅療養支援診 療所・在宅療養 支援病院の場合			
イ　有床の場合 　(1)　院外処方 　(2)　院内処方		1798 2000	
ロ　無床の場合 　(1)　院外処方 　(2)　院内処方		1648 1850	レセプト ⑭　その他　　　総点数　⑭　在医総（訪問診療日・訪問看護日）　点数×回数 　　　　　　　　　　　　　　　　　死亡診断加算　　　　　　　　200×1
2　従来型の在宅 療養支援診療 所・在宅療養支 援病院の場合			
イ　院外処方 ロ　院内処方		1493 1685	
〈注2〉 死亡診断加算		+200	
〈注5〉 在宅緩和ケア充実診 　療所・病院加算⑯ 在宅療養実績加算1⑯ 在宅療養実績加算2⑯		+150 +110 +75	・別に厚生労働大臣が定める施設基準に適合するものとして地方厚生局長等に届け出た保険医療機 　関が行った場合は，当該基準に掲げる区分に従い，在宅緩和ケア充実診療所・病院加算（機能強 　化型の在宅療養支援診療所・病院で算定），在宅療養実績加算1・2（従来型の在宅療養支援診療 　所・病院で算定）を，それぞれ更に所定点数に加算する。
〈注6〉 小児加算	在総小	+1000	・15歳未満の小児（小児慢性特定疾病医療支援の対象は20歳未満の者）に対して総合的な医療を 　提供した場合に週1回加算。
〈注7〉 在宅データ提出加算⑯	在デ	+50	・在宅データ提出加算の取扱いは，C 002在宅時医学総合管理料及びC 002-2施設入居時等医学総 　合管理料と同様である。月1回に限り加算。
〈注8〉 在宅医療DX情報	在DX	+10	→施設基準に適合し届け出た保険医療機関において，電子資格確認等により得られる情報を踏まえ

在宅

C002 在宅時医学総合管理料，C002-2 施設入居時等医学総合管理料の一覧表

C002 在宅時医学総合管理料

		(1) 月2回以上訪問診療を行っている場合（厚生労働大臣が定める状態の患者）					(2) 月2回以上訪問診療を行っている場合で(1)を除く場合				
		① 単一建物診療患者1人の場合	② 単一建物診療患者2～9人の場合	③ 単一建物診療患者10～19人の場合	④ 単一建物診療患者20～49人の場合	⑤ ①～④以外	① 単一建物診療患者1人の場合	② 単一建物診療患者2～9人の場合	③ 単一建物診療患者10～19人の場合	④ 単一建物診療患者20～49人の場合	⑤ ①～④以外
1 在宅療養支援診療所・病院（機能強化型）	「イ」病床あり	5385	4485	2865	2400	2110	4485	2385	1185	1065	905
	「ロ」病床なし	4985	4125	2625	2205	1935	4085	2185	1085	970	825
在宅緩和ケア充実診療所・病院加算		+400	+200	+100	+85	+75	+400	+200	+100	+85	+75
<注加算>処方箋を交付しない場合+300，在宅移行早期加算+100（初回から3月以内で月1回），頻回訪問加算+800 または+300，包括的支援											
2 在宅療養支援診療所・病院（従来型）		4585	3765	2385	2010	1765	3685	1985	985	875	745
在宅療養実績加算1		+300	+150	+75	+63	+56	+300	+150	+75	+63	+56
在宅療養実績加算2		+200	+100	+50	+43	+38	+200	+100	+50	+43	+38
<注加算>処方箋を交付しない場合+300，在宅移行早期加算+100（初回から3月以内で月1回），頻回訪問加算+800 または+300，包括的支援											
3 上記「1」「2」以外		3435	2820	1785	1500	1315	2735	1460	735	655	555
<注加算>処方箋を交付しない場合+300，在宅移行早期加算+100（初回から3月以内で月1回），頻回訪問加算+800 または+300，「イ」在宅療タ提出加算+50，在宅医療情報連携加算+100											

C002-2 施設入居時等医学総合管理料

		(1) 月2回以上訪問診療を行っている場合（厚生労働大臣が定める状態の患者）					(2) 月2回以上訪問診療を行っている場合で(1)を除く場合				
		① 単一建物診療患者1人の場合	② 単一建物診療患者2～9人の場合	③ 単一建物診療患者10～19人の場合	④ 単一建物診療患者20～49人の場合	⑤ ①～④以外	① 単一建物診療患者1人の場合	② 単一建物診療患者2～9人の場合	③ 単一建物診療患者10～19人の場合	④ 単一建物診療患者20～49人の場合	⑤ ①～④以外
1 在宅療養支援診療所・病院（機能強化型）	「イ」病床あり	3885	3225	2865	2400	2110	3185	1685	1185	1065	905
	「ロ」病床なし	3585	2955	2625	2205	1935	2885	1535	1085	970	825
在宅緩和ケア充実診療所・病院加算		+300	+150	+75	+63	+56	+300	+150	+75	+63	+56
<注加算>処方箋を交付しない場合+300，在宅移行早期加算+100（初回から3月以内で月1回），頻回訪問加算+800 または+300，包括的支援											
2 在宅療養支援診療所・病院（従来型）		3285	2685	2385	2010	1765	2585	1385	985	875	745
在宅療養実績加算1		+225	+110	+56	+47	+42	+225	+110	+56	+47	+42
在宅療養実績加算2		+150	+75	+40	+33	+30	+150	+75	+40	+33	+30
<注加算>処方箋を交付しない場合+300，在宅移行早期加算+100（初回から3月以内で月1回），頻回訪問加算+800 または+300，包括的支援											
3 上記「1」「2」以外		2435	2010	1785	1500	1315	1935	1010	735	655	555
<注加算>処方箋を交付しない場合+300，在宅移行早期加算+100（初回から3月以内で月1回），頻回訪問加算+800 または+300，在宅医療情報連携加算+100											

注1【別に厚生労働大臣が定める状態の患者】C002 在宅時医学総合管理料，C002-2 施設入居時等医学総合管理料（共通）
1．次に掲げる疾患に罹患している患者
【末期の悪性腫瘍，スモン，難病法に規定する指定難病，後天性免疫不全症候群，脊髄損傷，真皮を越える褥瘡】
2．次に掲げる状態の患者
【在宅自己連続携行式腹膜灌流を行っている状態，在宅血液透析を行っている状態，在宅酸素療法を行っている状態，在宅中心静脈栄養法を行っている状態，在宅成分栄養経管栄養法を行っている状態，在宅自己導尿を行っている状態，在宅人工呼吸を行っている状態，植込型脳・脊髄刺激装置による疼痛管理を行っている状態，肺高血圧症であって，プロスタグランジンI_2製剤を投与されている状態，気管切開を行っている状態，気管カニューレを使用している状態，ドレーンチューブ又は留置カテーテルを使用している状態，人工肛門又は人工膀胱を設置している状態】

【包括され算定不可なもの】（C002，C002-2 共通）
B000 特定疾患療養管理料，B001「4」小児特定疾患カウンセリング料，「5」小児科療養指導料，「6」てんかん指導料，「7」難病外来指導管理料，「8」皮膚科特定疾患指導管理料，「18」小児悪性腫瘍患者指導管理料，「27」糖尿病透析予防指導管理料，「37」慢性腎臓病透析予防指導管理料，B001-3生活習慣病管理料（I），B001-3-3 生活習慣病管理料（II），C007の「注4」衛生材料等提供加算，C109 在宅寝たきり患者処置指導管理料，I012-2の「注4」衛生材料等提供加算，J000 創傷処置，J001-7 爪甲除去，J001-8 穿刺排膿後薬液注入，J018 喀痰吸引，J018-3 干渉低周波去痰器による喀痰排出，J043-3 ストーマ処置，J053 皮膚科軟膏処置，J060 膀胱洗浄，J060-2 後部尿道洗浄，J063 留置カテーテル設置，J064 導尿，J118 介達牽引，J118-2 矯正固定，J118-3 変形機械矯正術，J119 消炎鎮痛等処置，J119-2 腰部又は胸部固定帯固定，J119-3 低出力レーザー照射，J119-4 肛門処置及びJ120 鼻腔栄養，投薬料（外来診療の場合も含む）

在宅

(3) 月2回以上訪問診療を行っている場合であって，うち1回以上情報通信機器を用いた診療を行っている場合〔(1)及び(2)の場合を除く〕					(4) 月1回訪問診療を行っている場合					(5) 月1回訪問診療を行っている場合であって，2月に1回に限り情報通信機器を用いた診療を行っている場合				
①単一建物診療患者1人の場合	②単一建物診療患者2～9人の場合	③単一建物診療患者10～19人の場合	④単一建物診療患者20～49人の場合	⑤①～④以外	①単一建物診療患者1人の場合	②単一建物診療患者2～9人の場合	③単一建物診療患者10～19人の場合	④単一建物診療患者20～49人の場合	⑤①～④以外	①単一建物診療患者1人の場合	②単一建物診療患者2～9人の場合	③単一建物診療患者10～19人の場合	④単一建物診療患者20～49人の場合	⑤①～④以外
3014	1670	865	780	660	2745	1485	765	670	575	1500	828	425	373	317
2774	1550	805	720	611	2505	1365	705	615	525	1380	768	395	344	292
+400	+200	+100	+85	+75	+400	+200	+100	+85	+75	+400	+200	+100	+85	+75

加算+150，在宅データ提出加算+50，在宅医療情報連携加算+100

2554	1450	765	679	578	2285	1265	665	570	490	1270	718	375	321	275
+300	+150	+75	+63	+56	+300	+150	+75	+63	+56	+300	+150	+75	+63	+56
+200	+100	+50	+43	+38	+200	+100	+50	+43	+38	+200	+100	+50	+43	+38

加算+150，在宅データ提出加算+50，在宅医療情報連携加算+100

2014	1165	645	573	487	1745	980	545	455	395	1000	575	315	264	225

養移行加算1+316，「ロ」在宅療養移行加算2+216，「ハ」在宅療養移行加算3+216，「ニ」在宅療養移行加算4+116，包括的支援加算+150，在宅デー

(3) 月2回以上訪問診療を行っている場合であって，うち1回以上情報通信機器を用いた診療を行っている場合〔(1)及び(2)の場合を除く〕					(4) 月1回訪問診療を行っている場合					(5) 月1回訪問診療を行っている場合であって，2月に1回に限り情報通信機器を用いた診療を行っている場合				
①単一建物診療患者1人の場合	②単一建物診療患者2～9人の場合	③単一建物診療患者10～19人の場合	④単一建物診療患者20～49人の場合	⑤①～④以外	①単一建物診療患者1人の場合	②単一建物診療患者2～9人の場合	③単一建物診療患者10～19人の場合	④単一建物診療患者20～49人の場合	⑤①～④以外	①単一建物診療患者1人の場合	②単一建物診療患者2～9人の場合	③単一建物診療患者10～19人の場合	④単一建物診療患者20～49人の場合	⑤①～④以外
2234	1250	865	780	660	1965	1065	765	670	575	1110	618	425	373	317
2054	1160	805	720	611	1785	975	705	615	525	1020	573	395	344	292
+300	+150	+75	+63	+56	+300	+150	+75	+63	+56	+300	+150	+75	+63	+56

加算+150，在宅データ提出加算+50，在宅医療情報連携加算+100

1894	1090	765	679	578	1625	905	665	570	490	940	538	375	321	275
+225	+110	+56	+47	+42	+225	+110	+56	+47	+42	+225	+110	+56	+47	+42
+150	+75	+40	+33	+30	+150	+75	+40	+33	+30	+150	+75	+40	+33	+30

加算+150，在宅データ提出加算+50，在宅医療情報連携加算+100

1534	895	645	573	487	1265	710	545	455	395	760	440	315	264	225

養移行加算1+316，「ロ」在宅療養移行加算2+216，「ハ」在宅療養移行加算3+216，「ニ」在宅療養移行加算4+116，包括的支援加算+150，在宅デー

【頻回訪問ができる患者】（C 002，C 002-2 共通）

1．末期の悪性腫瘍の患者（在宅がん医療総合診療料を算定している患者を除く）
2．(1)であって，(2)又は(3)の状態である患者
　(1)　C 102 在宅自己腹膜灌流指導管理，C 102-2 在宅血液透析指導管理，C 103 在宅酸素療法指導管理，C 104 在宅中心静脈栄養法指導管理，C 105 在宅成分栄養経管栄養法指導管理，C 107 在宅人工呼吸指導管理，C 108 在宅麻薬等注射指導管理，C 108-2 在宅腫瘍化学療法注射指導管理，C 108-3 在宅強心剤持続投与指導管理，C 110 在宅自己疼痛管理指導管理，C 111 在宅肺高血圧症患者指導管理又は C 112 在宅気管切開患者指導管理を受けている状態にある者
　(2)　ドレーンチューブ又は留置カテーテルを使用している状態にある患者
　(3)　人工肛門又は人工膀胱を設置している状態にある患者
3．在宅において療養を行っている患者であって，高度な指導管理を必要とするもの

項　目	略号	点数	算　定　要　件
活用加算（月1回）届 〈注9〉 在宅医療情報連携 加算（月1回）届	在総連	+100	計画的な医学管理の下に，訪問診療を行った場合，在宅医療DX情報活用加算として，月1回に限り10点を所定点数に加算する。 →施設基準に適合し届け出た訪問診療を実施している保険医療機関の保険医が，在宅での療養を行っている末期の悪性腫瘍の患者で通院が困難なものの同意を得て，連携する保険医療機関の保険医，歯科訪問診療を実施している保険医療機関の歯科医師等，訪問薬剤管理指導を行っている保険薬局の保険薬剤師，訪問看護ステーションの保健師・助産師・看護師，理学療法士，作業療法士，言語聴覚士，管理栄養士，介護支援専門員，相談支援専門員等であって，当該患者に関わる者がICTを用いて記録した診療情報を活用し計画的な医学管理を行った場合，在宅医療情報連携加算として月1回100点を所定点数に加算できる。

【包括され算定不可なもの】
死亡診断加算以外の診療に係る費用すべて　（特に規定する場合を除く）

・週3回以上の訪問診療を行った場合であって訪問診療を行わない日に緊急に往診を行った場合には，在医総とは別に週2回まで往診料（加算含む）と死亡診断加算などを算定できる。
・「在医総」算定日の前日までに算定された検体検査判断料等は，別に算定できる。

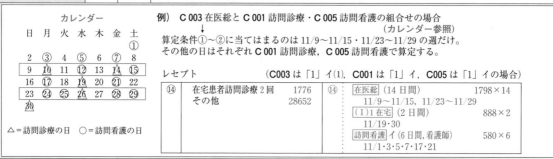

カレンダー

日	月	火	水	木	金	土
						①
2	③	4	⑤	6	⑦	8
9	⑩	11	⑫	13	⑭	⑮
16	⑰	18	19	20	㉑	22
23	㉔	㉕	㉖	27	㉘	㉙
㉚						

△＝訪問診療の日　○＝訪問看護の日

例）C003 在医総とC001 訪問診療・C005 訪問看護の組合せの場合
　　　　　　　　　↓
　　　　　　　　　　　　　　　　　　（カレンダー参照）
算定条件①～②に当てはまるのは11/9～11/15・11/23～11/29の週だけ。
その他の日はそれぞれC001 訪問診療，C005 訪問看護で算定する。

レセプト　　　　　　　　（C003は「1」イ(1)，C001は「1」イ，C005は「1」イの場合）

⑭	在宅患者訪問診療2回	1776	⑭	在医総（14日間）	1798×14
	その他	28652		11/9～11/15, 11/23～11/29	
				（I）1在宅（2日間）	888×2
				11/19・30	
				訪問看護 イ（6日間，看護師）	580×6
				11/1・3・5・7・17・21	

C004　救急搬送 　　　診療料	搬送診療	1300	**【実施者】医師** ・患者を医療機関に搬送する際，救急自動車・ドクターヘリに診療の必要上，本院の医師が同乗し診療を行った場合にその医師の所属する医療機関において算定する（初・再診療等，往診料も併せて算定できる場合がある）。 ・当該保険医療機関の入院患者を他の保険医療機関に搬送した場合は算定できない。ただし以下のいずれかに該当する場合においては，入院患者についても救急搬送診療料を算定することができる。 　ア）搬送元保険医療機関以外の保険医療機関の医師が救急用の自動車等に同乗して診療を行った場合 　イ）救急搬送中に人工心肺補助装置，補助循環装置又は人工呼吸器を装着し，医師による集中治療を要する状態の患者について，日本集中治療医学会の定める指針等に基づき，患者の搬送を行う場合 ・同一の搬送において，複数の医療機関の医師が診療した場合，主に診療を行った医師の医療機関が診療報酬請求を行い，費用の分配は合議に委ねる。
〈注2〉 乳幼児加算（6歳 未満） 新生児加算（生後 28日未満）		+700 +1500	レセプト「点数欄」 ⑭　その他　搬送診療（診療に要した時間）　　回数　総点数
〈注3〉 長時間加算 〈注4〉 重症患者搬送加算 届	搬送診療長 搬送重	+700 +1800	この30分には，迎えに行く際の時間や搬送先医療機関での診療時間は含まれず，搬送されるまでに実際に医師が診療した時間のみが含まれる。 →診療時間が30分を超えた場合は，長時間加算として所定点数に700点加算する。 →救急搬送中に人工心肺補助装置，補助循環装置又は人工呼吸器を装着し，医師による集中治療を要する状態の患者について，日本集中治療医学会の指針等に基づき，重症患者搬送チームが搬送を行った場合に加算する。
C004-2　救急患 者連携搬送料届			・施設基準に適合し届け出た保険医療機関で，救急外来を受診した患者に対する初期診療を実施し，連携する他の保険医療機関で入院医療を提供することが適当と判断した上で，医師，看護師または救急救命士が同乗の上，搬送を行った場合に算定できる。 ・C004 救急搬送診療料は別に算定できない。
1　入院外の患者 2　入院初日の患者 3　入院2日目の患者 4　入院3日目の患者		1800 1200 800 600	
C005　在宅患者訪 　　　問看護・指導料 　　　（1日につき） 1　保健師・助産 　師・看護師（「3」 　の場合を除く）	訪問看護		**【実施者】保健師，助産師，看護師，准看護師** ★「通則5～8」外来感染対策向上加算・発熱患者等対応加算・連携強化加算・サーベイランス強化加算・抗菌薬適正使用体制加算の対象。 ・在宅患者訪問看護・指導を実施する医療機関で，医師による診療のあった日から1月以内に行われた場合に算定する。 ・「1」「2」は，在宅療養の患者で通院が困難な者に対し保健師・助産師・看護師・准看護師が訪問

在宅

項　目	略号	点数	算　定　要　件
イ　週3日目まで		580	し，訪問看護計画のもとで C 005-1-2 同一建物居住者訪問看護・指導料（「3」を除く）又は
ロ　週4日目以降		680	I 012 精神科訪問看護・指導料と合わせて週3日を限度〔診療に基づき患者の急性増悪等により
2　准看護師			頻回の訪問看護・指導が必要と認めた場合は，月1回（厚生労働大臣が定めた者については月2回）
イ　週3日目まで		530	に限り，診療の日から14日以内は週7日に限り限度→訪問看護急性〕として算定する。
ロ　週4日目以降		630	・「3」研修修了の看護師…在宅で悪性腫瘍の鎮痛療法又は化学療法を行っている患者，真皮を越え
3　研修修了の看護師⑩	訪問看護専門	1285	る褥瘡の患者，人工肛門・人工膀胱を造設している者で管理・通院が困難な患者に対して，(1)緩和ケア，(2)褥瘡ケア，(3)人工肛門ケア，人工膀胱ケアに係る専門の研修を受けた看護師を訪問させて，他院の看護師等又は訪問看護ステーションの看護師等と共同して同一日に看護又は療養上必要な指導を行った場合に，それぞれ月1回に限り算定する。

(1)緩和ケアに係る専門の研修
　ア　国又は医療関係団体等が主催する研修である（600 時間以上の研修期間で，修了証が交付されるものに限る）。
　イ　緩和ケアのための専門的知識・技術を有する看護師の養成を目的とした研修である。
　ウ　講義及び演習により，次の内容を含むものである。
　　①ホスピスケア・疼痛緩和ケア総論及び制度等の概要，②悪性腫瘍又は後天性免疫不全症候群のプロセスとその治療，③悪性腫瘍又は後天性免疫不全症候群患者の心理過程，④緩和ケアのためのアセスメント並びに症状緩和のための支援方法，⑤セルフケアへの支援及び家族支援の方法，⑥ホスピス及び疼痛緩和のための組織的取組とチームアプローチ，⑦ホスピスケア・緩和ケアにおけるリーダーシップとストレスマネジメント，⑧コンサルテーション方法，⑨ケアの質を保つためのデータ収集・分析等について，⑩実習により，事例に基づくアセスメントとホスピスケア・緩和ケアの実践
(2)褥瘡ケアに係る専門の研修
　ア　国又は医療関係団体等が主催する研修であって，褥瘡管理者として業務を実施する上で必要な褥瘡等の創傷ケア知識・技術を習得することができる 600 時間以上の研修（修了証が交付されるものに限る）又は保健師助産師看護師法第 37 条の2第2項第5号に規定する指定研修機関において行われる褥瘡等の創傷ケアに係る研修。
　イ　講義及び演習等により褥瘡予防管理のためのリスクアセスメント並びにケアに関する知識・技術の習得，コンサルテーション方法，質保証の方法等を具体例に基づいて実施する研修。
(3)人工肛門ケア及び人工膀胱ケアに係る専門の研修
　ア　国又は医療関係団体等が主催する研修であって，必要な人工肛門及び人工膀胱のケアに関する知識・技術が習得できる 600 時間以上の研修（修了証が交付されるものに限る）。
　イ　講義及び演習等により，人工肛門及び人工膀胱管理のための皮膚障害に関するアセスメント並びにケアに関する知識・技術の習得，コンサルテーション方法，質保証の方法等を具体例に基づいて実施する研修。
・訪問看護・指導に要した交通費は患家の負担とする。
〔同日算定のできないもの〕
　C 000 往診料，C 001 訪問診療（I），C 001-2 訪問診療（II），C 005-1-2 同一建物居住者訪問看護・指導料，C 006 訪問リハ，C 008 訪問薬剤，C 009 訪問栄養，I 012 精神科訪問看護・指導料

レセプト「点数欄」	⑭	その他	訪問看護難病		回数	総点数

⑭	その他	訪問看護	1690		⑭	訪問看護 イ（看護師） 6/4・6（2日間） 訪問看護 イ（准看護師） 6/8（1日間）	580×2 530×1

レセプト「点数欄」	⑭	その他	訪問看護急性		回数	総点数

（ただし，別に厚生労働大臣が定める疾病の患者，特別な管理を要する患者（p. 154）は週4日以上算定できる→難病）

【厚生労働大臣の定める疾病】（C 001，C 001-2，C 005，C 005-1-2 共通）
末期の悪性腫瘍，多発性硬化症，重症筋無力症，スモン，筋萎縮性側索硬化症，脊髄小脳変性症，ハンチントン病，進行性筋ジストロフィー症，パーキンソン病関連疾患〔進行性核上性麻痺，大脳皮質基底核変性症，パーキンソン病（ホーエン・ヤールの重症度分類ステージ3以上であって生活機能障害度 II 度又は III 度のものに限る）〕，多系統萎縮症（線条体黒質変性症，オリーブ橋小脳萎縮症，シャイ・ドレーガー症候群），プリオン病，亜急性硬化性全脳炎，ライソゾーム病，副腎白質ジストロフィー，脊髄性筋萎縮症，球脊髄性筋萎縮症，慢性炎症性脱髄性多発神経炎，後天性免疫不全症候群，頸髄損傷，人工呼吸器を使用している状態

〈注3〉 難病等複数回訪問加算 (1)　1日2回の訪問看護・指導 (2)　1日3回以上の訪問看護・指導	複	+450 +800	→厚生労働大臣が定める疾病等（「早見表 2024」p.392「別表第7」「別表第8」）の患者又は週7日を限度に算定する患者に対して，1日に2回又は3回以上の訪問看護・指導を行った場合に加算する。（C 005「1」「2」のみ算定可）

レセプト記載例）　難病等複数回訪問加算を算定する場合。

⑭	その他	訪問看護	複	回数	総点数	⑭	必要を認めた診療日等訪問看護日・指導実施日必要であることの理由

〈注4〉 緊急訪問看護加算 （1日につき） イ　月14日目まで ロ　月15日目以降	訪問看護緊急	 +265 +200	→診療所又は在宅療養支援病院の保険医の指示により，看護師等が緊急に訪問看護・指導を実施した場合に算定できる。（C 005「1」「2」のみ算定可）
〈注5〉 長時間訪問看護・指導加算（週1日）	訪問看護長時 など	+520	→長時間の訪問を要する者等に対し，90 分超の訪問看護・指導を実施した場合に，週1日算定できる（15 歳未満の超重症児又は準超重症児，特別な管理が必要な 15 歳未満の小児の場合は週3日算定できる）。（C 005「1」「2」のみ算定可）。
〈注6〉 乳幼児加算	訪問看護乳	+130	→6歳未満の乳幼児に対して訪問看護・指導を行った場合に1日につき算定（C 005「1」「2」のみ

項　目	略号	点数	算　定　要　件
超重症児・準超重症児等 〈注7〉		+180	算定可）。
複数名訪問看護・指導加算 イ　他の保健師・助産師・看護師と同時に訪問	複訪看	+450	→末期の悪性腫瘍，難病，特別な管理を要する患者など，あるいは暴力・迷惑行為の認められる患者などに対し，看護師と他の看護師等又は看護補助者の複数名が同時にが訪問した場合に算定（「イ」「ロ」は週1日，「ハ」は週3日）（C 005「1」「2」のみ算定可）。
ロ　准看護師と同時に訪問	複訪看准	+380	
ハ　その他職員と同時に訪問	複訪看補ハ	+300	
ニ　その他職員と同時に訪問（末期悪性腫瘍等の患者の場合）	複訪看補ニ		
（1）　1日に1回		+300	
（2）　1日に2回		+600	
（3）　1日に3回以上		+1000	
〈注8〉 在宅患者連携指導加算（居住系施設入居者等を除く）（月1回）	訪問看護連携	+300	→保健師，助産師，看護師が歯科訪問診療を実施する医療機関又は訪問薬剤管理指導を実施する薬局と，文書等で情報を共有して療養指導を行った場合に，月1回算定できる（C 005「1」「2」のみ算定可）。
〈注9〉 在宅患者緊急時等カンファレンス加算（居住系施設入居者等を除く）（月2回）	訪問看護カン	+200	→・保健師，助産師，看護師が患者の在宅療養を担う他医療機関の保険医の求めにより，①他医療機関の保険医等，②歯科訪問診療を行う医療機関の歯科医師等，③訪問薬剤管理指導を行う薬局の保険薬剤師，④介護支援専門員又は相談支援専門員——と共同で，原則として患家で行うカンファレンスに参加し，共同で療養指導を行った場合に，月2回に限り算定できる。当該カンファレンスは1者以上が患家に赴きカンファレンスを行う場合には，その関係者はビデオ通話が可能な機器を用いて参加することができる（C 005「1」「2」のみ算定可）。 ・診療担当医と他の医療機関の看護師等と2者でカンファレンスを行った場合でも算定できる。
〈注10〉 在宅ターミナルケア加算			→死亡日及び死亡日前14日以内に，在宅患者訪問看護・指導を2回以上実施し，ターミナルケア支援体制（訪問看護に係る連絡担当者の氏名，連絡先電話番号，緊急時の注意事項等）を患者・家族等に説明した上で，ターミナルケアを行った場合に算定する（C 005「1」「2」のみ算定可）。
イ　在宅での死亡患者，特別養護老人ホーム等での死亡患者	タ在	+2500	→「イ」の「特別養護老人ホーム等での死亡患者」は介護保険の「看取り介護加算」等を算定していない者，「ロ」は「看取り介護加算」等を算定している者
ロ　特別養護老人ホーム等での死亡患者	タ施	+1000	
〈注11〉 在宅移行管理加算	移	+250	→特別な管理を要する患者に対して訪問看護・指導に関する計画的管理を行った場合に，患者1人につき1回限り算定する（C 005「1」「2」のみ算定可）。
			【特別な管理を要する患者】（C 005，C 005-1-2 共通） ①C 108 在宅麻薬等注射指導管理，C 108-2 在宅腫瘍化学療法注射指導管理，C 108-3 在宅強心剤持続投与指導管理，C 112 在宅気管切開患者指導管理を受けている状態にある者又は気管カニューレ若しくは留置カテーテルを使用している状態にある者 ②・C 102 在宅自己腹膜灌流指導管理料・C 102-2 在宅血液透析指導管理料 ・C 103 在宅酸素療法指導管理料・C 104 在宅中心静脈栄養法指導管理料 ・C 105 在宅成分栄養経管栄養法指導管理料・C 106 在宅自己導尿指導管理料 ・C 107 在宅人工呼吸指導管理料・C 107-2 在宅持続陽圧呼吸療法指導管理料 ・C 110 在宅自己疼痛管理指導管理料・C 111 在宅肺高血圧症患者指導管理料 のうちいずれかを算定している患者 ③人工肛門又は人工膀胱を設置している患者でその管理に配慮が必要な患者 ④C 005-2 在宅患者訪問点滴注射管理指導料を算定している患者 ⑤真皮を越える褥瘡の状態にある者
在宅移行管理加算（重症）	移重症	+500	→在宅移行管理加算（重症）の対象患者に対して，訪問看護・指導に関する計画的管理を行った場合に，患者1人につき1回に限り算定する（C 005「1」「2」のみ算定可）。
			【「重症」の対象患者とは】 ①C 108 在宅麻薬等注射指導管理料を算定している患者 ②C 112 在宅気管切開患者指導管理料を算定している患者 ③気管カニューレを使用している患者 ④留置カテーテルを使用している患者
〈注12〉 夜間・早朝訪問看護加算	夜早	+210	→夜間（pm 6：00～pm 10：00），早朝（am 6：00～am 8：00）に訪問看護・指導を行った場合に算定する（C 005「1」「2」のみ算定可）。
深夜訪問看護加算	深	+420	→深夜（pm 10：00～am 6：00）に訪問看護・指導を行った場合に算定する（C 005「1」「2」のみ算定可）。
〈注13〉 看護・介護職員連	訪問看護介	+250	

在宅

項　　目	略号	点数	算　定　要　件
携強化加算 〈注14〉 特別地域訪問看護 加算	訪問看護特地	100分の 50加算	→看護師又は准看護師が，介護職員等の「喀痰吸引等」に対して必要な支援を行った場合に，月1回に限り算定する（C 005「1」「2」のみ算定可）。 →離島等に居住する患者に対する訪問看護・指導，または離島等に所在する医療機関の看護師等による訪問看護・指導の場合で，患家までの移動に1時間以上かかる場合に，所定点数に100分の50を加算する（C 005「1」「2」「3」で算定可）。
〈注15〉 訪問看護・指導体 制充実加算㊵		+150	→施設基準に適合する届出医療機関の看護師等が，訪問看護・指導を実施した場合には，訪問看護・指導体制充実加算として，月1回に限り150点を所定点数に加算する（C 005「1」「2」「3」で算定可）。
〈注16〉 専門管理加算㊵ 　イ　専門研修を 　　受けた看護師 　ロ　特定行為研 　　修を修了した 　　看護師	訪問特研イ 訪問特研ロ	+250 +250	→「イ」は，①悪性腫瘍の鎮痛・化学療法，②真皮を越える褥瘡，③人工肛門・人工膀胱の皮膚障害その他合併症——の患者に対して，緩和ケア，褥瘡ケア，人工肛門ケア，人工膀胱ケアに係る専門研修を受けた看護師が，月1回以上の訪問看護と計画的管理を行った場合に月1回算定する（C 005「1」のみ算定可）。 →「ロ」は，特定行為に係る管理対象となる患者に対して，特定行為研修を修了した看護師が，月1回以上の訪問看護と計画的管理を行った場合に月1回算定する（C 005「1」のみ算定可）。
〈注17〉 訪問看護医療DX 情報活用加算 （月1回）㊵	在訪DX	+5	→施設基準に適合し届け出た保険医療機関の看護師等（准看護師をのぞく）が，電子資格確認等により，利用者の診療情報を取得した上で，訪問看護・指導の実施に関する計画的な管理を行った場合，訪問看護医療DX情報活用加算として，月1回に限り5点を所定点数に加算する。
〈注18〉 遠隔死亡診断補助加算 ㊵	遠診	+150	→施設基準に適合し届け出た保険医療機関でC 001注8，C 001-2注6の死亡診断加算，C 005注10，C 005-1-2注6の在宅ターミナルケア加算を算定する患者に対して，医師の指示の下，情報通信機器を用いて医師の死亡診断の補助を行った場合は，遠隔死亡診断補助加算として150点を所定点数に加算する。
C 005-1-2　同一 建物居住者訪問 看護・指導料 （1日につき） 1　保健師, 助産師, 　看護師（「3」の 　場合を除く） 　イ　同一日に2人 　　①週3日目まで 　　②週4日目以降 　ロ　同一日に3 　　人以上 　　①週3日目まで 　　②週4日目以降	訪問看護（同一）	 580 680 293 343	【実施者】保健師，助産師，看護師，准看護師 ★「通則5～8」外来感染対策向上加算・発熱患者等対応加算・連携強化加算・サーベイランス強化加算・抗菌薬適正使用体制加算の対象。 ・「1」「2」は，保健師，助産師，看護師，准看護師が訪問して，マンション等の同一建物に居住し療養を行っている患者に診療に基づく訪問看護計画により看護又は療養指導を行った場合，週3日〔C 005在宅患者訪問看護・指導料（「3」を除く）と I 012精神科訪問看護・指導料合わせて〕を限度に日単位で算定〔「厚生労働大臣の定める疾病」（p.153）の患者は制限なし〕
2　准看護師 　イ　同一日に2人 　　①週3日目まで 　　②週4日目以降 　ロ　同一日に3 　　人以上 　　①週3日目まで 　　②週4日目以降 3　研修修了の看 　護師㊵	 訪問看護専門 （同一）	 530 630 268 318 1285	訪問看護・指導料の算定のしかた [例・保健師，助産師，看護師による場合（週3日目まで）] ・急性増悪等により，頻回の訪問看護・指導が必要な場合（厚生労働大臣が定める疾病等の患者は除く）は，月1回（気管カニューレを使用している者又は真皮を越える褥瘡の者については月2回）に限り，診療日から14日以内に週7日を限度に算定できる。 ・「1」及び「2」は，注1ただし書に規定する別に厚生労働大臣が定める疾病等の患者又は同注ただし書の規定に基づき週7日を限度として所定点数を算定する患者に対して，当該患者に対する診療を担う保険医療機関の保険医が必要と認めて，1日に2回又は3回以上訪問看護・指導を実施した場合は，難病等複数回訪問加算として，下表に掲げる区分に従い，1日につき，いずれかを所定点数に加算する。 ・「1」及び「2」については，同時に複数の看護師等又は看護補助者による訪問看護・指導が必要な者として別に厚生労働大臣が定める者に対して，保険医療機関の看護師等と他の看護師等又は

項　　目	略号	点数	算　定　要　件
〈注6〉 訪問看護医療ＤＸ 情報活用加算届 （月1回） 遠隔死亡診断補助加算届		+5 +150	看護補助者の複数名が同時に訪問看護・指導を行うことについて当該患者又はその家族等の同意を得て，訪問看護・指導を実施した場合には，複数名訪問看護・指導加算として，次に掲げる区分に従い，1日につき，いずれかを所定点数に加算する。ただし，「イ」又は「ロ」の場合にあっては週1日を，「ハ」の場合にあっては週3日を限度として算定する。 ・「3」研修修了の看護師…在宅で悪性腫瘍の鎮痛療法・化学療法を行っている患者，真皮を越える褥瘡状態の患者，人工肛門若しくは人工膀胱造設している者で管理が困難な通院困難な患者に対して(1)緩和ケア，(2)褥瘡ケア，(3)人工肛門ケア，人工膀胱ケアに係る専門の研修を受けた看護師を訪問させて，他院の看護師又は訪問看護ステーションの看護師等と共同して同一日に看護又は療養上必要な指導を行った場合に，それぞれ月1回に限り算定する。 ・訪問看護・指導に要した交通費は患家の負担とする。 →施設基準に適合し届け出た保険医療機関の看護師等（准看護師を除く）が，電子資格確認等により，利用者の診療情報を取得した上で，訪問看護・指導の実施に関する計画的な管理を行った場合，訪問看護医療ＤＸ情報活用加算として，月1回に限り5点を所定点数に加算する。 →施設基準に適合し届け出た保険医療機関でC 001 注8，C 001-2 注6の死亡診断加算，C 005 注10，C 005-1-2 注6の在宅ターミナルケア加算を算定する患者に対して，情報通信機器を用いて医師の死亡診断の補助を行った場合は，遠隔死亡診断補助加算として150点を所定点数に加算する。

【注加算】

注3 難病等複数回訪問加算（1日につき）複

	(1)　同一建物内1人又は2人	(2)　同一建物内3人以上
イ　1日に2回	+450	+400
ロ　1日に3回以上	+800	+720

注4 複数名訪問看護・指導加算（1日につき）

看護師等が同時に実施する者	(1)　同一建物内1人又は2人	(2)　同一建物内3人以上
イ　保健師，助産師又は看護師 複訪看	+450	+400
ロ　准看護師 複訪看准	+380	+340
ハ　その他職員（別に厚生労働大臣が定める場合※を除く）複訪看補ハ	+300	+270
ニ　その他職員（別に厚生労働大臣が定める場合※に限る）複訪看補ニ		
1日に1回の場合	+300	+270
1日に2回の場合	+600	+540
1日に3回以上の場合	+1000	+900

※別に厚生労働大臣が定める場合：①C 005の算定要件欄【厚生労働大臣の定める疾病】又は【特別な管理を要する患者】に該当する場合，②医師が，患者の急性増悪等により一時的に頻回の訪問看護・指導を行う必要を認めた患者に対して訪問看護・指導を行う場合──のいずれか

項　　目	略号	点数	算　定　要　件
			・緊急訪問看護加算，長時間訪問看護・指導加算，乳幼児加算，在宅患者連携指導加算，在宅患者緊急時等カンファレンス加算，在宅ターミナルケア加算，在宅移行管理加算，夜間・早朝訪問看護加算，深夜訪問看護加算，看護・介護職員連携強化加算，特別地域訪問看護加算，訪問看護・指導体制充実加算，専門管理加算──の取扱いは，C 005と同様である。
C 005-2　在宅患者訪問点滴注射管理指導料 （週1回）	訪問点滴	100	【実施者】看護師，准看護師 ★「通則5～8」外来感染対策向上加算・発熱患者等対応加算・連携強化加算・サーベイランス強化加算・抗菌薬適正使用体制加算の対象。 ・在宅療養の患者でC 005 在宅患者訪問看護・指導料又はC 005-1-2 同一建物居住者訪問看護・指導料の算定患者，又は指定訪問看護事業者から訪問看護を受けている患者に対し，保険医の診療に基づき週3日以上の点滴注射の必要がある場合に算定する。 ・1週につき看護師又は准看護師が患家を訪問して3日以上点滴注射を実施した場合に3日目に算定する。 ・点滴注射手技料は所定点数に含まれ別に算定できないが，使用した薬剤は別に算定できる。 ・患者の状態変化等により2日間以下の実施となった時（3日間実施しなかった場合） →C 005-2は算定できない。使用した薬剤については算定できる（レセプトにその旨の記載が必要）。 ・「看護師等」が週3日以上点滴注射を実施した場合に算定できるが，医師が1日，看護師等が2日で実施した場合 →C 005-2は算定できない。使用した薬剤については算定できる。 レセプト ⑭　その他　訪問点滴　回数　総点数　　⑭　訪問点滴を行った日 （このとき使用した点滴注射の薬剤は，「㉚注射の㉝その他」の項に記載し，訪点と表示する） 〔算定できないもの〕 C 104 在宅中心静脈栄養法指導管理料，C 108 在宅麻薬等注射指導管理料，C 108-2 在宅腫瘍化学療法注射指導管理料，C 108-3 在宅強心剤持続投与指導管理料
C 006　在宅患者訪問リハビリテーション指導管理料 （週6単位） （3月以内は週12単位） 1　同一建物居住者以外の場合	 訪問リ在宅	 300	【実施者】理学療法士，作業療法士，言語聴覚士 ★「通則5～8」外来感染対策向上加算・発熱患者等対応加算・連携強化加算・サーベイランス強化加算・抗菌薬適正使用体制加算の対象。 ・在宅療養又は同一建物居住者の患者で，疾病・傷病のため通院が困難な者に対し，計画的な医学管理のもと，その保険医療機関の理学療法士，作業療法士又は言語聴覚士を訪問させて基本的・応用的動作能力，社会的適応能力訓練等の必要な指導を行った場合に算定する。 ・20分以上指導した場合を1単位とし，週6単位を限度とする（末期悪性腫瘍患者は除く）。同一患者で「1」と「2」を併せて算定する場合も同じ。

在宅

項　目	略号	点数	算　定　要　件
2　同一建物居住者の場合	訪問リ同一	255	・退院日から3月以内の患者の場合は週12単位まで算定できる。同一患者で「1」と「2」を併せて算定する場合も同じ。 ・通院困難な患者が急性増悪し，一時的に頻回の訪問リハビリテーション指導管理を行った場合は，「1」「2」を合わせて，6月に1回に限り，当該診療日から14日以内に行った訪問リハビリテーション指導管理は，1日4単位に限り算定する（14日限度）。 ・在宅患者訪問リハビリテーション指導管理に要した交通費は患家の負担とする 〔同日算定のできないもの〕 　C 000 往診料，C 001 訪問診療（I），C 001-2 訪問診療（II），C 005 訪問看護，C 005-1-2 同一建物居住者訪問看護・指導料，C 008 訪問薬剤，C 009 訪問栄養，I 012 精神科訪問看護・指導料（ただし，訪問リハ後，急変等により行った往診料は算定できる） レセプト「点数欄」　⑭　その他　訪問り在宅　　　　　回数　　総点数
C 007　訪問看護指示料（月1回）	訪問指示	300	【実施者】医師，研修終了した看護師（訪問看護ステーション等） ・患者の主治医が指定訪問看護事業者からの指定訪問看護の必要を認め，又は，介護保険法第42条の2第1項規定の指定地域密着型サービス事業者の訪問看護サービス（定期巡回・随時対応型訪問介護看護・複合型サービス）の必要性を認め，患者の同意で患者の選定する訪問看護ステーション等に対して，訪問看護指示書（有効期間最大6カ月）を交付した場合算定する（1患者月1回限り。複数指示書を書いても1回のみ）。 ・訪問看護指示料を算定した場合はI 012-2 精神科訪問看護指示料は算定しない。
〈注加算〉 〈注2〉 特別訪問看護指示加算（月1回）	特別指示	+100	→急性増悪等で週4回以上の頻回の訪問看護を行う旨記載した訪問看護指示書を交付した場合，特別訪問看護指示加算として1患者月1回（別に厚生労働大臣が定める者については月2回）に限り所定点数に加算する。
〈注3〉 手順書加算 （6月に1回）		+150	→当該患者の診療を担う医療機関の医師が特定行為（訪問看護において専門の管理を必要とするもの（※）に限る）の必要を認め，当該患者の選定する訪問看護ステーション等の看護師（研修修了者に限る）に対して，手順書を交付した場合に患者1人につき6月に1回に限り加算できる。 ※①気管カニューレの交換，②胃瘻カテーテル・腸瘻カテーテル・胃瘻ボタンの交換，③膀胱瘻カテーテルの交換，④褥瘡・慢性創傷の治療における血流のない壊死組織の除去，⑤創傷に対する陰圧閉鎖療法，⑥持続点滴中の高カロリー輸液の投与量調整，⑦脱水症状に対する輸液による補正，のいずれかに該当するもの。
〈注4〉 衛生材料等提供加算（月1回）	衛材提供	+80	→必要な衛生材料及び保険医療材料を提供した場合に，衛生材料等提供加算として，患者1人につき月1回に限り，80点を所定点数に加算する（ただし，C 002 在宅時医学総合管理料，C 002-2 施設入居時等医学総合管理料，C 003 在宅がん医療総合診療料，C 005-2 在宅患者訪問点滴注射管理指導料，各在宅療養指導管理料を算定した場合は「注4」の加算は当該管理料に含まれ算定できない）。 【厚生労働大臣が定める者】 ア．気管カニューレを使用している状態にある者 イ．以下の(イ)又は(ロ)のいずれかの真皮を越える褥瘡の状態にある者 　(イ)　NPUAP（The National Pressure Ulcer Advisory Panel）分類III度又はIV度 　(ロ)　DESIGN-R 2020 分類（日本褥瘡学会によるもの）D 3，D 4 又は D 5 レセプト「点数欄」　⑭　その他　訪問指示　　　　　回数　　総点数
C 007-2　介護職員等喀痰吸引等指示料	喀痰指示	240	【実施者】医師 ・診療を行っている医師が診療に基づき患者の喀痰吸引等の必要性を認め，医師の指示の下で患者から同意を得，患者が選定する事業者に対して，介護職員等喀痰吸引等指示書を交付した場合に，患者1人につき3月に1回に限り算定する。
C 008　在宅患者訪問薬剤管理指導料	訪問薬剤		【実施者】薬剤師 ★「通則5〜8」外来感染対策向上加算・発熱患者等対応加算・連携強化加算・サーベイランス強化加算・抗菌薬適正使用体制加算の対象。
1　単一建物診療患者が1人の場合		650	・在宅療養で，疾病・負傷のため通院が困難な者又はその家族に対し，その保険医療機関の薬剤師が，医師・患者の同意のもと，患者を訪問して服薬指導した場合に算定する（患者1人につき月4回限度）。末期の悪性腫瘍の患者及び中心静脈栄養法の対象患者については，週2回かつ月8回に限り算定する。この場合において，「1」〜「3」を合わせて薬剤師1人につき週40回に限り算定できる。
2　同患者が2人以上9人以下の場合		320	
3　1及び2以外の場合		290	・算定の間隔は6日以上とする。同一患者で「1」〜「3」を併せて算定する場合も同じ。 ・患者ごとに薬剤管理指導記録を作成し，最低3年間保存すること。 ・F 500 調基の併算定はできない。
〈注加算〉 〈注2〉 麻薬管理指導加算（1回につき）	麻加	+100	→麻薬が投与されている患者に服用等の指導を行った場合に算定する。
〈注4〉 乳幼児加算	乳幼	+100	→6歳未満の乳幼児に対して薬剤師が訪問して薬学的管理指導を行った場合に加算。 レセプト記載例　月に2回算定する場合（麻薬管理指導含む） ⑭　その他　訪問薬剤　麻加　回数　総点数　　⑭：（それぞれの算定日を記入） 〔同日算定できないもの〕 　C 000 往診料，C 001-2 訪問診療（II），C 005 訪問看護，C 005-1-2 同一建物居住者訪問看護・指導料，C 006 訪問リハ，C 009 訪問栄養，I 012 精神科訪問看護
C 009　在宅患者訪問栄養食事指導料（月2回）			【実施者】管理栄養士 ★「通則5〜8」外来感染対策向上加算・発熱患者等対応加算・連携強化加算・サーベイランス強化加算・抗菌薬適正使用体制加算の対象。
1　在宅患者訪問	訪問栄養1		・「1」は，在宅療養を行っている通院が困難な患者であって，別に厚生労働大臣が定めるものに対

項　目	略号	点数	算 定 要 件
栄養食事指導料1 　イ　単一建物診 　　療患者が1人 　　の場合		530	して，診療に基づき計画的な医学管理を継続して行い，かつ，当該医療機関の管理栄養士が訪問して具体的な献立等によって栄養管理に係る指導を行った場合に，単一建物診療患者（当該患者が居住する建物に居住する者のうち，管理栄養士が訪問し栄養食事指導を行っているものをいう。「注2」において同じ）の人数に従い，患者1人につき月2回に限り所定点数を算定する。
ロ　単一建物診 　　療患者が2人 　　以上9人以下 　　の場合		480	・「2」は，在宅療養を行っている通院が困難な患者であって，別に厚生労働大臣が定めるものに対して，診療に基づき計画的な医学管理を継続して行い，かつ，保険医療機関の医師の指示に基づき当該医療機関以外の管理栄養士が訪問して具体的な献立等によって栄養管理指導を行った場合に，単一建物診療患者の人数に従い，患者1人につき月2回に限り所定点数を算定する。
ハ　イ及びロ以 　　外の場合		440	・指導は30分以上。 ・上記以外はB001「9」外栄の算定要件と同じ。
2　在宅患者訪問 栄養食事指導料2 　イ　単一建物診 　　療患者が1人 　　の場合	訪問栄養2	510	【厚生労働大臣が定める特別食】 ・腎臓食・肝臓食・糖尿食・胃潰瘍食・貧血食・膵臓食・脂質異常症食・痛風食・てんかん食・フェニールケトン尿症食・楓糖尿症食・ホモシスチン尿症食・尿素サイクル異常症食・メチルマロン酸血症食・プロピオン酸血症食・極長鎖アシル-CoA脱水素酵素欠損症食・糖原病食・ガラクトース血症食・治療乳・無菌食・小児食物アレルギー食（特定機能病院入院基本料の栄養情報提供加算，外栄・入栄に限る）・特別な場合の検査食（単なる流動食及び軟食を除く）
ロ　単一建物診 　　療患者が2人 　　以上9人以下 　　の場合		460	〔同日算定できないもの〕 C000往診料，C001訪問診療（Ⅰ），C001-2訪問診療（Ⅱ），C005訪問看護，C005-1-2同一建物居住者訪問看護・指導料，C006訪問リハ，C008訪問薬剤，I012精神科訪問看護
ハ　イ及びロ以 　　外の場合		420	レセプト「点数欄」　⑭　　その他　訪問栄養　　回数　　総点数
C010　在宅患者 連携指導料 （月1回）	在宅連携	900	【実施者】医師 ・訪問診療を行う診療所，在宅療養支援病院，200床未満の病院が，歯科訪問診療を行う医療機関，訪問薬剤管理指導を行う薬局，訪問看護ステーションと文書等で情報共有を行い，療養指導を行った場合に，月1回算定できる。 ・初診料算定日，退院から1カ月以内は算定できない。 ・B000特定疾患療養管理料，B001「8」皮膚科特定疾患指導管理料は，所定点数に含まれ算定できない。 〔併せて算定できないもの〕 　B001「1」ウイルス疾患指導料，「6」てんかん指導料，「7」難病外来指導管理料，「12」心臓ペースメーカー指導管理料，B009診療情報提供料（Ⅰ），C002在宅時医学総合管理料，C002-2施設入居時等医学総合管理料，C003在宅がん医療総合診療料
C011　在宅患者 緊急時等カン ファレンス料 （月2回）	在宅緊急	200	 （厚労省保険局医療課資料より改変） 【実施者】医師，薬剤師，看護師，介護支援専門員，保健師，助産師，PT，OT ★「通則5～8」外来感染対策向上加算・発熱患者等対応加算・連携強化加算・サーベイランス強化加算・抗菌薬適正使用体制加算の対象 ・訪問診療を行う医療機関の保険医が在宅患者であって通院が困難なものの状態の急変等に伴い， 　①歯科訪問診療を行う医療機関の歯科医師等 　②訪問薬剤管理指導を行う薬局の保険薬剤師 　③訪問看護ステーションの保健師，助産師，看護師，理学療法士，作業療法士若しくは言語聴覚士，介護支援専門員又は相談支援専門員 　と共同でカンファレンスを実施あるいは参加し，共同で療養指導を行った場合に，月2回に限り算定する。 ＊原則として患家で行うが，患者又はその家族が患家以外の場所でのカンファレンスを希望する

在宅

項　目	略号	点数	算　定　要　件
			場合は，他の場所でもよい。 ＊カンファレンスは患者の在宅療養を担う保険医と，その他の医療関係職種等1名（者）以上の合計2名（者）以上が行えば算定できる。 当該カンファレンスは1者以上が患家に赴きカンファレンスを行う場合には，その他の関係者はビデオ通話が可能な機器を用いて参加することができる。
C 012　在宅患者 　　　共同診療料 1　往診の場合 2　訪問診療の場合（同一建物居住者以外） 3　訪問診療の場合（同一建物居住者）	在共	1500 1000 240	【実施者】医師 ・「1」は，在宅療養後方支援病院（在宅において療養を行っている患者を緊急時に受け入れる病院で，別に厚生労働大臣が定める施設基準に適合しているものとして地方厚生局長等に届け出たものをいう）（許可病床数が400床未満の病院に限る）が，在宅で療養を行っている別に厚生労働大臣が定める疾病等を有する患者以外の患者であって通院が困難なもの（当該在宅療養後方支援病院を緊急時の搬送先として希望するものに限る）に対して，当該患者に対する在宅医療を担う他の保険医療機関からの求めに応じて共同で往診を行った場合に，「1」から「3」までのいずれかを最初に算定した日から起算して1年以内に，患者1人につき「1」から「3」までを合わせて2回に限り算定する。 ・「2」は，在宅療養後方支援病院（許可病床数が400床未満の病院に限る）が，在宅で療養を行っている別に厚生労働大臣が定める疾病等を有する患者以外の患者〔当該患者と同一の建物に居住する他の患者に対して当該保険医療機関が同一日に訪問診療を行う場合の当該患者（「同一建物居住者」）を除く〕であって通院が困難なものに対して，当該患者に対する在宅医療を担う他の保険医療機関からの求めに応じて計画的な医学管理の下に定期的に訪問して共同で診療を行った場合に，「1」から「3」までのいずれかを最初に算定した日から起算して1年以内に，患者1人につき「1」から「3」までを合わせて2回に限り算定する。 ・「3」については，在宅療養後方支援病院（許可病床数が400床未満の病院に限る）が，在宅において療養を行っている別に厚生労働大臣が定める疾病等を有する患者以外の患者（同一建物居住者に限る）であって，通院が困難なものに対して，当該患者に対する在宅医療を担う他の保険医療機関からの求めに応じて計画的な医学管理の下に定期的に訪問して共同で診療を行った場合に，「1」から「3」までのいずれかを最初に算定した日から起算して1年以内に，患者1人につき「1」から「3」までを合わせて2回に限り算定する。 ・上記の規定にかかわらず，在宅療養後方支援病院が，別に厚生労働大臣が定める疾病等を有する患者に対して行った場合については，「1」から「3」までのいずれかを最初に算定した日から起算して1年以内に，患者1人につき「1」から「3」までを合わせて12回に限り算定する。 ・往診又は訪問診療に要した交通費は，患家の負担とする。
			【在宅療養後方支援病院の施設基準】 イ　許可病床数が200床（別表第6の2に掲げる地域の場合は160床）以上の保険医療機関である病院であること。 ロ　在宅療養後方支援を行うにつき十分な体制が整備されていること。
C 013　在宅患者 　　　訪問褥瘡管理 　　　指導料届	在褥	750	【実施者】医師，看護師等，管理栄養士 ・施設基準に適合の届出医療機関において，重点的な褥瘡管理を行う必要が認められる患者（在宅での療養を行っているものに限る）に対して，当該患者の同意を得て，当該保険医療機関の保険医，管理栄養士又は当該保険医療機関以外の管理栄養士，看護師又は連携する他の保険医療機関等の看護師が共同して，褥瘡管理に関する計画的な指導管理を行った場合には，初回のカンファレンスから起算して6月以内に限り，当該患者1人につき3回に限り所定点数を算定する。 ・C 001 在宅患者訪問診療料（I），C 001-2 在宅患者訪問診療料（II），C 005 在宅患者訪問看護・指導料又は C 009 在宅患者訪問栄養食事指導料は別に算定できない。ただし，カンファレンスを行う場合にあっては，この限りでない。
C 014　外来在宅 　　　共同指導料 1　外来在宅共同指導料1 2　外来在宅共同指導料2	外在共1 外在共2	400 600	【実施者】医師（外来担当医，在宅担当医） ・「1」は，保険医療機関の外来において4回以上継続的に診療を受けている患者について当該患者の在宅療養を担う保険医療機関の保険医が，当該患者の同意を得て，患家等を訪問して，在宅での療養上必要な説明及び指導を，外来において当該患者に対して継続的に診療を行っている保険医療機関の保険医と共同して行った上で，文書により情報提供した場合に，患者1人につき1回に限り，当該患者の在宅療養を担う保険医療機関において算定する。 ・「2」は，「注1」に規定する場合において，外来において当該患者に対して継続的に診療を行っている保険医療機関において，患者1人につき，1回に限り算定する。この場合において，A 000 初診料，A 001 再診料，A 002 外来診療料，C 000 往診料，C 001 在宅患者訪問診療料（I）又は C 001-2 在宅患者訪問診療料（II）は別に算定できない。 ・患者の家族等在宅での患者の看護を担当する者に対して指導を行った場合も算定できる。 ・在宅で療養を行う患者が対象であり，他院，社会福祉施設，介護保険施設，軽費老人ホーム，有料老人ホーム，サ高住の患者は対象とならない。 ・外来で継続的に診療を行っている医療機関と在宅を担う医療機関が特別の関係にある場合は算定できない。 ・共同指導は患家において実施することが原則であるが，ビデオ通話が可能な機器を用いて共同指導した場合も算定可能。
C 015　在宅がん 　　　患者緊急時医 　　　療情報連携指 　　　導料 　　　（月1回）		200	【実施者】医師（在宅担当医） ・訪問診療を実施している保険医療機関の保険医が，在宅での療養を行っている患者であって通院が困難なもの〔C 002 在宅時医学総合管理料の注15，（C 002-2-2 施設入居時等医学総合管理料の注5の規定により準用する場合を含む），C 003 在宅がん医療総合診療料の注9の在宅医療情報連携加算を算定しているものに限る〕の同意を得て，末期の悪性腫瘍の患者の病状の急変に伴い，連携する保険医療機関の保険医，歯科訪問診療を実施している保険医療機関の歯科医師，訪問薬剤管理指導を行っている保険薬局の保険薬剤師，訪問看護ステーションの保健師・助産師・看護師，理学療法士，作業療法士，言語聴覚士，管理栄養士，介護支援専門員，相談支援専門員等が電子情報処理組織を使用する方法その他の情報通信の技術を利用する方法を用いて記録した，患者に係る人生の最終段階における医療・ケアに関する情報を取得した上で，療養上必要な指導を行った場合，月1回に限り算定する。 ・在宅がん患者緊急時医療情報連携指導料は，他の保険医療機関の関係職種がICTを用いて記録

在宅

項　目	略号	点数	算　定　要　件
			した患者に係る診療情報等を活用した上で，医師が計画的な医学管理を行っている患者に対し，共有されている患者の人生の最終段階における医療・ケアに関する情報を取得した上で療養上必要な指導を行った場合に，算定できる。

2　在宅療養指導管理料一覧表

留意点　「在宅療養指導管理料」の留意点は下記のとおりです。

① 在宅患者に対してその治療に要する衛生材料・保険医療材料を支給し，医師がその患者の医学管理を十分に行い，在宅療養の方法や注意点等に関する指導を行った場合に算定する。

② 2以上の保険医療機関が同一の患者について同一の在宅療養指導管理料を算定すべき指導管理を行っている場合には，特に規定する場合を除き，主たる指導管理を行っている保険医療機関において当該在宅療養指導管理料を算定する。

③ 同一の保険医療機関において，2つ以上の在宅指導管理を行っている場合は，主たる指導管理のみを月1回を限度として算定する。ただし，指導管理を算定できない場合であっても材料の加算のみは算定できる。

④ 退院時に，退院後の在宅療養指導管理を行った場合は，退院日に1回に限り算定できる。ただし，退院月に外来，往診，訪問診療を行っても指導管理の費用は算定できない（退院の日から1月以内であっても，翌月になれば在宅療養指導管理料は算定できる）。

⑤ 在宅療養支援診療所・病院から紹介を受けた医療機関が，それまで実施していたものと異なる在宅療養指導管理を行った場合（紹介月に限る），在宅療養後方支援病院が人工呼吸器を装着している15歳未満の患者等に対して，連携医療機関がそれまで実施していたものと異なる在宅療養指導管理を行った場合において，それぞれの医療機関で在宅療養指導管理料が算定できる（ただし，関連性の高い下記の組合せについては併算定不可）。

在宅療養支援診療所・病院から紹介を受けた医療機関で紹介月に算定できない在宅療養指導管理料の組合せ　（通則3）

C 102　在宅自己腹膜灌流指導管理料	←→	C 102-2　在宅血液透析指導管理料
C 103　在宅酸素療法指導管理料	←→	C 107　在宅人工呼吸指導管理料　又は C 107-2　在宅持続陽圧呼吸療法指導管理料　又は C 107-3　在宅ハイフローセラピー指導管理料
C 104　在宅中心静脈栄養法指導管理料	←→	C 105　在宅成分栄養経管栄養法指導管理料　又は C 105-2　在宅小児経管栄養法指導管理料
C 105　在宅成分栄養経管栄養法指導管理料	←→	C 105-2　在宅小児経管栄養法指導管理料
C 105-2　在宅小児経管栄養法指導管理料	←→	C 105-3　在宅半固形栄養経管栄養法指導管理料　又は C 109　在宅寝たきり患者処置指導管理料
C 105-3　在宅半固形栄養経管栄養法指導管理料	←→	C 109　在宅寝たきり患者処置指導管理料
C 107　在宅人工呼吸指導管理料	←→	C 107-2　在宅持続陽圧呼吸療法指導管理料　又は C 107-3　在宅ハイフローセラピー指導管理料
C 107-2　在宅持続陽圧呼吸療法指導管理料	←→	C 107-3　在宅ハイフローセラピー指導管理料
C 108　在宅悪性腫瘍等患者指導管理料　(3)をのぞく	←→	C 110　在宅自己疼痛管理指導管理料
C 108-4　在宅悪性腫瘍患者共同指導管理料	←→	C 110　在宅自己疼痛管理指導管理料
C 109　在宅寝たきり患者処置指導管理料	←→	C 114　在宅難治性皮膚疾患処置指導管理料

⑥ 退院時に退院後の在宅療養指導管理を行わなかった場合は，当該退院月であっても退院後に行った在宅療養指導管理の費用は算定できる。

⑦ 在宅療養指導管理料（C 100〜C 121）と下記のものは同一月には算定できません（特に規定する場合——B 001「7」とC 101「2」を除く）。

（B 000 特，B 001「1」ウ，B 001「4」小児特定，B 001「5」小児療養，B 001「6」てんかん，B 001「7」難病，B 001「8」皮膚（Ⅰ）・皮膚（Ⅱ），B 001「17」疼痛，B 001「18」小児悪腫，B 001「21」耳鼻，I 004　心身医学療法）

項　目	略号	点数	算　定　要　件
C 100　退院前在宅療養指導管理料	前	120	・入院患者が退院後の在宅療養に備えて一時的に外泊する場合にその在宅療養に関する指導管理を行った場合に算定する。 ・退院前の外泊初日1回限りの算定（入院患者のみ）。
〈注加算〉 注2乳幼児加算（6歳未満）	乳幼	+200	・C 100を算定した同一月に他の在宅療養指導管理料を算定することはできるが，C 100を算定した同じ日には他の在宅療養指導管理料及び在宅療養指導管理材料加算は算定できない。

項　　目	略号	点数	算　定　要　件

算定要件欄上部：

レセプト

| ⑭ | その他 | 前 | | 総点数 | | ⑭ | 薬剤名，総単位数 ○単位○日分 特定保険医療材料 名，数量 | 点数×回数 点数×回数 |

C 101　在宅自己注射指導管理料
1　複雑な場合 — 注 — 1230
・下記製剤の自己注射を行っている入院外の患者に対し，自己注射に関する指導管理を行った場合に1月の注射回数に応じて算定する。ただし，同一月にB 001-2-12外来腫瘍化学療法診療料又は注射の部〔p.274, 16)〕に規定する外来化学療法加算を算定している患者には算定できない。

2　1以外の場合
イ　月27回以下の場合 — 650
ロ　月28回以上の場合 — 750
〈注5〉情報通信機器を用いた場合 届 — 情注
　1 — 1070
　2　イ — 566
　2　ロ — 653

・導入初期加算は，新たに在宅自己注射を導入した患者に対し，3月に限り，月1回に限り580点を算定する。ただし，処方内容を変更した場合は，さらに1回算定することができる。
・バイオ後続品に係る処方を行い処方した場合に，バイオ後続品導入初期加算として，当該バイオ後続品の初回の処方月から3月を限度として，150点を所定点数に加算する。
・「注5」に規定する情報通信機器を用いた医学指導管理については，オンライン指針に沿って治療を行った場合に算定する。
・「2」はB 001「7」難病外来指導管理料との併算定を可とする。

〔C 150 血糖自己測定器加算〕（3月に3回）

〈注加算〉
〈注2〉導入初期加算（3月限度） — +580
〈注4〉バイオ後続品導入初期加算 — +150

〈材料加算〉
C 150 血糖自己測定器加算 — 注糖
　1　月20回以上測定 — +350
　2　月30回以上測定 — +465
　3　月40回以上測定 — +580
　4　月60回以上測定 — +830
　5　月90回以上測定 — +1170
　6　月120回以上測定 — +1490
　7　間歇スキャン式持続血糖測定器によるもの — +1250

「1」月20回以上測定する場合	+350点
「2」月30回以上測定する場合	+465点
「3」月40回以上測定する場合	+580点
「4」月60回以上測定する場合	+830点

・入院中以外の患者で，イ）～ニ）の患者に対して血糖自己測定値に基づく指導を行うため，血糖自己測定器を使用した場合に，3月に3回に限り加算できる。
【加算対象の患者】
イ）インスリン・ヒトソマトメジンC製剤の自己注射実施患者（1日1回以上。1型糖尿病患者・膵全摘後の患者以外）
ロ）インスリン自己注射実施の1型糖尿病患者・膵全摘後の患者（1日1回以上）
ハ）小児低血糖症患者（12歳未満）
ニ）妊娠中の糖尿病患者又は妊娠糖尿病の患者〔別に厚生労働大臣が定める者：妊娠中の糖尿病患者又は妊娠糖尿病の患者であって，周産期における合併症の危険性が高い者（血糖の自己測定を必要とするものに限る）〕

| 「5」月90回以上測定する場合 | +1170点 |
| 「6」月120回以上測定する場合 | +1490点 |

・入院中の患者以外の患者で，イ）～ハ）の患者に対して血糖自己測定値に基づく指導を行うため，血糖自己測定器を使用した場合に，3月に3回に限り加算できる。
【加算対象の患者】
イ）インスリン自己注射実施の1型糖尿病患者・膵全摘後の患者（1日1回以上）
ロ）小児低血糖症患者（12歳未満）
ハ）妊娠中の糖尿病患者又は妊娠糖尿病の患者〔別に厚生労働大臣が定める者：妊娠中の糖尿病患者又は妊娠糖尿病の患者であって，周産期における合併症の危険性が高い者（血糖の自己測定を必要とするものに限る）〕

| 「7」間歇スキャン式持続血糖測定器による場合 | +1250点 |

・インスリン製剤の自己注射を1日に1回以上行っている入院外患者に対して，間歇スキャン式持続血糖測定器を使用した場合に，3月に3回に限り，所定点数に加算する。

〈注加算〉
〈注4〉血中ケトン体自己測定器加算（3月に3回限り） — ケト — +40
→SGLT2阻害薬を服用している1型糖尿病の患者に対して，血中ケトン体自己測定器を使用した場合は，血中ケトン体自己測定器加算として，3月に3回に限り，40点を更に第1款の所定点数に加算する。

〈材料加算〉
C 151 注入器加算* — 入 — +300
C 152 間歇注入シリンジポンプ加算 — 間
　1　プログラム付きシリンジポンプ — +2500
　2　1以外のシリンジポンプ — +1500
C 152-2 持続血糖測定器加算 届（2月に2回限り） — 持血
　1　間歇注入シリンジポンプと連動する持続血糖測定器
　　イ　2個以下の場合 — +1320
　　ロ　3個又は4個の場合 — +2640
　　ハ　5個以上の場合 — +3300
　2　間歇注入シリンジポンプと連動しない持続血糖測定器
　　イ　2個以下の場合 — +1320
　　ロ　3個又は4個の場合 — +2640 — 入間
　　ハ　5個以上の場合 — +3300

【C 101 在宅自己注射指導管理料，C 151 注入器加算，C 152 間歇注入シリンジポンプ加算，C 152-2 持続血糖測定器加算，C 153 注入器用注射針加算の対象薬剤】
インスリン製剤，性腺刺激ホルモン製剤，ヒト成長ホルモン剤，遺伝子組換え活性型血液凝固第VII因子製剤，乾燥濃縮人血液凝固第X因子加活性化第VII因子製剤，遺伝子組換え型血液凝固第VIII因子製剤，遺伝子組換え型血液凝固第IX因子製剤，乾燥人血液凝固第VIII因子製剤，乾燥人血液凝固第IX因子製剤，顆粒球コロニー形成刺激因子製剤[*1]，性腺刺激ホルモン放出ホルモン，ソマトスタチンアナログ，ゴナドトロピン放出ホルモン誘導体，グルカゴン製剤，グルカゴン様ペプチド-1受容体アゴニスト，ヒトソマトメジンC製剤，インターフェロンアルファ製剤，インターフェロンベータ製剤，エタネルセプト製剤，ペグビソマント製剤，スマトリプタン製剤，グリチルリチン酸モノアンモニウム・グリシン・L-システイン塩酸塩配合剤，アダリムマブ製剤，テリパラチド製剤，アドレナリン製剤，ヘパリンカルシウム製剤，アポモルヒネ塩酸塩製剤，セルトリズマブペゴル製剤，トシリズマブ製剤，メトレレプチン製剤，アバタセプト製剤，pH4処理酸性人免疫グロブリン（皮下注射）製剤，アスホターゼアルファ製剤，グラチラマー酢酸塩製剤，セクキヌマブ製剤，エボロクマブ製剤，ブロダルマブ製剤，アリロクマブ製剤，ベリムマブ製剤，イキセキズマブ製剤，ゴリムマブ製剤，エミシズマブ製剤，イカチバント製剤，サリルマブ製剤，デュピルマブ製剤，インスリン・グルカゴン様ペプチド-1受容体アゴニスト配合剤，ヒドロコルチゾンコハク酸エステルナトリウム製剤[*2]，遺伝子組換えヒトvon Willebrand因子製剤，ブロスマブ製剤，メポリズマブ製剤，オマリズマブ製剤，テデュグルチド製剤，サトラリズマブ製剤，ガルカネズマブ製剤，オファツムマブ製剤，ボソリチド製剤，エレヌマブ製剤，アバロパラチド酢酸塩製剤，カプラシズマブ製剤，乾燥濃縮人C1-インアクチベータ製剤，フレマネズマブ製剤，メトトレキサート製剤，チルゼパチド製剤，ビメキズマブ製剤，ホスレボドパ・ホスカルビドパ水和物配合剤，ペグバリアーゼ製剤，ラナデルマブ製剤，ネモリズマブ製剤，ペグセタコプラン製剤，ジルコプランナトリウム製剤，コンシズマブ製剤，テゼペルマブ製剤，オゾラリズマブ製剤，トラロキヌマブ製剤，エフガルチギモド　アルファ・ボルヒアルロニダーゼ　アルファ配合剤，ドブタミン塩酸塩製剤，ドパミン塩酸塩製剤，ノルアドレナリン製剤，ベドリズマブ製剤，ミリキズマブ製剤
＊1　再生不良性貧血及び先天性好中球減少症の患者に対して用いた場合のみ算定。
＊2　急性副腎皮質機能不全（副腎クリーゼ）の既往のある患者又は急性副腎皮質機能不全（副腎クリーゼ）を発症する危険性の高い患者に対して，筋肉内注射により用いた場合に算定する。

在宅

在宅

項　　　目	略号	点数	算　定　要　件
2　間歇注入シリンジポンプと連動しない持続血糖測定器	持血		※C151注入器加算の対象薬剤は，上記のうちpH4処理酸性人免疫グロブリン（皮下注射）製剤以外のもの
イ　2個以下の場合		+1320	・間歇注入シリンジポンプとは，インスリン，性腺刺激ホルモン放出ホルモン剤又はソマトスタチンアナログを間歇的かつ自動的に注入するシリンジポンプをいう。
ロ　3個又は4個の場合		+2640	・C101を算定している患者については，外来受診時には，自己注射の薬剤にかかわる皮内，皮下及び筋肉内注射，静注の費用は算定できない（往診時は可）。
ハ　5個以上の場合		+3300	・在宅患者訪問診療料（Ⅰ）（Ⅱ）の算定日には，皮筋注，静注，点滴注射（薬・材料の費用含む）は算定できない。
「注」加算（2月に2回限り）			・入院患者の退院時に注を行った場合は，退院の日1回限り算定する。
1．プログラム付きシリンジポンプ		+3230	・レセプト記載例は p.138 参照。
2．1以外のシリンジポンプ		+2230	・厚生労働大臣が定める注射薬の自己注射を行っている入院外の患者に対して，持続皮下注入シリンジポンプを使用した場合に，2月に2回に限り所定点数に加算する。
C152-4　持続皮下注入シリンジポンプ加算（2月に2回）			
1　月5個以上10個未満		+2330	
2　月10個以上15個未満		+3160	
3　月15個以上20個未満		+3990	
4　月20個以上		+4820	
C153注入器用注射針加算＊	針		＊院外処方でそれぞれ対応する特定保険医療材料を支給した場合は算定できない。
1（1型糖尿病，血友病等）		+200	
2（1以外の患者）		+130	
C161注入ポンプ加算	注ポ	+1250	ペン型インスリン注射器
			・C101在宅自己注射指導管理料を算定する場合で，針付き注入器一体型キットを使用する場合は，C151注入器加算及びC153注入器用注射針加算は算定できない。
			・C150は3月に3回，C152，C152-2，C161は2月に2回に限り加算する。
C101-2　在宅小児低血糖症患者指導管理料	在小血糖	820	・12歳未満の小児低血糖症の入院外の患者に対して，重篤な低血糖の予防のために適切な指導管理を行った場合に算定する。
〈材料加算〉			・在宅小児低血糖症患者指導管理料は，12歳未満の小児低血糖症の患者であって，薬物療法，経管栄養法若しくは手術療法を現に行っているもの又はそれらの終了後6月以内のものに対して，患者及びその家族等に対して適切な療養指導を行った場合に算定する。
C150血糖自己測定器加算	注糖		
1　月20回以上測定		+350	
2　月30回以上測定		+465	
3　月40回以上測定		+580	
4　月60回以上測定		+830	
5　月90回以上測定		+1170	
6　月120回以上測定		+1490	
C101-3　在宅妊娠糖尿病患者指導管理料			・「1」は，妊娠中の糖尿病患者又は妊娠糖尿病の患者（別に厚生労働大臣が定める者に限る）であって入院中の患者以外の患者に対して，周産期における合併症の軽減のために適切な指導管理を行った場合に算定する。
1　在宅妊娠糖尿病患者指導管理料1	在妊糖1	150	・「2」は，「1」を算定した入院外の患者に対して，分娩後も継続して血糖管理のために適切な指導管理を行った場合に，当該分娩後12週の間，1回に限り算定する。
2　在宅妊娠糖尿病患者指導管理料2	在妊糖2	150	・以下の(1)(2)に該当する者に算定する。
〈材料加算〉			(1)　妊娠時に診断された明らかな糖尿病である場合
C150血糖自己測定器加算	注糖		ア　空腹時血糖値が126mg/dL 以上
1　月20回以上測定		+350	イ　HbA1cがJDS値で6.1％以上（NGSP値で6.5％）
2　月30回以上測定		+465	ウ　随時血糖値が200mg/dL 以上（空腹時血糖値又はHbA1cで確認すること）
3　月40回以上測定		+580	エ　糖尿病網膜症が存在する場合
4　月60回以上測定		+830	(2)　ハイリスクな妊娠糖尿病である場合
5　月90回以上測定		+1170	ア　HbA1cがJDS値で6.1％未満（NGSP値で6.5％未満）で75g OGTT2時間値が200mg/dL 以上
6　月120回以上測定		+1490	イ　75g OGTTを行い，次に掲げる項目に2項目以上該当する場合又は非妊娠時のBMIが25以上であって，次の項目に1つ以上該当する場合
			イ　空腹時血糖値が92mg/dL 以上
			ロ　1時間値が180mg/dL 以上
			ハ　2時間値が153mg/dL 以上
C102　在宅自己腹膜灌流指導管理料	灌	4000	・在宅自己腹膜灌流を行っている入院外の患者に在宅自己連続携行式腹膜灌流に関する指導管理を行った場合に算定する。
頻回の指導が必要な場合		+2000	・頻回に指導管理を行う必要がある場合は，同一月内の2回目以降1回につき2000点を月2回に限り算定する。
遠隔モニタリング加算	遠モニ	+115	・遠隔モニタリング加算は以下の全てを実施する場合月1回に限り算定する。
〈材料加算〉			ア　自動腹膜灌流用装置に搭載された情報通信機能により，注射量，排液量，除水量，体重，血圧，体温等の状態について継続的なモニタリングを行うこと。
C154紫外線殺菌器加算	紫	+360	イ　モニタリングの状況に応じて，適宜患者に来院を促す等の対応を行う。
C155自動腹膜灌流装置加算	自腹	+2500	ウ　当該加算を算定する月にあっては，モニタリングにより得られた所見等及び行った指導管理の内容を診療録に記載する。

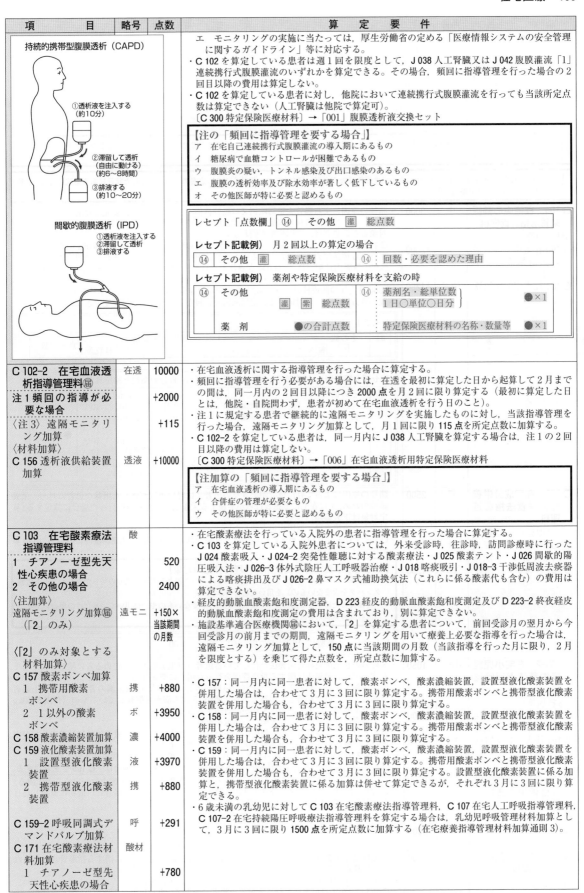

項　　目	略号	点数	算　定　要　件

持続的携帯型腹膜透析（CAPD）

①透析液を注入する（約10分）

②滞留して透析（自由に動ける）（約6〜8時間）

③排液する（約10〜20分）

間歇的腹膜透析（IPD）

①透析液を注入する
②滞留して透析
③排液する

エ　モニタリングの実施に当たっては，厚生労働省の定める「医療情報システムの安全管理に関するガイドライン」等に対応する。

・C 102 を算定している患者は週1回を限度として，J 038 人工腎臓又は J 042 腹膜灌流「1」連続携行式腹膜灌流のいずれかを算定できる。その場合，頻回に指導管理を行った場合の2回目以降の費用は算定しない。

・C 102 を算定している患者に対し，他院において連続携行式腹膜灌流を行っても当該所定点数は算定できない（人工腎臓は他院で算定可）。

〔C 300 特定保険医療材料〕→「001」腹膜透析液交換セット

【注の「頻回に指導管理を要する場合」】

ア　在宅自己連続携行式腹膜灌流の導入期にあるもの
イ　糖尿病で血糖コントロールが困難であるもの
ウ　腹膜炎の疑い，トンネル感染及び出口感染のあるもの
エ　腹膜の透析効率及び除水効率が著しく低下しているもの
オ　その他医師が特に必要と認めるもの

レセプト「点数欄」　⑭　その他　灌　総点数

レセプト記載例）　月2回以上の算定の場合

| ⑭ | その他 | 灌 | 総点数 | | ⑭ | 回数・必要を認めた理由 |

レセプト記載例）　薬剤や特定保険医療材料を支給の時

⑭	その他				⑭	薬剤名・総単位数	●×1
		灌　薬	総点数			1日○単位・○日分	
薬　剤		●の合計点数				特定保険医療材料の名称・数量等	●×1

項　　目	略号	点数	算　定　要　件
C 102-2　在宅血液透析指導管理料届	在透	10000	・在宅血液透析に関する指導管理を行った場合に算定する。
注1 頻回の指導が必要な場合		+2000	・頻回に指導管理を行う必要がある場合には，在透を最初に算定した日から起算して2月までの間は，同一月内の2回目以降につき 2000 点を月2回に限り算定する（最初に算定した日とは，他院・自院問わず，患者が初めて在宅血液透析を行う日のこと）。
〈注3〉遠隔モニタリング加算		+115	・注1に規定する患者で継続的に遠隔モニタリングを実施したものに対し，当該指導管理を行った場合，遠隔モニタリング加算として，月1回に限り 115 点を所定点数に加算する。
〈材料加算〉 C 156 透析液供給装置加算	透液	+10000	・C 102-2 を算定している患者は，同一月内に J 038 人工腎臓を算定する場合は，注1の2回目以降の費用は算定しない。 〔C 300 特定保険医療材料〕→「006」在宅血液透析用特定保険医療材料

【注加算の「頻回に指導管理を要する場合」】

ア　在宅血液透析の導入期にあるもの
イ　合併症の管理が必要なもの
ウ　その他医師が特に必要と認めるもの

項　　目	略号	点数	算　定　要　件
C 103　在宅酸素療法指導管理料	酸		・在宅酸素療法を行っている入院外の患者に指導管理を行った場合に算定する。
1　チアノーゼ型先天性心疾患の場合		520	・C 103 を算定している入院外患者については，外来受診時，往診時，訪問診療時に行った J 024 酸素吸入・J 024-2 突発性難聴に対する酸素療法・J 025 酸素テント・J 026 間歇的陽圧吸入法・J 026-3 体外式陰圧人工呼吸器治療・J 018 喀痰吸引・J 018-3 干渉低周波去痰器による喀痰排出及び J 026-2 鼻マスク式補助換気法（これらに係る酸素代も含む）の費用は算定できない。
2　その他の場合		2400	・経皮的動脈血酸素飽和度測定器，D 223 経皮的動脈血酸素飽和度測定及び D 223-2 終夜経皮的動脈血酸素飽和度測定の費用は含まれており，別に算定できない。
〈注加算〉 遠隔モニタリング加算届（「2」のみ）	遠モニ	+150×当該期間の月数	・施設基準適合医療機関届において，「2」を算定する患者について，前回受診月の翌月から今回受診月の前月までの期間，遠隔モニタリングを用いて療養上必要な指導を行った場合は，遠隔モニタリング加算として，150 点に当該期間の月数（当該指導を行った月に限り，2月を限度とする）を乗じて得た点数を，所定点数に加算する。
〈「2」のみ対象とする材料加算〉			
C 157 携帯用ボンベ加算 1　携帯用酸素ボンベ	携	+880	・C 157：同一月内に同一患者に対して，酸素ボンベ，酸素濃縮装置，設置型液化酸素装置を併用した場合は，合わせて3月に3回に限り算定する。携帯用酸素ボンベと携帯型液化酸素装置を併用した場合も，合わせて3月に3回に限り算定する。
2　1以外の酸素ボンベ	ボ	+3950	・C 158：同一月内に同一患者に対して，酸素ボンベ，酸素濃縮装置，設置型液化酸素装置を併用した場合は，合わせて3月に3回に限り算定する。携帯用酸素ボンベと携帯型液化酸素装置を併用した場合も，合わせて3月に3回に限り算定する。
C 158 酸素濃縮装置加算	濃	+4000	・C 159：同一月内に同一患者に対して，酸素ボンベ，酸素濃縮装置，設置型液化酸素装置を併用した場合は，合わせて3月に3回に限り算定する。携帯用酸素ボンベと携帯型液化酸素装置を併用した場合も，合わせて3月に3回に限り算定する。設置型液化酸素装置に係る加算と，携帯型液化酸素装置に係る加算は併せて算定できるが，それぞれ3月に3回に限り算定できる。
C 159 液化酸素装置加算 1　設置型液化酸素装置	液	+3970	
2　携帯型液化酸素装置	携	+880	・6歳未満の乳幼児に対して C 103 在宅酸素療法指導管理料，C 107 在宅人工呼吸指導管理料，C 107-2 在宅持続陽圧呼吸療法指導管理料を算定する場合は，乳幼児呼吸管理材料加算として，3月に3回に限り 1500 点を所定点数に加算する（在宅療養指導管理材料加算通則3）。
C 159-2 呼吸同調式デマンドバルブ加算	呼	+291	
C 171 在宅酸素療法材料加算 1　チアノーゼ型先天性心疾患の場合	酸材	+780	

項　　目	略号	点数	算　定　要　件
2　その他の場合 〈材料加算「通則」〉 乳幼児呼吸管理材料 加算（3月に3回）		+100 +1500	レセプト「点数欄」　⑭　その他　酸　総点数 レセプト記載例） ⑭　その他　酸　総点数　｜　⑭　当該月の動脈血酸素濃度分圧又は動脈血酸素飽和度　点×回数
【チアノーゼ型先天性疾患の対象患者】　ファロー四徴症・大血管転位症・三尖弁閉鎖症・総動脈幹症・単心室症などのチアノーゼ型先天性心疾患のうち発作的に低酸素又は無酸素状態になる患者			
【その他の場合の患者】　諸種の原因による高度慢性呼吸不全例・肺高血圧症・慢性心不全の患者のうち，安定した状態にある退院患者及び手術待機の患者又は重度の群発頭痛の患者			
C 104　在宅中心静脈栄養法指導管理料 〈材料加算〉 C 160 在宅中心静脈栄養法用輸液セット加算＊ C 161 注入ポンプ加算	中 輸 注ポ	3000 +2000 +1250	・諸種の原因による腸管大量切除例又は腸管機能不全例等のうち，安定した病態にある患者に対し，在宅にて患者自ら実施する栄養法の指導管理を行った場合に算定する。 ・対象となる患者は，原因疾患を問わない。 ・C 104 を算定している患者については，外来受診時，往診時に行った G 005 中心静脈注射及び G 006 植込型カテーテルによる中心静脈注射は算定できない。また，訪問診療時に行った G 001 静脈内注射（IV）・G 004 点滴注射（DIV）・G 006 植込型カテーテルによる中心静脈注射は算定できない（薬・材料含む）。 〔C 300 特定保険医療材料〕→「002」在宅中心静脈栄養用輸液セット（1月7組目より） ＊院外処方でそれぞれ対応する特定保険医療材料を支給した場合は算定できない。 レセプト ⑭　その他　中　輸 又は 注ポ　総点数　｜　⑭　薬剤名・規格・総単位数・支給日数等　点×回数 レセプト記載例）　中を算定している患者に対し10日分の薬剤と輸を算定 ⑭　その他　中　輸　5000●　薬剤 ⑭　5％G　　　500 mL　10 v 　○○2号　　○mL　　10袋 　○○P　　　50 mg　10 A 　○○○　　　20 mg　10 A　●×1 　ケイツー　　10 mg　10 A 　ヘパリン○○単位 　ソリタ T 3号 500 mL　10 v 　（10日分）
C 105　在宅成分栄養経管栄養法指導管理料 〈材料加算〉 C 162 在宅経管栄養法用栄養管セット加算 C 161 注入ポンプ加算	経 管 注ポ	2500 +2000 +1250	・諸種の原因によって経口摂取ができない患者又は経口摂取が著しく困難な患者に対し，栄養維持のため，主に在宅にて患者自らが実施する栄養法の指導管理を行った場合に算定する（算定対象は下表参照）。 ・対象となる患者は，原因疾患を問わない。 ・C 105 を算定している患者については，外来受診時，往診時，訪問診療時に行った J 120 鼻腔栄養は算定できない。 【在宅成分栄養経管栄養法指導管理料算定の対象】 ・アミノ酸・ジペプチド・トリペプチドを主なタンパク源とした栄養成分の明らかなもの（未消化態タンパクを含まないもの）を用いた場合のみ。 ＊栄養維持のため単なる流動食（栄養成分が明らかでないものや一部用いているだけの場合）や単なる流動食の鼻腔栄養は該当しない。 レセプト「点数欄」　⑭　その他　経　管　4500
C 105-2　在宅小児経管栄養法指導管理料 〈材料加算〉 C 162 在宅経管栄養法用栄養管セット加算 C 161 注入ポンプ加算	小経 管 注ポ	1050 +2000 +1250	・入院外の在宅小児経管栄養法を行っている患者（厚生労働大臣が定める者に限る）に対して，在宅小児経管栄養法に関する指導管理を行った場合に算定する。 ・厚生労働大臣が定める者とは，①経口摂取が著しく困難な 15 歳未満の者，②15 歳以上の者であって経口摂取が著しく困難である状態が 15 歳未満から継続しているもの（体重が 20kg 未満である場合に限る）のいずれかに該当する者である。 ・②の場合はレセプトの「摘要欄」に体重を記載する。 ・対象となる患者は原因疾患の如何にかかわらず，在宅小児経管栄養法以外に栄養の維持が困難な者で療法を行うことが必要と医師が認めた者とする。 ・C 105-2 を算定している入院外患者については，J 120 鼻腔栄養の費用は算定不可。 ・「成分栄養」でない経管栄養法を行う 15 歳未満の小児患者等の場合は，C 105-2 を算定する。
C 105-3 在宅半固形栄養経管栄養法指導管理料 〈材料加算〉 C 162 在宅経管栄養法用栄養管セット加算	半固形 管	2500 +2000	・在宅半固形栄養経管栄養法を行っている入院外の患者（別に厚生労働大臣が定める者に限る）に対して，在宅半固形栄養経管栄養法に関する指導管理を行った場合に，最初に算定した日から起算して，1 年を限度として算定する。
C 106　在宅自己導尿指導管理料 〈材料加算〉	尿	1400	・在宅自己導尿を行っている入院外の患者に対して，在宅自己導尿に関する指導管理を行った場合に算定する。 ・カテーテルの費用は，第2款に定める所定点数により算定する。 ・C 163 は，在宅自己導尿を行う入院外の患者に対して，再利用型カテーテル，間歇導尿用ディ

在宅

項　目	略号	点数	算　定　要　件
C 163 特殊カテーテル加算 　1　再利用型カテーテル	サ	+400	・スポーザブルカテーテル，間歇バルーンカテーテルを使用した場合に，3月に3回に限り加算する。 ・間歇導尿用ディスポーザブルカテーテル，間歇バルーンカテーテル又は再利用型カテーテルのいずれかを併せて使用した場合は，主たるもののみを算定する。 ・C 106 を算定している患者は外来受診時，往診時，訪問診療時に行った「J 064 導尿（尿道拡張を要するもの）・J 060 膀胱洗浄・J 060-2 後部尿道洗浄（ウルツマン）・J 063 留置カテーテル設置（薬・材料の費用を含む）」の費用は算定できない。
2　間歇導尿用ディスポーザブルカテーテル 　　イ　親水性コーティングを有するもの 　　　(1)　60 本以上 　　　(2)　90 本以上 　　　(3)　120 本以上 　　ロ　イ以外のもの 　3　間歇バルーンカテーテル	カ バ	 +1700 +1900 +2100 +1000 +1000	レセプト ⑭　その他　尿　バ　2400　　⑭：薬剤名・支給量・支給日 【在宅自己導尿指導管理の対象患者（残尿を伴う排尿困難者）】 ・諸種の原因による神経因性膀胱 ・下部尿路通過障害（前立腺肥大症，前立腺癌，膀胱頸部硬化症，尿道狭窄等） ・腸管を利用した尿リザーバー造設術の術後
C 107　在宅人工呼吸指導管理料 〈材料加算〉 乳幼児呼吸管理材料加算（3月に3回） C 164 人工呼吸器加算 　1　陽圧式人工呼吸器 　2　人工呼吸器 　3　陰圧式人工呼吸器 C 170 排痰補助装置加算	人 陽呼 鼻呼 陰呼 排痰	2800 +1500 +7480 +6480 +7480 +1829	・長期にわたり，持続的に人工呼吸に依存している入院外の患者に在宅で実施する人工呼吸療法の指導管理を行った場合に算定する。 ・次のいずれも満たす場合に算定する。 　①患者が使用する装置の保守・管理を十分に行う（委託も含む）。 　②装置に必要な保守・管理の内容を患者に説明する。 　③夜間・緊急時の対応等を患者に説明する。 　④その他，療養上必要な指導管理を行う。 ・睡眠時無呼吸症候群の患者（ASV を使用する者を含む）は算定対象外（C 107-2）。 ・在宅人工呼吸療法を実施する医療機関又は緊急時に入院するための施設は，次の機械及び器具を備えなければならない。 　①酸素吸入設備，②気管内挿管又は気管切開の器具，③レスピレーター，④気道内分泌物吸引装置，⑤動脈血ガス分析装置（常時実施できる状態であるもの），⑥胸部 X 線撮影装置（常時実施できる状態であるもの） ・人工呼吸装置は患者に貸与し，装置に必要な回路部品その他付属品等の費用は包括され別に算定できない。 ・人を算定している患者は外来受診時，往診時，訪問診療時に行った J 024 酸素吸入・J 024-2 突発性難聴に対する酸素療法・J 025 酸素テント・J 026 間歇的陽圧吸入法・J 026-3 体外式陰圧人工呼吸器治療・J 018 喀痰吸引・J 018-3 干渉低周波去痰器による喀痰排出・J 026-2 鼻マスク式補助換気法・J 045 人工呼吸の費用は算定できない（薬・材料の費用を含む）。これらの処置で使用される酸素代は別に算定できる。 ・指導管理の内容についてはカルテに記載する。 ・6 歳未満の乳幼児に対して C 103 在宅酸素療法指導管理料，C 107 在宅人工呼吸指導管理料，C 107-2 在宅持続陽圧呼吸療法指導管理料を算定する場合は，乳幼児呼吸管理材料加算として，3月に3回に限り 1500 点を所定点数に加算する（在宅療養指導管理材料加算通則3）。 レセプト「点数欄」　⑭　その他　人　陽呼　10280
C 107-2　在宅持続陽圧呼吸療法指導管理料 　1　在宅持続陽圧呼吸療法指導管理料1 　2　在宅持続陽圧呼吸療法指導管理料2 〈注加算〉 注2 遠隔モニタリング加算届 （「2」のみ） 注3 情報通信機器届 〈材料加算〉 乳幼児呼吸管理材料加算（3月に3回） C 165 在宅持続陽圧呼吸療法用治療器加算 　1　ASV を使用 　2　CPAP を使用 C 171-2 在宅持続陽圧呼吸療法材料加算	 持呼1 持呼2 遠モニ 持呼加1 持呼加2 持材	 2250 250 +150 218 +1500 +3750 +960 +100	・在宅持続陽圧呼吸療法を行っている入院外の患者に対して，在宅持続陽圧呼吸療法に関する指導管理を行った場合に算定する。 ・在宅持続陽圧呼吸療法指導管理料については，当該治療の開始後最長2か月間の治療状況を評価し，当該療法の継続が可能であると認められる症例についてのみ，引き続き算定の対象とする。 ・施設基準適合医療機関届において，「2」を算定し CPAP を用いて，前回受診月の翌月から今回受診月の前月までの期間，遠隔モニタリングを用いて療養上必要な管理を行った場合は，遠隔モニタリング加算として，150 点に当該期間の月数（当該管理を行った月に限り，2月を限度とする）を乗じて得た点数を，所定点数に加算する。 ・6 歳未満の乳幼児に対して C 103 在宅酸素療法指導管理料，C 107 在宅人工呼吸指導管理料，C 107-2 在宅持続陽圧呼吸療法指導管理料を算定する場合は，乳幼児呼吸管理材料加算として，3月に3回に限り 1500 点を所定点数に加算する（在宅療養指導管理材料加算通則3）。 ・施設基準に適合し届け出た保険医療機関で，「2」を算定するべき指導管理を情報通信機器を用いて行った場合，「2」にかえて，218 点を算定する。 レセプト ⑭　その他　持呼2　　250　　⑭：初回指導管理実施月日等
C 107-3　在宅ハイフローセラピー指導管理料 〈材料加算〉	ハイセ	2400	・在宅ハイフローセラピーを行っている入院外の患者に対して在宅ハイフローセラピーに関する指導管理を行った場合に算定する。

在宅

項　　　目	略号	点数	算　定　要　件
C 171-3 在宅ハイフローセラピー材料加算（3月に3回）		+100	→在宅ハイフローセラピーを行っている入院外の患者に対し，療法に係る機器を使用した場合に3月に3回に限り所定点数に加算する。
C 174 在宅ハイフローセラピー装置加算（3月に3回） 　1　自動給水加湿チャンバーを用いる場合 　2　1以外の場合等		+3500 +2500	→在宅ハイフローセラピーを行っている入院外の患者に対し，在宅ハイフローセラピー装置を使用した場合に3月に3回に限り所定点数に加算する。
C 108　在宅麻薬等注射指導管理料 　1　悪性腫瘍の場合 　2　筋萎縮性側索硬化症又は筋ジストロフィーの場合 　3　心不全又は呼吸器疾患の場合		 1500 1500 1500	・「1」は悪性腫瘍の入院外の患者，「2」は筋萎縮性側索硬化症又は筋ジストロフィーの入院外の患者に対して，在宅における麻薬等の注射に関する指導管理を行った場合に算定する。 ・「3」は「1」「2」に該当しない場合であって，緩和ケアを要する心不全又は呼吸器疾患の入院外の患者に対して，在宅における麻薬等の注射に関する指導管理を行った場合に算定する。 ・在宅において同一月に抗悪性腫瘍剤の注射を行うものは在宅麻薬等注射指導管理料を算定せず，C 108-2 在宅腫瘍化学療法注射指導管理料を算定する。
〈材料加算〉 C 161 注入ポンプ加算 C 166 携帯型ディスポーザブル注入ポンプ加算*	悪ポ 携ポ	+1250 +2500	鎮痛療法〔C 108 在宅麻薬等注射指導管理料，C 108-4 在宅悪性腫瘍患者共同指導管理料〕 ブプレノルフィン製剤・モルヒネ塩酸塩製剤・フェンタニルクエン酸塩製剤，複方オキシコドン製剤，オキシコドン塩酸塩製剤，フルルビプロフェンアキセチル製剤又はヒドロモルフォン塩酸塩製剤を注射又は携帯型ディスポーザブル注入ポンプ，輸液ポンプにて注入する療法 ・C 108 を算定している患者には，G 000 皮筋注，G 001 静注，G 004 点滴注射，G 005 中心静脈注射，G 006 植込型カテーテルによる中心静脈注射（在悪に関連する薬剤に限る）の費用は算定できない。 ・また，C 001 在宅患者訪問診療料（Ⅰ）又は C 001-2 在宅患者訪問診療料（Ⅱ）を算定する日の外来受診で行った G 000 皮筋注，G 001 静注，G 004 点滴注射，G 005 中心静脈注射，G 006 植込型カテーテルによる中心静脈注射（薬剤にかかわらず）の費用は算定できない。 〔C 300 特定保険医療材料〕→「007」携帯型ディスポーザブル注入ポンプ（1月7個目より） *院外処方でそれぞれ対応する特定保険医療材料を支給した場合は算定できない。 レセプト「点数欄」　⑭　その他 在悪 悪ポ　2750
C 108-2　在宅腫瘍化学療法注射指導管理料		1500	・悪性腫瘍の入院外の患者に対して，在宅における抗悪性腫瘍剤の注射に関する指導管理を行った場合に算定する。 化学療法〔C 108-2 在宅腫瘍化学療法注射指導管理料，C 108-4 在宅悪性腫瘍患者共同指導管理料〕 ・携帯型ディスポーザブル注入ポンプ，輸液ポンプを用いて中心静脈注射もしくは植込型カテーテルアクセスにより抗悪性腫瘍剤を注入する療法 ・インターフェロンアルファ製剤を多発性骨髄腫・慢性骨髄性白血病・ヘアリー細胞白血病・腎癌の患者に注射する療法 ・主に在宅において抗悪性腫瘍剤の投与を行う場合は，在宅腫瘍化学療法注射指導管理料を算定し，主に外来で行う場合は，B 001-2-12 外来腫瘍化学療法診療料等を算定する。
C 108-3　在宅強心剤持続投与指導管理料		1500	・厚生労働大臣が定める注射薬の持続投与を行っている入院外の患者に対して，在宅心不全管理に関する指導管理を行った場合に算定する。
C 108-4　在宅悪性腫瘍患者共同指導管理料	在悪共	1500	・厚生労働大臣が定める医師（緩和ケアに関する研修を受けた医師）による指導管理が行われた場合に算定する。 ・他院で C 108 在宅麻薬等注射指導管理料の1，又は C 108-2 在宅腫瘍化学療法注射指導管理料を受けている患者に，他院と本院の医師が連携して同一日に麻薬等又は抗悪性腫瘍剤の注射に関する指導管理を行った場合に算定する。
〈材料加算〉 C 161 注入ポンプ加算 C 166 携帯型ディスポーザブル注入ポンプ加算*	悪ポ 携ポ	+1250 +2500	〔C 300 特定保険医療材料〕→「007」携帯型ディスポーザブル注入ポンプ（1月7個目より） *院外処方でそれぞれ対応する特定保険医療材料を支給した場合は算定できない。
C 109　在宅寝たきり患者処置指導管理料	寝	1050	・創傷処置等の処置を行っている寝たきり状態又はこれに準ずる入院外の患者に対し当該処置に関する指導管理を行った場合に算定する。 ・B 001 「8」皮膚科特定疾患指導管理料を算定している患者には算定できない。 ・C 109 を算定している患者は，外来受診時・往診時・訪問診療時に行った J 000 創傷処置，J 001-7 爪甲除去（麻酔を要しないもの），J 001-8 穿刺排膿後薬液注入，J 053 皮膚科軟膏処置，J 063 留置カテーテル設置，J 060 膀胱洗浄，J 060-2 後部尿道洗浄（ウルツマン），J 064 導尿（尿道拡張を要するもの），J 120 鼻腔栄養，J 043-3 ストーマ処置，J 018 喀痰吸引，J 018-3 干渉低周波去痰器による喀痰排出，J 118 介達牽引，J 118-2 矯正固定，J 118-3 変形機械矯正術，J 119 消炎鎮痛等処置，J 119-2 腰部又は胸部固定帯固定，J 119-3 低出力レーザー照射，J 119-4 肛門処置の費用（薬剤・材料の費用を含む）は算定できない。 ・患者が家族等に付き添われて来院した場合も例外的に算定できる。 〔C 300 特定保険医療材料〕→①「003」気管切開後留置用チューブ，②「004」膀胱留置用ディスポーザブルカテーテル，③「005」栄養用ディスポーザブルカテーテル レセプト「点数欄」　⑭　その他 寝　1050

在宅

項　目	略号	点数	算　定　要　件
C 110　在宅自己疼痛管理指導管理料	疼	1300	植込型脳・脊髄刺激装置を植え込んだ医療機関と，当該指導管理を行う医療機関が異なる場合であっても算定できる。脳・脊髄刺激装置植込術については，K 181，K 190 の所定点数による。
〈材料加算〉 **C 167 疼痛等管理用送信器加算**	疼信	+600	・難治性慢性疼痛の患者に対し，疼痛除去のために植込型脳・脊髄電気刺激装置を植え込んだ後に，在宅において患者自らが送信器を用いて実施する疼痛管理の指導管理を行った場合に算定する。 レセプト「点数欄」 ⑭ その他 ｜疼｜ ｜疼信｜ 1900
C 110-2　在宅振戦等刺激装置治療指導管理料	振	810	・振戦等除去のため植込型脳・脊髄刺激装置を植込んだ後に，在宅で振戦等管理を行っている入院外の患者に対し，在宅振戦等管理を行った場合に算定する。 ・パーキンソン病や本態性振戦に伴う振戦等の軽減を目的とした，脳・脊髄電気刺激装置植え込み（K 181 脳刺激装置植込術，K 190 脊髄刺激装置植込術等の手術施行）後に，指導管理が行われた場合に算定する。
〈注加算〉 導入期加算	導入期	+140	・植込術日から 3 月以内に行った場合には，導入期加算として所定点数に 140 点加算する。
〈材料加算〉 **C 167 疼痛等管理用送信器加算**	疼信	+600	
C 110-3　在宅迷走神経電気刺激治療指導管理料	迷	810	・てんかん治療のため，植込型迷走神経電気刺激装置を植込んだ後に，在宅でてんかん管理を行っている入院外の患者に対し，患者自らがマグネット等を用いて治療を実施する際の在宅てんかん管理に関する指導管理を行った場合に算定する。
〈注加算〉 導入期加算	導入期	+140	・特定保険医療材料「160」植込型迷走神経電気刺激装置（171 万円），「161」迷走神経刺激装置用リードセット（18 万 7000 円）を植え込んだ後に（K 181-4 迷走神経刺激装置植込術，K 181-5 迷走神経刺激装置交換術等の手術施行），在宅でのてんかんの指導管理を行った場合に算定する。 ・植込術日から 3 月以内に行った場合には，導入期加算として所定点数に 140 点加算する。
〈材料加算〉 **C 167 疼痛等管理用送信器加算**	疼信	+600	
C 110-4　在宅仙骨神経刺激療法指導管理料	仙	810	・便失禁又は過活動膀胱に対するコントロールのため植込型仙骨神経刺激装置を植え込んだ後に，在宅において，自己による便失禁管理又は過活動膀胱管理を行っている入院外の患者に対して，在宅便失禁管理又は過活動膀胱管理に関する指導管理を行った場合に算定する。 ・プログラムの変更に係る費用は所定点数に含まれる。 ・計測した指標と指導内容を診療録に添付又は記載する。
C 110-5　在宅舌下神経電気刺激療法指導管理料	舌電	810	・厚生労働大臣が定める施設基準を満たす医療機関が，在宅で舌下神経刺激療法を行っている患者であって，舌下神経電気刺激装置を植え込んだ閉塞性睡眠時無呼吸症候群患者に対し，当該治療に係る指導管理を行った場合に算定する。 ・プログラムの変更に係る費用は所定点数に含まれる。
C 111　在宅肺高血圧症患者指導管理料	肺	1500	・肺高血圧症でプロスタグランジン I_2 製剤を携帯型精密輸液ポンプ又は携帯型精密ネブライザを用いて自己投与を行っている入院外の患者に当該療法の方法・注意点及び緊急時の措置等に関する指導管理を行った場合に算定する。
〈材料加算〉 **C 168 携帯型精密輸液ポンプ加算**	肺ポ	+10000	・C 168 は，肺高血圧症の患者に対し，携帯型精密輸液ポンプを使用した場合に算定する。 ・C 168-2 には，携帯型精密ネブライザを使用するに当たって必要なすべての機器等の費用が含まれ，別に算定できない。
C 168-2 携帯型精密ネブライザ加算	精ネ	+3200	レセプト「点数欄」 ⑭ その他 ｜肺｜ ｜肺ポ｜ 11500
C 112　在宅気管切開患者指導管理料	気	900	・気管切開を行っている入院外の患者に対し，在宅における気管切開に関する指導管理を行った場合に算定する。 ・C 112 を算定している患者について，J 000 創傷処置（気管内ディスポーザブルカテーテル交換含む），J 001-7 爪甲除去（麻酔を要しないもの），J 001-8 穿刺排膿後薬液注入，J 018 喀痰吸引，J 018-3 干渉低周波去痰器による喀痰排出の費用は算定できない。 ・C 169 加算：人工鼻を用いた場合に加算する。 ・喉頭摘出患者において，人工鼻材料を使用する場合は算定できない。
〈材料加算〉 **C 169 気管切開患者用人工鼻加算**	気鼻	+1500	レセプト「点数欄」 ⑭ その他 ｜気｜ ｜気鼻｜ 2400
C 112-2　在宅喉頭摘出患者指導管理料	喉摘	900	・喉頭摘出を行っている入院外の患者に対して，在宅における人工鼻材料の使用に関する指導管理を行った場合に算定する。
C 113　削除			
C 114　在宅難治性皮膚疾患処置指導管理料	難皮	1000	・表皮水疱症患者又は水疱型先天性魚鱗癬様紅皮症患者であって，難治性の皮膚病変に対する特殊な処置が必要な者の水疱・びらん・潰瘍等の皮膚病変に対して指導を行った場合に月 1 回に限り算定。 ・B 001「7」難病外来指導管理料，B 001「8」皮膚科特定疾患指導管理料との併算定不可。 ・特定保険医療材料以外のガーゼ等の衛生材料や在宅における水疱の穿刺等の処置に必要な医療材料の費用は別に算定できない。
C 115　削除			
C 116　在宅植込型補助人工心臓（非拍動流型）指導管理料	植心非拍	45000	・施設基準に適合する届出医療機関で，体内植込型補助人工心臓（非拍動流型）を使用している入院外患者に対し，療養上必要な指導を行った場合に月 1 回算定する。 ・療養上必要なモニター，バッテリー，充電器等の回路部分のその他付属品等に係る費用，及び衛生材料費（特定保険医療材料除く）は，所定点数に含まれ別に算定できない。 ・機器の設定内容と指導管理の内容をカルテに添付又は記載する。 〔C 300 特定保険医療材料〕→「010」水循環回路セット

在宅

項　目	略号	点数	算　定　要　件
C 117　在宅経腸投薬指導管理料	経腸投	1500	・レボドパ・カルビドパ水和物製剤の経腸投薬を行っている入院外患者に対して，投薬等に関する医学管理等を行った場合に算定する。
〈材料加算〉 C 152-3 経腸投薬用ポンプ加算	経腸ポ	+2500	
C 118　在宅腫瘍治療電場療法指導管理料 届	電場	2800	・施設基準に適合する届出医療機関において，在宅腫瘍治療電場療法を行っている入院外の患者に対して，療養上必要な指導を行った場合に加算する。
C 119　在宅経肛門的自己洗腸指導管理料 届	洗腸	800	・施設基準に適合する届出医療機関において，在宅で経肛門的自己洗腸を行っている入院外の患者に対して，経肛門的自己洗腸療法に関する指導管理を行った場合に算定する。
〈注加算〉 注2導入初期加算（初回月指導月）		+500	
〈材料加算〉 C 172　在宅経肛門的自己洗腸用材料加算	肛洗	+2400	→在宅で経肛門的に自己洗腸を行っている入院外の患者に対して，自己洗腸用材料を使用した場合に，3月に3回に限り，第1款の所定点数に加算する。
C 120　在宅中耳加圧療法指導管理料	中加	1800	・在宅中耳加圧療法を行っている入院外の患者に対して，在宅中耳加圧療法に関する指導管理を行った場合に算定する。
C 121　在宅抗菌薬吸入療法指導管理料	抗吸	800	・在宅抗菌薬吸入療法を行っている入院外の患者に対して在宅抗菌薬吸入療法に関する指導管理を行った場合に算定する。 ・在宅抗菌薬吸入療法を初めて実施する患者について，初回の指導を行った場合は，当該初回の指導を行った月に限り，導入初期加算として500点を所定点数に加算する。
〈注加算〉 導入初期加算		+500	
〈材料加算〉 C 175　在宅抗菌薬吸入療法ネブライザ加算 1．1月目 2．2月目以降	吸ネブ	+7480 +1800	・材料加算「1」1月目とは，初回の投与を行った月のことをいう。 ・在宅抗菌薬吸入療法用ネブライザ加算は，マイコバクテリウム・アビウムコンプレックス（MAC）による肺非結核性抗酸菌症患者で，多剤併用療法による前治療において効果不十分な患者（入院中の患者以外のものに限る）に対して，アミカシン硫酸塩吸入用製剤の投与に超音波ネブライザを使用した場合に算定する。 ・入院中の患者又はその看護に当たる者に対して，退院時にC 121 在宅抗菌薬吸入療法指導管理料を行った場合は，退院の日に限り，在宅抗菌薬吸入療法指導管理料の所定点数及び在宅抗菌薬吸入療法用ネブライザ加算の点数を算定できる。この場合，当院において当該退院月に外来，往診又は訪問診療で在宅抗菌薬吸入療法指導管理料を行った場合でも，指導管理の所定点数及び在宅抗菌薬吸入療法用ネブライザ加算は算定できない。

在宅

3　在宅療養指導管理料と注射・処置の併算定の可否一覧表

	在宅療養指導管理料	算定できない項目
注射療法	C 101 在宅自己注射指導管理料	①外来受診時（緊急時に受診した場合を除く）：当該指導管理に係る皮筋注，静注の費用（当該注射薬剤の費用を含む） ②在宅患者訪問診療料算定日：皮筋注，静注，点滴注射（薬・材料の費用を含む） ③同一月：注射の部の外来化学療法加算
	C 108 在宅麻薬等注射指導管理料	①在宅患者訪問診療料算定日：皮筋注，静注，点滴注射，中心静脈注射，植込型カテーテルによる中心静脈注射の手技料，注射薬，特定保険医療材料の費用 ②外来受診時：当該指導管理に係る皮筋注，静注，点滴注射，中心静脈注射，植込型カテーテルによる中心静脈注射の手技料，注射薬，特定保険医療材料の費用 ③同一月：注射の部の外来化学療法加算，抗悪性腫瘍剤局所持続注入（薬剤の費用は算定可，入院で行った場合は算定可）
	C 108-2 在宅腫瘍化学療法注射指導管理料	①在宅患者訪問診療料算定日：皮筋注，静注，点滴注射，中心静脈注射，植込型カテーテルによる中心静脈注射の手技料，注射薬，特定保険医療材料の費用 ②外来受診時：当該指導管理に係る皮筋注，静注，点滴注射，中心静脈注射，植込型カテーテルによる中心静脈注射の手技料，注射薬，特定保険医療材料の費用 ③同一月：注射の部の外来化学療法加算，抗悪性腫瘍剤局所持続注入（薬剤の費用は算定可，入院で行った場合は算定可）
	C 108-3 在宅強心剤持続投与指導管理料	①在宅訪問診療算定日：静注，点滴注射，中心静脈注射，植込型カテーテルによる中心静脈注射の手技料，注射薬，特定保険材料の費用 ②外来受診時：当該指導管理に係る静注，点滴注射，中心静脈注射，植込型カテーテルによる中心静脈注射の手技料，注射薬，特定保険材料の費用
	C 104 在宅中心静脈栄養法指導管理料	①在宅患者訪問診療料算定日：静注，点滴注射，植込型カテーテルによる中心静脈注射（薬・材料の費用を含む） ②当管理料を算定している外来患者：中心静脈注射，植込型カテーテルによる中心静脈注射

在宅療養指導管理料		算定できない項目
泌尿器系	C 106 在宅自己導尿指導管理料	導尿（尿道拡張を要するもの），膀胱洗浄，後部尿道洗浄（ウルツマン），留置カテーテル設置（薬・材料の費用を含む）
	C 102 在宅自己腹膜灌流指導管理料	①週2回目以降の人工腎臓（J 038）又は腹膜灌流（J 042）の「1　連続携行式腹膜灌流」（週1回は J 038 又は J 042 いずれか一方を算定可） ②他の医療機関における連続携行式腹膜灌流の所定点数
	C 102-2 在宅血液透析指導管理料	週2回目以降の人工腎臓（J 038）（週1回は算定可）
呼吸器系	C 103 在宅酸素療法指導管理料	酸素吸入，突発性難聴に対する酸素療法，酸素テント，間歇的陽圧吸入法，体外式陰圧人工呼吸器治療，喀痰吸引，干渉低周波去痰器による喀痰排出，鼻マスク式補助換気法（酸素代，薬・材料の費用を含む）
	C 107 在宅人工呼吸指導管理料	酸素吸入，突発性難聴に対する酸素療法，酸素テント，間歇的陽圧吸入法，体外式陰圧人工呼吸器治療，喀痰吸引，干渉低周波去痰器による喀痰排出，鼻マスク式補助換気法，人工呼吸（酸素代を除く）（薬・材料の費用を含む）
	C 107-3　在宅ハイフローセラピー指導管理料	酸素吸入，突発性難聴に対する酸素療法，酸素テント，間歇的陽圧吸入法，体外式陰圧人工呼吸器治療，喀痰吸引，干渉低周波去痰器による喀痰排出，鼻マスク式補助換気法，ハイフローセラピー（酸素代，薬・材料の費用を含む）
	C 112 在宅気管切開患者指導管理料	創傷処置（気管内ディスポーザブルカテーテル交換を含む），爪甲除去（麻酔を要しないもの），穿刺排膿後薬液注入，喀痰吸引，干渉低周波去痰器による喀痰排出
	C 112-2 在宅喉頭摘出患者指導管理料	創傷処置（気管内ディスポーザブルカテーテル交換を含む），爪甲除去（麻酔を要しないもの），穿刺排膿後薬液注入，喀痰吸引，干渉低周波去痰器による喀痰排出
その他	C 109 在宅寝たきり患者処置指導管理料	創傷処置，爪甲除去（麻酔を要しないもの），穿刺排膿後薬液注入，皮膚科軟膏処置，留置カテーテル設置，膀胱洗浄，後部尿道洗浄（ウルツマン），導尿（尿道拡張を要するもの），鼻腔栄養，ストーマ処置，喀痰吸引，干渉低周波去痰器による喀痰排出，介達牽引，矯正固定，変形機械矯正術，消炎鎮痛等処置，腰部又は胸部固定帯固定，低出力レーザー照射，肛門処置（薬・材料の費用を含む）
	C 105 在宅成分栄養経管栄養法指導管理料 C 105-2 在宅小児経管栄養法指導管理料 C 105-3 在宅半固形栄養経管栄養法指導管理料	鼻腔栄養（当該指導管理料を算定する外来患者）

（中央縦書き）当該指導管理料を算定する外来患者

備考 1)　上記以外の在宅療養指導管理料については特に併算定不可の規定は設けられていない。
2)　上記中「薬・材料の費用を含む」は，「薬剤及び特定保険医療材料に係る費用を含む」の意。

4　在宅療養指導管理材料加算一覧表

※ 6歳未満の乳幼児に対して，**C 103 在宅酸素療法指導管理料**，**C 107 在宅人工呼吸指導管理料**，**C 107-2 在宅持続陽圧呼吸療法指導管理料**を算定する場合は，**乳幼児呼吸管理材料加算**として，3月に3回に限り **1500 点**を所定点数に加算する（在宅療養指導管理材料加算【通則 3】）。

項　目	略号	点数	算定要件
C 150　血糖自己測定器加算 　1　月 20 回以上測定する場合 　2　月 30 回以上測定する場合 　3　月 40 回以上測定する場合 　4　月 60 回以上測定する場合 　5　月 90 回以上測定する場合 　6　月 120 回以上測定する場合 　7　間歇スキャン式持続血糖測定器によるもの	注糖	 350 465 580 830 1170 1490 1250	・「1」～「4」は，インスリン製剤又はヒトソマトメジンC製剤の自己注射を1日1回以上行っている入院外の患者（1型糖尿病患者及び膵全摘後の患者を除く），インスリン製剤の自己注射を1日1回以上行っている入院外の患者（1型糖尿病患者又は膵全摘後の患者に限る）又は12歳未満の小児低血糖症の入院外の患者，妊娠中の糖尿病患者又は妊娠糖尿病の入院外の患者に対して血糖自己測定値に基づく指導を行うため，血糖自己測定器を使用した場合に，3月に3回に限り加算する。 ・「5」～「6」は，インスリン製剤の自己注射を1日に1回以上行っている入院外の患者（1型糖尿病患者又は膵全摘後の患者に限る）又は12歳未満の小児低血糖症の入院外の患者，妊娠中の糖尿病患者又は妊娠糖尿病の入院外の患者に対して血糖自己測定値に基づく指導を行うため，血糖自己測定器を使用した場合に3月に3回に限り加算する。 ・「7」は，インスリン製剤の自己注射を1日1回以上使用している入院外の患者に対して，血糖自己測定値に基づく指導を行うため，間歇スキャン式持続血糖測定器を使用した場合に，3月に3回に限り，加算する。 ・入院中の患者に，退院時に C 101 在宅自己注射指導管理料，C 101-2 在宅小児低血糖症患者指導管理料又は C 101-3 在宅妊娠糖尿病患者指導管理料に関する指導を行った場合は，退院の日1回に限り C 101，C 101-2 又は C 101-3 と C 150 血糖自己測定器加算が算定できる。（ただし，退院した月に外来，往診又は訪問診療において，C 101，C 101-2 又は C 101-3 に関する指導を行った場合は算定できない） ・当該患者に間歇注入シリンジポンプを使用した場合に，2月に2回に限り C 152 間歇注入シリンジポンプ加算を算定する。
〈注加算〉 血中ケトン体自己測定器加算（3月に3回）	ケト	+40	→SGLT2 阻害薬を服用している1型糖尿病患者に対して血中ケトン体自己測定器を使用した場合に，3月に3回に限り加算する。

（右端縦タブ）在宅

項　目	略号	点数	算　定　要　件
C 151　注入器加算	入	300	・別に厚生労働大臣が定める注射薬の自己注射を行っている入院外の患者（p. 161 参照）を対象とする。
			注入器を処方した場合に限り算定する。その他の材料加算は，当該材料を医療機関が給付（または貸与）し，使用させている場合は，新たに材料を給付しない月にあっても算定できる。
C 152　間歇注入シリンジポンプ加算 （2月に2回） 　1　プログラム付きシリンジポンプ 　2　1以外のシリンジポンプ	間	 2500 1500	・別に厚生労働大臣が定める注射薬の自己注射を行っている入院外の患者（p. 161 参照）を対象とする。 ・2月に2回に限り算定できる。 ・「間歇注入シリンジポンプ」とは，インスリン，性腺刺激ホルモン放出ホルモン剤又はソマトスタチンアナログを間歇的かつ自動的に注入するシリンジポンプをいう。
C 152-2　持続血糖測定器加算届 　1　間歇注入シリンジポンプと連動する持続血糖測定器 　　イ　2個以下の場合 　　ロ　3個又は4個の場合 　　ハ　5個以上の場合 　2　間歇注入シリンジポンプと連動しない持続血糖測定器 　　イ　2個以下の場合 　　ロ　3個又は4個の場合 　　ハ　5個以上の場合	持血	 1320 2640 3300 1320 2640 3300	・入院外の患者に，持続的に測定した血糖値に基づく指導を行うために持続血糖測定器を使用した場合に，2月に2回に限り算定する。 ・別に厚生労働大臣が定める注射薬の自己注射を行っている入院外の患者（p. 161 参照）を対象とする。 ・C 152-2 の加算を行った場合は，①C 152 間歇注入シリンジポンプ加算は算定できない，②シリンジポンプを使用する際に必要な輸液回路，リザーバーその他療養上必要な医療材料の費用は所定点数に含まれる。
「注」加算 　1．プログラム付きシリンジポンプ 　2．1以外のシリンジポンプ		 +3230 +2230	
C 152-3　経腸投薬用ポンプ加算	経腸ポ	2500	・レボドパ・カルビドパ水和物製剤の経腸投薬を行っている入院外の患者に経腸投薬用ポンプを使用した場合に，2月に2回に限り加算する。
C 152-4　持続皮下注入シリンジポンプ加算 （2月に2回） 　1　月5個以上10個未満 　2　月10個以上15個未満 　3　月15個以上20個未満 　4　月20個以上		 2330 3160 3990 4820	・厚生労働大臣が定める注射薬（ホスレボドパ・ホスカルビドパ水和物配合剤）の自己注射を行っている入院外の患者に対して，持続皮下注入シリンジポンプを使用した場合に，2月に2回に限り所定点数に加算する。 ・使用したシリンジ，輸液セット等の材料の費用はこれらの点数に含まれる。
C 153　注入器用注射針加算 　1　1型糖尿病，血友病等 　2　1以外	針	 200 130	・別に厚生労働大臣が定める注射薬の自己注射を行っている入院外の患者（p. 161 参照）を対象とする。
			注入器用注射針を処方した場合に限り算定する。その他の材料加算は，当該材料を医療機関が給付（または貸与）し，使用させている場合は，新たに材料を給付しない月にあっても算定できる。「注入器一体型キット」（イノレット，ヒューマリンR注ミリオペン等，○○キットの製剤）については「注入器加算」は算定できないが，注射針を支給した場合は「注射針加算」を算定できる。なお，院外処方により注射針を処方した場合は算定できない。
C 154　紫外線殺菌器加算	紫	360	・在宅自己連続携行式腹膜灌流を行っている入院外の患者を対象とする。
C 155　自動腹膜灌流装置加算	自腹	2500	・在宅自己連続携行式腹膜灌流を行っている入院外の患者を対象とする。
C 156　透析液供給装置加算	透液	10000	・在宅血液透析を行っている入院外の患者を対象とする。
C 157　酸素ボンベ加算（3月に3回） 　1　携帯用酸素ボンベ 　2　1以外の酸素ボンベ	携ボ	 880 3950	・在宅酸素療法を行っている入院外の患者（チアノーゼ型先天性心疾患の患者を除く）を対象とする。 ・同一患者に対して携帯用酸素ボンベ及び携帯型液化酸素装置を併用して在宅酸素療法を行った場合は，合わせて3月に3回に限り加算する。 ・同一月内に同一患者に対して，酸素ボンベ（携帯用酸素ボンベを除く），酸素濃縮装置及び設置型液化酸素装置を併用して在宅酸素療法を行った場合は，合わせて3月に3回に限り算定できる。
C 158　酸素濃縮装置加算（3月に3回）	濃	4000	・在宅酸素療法を行っている入院外の患者（チアノーゼ型先天性心疾患の患者を除く）を対象とする。 ・同一患者に対して酸素ボンベ（携帯用酸素ボンベを除く），酸素濃縮装置及び設置型液化酸素装置を併用して在宅酸素療法を行った場合は，合わせて3月に3回に限り算定する。 ・同一患者に対して携帯用酸素ボンベ及び携帯型液化酸素装置を併用して在宅酸素療法を行った場合は，合わせて3月に3回に限り算定する。
C 159　液化酸素装置加算（3月に3回） 　1　設置型液化酸素装置 　2　携帯型液化酸素装置	液携	 3970 880	・在宅酸素療法を行っている入院外の患者（チアノーゼ型先天性心疾患の患者を除く）を対象とする。 ・設置型液化酸素装置（内容積 20～50L）に係る加算と携帯型液化酸素装置（内容積 1L前後）に係る加算は併せて算定できるが，それぞれ3月に3回に限り算定する。 ・同一患者に対して酸素ボンベ（携帯用酸素ボンベを除く），酸素濃縮装置及び設置型液化酸素装置を併用して在宅酸素療法を行った場合は，合わせて3月に3回に限り算定する。 ・同一患者に対して携帯用酸素ボンベ及び携帯型液化酸素装置を併用して在宅酸素療法を行った場合は，合わせて3月に3回に限り算定する。

在宅

項　目	略号	点数	算　定　要　件
C 159-2　呼吸同調式デマンドバルブ加算 （3月に3回）	呼	291	・在宅酸素療法を行っている入院外の患者（チアノーゼ型先天性心疾患の患者を除く）を対象とする。 ・呼吸同調式デマンドバルブを携帯用酸素供給装置と鼻カニューレとの間に装着して使用した場合に3月に3回に限り加算する。 液化酸素ポータブル　　液化酸素リザーバー　　デマンドバルブ
C 160　在宅中心静脈栄養法用輸液セット加算	輸	2000	・在宅中心静脈栄養法を行っている入院外の患者を対象とする。 ・「輸液セット」とは，在宅で中心静脈栄養法を行うにあたって用いる輸液用器具（輸液バッグ），注射器及び採血用輸血器具（輸液ライン）をいう。
C 161　注入ポンプ加算（2月に2回）	注ポ 悪ポ	1250	【対象となる患者】次に該当する入院外の患者 イ　在宅中心静脈栄養法，在宅成分栄養経管栄養法，在宅小児経管栄養法を行っている患者 ロ　在宅において麻薬等の注射を行っている患者（①悪性腫瘍の末期の患者，②筋萎縮性側索硬化症又は筋ジストロフィーの患者，③①②に該当しない緩和ケアを要する心不全又は呼吸器疾患の末期の患者） ハ　悪性腫瘍の患者で，在宅で抗悪性腫瘍剤の注射を行っている患者 ニ　在宅強心剤持続投与を行っている患者 ホ　別に厚生労働大臣が定める注射薬の自己注射を行っている患者 の患者を対象に，注入ポンプを使用した場合，2月に2回に限り所定点数に加算する。 ・「注入ポンプ」とは，在宅で中心静脈栄養法，成分栄養経管栄養法若しくは小児経管栄養法，麻薬等の注射，抗悪性腫瘍剤の注射，強心剤の持続投与，注射薬の精密自己注射を行うに当たって用いる注入ポンプをいう。
C 162　在宅経管栄養法用栄養管セット加算	管	2000	・在宅成分栄養経管栄養法，在宅小児経管栄養法又は在宅半固形栄養経管栄養法を行っている入院外の患者を対象とする（在宅半固形栄養経管栄養法を行っている患者については C 105-3 在宅半固形栄養経管栄養法指導管理料を算定しているものに限る）。 ・C 162 在宅経管栄養法用栄養管セット加算と C 161 注入ポンプ加算とは，併せて算定することができるが，それぞれ月1回に限り算定する。
C 163　特殊カテーテル加算（3月に3回）			・在宅療養で在宅自己導尿が必要な患者に対し，療養上必要なカテーテルを，判断の上必要かつ十分な量を患者に支給した場合に算定する。
1　再利用型カテーテル 　2　間歇導尿用ディスポーザブルカテーテル 　　イ　親水性コーティングを有するもの	サカ カ	400	・「2」の「イ」親水性コーティングを有するものは，間歇導尿用ディスポーザブルカテーテルとして，親水性コーティングが施されたカテーテルで，包装内に潤滑剤が封入されており，開封後すぐに挿入可能なもののみを使用した場合に算定する。
(1)　60本以上の場合 　　　(2)　90本以上の場合 　　　(3)　120本以上の場合 　　ロ　イ以外のもの 　3　間歇バルーンカテーテル	バ	1700 1900 2100 1000 1000	・「2」の「イ」親水性コーティングを有するものは，排尿障害が長期間かつ不可逆的に持続し，代替となる排尿方法が存在せず，適切な消毒操作が困難な場所において導尿が必要となる場合等，当該カテーテルを使用する医学的な妥当性が認められる場合に使用する。原則として，①脊髄障害，②二分脊椎，③他の中枢神経を原因とする神経因性膀胱，④その他──のいずれかに該当する患者に使用した場合に算定し，レセプト摘要欄に①～④のいずれかの要件を満たす医学的根拠を記載する。 ・「2」の「イ」親水性コーティングを有するものは，1月60本以上使用した場合（他のカテーテルを合わせて用いた場合を含む）に算定することとし，これに満たない場合は「2」の「イ」以外の主たるものの所定点数を算定する。 ・間歇導尿用ディスポーザブルカテーテル，間歇バルーンカテーテル又は再利用型カテーテルのいずれかを併せて使用した場合は，主たるもののみを算定する。 ・「3」「間歇バルーンカテーテル」とは，患者自身が間歇導尿を行うことが可能なカテーテルで，当該カテーテルに接続してバルーンを膨らませるためのリザーバーを有し，患者自身が消毒下で携帯することが可能であるものをいう。
C 164　人工呼吸器加算（以下のいずれかを算定）			・在宅人工呼吸を行っている入院外の患者を対象とする。 ・「1」は気管切開口を介した陽圧式人工呼吸器を使用した場合に算定する。 ・「2」は鼻マスク又は顔マスクを介した人工呼吸器を使用した場合に算定する。 ・「3」は陰圧式人工呼吸器を使用した場合に算定する。 ・療養上必要なバッテリー及び手動式肺人工蘇生器等は所定点数に含まれ別に算定できない。
1　陽圧式人工呼吸器 　2　人工呼吸器 　3　陰圧式人工呼吸器	陽呼 鼻呼 陰呼	7480 6480 7480	
C 165　在宅持続陽圧呼吸療法用治療器加算（3月に3回）			・在宅持続陽圧呼吸療法を行っている入院外の患者に対して，持続陽圧呼吸療法用治療器を使用した場合に，3月に3回に限り加算する。
1　ASV を使用した場合 　2　CPAP を使用した場合	持呼加1 持呼加2	3750 960	

項　目	略号	点数	算　定　要　件
C 166　携帯型ディスポーザブル注入ポンプ加算	携ポ	2500	・次のいずれかに該当する在宅患者に対し，携帯型ディスポーザブル注入ポンプを用いた場合に算定する。 　イ　悪性腫瘍の患者で，在宅において麻薬等の注射を行っている末期の患者 　ロ　悪性腫瘍の患者で，在宅において抗悪性腫瘍剤等の注射を行っている患者 　ハ　イ又はロに該当しない場合で，緩和ケアを要する心不全又は呼吸器疾患の患者に対して，在宅において麻薬の注射を行っている末期の患者 ・外来で抗悪性腫瘍剤の注射を行い，携帯型ディスポーザブル注入ポンプなどを用いて，その後も連続して自宅で抗悪性腫瘍剤の注入を行う場合は算定できない。 ・1月に6個以下の使用の場合は「C 166」加算を算定し，7個以上支給した場合は，7個目以降は，特定保険医療材料「007」携帯型ディスポーザブル注入ポンプとして算定できる。
C 167　疼痛等管理用送信器加算	疼信	600	・疼痛除去等のため植込型脳・脊髄刺激装置又は植込型迷走神経刺激装置を植え込んだ後に，在宅疼痛管理・在宅振戦管理・在宅てんかん管理を行っている入院外の患者に対して疼痛等管理用送信器（患者用プログラマを含む）を使用した場合に加算する。 ・C 110 在宅自己疼痛管理指導管理料，C 110-2 在宅振戦等刺激装置治療指導管理料，C 110-3 在宅迷走神経電気刺激治療指導管理料を算定する場合にも加算できる。
C 168　携帯型精密輸液ポンプ加算	肺ポ	10000	・肺高血圧症の患者であって入院外の患者を対象とする。
C 168-2 携帯型精密ネブライザ加算	精ネ	3200	・肺高血圧症の患者であって入院外の患者に対して，携帯型精密ネブライザを使用した場合に加算する。
C 169　気管切開患者用人工鼻加算	気鼻	1500	・気管切開を行っている患者であって入院外の患者を対象とする。 ・喉頭摘出患者において，人工鼻材料を使用する場合は算定できない。
C 170　排痰補助装置加算	排痰	1829	・在宅人工呼吸を行っている神経疾患等の患者（筋ジストロフィー，筋萎縮性側索硬化症，脳性麻痺，脊髄損傷等の患者）であって換気能力が低下し，自力での排痰が困難な入院外の患者を対象とする。
C 171　在宅酸素療法材料加算 　1　チアノーゼ型先天性心疾患の場合 　2　その他の場合	酸材	 780 100	・在宅酸素療法を行っている入院外の患者に対して，当該療法に係る機器を使用した場合に，3月に3回に限り加算する。
C 171-2　在宅持続陽圧呼吸療法材料加算	持材	100	・在宅持続陽圧呼吸療法を行っている入院外の患者に対して，当該療法に係る機器を使用した場合に，3月に3回に限り加算する。
C 171-3　在宅ハイフローセラピー材料加算	ハイ材	100	・在宅ハイフローセラピーを行っている入院外の患者に対して，当該療法に係る機器を使用した場合に，3月に3回に限り加算する。
C 172　在宅経肛門的自己洗腸用材料加算	肛洗	2400	・在宅で経肛門的に自己洗腸を行っている入院外の患者に対して，自己洗腸用材料を使用した場合に，3月に3回に限り加算する。
C 173　横隔神経電気刺激装置加算	横電	600	・在宅人工呼吸を行っている入院外の患者に対して，横隔神経電気刺激装置を使用した場合に加算する。
C 174　在宅ハイフローセラピー装置加算 　1　自動給水加湿チャンバーを用いる場合 　2　1以外の場合	ハイ装	 3500 2500	・在宅ハイフローセラピーを行っている入院外の患者に対し，在宅ハイフローセラピー装置を使用した場合に3月に3回に限り所定点数に加算する。
C 175　在宅抗菌薬吸入療法用ネブライザ加算 　1　1月目 　2　2月目以降	吸ネブ	 7480 1800	・マイコバクテリウム・アビウムコンプレックス（MAC）による肺非結核性抗酸菌症患者であって，多剤併用療法による前治療において効果不十分な入院外の患者に対して，アミカシン硫酸塩吸入用製剤を投与するに当たり，超音波ネブライザを使用した場合に算定する。

在宅

検 査 ⑥

検査とは，患者の病態を把握するために，血液や尿・組織などを採取して測定したり，身体に直接装置を用いて機能を測定するなどして，病気の治療方法の決定，治療効果の確認などに役立てる目的で行われるものです。

Ａ．検査料算定の決まり事

1) 検体検査と生体検査

検査は，検体検査と生体検査の大きく2つに分かれています（病理学的検査は2008年4月より「病理診断」として独立しました）。

(1) **検体検査**：患者の体から採取した尿・糞便・血液などの検査材料（検体）について調べること。
(2) **生体検査**：身体そのものについて，その機能や病状を検査測定器や検査薬剤などを用いて調べる検査のこと。

2) 簡単な検査の取扱い

検査料に掲げられていない検査のうち**簡単なものは基本診療料に含まれる**ため検査料としては算定しません（「早見表2024」p. 446）。

例）　血圧測定，視野眼底検査のうち簡単なもの，眼科検査のうち斜照法，徹照法，細隙灯検査（ルーペ式），機器を使用しない眼圧測定検査　ほか

血圧計の種類

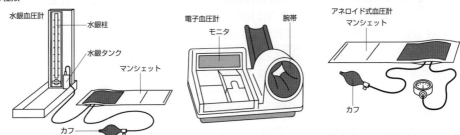

3) 特殊な検査の取扱い

検査料に掲げられていない検査のうち**特殊なもの**については，**最も近似する検査として通知された所定点数を準用**し，準用された検体検査に係る**判断料と併せて算定**します（その都度，当局に内議する）。

4) 検査料に含まれるもの

検査料の点数には，検査の際の医師・看護師・技術者などの人件費のほかに，試薬，デッキグラス，試験管などの材料費，機器の減価償却費，管理費及び患者の衣類などが含まれており，これらは別に算定できませんが，**「薬剤」「特定保険医療材料料」**は別に算定できます。

> ──▶ 材料価格÷10→□　点　（端数は四捨五入）。
> ──▶ 1回の検査に使用した薬剤の点数が2点以上から算定する。

5) 麻酔の取扱い

検査を行う際に患者に麻酔を行った場合は，**麻酔の所定点数は別に算定**します。

6) 定性検査・半定量検査・定量検査

原則として同一検体について定性検査，半定量検査と定量検査のうち2項目以上を併せて行った場合，又はスクリーニング検査とその他の検査を一連として行った場合は，それぞれ**主たる検査の所定点数**（一般に点数の高い方）**のみ算定**する。また，定性，半定量又は定量の明示がない検査については，**定量検査を行った場合にのみ当該検査の所定点数を算定**する。

参考　検査の測定方法

・**定性検査**　：物質の有無を知る検査〔検査結果は，＋（有），－（無）で表す〕
・**半定量検査**：だいたいの量を把握する検査（検査結果は，段階的表現で表す）
・**定量検査**　：物質の量を詳しく計測する検査（検査結果は，数値で表す）

検査

7) 対称（両側）器官の検査

特に規定する場合を除き，片側のみでも・両側でも検査点数は同じです。

└──────▶検査名の後ろに（片側）と記載されている場合のこと。

（片側）と記載されている検査を両側に行った場合には2倍の点数で算定する。

例）D 255「精密眼底検査」（片側）56点の検査を両側に行った場合

レセプト「摘要」欄　⑥⓪｜精眼底／両　　　112×1

ア．検体検査料算定の留意点

(1) **検体検査を実施した場合**：検体検査料として**検査実施料，判断料，診断穿刺・検体採取料，薬剤料，特定保険医療材料料**を算定します。

(2) **検体検査の分類と各判断料**

尿・糞便等検査	判尿	34点	▶検体は「尿」「糞便」「穿刺液・採取液」
遺伝子関連・染色体検査	判遺	100	▶D 004-2「1」，D 006-2〜D 006-9，D 006-11〜D 006-20，D 006-22〜D 006-28が該当する（判尿・判血は算定しない）
血液学的検査	判血	125	
生化学的検査（Ⅰ）	判生Ⅰ	144	▶検体は主に「**血液**」
生化学的検査（Ⅱ）	判生Ⅱ	144	
免疫学的検査	判免	144	
微生物学的検査	判微	150	▶検体は「**多種**」

(3) **「通則1」時間外緊急院内検査加算**：保険医療機関内で，診療時間以外の時間，休日又は深夜に外来患者に対して必要上から緊急に検体検査を本医療機関に具備されている検査機器等を用いて行った場合，時間外緊急院内検査加算（1日につき1回のみ）200点が算定できる。

レセプト「摘要」欄　⑥⓪　緊検（開始日時）　　　200×1

・外来患者のみ対象（引き続き入院となった場合は算定できる）。

└─────────────▶この場合はレセプト「摘要」欄にその旨を記入すること。

レセプト「摘要」欄　⑥⓪　緊検（開始日時，引き続き入院）200×1

(4) **「通則3」外来迅速検体検査加算**：厚生労働大臣の定める検体検査を外来患者に実施した場合，検査実施の同日中に，検査結果について，説明したうえで文書で提供し，これに基づく診療が行われた場合，1日当たり5項目を上限に1項目につきそれぞれ10点が加算できる（引き続き入院となった場合も算定可）。

同一患者に対して，同一日に2回以上，そのつど迅速に検体検査を行った場合も，1日につき5項目を限度に算定する。

・外来迅速検体検査加算の対象となるすべての検体検査について同日内に結果を報告した場合のみ加算する（同日内に結果の出ない検査が含まれている場合は算定できない）。外迅検の対象検査には★を付記した。

・院内検査であること（要件を満たせば外注検査でも可）。

・時間外緊急院内検査加算と同時には算定できない。

外来診療料を算定した場合で，当該診療料に包括されている検査を行ったとき

レセプト　点数　⑥⓪　外迅検（検査名称を記載する）

└──加算点数のみを記入

「通則3」外来迅速検体検査加算の対象（別表第9の2）
D 000　尿中一般物質定性半定量検査（院内で行った場合に算定）
D 002　尿沈渣（鏡検法）（院内で行った場合に算定）
D 003　糞便検査「7」糞便中ヘモグロビン
D 005　血液形態・機能検査「1」赤血球沈降速度（ESR）（院内で行った場合に算定），「5」末梢血液一般検査，「9」ヘモグロビン A1c（HbA1c）
D 006　出血・凝固検査「2」プロトロンビン時間（PT），「10」フィブリン・フィブリノゲン分解産物（FDP）定性・半定量・定量，「15」Dダイマー
D 007　血液化学検査「1」総ビリルビン，総蛋白，アルブミン（BCP改良法・BCG法），尿素窒素，クレアチニン，尿酸，アルカリホスファターゼ（ALP），コリンエステラーゼ（ChE），γ-グルタミルトランスフェラーゼ（γ-GT），中性脂肪，ナトリウム及びクロール，カリウム，カルシウム，グルコース，乳酸デヒドロゲナーゼ（LD），クレアチンキナーゼ（CK），「3」HDL-コレステロール，総コレステロール，アスパラギン酸アミノトランスフェラーゼ（AST），アラニンアミノトランスフェラーゼ（ALT），「4」LDL-コレステロール，「17」グリコアルブミン
D 008　内分泌学的検査「6」甲状腺刺激ホルモン（TSH），「14」遊離サイロキシン（FT4），遊離トリヨードサイロニン（FT3）

検査

D 009	腫瘍マーカー「3」癌胎児性抗原（CEA），「2」α-フェトプロテイン（AFP），「9」前立腺特異抗原（PSA），CA19-9
D 015	血漿蛋白免疫学的検査「1」C反応性蛋白（CRP）
D 017	排泄物，滲出物又は分泌物の細菌顕微鏡検査「3」その他のもの

(5) 検体検査管理加算（Ⅰ）（Ⅱ）（Ⅲ）（Ⅳ）に関する施設基準

〔検体検査管理加算Ⅰ〕　略号：検管Ⅰ　40点　→　(外来患者に対し月1回40点加算／入院患者に対し月1回40点加算)

①院内検査を行っている病院・診療所であること　→　（業者委託も可）
②検体検査管理を行うのに十分な体制が整備されていること　→　（委託業者の検査機器，試薬も可）
③下記検管Ⅳの④〜⑦をすべて満たしていること

〔検体検査管理加算Ⅱ〕　略号：検管Ⅱ　100点　→　(入院患者に対し月1回100点加算)

①院内検査を行っている病院・診療所であること　→　（業者委託も可）
②医療機関内に臨床検査を担当する常勤医師1名以上配置されていること
③検体検査管理を行うのに十分な体制が整備されていること　→　（委託業者の検査機器，試薬も可）
④下記検管Ⅳの④〜⑦をすべて満たしていること

〔検体検査管理加算Ⅲ〕　略号：検管Ⅲ　300点　→　(入院患者に対し月1回300点加算)

①院内検査を行っている病院・診療所であること　→　（業者委託は不可）
②医療機関内に臨床検査を専ら担当する常勤医師が1名以上，常勤の臨床検査技師が4名以上配置されていること
③検体検査管理を行うのに十分な体制が整備されていること　→　（検査に用いる検査機器，試薬のすべてが院内所有のものであること。ただし，リース契約は可）
④下記検管Ⅳの④〜⑦をすべて満たしていること

〔検体検査管理加算Ⅳ〕　略号：検管Ⅳ　500点　→　(入院患者に対し月1回500点加算)

①院内検査を行っている病院・診療所であること　→　（業者委託は不可）
②医療機関内に臨床検査を専ら担当する常勤医師が1名以上，常勤の臨床検査技師が10名以上配置されていること
③検体検査管理を行うのに十分な体制が整備されていること　→　（検査に用いる検査機器，試薬のすべてが院内所有のものであること。ただし，リース契約は可）
④次に掲げる緊急検査が医療機関内で常時実施できる体制にあること
　ア　血液学的検査のうち　→　末梢血液一般
　イ　生化学的検査のうち　→　総ビリルビン，総蛋白，尿素窒素，クレアチニン，グルコース，アミラーゼ，クレアチニンキナーゼ（CK），ナトリウム及びクロール，カリウム，カルシウム，アスパラギン酸アミノトランスフェラーゼ（AST），アラニンアミノトランスフェラーゼ（ALT），血液ガス分析
　ウ　免疫学的検査のうち　→　ABO血液型，Rh（D）血液型，Coombs試験（直接，間接）
　エ　微生物学的検査のうち　→　排泄物，滲出物又は分泌物の細菌顕微鏡検査（その他のものに限る）
⑤定期的に臨床検査の精度管理を行っていること
⑥外部の精度管理事業に参加していること
⑦臨床検査の適正化に関する委員会が設置されていること

(6) 国際標準検査管理加算

施設基準適合医療機関で検体検査管理加算（Ⅱ），（Ⅲ），（Ⅳ）を算定した場合は国際標準検査管理加算として**40点**を所定点数に加算する。国標　⑯　**40点**

〔施設基準〕国際標準化機構が定めた臨床検査に関する国際規格に基づく技術能力の認定を受けている医療機関である。

イ．生体検査料算定の留意点

(1) 生体検査を実施した場合：生体検査料として**検査実施料，判断料，薬剤料，特定保険医療材料料**を算定します。
・緊検は算定できない（検体検査のみ対象となる）。
・**年齢**（新生児，乳幼児，幼児）加算ができる検査を確認する。
・月内に同一検査を2回以上行った場合，**2回目以降90%**で算定する検査はどれかを確認する。
・判断料が算定できるものか否かを確認する。
・外来管理加算が算定できるものか否かを確認する。
・レセプト記載の略称を確認する。

（点数一覧表を参照）

(2) 生体検査にかかる年齢加算について
所定点数に「注」の加算がある場合は，「注」加算を合計したものが所定点数となる。
・**新生児加算**（生後27日目まで）……………**所定点数の100／100加算**（端数四捨五入）

・乳幼児加算（生後28日目から3歳未満まで）…所定点数の70／100加算（端数四捨五入）
・幼児加算（3歳以上6歳未満まで）…所定点数の40／100加算（端数四捨五入）。ただし，D 200～242まで（一部除く）及びD 306，D 308，D 310，D 312，D 313，D 317，D 325が対象。

㊙試験対策　検査料の計算手順

手順①　行われた**検査の「点数」**は何点かを確認する。
手順②　その検査の分類の**「判断料」**は何点か（1月1回）を確認する。
手順③　検査の対象には**「診断穿刺・検体採取料」**が必要かを確認（血液検査の場合は，採血料の算定もれに注意）する。
手順④　検査を実施するために**「薬剤」**は使用したかを確認する。
手順⑤　検査を実施するために**「特定保険医療材料」**は使用したかを確認する。
手順⑥　緊検または外迅検**加算**の有無を確認する。

㊙　薬剤料（D 500）・特定保険医療材料料（D 600）の計算手順

$$薬剤料 = \frac{1回に使用した薬剤の合計金額}{10} = \boxed{}点 \rightarrow 端数を五捨五超入 \rightarrow 1点以下は算定不可$$

(1)　使用薬剤の合計金額が**15円以下**の場合：薬剤料を算定しない。
(2)　使用薬剤の合計金額が**15円超**の場合
　　　①使用薬価÷10
　　　②小数点以下端数処理　**0.5以下→小数点以下切捨て**　　**0.5超→小数点以下切上げ**
　　　　例）使用薬価25円→25.0÷10＝2.5…2点　　25.1円→25.1÷10＝2.51……3点

$$特定保険医療材料料 = \frac{材料の価格×使用量}{10} = \boxed{}点$$

（端数は四捨五入）

B．レセプトの書き方

【記載例】

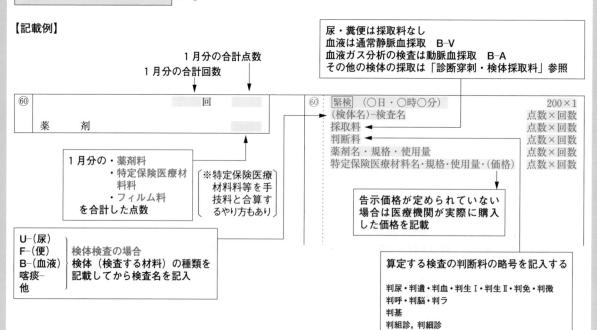

尿・糞便は採取料なし
血液は通常静脈血採取　B-V
血液ガス分析の検査は動脈血採取　B-A
その他の検体の採取は「診断穿刺・検体採取料」参照

1月分の合計点数
1月分の合計回数

⑥		回	
薬　剤			

⑥	緊検　（○日・○時○分）	200×1
	（検体名）－検査名	点数×回数
	採取料	点数×回数
	判断料	点数×回数
	薬剤名・規格・使用量	点数×回数
	特定保険医療材料名・規格・使用量・（価格）	点数×回数

1月分の・薬剤料
　　　　・特定保険医療材料料
　　　　・フィルム料
を合計した点数

※特定保険医療材料料等を手技料と合算するやり方もあり

告示価格が定められていない場合は医療機関が実際に購入した価格を記載

U－（尿）
F－（便）　　検体検査の場合
B－（血液）　検体（検査する材料）の種類を
喀痰－　　　記載してから検査名を記入
他

算定する検査の判断料の略号を記入する

判尿・判遺・判血・判生Ⅰ・判生Ⅱ・判免・判微
判呼・判脳・判ラ
判基
判組診，判細診

検査

例1)　同一月内に同一生体検査を2回以上行い，2回目からの点数を減で算定する場合

・所定点数の100分の90により算定する場合は，検査名の右に減と表示し，他と分けて記載する。

・2回目以降の「所定点数」とは，当該項目の点数及び注加算の点数を合算した点数である。

⑥	回	⑥ ECG 12	130×1
薬　　剤		ECG 12減	117×回数

例2)　カルテの記載内容が次のような場合

胃ファイバースコープ（粘膜点墨法）により検査を行う
患部に異物発見につき内視鏡下生検法にて組織を一部採
取し，病態を明らかにするために病理組織診断（組織診
断）も行う
病理専門医が実施

使用薬剤は○○○1A・キシロカインゼリー○g・○○○

→

○実施料
　内視鏡検査
　D 308　胃ファイバースコピー（EF-胃）　1140 点
　D 308　粘膜点墨法加算墨　　　　　　　　　60 点
○検体採取料
　D 414　内視鏡下生検法　　　　　　　　　310 点
○病理標本作成料
　N 000　病理組織標本作製（T-M）　　　　860 点
○病理診断料
　N 006　組織診断料 判組診　　　　　　　　520 点

⑥	4 回 2890	⑥ EF-胃墨	1200×1
薬剤	●●	内視鏡下生検法（1臓器）	310×1
		T-M（1臓器）	860×1
		判組診	520×1
		○○○1A	
		キシロカインゼリー○g	●●×1
		○○○	

検査

検 体 検 査

検体検査料＝検査実施料＋判断料＋診断穿刺・検体採取料＋ [薬剤料 / 特定保険医療材料料]

＊検体検査は [緊検] が算定できる（時間外等の加算がある）……外来，引き続き入院の場合

レセプト記載：⑥　[緊検]（検査開始の日・時）　　　　200×1

引き続き入院した場合　　　　引き続き入院　と記載する

(注)　[外迅検] と [緊検] は同一日に併算定はできない（いずれか一方のみ）。
　　　[外迅検] の対象検査には★を付記した。

① 年齢加算はない。
　時間の加算はない〔[緊検]（1日につき）200点を算定する〕。
② 回数にかかわらず所定点数で計算する（2回目以降の減算はない）。
③ 検査実施について判断料の算定ができないものは D 000 のみ。
④ 外来管理加算の算定できない検査はない。
⑤ レセプトに記載する場合「略号」を使用するもの（主なもの）は明記した。

1 尿・糞便等検査一覧表

※[判尿]：34点（U−検は算定不可）
　[判遺]：100点（D 004−2 の1の場合）

　尿検査は，患者の苦痛が少なく手軽に行えるうえ，多くの疾患の診断に有用なことから頻繁に行われます。尿は，時間が経つと細菌が増殖したり発酵して成分が変わるので，採取直後に検査するのが一般的です。そのため，普通は外来受診時に採取しますが，感染症の検査などでは，菌数の多い尿を採取する意味で，朝，起床後最初の尿を採取することもあります。尿は，雑菌が混入するのを防ぐため，出始めと終わりは捨てて，中間尿を紙コップに取ります。
　便は，消化管を通って出るものですから，消化管の異常の診断に役立ちます。採取後は，ゼリー状の液が入った専用の容器に入れて提出します。

項　　目	点数	略号
D 000　尿中一般物質定性半定量検査（院内のみ）★		
比重・pH・蛋白定性（E）・グルコース（Z）・ウロビリノゲン（Uro）・ウロビリン定性・ビリルビン・ケトン体・潜血反応・試験紙法による尿細菌検査（亜硝酸塩）・食塩・試験紙法による白血球検査（白血球エステラーゼ）・アルブミン（BCP改良法・BCG法）	26	尿一般 U−検
D 001　尿中特殊物質定性定量検査		
1 尿蛋白	7	尿蛋白
2 VMA定性（尿）	9	
尿グルコース		
3 ウロビリノゲン（尿）	16	U−U
先天性代謝異常症スクリーニングテスト（尿）		
尿浸透圧		
4 ポルフィリン症スクリーニングテスト（尿）	17	
5 N−アセチルグルコサミニダーゼ（NAG）（尿）	41	尿中NAG
6 アルブミン定性（尿）	49	
7 黄体形成ホルモン（LH）定性（尿）	72	尿中LH定性
フィブリン・フィブリノゲン分解産物（FDP）（尿）		尿中FDP

[採取料 / 判断料] は算定不可

屈折計

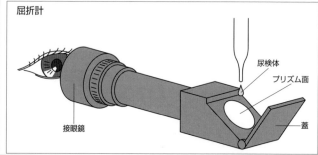

尿検体
プリズム面
蓋
接眼鏡

●D 001「9」トランスフェリン（尿），「8」アルブミン定量（尿），「15」Ⅳ型コラーゲン（尿）
　同時に行った場合は主たるもののみ算定する。
　また，糖尿病又は糖尿病性早期腎症患者であって微量アルブミン尿を疑うもの（糖尿病性腎症第1期又は第2期のものに限る）に対して行った場合に，3カ月に1回に限り算定できる。
●「13」ミオイノシトール（尿）
　空腹時血糖が110mg/dL以上126mg/dL未満の患者に対し，耐糖能診断の補助として尿中のミオイノシトールを測定した場合に1年に1回限り算定できる。ただし，既に糖尿病と診断されている場合は算定できない。
●D 002 尿沈渣（鏡検法）
　赤血球，白血球，上皮細胞，各種円柱，類円柱，粘液系，リポイド，寄生虫等の無染色標本検査の全ての費用を含む。
●D 002 尿沈渣（鏡検法），D 002−2 尿沈渣（フローサイトメトリー法）
　同一検体について D 017 排泄物，滲出物又は分泌物の細菌顕微鏡検査を併せて行った場合は主たる検査のみで算定する。
●D 002 尿沈渣（鏡検法），D 002−2 尿沈渣（フローサイトメトリー法）
　併せて実施した場合は，主たるもののみ算定する。

	項　　目	点数	略号
8	トランスフェリン（尿）（3月に1回のみ）	98	
9	アルブミン定量（尿）（3月に1回のみ）	99	
10	ウロポルフィリン（尿）	105	
	トリプシノーゲン2（尿）		
11	δアミノレブリン酸（δ-ALA）（尿）	106	
12	ポリアミン（尿）	115	
13	ミオイノシトール（尿）（1年に1回のみ）	120	
14	コプロポルフィリン（尿）	131	
15	IV型コラーゲン（尿）	184	
16	総ヨウ素（尿）	186	
	ポルフォビリノゲン（尿）		
17	プロスタグランジンE主要代謝物（尿）	187	
18	シュウ酸（尿）	200	
19	L型脂肪酸結合蛋白（L-FABP）（尿）	210	
	好中球ゼラチナーゼ結合性リポカリン（NGAL）（尿）		
20	尿の蛋白免疫学的検査：D 015血漿蛋白免疫学的検査の例により算定した点数		
21	その他：検査の種類の別によりD 007血液化学検査，D 008内分泌学的検査，D 009腫瘍マーカー又はD 010特殊分析の例により算定した点数		

● 「8」のトランスフェリン（尿），「9」のアルブミン定量（尿）及び「15」のIV型コラーゲン（尿）
　糖尿病または糖尿病性早期腎症患者であって微量アルブミン尿を疑うもの（糖尿病性腎症第1期又は第2期のものに限る）に対して行った場合に，3月に1回に限り算定できる。なお，同時に行った場合は，主たるもののみ算定する。

● 「19」好中球ゼラチナーゼ結合性リポカリン（NGAL）（尿）
　ア．急性腎障害の診断時又はその治療中に，CLIA法により測定した場合に算定できる。ただし，診断時においては1回，その後は急性腎障害に対する一連の治療につき3回を限度として算定する。なお，医学的必要性からそれ以上算定する場合においては，その詳細な理由を診療報酬明細書の摘要欄に記載する。
　イ．「19」L型脂肪酸結合蛋白（L-FABP）（尿）と併せて実施した場合には，主たるもののみ算定する。

● 免疫クロマトグラフィー法を用いてトリプシノーゲン2を測定する場合
　「10」ウロポルフィリン（尿）の所定点数を準用して算定する。この場合，急性膵炎を疑う医学的根拠を診療報酬明細書の摘要欄に記載する。

● 「10」のトリプシノーゲン2（尿）
　ア．「10」のトリプシノーゲン2（尿）は，免疫クロマト法により，測定した場合に算定する。この場合，急性膵炎を疑う医学的根拠について，診療明細の摘要欄に記載する。
　イ．「10」のトリプシノーゲン2（尿）と，D 007血液化学検査「1」アミラーゼ，「6」リパーゼ，「14」アミラーゼアイソザイム，「49」トリプシン又は，D 009腫瘍マーカーの「8」エラスターゼ1を併せて実施した場合には，いずれか主たるもののみ算定する。

● 「17」のプロスタグランジンE主要代謝物（尿）
　ア　「17」のプロスタグランジンE主要代謝物（尿）は，潰瘍性大腸炎の患者の病態把握の補助を目的として，尿を検体とし，CLEIA法により測定した場合に，3月に1回を限度として算定できる。ただし，医学的な必要性から，本検査を1月に1回行う場合には，その詳細な理由および検査結果を診療録および診療報酬明細書の摘要欄に記載する。
　イ　潰瘍性大腸炎の病態把握を目的として，D 003糞便検査の「9」カルプロテクチン（糞便），D 007血液化学検査の「57」ロイシンリッチα₂グリコプロテインまたはD 313大腸内視鏡検査を同一月中に併せて行った場合は，主たるもののみ算定する。

	項　目	点数	略号
D 002	尿沈渣（鏡検法）（Sed）★（院内のみ）	27	尿沈渣（鏡検法）U-沈
	〈注加算〉染色標本加算	+9	尿沈渣（鏡検法），染色
D 002-2	尿沈渣（フローサイトメトリー法）（院内のみ）	24	尿沈渣（フローサイトメトリー法）

● 次の検査を併せて行った場合
　主たるもののみ算定する。
・D 002尿沈渣（鏡検法）とD 002-2尿沈渣（フローサイトメトリー法）
・D 002尿沈渣（鏡検法）とD 017排泄物，滲出物又は分泌物の細菌顕微鏡検査
・D 002-2尿沈渣（フローサイトメトリー法）とD 017排泄物，滲出物又は分泌物の細菌顕微鏡検査

	項　目	点数	略号
D 003	糞便検査		
1	虫卵検出（集卵法）（糞便）	15	F-集卵
	ウロビリン（糞便）		
2	糞便塗抹顕微鏡検査（虫卵，脂肪及び消化状況観察を含む）	20	便塗抹
3	虫体検出（糞便）	23	
4	糞便中脂質	25	
5	糞便中ヘモグロビン定性	37	
6	虫卵培養（糞便）	40	
7	糞便中ヘモグロビン★	41	
8	糞便中ヘモグロビン及びトランスフェリン定性・定量	56	
9	カルプロテクチン（糞便）	268	

● ヘモグロビン検査
(1)免疫クロマト法で行った場合は「5」糞便中ヘモグロビン定性で算定。
(2)金コロイド凝集法による定量法で行った場合は「7」糞便中ヘモグロビンで算定。

	項　目	点数	略号
D 004	穿刺液・採取液検査		
1	ヒューナー検査	20	
2	関節液検査	50	
3	胃液又は十二指腸液一般検査	55	
4	髄液一般検査	62	
5	精液一般検査	70	
6	頸管粘液一般検査	75	
7	顆粒球エラスターゼ定性（子宮頸管粘液）	100	
	IgE定性（涙液）		

● 「2」関節液検査
　関節水腫を有する患者であって結晶性関節炎が疑われる者に対して実施した場合，一連につき1回限り算定する。なお，当該検査と，D 017排泄物，滲出物又は分泌物の細菌顕微鏡検査を併せて実施した場合は，主たるもののみ算定する。

● 「3」胃液又は十二指腸液一般検査
　量，色調，混濁，粘液量，臭気，酸度測定，ペプシン及び乳酸定量，ラブ酵素の証明，蛋白質の呈色反応（ニンヒドリン反応，ビウレット反応等），毒物，潜血，虫卵，ウロビリン体の定性定量，コレステリン体の定量，液に含まれる物質の定性半定量の検査等の費用が含まれる。

検査

項　目	点数	略号	
8　顆粒球エラスターゼ（子宮頸管粘液）	116		●「10」IgGインデックス，「11」オリゴクローナルバンド及び「12」ミエリン塩基性蛋白（MBP）（髄液） 多発性硬化症の診断目的で行った場合に算定する。
9　マイクロバブルテスト	200		
10　IgGインデックス	390		
11　オリゴクローナルバンド	522		
12　ミエリン塩基性蛋白（MBP）（髄液）	570		
13　タウ蛋白（髄液）	622		
14　リン酸化タウ蛋白（髄液）	641		
15　アミロイドβ42/40比（髄液）	1282		
16　髄液蛋白免疫学的検査：D015血漿蛋白免疫学的検査の例により算定した点数			
17　髄液塗抹染色標本検査：D017排泄物，滲出物又は分泌物の細菌顕微鏡検査の例により算定した点数			
18　その他：検査の種類の別によりD007血液化学検査，D008内分泌学的検査，D009腫瘍マーカー又はD010特殊分析の例により算定した点数			
D 004-2　悪性腫瘍組織検査			●患者から1回に採取した組織等を用いて同一がん種に対して， 「イ」の検査を実施した場合：所定点数にかかわらず，検査の項目数に応じて次の点数により算定する。 　2項目　4000点　　3項目　6000点　　4項目以上　8000点 「ロ」の検査を実施した場合：所定点数にかかわらず，検査の項目数に応じて次の点数により算定する。 　2項目　8000点　　3項目以上　12000点 ●「1」は遺伝子関連・染色体検査判断料（判遺）により算定するものとし，判尿は算定しない。
1　悪性腫瘍遺伝子検査			
イ　処理が容易なもの 　　（1）医薬品の適応判定の補助等に用いるもの	2500		
（2）その他のもの	2100		
ロ　処理が複雑なもの	5000		
2　抗悪性腫瘍剤感受性検査	2500		
D 026　検体検査判断料			●D001～004-2（D004-2の「1」は除く）に対し種類・回数にかかわらず月1回のみ算定する。
判尿　34点			
判遺　100点			●D004-2の「1」に対し種類・回数にかかわらず月1回のみ算定する。

検査

2　血液学的検査一覧表

※ 判血：125点

判遺：100点（D006-2～D006-9，D006-11～D006-20，D006-22～D006-28の場合）

血液の成分は，「血球」と「血漿」とに分けられます。このうち「血球」に関する検査を血液一般検査といい，診療報酬上では血液学的検査に含まれます。

通常，真空採血管に静脈血を採血し，必要に応じて遠心分離機で血球と血清を分離，試薬等を用いて検査します。採血は主に看護師と臨床検査技師が，検査は臨床検査技師が行います。

項　目	点数	略号	
D 005　血液形態・機能検査			
1　赤血球沈降速度（ESR）（院内のみ）★	9	ESR	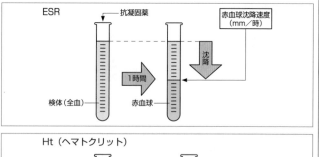
2　網赤血球数	12	レチクロ	
3　血液浸透圧 　好酸球（鼻汁・喀痰） 　末梢血液像（自動機械法）	15	像（自動機械法）	
4　好酸球数	17		
5　末梢血液一般検査★ 　（R・W・Hb・Ht・Pl）	21	末梢血液一般	
6　末梢血液像（鏡検法） 　〈注加算〉特殊染色加算	25 +37	像（鏡検法） 特染	
7　血中微生物検査 　DNA含有赤血球計数検査	40		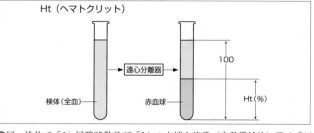
8　赤血球抵抗試験	45		
9　ヘモグロビンA1c（HbA1c）★	49	HbA1c	
10　自己溶血試験 　血液粘稠度	50		
11　ヘモグロビンF（HbF）	60	HbF	
12　デオキシチミジンキナーゼ（TK）活性	233	TK活性	
13　ターミナルデオキシヌクレオチジルトランスフェラーゼ（TdT）	250	TdT	●同一検体で「4」好酸球数及び「3」の末梢血液像（自動機械法）又は「6」末梢血液像（鏡検法）の検査を行った場合は，主たる検査の所定点数のみを算定する。

項　目	点数	略号
14 骨髄像	788	
〈注加算〉特殊染色加算　　判に加算	+60	特染
15 造血器腫瘍細胞抗原検査（一連につき）	1940	

	D 006　出血・凝固検査		
1	出血時間	15	出血
2	プロトロンビン時間（PT）★	18	PT又はPPT
3	血餅収縮能	19	
	毛細血管抵抗試験		毛細抵抗
4	フィブリノゲン半定量	23	
	フィブリノゲン定量		
	クリオフィブリノゲン		
5	トロンビン時間	25	
6	蛇毒試験	28	
	トロンボエラストグラフ		
	ヘパリン抵抗試験		
7	活性化部分トロンボプラスチン時間（APTT）	29	活性化PPT
8	血小板粘着能	64	
9	アンチトロンビン活性	70	
	アンチトロンビン抗原		
10	フィブリン・フィブリノゲン分解産物（FDP）定性★	80	FDP
	フィブリン・フィブリノゲン分解産物（FDP）半定量★		
	フィブリン・フィブリノゲン分解産物（FDP）定量★		
	プラスミン		
	プラスミン活性		
	α₁-アンチトリプシン		
11	フィブリンモノマー複合体定性	93	
12	プラスミノゲン活性	100	
	プラスミノゲン抗原		
	凝固因子インヒビター定性（クロスミキシング試験）		
13	D ダイマー定性	121	
14	von Willebrand 因子（VWF）活性	126	
15	D ダイマー★	127	

● 「6」「14」加算

特殊染色の種類
①オキシダーゼ染色　②ペルオキシダーゼ染色
③アルカリホスファターゼ染色　④パス染色
⑤鉄染色（ジデロブラスト検索を含む）
⑥超生体染色　　⑦脂肪染色
⑧エステラーゼ染色

● 「5」末梢血液一般検査
①赤血球数（RBC）　　②白血球数（WBC）
③血色素測定（Hb）　④ヘマトクリット値（Ht）
⑤血小板数（Pl）
全部・一部にかかわらず **21点**

● 「7」DNA 含有赤血球計数検査
　マラリアが疑われた患者に対して，マラリアの診断目的として，多項目自動血球分析装置を用いて DNA 含有感染赤血球の計数に基づく定性判定を実施した場合に算定する。ただし，マラリアの診断を目的として血中微生物検査を併せて実施した場合は主たるもののみ算定する。

● 「9」HbA1c，D 007「17」グリコアルブミン，「21」1,5-アンヒドロ-D-グルシトール（1,5AG）
　いずれかを同一月に 2 回以上実施した場合は，月 1 回に限り主たるもののみで算定する〔ただし，妊娠中の患者，1 型糖尿病患者，経口血糖降下薬の投与を開始して 6 月以内の患者，インスリン治療を開始して 6 月以内の患者等については，いずれか 1 項目を月 1 回に限り別に算定できる。また，クロザピンを投与中の患者については，「9」ヘモグロビン A1c（HbA1c）を月 1 回に限り別に算定できる〕。

● 「12」デオキシチミジンキナーゼ（TK）活性
　造血器腫瘍の診断又は治療効果判定のために行った場合に算定する。

● 「13」ターミナルデオキシヌクレオチジルトランスフェラーゼ（TdT）
　白血病又は悪性リンパ腫の診断又は治療効果判定のために行った場合に算定する。

● 「15」造血器腫瘍細胞抗原検査
　検査に当たって用いたモノクローナル抗体の種類，回数にかかわらず，一連として算定する（対象疾病は白血病，悪性リンパ腫等）。

● ▨▨▨ の検査を 1 回に採取した血液で 3 項目以上行ったとき，所定点数にかかわらず検査項目数に応じて算定する。
3〜4 項目 **530点**　　5 項目以上 **722点**

● 「1」出血時間
　出血時間測定時の耳朶採血料は出血時間の所定点数に含まれる。

出血時間測定（デューク法）

耳朶を　刺する
血液を拭き取る（出血より30秒ごと）
ランセット
濾紙
※出血時間とは，濾紙に血液が付着しなくなるまでの時間をいう

● 「12」凝固因子インヒビター定性（クロスミキシング試験）
　原因不明のプロトロンビン時間延長又は活性化部分トロンボプラスチン時間延長がみられる患者に対して行った場合に限り算定する。

● 「18」PIVKA-Ⅱ
　出血・凝固検査として行った場合に算定する。

● 「19」凝固因子インヒビター
　第Ⅷ因子又は第Ⅸ因子の定量測定を行った場合，それぞれの測定 1 回につきこの項で算定する。

● 「20」von Willebrand 因子（VWF）抗原
　SRID 法，ロケット免疫電気泳動法等によるもの。

● 「24」トロンビン・アンチトロンビン複合体（TAT），「26」プロトロンビンフラグメント F1＋2 及び「28」フィブリンモノマー複合体
　いずれか複数を同時に測定した場合は，主たるもののみ算定する。

● 「27」トロンボモジュリン
　膠原病の診断もしくは経過観察，又は DIC もしくはそれに引き続いて起こる MOF 観察のために測定した場合に限り算定。

● 「28」フィブリンモノマー複合体
　DIC，静脈血栓症又は肺動脈血栓塞栓症の診断及び治療経過の観察のために実施した場合に算定可。

● 「34」の血小板凝集能
ア　「イ」については，先天性血小板機能低下症が疑われる患者に対し，当該疾患の鑑別診断の補助を目的として，3 種類以上の試薬を用いて血小板凝集能を測定した場合に，原則として患者 1 人につき 1 回に限り算定する。

検査

項　　目	点数	略号
16　プラスミンインヒビター（アンチプラスミン）	128	
D ダイマー半定量		
17　α_2-マクログロブリン★	138	
18　PIVKA-Ⅱ	143	
19　凝固因子インヒビター	144	
20　von Willebrand 因子（VWF）抗原	147	
21　プラスミン・プラスミンインヒビター複合体（PIC）	150	
22　プロテイン S 抗原	154	
23　プロテイン S 活性	163	
24　β-トロンボグロブリン（β-TG）	171	
トロンビン・アンチトロンビン複合体（TAT）		TAT
25　血小板第 4 因子（PF$_4$）	173	PF$_4$
26　プロトロンビンフラグメント F1+2	192	
27　トロンボモジュリン	204	
28　フィブリンモノマー複合体	215	
29　凝固因子（第Ⅱ因子，第Ⅴ因子，第Ⅶ因子，第Ⅷ因子，第Ⅸ因子，第Ⅹ因子，第ⅩⅠ因子，第ⅩⅡ因子，第ⅩⅢ因子）	223	
30　プロテイン C 抗原	226	
31　プロテイン C 活性	227	
32　tPA・PAI-1 複合体	240	
33　ADAMTS13 活性	400	
34　血小板凝集能		
イ　鑑別診断の補助に用いるもの	450	
ロ　その他のもの	50	
35　ADAMTS13 インヒビター	1000	

D 006-2　造血器腫瘍遺伝子検査

厚生労働大臣の定める施設基準を満たす医療機関で行われた場合に算定する（1 月に 1 回のみ）	2100	

D 006-3　BCR-ABL1

1　Major BCR-ABL1〔mRNA 定量（国際標準値）〕		
イ　診断の補助に用いるもの	2520	
ロ　モニタリングに用いるもの	2520	
2　Major BCR-ABL1（mRNA 定量）		
イ　診断の補助に用いるもの	2520	
ロ　モニタリングに用いるもの	2520	
3　minor BCR-ABL mRNA		
イ　診断の補助に用いるもの	2520	
ロ　モニタリングに用いるもの	2520	

D 006-4　遺伝学的検査㊛

1　処理が容易なもの	3880	
2　処理が複雑なもの	5000	
3　処理が極めて複雑なもの	8000	
〈加算〉複数の遺伝子疾患の検査実施（主たる検査）㊛	+50/100	

D 006-5　染色体検査（全ての費用を含む）

1　FISH 法を用いた場合	2477	
2　流産検体を用いた絨毛染色体検査を行った場合㊛	4603	
3　その他の場合	2477	
〈注加算〉分染法加算（1 回のみ）	+397	

D 006-6　免疫関連遺伝子再構成

	2373	

D 006-7　UDP グルクロン酸転移酵素遺伝子多型

	2004	

2 回以上算定する場合は，その医学的必要性について診療報酬明細書の摘要欄に記載する。
イ　D 005 血液形態・機能検査の「5」末梢血液一般検査の所定点数を別に算定することはできない。

●D 006-2 造血器腫瘍遺伝子検査
　PCR 法，LCR 法又はサザンブロット法により行い，1 月に 1 回を限度として算定できる。
●D 004-2 悪性腫瘍組織検査の「1」悪性腫瘍遺伝子検査，D 006-2 造血器腫瘍遺伝子検査，D 006-6 免疫関連遺伝子再構成，D 006-14FLT3 遺伝子検査又は D 006-16JAK2 遺伝子検査
　いずれかを同一月中に併せて行った場合は，主たるもののみ算定する。
●D 006-3 BCR-ABL1
(1)「1」は慢性骨髄性白血病の診断補助及び治療効果のモニタリングを目的として，リアルタイム RT-PCR 法により測定した場合に限り算定できる。
(2)「2」，「3」は，フィラデルフィア染色体陽性急性リンパ性白血病の診断補助及び治療効果のモニタリングを目的として，リアルタイム RT-PCR 法により測定した場合に限り算定できる。
●D 006-4 遺伝学的検査
(1)所定の遺伝子疾患が疑われる場合に行われるもので，原則として 1 患者 1 回に限り算定する。
(2)別に厚生労働大臣が定める疾患の患者については，施設基準に適合の届出医療機関において行われる場合に限り算定する。
●D 006-4 遺伝学的検査「注 2」
　1 回に採取した検体で複数の遺伝子疾患の検査を行った場合，主たる検査の所定点数の 100 分の 50 に相当する点数を合算する
●D 006-5 染色体検査（全ての費用を含む）
(1)フィルム代，現像代，引伸印画作製代も含む。
(2)「注 1」分染法加算は，その種類，方法にかかわらず 1 回の算定とする。
(3)「1」の FISH 法を用いた場合については，患者 1 人につき 1 回に限り算定できる。ただし，びまん性大細胞型 B 細胞リンパ腫又は多発性骨髄腫の診断の目的で検査を行った場合に，患者の診断の確定までの間に 3 回に限り算定する。
(4)「2」については，自然流産の既往のある患者であって，流産手術を行った者に対して，流産検体を用いたギムザ分染法による絨毛染色体検査を実施した場合に算定できる。
●D 006-6 免疫関連遺伝子再構成
　PCR 法，LCR 法，サザンブロット法により，悪性リンパ腫，急性リンパ性白血病又は慢性リンパ性白血病の診断の目的で検査を行った場合に，6 月に 1 回のみ算定できる。

検査

項　　目		点数	略号
D 006-8　サイトケラチン 19（KRT19）mRNA 検出			
		2400	
D 006-9　WT1mRNA			
		2520	
D 006-10　CCR4 タンパク（フローサイトメトリー法）			
		10000	
D 006-11　FIP1L1-PDGFR α 融合遺伝子検査			
		3105	
D 006-12　EGFR 遺伝子検査（血漿）			
		2100	
D 006-13　骨髄微小残存病変量測定㊇			
1	遺伝子再構成の同定に用いるもの	3395	
2	モニタリングに用いるもの	2100	
D 006-14　FLT3 遺伝子検査			
		4200	
D 006-15　膀胱がん関連遺伝子検査			
		1597	
D 006-16　JAK2 遺伝子検査			
		2504	
D 006-17　Nudix hydrolase 15（NUDT15）遺伝子多型			
		2100	
D 006-18　BRCA1／2 遺伝子検査㊇			
1	腫瘍細胞を検体とするもの	20200	
2	血液を検体とするもの	20200	
	〈加算〉 D 026「注 6」遺伝カウンセリング加算㊇（月 1 回）㊉に加算	+1000	
D 006-19　がんゲノムプロファイリング検査㊇			
		44000	
	〈減算〉 抗悪性腫瘍剤による治療法の選択のために他の検査を実施した場合であって，B 011-5 がんゲノムプロファイリング評価提供料を算定する場合	他の検査の点数を所定点数から減算	
D 006-20　角膜ジストロフィー遺伝子検査㊇			
	（1 患者 1 回に限る）	1200	
D 006-21　血液粘弾性検査（一連につき）			
		600	
D 006-22　RAS 遺伝子検査（血漿）			
		7500	
D 006-23　遺伝子相同組換え修復欠損検査			
		32200	
D 006-24　肺癌関連遺伝子多項目同時検査			
		12500	
D 006-25　CYP2C9 遺伝子多型			
		2037	
D 006-26　染色体構造変異解析			
		8000	
D 006-27　悪性腫瘍遺伝子検査（血液・血漿）			
1	ROS1 融合遺伝子検査	2500	
2	ALK 融合遺伝子検査	2500	
3	METex14 遺伝子検査	5000	
4	NTRK 融合遺伝子検査	5000	
5	RAS 遺伝子検査	2500	
6	BRAF 遺伝子検査	2500	
7	HER2 遺伝子検査（大腸癌に係るもの）	2500	
8	HER2 遺伝子検査（肺癌に係るもの）	5000	
9	マイクロサテライト不安定性検査	2500	

●D 006-7UDP グルクロン酸転移酵素遺伝子多型

塩酸イリノテカンの投与対象となる患者に対して，その投与量等を判断することを目的として，インベーダー法又は PCR 法により測定を行った場合，当該抗悪性腫瘍剤の投与方針の決定までの間に 1 回を限度として算定する

●D 006-8 サイトケラチン 19（KRT19）mRNA 検出

視触診等による診断又は術前の画像診断でリンパ節転移陽性が明らかでない乳癌，胃癌，大腸癌又は非小細胞肺癌に対して，摘出された乳癌，胃癌，大腸癌又は非小細胞肺癌所属リンパ節中のサイトケラチン 19（KRT19）mRNA の検出によるリンパ節転移診断及び術式の選択等の治療方針の決定の補助を目的として，OSNA（One-Step Nucleic Acid Amplification）法により測定を行った場合に，一連につき 1 回に限り算定する。

●D 006-9WT1mRNA

リアルタイム RT-PCR 法により，急性骨髄性白血病，急性リンパ性白血病又は骨髄異形成症候群の診断の補助又は経過観察時に行った場合，1 月に 1 回のみ算定する。

●D 006-12EGFR 遺伝子検査（血漿）

(1)同一の患者に同一月に 2 回以上実施した場合，2 回目以降の当該検査の費用は，所定点数の 100 分の 90 の点数で算定する。

(2)肺癌における EGFR 遺伝子検査または D 006-24　肺癌関連遺伝子多項目同時検査を同一月中に併せて行った場合は，主たるもののみ算定する。

●D 006-19 がんゲノムプロファイリング検査

がんゲノムプロファイリング検査に用いる医療機器等として薬事承認又は認証を得ている次世代シーケンシングを用いて，包括的なゲノムプロファイルの取得を行う場合に，検体提出時に患者 1 人につき 1 回（結果を得られなかった場合については 2 回）に限り算定できる。

●D 006-19 がんゲノムプロファイリング検査「注 2」減算

抗悪性腫瘍剤による治療法の選択を目的として他の検査を実施した際に併せて取得している包括的なゲノムプロファイルの結果を，標準治療後（終了が見込まれる場合も含む）にエキスパートパネルでの検討を行った上で患者に提供し，治療方針等について文書を用いて患者に説明することにより，B 011-5 に掲げるがんゲノムプロファイリング評価提供料を算定する場合に，D 006-19 の所定点数から当該他の検査の点数を減算する。

●D 006-22 RAS 遺伝子検査（血漿）

大腸癌患者の血漿を検体とし，抗悪性腫瘍剤による治療法の選択を目的として，高感度デジタル PCR 法とフローサイトメトリー法を組み合わせた方法により行った場合に，患者 1 人につき 1 回に限り算定できる。ただし，再度治療法を選択する必要がある場合にも算定できる。

●D 006-23 遺伝子相同組換え修復欠損検査

卵巣癌患者の腫瘍組織を検体とし，抗悪性腫瘍剤による治療法の選択を目的として，次世代シーケンシングにより，相同組換え修復欠損の評価を行った場合に，患者 1 人につき 1 回に限り算定する。

●D 006-24 肺癌関連遺伝子多項目同時検査

肺癌患者の腫瘍組織を検体とし，EGFR 遺伝子検査，ROS1 融合遺伝子検査，ALK 融合遺伝子検査，BRAF 遺伝子検査，Tex14 遺伝子検査，KRAS 遺伝子検査および RET 融合遺伝子検査をリアルタイム PCR 法により同時に実施した場合に，患者 1 人につき 1 回に限り算定する。

●D 006-25 CYP2C9 遺伝子多型

二次性進行型多発性硬化症患者に対するシポニモドフマル酸の投与の可否の判定又は投与量の判定を目的として，リアルタイム PCR 法により，全血又は口腔粘膜から抽出されたゲノム DNA 中の薬物代謝酵素 CYP2C9 遺伝子多型を測定した場合に，患者 1 人につき 1 回に限り算定する。

●D 006-26 染色体構造変異解析

薬事承認を得ている体外診断用医薬品を用いて，アレイ CGH 法により染色体ゲノム DNA のコピー数変化及びヘテロ接合性の喪失を測定した場合に，患者 1 人につき 1 回に限り算定する。

●D 006-27 悪性腫瘍遺伝子検査（血液・血漿）

・患者から 1 回に採取した血液（血漿）を用いて「1」「2」「5」「6」「7」「9」と D 006-12EGFR 遺伝子検査（血漿）を 2 項目以上行った場合は，所定点数にかかわらず，2 項目の場合 **4000 点**，3 項目の場合 **6000 点**，4 項目以上の場合 **8000 点**を算定する。

・患者から 1 回に採取した血液（血漿）を用いて「3」「4」「8」を 2 項目以上行った場合は，所定点数にかかわらず，2 項目の場合 **8000 点**，3 項目の場合 **12000 点**を算定する。

●D 006-28 Y 染色体微小欠失検査

不妊症の患者であって，生殖補助医療を実施しているものに対して，PCR-rSSO 法により，精巣内精子採取術の適応の判断を目的として実施した場合に，患者 1 人につき 1 回に限り算定する。なお，本検査を実施する医学的な理由を診療録に記載する。

● D 006-29 乳癌悪性度判定検査

検査

項　　目	点数	略号
D 006-28　Y 染色体微小欠失検査		
	3770	
D 006-29　乳癌悪性度判定検査		
	43500	
D 006-30　遺伝性網膜ジストロフィ遺伝子検査		
	20500	

・ホルモン受容体陽性かつ HER2 陰性であって，リンパ節転移陰性，微小転移またはリンパ節転移 1 ～ 3 個の早期浸潤性乳癌患者を対象として，遠隔再発リスクの提示および化学療法の要否の決定を目的として，腫瘍組織から抽出した 21 遺伝子の RNA 発現の定量値に基づき乳癌悪性度判定検査を実施した場合に，原則として患者 1 人につき 1 回に限り算定できる。ただし，医学的な必要性から患者 1 人につき 2 回以上実施した場合には，その理由を診療報酬明細書の摘要欄に記載する。

・本検査の実施に当たっては，ホルモン受容体，HER2 の検査結果およびリンパ節転移の状況について診療報酬明細書の摘要欄に記載する。

●D 006-30 遺伝性網膜ジストロフィ遺伝子検査

・臨床症状，検査所見，家族歴等から RPE65 遺伝子変異による遺伝性網膜ジストロフィと疑われる者であって，十分な生存網膜細胞を有することが確認された者に対して，血液を検体とし，次世代シーケンシングを用いてボレチゲン　ネパルボベクの適応の判定の補助を目的として実施した場合にのみ，患者 1 人につき 1 回に限り算定できる。

・本検査の実施に当たっては，以下のいずれにも該当する医療機器を用いる。
　ア　遺伝性網膜ジストロフィの疾患原因遺伝子の情報を取得するものとして薬事承認または認証を得ている。
　イ　厚生労働省難治性疾患政策研究事業において，「遺伝性網膜ジストロフィの原因となりうる主な遺伝子」（網膜脈絡膜・視神経萎縮症に関する調査研究班網膜ジストロフィにおける遺伝学的検査のガイドライン作成ワーキンググループ作成）リストに記載されている遺伝遺伝子の変異の評価が可能である。

・本検査は，厚生労働省難治性疾患政策研究事業において「網膜脈絡膜・視神経萎縮症に関する調査研究班 IRD パネル検査における遺伝学的検査運用ガイドライン作成ワーキンググループ」が作成した検査運用指針に従って実施された場合に限り算定する。

D 026　検体検査判断料	
判血　125 点	●D 005 ～ 006-30（ただし，D 006-2 から D 006-9，D 006-11 から D 006-20，D 006-22 から D 006-30 を除く）に対し，種類・回数にかかわらず月 1 回のみ算定する。
判遺　100 点	●D 006-2 から D 006-9，D 006-11 から D 006-20，D 006-22 から D 006-30 の検査は，種類・回数に関わらず月 1 回，遺伝子関連・染色体検査判断料（判遺）により算定する。判血は算定しない。

●D 005「14」骨髄像を血液疾患に関する専門知識を有する医師が文書で結果報告した場合は，骨髄像診断加算として，判血125 点に 240 点を加算する。

検査

3　生　化　学　的　検　査（Ⅰ）一　覧　表　※判生Ⅰ：144 点

　血液の成分である「血漿」から血液凝固因子を除いたものを「血清」といい，この「血清」に関する検査を血液生化学検査といいます。診療報酬上は（Ⅰ）と（Ⅱ）から成ります。

	項　　目	点数	略号	
	D 007　血液化学検査			●□□の検査を 1 回に採取した血液で 5 項目以上行った場合，所定点数にかかわらず検査項目数に応じて算定する。
1	総ビリルビン★	11	T-BIL 又は BIL/ 総	（5 項目～ 7 項目　　　　　93 点 　8 項目～ 9 項目　　　　　99 点 　10 項目以上　　　　　　103 点 　入院患者 10 項目以上　＋20 点　（入院時初回加算））
	直接ビリルビン又は抱合型ビリルビン		D-BIL 又は BIL/ 直	●「1」ナトリウム及びクロール
	総蛋白★		TP	ナトリウムとクロールの両方を測定した場合も，いずれか一方を測定した場合も同じ点数で算定する。
	アルブミン（BCP 改良法・BCG 法）★		Alb	●「1」カルシウム，「7」イオン化カルシウム
	尿素窒素★		BUN	同時に測定した場合は，いずれか一方で算定する。
	クレアチニン★		CRE	●「1」総鉄結合能（TIBC）（比色法），不飽和鉄結合能（UIBC）（比色法）
	尿酸★		UA	同時に実施した場合は，いずれか一方の所定点数を算定する。
	アルカリホスファターゼ（ALP）★		ALP	●「3」HDL-コレステロール，総コレステロールと「4」LDL-コレステロール
	コリンエステラーゼ（ChE）★		ChE	同時に実施した場合は，主たるもの 2 項目のみで算定する。
	γ-グルタミルトランスフェラーゼ（γ-GT）★		γ-GT	●「3」無機リン及びリン酸
	中性脂肪★		TG	両方を測定した場合も，いずれか一方を測定した場合も，同じ点数で算定する。
	ナトリウム及びクロール★		Na，Cl	
	カリウム★		K	●「1」総蛋白，アルブミン（BCP 改良法・BCG 法），「4」蛋白分画
	カルシウム★		Ca	併せて測定した場合は，主たるもの 2 つの所定点数を算定する。
	マグネシウム		Mg	●「8」マンガン（Mn）
	クレアチン			1 カ月以上（胆汁排泄能の低下している患者については 2 週間以上）高カロリー静脈栄養法が行われている患者に対して，3 月に 1 回に限り算定することができる。
	グルコース★		BS	
	乳酸デヒドロゲナーゼ（LD）★		LD	

	項　目	点数	略号
1	アミラーゼ	11	Amy
	ロイシンアミノペプチダーゼ(LAP)		LAP
	クレアチンキナーゼ（CK）★		CK
	アルドラーゼ		ALD
	遊離コレステロール		遊離-cho
	鉄（Fe）		Fe
	血中ケトン体・糖・クロール検査（試験紙法・アンプル法・固定化酵素電極によるもの）		
	不飽和鉄結合能（UIBC）（比色法）		UIBC(比色法)
	総鉄結合能（TIBC）（比色法）		TIBC(比色法)
2	リン脂質	15	PL
3	HDL-コレステロール★	17	HDL-cho
	無機リン及びリン酸		P及びHPO₄
	総コレステロール★		T-cho
	アスパラギン酸アミノトランスフェラーゼ（AST）★		AST
	アラニンアミノトランスフェラーゼ（ALT）★		ALT
4	LDL-コレステロール★	18	LDL-cho
	蛋白分画		タン分画
5	銅（Cu）	23	Cu
6	リパーゼ	24	
7	イオン化カルシウム	26	
8	マンガン（Mn）（3月に1回のみ）	27	Mn
9	ケトン体	30	
10	アポリポ蛋白		
	イ　1項目の場合	31	
	ロ　2項目の場合	62	
	ハ　3項目以上の場合	94	
11	アデノシンデアミナーゼ（ADA）	32	ADA
12	グアナーゼ	35	GU
13	有機モノカルボン酸	47	
	胆汁酸		TBA
14	ALP アイソザイム	48	ALP・アイソ
	アミラーゼアイソザイム		Amy-アイソ
	γ-GT アイソザイム		γ-GTP・アイソ
	LD アイソザイム		
	重炭酸塩		
15	AST アイソザイム	49	AST-アイソ
	リポ蛋白分画		
16	アンモニア	50	NH₃
17	CK アイソザイム	55	CK-アイソ
	グリコアルブミン★		
18	コレステロール分画	57	
19	ケトン体分画	59	
	遊離脂肪酸		
20	レシチン・コレステロール・アシルトランスフェラーゼ（L-CAT）	70	L-CAT
21	グルコース-6-リン酸デヒドロゲナーゼ（G-6-PD）	80	G-6-PD
	リポ蛋白分画（PAG ディスク電気泳動法）		
	1, 5-アンヒドロ-D-グルシトール（1, 5AG）		1,5AG
	グリココール酸		
22	CK-MB（蛋白量測定）	90	
23	LD アイソザイム 1 型	95	
	総カルニチン		
	遊離カルニチン		

● 「9」ケトン体，「19」ケトン体分画
　併せて実施した場合は，ケトン体分画のみで算定する。

● 「10」アポリポ蛋白
　AⅠ，AⅡ，B，CⅡ，CⅢ及びEのうち，測定した項目数に応じて算定する。

● 「13」有機モノカルボン酸
　グルタチオン・乳酸・ピルビン酸及びα-ケトグルタール酸の各物質の測定を行った場合，それぞれの測定ごとに算定する。

● 「14」重炭酸塩，「36」血液ガス分析
　同一検体について併せて行った場合は，血液ガス分析の所定点数のみ算定する。

● 「17」グリコアルブミン
　HPLC（2カラム），HPLC（1カラム）-発色法，アフィニティークロマトグラフィー・免疫比濁法によるグリコアルブミン測定装置を用いて測定した場合，EIA法又は酵素法により測定した場合に所定点数を算定する。

●D 005「9」ヘモグロビンA1c，D 007「17」グリコアルブミン，「21」1, 5AG
　いずれかを同一月中に合わせて2回以上併施した場合は月1回に限り主たるもののみで算定する（ただし，妊娠中の患者，1型糖尿病患者，経口血糖降下薬の投与を開始して6月以内の患者，インスリン治療を開始して6月以内の患者等については，いずれか1項目を月1回に限り別に算定できる）。

●肝胆道疾患の診断の目的で尿中硫酸抱合型胆汁酸測定を酵素法により実施した場合，「18」のコレステロール分画に準じて算定する（ただし，「13」の胆汁酸を同時に測定した場合は，いずれか一方の点数のみを算定）。

● 「23」LD アイソザイム 1 型
　酵素学的阻害法による。

● 「27」リポ蛋白（a）
　3月に1回を限度として算定できる。

● 「28」ヘパリンの血中濃度測定
　同一の患者につき1月以内に当該検査を2回以上行った場合においては，算定は1回とし，1回目の測定を行った時に算定する。

● 「28」KL-6（EIA法，ECLIA法又はラテックス凝集比濁法），「35」SP-A（EIA法），「39」SP-D（EIA法）
　併せて実施した場合は，主たるもののみで算定する。

● 「29」心筋トロポニンⅠ，「29」心筋トロポニンT（TnT）（定性・定量）
　同一月に併せて実施した場合は，主たるもののみ算定する。

● 「30」シスタチンC
　EIA法，ラテックス凝集比濁法，金コロイド凝集法又はネフェロメトリー法により実施した場合のみ算定できる。「1」尿素窒素（BUN）又は「1」クレアチニンにより腎機能低下が疑われた場合に，3月に1回に限り算定できる。ただし，「32」ペントシジンを併せて実施した場合は，主たるもののみ算定する。

● 「32」ペントシジン
　「1」尿素窒素又は「1」クレアチニンにより腎機能低下（糖尿病性腎症によるものを除く）が疑われた場合に，3月に1回に限り算定できる。ただし，「30」シスタチンCを併せて実施した場合は，主たるもののみ算定する。

● 「33」イヌリン
　「1」尿素窒素又は「1」クレアチニンにより腎機能低下が疑われた場合に，6月に1回に限り算定できる。ただし，「1」クレアチニン（腎クリアランス測定の目的で行い，血清及び尿を同時に測定する場合に限る）を併せて実施した場合は，主たるもののみ算定する。

● 「36」血液ガス分析
　院内検査のみ算定し，採血はD 419「3」動脈血採血（B-A）で行う（55点）。所定点数にはナトリウム，カリウム，pH，PO₂，PCO₂及びHCO₃⁻の各測定を含むものであり，測定項目数にかかわらず所定点数により算定する。なお，同時に行ったヘモグロビンについては算定しない。

● 「36」心臓由来脂肪酸結合蛋白（H-FABP）定性及び定量
　ELISA法，免疫クロマト法，ラテックス免疫比濁法又はラテックス凝集法により急性心筋梗塞の診断を目的に用いた場合のみ算定する。ただし，心臓由来脂肪酸結合蛋白（H-FABP）定性又は定量と「36」ミオグロビン定性又は定量を併せて実施した場合は，主たるもののみ算定する。

● 「36」Ⅳ型コラーゲン又は「42」Ⅳ型コラーゲン・7S
　「39」プロコラーゲン-Ⅲ-ペプチド（P-Ⅲ-P）又は「50」Mac-2結合蛋白糖鎖修飾異性体と併せて行った場合は，主たるもののみ算定する。

● 「38」アルブミン非結合型ビリルビン
　診察及び他の検査の結果から核黄疸に進展するおそれがある新生児である患者に対して，生後2週間以内に経過観察を行う場合に算定する。ただし早産児は，生後2週間を超えて，修正週数として正期産に相当する期間まで経過観察を行う場合も算定できる。

● 「44」レムナント様リポ蛋白コレステロール（RLP-C）
　免疫吸着法-酵素法又は酵素法により実施し，3月に1回を限度として算定できる。

検査

項　目	点数	略号
24　ALP アイソザイム及び骨型アルカリホスファターゼ（BAP）	96	BAP
25　フェリチン半定量	102	
フェリチン定量		
26　エタノール	105	
27　リポ蛋白（a）（3月に1回のみ）	107	
28　ヘパリン	108	
KL-6		
29　心筋トロポニンI	109	
心筋トロポニンT(TnT)定性・定量		
アルミニウム（Al）		Al
30　シスタチンC（3月に1回のみ）	112	
31　25-ヒドロキシビタミン	117	
32　ペントシジン（3月に1回のみ）	118	
33　イヌリン（6月に1回のみ）	120	
34　リポ蛋白分画（HPLC法）	129	
35　肺サーファクタント蛋白-A（SP-A）	130	SP-A
ガラクトース		
36　血液ガス分析（院内のみ算定）	131	
IV型コラーゲン		
ミオグロビン定性		
ミオグロビン定量		
心臓由来脂肪酸結合蛋白（H-FABP）定性		H-FABP
心臓由来脂肪酸結合蛋白（H-FABP）定量		
37　亜鉛（Zn）	132	Zn
38　アルブミン非結合型ビリルビン	135	
39　肺サーファクタント蛋白-D（SP-D）	136	SP-D
プロコラーゲン-III-ペプチド（P-III-P）		
アンギオテンシンI転換酵素（ACE）		ACE
ビタミンB12		
40　セレン	144	
41　葉酸	146	
42　IV型コラーゲン・7S	148	
43　ピルビン酸キナーゼ（PK）	150	PK
44　レムナント様リポ蛋白コレステロール（RLP-C）（3月に1回のみ）	174	RLPコレステロール
45　腟分泌液中インスリン様成長因子結合蛋白1型（IGFBP-1）定性	175	IGFBP-1
46　ヒアルロン酸	179	
47　ALP アイソザイム（PAG 電気泳動法）	180	ALP・アイソ
アセトアミノフェン		
48　心室筋ミオシン軽鎖I	184	
49　トリプシン	189	
50　Mac-2 結合蛋白糖鎖修飾異性体	194	
マロンジアルデヒド修飾 LDL（MDA-LDL）（3月に1回のみ）		MDA-LDL
オートタキシン		
サイトケラチン 18 フラグメント（CK-18F）		
ELF スコア		
51　ホスフォリパーゼ A2（PLA2）	204	膵PLA2
52　赤血球コプロポルフィリン	210	
53　リポ蛋白リパーゼ（LPL）	219	PLA2
54　肝細胞増殖因子（HGF）	227	HGF
55　ビタミン B2	235	
56　ビタミン B1	239	
57　ロイシンリッチα2 グリコプロテイン	268	
58　赤血球プロトポルフィリン	272	

検査

● 「45」腟分泌液中インスリン様成長因子結合蛋白1型（IGFBP-1）（定性）
免疫クロマト法により，破水の診断のために妊娠満22週以上満37週未満の者を対象として測定した場合のみ算定する。D 015「23」を併せて実施したときは，主たるもののみ算定する。

● 「46」ヒアルロン酸の測定
サンドイッチバインディングプロテインアッセイ法・^{125}I による競合法を用いたバインディングプロテインアッセイ法，LA 法（測定機器を用いるもの）又は LBA 法による。ただし本検査は慢性肝炎の患者に対して，慢性肝炎の経過観察及び肝生検の適応の確認を行う場合に算定できる。

● 「47」ALP アイソザイム（PAG 電気泳動法），「24」ALP アイソザイム及び骨型アルカリホスファターゼ（BAP）及び D 008 内分泌学的検査の「26」の骨型アルカリホスファターゼ（BAP）
併せて実施した場合は，主たるもののみ算定する。

● 「47」アセトアミノフェン
同一の患者につき1月以内に2回以上行った場合は，第1回の測定を行った時に1回に限り算定する。

● 「48」心室筋ミオシン軽鎖I
同一の患者につき同一日に当該検査を2回以上行った場合は，第1回目の測定を行ったときに1回のみ算定する。

● 「50」オートタキシン
サンドイッチ法を用いた蛍光酵素免疫測定法，化学発光酵素免疫測定法又は酵素法により，慢性肝炎又は肝硬変の患者（疑われる患者を含む）に対して，肝臓の線維化進展の診断補助を目的に実施した場合に算定する。

● 「50」マロンジアルデヒド修飾 LDL（MDA-LDL）
冠動脈疾患既往歴のある糖尿病患者で，冠動脈疾患発症に関する予後予測の補助の目的で測定する場合に3月に1回に限り算定できる。ただし，糖尿病患者の経皮的冠動脈形成術治療時に，治療後の再狭窄に関する予後予測の目的で測定する場合，上記と別に術前1回に限り算定できる。

● 「53」リポ蛋白リパーゼ（LPL）
高トリグリセライド血症及び LPL 欠損症が疑われる場合の鑑別のために測定した場合に限り算定できる。また，ヘパリン負荷が行われた場合，投与したヘパリンは D 500 の薬剤として算定できるが，注射料は算定できない。

● 「54」肝細胞増殖因子（HGF）
ELISA 法により肝炎にて劇症化が疑われる場合又は劇症肝炎の経過観察に用いた場合に限り算定する。

● 「57」ロイシンリッチα2 グリコプロテイン
潰瘍性大腸炎又はクローン病の病態把握を目的に測定した場合に3月に1回を限度として算定できる。

● 「59」プロカルシトニン（PCT）定量又は半定量
敗血症（細菌性）を疑う患者を対象として測定した場合に算定できる。ただし，D 012「52」エンドトキシンを併せて実施した場合は，主たるもののみ算定する。

● 「61」プレセプシン定量と D 007「59」プロカルシトニン（PCT）定量，「59」プロカルシトニン（PCT）半定量又は D 012「52」エンドトキシン
併せて行った場合は，主たるもののみ算定する。

● 「63」1,25-ジヒドロキシビタミン D3
ラジオレセプターアッセイ法，RIA 法又は ELISA 法により，慢性腎不全，特発性副甲状腺機能低下症，偽性副甲状腺機能低下症，ビタミン D 依存症 I 型若しくは低リン血症性ビタミン D 抵抗性くる病の診断時又はそれらの疾患に対する活性型ビタミン D3 剤による治療中に測定した場合に限り算定できる。ただし，活性型ビタミン D3 剤による治療開始後1月以内においては2回を限度として，その後は3月に1回を限度として算定する。

●血液化学検査の「注」に掲げる検査と併せて，血液化学検査の「注」に掲げる検査を準用することが認められている検査を行った場合は，当該検査も「注」に掲げる項目数の算定に含める。

●10項目以上の検査における入院時初回加算
血液化学検査の「注」の「ハ」の「注」に規定する10項目以上の包括点数を算定する場合の入院時初回加算は，入院時に初めて行われる検査は項目数が多くなることにかんがみ，血液化学検査の「注」に掲げる検査を10項目以上行った場合に，入院時初回検査に限り **20点** を加算するものであり，入院後初回の検査以外の検査において10項目以上となった場合にあっては，当該加算は算定できない。また，基本的検体検査実施料を算定している場合にあっても，当該加算は算定できない。

● 「64」コクリントモプロテイン（CTP）
・ELISA 法により，外リンパ瘻を疑う患者に対して，診断のために中耳洗浄液中のコクリントモプロテイン（CTP）を測定した場合に算定する。
・本検査を実施した場合，D 026 検体検査判断料については，「1」尿・糞便等検査判断料を算定する。

	項　　目	点数	略号	
59	プロカルシトニン（PCT）定量	276	PCT（定量）	
	プロカルシトニン（PCT）半定量		PCT（半定量）	
60	ビタミンC	296		
61	プレセプシン定量	301		
62	インフリキシマブ定性	310		
63	1, 25-ジヒドロキシビタミンD₃ （3月に1回のみ）	388	1, 25(OH) ₂D₃	
64	血管内皮増殖因子（VEGF）	460		
	コクリントモプロテイン（CTP）			
65	FGF23	788		

D 026　検体検査判断料	●D 007 に対し種類・回数にかかわらず月1回のみ算定する。
判生I　　144 点	

4　生化学的検査（II）一覧表　※ 判生II ：144 点

	項　　目	点数	略号	
D 008　内分泌学的検査				
1	ヒト絨毛性ゴナドトロピン（HCG）定性	55	HCG（定性）	●□□□の検査を1回に採取した血液で3項目以上行った場合，所定点数にかかわらず検査項目数に応じて算定する。
2	11-ハイドロキシコルチコステロイド（11-OHCS）	60	11-OHCS	（3〜5項目　　410点 6〜7項目　　623点 8項目以上　　900点）
3	ホモバニリン酸（HVA）	69	HVA	●「8」レニン活性，「10」レニン定量
4	バニールマンデル酸（VMA）	90	VMA	併せて行った場合は，一方の所定点数のみで算定する。
5	5-ハイドロキシインドール酢酸（5-HIAA）	95	5-HIAA	●「12」C-ペプチド（CPR）
6	プロラクチン（PRL）	98	PRL	同時に血液及び尿の両方の検体について測定した場合は，血液の場合の所定点数のみで算定する。
	甲状腺刺激ホルモン（TSH）★		TSH	●「12」黄体形成ホルモン（LH）
7	トリヨードサイロニン（T₃）	99	T₃	LA法等による。
8	レニン活性	100		●「17」ヒト絨毛性ゴナドトロピン-β サブユニット（HCG-β）（HCG 産生腫瘍患者に限り算定可），「1」ヒト絨毛性ゴナドトロピン（HCG）定性，「18」ヒト絨毛性ゴナドトロピン（HCG）半定量又は定量
	インスリン（IRI）		IRI	併せて実施した場合は，主たるもの1つに限り算定する。
9	ガストリン	101		●「18」BNP と「20」NT-proBNP
10	レニン定量	102		ア）心不全の診断又は病態把握のために実施した場合に月1回に限り算定できる。
11	サイロキシン（T₄）	105	T₄	イ）「18」BNP，「20」NT-proBNP，「46」心房性 Na 利尿ペプチド（ANP）のうち2項目以上をいずれかの検査を行った日から起算して1週間以内に併せて実施した場合は，主たるもの1つに限り算定する。
12	成長ホルモン（GH）	105	GH	ウ）イ）のうち2項目以上を実施した場合は，診療報酬明細書の摘要欄に検査の実施日を記載する。
	卵胞刺激ホルモン（FSH）		FSH	●「18」ヒト絨毛性ゴナドトロピン（HCG）定量及び同半定量
	C-ペプチド（CPR）		CPR	HCG・LH 検査（試験管法）を含む。
	黄体形成ホルモン（LH）		LH	●「19」抗グルタミン酸デカルボキシラーゼ抗体（抗 GAD 抗体）
13	テストステロン	119		既に糖尿病の診断が確定した患者に対し，1型糖尿病の診断に用いた場合又は自己免疫介在性脳炎・脳症の診断に用いた場合に算定する。
14	遊離サイロキシン（FT₄）★	121	FT₄	●「25」I型コラーゲン架橋 N-テロペプチド（NTX）及び「39」デオキシピリジノリン（DPD）（尿）
	遊離トリヨードサイロニン（FT₃）★		FT₃	原発性副甲状腺機能亢進症の手術適応の決定，副甲状腺機能亢進症手術後の治療効果判定又は骨粗鬆症の薬剤治療方針の選択に際して実施された場合に算定する。
	コルチゾール			なお，骨粗鬆症の薬剤治療方針の選択時に1回，その後6月以内の薬剤効果判定時に1回に限り，また薬剤治療方針を変更したときは変更後6月以内に1回に限り算定できる。
15	アルドステロン	122		●「25」I型コラーゲン架橋 N-テロペプチド（NTX），「26」オステオカルシン（OC）又は「39」デオキシピリジノリン（DPD）（尿）
16	サイログロブリン	128		併せて実施した場合は，いずれか1つのみ算定する。
17	ヒト絨毛性ゴナドトロピン-β サブユニット（HCG-β）	129	HCG-β	●「25」酒石酸抵抗性酸ホスファターゼ（TRACP-5b）
18	サイロキシン結合グロブリン（TBG）	130	TBG	ア）代謝性骨疾患及び骨転移（代謝性骨疾患や骨折の併発がない肺癌，乳癌，前立腺癌に限る）の診断補助として実施した場合に1回，その後6月以内の治療経過観察時の補助的指標として実施した場合に1回に限り算定できる。また，治療方針を変更した際には変更後6月以内に1回に限り算定できる。
	脳性 Na 利尿ペプチド（BNP）		BNP	
	カルシトニン			
	ヒト絨毛性ゴナドトロピン（HCG）定量		HCG（定量）	
	ヒト絨毛性ゴナドトロピン（HCG）半定量		HCG（半定量）	
19	抗グルタミン酸デカルボキシラーゼ抗体（抗 GAD 抗体）	134	GAD	イ）本検査と「25」I型コラーゲン架橋 N-テロペプチド（NTX），「26」オステオカルシン（OC），「39」デオキシピリジノリン（DPD）（尿）を併せて実施した場合，いずれか1つのみ算定する。
20	脳性 Na 利尿ペプチド前駆体 N 端フラグメント（NT-proBNP）	136		
	ヒト胎盤性ラクトーゲン（HPL）		HPL	
21	サイロキシン結合能（TBC）	137	TBC	
22	プロゲステロン	143		
23	グルカゴン	150		

項　目	点数	略号	
24	低カルボキシル化オステオカルシン（ucOC）（6月に1回）	154	ucOC
25	I型コラーゲン架橋N-テロペプチド（NTX）（骨粗鬆症の場合は6月に1回のみ）	156	NTX
	酒石酸抵抗性酸ホスファターゼ（TRACP-5b）（6月に1回）		TRACP-5b
26	オステオカルシン（OC）	157	OC
	骨型アルカリホスファターゼ（BAP）		BAP
27	遊離テストステロン	159	
28	I型プロコラーゲン-N-プロペプチド（PINP）	160	PINP
29	副甲状腺ホルモン（PTH）	161	PTH
	カテコールアミン分画		
30	インタクトI型プロコラーゲン-N-プロペプチド（Intact PINP）	163	Intact PINP
31	デヒドロエピアンドロステロン硫酸抱合体（DHEA-S）	164	
32	低単位ヒト絨毛性ゴナドトロピン（HCG）半定量	165	HCG
	サイクリックAMP（cAMP）		C-AMP
33	エストラジオール（E₂）	167	E₂
34	I型コラーゲン架橋C-テロペプチド-β異性体（β-CTX）（尿）	169	β-CTX
35	I型コラーゲン架橋C-テロペプチド-β異性体（β-CTX）（6月に1回）	170	β-CTX
36	エストリオール（E₃）	180	E₃
	エストロゲン半定量		
	エストロゲン定量		
	副甲状腺ホルモン関連蛋白C端フラグメント（C-PTHrP）		C-PTHrP
37	副腎皮質刺激ホルモン（ACTH）	184	ACTH
	カテコールアミン		
38	副甲状腺ホルモン関連蛋白（PTHrP）	186	PTHrP
39	デオキシピリジノリン（DPD）（尿）（骨粗鬆症の場合は6月に1回のみ）	191	
40	17-ケトジェニックステロイド（17-KGS）	200	17-KGS
41	エリスロポエチン	209	
42	ソマトメジンC	212	
43	17-ケトステロイド分画(17-KS分画)	213	17-KS分画
	17α-ヒドロキシプロゲステロン（17α-OHP）		17α-OHP
	抗IA-2抗体		
	プレグナンジオール		
44	メタネフリン	217	
45	17-ケトジェニックステロイド分画（17-KGS分画）	220	17-KGS分画
	メタネフリン・ノルメタネフリン分画		
46	心房性Na利尿ペプチド（ANP）	221	ANP
47	抗利尿ホルモン（ADH）	224	ADH
48	プレグナントリオール	232	
49	ノルメタネフリン	250	
50	インスリン様成長因子結合蛋白3型（IGFBP-3）	280	IGFBP-3
51	遊離メタネフリン・遊離ノルメタネフリン分画	450	
52	抗ミュラー管ホルモン（AMH）（6月に1回）	597	
53	レプチン（1回限り）	1000	
D 009	腫瘍マーカー		
1	尿中BTA	80	

ウ）乳癌，肺癌又は前立腺癌であると既に確定診断された患者について，骨転移の診断のために当該検査を行い，当該検査に基づいて計画的な治療管理を行った場合は，B 001「3」悪性腫瘍特異物質治療管理料「ロ」を算定する。

●「26」骨型アルカリホスファターゼ（BAP），「30」インタクトI型プロコラーゲン-N-プロペプチド（IntactPINP），「28」I型プロコラーゲン-N-プロペプチド（PINP），D 007「47」ALPアイソザイム（PAG電気泳動法）

これらのうち2項目以上を併施した場合は，主たるもののみ算定する。

●「35」I型コラーゲン架橋C-テロペプチド-β異性体（β-CTX），「34」I型コラーゲン架橋C-テロペプチド-β異性体（β-CTX）（尿）

骨粗鬆症におけるホルモン補充療法及びビスフォスフォネート療法等，骨吸収抑制能を有する薬物療法の治療効果判定又は治療経過観察を行った場合に算定。ただし，治療開始時は1回，その後は6月以内に1回に限る。なお，両者を併せて実施した場合は，主たるもののみ算定する。

●「36」エストロゲン半定量又は定量

「36」エストリオール（E₃）又は「33」のエストラジオール（E₂）と同時に実施した場合は算定できない。

●「36」副甲状腺ホルモン関連蛋白C端フラグメント（C-PTHrP）又は「38」副甲状腺ホルモン関連蛋白（PTHrP）

高カルシウム血症の鑑別並びに悪性腫瘍に伴う高カルシウム血症に対する治療効果の判定のために測定した場合に限り算定する。

●「41」エリスロポエチン

①赤血球増加症の鑑別診断，②重度の慢性腎不全患者又はエリスロポエチン，ダルベポエチン，エポエチンベータペゴル若しくはHIF-PH阻害薬投与前の透析患者における腎性貧血の診断，③骨髄異形成症候群に伴う貧血の治療方針の決定のために行った場合に算定する。

●「43」抗IA-2抗体

糖尿病の診断が確定し，かつ，「19」抗グルタミン酸デカルボキシラーゼ抗体（抗GAD抗体）の結果，陰性が確認された患者に対して，1型糖尿病の診断に用いた場合に算定。算定にあたっては，抗グルタミン酸デカルボキシラーゼ抗体（抗GAD抗体）の結果，陰性が確認された年月日を診療報酬明細書の摘要欄に記載する。

●「43」17α-ヒドロキシプロゲステロン（17α-OHP）

先天性副腎皮質過形成症の診断又は治療効果判定のため行った場合に算定する。

●「46」心房性Na利尿ペプチド（ANP），「18」脳性Na利尿ペプチド（BNP）及び「20」脳性Na利尿ペプチド前駆体N端フラグメント（NT-proBNP）

これらのうち2項目以上をいずれかの検査を行った日から起算して1週間以内に併せて行った場合は，主たるもの1つに限り算定する。

●「49」ノルメタネフリン

褐色細胞腫の診断又は術後の効果判定のため行った場合に算定し，「44」メタネフリンを併せて行った場合は，主たるもののみ算定。

●「50」インスリン様成長因子結合蛋白3型（IGFBP-3）

ア）成長ホルモン分泌不全症の診断と治療開始時の適応判定のために実施した場合に算定できる。

イ）「50」インスリン様成長因子結合蛋白3型（IGFBP-3）を「42」ソマトメジンCと併せて実施した場合は，主たるもののみ算定する。

●「51」の遊離メタネフリン・遊離ノルメタネフリン分画

ア）「51」の遊離メタネフリン・遊離ノルメタネフリン分画は，褐色細胞腫の鑑別診断を行った場合に1回に限り算定する。本検査を実施するに当たっては，関連学会が定める指針を遵守し，褐色細胞腫を疑う医学的な理由を診療録に記載する。

イ）「44」メタネフリン，「45」メタネフリン・ノルメタネフリン分画，「49」ノルメタネフリン又は「51」遊離メタネフリン・遊離ノルメタネフリン分画のうちいずれかを併せて実施した場合は，主たるもののみ算定する。

●「52」の抗ミュラー管ホルモン（AMH）

卵巣の機能の評価及び治療方針の決定を目的として，EIA法，CLEIA法又はECLIA法により測定した場合に6月に1回限り算定できる。

●「53」のレプチン

ア　ELISA法により測定した場合に1回限り算定できる。

イ　医学的な理由を診療報酬明細書の摘要欄に記載する。

●▨の検査を1回に採取した血液で行った時，所定点数にかかわらず検査項目数に応じて算定する。

検査

項　目	点数	略号
2　α－フェトプロテイン（AFP）★	98	AFP
3　癌胎児性抗原（CEA）★	99	CEA
4　扁平上皮癌関連抗原（SCC 抗原）	101	SCC 抗原
5　組織ポリペプタイド抗原（TPA）	110	TPA
6　NCC-ST-439	112	
CA15-3		
7　DUPAN-2	115	
8　エラスターゼ 1	120	
9　前立腺特異抗原（PSA）（3月に1回限り，3回を上限）★	121	PSA
CA19-9★		
10　PIVKA-Ⅱ半定量	131	
PIVKA-Ⅱ定量		
11　CA 125	136	
12　核マトリックスプロテイン 22（NMP22）定量（尿）	139	
核マトリックスプロテイン 22（NMP22）定性（尿）		
13　シアリル Leˣ-i 抗原（SLX）	140	SLX 抗原
14　神経特異エノラーゼ（NSE）	142	NSE
15　SPan-1	144	
16　CA72-4	146	
シアリル Tn 抗原（STN）		STN
17　塩基性フェトプロテイン（BFP）	150	BFP
遊離型 PSA 比（PSA F/T 比）		PSA F/T 比
18　サイトケラチン 19 フラグメント（シフラ）	154	
19　シアリル Leˣ 抗原（CSLEX）	156	CSLEX 抗原
20　BCA 225	158	
21　サイトケラチン 8・18（尿）	160	
22　抗 p53 抗体	163	
23　Ⅰ型コラーゲン-C-テロペプチド（ICTP）	170	ICTP
24　ガストリン放出ペプチド前駆体（ProGRP）	175	ProGRP
25　CA54/61	184	
26　α－フェトプロテインレクチン分画（AFP-L3%）	185	AFP-L₃%
27　CA 602	190	
組織因子経路インヒビター 2（TFPI2）		TFPI2
28　γ－セミノプロテイン（γ-Sm）	192	γ-Sm
29　ヒト精巣上体蛋白 4（HE4）	200	
30　可溶性メソテリン関連ペプチド	220	
31　S2, 3PSA%	248	
32　プロステートヘルスインデックス（phi）（3月に1回に限り，3回を上限）	281	phI
33　癌胎児性抗原（CEA）定性（乳頭分泌液）	305	
癌胎児性抗原（CEA）半定量（乳頭分泌液）		
34　HER2 蛋白	320	
35　アポリポ蛋白 A2（APOA2）アイソフォーム	335	
36　可溶性インターロイキン-2 レセプター（sIL-2R）	438	sIL-2R

2 項目（230 点）　3 項目（290 点）　4 項目以上（385 点）

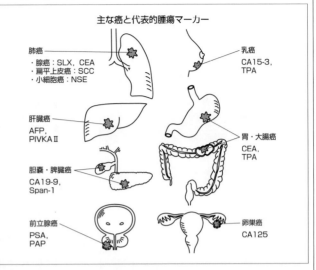

主な癌と代表的腫瘍マーカー

肺癌
・腺癌：SLX, CEA
・扁平上皮癌：SCC
・小細胞癌：NSE

乳癌
CA15-3, TPA

肝臓癌
AFP, PIVKAⅡ

胃・大腸癌
CEA, TPA

胆嚢・膵臓癌
CA19-9, Span-1

前立腺癌
PSA, PAP

卵巣癌
CA125

●腫瘍マーカー

腫瘍マーカーは，悪性腫瘍の患者であることが強く疑われる患者に対して，検査を行った場合に，悪性腫瘍の診断の確定又は転帰の決定までの間に 1 回を限度として算定する。

悪性腫瘍の診断が確定し，計画的な治療管理を開始した場合には，腫瘍マーカーの検査費用は B 001「3」悪性腫瘍特異物質治療管理料に含まれる。

腫瘍マーカーは原則として，B 001「3」悪性腫瘍特異物質治療管理料と同一月に併せて算定できない。ただし，下記の場合は別に算定できる。

ア）急性及び慢性膵炎の診断及び経過観察のために「8」エラスターゼ 1 を行った場合

イ）肝硬変，HBs 抗原陽性の慢性肝炎又は HCV 抗体陽性の慢性肝炎の患者について「2」α－フェトプロテイン（AFP），「10」PIVKA-Ⅱ半定量又は定量を行った場合（月 1 回に限る）

ウ）子宮内膜症の診断又は治療効果判定を目的として，「11」CA 125 又は「27」CA 602 を行った場合（診断又は治療前及び治療後の各 1 回に限る）

エ）家族性大腸腺腫症の患者に対して「3」癌胎児性抗原（CEA）を行った場合

●「1」尿中 BTA

膀胱癌とすでに確定診断がされた患者に対して膀胱癌再発の診断のために行い，検査結果に基づいて計画的な治療管理を行った場合に限り B 001「3」悪性腫瘍特異物質治療管理料の「イ」で算定する。

●「9」前立腺特異抗原（PSA）

診察，腫瘍マーカー以外の検査，画像診断等の結果から前立腺癌の患者であることを強く疑われる者に対して検査を行った場合に，前立腺癌の診断の確定又は転帰の決定までの間に原則として，1 回を限度として算定する。ただし，PSA 検査の結果，4.0ng/mL 以上であって前立腺の確定診断がつかないときは，3 月に 1 回に限り 3 回までは算定できる。なお，PSA を 2 回以上算定する場合は，レセプトの「摘要」欄に未確と記入し，検査実施年月日と検査値も記す。

●「12」核マトリックスプロテイン 22（NMP22）定量（尿），「12」核マトリックスプロテイン 22（NMP22）定性（尿）

ア）D 002 尿沈渣（鏡検法）により赤血球が認められ，尿路上皮癌の患者であることが強く疑われる者に対して行った場合に限り算定する。

イ）尿路上皮癌の診断が確定した後に行った場合であっても，B 001「3」悪性腫瘍特異物質治療管理料は算定できない。

●「12」核マトリックスプロテイン 22（NMP22）定量（尿），「12」核マトリックスプロテイン 22（NMP22）定性（尿）及び「21」サイトケラチン 8・18（尿）と同時に実施した場合

いずれか一方の所定点数を算定する。

●「18」サイトケラチン 19 フラグメント（シフラ）

悪性腫瘍とすでに確定診断された患者については，小細胞癌を除く肺癌の場合に限り，B 001「3」悪性腫瘍特異物質治療管理料を算定できる。

●「19」シアリル Leˣ 抗原（CSLEX）

ア）診療及び他の検査の結果から乳癌の患者であることが強く疑われる者に対して検査を行った場合に算定する。

イ）「19」シアリル Leˣ 抗原（CSLEX）と「6」CA15-3 を併せて測定した場合は，主たるもののみ算定する。

検査

項　　目	点数	略号

検査

● 「23」 I 型コラーゲン-C-テロペプチド（ICTP），D 008 「25」 I 型コラーゲン架橋 N-テロペプチド（NTX）又は D 008 「39」デオキシピリジノリン（DPD）（尿）

　乳癌・肺癌・前立腺癌とすでに確定診断された患者について骨転移の診断のために当該検査を行い，当該検査結果に基づいて計画的な治療管理を行った場合に限り，B 001 「3」悪性腫瘍特異物質治療管理料「ロ」を算定する。

● 「24」ガストリン放出ペプチド前駆体（ProGRP），「14」神経特異エノラーゼ（NSE）

　併せて行った場合は主たるもののみ算定する。

● 「26」α-フェトプロテインレクチン分画（AFP-L3%）

　電気泳動法及び抗体親和性転写法又は LBA 法による。

● 「30」可溶性メソテリン関連ペプチド

　悪性中皮腫の診断補助又は悪性中皮腫であるとすでに確定診断された患者に対して治療効果の判定・経過観察を目的として実施した場合に算定する。

　本検査を悪性中皮腫の診断の補助を目的として実施する場合は，以下のいずれかに該当する患者に対して使用した場合に限り算定する。この場合，本検査が必要である理由を診療報酬明細書の摘要欄に記載する。

⑴　石綿曝露歴があり，胸水，腹水等の貯留が認められる患者

⑵　体腔液細胞診で悪性中皮腫が疑われる患者

⑶　画像診断で胸膜腫瘍，腹膜腫瘍等の漿膜腫瘍が認められる患者

　本検査を悪性中皮腫の治療効果の判定又は経過観察を目的として実施する場合は，悪性中皮腫であると既に確定診断された患者に対して，本検査の結果に基づいて計画的な治療管理を行った場合に限り，B 001 「3」悪性腫瘍特異物質治療管理料の「ロ」を算定する。

● 「31」S2, 3PSA%

ア　前立腺癌であることが強く疑われる者であって，前立腺特異抗原（PSA）の結果が 4.0ng/mL 以上 10.0ng/mL 以下である者に対して，LBA 法（定量）により，S2, 3PSA%を測定した場合に限り算定できる。

イ　本検査は，前立腺癌の診断に当たって実施した場合に，原則として1回を限度として算定する。ただし，前立腺針生検法等により前立腺癌の確定診断がつかない場合においては，3月に1回に限り，3回を限度として算定できる。

ウ　S2, 3PSA%と，「9」前立腺特異抗原（PSA），「17」遊離型 PSA 比（PSA F/T 比）または「32」プロステートヘルスインデックス（phi）を併せて実施した場合には，いずれか主たるもののみ算定する。

エ　診療報酬明細書の摘要欄に，前立腺特異抗原（PSA）の測定年月日および測定結果を記載する。また，本検査を2回以上算定する場合は，本検査の2回以上の実施が必要と判断した医学的根拠を診療報酬明細書の摘要欄に記載する。

● 「32」プロステートヘルスインデックス（phi）

　前立腺癌の診断確定又は転帰の決定までの間に原則として1回を限度として算定する。確定診断がつかない場合には3月に1回に限り3回を限度として算定できる。

　「9」の PSA を併せて実施した場合は主たるもののみ算定。

　「17」の PSA F/T 比を併せて実施した場合は主たるもののみ算定。

● 「33」癌胎児性抗原（CEA）定性（乳頭分泌液）又は同半定量（乳頭分泌液）

　乳頭異常分泌患者に対して非腫瘤性乳癌を強く疑って，乳頭分泌液中の CEA を測定した場合に算定する。

● 「35」アポリポ蛋白 A2（APOA2）アイソフォーム

ア　以下の（イ）から（ハ）までのいずれかに該当する者に対して膵癌の診断の補助を目的として，血液を検体として ELISA 法により測定した場合に，膵癌の診断の確定までの間に原則として1回を限度として算定できる。本検査を実施するに当たっては，関連学会が定める指針を遵守するとともに，本検査が必要と判断した医学的根拠を診療報酬明細書の摘要欄に記載する。

　（イ）　関連学会が定める指針に基づき膵癌の高度リスクに該当する患者。ただし，本検査を実施する患者が3月以内に CA19-9 検査を行われており，CA19-9 の値が 37.0U/mL 以上である場合には，本検査は算定できない。

　（ロ）　関連学会が定める指針に基づき膵癌の中等度リスクに該当する患者であって，癌胎児性抗原（CEA）検査の結果が陰性であり，CA19-9 値が 37.0U/mL 以上かつ 100U/mL 以下の患者。

　（ハ）　関連学会が定める指針に基づき膵癌のリスク因子が3項目以上該当する患者であって，癌胎児性抗原（CEA）および CA19-9 検査の結果が陰性である患者。

イ　アポリポ蛋白 A2（APOA2）アイソフォームと，「3」の癌胎児性抗原（CEA），「7」DUPAN-2 または「15」の SPan-1 を併せて測定した場合は主たるもののみ算定する。

ウ　本検査をアの（イ）に対して実施する場合は CA19-9 の測定年月日および測定結果を，アの（ロ）および（ハ）に対して実施する場合は癌胎児性抗原（CEA）および CA19-9 の測定年月日並びに測定結果を，診療報酬明

項　　目	点数	略号

細書の摘要欄に記載する。
● 「36」可溶性インターロイキン-2レセプター（sIL-2R）
　非ホジキンリンパ腫，ATL，メトトレキサート使用中のリンパ増殖性疾患の診断目的で測定した場合に算定できる。非ホジキンリンパ腫又はATLであることがすでに確定診断された患者に対して，経過観察のために測定した場合は，B 001「3」悪性腫瘍特異物質治療管理料「ロ」により算定する。

D 010　特殊分析		
1	糖分析（尿）	38	
2	結石分析	117	
3	チロシン	200	
4	アミノ酸		
	イ　1種類につき	279	
	ロ　5種類以上	1107	
5	総分岐鎖アミノ酸／チロシンモル比（BTR）	283	BTR
6	アミノ酸定性	350	
7	脂肪酸分画	393	
8	先天性代謝異常症検査（月1回）届		
	イ　尿中有機酸分析	1141	
	ロ　血中極長鎖脂肪酸	1141	
	ハ　タンデムマス分析	1107	
	ニ　その他	1107	

● 「3」チロシン，「5」総分岐鎖アミノ酸／チロシンモル比（BTR）
　酵素法による。
●フェニール・アラニン又はヒスチジンの定量検査
　フェニール・アラニン又はヒスチジンを服用させ，血清又は尿中のフェニール・アラニン又はヒスチジンの定量検査を行った場合は，それぞれ1回の測定につき「4」により算定し，使用した薬剤はD 500薬剤より算定する。
● 「8」先天性代謝異常症検査
　「イ」「ロ」「ハ」は，施設基準に適合の届出保険医療機関で行われる場合に，患者1人につき月1回に限り算定する。「ニ」は，施設基準に適合の届出保険医療機関内で検査を行った場合に，患者1人につき月1回に限り算定する。

D 026　検体検査判断料	
判生Ⅱ　144点	

●D 008～010に対し種類・回数にかかわらず月1回のみ算定する。

5　免疫学的検査一覧表　※判免：144点

<検査>

　人間には，「抗原（有害な異物）」に対抗して「抗体」を作り，抗原を弱体化・死滅させて体を守る機能がありますが，これを「免疫」といいます。身体のなかでどんな免疫反応が現れていて，その抗原は何かを探すのが免疫学的検査です。具体的には，採取した血液の「血清」に人工的な抗原や抗体を加えて，それと結びつく抗体や抗原を調べます。

項　　目	点数	略号
D 011　免疫血液学的検査		
1　ABO血液型	24	ABO
Rh（D）血液型		Rh（D）
2　Coombs試験		
イ　直接	34	
ロ　間接	47	
3　Rh（その他の因子）血液型	148	
4　不規則抗体	159	
5　ABO血液型関連糖転移酵素活性	181	
6　血小板関連IgG（PA-IgG）	190	
7　ABO血液型亜型	260	
8　抗血小板抗体	261	
9　血小板第4因子-ヘパリン複合体抗体（IgG抗体）	376	
10　血小板第4因子-ヘパリン複合体抗体（IgG，IgM及びIgA抗体）	390	
11　血小板第4因子-ヘパリン複合体抗体定性	420	
D 012　感染症免疫学的検査		
1　梅毒血清反応（STS）定性	15	STS定性
抗ストレプトリジンO（ASO）定性		ASO定性
抗ストレプトリジンO（ASO）半定量		ASO半定量
抗ストレプトリジンO（ASO）定量		ASO定量

● 「3」Rh（その他の因子）血液型
　同一検体による検査の場合は因子の種類及び数にかかわらず所定点数を算定する。
● 「4」不規則抗体
　輸血歴又は妊娠歴のある患者に対し，K 472～537-2の各区分に掲げる胸部手術，K 538～628の各区分に掲げる心・脈管手術，K 629～753の各区分に掲げる腹部手術又はK 877子宮全摘術，K 879子宮悪性腫瘍手術，K 889子宮附属器悪性腫瘍手術（両側），K 898帝王切開術又はK 912異所性妊娠手術が行われた場合に，手術の当日に算定する。
　また，手術に際して輸血が行われた場合は，本検査又はK 920輸血の「注6」に定める不規則抗体検査加算のいずれかを算定する。
　この場合，レセプトの摘要欄には輸血歴がある患者又は妊娠歴がある患者のいずれに該当するかを記載する。
● 「6」血小板関連IgG（PA-IgG）
　特発性血小板減少性紫斑病の診断又は経過判定の目的で行った場合に算定。
● 「9」の血小板第4因子-ヘパリン複合体抗体（IgG抗体），「10」の血小板第4因子-ヘパリン複合体抗体（IgG，IgM及びIgA抗体），および「11」の血小板第4因子-ヘパリン複合体抗体定性
ア　「9」，「10」および「11」の血小板第4因子-ヘパリン複合体抗体定性は，ヘパリン起因性血小板減少症の診断を目的として行った場合に算定する。
イ　「11」は，イムノクロマト法により測定した場合に算定する。
ウ　一連の検査で，「9」，「10」および「11」の血小板第4因子-ヘパリン複合体抗体定性を測定した場合は，主たるもののみ算定する。
● 「1」及び「5」の梅毒血清反応（STS）定性，梅毒血清反応（STS）半定量及び梅毒血清反応（STS）定量
　従来の梅毒沈降反応（ガラス板法，VDRL法，RPR法，凝集法等）をいい，「1」又は「5」のそれぞれの検査ごとに梅毒沈降反応を併せて2種類以上ずつ行った場合でも，それぞれ主たるもののみ算定する。
● 「1」梅毒血清反応（STS）定性
　原則として内視鏡検査時における場合は算定できる。

項　　目	点数	略号
2　トキシプラズマ抗体定性	26	
トキシプラズマ抗体半定量		
3　抗ストレプトキナーゼ（ASK）定性	29	ASK定性
抗ストレプトキナーゼ（ASK）半定量		ASK半定量
4　梅毒トレポネーマ抗体定性	32	
マイコプラズマ抗体定性		
マイコプラズマ抗体半定量		
5　梅毒血清反応（STS）半定量	34	
梅毒血清反応（STS）定量		
6　梅毒トレポネーマ抗体半定量	53	
梅毒トレポネーマ抗体定量		
7　アデノウイルス抗原定性（糞便）	60	
迅速ウレアーゼ試験定性		
8　ロタウイルス抗原定性（糞便）	65	
ロタウイルス抗原定量（糞便）		
9　ヘリコバクター・ピロリ抗体定性・半定量	70	
クラミドフィラ・ニューモニエ IgG 抗体		
10　クラミドフィラ・ニューモニエ IgA 抗体	75	
11　ウイルス抗体価（定性・半定量・定量）（1項目当たり。8項目限度）	79	
12　クロストリジオイデス・ディフィシル抗原定性	80	
ヘリコバクター・ピロリ抗体		
百日咳菌抗体定性		
百日咳菌抗体半定量		
13　HTLV-I 抗体定性	85	
HTLV-I 抗体半定量		
14　トキシプラズマ抗体	93	
15　トキシプラズマ IgM 抗体	95	
16　HIV-1，2抗体定性	109	
HIV-1，2抗体半定量		
HIV-1，2抗原・抗体同時測定定性		
17　HIV-1 抗体	113	
18　抗酸菌抗体定量	116	
抗酸菌抗体定性		
19　A群β溶連菌迅速試験定性	121	
20　HIV-1，2抗体定量	127	
HIV-1，2抗原・抗体同時測定定量		
21　ヘモフィルス・インフルエンザb型（Hib）抗原定性（尿・髄液）	129	
22　インフルエンザウイルス抗原定性	132	
23　カンジダ抗原定性	134	
カンジダ抗原半定量		
カンジダ抗原定量		
梅毒トレポネーマ抗体（FTA-ABS試験）定性		
梅毒トレポネーマ抗体（FTA-ABS試験）半定量		
24　RS ウイルス抗原定性	138	
25　ヘリコバクター・ピロリ抗原定性	142	
ヒトメタニューモウイルス抗原定性		
26　肺炎球菌抗原定性（尿・髄液）	146	
27　マイコプラズマ抗原定性（免疫クロマト法）	148	
28　ノロウイルス抗原定性	150	
インフルエンザ菌（無莢膜型）抗原定性		
SARS-CoV-2 抗原定性		

● 「4」マイコプラズマ抗体定性，マイコプラズマ抗体半定量，「27」マイコプラズマ抗原定性（免疫クロマト法）又は「36」マイコプラズマ抗原定性（FA法）これらを併せて実施した場合は，主たるもののみ算定する。

● 「7」アデノウイルス抗原定性（糞便）と「8」ロタウイルス抗原定性（糞便）又は，定量（糞便）
同時に行った場合，主たる検査の所定点数のみ算定する。

● 「9」ヘリコバクター・ピロリ抗体定性・半定量
LA法，免役クロマト法，金コロイド免疫測定法又は EIA 法（簡易法）により実施した場合に算定する。

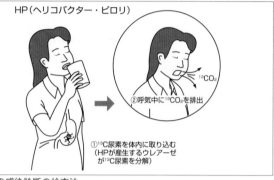

HP（ヘリコバクター・ピロリ）

②呼気中に $^{13}CO_2$ を排出

①^{13}C 尿素を体内に取り込む（HPが産生するウレアーゼが ^{13}C 尿素を分解）

● 除菌前の感染診断の検査法
① 迅速ウレアーゼ試験定性（D 012「7」）｝内視鏡下生検材料
② （組織）鏡検法（N 000 病理組織標本作製）
③ 培養法（D 018 細菌培養同定検査「2」）
④ 抗体測定（D 012「9」「12」）
⑤ 尿素呼気試験（D 023-2「2」[尿素（^{13}C）投与]）
⑥ 糞便中抗原測定（D 012「24」）
　※6項目の検査法のうち，いずれかの方法を実施した場合に1項目のみ算定できる。
　※①+②，④+⑤，④+⑥，⑤+⑥のいずれか2項目の検査を同時に実施した場合は，上記の規定にかかわらず主たる2つの所定点数を初回実施に限り算定することができる。

● 「11」ウイルス抗体価（定性・半定量・定量）
同一検体について測定を行った場合は8項目を限度として算定する。下記に掲げるものを検査対象とする。
　①アデノウイルス　②コクサッキーウイルス　③サイトメガロウイルス　④EB ウイルス　⑤エコーウイルス　⑥ヘルペスウイルス　⑦インフルエンザウイルスA型　⑧インフルエンザウイルスB型　⑨ムンプスウイルス　⑩パラインフルエンザウイルスI型　⑪パラインフルエンザウイルスII型　⑫パラインフルエンザウイルスIII型　⑬ポリオウイルスI型　⑭ポリオウイルスII型　⑮ポリオウイルスIII型　⑯RS ウイルス　⑰風疹ウイルス　⑱麻疹ウイルス　⑲日本脳炎ウイルス　⑳オーム病クラミジア　㉑水痘・帯状疱疹ウイルス

・同一検体につき同一ウイルスに対する複数の測定方法で行った場合も所定点数のみを算定。「44」グロブリンクラス別ウイルス抗体価と併算定不可。

● 「13」HTLV-I 抗体定性又は半定量
粒子凝集法により実施した場合に算定する。

● 「16」HIV-1，2抗体定性，同半定量及び「20」HIV-1，2抗体定量
LA法，EIA法，PA法又は免疫クロマト法による。

● 「18」抗酸菌抗体定量又は「18」抗酸菌抗体定性
金コロイド免疫測定法又は EIA 法により実施した場合に算定する。

● 「19」A群β溶連菌迅速試験定性
D 018 細菌培養同定検査との併施は，「19」A群β溶連菌迅速試験定性のみを算定する。

● 「22」インフルエンザウイルス抗原定性
発症後48時間以内に実施した場合に限り算定する。本検査は，光学的抗原抗体反応（OIA 法）により実施した場合にも算定できる。

● 「23」カンジダ抗原定性，半定量又は定量
カンジダ血症又はカンジダ肺炎の診断の目的で行った場合に算定する。

● 「24」RS ウイルス抗原定性
入院中の患者，1才未満の乳児，パリビズマブ製剤の適応となる患者に対して当該ウイルス感染症が疑われる場合に適用する。

● 「25」ヘリコバクター・ピロリ抗原定性
EIA 法又は免疫クロマト法により測定した場合に限り算定できる。

● 「28」インフルエンザ菌（無莢膜型）抗原定性

検査

	項　　目	点数	略号
29	クラミドフィラ・ニューモニエ IgM 抗体	152	
	クラミジア・トラコマチス抗原定性		
30	アスペルギルス抗原	157	
31	大腸菌 O 157 抗体定性	159	
	HTLV-Ⅰ抗体		
32	D-アラビニトール	160	
33	大腸菌 O 157 抗原定性	161	
34	クリプトコックス抗原半定量	166	
35	クリプトコックス抗原定性	169	
36	マイコプラズマ抗原定性（FA 法）	170	
37	大腸菌血清型別	175	
38	アデノウイルス抗原定性（糞便を除く）	179	
	肺炎球菌細胞壁抗原定性		
39	淋菌抗原定性	180	
	単純ヘルペスウイルス抗原定性		
	単純ヘルペスウイルス抗原定性（皮膚）		
40	カンピロバクター抗原定性（糞便）	184	
41	肺炎球菌莢膜抗原定性（尿・髄液）	188	
42	$(1\rightarrow3)-\beta-D-$グルカン	195	
43	ブルセラ抗体定性	200	
	ブルセラ抗体半定量		
	グロブリンクラス別クラミジア・トラコマチス抗体		
44	グロブリンクラス別ウイルス抗体価（1項目当たり）（2項目限度）	200	
45	ツツガムシ抗体定性	203	
	ツツガムシ抗体半定量		
46	レジオネラ抗原定性（尿）	205	
47	単純ヘルペスウイルス抗原定性（角膜）	210	
	単純ヘルペスウイルス抗原定性（性器）		
	アニサキス IgG・IgA 抗体		
48	百日咳菌抗原定性	217	
49	赤痢アメーバ抗体半定量	223	
	赤痢アメーバ抗原定性		
50	SARS-CoV-2・インフルエンザウイルス抗原同時検出定性	225	
51	水痘ウイルス抗原定性（上皮細胞）	227	
52	エンドトキシン	229	
53	デングウイルス抗原定性	233	
	デングウイルス抗原・抗体同時測定定性		
	白癬菌抗原定性		
54	百日咳菌抗体	257	
55	HIV-1 抗体（ウエスタンブロット法）	280	
56	結核菌群抗原定性	291	
57	サイトメガロウイルス pp65 抗原定性	356	
58	HIV-2 抗体（ウエスタンブロット法）	380	
59	SARS-CoV-2・RS ウイルス抗原同時検出定性	420	
	SARS-CoV-2・インフルエンザウイルス・RS ウイルス抗原同時検出定性		
60	HTLV-Ⅰ抗体（ウエスタンブロット法及びラインブロット法）	425	
61	SARS-CoV-2 抗原定量	560	
62	HIV 抗原	600	
63	HIV-1 特異抗体・HIV-2 特異抗体	660	
64	抗トリコスポロン・アサヒ抗体	822	
65	鳥特異的 IgG 抗体	873	

ELISA 法により，インフルエンザ菌感染が疑われる中耳炎又は副鼻腔炎患者に対して，インフルエンザ菌（無莢膜型）感染の診断の目的で実施した場合に算定する。

● 「28」SARS-CoV-2 抗原定性

ア　COVID-19（新型コロナウイルス感染症をいう。以下同じ）が疑われる患者に対して，COVID-19 の診断を目的として実施した場合に1回に限り算定する。ただし，本検査の結果が陰性であったものの，COVID-19 以外の診断がつかない場合は，さらに1回に限り算定できる。この場合において，本検査が必要と判断した医学的根拠を診療報酬明細書の摘要欄に記載する。

イ　本検査を実施した場合，本区分の「50」SARSCoV-2・インフルエンザウイルス抗原同時検出定性，「59」SARS-CoV-2・RS ウイルス抗原同時検出定性，SARS-CoV-2・インフルエンザウイルス・RS ウイルス抗原同時検出定性および「61」SARS-CoV-2 抗原定量については，別に算定できない。

● 「29」クラミドフィラ・ニューモニエ IgM 抗体

「9」クラミドフィラ・ニューモニエ IgG 抗体又は「10」クラミドフィラ・ニューモニエ IgA 抗体を併せて実施した場合は，主たるもの1つに限り算定。

● 「29」クラミジア・トラコマチス抗原定性

泌尿器，生殖器，結膜又は鼻咽腔内からの検体によるものであり，検査に係る検体採取料は所定点数に含まれる。結膜又は鼻咽腔内からの検体による場合は，封入体結膜炎若しくはトラコーマ又は乳児クラミジア・トラコマチス肺炎の診断のために実施した場合に算定できる。

● 「30」アスペルギルス抗原

LA 法又は ELISA 法により侵襲性肺アスペルギルス症の診断のために実施した場合にのみ算定できる。

● 「31」大腸菌 O 157 抗体定性，「33」大腸菌 O 157 抗原定性，D 018 細菌培養同定検査「2」消化管からの検体

これらによるもののうちいずれかを複数測定した場合は，主たるもののみ算定する。「33」大腸菌 O 157 抗体定性は LA 法による。

● 「32」D-アラビニトール

カンジダ血症又は尿はカンジダ肺炎の診断の目的で行った場合に算定する。

● 「36」マイコプラズマ抗原定性（FA 法），「4」マイコプラズマ抗体定性，同半定量，「27」マイコプラズマ抗原定性（免疫クロマト法）

これらを併せて実施した場合は，主たるもののみ算定する。

● 「37」大腸菌血清型別

D 018 細菌培養同定検査により大腸菌が確認され，及び D 023-2「3」大腸菌ベロトキシン定性により毒素が確認又は腸管出血性大腸菌用の選択培地に菌の発育が確認され，並びに，血清抗体法により大腸菌の O 抗原又は H 抗原の同定を行った場合に，使用した血清の数，菌種等にかかわらず算定する。この場合，D 018 細菌培養同定検査の費用は別に算定できない。

● 「39」淋菌抗原定性

D 018 細菌培養同定検査を同時に実施した場合は算定できない。

● 「39」単純ヘルペスウイルス抗原定性

ヘルペスウイルスの型別確認を行った場合に算定できる。

● 「39」単純ヘルペスウイルス抗原定性（皮膚）

単純ヘルペスウイルス感染症が疑われる皮膚病変を認めた初発の患者を対象として，イムノクロマト法により測定した場合に算定する。「39」単純ヘルペスウイルス抗原定性（180 点）を準用して算定できる。なお，当該検査を2回目以降行う場合において，本検査を実施した医学的な必要性を診療報酬明細書の摘要欄に記載する。ただし，「39」単純ヘルペスウイルス抗原定性及び「47」単純ヘルペスウイルス抗原定性（角膜），単純ヘルペスウイルス抗原定性（性器）は併せて算定できない。

● 「40」糞便中カンピロバクター抗原（定性）

糞便中カンピロバクター抗原（定性）は，カンピロバクター感染を疑う患者に対しイムノクロマト法により行った場合に本区分「38」肺炎球菌細胞壁抗原定性（179 点）を準用して算定できる。

● 「41」肺炎球菌莢膜抗原定性（尿・髄液）

免疫クロマト法により実施した場合に限り算定できる。

● 「42」$(1\rightarrow3)-\beta-D-$グルカン

発色合成基質法，比濁時間分析法又は ELISA 法により，深在性真菌感染症が疑われる患者に対する治療法の選択，又は深在性真菌感染症に対する治療効果の判定に使用した場合に算定する。

「42」$(1\rightarrow3)-\beta-D-$グルカンを「23」カンジダ抗原定性，同半定量，同定量，「30」アスペルギルス抗原，「32」D-アラビニトール，「34」クリプトコックス抗原半定量又は「35」クリプトコックス抗原定性と併せて行った場合は，主たるもののみ算定する。

● 「43」グロブリンクラス別クラミジア・トラコマチス抗体

クラミジア・トラコマチス抗原検出不能又は検体採取の困難な疾患（骨盤内感染症，卵管炎，副睾丸炎，新生児・乳児肺炎等）の診断に際し，IgG 抗体価又は IgA 抗体価を測定した場合又は新生児・乳幼児肺炎の診断に際し，IgM 抗体価を測定した場合に算定する。

検査

項　　　　目	点数	略号	
66	抗アデノ随伴ウイルス9型（AAV9）抗体 (1回限り) 届	12850	AAV9	IgG抗体価，IgA抗体価，IgM抗体価のうち2項目以上を同時に測定した場合は主なもののみ算定する。 ●「44」グロブリンクラス別ウイルス抗体価 　同一検体について測定を行った場合は2項目を限度とし，下記の項目①～⑧のウイルスのIgG型ウイルス抗体価又はIgM型ウイルス抗体価を測定した場合に算定する。ただし，⑦ヒトパルボウイルスB19は，紅斑が出現している15歳以上の成人について，このウイルスによる感染症が強く疑われ，IgM型ウイルス抗体価を測定した場合に算定する。 ①ヘルペスウイルス　②風疹ウイルス　③サイトメガロウイルス　④EBウイルス　⑤麻疹ウイルス　⑥ムンプスウイルス　⑦ヒトパルボウイルスB19　⑧水痘・帯状疱疹ウイルス ・同一ウイルスについてIgG型ウイルス抗体価及びIgM型ウイルス抗体価を測定した場合は，いずれか一方の点数を算定する。

・「11」ウイルス抗体価（定性・半定量・定量）と併せて測定した場合はいずれか一方の点数を算定する。
●「45」ツツガムシ抗体半定量又は同定性
　各株ごとに算定する。
●「46」レジオネラ抗原定性（尿）
　症状や所見からレジオネラ症が疑われる患者に対して，ELISA法又は免疫クロマト法により実施した場合に限り1回を限度として算定する。
●「47」アニサキスIgG・IgA抗体
　腸アニサキス症，肉芽腫を伴う慢性胃アニサキス症又はアニサキス異所迷入例(肺アニサキス症等)における診断のために実施した場合のみ算定できる。
●「48」の百日咳菌抗原定性
ア　関連学会が定めるガイドラインの百日咳診断基準における臨床判断例の定義を満たす患者に対して，イムノクロマト法により百日咳菌抗原を測定した場合に算定する。
イ　本検査とD 023微生物核酸同定・定量検査の「13」百日咳菌核酸検出もしくは百日咳菌・パラ百日咳菌核酸同時検出，同区分「22」ウイルス・細菌核酸多項目同時検出（SARS-CoV-2核酸検出を含まないもの）又は「23」ウイルス・細菌核酸多項目同時検出（SARS-CoV-2核酸検出を含む）を併せて実施した場合は，主たるもののみ算定する。
●「49」の赤痢アメーバ抗原定性
　腸管アメーバ症の症状を呈する患者に対して，アメーバ赤痢の診断を目的として，酵素免疫測定法（定性）により糞便中の赤痢アメーバ抗原を測定した場合に算定する。
●「50」SARS-CoV-2・インフルエンザウイルス抗原同時検出定性
ア　COVID-19が疑われる患者に対して，COVID-19の診断を目的として実施した場合に1回に限り算定する。ただし，本検査の結果が陰性であったものの，COVID-19以外の診断がつかない場合は，さらに1回に限り算定できる。この場合において，本検査が必要と判断した医学的根拠を診療報酬明細書の摘要欄に記載する。
イ　本区分の「22」インフルエンザウイルス抗原定性，「28」SARS-CoV-2抗原定性，「59」SARS-CoV-2・RSウイルス抗原同時検出定性，SARS-CoV-2・インフルエンザウイルス・RSウイルス抗原同時検出定性および「61」SARS-CoV-2抗原定量については，別に算定できない。
●「53」デングウイルス抗原定性又は同抗原・抗体同時測定定性
　デングウイルスNS1抗原，IgG抗体及びIgM抗体を，イムノクロマト法を用いて同時に測定した場合に算定できる。
　国立感染症研究所が作成した「蚊媒介感染症の診療ガイドライン」に基づきデング熱を疑う患者が，入院を要する場合に限り算定できる。デングウイルス抗原定性と同抗原・抗体同時測定定性を併せて実施した場合は，主たるもののみ算定する。
●「53」の白癬菌抗原定性
　爪白癬が疑われる患者に対して，イムノクロマト法により爪中の白癬菌抗原を測定した場合に算定する。①KOH直接鏡検が陰性であったものの，臨床所見等から爪白癬が疑われる場合，②KOH直接鏡検が実施できない場合に算定できる。本検査は，関連学会の定める指針に従って実施する。
●「55」HIV-1抗体（ウエスタンブロット法）又は「58」HIV-2抗体（ウエスタンブロット法）
　スクリーニング検査としての，「16」HIV-1，2抗体定性若しくは，同半定量，「16」HIV-1，2抗原・抗体同時測定定性，「17」HIV-1抗体，「20」HIV-1，2抗体定量又は，「20」HIV-1，2抗原・抗体同時測定定量が陽性の場合の確認診断用の検査である。
●「57」サイトメガロウイルスpp65抗原定性
　免疫染色法により，下記の患者に対して行った場合に限り算定できる。ただし，④高度細胞性免疫不全の患者については，当該検査が必要であった理由について，診療報酬明細書の摘要欄に記載する。
①臓器移植後　②造血幹細胞移植後　③HIV感染者
④高度細胞性免疫不全
●「59」SARS-CoV-2・RSウイルス抗原同時検出定性
ア　COVID-19が疑われる患者に対して，COVID-19の診断を目的として実施した場合に1回に限り算定する。ただし，本検査の結果が陰性であったものの，COVID-19又はRSウイルス感染以外の診断がつかない場合は，さらに1回に限り算定できる。この場合において，本検査が必要と判断した医学的根拠を診療報酬明細書の摘要欄に記載する。
イ　本検査を実施した場合，本区分の「24」RSウイルス抗原定性，「28」SARS-CoV-2抗原定性，「50」SARS-CoV-2・インフルエンザウイルス抗原同時検出定性，「59」SARS-CoV-2・インフルエンザウイルス・RSウイルス抗原同時検出定性および「61」SARSCoV-2抗原定量については，別に算定できない。
●「59」SARS-CoV-2・インフルエンザウイルス・RSウイルス抗原同時検出定性
ア　COVID-19が疑われる患者に対して，COVID-19の診断を目的として実施した場合に1回に限り算定する。ただし，本検査の結果が陰性であったものの，COVID-19以外の診断がつかない場合は，さらに1回に限り算定できる。この場合において，本検査が必要と判断した医学的根拠を診療報酬明細書の摘要欄に記載する。
イ　本検査を実施した場合，本区分の「22」インフルエンザウイルス抗原定性，「24」RSウイルス抗原定性，「28」SARS-CoV-2抗原定性，「50」SARS-CoV-2・インフルエンザウイルス抗原同時検出定性，「59」SARS-CoV-2・RSウイルス抗原同時検出定性および「61」SARS-CoV-2抗原定量については，別に算定できない。
●「60」HTLV-I抗体（ウエスタンブロット法及びラインブロット法）
　「13」HTLV-I抗体定性，半定量，又は「31」HTLV-I抗体によって陽性が確認された症例について，確定診断を目的としてウエスタンブロット法又はラインブロット法により行った場合に算定する。

項　　目	点数	略号

● 「61」SARS-CoV-2 抗原定量

ア　COVID-19 が疑われる患者に対して，COVID-19 の診断を目的として，化学発光酵素免疫測定法（定量），電気化学発光免疫測定法（定量），化学発光免疫測定法（定量）又は免疫光導波検出法により実施した場合に 1 回に限り算定する。ただし，本検査の結果が陰性であったものの，COVID-19 以外の診断がつかない場合は，さらに 1 回に限り算定できる。この場合において，本検査が必要と判断した医学的根拠を診療報酬明細書の摘要欄に記載する。

イ　本検査を実施した場合，本区分の「28」SARSCoV-2 抗原定性，「50」SARS-CoV-2・インフルエンザウイルス抗原同時検出定性，「59」SARS-CoV-2・RS ウイルス抗原同時検出定性および SARS-CoV-2・インフルエンザウイルス・RS ウイルス抗原同時検出定性については，別に算定できない。

● 「62」HIV 抗原

HIV 感染者の経過観察又は HIV 感染ハイリスク群が急性感染症状を呈した場合の確定診断に際して測定した場合に算定。

● 「63」の HIV-1 特異抗体・HIV-2 特異抗体

スクリーニング検査としての「16」の HIV-1，2 抗体定性若しくは同半定量，「16」の HIV-1，2 抗原・抗体同時測定定性，「17」の HIV-1 抗体，「20」の HIV-1，2 抗体定量又は「20」の HIV-1，2 抗原・抗体同時測定定量によって陽性が確認された症例について，確定診断を目的として，全血，血清又は血漿を検体とし，イムノクロマト法により測定した場合に算定する。なお，本検査を実施した場合，本区分の「55」HIV-1 抗体（ウエスタンブロット法）及び「58」HIV-2 抗体（ウエスタンブロット法）は，別に算定できない。

● 「64」抗トリコスポロン・アサヒ抗体

ELISA 法により，夏型過敏性肺炎の鑑別診断を目的として測定した場合に算定できる。なお，鑑別診断目的の対象者は，厚生省特定疾患びまん性肺疾患調査研究班による「過敏性肺炎の診断の手引と診断基準」により，夏型過敏性肺炎が疑われる患者とする。

● 「65」の鳥特異的 IgG 抗体

診察又は画像診断等により鳥関連過敏性肺炎が強く疑われる患者を対象として，EIA 法により測定した場合に算定する。なお，本検査が必要と判断した医学的根拠を診療報酬明細書の摘要欄に記載する。

● 「66」の抗アデノ随伴ウイルス 9 型（AAV9）抗体

2 歳未満の脊髄性筋萎縮症患者に対して，オナセムノゲンアベパルボベクの適応の判定の補助を目的として実施する場合に，原則として患者 1 人につき 1 回に限り算定できる。ただし，2 回以上算定する場合は，その医療上の必要性について診療報酬明細書の摘要欄に記載する。

D 013　肝炎ウイルス関連検査

#	項目	点数	略号
1	HBs 抗原定性・半定量	29	
2	HBs 抗体定性	32	
	HBs 抗体半定量		
3	HBs 抗原	88	
	HBs 抗体		
4	HBe 抗原	98	
	HBe 抗体		
5	HCV 抗体定性・定量	102	
	HCV コア蛋白		
6	HBc 抗体半定量・定量	130	
7	HCV コア抗体	143	
8	HA-IgM 抗体	146	
	HA 抗体		
	HBc-IgM 抗体		
9	HCV 構造蛋白及び非構造蛋白抗体定性	160	
	HCV 構造蛋白及び非構造蛋白抗体半定量		
10	HE-IgA 抗体定性	210	
11	HCV 血清群別判定	215	
12	HBV コア関連抗原（HBcrAg）	252	
13	デルタ肝炎ウイルス抗体	330	
14	HCV 特異抗体価	340	
	HBV ジェノタイプ判定		

● ▨▨ の検査を 1 回に採取した血液で 3 項目以上行ったとき
（3 項目：290 点，4 項目：360 点，5 項目以上：425 点）

● 「1」HBs 抗原定性・半定量
免疫クロマト法，赤血球凝集法，粒子凝集法，EIA 法（簡易法），金コロイド凝集法による。

● 「2」HBs 抗体半定量
赤血球凝集法，粒子凝集法，EIA 法（簡易法），金コロイド凝集法による。

● 「5」HCV コア蛋白
EIA 法又は IRMA 法による。

● 「6」HBc 抗体半定量・定量と「8」HBc-IgM 抗体
同時に測定した場合は，一方の所定点数のみ算定する。

● 「8」HA 抗体と「8」HA-IgM 抗体
同時に測定した場合は，一方の所定点数のみ算定する。

● 「11」HCV 血清群別判定
EIA 法により C 型肝炎の診断が確定した患者に対して，C 型肝炎の治療法の選択の目的で実施した場合に，1 患者 1 回限り算定する。

● 「12」HBV コア関連抗原（HBcrAg）
HBV 感染の診断の補助及び治療効果の判定の目的で，血清又は血漿中の HBV コア関連抗原（HBcrAg）を測定した場合に 1 月に 1 回に限り算定する。なお，D 023 「4」の HBV 核酸定量を同時に測定した場合は，主たるもののみ算定する。

● 「14」HBV ジェノタイプ判定
B 型肝炎の診断が確定した患者に対して，B 型肝炎の治療法の選択の目的で実施した場合に患者 1 人につき 1 回に限り算定できる。

D 014　自己抗体検査

#	項目	点数	略号
1	寒冷凝集反応	11	COLD
2	リウマトイド因子（RF）定量	30	
3	抗サイログロブリン抗体半定量	37	
	抗甲状腺マイクロゾーム抗体半定量		
4	Donath-Landsteiner 試験	55	
5	抗核抗体（蛍光抗体法）定性	99	
	抗核抗体（蛍光抗体法）半定量		
	抗核抗体（蛍光抗体法）定量		
6	抗インスリン抗体	107	
7	抗核抗体（蛍光抗体法を除く）	110	

● ▨▨ の検査を行った場合は点数にかかわらず下記の点数となる。
（2 項目：320 点，3 項目以上：490 点）

● 「2」リウマトイド因子（RF）定量，「8」抗ガラクトース欠損 IgG 抗体定性，同定量，「9」マトリックスメタロプロテイナーゼ 3（MMP-3），「15」C1q 結合免疫複合体，「25」モノクローナル RF 結合免疫複合体，「26」IgG 型リウマトイド因子
3 項目以上を併せて実施した場合は，主たるもの 2 つに限り算定する。

● 「8」抗ガラクトース欠損 IgG 抗体定性，同定量
ECLIA 法又はレクチン酵素免疫測定法による。なお，「2」リウマトイド因子（RF）定量を併せて実施した場合は，主たるもののみ算定する。

● 「11」抗甲状腺ペルオキシダーゼ抗体
「3」抗甲状腺マイクロゾーム抗体半定量と併せて実施した場合は，主たる

項　目	点数	略号
8　抗ガラクトース欠損 IgG 抗体定性	111	
抗ガラクトース欠損 IgG 抗体定量		
9　マトリックスメタロプロテイナーゼ-3（MMP-3）	116	MMP-3
10　抗サイログロブリン抗体	136	
11　抗甲状腺ペルオキシダーゼ抗体	138	
12　抗 Jo-1 抗体定性	140	
抗 Jo-1 抗体半定量		
抗 Jo-1 抗体定量		
13　抗 RNP 抗体定性	144	
抗 RNP 抗体半定量		
抗 RNP 抗体定量		
14　抗 Sm 抗体定性	147	
抗 Sm 抗体半定量		
抗 Sm 抗体定量		
15　C₁q 結合免疫複合体	153	
16　抗 Scl-70 抗体定性	157	
抗 Scl-70 抗体半定量		
抗 Scl-70 抗体定量		
抗 SS-B/La 抗体定性		
抗 SS-B/La 抗体半定量		
抗 SS-B/La 抗体定量		
17　抗 DNA 抗体定量	159	
抗 DNA 抗体定性		
18　抗 SS-A/Ro 抗体定性	161	
抗 SS-A/Ro 抗体半定量		
抗 SS-A/Ro 抗体定量		
19　抗 RNA ポリメラーゼⅢ抗体	170	
20　抗セントロメア抗体定量	174	
抗セントロメア抗体定性		
21　抗ミトコンドリア抗体定性	181	
抗ミトコンドリア抗体半定量		
22　抗ミトコンドリア抗体定量	189	
23　抗 ARS 抗体	190	
24　抗シトルリン化ペプチド抗体定性	193	
抗シトルリン化ペプチド抗体定量		
25　モノクローナル RF 結合免疫複合体	194	
26　IgG 型リウマトイド因子	198	
27　抗 TSH レセプター抗体（TRAb）	214	
28　抗 LKM-1 抗体	215	
29　抗カルジオリピン β₂ グリコプロテインⅠ複合体抗体	223	抗 CL β₂ GPI
30　抗カルジオリピン IgG 抗体	226	
抗カルジオリピン IgM 抗体		
抗 β₂ グリコプロテインⅠ IgG 抗体		
抗 β₂ グリコプロテインⅠ IgM 抗体		
31　IgG₂（TIA 法によるもの）	239	
32　抗好中球細胞質ミエロペルオキシダーゼ抗体（MPO-ANCA）	251	MPO-ANCA
33　抗好中球細胞質プロテイナーゼ3抗体（PR3-ANCA）	252	
34　抗糸球体基底膜抗体（抗 GBM 抗体）	262	
35　ループスアンチコアグラント定量	265	
ループスアンチコアグラント定性		
36　抗デスモグレイン3抗体	270	
抗 BP 180-NC16a 抗体		
37　抗 MDA5 抗体	270	
抗 TIF1-γ 抗体		
抗 Mi-2 抗体		
38　抗好中球細胞質抗体（ANCA）定性	290	
39　抗デスモグレイン1抗体	300	

検査

 もののみ算定する。

●「20」抗セントロメア抗体定量又は「20」抗セントロメア抗体定性
　原発性胆汁性肝硬変又は強皮症の診断又は治療方針の決定を目的に用いた場合に限り算定できる。

●「24」抗シトルリン化ペプチド抗体定性，同定量
ア．以下のいずれかの場合に算定できる。
　①関節リウマチと確定診断できない者に対して，診断の補助として検査を行った場合に，原則として1回を限度として算定できる。ただし，当該検査結果が陰性の場合においては，3月に1回に限り算定できる。なお，当該検査を2回以上算定するにあたっては，検査値をレセプトの摘要欄に記載する。
　②「①」とは別に関節リウマチに対する治療薬の選択のために行う場合においては，患者1人につき原則として1回に限り算定する。ただし，検査結果が陰性であったが，臨床症状・検査所見等の変化を踏まえ，再度治療薬を選択する必要がある場合は，6月に1回に限り算定できる。なお当該検査を2回以上算定するに当たっては，その医学的必要性をレセプトの摘要欄に記載する。
イ．「24」抗シトルリン化ペプチド抗体定性，同定量，「8」抗ガラクトース欠損IgG抗体定性,同定量,「9」マトリックスメタロプロティナーゼ-3（MMP-3），「15」C₁q結合免疫複合体，「25」モノクローナルRF結合免疫複合体，「26」IgG型リウマトイド因子のうち2項目以上を併せて実施した場合には，主たるもの1つに限り算定する。

●「27」抗 TSH レセプター抗体（TRAb）と「40」甲状腺刺激抗体（TSAb）同時に行った場合は，いずれか一方のみ算定する。

●「28」抗 LKM-1 抗体
ア　ウイルス肝炎，アルコール性肝障害および薬剤性肝障害のいずれでもないことが確認され，かつ，抗核抗体陰性の自己免疫性肝炎が強く疑われる患者を対象として測定した場合に限り算定できる。
イ　本検査を実施した場合は，診療報酬明細書の摘要欄に抗核抗体陰性を確認した年月日を記載する。

●「29」の抗カルジオリピンβ2グリコプロテインⅠ複合体抗体と「30」の抗カルジオリピンIgG抗体，抗カルジオリピンIgM抗体，抗β2グリコプロテインⅠIgG抗体又は抗β2グリコプロテインⅠIgM抗体を併せて実施した場合
主たるもののみ算定する。

●「30」の抗カルジオリピンIgG抗体，抗カルジオリピンIgM抗体，抗β2グリコプロテインⅠIgG抗体および，抗β2グリコプロテインⅠIgM抗体
ア　「30」の抗カルジオリピンIgM抗体は，抗リン脂質抗体症候群の診断を目的として，ELISA法またはCLIA法により実施した場合に，一連の治療につき2回に限り算定する。
イ　「30」の抗β2グリコプロテインⅠIgG抗体は，抗リン脂質抗体症候群の診断を目的として，CLEIA法またはCLIA法により実施した場合に，一連の治療につき2回に限り算定する。
ウ　「30」のβ2グリコプロテインⅠIgM抗体は，抗リン脂質抗体症候群の診断を目的として，CLEIA法またはCLIA法により実施した場合に，一連の治療につき2回に限り算定する。
エ　「30」の抗カルジオリピンIgG抗体，抗カルジオリピンIgM抗体，抗β2グリコプロテインⅠIgG抗体および抗β2グリコプロテインⅠIgM抗体を併せて実施した場合は，主たるもの3つに限り算定する。

●「32」抗好中球細胞質ミエロペ　ルオキシダーゼ抗体（MPO-ANCA）
ELISA法，CLEIA法，ラテックス免疫比濁法又はFIA法により急速進行性糸球体腎炎の診断又は経過観察のために測定した場合に算定。

●「35」ループスアンチコアグラント定量及び「35」ループスアンチコアグラント定性
希釈ラッセル蛇毒試験法又はリン脂質中和法により，抗リン脂質抗体症候群の診断を目的として行った場合に限り算定する。

●「37」抗 MDA5 抗体，抗 TIF1-γ 抗体，抗 Mi-2 抗体
本検査は，厚生労働省難治性疾患克服研究事業自己免疫疾患に関する調査研究班による「皮膚筋炎診断基準」を満たす患者において，ELISA法により測定した場合に算定できる。

●「41」IgG₄
ネフェロメトリー法又はTIA法による。

●「43」抗 GM1IgG 抗体
ELISA法により進行性筋力低下又は深部腱反射低下等のギラン・バレー症候群が疑われる所見が見られる場合において，診断時に1回に限り算定でき，経過観察時は算定できない。

項　　　　目	点数	略号
40 甲状腺刺激抗体（TSAb）	330	TSAb
41 IgG₄	377	
42 IgG₂（ネフェロメトリー法によるもの）	388	
43 抗 GM1 IgG 抗体 抗 GQ1 bIgG 抗体	460	
44 抗デスモグレイン 1 抗体，抗デスモグレイン 3 抗体及び抗 BP 180-NC16a 抗体同時測定	490	
45 抗アセチルコリンレセプター抗体（抗 AChR 抗体）	775	
46 抗グルタミン酸レセプター抗体	970	
47 抗アクアポリン 4 抗体 抗筋特異的チロシンキナーゼ抗体 抗 P/Q 型電位依存性カルシウムチャネル抗体（抗 P/Q 型 VGCC 抗体）	1000	
48 抗 HLA 抗体（スクリーニング検査）届	1000	
49 抗 HLA 抗体（抗体特異性同定検査）届	4850	

● 「43」抗 GQ1bIgG 抗体
　ELISA 法により眼筋麻痺又は小脳性運動失調等のフィッシャー症候群が疑われる場合に，診断時に 1 回に限り算定でき，経過観察時は算定できない。
● 「45」抗アセチルコリンレセプター抗体（抗 AChR 抗体）
ア．重症筋無力症の診断又は経過観察の目的で行った場合に算定できる。
イ．本検査は，「47」抗筋特異的チロシンキナーゼ抗体を併せて測定した場合に，主たるもののみ算定する。
● 「46」抗グルタミン酸レセプター抗体
　ラスムッセン脳炎，小児の慢性進行性持続性部分てんかん，又はオプソクローヌス・ミオクローヌス症候群の診断の補助として行った場合に，1 月に 1 回に限り算定できる。
● 「47」の抗 P/Q 型電位依存性カルシウムチャネル抗体（抗 P/Q 型 VGCC 抗体）
ア　ランバート・イートン筋無力症候群の診断を目的として，RIA 法により測定した場合に算定する。
イ　本検査は，臨床症状によりランバート・イートン筋無力症候群が疑われる患者であって，反復刺激誘発筋電図検査において異常所見を認める患者を対象として実施した場合に限り算定できる。ただし，医学的な必要性から反復刺激誘発筋電図検査において異常所見を認めない患者を対象として実施する場合は，診療報酬明細書の摘要欄にその詳細な理由を記載する。
● 「48」抗 HLA 抗体（スクリーニング検査），「49」抗 HLA 抗体（抗体特異性同定検査）
　施設基準適合の届出医療機関で実施した場合に限り算定する。
● 「48」抗 HLA 抗体（スクリーニング検査）
　肺移植，心移植，肝移植，膵移植，小腸移植若しくは腎移植後の患者または日本臓器移植ネットワークに移植希望者として登録された患者であって，輸血歴や妊娠歴等から医学的に既存抗体陽性が疑われるものに対して実施した場合に，原則として 1 年に 1 回に限り算定する。ただし，抗体関連拒絶反応を強く疑う場合等，医学的必要性がある場合には，1 年に 1 回に限り更に算定できる。なお，この場合においては，その理由および医学的な必要性を診療録および診療報酬明細書の摘要欄に記載する。
● 「49」抗 HLA 抗体（抗体特異性同定検査）
　「48」の抗 HLA 抗体（スクリーニング検査）によって陽性が確認された症例について，抗体関連拒絶反応の確定診断を目的に行われた場合，または抗 HLA 抗体獲得の確定を目的に行われた場合に算定する。ただし，抗体関連拒絶反応と診断された患者の経過観察時に行った場合または日本臓器移植ネットワークに移植希望者として登録された患者であって，「49」の抗 HLA 抗体検査（抗体特異性同定検査）の結果が陽性であったものに対して脱感作療法を行った場合には，1 年に 2 回に限りさらに算定できる。なお，この場合においては，その理由および医学的な必要性を診療録及び診療報酬明細書の摘要欄に記載する。

D 015　血漿蛋白免疫学的検査		
1 C 反応性蛋白（CRP）定性 C 反応性蛋白（CRP）★	16	CRP（定性） CRP
2 赤血球コプロポルフィリン定性 グルコース-6-ホスファターゼ（G-6-Pase）	30	G-6-Pase
3 グルコース-6-リン酸デヒドロゲナーゼ（G-6-PD）定性 赤血球プロトポルフィリン定性	34	G-6-PDH定性
4 血清補体価（CH₅₀） 免疫グロブリン	38	CH₅₀ IgA IgG IgD IgM
5 クリオグロブリン定性 クリオグロブリン定量	42	
6 血清アミロイド A 蛋白（SAA）	47	SAA 蛋白
7 トランスフェリン（Tf）	60	
8 C₃ C₄	70	C₃ C₄
9 セルロプラスミン	90	
10 β₂-マイクログロブリン	98	β₂-m
11 非特異的 IgE 半定量 非特異的 IgE 定量	100	
12 トランスサイレチン（プレアルブミン）	101	

● 「4」免疫グロブリン
　IgG，IgA，IgM，IgD を測定した場合に，それぞれ所定点数を算定する。
● 「6」血清アミロイド A 蛋白（SAA）
　「1」C 反応性蛋白（CRP）定性又は「1」C 反応性蛋白（CRP）と併せて測定した場合は，主たるもののみ算定する。
● 「7」トランスフェリン（Tf），「8」C₃，及び C₄
　SRID 法等による。
● 「17」のインターロイキン-6（IL-6）
　全身性炎症反応症候群の患者（疑われる患者を含む）の重症度判定の補助を目的として，血清又は血漿を検体とし，ECLIA 法，CLIA 法又は CLEIA 法により測定した場合に，一連の治療につき 2 回に限り算定する。なお，本検査を実施した年月日を診療報酬明細書に記載する。また，医学的な必要性から一連の治療につき 3 回以上算定する場合においては，その詳細な理由を診療報酬明細書の摘要欄に記載する。
● 「18」TARC
　以下のいずれかの場合に算定できる。
ア　アトピー性皮膚炎の重症度評価の補助を目的として，血清中の TARC 量を測定する場合に，月 1 回を限度として算定できる。
イ　COVID-19 と診断された患者（呼吸不全管理を要する中等症以上の患者を除く）の重症化リスクの判定補助を目的として，血清中の TARC 量を測定する場合は，一連の治療につき 1 回を限度として算定できる。
● 「20」APR スコア定性
　α₁-酸性糖蛋白，「14」ハプトグロビン，「1」CRP 定性の 3 つを測定した場合に算定する。
● 「21」アトピー鑑別試験定性
　次の 12 種類の吸入性アレルゲンに対する特異的 IgE を測定した場合に算定する。
①ヤケヒョウヒダニ　②コナヒョウヒダニ　③ネコ皮屑　④イヌ皮屑　⑤ギョウギシバ　⑥カモガヤ　⑦ブタクサ　⑧ヨモギ　⑨シラカンバ（属）

項　目	点数	略号
13 特異的 IgE 半定量・定量 （1430 点限度）	110	
14 α_1-マイクログロブリン	129	
ハプトグロビン（型補正を含む）		
15 レチノール結合蛋白（RBP）	132	RBP
16 C₃プロアクチベータ	160	
17 免疫電気泳動法（抗ヒト全血清）	170	
インターロイキン-6（IL-6）		
18 TARC	179	
19 ヘモペキシン	180	
20 APR スコア定性	191	
21 アトピー鑑別試験定性	194	
22 Bence Jones 蛋白同定（尿）	201	
23 癌胎児性フィブロネクチン定性（頸 管腟分泌液）	204	
24 免疫電気泳動法（特異抗血清）	218	
25 C₁インアクチベータ	253	
26 SCCA2	300	
27 免疫グロブリンL鎖κ/λ比	330	
28 インターフェロン-λ3（IFN-λ3）	340	
sFlt-1/ PIGF 比（1回限り算定）		
29 免疫グロブリン遊離L鎖κ/λ比	388	
30 結核菌特異的インターフェロン-γ 産生能	593	

⑩スギ　⑪カンジダ　⑫アルテルナリア

●「23」癌胎児性フィブロネクチン定性（頸管腟分泌液）
　破水の診断のため妊娠満 22 週以上，満 37 週未満の者を対象として測定した場合，又は切迫早産の診断のため妊娠満 22 週以上，満 33 週未満の者を対象として測定した場合のみ算定する。
●「23」癌胎児性フィブロネクチン定性（頸管腟分泌液）及び D 007 血液化学検査「45」腟分泌液中インスリン様成長因子結合蛋白 1 型（IGFBP-1）定性
　併せて実施した場合は，主たるもののみ算定する。
●「26」の SCCA2
ア　15 歳以下の小児におけるアトピー性皮膚炎の重症度評価を行うことを目的として，ELISA 法により測定した場合に，月 1 回を限度として算定する。
イ　アトピー性皮膚炎の重症度評価を行うことを目的として本検査及び「18」TARC を同一月中に併せて行った場合は，主たるもののみ算定する。
●「27」免疫グロブリンL鎖κ/λ比
　ネフェロメトリー法により高免疫グロブリン血症の鑑別のために測定した場合に算定できる。
●「28」のインターフェロン-λ3（IFN-λ3）
ア．COVID-19 と診断された患者（呼吸不全管理を要する中等症以上の患者を除く）の重症化リスクの判定補助を目的として，2 ステップサンドイッチ法を用いた化学発光酵素免疫測定法により測定した場合に算定する。
イ．本検査を 2 回以上算定する場合は，前回の検査結果が基準値未満であることを確認する。
●「28」sFlt-1/ PIGF 比
ア　血清を検体とし，ECLIA 法により可溶性 fms 様チロシンキナーゼ 1（sFlt-1）および胎盤増殖因子（PIGF）を測定し，sFlt-1/PIGF 比を算出した場合に算定する。
イ　本検査は，妊娠 18 週から 36 週未満の妊娠高血圧腎症が疑われる妊婦であって，以下のリスク因子のうちいずれか 1 つを有するものに対して実施した場合に，原則として一連の妊娠につき 1 回に限り算定できる。なお，リスク因子を 2 つ以上有する場合は，原則として当該点数は算定できない。
（イ）収縮期血圧が 130mmHg 以上または拡張期血圧 80mmHg 以上
（ロ）蛋白尿
（ハ）妊娠高血圧腎症を疑う臨床症状または検査所見
（ニ）子宮内胎児発育遅延
（ホ）子宮内胎児発育遅延を疑う検査所見
ウ．本検査を算定する場合は，イのリスク因子のいずれに該当するかを診療報酬明細書の摘要欄に記載する。また，イの（ハ）または（ホ）に該当する場合は，その医学的根拠を併せて記載する。なお，医学的必要性から，リスク因子を 2 つ以上有する妊婦において算定する場合，または一連の妊娠につき 2 回以上算定する場合は，その詳細な理由を診療報酬明細書の摘要欄に記載する。
●「30」結核菌特異的インターフェロン-γ産生能
　診察又は画像診断等により結核感染が強く疑われる患者を対象に測定した場合のみ算定。

D 016　細胞機能検査		
1 B 細胞表面免疫グロブリン	155	
2 T 細胞サブセット検査（一連につき）	185	
3 T 細胞・B 細胞百分率	193	
4 顆粒球機能検査 （種目数にかかわらず一連につき）	200	
5 顆粒球スクリーニング検査 （種目数にかかわらず一連につき）	220	
6 赤血球・好中球表面抗原検査	320	
7 リンパ球刺激試験（LST）		
イ 1 薬剤	345	
ロ 2 薬剤	425	
ハ 3 薬剤以上	515	
8 顆粒球表面抗原検査	640	

●「2」T 細胞サブセット検査
　免疫不全の診断目的に行う検査。検査方法にかかわらず一連として算定する。
●「4」顆粒球機能検査
　化学遊走物質，細菌，光化学反応を用いた検査。検査方法にかかわらず一連として算定する。
●「5」顆粒球スクリーニング検査
　白血球墨粒貪食試験とＮＢＴ還元能検査。検査方法にかかわらず一連として算定する。
●「6」赤血球・好中球表面抗原検査
　発作性夜間血色素症（PHN）の鑑別診断のため，2 種類のモノクローナル抗体を用いて赤血球及び好中球の表面抗原の検査を行った場合に算定できる。
●「7」リンパ球刺激試験（LST）
　Con-A，PHA 又は薬疹の被疑医薬品によるもの。
●「8」顆粒球表面抗原検査
　「指定難病に係る診断基準及び重症度分類等について」（平成 26 年 11 月 12 日付け健発 1112 第 1 号厚生労働省健康局長通知）において示されている診断基準に基づき，臨床症状・検査所見等から先天性グリコシルホスファチジルイノシトール（GPI）欠損症が強く疑われた患者に対し，当該疾患の診断を目的として，モノクローナル抗体を用いて顆粒球の表面抗原の解析を行った場合に算定できる。なお本検査を実施した場合には，当該診断基準に基づいて，当該疾患を疑う根拠を診療報酬明細書の摘要欄に記載する。

検査

D 026　検体検査判断料	●D 011〜016 に対し種類・回数にかかわらず月1回のみ算定する。
判免　144 点	

6 微生物学的検査一覧表　※判微：150 点

　感染症を発症，またはその疑いのある患者さんの検体から原因菌を検出し，菌名の決定（同定）とどの薬剤（抗生物質）が効くのか（薬剤感受性）を調べるものです。

項　　目	点数	略号	
D 017　排泄物，滲出物又は分泌物の細菌顕微鏡検査		トマツ	●D 017 排泄物，滲出物又は分泌物の細菌顕微鏡検査
1　蛍光顕微鏡	50	S-蛍光M	(1)検体：「尿」「糞便」「喀痰」「穿刺液」「胃液」「十二指腸液」「胆汁」「膿」「眼分泌液」「鼻腔液」「咽喉液」「口腔液」「その他の滲出物」等について細菌・原虫等の検査を行った場合に算定する。
位相差顕微鏡		S-位相差M	
暗視野装置等を使用するもの		S-暗視野	(2)染色の有無及び方法の如何にかかわらず，また，これら各種の方法を2以上用いた場合であっても，1回として算定する。
〈注加算〉集菌塗抹法加算	+35		
2　保温装置使用アメーバ検査	45		(3)同一検体について D 017 と D 002 尿沈渣（鏡検法）又は，D 002-2 尿沈渣（フローサイトメトリー法）を併せて行った場合は，主たる検査の所定点数のみ算定する。
3　その他のもの★	67	S-M	(4)症状等から同一起因菌によると判断される場合であって，当該起因菌を検索する目的で異なる複数の部位又は同一部位の複数の箇所から検体を採取した場合は主たる部位又は1箇所のみの所定点数を算定する。
D 018　細菌培養同定検査		S-同定	●「1」から「6」について，同一検体につき一般培養と併せて嫌気性培養を行った場合は 122 点を加算する。
1　口腔，気道又は呼吸器からの検体喀痰・咽頭液・口腔液・鼻腔液など	180		●細菌培養同定検査は，抗酸菌を除く一般細菌・真菌・原虫等を対象として培養を行い，同定検査を行うことを原則とする。
2　消化管からの検体胃液・十二指腸液・胆汁・糞便など	200		●同定検査を予定して培養したものであれば，菌が陰性の場合であっても「1」から「5」で算定する。
3　血液又は穿刺液血液・腹水・胸水・髄液・関節液など	225		●あらかじめ培養により菌の有無のみを検索する場合は，検体の種類にかかわらず「6」の簡易培養で算定する。
4　泌尿器又は生殖器からの検体尿・前立腺液・腟分泌液・子宮内液など	190		●同一検体を用いて「1」から「5」の細菌培養同定検査と「6」の簡易培養を併せて行った場合は「6」は算定できない。
5　その他の部位からの検体皮膚・爪・膿・耳漏・褥創・眼脂・皮下からの検体などで上記「1」〜「4」までに掲げる部位に含まれないすべての部位からの検体	180		●嫌気性培養のみを行った場合は，「1」〜「6」の所定点数のみを算定する。 ●「3」の穿刺液と「5」のその他の部位からの検体 「3」における穿刺液とは，胸水，腹水，髄液及び関節液をいう。 「5」の「その他の部位からの検体」とは，「1」〜「4」までに掲げる部位に含まれない全ての部位からの検体をいい，例えば，皮下からの検体をいう。
6　簡易培養　種類を問わず	60	S-培	●「6」簡易培養
〈1〜6 に対する注加算〉嫌気性培養加算	+122	嫌培	Dip-Slide 法，簡易培地等を用いて簡単な培養を行うものである。ウロトレース，ウリグロックスペーパー等の尿中細菌検査用試験紙による検査は，D 000 尿中一般物質定性半定量検査に含まれるものであり，別に算定できない。
〈入院中の患者に対する加算〉質量分析装置加算	+40		●嫌気性培養のみを行った場合 「1」〜「6」の所定点数のみ算定し，「注1」の加算は算定できない。
D 019　細菌薬剤感受性検査		S-ディスク	●D 019 細菌薬剤感受性検査を行ったものの，結果として菌が検出できず実施できなかった場合は算定しない。
1　1菌種	185		●「4」薬剤耐性菌検出は，基質特異性拡張型β−ラクタマーゼ産生，メタロβ−ラクタマーゼ産生，AmpC 産生等の薬剤耐性因子の有無の確認を行った場合に算定する。
2　2菌種	240		
3　3菌種以上	310		
4　薬剤耐性菌検出	50		●「5」抗菌薬併用効果スクリーニングは，多剤耐性グラム陰性桿菌が検出された際に，チェッカーボード法により，抗菌薬の併用効果の確認を行った場合に算定する。
5　抗菌薬併用効果スクリーニング	150		
D 019-2　酵母様真菌薬剤感受性検査	150		●深在性真菌症（カンジダ，クリプトコックスに限る）であり，原因菌が分離できた患者に対して行った場合に限り算定する。
D 020　抗酸菌分離培養検査			●検体の採取部位が異なる場合でも，同時に又は一連として検体を採取した場合は，1回のみ所定点数を算定する。
1　抗酸菌分離培養（液体培地法）	300		●「1」抗酸菌分離培養（液体培地法） 液体培地を用いて培養を行い，酸素感受性蛍光センサー・二酸化炭素センサー又は酸化還元呈色色素を用いて検出を行った場合に算定する。
2　抗酸菌分離培養（それ以外のもの）	209		●「2」抗酸菌分離培養（それ以外のもの） 上記「1」に掲げるもの以外について算定する。 ●抗酸菌分離培養検査は，結核患者の退院の可否を判断する目的で，患者の病状を踏まえ，頻回に行われる場合においても算定できる。
D 021　抗酸菌同定（種目数にかかわらず一連につき）	361		●検査方法・培地数にかかわらず，1回のみ所定点数を算定する。
D 022　抗酸菌薬剤感受性検査（培地数に関係なく。4薬剤以上使用時に算定）	400		●直接法，間接法等の方法及び培地数にかかわらず，感受性検査を行った薬剤が4種類以上の場合に限り算定する。 ●混合薬剤耐性検査でも，使用薬剤が4種類以上の場合に限り算定する。

検査

項　　　目	点数	略号
D 023　微生物核酸同定・定量検査		
1　クラミジア・トラコマチス核酸検出	188	
2　淋菌核酸検出	198	
3　A群β溶血連鎖球菌核酸検出	204	
4　HBV核酸定量	256	
5　淋菌及びクラミジア・トラコマチス同時核酸検出	262	
6　マイコプラズマ核酸検出	291	
インフルエンザ核酸検出		
7　レジオネラ核酸検出	292	
8　EBウイルス核酸定量	310	
9　HCV核酸検出	330	
10　HPV核酸検出届	347	
11　HPV核酸検出（簡易ジェノタイプ判定）届	347	
12　腟トリコモナス及びマイコプラズマ・ジェニタリウム核酸同時検出	350	
13　百日咳菌核酸検出	360	
肺炎クラミジア核酸検出		
百日咳菌・パラ百日咳菌核酸同時検出		
ヘリコバクター・ピロリ核酸及びクラリスロマイシン耐性遺伝子検出		
14　抗酸菌核酸同定	410	
結核菌群核酸検出		
15　HCV核酸定量	412	
16　マイコバクテリウム・アビウム及びイントラセルラー(MAC)核酸検出	421	
17　HBV核酸プレコア変異及びコアプロモーター変異検出	450	
ブドウ球菌メチシリン耐性遺伝子検出		
SARSコロナウイルス核酸検出		
HTLV-1核酸検出		
単純疱疹ウイルス・水痘帯状疱疹ウイルス核酸定量		
サイトメガロウイルス核酸定量		
18　HIV-1核酸定量	520	
〈注加算〉濃縮前処理加算	+130	
19　SARS-CoV-2核酸検出	700	
SARS-CoV-2・インフルエンザ核酸同時検出		
SARS-CoV-2・RSウイルス核酸同時検出		
SARS-CoV-2・インフルエンザ・RSウイルス核酸同時検出		
20　サイトメガロウイルス核酸検出	801	
21　結核菌群リファンピシン耐性遺伝子検出	850	
結核菌群ピラジナミド耐性遺伝子検出		
結核菌群イソニアジド耐性遺伝子検出		
22　ウイルス・細菌核酸多項目同時検出（SARS-CoV-2核酸検出を含まないもの）届	963	
結核菌群リファンピシン耐性遺伝子及びイソニアジド耐性遺伝子同時検出		
23　ウイルス・細菌核酸多項目同時検出（SARS-CoV-2核酸検出を含む）	1350	
24　細菌核酸・薬剤耐性遺伝子同時検出	1700	
ウイルス・細菌核酸多項目同時検出（髄液）届		
25　HPVジェノタイプ判定	2000	

● 「1」クラミジア・トラコマチス核酸検出
①D 012感染症免疫学的検査の「29」クラミジア・トラコマチス抗原定性と併用した場合は，主なもののみ算定する。
②PCR法，LCR法，ハイブリッドキャプチャー法，若しくはTMA法による同時増幅法並びにHPA法及びDKA法若しくは核酸ハイブリダイゼーション法による同時検出法，SDA法又はTRC法により，泌尿器，生殖器，咽頭からの検体により実施した場合に限り算定できる。

● 「2」淋菌核酸検出
①DNAプローブ法，LCR法による増幅とEIA法による検出を組み合わせた方法，PCR法による増幅と核酸ハイブリダイゼーション法による検出を組み合わせた方法，SDA法，TMA法による同時増幅法並びにHPA法及びDKA法による同時検出法又はTRC法により，泌尿器，生殖器又は咽頭からの検体（尿検体を含む）によって行う。なお，SDA法，PCR法による増幅と核酸ハイブリダイゼーション法による検出を組み合わせた方法，TMA法による同時増幅法並びにHPA法及びDKA法による同時検出法又はTRC法においては咽頭からの検体も算定できる。
②D 012「39」淋菌抗原定性又はD 018の細菌培養同定検査（淋菌感染を疑って実施するもの）を併せて実施した場合は，主なもののみ算定する。

● 「4」HBV核酸定量
分岐DNAプローブ法，TMA法又はPCR法による。また，B型肝炎ウイルス既感染者であって，免疫抑制剤の投与や化学療法を行っている悪性リンパ腫等の患者に対して，B型肝炎の再活性化を考慮し，「4」HBV核酸定量を行った場合は，当該治療中及び治療終了後1年以内に限り，月1回を限度として算定できる。

● 「5」淋菌及びクラミジア・トラコマチス同時核酸検出
①TMA法による同時増幅法とHPA法及びDKA法による同時検出法，PCR法による同時増幅法と核酸ハイブリダイゼーション法による同時検出法，SDA法又はTRC法により，泌尿器又は生殖器または咽頭からの検体（尿検体を含む）によって行う。なお，SDA法，PCR法による増幅と核酸ハイブリダイゼーション法による同時検出法，TMA法による同時増幅法並びにHPA法及びDKA法による同時検出法，又はTRC法においては咽頭からの検体も算定できる。
②D 012感染症免疫学的検査の「29」クラミジア・トラコマチス抗原定性，D 012「39」淋菌抗原定性，D 018細菌培養同定検査（淋菌及びクラミジアによる感染を疑って実施するもの），D 023「1」クラミジア・トラコマチス核酸検出又は「2」淋菌核酸検出を併せて実施した場合は，主たるもののみ算定する。

● 「6」インフルエンザ核酸検出
以下のいずれかに該当する患者について，発症12時間以内に実施し，当日中に結果を説明した場合に限り算定する。なお，当該検査が必要である理由を診療報酬明細書の摘要欄に記載する。
ア　5歳未満の幼児
イ　65歳以上の高齢者
ウ　妊婦
エ　その他重症化リスクのある患者

● 「9」HCV核酸検出
PCR法又はTMA法により，C型肝炎の治療方法の選択及び治療経過の観察に用いた場合にのみ算定できる。
「15」HCV核酸定量を併せて行った場合は，いずれか一方に限り算定する。

● 「10」HPV核酸検出，「11」HPV核酸検出（簡易ジェノタイプ判定）
施設基準適合施設として届け出た保険医療機関で，
ア．あらかじめ行われた細胞診の結果，ベセスダ分類上ASC-US（意義不明異型扁平上皮）と判定された患者又は過去に子宮頸部円錐切除若しくはレーザー照射治療を行った患者に対して行った場合に限り算定できる。なお，過去に子宮頸部円錐切除又はレーザー照射治療を行った患者以外の患者については，細胞診と同時に実施した場合は算定できない。
イ．「10」HPV核酸検出と「11」HPV核酸検出（簡易ジェノタイプ判定）を併せて実施した場合は，主たるもの1つに限り算定する。

● 「12」腟トリコモナス及びマイコプラズマ・ジェニタリウム核酸同時検出
以下のいずれかに該当する場合であって，リアルタイムPCR法により測定した場合に算定する。
ア　腟トリコモナス感染症を疑う患者であって，鏡検が陰性又は実施できないもの若しくはマイコプラズマ・ジェニタリウム感染症を疑う患者に対して治療法選択のために実施した場合
イ　腟トリコモナス感染症又はマイコプラズマ・ジェニタリウム感染症の患者に対して治療効果判定のために実施した場合

● 「13」百日咳菌核酸検出
関連学会が定めるガイドラインの百日咳診断基準における臨床診断例の定義を満たす患者に対して，LAMP法又はPCR法により測定した場合に算定できる。

項　　目	点数	略号
26　HIV ジェノタイプ薬剤耐性	6000	
（3月に1回を限度）		
〈注加算〉迅速微生物核酸同定・定量検査加算「6」（マイコプラズマ核酸検出に限る），「7」，「13」（百日咳菌核酸検出及び百日咳菌・パラ百日咳菌核酸同時検出に限る）又は「14」（結核菌群核酸検出に限る）の検査結果を検査実施日に説明と文書による情報提供した場合	+100	

● 「13」の肺炎クラミジア核酸検出

ア　肺炎クラミジア感染の診断を目的として，LAMP法により実施した場合に算定する。

イ　本検査と D 012 感染症免疫学的検査の「9」クラミドフィラ・ニューモニエ IgG 抗体，「10」クラミドフィラ・ニューモニエ IgA 抗体若しくは「29」クラミドフィラ・ニューモニエ IgM 抗体又は D 023 微生物核酸同定・定量検査の「22」ウイルス・細菌核酸多項目同時検出（SARS-CoV-2 核酸検出を含まないもの）または「23」ウイルス・細菌核酸多項目同時検出（SARS-CoV-2 核酸検出を含む）を併せて実施した場合は，主たるもののみを算定する。

● 「13」百日咳菌・パラ百日咳菌核酸同時検出

関連学会が定めるガイドラインの百日咳診断基準における臨床判断例の定義を満たす患者に対して，PCR法により測定した場合に算定できる。

● 「13」ヘリコバクター・ピロリ核酸及びクラリスロマイシン耐性遺伝子検出

ア　ヘリコバクター・ピロリ感染が強く疑われる患者に対し，PCR法により測定した場合に算定できる。

イ　当該検査を含むヘリコバクター・ピロリ感染診断の保険診療上の取扱いについては「ヘリコバクター・ピロリ感染の診断及び治療に関する取扱いについて」に即して行う。

● 「14」抗酸菌核酸同定

マイクロプレート・ハイブリダイゼーション法によるものをいう。

結核患者の退院の可否を判断する目的で，患者の病状を踏まえ，頻回に行われる場合においても算定できる。

● 「14」結核菌群核酸検出

核酸増幅と液相ハイブリダイゼーション法による検出を組み合わせた方法，LCR法による核酸増幅と EIA 法による検出を組み合わせた方法，LAMP法又は核酸増幅とキャピラリ電気泳動分離による検出を組み合わせた方法による。結核患者の退院の可否を判断する目的で，患者の病状を踏まえ，頻回に行われる場合においても算定できる。

● 「15」HCV 核酸定量

分岐 DNA プローブ法，PCR法又は TMA 法と核酸ハイブリダイゼーション法を組み合わせた方法により，急性 C 型肝炎の診断，C 型肝炎の治療法の選択及び治療経過の観察に用いた場合にのみ算定できる。

「9」HCV 核酸検出を併せて行った場合は，主たるもののみ算定する。

● 「16」マイコバクテリウム・アビウム及びイントラセルラー（MAC）核酸検出

他の検査により結核菌が陰性であることが確認された場合のみに算定できる。D 021 抗酸菌同定と併せて行った場合は，主なもののみ算定する。

● 「17」HBV 核酸プレコア変異及びコアプロモーター変異検出

下記①②に掲げる患者に対し，PCR法で測定した場合に限り算定できる。

①B型急性肝炎患者に対しては，劇症肝炎が疑われる場合に限り，患者1人につき1回算定できる。

②B型慢性肝炎患者に対しては，経過観察中に ALT 異常値などにより，肝炎増悪が疑われ，かつ，抗ウイルス薬等の B 型肝炎治療薬の投与対象患者の選択のために行われた場合に限り算定できる。なお，本検査実施以降は，D 013 肝炎ウイルス関連検査のうち B 型肝炎に関する検査（ただし，抗ウイルス薬等の B 型肝炎治療薬の治療効果判定に用いる検査を除く）は算定できない。

● 「17」ブドウ球菌メチシリン耐性遺伝子検出

ED-PCR法又は PCR 法により，血液培養により黄色ブドウ球菌が検出された患者を対象として測定した場合，又は免疫不全状態であって，MRSA 感染症が強く疑われる患者を対象として測定した場合のみ算定できる。

● 「17」SARS コロナウイルス核酸検出

①LAMP法で測定した場合に限り算定でき，糞便又は鼻腔咽頭拭い液からの検体によって行う。

②「感染症の予防及び感染症の患者に対する医療に関する法律第12条第1項及び第14条第2項に基づく届出の基準等」による臨床的特徴，届出基準により SARS 感染症が強く疑われる者に対して行った場合に，診断確定までの間に1回を限度として算定する。ただし，発症後10日以内に他疾患であるとの診断がつかない場合は，さらに1回に限り算定できる。

● 「17」サイトメガロウイルス核酸定量

以下のいずれかに該当する場合であって，血液を検体としてリアルタイム PCR 法によりサイトメガロウイルス DNA を測定した場合に算定する。

ア　臓器移植後若しくは造血幹細胞移植後の患者，HIV 感染者または高度細胞性免疫不全の患者に対して，サイトメガロウイルス感染症の診断または治療効果判定を目的として行った場合。ただし，高度細胞性免疫不全の患者については，本検査が必要であった理由について，診療報酬明細書の摘要欄に記載する。

イ　症候性先天性サイトメガロウイルス感染症患者に対して，治療効果判定を目的として行った場合。

● 「18」HIV-1 核酸定量

PCR法と核酸ハイブリダイゼーション法を組み合わせた方法又は TMA 法と核酸ハイブリダイゼーション法を組み合わせた方法により，HIV 感染者の経過観察に用いた場合，又は，D 012 感染症免疫学的検査の「16」HIV-1，2 抗体定性，同半定量，HIV-1，2 抗原・抗体同時測定定性，「17」HIV-1 抗体，「20」HIV-1，2 抗原・抗体同時測定定量又は「20」HIV-1，2 抗体定量が陽性の場合の確認診断に用いた場合のみ算定する。

D 012 感染症免疫学的検査の「55」HIV-1 抗体（ウエスタンブロット法）を併せて実施した場合は，それぞれを算定することができる。

● 「19」SARS-CoV-2・インフルエンザ核酸同時検出

ア　COVID-19 の患者であることが疑われる者に対し，診断を目的として本検査を実施した場合に，1回に限り算定する。ただし，本検査の結果が陰性であったものの，COVID-19 以外の診断がつかない場合は，さらに1回に限り算定できる。なお，本検査が必要と判断した医学的根拠を診療報酬明細書の摘要欄に記載する。

イ　本検査を実施した場合，D 012 感染症免疫学的検査の「22」インフルエンザウイルス抗原定性，本区分の「6」インフルエンザ核酸検出，「19」SARS-CoV-2 核酸検出，SARS-CoV-2・RS ウイルス核酸同時検出，SARS-CoV-2・インフルエンザ・RS ウイルス核酸同時検出及び「23」ウイルス・細菌核酸多項目同時検出（SARS-CoV-2 核酸検出を含む）については，別に算定できない。

● 「19」SARS-CoV-2・RS ウイルス核酸同時検出

ア　COVID-19 が疑われる患者に対して，COVID-19 の診断を目的として実施した場合に1回に限り算定する。ただし，本検査の結果が陰性であったものの，COVID-19 以外の診断がつかない場合は，さらに1回に限り算定できる。なお，採取した検体を，検体採取を行った保険医療機関以外の施設へ輸送し検査を委託により実施する場合は，国立感染症研究所が作成した「感染性物質の輸送規則に関する

項　目	点数	略号

ガイダンス 2013-2014 版」に記載されたカテゴリー B の感染性物質の規定に従う。

イ　本検査を実施した場合，D 012 感染症免疫学的検査の「24」RS ウイルス抗原定性，本区分「19」の SARS-CoV-2 核酸検出，SARS-CoV-2・インフルエンザ核酸同時検出，SARS-CoV-2・インフルエンザ・RS ウイルス核酸同時検出及び「23」ウイルス・細菌核酸多項目同時検出（SARS-CoV-2 核酸検出を含む）については，別に算定できない。

●「19」SARS-CoV-2・インフルエンザ・RS ウイルス核酸同時検出

ア　COVID-19 が疑われる患者に対して，COVID-19 の診断を目的として実施した場合に 1 回に限り算定する。ただし，本検査の結果が陰性であったものの，COVID-19 以外の診断がつかない場合は，さらに 1 回に限り算定できる。なお，採取した検体を，検体採取を行った保険医療機関以外の施設へ輸送し検査を委託により実施する場合は，国立感染症研究所が作成した「感染性物質の輸送規則に関するガイダンス 2013-2014 版」に記載されたカテゴリー B の感染性物質の規定に従う。

イ　本検査を実施した場合，D 012 感染症免疫学的検査の「22」インフルエンザウイルス抗原定性，「24」RS ウイルス抗原定性，本区分「6」インフルエンザ核酸検出，「19」SARS-CoV-2 核酸検出，SARS-CoV-2・インフルエンザ核酸同時検出，SARS-CoV-2・RS ウイルス核酸同時検出及び「23」ウイルス・細菌核酸多項目同時検出（SARS-CoV-2 核酸検出を含む）については，別に算定できない。

●「21」結核菌群リファンピシン耐性遺伝子検出，結核菌群ピラジナミド耐性遺伝子検出及び結核菌群イソニアジド耐性遺伝子検出

ア．同時に結核菌を検出した場合に限り算定する。

イ．「14」結核菌群核酸検出を併用した場合は，主たるもののみ算定する。

ウ．当該検査は薬剤耐性結核菌感染が疑われる患者を対象として測定した場合のみ算定できる。

●「22」結核菌群リファンピシン耐性遺伝子及びイソニアジド耐性遺伝子同時検出

ア　結核菌群リファンピシン耐性遺伝子及びイソニアジド耐性遺伝子同時検出は，塗抹検査又はその他の検査所見で結核感染の診断が確定した患者を対象として，薬剤耐性結核菌感染を疑う場合に算定する。

イ　本検査と「21」結核菌群リファンピシン耐性遺伝子検出及び結核菌群イソニアジド耐性遺伝子検出を併せて実施した場合は，主たるもののみ算定する。

●「23」ウイルス・細菌核酸多項目同時検出（SARS-CoV-2 核酸検出を含む）

ア　COVID-19 の患者であることが疑われる者に対し，マイクロアレイ法（定性）により，鼻咽頭拭い液中のインフルエンザウイルス，コロナウイルス，パラインフルエンザウイルス，ヒトメタニューモウイルス，アデノウイルス，RS ウイルス，ヒトライノウイルス／エンテロウイルス，マイコプラズマ・ニューモニエ，クラミジア・ニューモニエ，百日咳菌，パラ百日咳菌及び SARS-CoV-2 の核酸検出を同時に行った場合，一連の治療につき 1 回に限り算定する。本検査が必要と判断した医学的根拠を診療報酬明細書の摘要欄に記載する。

イ　採取した検体を，検体採取を行った保険医療機関以外の施設へ輸送し検査を委託により実施する場合は，国立感染症研究所が作成した「感染性物質の輸送規則に関するガイダンス 2013 − 2014 版」に記載されたカテゴリー B の感染性物質の規定に従う。

ウ　本検査を実施した場合，D 012 感染症免疫学的検査の「28」SARS-CoV-2 抗原定性，「50」SARS-CoV-2・インフルエンザウイルス抗原同時検出定性，「59」SARS-CoV-2・RS ウイルス抗原同時検出定性，「59」SARS-CoV-2・インフルエンザウイルス・RS ウイルス抗原同時検出定性，「61」SARS-CoV-2 抗原定量，本区分の「19」SARS-CoV-2 核酸検出，SARS-CoV-2・インフルエンザ核酸同時検出，SARS-CoV-2・RS ウイルス核酸同時検出，SARS-CoV-2・インフルエンザ・RS ウイルス核酸同時検出，「22」ウイルス・細菌核酸多項目同時検出（SARS-CoV-2 核酸検出を含まないもの）及びのウに規定する検査については，別に算定できない。

●「24」ウイルス・細菌核酸多項目同時検出（髄液）

ア　関連学会が定めるガイドラインに基づき，問診，身体所見又は他の検査所見から髄膜炎又は脳炎が強く疑われる患者に対して，脳脊髄液中の病原体の核酸検出を目的として，マイクロアレイ法（定性）により，大腸菌，インフルエンザ菌，リステリア菌，髄膜炎菌，B 群溶連菌，肺炎球菌，サイトメガロウイルス，ヒトヘルペスウイルス，ヒトパレコウイルス，エンテロウイルス，単純疱疹ウイルス・水痘帯状疱疹ウイルス及びクリプトコックスの核酸検出を同時に行った場合に，一連の治療につき 1 回に限り算定する。なお，髄膜炎又は脳炎を疑う臨床症状又は検査所見及び医学的な必要性について診療報酬明細書の摘要欄に詳細に記載する。

イ　一連の治療期間において別に実施した以下の検査については別に算定できない。

(イ)　D 012 感染症免疫学的検査「11」ウイルス抗体価（定性・半定量・定量）（1 項目あたり）において算定対象として掲げられているもののうち，サイトメガロウイルス，ヘルペスウイルス及び水痘・帯状疱疹ウイルスに関する検査

(ハ)　D 012「28」インフルエンザ菌（無莢膜型）抗原定性

(ロ)　D 012「26」肺炎球菌抗原定性（尿，髄液）

(ニ)　D 012「34」クリプトコックス抗原半定量

(ホ)　D 012「35」クリプトコックス抗原定性

(ヘ)　D 012「39」単純ヘルペスウイルス抗原定性，単純ヘルペスウイルス抗原定性（皮膚）

(ト)　D 012「41」肺炎球菌莢膜抗原定性（尿・髄液）

(チ)　D 012「47」単純ヘルペスウイルス抗原定性（角膜），単純ヘルペスウイルス抗原定性（性器）

(リ)　D 012「57」のサイトメガロウイルス pp65 抗原定性

(ヌ)　D 023「17」単純疱疹ウイルス・水痘帯状疱疹ウイルス核酸定量，サイトメガロウイルス核酸定量

(ル)　D 023「20」サイトメガロウイルス核酸検出

●「25」HPV ジェノタイプ判定

ア　あらかじめ行われた組織診断の結果，CIN1 又は CIN2 と判定された患者に対し，治療方針の決定を目的として，ハイリスク型 HPV のそれぞれの有無を確認した場合に算定する。

イ　当該検査は，「10」の HPV 核酸検出及び「11」HPV 核酸検出（簡易ジェノタイプ判定）の施設基準を届け出ている保険医療機関のみ算定できる。

ウ　当該検査を算定するに当たっては，あらかじめ行われた組織診断の実施日及び組織診断の結果，CIN1 又は CIN2 のいずれに該当するかを診療報酬明細書の摘要欄に記載する。

エ　同一の患者について，当該検査を 2 回目以降行う場合は，当該検査の前回実施日を上記に併せて記載する。

●「26」HIV ジェノタイプ薬剤耐性

抗 HIV 治療の選択及び再選択の目的で行った場合に，3 月に 1 回を限度に算定できる。

D 023-2　その他の微生物学的検査			
1	黄色ブドウ球菌ペニシリン結合蛋白 2'（PBP2'）定性	55	PBP2'
2	尿素呼気試験（UBT）	70	
3	大腸菌ベロトキシン定性	184	
4	黄色ブドウ球菌ペニシリン結合蛋白 2'（PBP2'）定性（イムノクロマト法によるもの）	291	

●「1」黄色ブドウ球菌ペニシリン結合蛋白 2'（PBP2'）定性

ア　血液培養により黄色ブドウ球菌が検出された患者又は免疫不全状態であって，MRSA 感染症が強く疑われる患者を対象として測定した場合のみ算定する。

イ　D 023 微生物核酸同定・定量検査の「17」ブドウ球菌メチシリン耐性遺伝子検出を併せて実施した場合は，主たるもののみ算定する。

●「3」大腸菌ベロトキシン定性

D 018 細菌培養同定検査により大腸菌が確認され，病原性大腸菌が疑われる患者に対して行った場合に算定する。

項　目	点数	略号	
5　クロストリジオイデス・ディフィシルのトキシンＢ遺伝子検出	450		糞便から直接検出する方法でELISA法によるものについては，臨床症状や流行状況から腸管出血性大腸菌感染症が強く疑われる場合に限り，D 018細菌培養同定検査で大腸菌の抗原定性を踏まえることなく行った場合にも算定できる。 ●「4」黄色ブドウ球菌ペニシリン結合蛋白2'（PBP2'）定性（イムノクロマト法によるもの） ア　「4」の黄色ブドウ球菌ペニシリン結合蛋白2'（PBP2'）定性（イムノクロマト法によるもの）は，血液培養により黄色ブドウ球菌が検出された患者または免疫不全状態であって，MRSA感染症が強く疑われる患者を対象とし，血液培養で陽性となった培養液を検体として，イムノクロマト法により測定した場合のみ算定できる。 イ　本検査は，D 023微生物核酸同定・定量検査の「17」ブドウ球菌メチシリン耐性遺伝子検出が実施できない場合に限り算定できることとし，本区分の「1」黄色ブドウ球菌ペニシリン結合蛋白2'（PBP2'）定性と併せて算定できない。

D 026　検体検査判断料		●D 017〜023-2に対し種類・回数にかかわらず月1回のみ算定する。
判微　　150点		

7　基本的検体検査実施料・検体検査判断料等一覧表

項　目	点数	略号	
D 025　基本的検体検査実施料（1日につき）			●特定機能病院で入院中の患者に検体検査を行った場合に算定する。 ●下記に掲げる検体検査の費用は所定点数に含まれる。
1　入院の日から起算して4週間以内の期間	140	基検	イ　尿中一般物質定性半定量検査（U-検） ロ　尿中特殊物質定性定量検査 ハ　尿沈渣（鏡検法） ニ　糞便検査〔カルプロテクチン（糞便）を除く〕 ホ　穿刺液・採取液検査 ヘ　血液形態・機能検査
2　入院の日から起算して4週間を超えた期間	110		ト　出血・凝固検査 チ　造血器腫瘍遺伝子検査 リ　血液化学検査 ヌ　免疫血液学的検査〔ABO血液型及びRh（D）血液型〕 ル　感染症免疫学的検査〔梅毒血清反応（STS）定性，抗ストレプトリジンO（ASO）定性，抗ストレプトリジンO（ASO）半定量，抗ストレプトリジンO（ASO）定量，トキソプラズマ抗体定性，トキソプラズマ抗体半定量，梅毒トレポネーマ抗体定性，梅毒血清反応（STS）半定量，梅毒血清反応（STS）定量，梅毒トレポネーマ抗体半定量，梅毒トレポネーマ抗体定量，HIV-1抗体〕 ヲ　肝炎ウイルス関連検査（HBs抗原定性・半定量，HBs抗体定性，HBs抗体半定量，HBs抗原，HBs抗体，HCV抗体定性・定量，HCV構造蛋白及び非構造蛋白抗体定性及びHCV構造蛋白及び非構造蛋白抗体半定量） ワ　自己抗体検査〔寒冷凝集反応，リウマトイド因子（RF）定量〕 カ　血漿蛋白免疫学的検査〔C反応性蛋白（CRP）定性，C反応性蛋白（CRP），血清補体価（CH50），免疫グロブリン〕 ヨ　微生物学的検査 ●上記に含まれない検体検査については，別に算定する。 ●次の入院患者には適用しない。 ・療養病棟，結核病棟，精神病棟に入院している患者 ・HIV感染者療養環境特別加算，特定感染症患者療養環境特別加算，重症者等療養環境特別加算，特定入院料を算定している患者 ●1月を通じて基本的検体検査実施料に包括されている検査項目のいずれも行われなかった場合は，当該月は本実施料は算定できない。 ●入院日数：入院のつど，当該入院の初日から起算し，また退院日も算定対象とする。外泊期間中は入院日数に含まれない。 ●同月内の再入院の場合の基本的検査実施料の算定について：退院した同月に再入院した場合は，再入院の日から新たに起算し，1日につき140点を算定できる。ただし，D 027の基本的検体検査判断料は月1回とする。
D 027　基本的検体検査判断料（月1回）			●特定機能病院で算定する。
基本的検体検査判断料	604	判基	●尿・糞便等検査，遺伝子関連・染色体検査，血液学的検査，生化学的検査（I），免疫学的検査，微生物学的検査を入院患者に行った場合，各検査の判断料は算定できず，検査の種類・回数にかかわらず包括判断料としてD 027を月1回に限り算定する。
〈注加算〉			●療養病棟，結核病棟，精神病棟に入院している患者，A 220HIV感染者療養環境特別加算，A 220-2特定感染症患者療養環境特別加算，A 221重症者等療養環境特別加算を算定している患者には算定できない。
イ　検体検査管理加算（I）（届）	+40	検管I	●1月を通じて基本的検体検査実施料に包括されている検査項目のいずれも行われなかった場合，当該月は本判断料を請求できない。
ロ　検体検査管理加算（II）（届）	+100	検管II	
ハ　検体検査管理加算（III）（届）	+300	検管III	

		項　　目	点数	略号	
	二	検体検査管理加算（Ⅳ）届	+500	検管Ⅳ	【検体検査管理加算（Ⅰ）～（Ⅳ）の施設基準】
		国際標準検査管理加算届	+40	国標	

検体検査管理加算Ⅰ　検管Ⅰ 40 点（外来患者に対し月 1 回 40 点加算／入院患者に対し月 1 回 40 点加算）

①院内検査を行っている病院・診療所である（業者委託も可）
②検体検査管理を行う体制が整備されている（委託業者の検査機器，試薬も可）
③下記 検管Ⅳの④～⑦をすべて満たしている

検体検査管理加算Ⅱ　検管Ⅱ 100 点（入院患者に対し月 1 回 100 点加算）

①院内検査を行っている病院・診療所である（業者委託も可）
②医療機関内に臨床検査を担当する常勤医師 1 名以上配置されている
③検体検査管理を行う体制が整備されている（委託業者の検査機器，試薬も可）
④下記 検管Ⅳの④～⑦をすべて満たしている

検体検査管理加算Ⅲ　検管Ⅲ 300 点（入院患者に対し月 1 回 300 点加算）

①院内検査を行っている病院・診療所である（業者委託は不可）
②医療機関内に専ら臨床検査を専ら担当する常勤医師が 1 名以上，常勤の臨床検査技師が 4 名以上配置されている
③検体検査管理を行う体制が整備されている（検査に用いる検査機器，試薬のすべてが院内所有のものであること。リース契約は可）
④下記 検管Ⅳの④～⑦をすべて満たしている

検体検査管理加算Ⅳ　検管Ⅳ 500 点（入院患者に対し月 1 回 500 点加算）

①院内検査を行っている病院・診療所である（業者委託は不可）
②医療機関内に臨床検査を担当する常勤医師が 1 名以上，常勤の臨床検査技師が 10 名以上配置されている
③検体検査管理を行うのに十分な体制が整備されている（検査に用いる検査機器，試薬のすべてが院内所有のものであること。リース契約は可）
④次に掲げる緊急検査が医療機関内で常時実施できる体制にある
　ア　血液学的の検査のうち　→　末梢血液一般
　イ　生化学的の検査のうち　→　総ビリルビン，総蛋白，尿素窒素（BUN），クレアチニン，グルコース，アミラーゼ，クレアチニン・キナーゼ（CK），ナトリウム及びクロール，カリウム，カルシウム，アスパラギン酸アミノトランスフェラーゼ（AST），アラニンアミノトランスフェラーゼ（ALT），血液ガス分析
　ウ　免疫学的の検査のうち　→　ABO 血液型，Rh（D）血液型，Cooms 試験（直接，間接）
　エ　微生物学的の検査のうち　→　排泄物，滲出物又は分泌物の細菌顕微鏡検査（その他のものに限る）
⑤定期的に臨床検査の精度管理を行っている
⑥外部の精度管理事業に参加している
⑦臨床検査の適正化に関する委員会が設置されている

　なお，検管Ⅱ・検管Ⅲ・検管Ⅳを算定している医療機関の外来患者には検管Ⅰを算定する。
●外来から入院への移行の場合：月初めに外来にて各項目の D 026 検体検査判断料を算定した後，同月中に入院した場合，入院レセプトには「尿，血，生Ⅰ，免，微」は基本的検体検査判断料として算定し，外来レセプトには上記以外（包括外）の判断料を請求する。
●同月内の再入院の場合の基本的検体検査判断料の算定：判断料は月 1 回のみ。同月内の再算定はできない。

レセプト記載例）特定機能病院の場合

⑥	2 回	2744	⑥	基検（入院日数 15 日）	140×15
				判基 検管Ⅰ	644×1

		項　　目	点数	略号	
D 026		**検体検査判断料**	（月 1 回）		●「1」尿・糞便等検査判断料
1		尿・糞便等検査判断料	34	判尿	D 000 尿中一般物質定性半定量検査を実施した場合は，尿・糞便等検査判断料は算定できない。
2		遺伝子関連・染色体検査判断料	100	判遺	●「1」から「7」
3		血液学的検査判断料	125	判血	検査の種類・回数にかかわらず，月 1 回に限り，初回検査の実施日に算定する（D 027 基本的検体検査判断料の算定患者には算定しない）。
4		生化学的検査（Ⅰ）判断料	144	判生Ⅰ	実施した検査が属する区分が 2 つ以上にわたる場合は，該当する区分の判断料を合算した点数を算定できる。
5		生化学的検査（Ⅱ）判断料	144	判生Ⅱ	同一月内で，同一患者が外来・入院の両方，又は入院中の複数の診療科で検体検査を実施した場合でも，同一区分の判断料は 1 患者月 1 回のみの算定となる。
6		免疫学的検査判断料	144	判免	●「注 4」「イ」から「ニ」
7		微生物学的検査判断料	150	判微	院内検査を行っている病院又は診療所であり，いずれも届出を要する。
〈注加算〉 〈注 4〉					●「注 4」「イ」

検査

項　目	点数	略号	
イ	検体検査管理加算（Ⅰ）届	+40	検管Ⅰ	検管Ⅰについては，「入院患者」「外来患者」に対し月1回40点加算できる。算定要件はD 027参照
ロ	検体検査管理加算（Ⅱ）届	+100	検管Ⅱ	●「注4」「ロ」から「ニ」 　検管Ⅱ・検管Ⅲ・検管Ⅳについては，入院中の患者に限り1人につき月1回，所定点数に加算する。
ハ	検体検査管理加算（Ⅲ）届	+300	検管Ⅲ	●「注4」「ロ」 　検管Ⅱを算定する場合は検管Ⅰ・検管Ⅲ・検管Ⅳは算定しない。検管Ⅱの算定要件はD 027参照。
ニ	検体検査管理加算（Ⅳ）届	+500	検管Ⅳ	●「注4」「ハ」 　検管Ⅲを算定する場合は検管Ⅰ・検管Ⅱ・検管Ⅳは算定しない。検管Ⅲの算定要件はD 027参照。
	〈注5〉 国際標準検査管理加算届	+40	国標	●「注4」「ニ」 　検管Ⅳを算定する場合は検管Ⅰ・検管Ⅱ・検管Ⅲは算定しない。検管Ⅳの算定要件はD 027参照。
	〈注6〉 遺伝カウンセリング加算届	+1000	遺伝	●「注5」国際標準検査管理加算 　別に厚生労働大臣が定める施設基準に適合しているものとして地方厚生局長等に届け出た保険医療機関において，検体検査管理加算（Ⅱ），検体検査管理加算（Ⅲ）又は検体検査管理加算（Ⅳ）を算定した場合は，国際標準検査管理加算として40点を加算する。
	〈注7〉 遺伝性腫瘍カウンセリング加算届	+1000	遺伝腫	●「注6」遺伝カウンセリング加算 　施設基準適合の届出医療機関で，D 006-4遺伝学的検査，D 006-18BRCA 1/2遺伝子検査，D 006-20角膜ジストロフィー遺伝子検査，D 006-26染色体構造変異解析及びD 006-30遺伝性網膜ジストロフィ又は遺伝性腫瘍に関する検査（D 006-19がんゲノムプロファイリング検査を除く）を実施し，その結果について患者又はその家族等に対し遺伝カウンセリングを行った場合には，遺伝カウンセリング加算として，患者1人につき月1回に限り，1000点を所定点数に加算する。
	〈注8〉 骨髄像診断加算	+240	骨診	ただし遠隔連携遺伝カウンセリングを行う場合は施設基準を満たす保険医療機関で行う場合に限り算定する。
	〈注9〉 免疫電気泳動法診断加算	+50		●「注8」骨髄像診断加算 　D 005「14」骨髄像を血液疾患に関する専門知識を有する医師が文書で結果報告した場合は，月1回に限り骨髄像診断加算として判血125点に240点を加算する。 注）検体検査管理加算（Ⅰ）（Ⅱ）（Ⅲ）（Ⅳ）についてはp.175参照。 ●「注9」免疫電気泳動法診断加算 　D 015「17」に掲げる免疫電気泳動法（抗ヒト全血清）又は「24」免疫電気泳動法（特異抗血清）を行った場合に，当該検査に関する専門の知識を有する医師が，その結果を文書により報告した場合は，免疫電気泳動法診断加算として，50点を所定点数に加算する。

検査

生　体　検　査

生体検査とは，機器や装置を身体に装着するなどして，身体から情報を得るもので，主に疾患の診断を目的として行われます。

> 生体検査料＝検査実施料＋判断料＋（薬剤料，特定保険医療材料料）

8　生　体　検　査　一　覧　表

＊　　　　　　　　　　　　　（時間外等の加算はない）
＊生体検査の各一覧表に記載している①～⑤についての説明

① 【年齢加算】
　　新生児又は3歳未満の乳幼児（新生児を除く）に対して生体検査を行った場合は，所定点数にそれぞれ所定点数の100分の100又は100分の70に相当する点数を加算する（次に掲げるものを除く）。

> D 205，D 206，D 208（注1），D 209（注1），D 220，D 222，D 222-2，D 228，D 229，D 235（注2），D 238，D 241，D 294，内視鏡検査の通則の3，超音波内視鏡検査を実施した場合の加算，D 325

　　3歳以上6歳未満の幼児に対してD 200からD 242までに掲げる検査（次に掲げるものを除く），D 306食道ファイバースコピー，D 308胃・十二指腸ファイバースコピー，D 310小腸内視鏡検査，D 312直腸ファイバースコピー，D 313大腸内視鏡検査，D 317膀胱尿道ファイバースコピー，D 325肺臓カテーテル法，肝臓カテーテル法，膵臓カテーテル法を行った場合は，各区分に掲げる所定点数に所定点数の100分の40に相当する点数を加算する（次に掲げるものを除く）。

> D 205，D 206，D 208（注），D 209（注1），D 220，D 222，D 222-2，D 228，D 229，D 235（注2），D 238，D 241

　　年齢加算を含んだ計算……新生児加算＝（点数＋注加算）×2，乳幼児加算＝（点数＋注加算）×1.7，乳児加算＝（点数＋注加算）×1.4（D 200～D 242のみ。上記項目は除く）となる。

② 2回目以降を所定点数の90%で算定する検査には「減」をつけた。
　　6歳以上の計算の仕方……（点数＋注加算）×0.9＝□□□点（端数四捨五入）
　　6歳未満の計算の仕方……（点数＋注加算）×0.9×1.4＝□□□点（端数四捨五入）
　　3歳未満の計算の仕方……（点数＋注加算）×0.9×1.7＝□□□点（端数四捨五入）
　　新生児（生後28日未満）の計算の仕方……（点数＋注加算）×0.9×2＝□□□点（端数四捨五入）

●加算がある場合の算定例）
《D 312直腸ファイバースコピー，粘膜点墨法で1歳の子に施行した場合》（550＋60）×1.7＝1037点
《上記の検査を同一月に2回以上行った場合の2回目以降の点数》（550＋60）×0.9×1.7＝933.3→933点（最後に端数を四捨五入）

③ 判断料のとれるものは「○」，とれないものは「×」をつけた。
④ **外来管理加算52点**のとれるものは「○」，とれないものは「×」をつけた。
⑤ レセプトに記載する場合「略称」を使用するもの（主なもの）は明記した。

検査

呼吸循環機能検査等

　肺（呼吸）・心臓（循環）の働きを調べる検査です。肺機能には，空気を出し入れする「換気機能」と，血液から二酸化炭素を取り出し酸素を送り込む「呼吸機能」の2つが含まれます。

（点数＋注加算）×1.4　（点数＋注加算）×1.7　（点数＋注加算）×2　（点数＋注加算）×0.9
＊　端数処理は四捨五入

項　　目	⑤ 略号	点数	① 3歳以上6歳未満	3歳未満	新生児	② 2回目～減	③ 判断	④ 外管52点
D 200　スパイログラフィー等検査						—	○	○
1　肺気量分画測定（安静換気量測定及び最大換気量測定を含む）	肺気分画	90	126	153	180			
2　フローボリュームカーブ（強制呼出曲線を含む）		100	140	170	200			
3　機能的残気量測定		140	196	238	280			
4　呼気ガス分析		100	140	170	200			
5　左右別肺機能検査	PET	1010	1414	1717	2020			

算定要件　・「1」肺気量分画測定とD 202「1」指標ガス洗い出し検査を同時に行った場合は，機能的残気量測定は算定できない。
・「2」のフローボリュームカーブは，曲線を描写し記録した場合にのみ算定し，強制呼出曲線の描出に係る費用を含む。
・「5」左右別肺機能検査の所定点数には，カテーテル挿入並びに他の「1」～「4」までのスパイログラフィー等検査及び換気力学的検査，又は側副換気の有無を検出する検査を実施する際に，カテーテル挿入及び側副換気の有無を検出する検査の費用を含む。

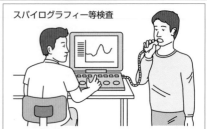

スパイログラフィー等検査

		（点数＋注加算）×1.4	（点数＋注加算）×1.7	（点数＋注加算）×2	（点数＋注加算）×0.9

＊　端数処理は四捨五入

項　　目	略号	⑤ 点数	3歳以上 6歳未満	① 3歳未満	新生児	② 2回目〜 減	③ 判断	④ 外管 52点
D 201　換気力学的検査						―	○	○
1　呼吸抵抗測定								
イ　広域周波オシレーション法を用いた場合		150	210	255	300			
ロ　その他の場合		60	84	102	120			
2　コンプライアンス測定，気道抵抗測定，肺粘性抵抗測定，1回呼吸法による吸気分布検査		135	189	230	270			

算定要件　・「2」のコンプライアンス測定の所定点数には，動肺コンプライアンス測定及び静肺コンプライアンス測定の双方を含む。

項　　目	略号	点数	3歳以上 6歳未満	3歳未満	新生児	2回目〜 減	判断	外管 52点
D 202　肺内ガス分布								
1　指標ガス洗い出し検査		135	189	230	270			
2　クロージングボリューム測定		135	189	230	270			
D 203　肺胞機能検査						―	○	○
1　肺拡散能力検査		180	252	306	360			
2　死腔量測定，肺内シャント検査		135	189	230	270			
D 204　基礎代謝測定	BMR	85	119	145	170	―	○	○

算定要件　・使用した窒素ガス・酸素ガスの費用は所定点数に含まれているため，別に算定できない。

項　　目	略号	点数			
D 205　呼吸機能検査等判断料	判呼	140			D 200〜204 に対し種類・回数にかかわらず月1回のみ算定する。

D 206　心臓カテーテル法による諸検査（一連の検査について）				減	×	○
1　右心カテーテル	右心カテ	3600				
2　左心カテーテル	左心カテ	4000				

〈注加算〉
注1　年齢加算　「1」右心カテ　「2」左心カテ
　　　新生児加算　　＋10800　　　＋12000　　「1」+3600　「1」+10800
　　　乳幼児加算　　＋ 3600　　　＋ 4000　　「2」+4000　「2」+12000

注2　検査実施加算：
　①卵円孔・欠損孔加算　　　　　　　　　　　+800
　②ブロッケンブロー加算　　　　　　　　　　+2000
　③伝導機能検査加算　　　　　　　　　　　　+400
　④ヒス束心電図加算　　　　　　　　　　　　+400
　⑤診断ペーシング加算　　　　　　　　　　　+400
　⑥期外刺激法加算　　　　　　　　　　　　　+800
　⑦冠攣縮誘発薬物負荷試験加算　　　　　　　+800
　⑧冠動脈造影加算　　　　　　　　　　　　　+1400
注3　血管内超音波検査加算　　　血超　　　　　+400
　　　血管内光断層撮影加算　　　血光断　　　　+400
　　　　　　　　　　　　　　　実施加算
注4　冠動脈血流予備能測定検査加算　冠血予　　+600
注5　冠動脈血流予備能測定検査加算（循環動態解析装置）（1患者月1回）　血内　+7200
注6　血管内視鏡検査加算（1患者月1回）届　心超　+400
注10　心腔内超音波検査加算

血液循環と心臓カテーテル法

上大動脈　大動脈　肺動脈　右心房　左心房　右心室　左心室

右心房から右心室への静脈の流れ（この流れに沿って行う右心カテーテル法）

左心房から左心室への動脈の流れ（この流れに逆行して行う左心カテーテル法）

算定要件　〈注7〉同一月中に血管内超音波検査，血管内光断層撮影，冠動脈血流予備能測定検査及び血管内視鏡検査のうち，2以上の検査を行った場合は，主たる検査の点数のみ算定する。
〈注8〉カテーテルの種類，挿入回数にかかわらず一連として算定し，諸監視，血液ガス分析，心拍出量測定，脈圧測定，肺血流量測定，透視，造影剤注入手技，造影剤使用撮影・エックス線診断の費用は所定点数に含まれ，別に算定できない。
〈注9〉エックス線撮影に使用したフィルムは E 400 のフィルム料で算定する（ただし，シネフィルムは別に算定できない）。
●心臓カテーテル法による諸検査
・同一月中に「1」，「2」同時に行った場合でも「注1」，「注2」，「注3」，「注4」，「注5」は1回のみ。
・「注3」，「注4」，「注5」及び「注6」は，主たる加算を患者1人につき月1回に限り算定する。
・心筋生検を行った場合は，D 417 組織試験採取，切採法の所定点数を併せて算定する。
・循環動態解析装置を用いる冠動脈血流予備能測定検査が，関連学会の定める指針に沿って行われた場合に限り算定する。ただし，循環動態解析装置を用いる冠動脈血流予備能測定検査と E 200-2 血流予備量比コンピューター断層撮影は併せて算定できない。
・循環動態解析装置を用いる冠動脈血流予備能測定検査を実施した場合，冠動脈血流予備能測定検査に係る特定保険医療材料は算定できない。

項　　目	略号	点数	3歳以上 6歳未満	3歳未満	新生児	減	×	○
D 207　体液量等測定						減	×	○
1　体液量測定，細胞外液量測定		60	84	102	120			
2　血流量測定，皮膚灌流圧測定，皮弁血流検査，循環血流量測定（色素希釈法によるもの），電子授受式発消色性インジケーター使用皮膚表面温度測定		100	140	170	200			

検査

（点数＋注加算）×1.4　　（点数＋注加算）×1.7　　（点数＋注加算）×2　　（点数＋注加算）×0.9

* 端数処理は四捨五入

項　　目	略号	⑤点数	①3歳以上6歳未満	3歳未満	新生児	②2回目〜減	③判断	④外管52点
3　心拍出量測定，循環時間測定，循環血液量測定（色素希釈法以外によるもの），脳循環測定（色素希釈法によるもの）		150	210	255	300			

> 心拍出量測定にあたって，材料価格基準「別表Ⅱ」の「006 体外式連続心拍出量測定用センサー」を使用した場合は特定保険医療材料料が算定できる。

〈「3」の注加算〉
心拍出量測定加算（開始日）　　　　　　　　　　　　　+1300
（画像診断及び検査の費用は算定しない）

算定要件　・「3」の〈加算〉はカテーテルの交換の有無にかかわらず一連として算定する。

項　　目	略号	点数	3歳以上6歳未満	3歳未満	新生児	2回目〜	判断	外管
4　血管内皮機能検査（一連につき）		200	280	340	400			
5　脳循環測定（笑気法によるもの）		1350	1890	2295	2700			
D 208　心電図検査						減	×	○
1　四肢単極誘導及び胸部誘導を含む最低12誘導	ECG12	130	182	221	260			
2　ベクトル心電図，体表ヒス束心電図		150	210	255	300			
3　携帯型発作時心電図記憶伝達装置使用心電図検査		150	210	255	300			
4　加算平均心電図による心室遅延電位測定		200	280	340	400			
5　その他（6誘導以上）	ECG6	90	126	153	180			
＊他院で描写した心電図の診断を行ったとき		+70					×	

【12誘導とは】
標準肢誘導（第Ⅰ誘導，第Ⅱ誘導，第Ⅲ誘導の3種類），単極肢誘導（aVR，aVL，aVFの3種類），胸部誘導（V₁〜V₆の6種類）。この他，特殊誘導法もある。

算定要件

例）4／1 ECG12，4／15 ベクトル心電図を実施した場合
レセプト「摘要欄」

⑥⓪	ECG12	130×1
	ベクトル心電図減	135×1

・「3」は外来患者のみ算定可。一連につき1回算定する。

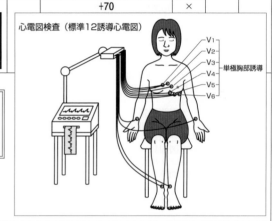

心電図検査（標準12誘導心電図）

項　　目	略号	点数	3歳以上6歳未満	3歳未満	新生児	2回目〜	判断	外管
D 209　負荷心電図検査						減	×	○
1　四肢単極誘導及び胸部誘導を含む最低12誘導	ECG12フカ	380	532	646	760			
2　その他（6誘導以上）	ECG6フカ	190	266	323	380			
＊他院で描写した心電図の診断を行ったとき		+70					×	

マスター法（階段負荷試験）

算定要件　・同一日に D 208 の心電図と D 209 の心電図を行った場合は D 209 のみで算定。

項　　目	略号	点数	3歳以上6歳未満	3歳未満	新生児	2回目〜	判断	外管
D 210　ホルター型心電図検査						減	×	○
1　30分又はその端数を増すごとに	ECG携	90	126	153	180			
2　8時間を超えた場合		1750	2450	2975	3500			

算定要件　・解析に係る費用は所定点数に含まれる。

| D 210-2　体表面心電図，心外膜興奮伝播図 | | 1500 | 2100 | 2550 | 3000 | 減 | × | ○ |
| D 210-3　植込型心電図検査 | | 90 | 126 | 153 | 180 | 減 | × | ○ |

算定要件　・30分又はその端数を増すごとに算定する。
・解析に係る費用は所定点数に含まれる。
・対象患者は短期間に失神発作を繰り返し，その原因として不整脈が強く疑われる患者であって，心臓超音波検査及び心臓電気生理学的検査（心電図検査及びホルター型心電図検査を含む）等で，その原因が特定できない者，又は関連する学会の定める診断基準に従い，心房細動検出を目的とする植込型心電図記録計検査の適応となり得る潜因性脳梗塞と判断された者

			⑤		①		②	③	④
項　　目	略号	点数	3歳以上 6歳未満	3歳未満	新生児	2回目～ 減	判断	外管 52点
（点数＋注加算）×1.4									

上部注記：
- （点数＋注加算）×1.4 → ⑤ 3歳以上6歳未満
- （点数＋注加算）×1.7 → ① 3歳未満
- （点数＋注加算）×2 → 新生児
- （点数＋注加算）×0.9 → ② 2回目～減
- ＊　端数処理は四捨五入

項　　目	略号	点数	3歳以上6歳未満	3歳未満	新生児	2回目～減	判断	外管52点
D 210-4　T波オルタナンス検査		1100	1540	1870	2200	減	×	○
D 211　トレッドミルによる負荷心肺機能検査，サイクルエルゴメーターによる心肺機能検査	トレッドミル/フカ	1600	2240	2720	3200	減	×	○
〈注加算〉連続呼気ガス分析加算		+520						

算定要件　〈注1〉負荷の回数・種類にかかわらず所定点数により算定する。
〈注2〉本検査と同一日に行われた D 200 又は D 208 は算定できない。
〈注3〉連続呼気ガス分析加算は，運動療法における運動処方の作成，心・肺疾患の病態や重症度の判定，治療方針の決定又は治療効果の判定を目的として，連続呼気ガス分析を行った場合に算定する。
呼吸器疾患に対して行った場合も算定できる。

トレッドミル法　　サイクルエルゴメーター法

項　　目	点数	3歳以上6歳未満	3歳未満	新生児	2回目～減	判断	外管52点
D 211-2　喘息運動負荷試験	800	1120	1360	1600	減	×	○

算定要件　・喘息の気道反応性の評価，治療方針の決定等を目的として行った場合に算定する。
・運動負荷前後での換気機能の変化を観察した場合に算定できる。
・この検査を行うために一連として実施された D 208 心電図検査，D 200 スパイログラフィー等検査を含むものであり，負荷の種類及び回数にかかわらず，所定点数により算定する。

項　　目	点数	3歳以上6歳未満	3歳未満	新生児	2回目～減	判断	外管52点
D 211-3　時間内歩行試験届	200	280	340	400	減	×	○

算定要件　・在宅酸素療法を施行している患者又は C 103 在宅酸素療法指導管理料の算定要件を満たす患者若しくは本試験により算定要件を満たすことが可能となる患者で在宅酸素療法の導入を検討している患者に対し，医師又は医師の指導管理の下に看護職員，臨床検査技師若しくは理学療法士がパルスオキシメータ等を用いて動脈血酸素飽和度を測定しながら6分間の歩行を行わせ，到達した距離，動脈血酸素飽和度及び呼吸・循環機能検査等の結果を記録し，医師が患者の運動耐容能等の評価及び治療方針の決定を行った場合に，年に4回を限度として算定する（1/1～12/31 までの間の4回）。なお，当該検査の実施に係る時間（準備や説明に要した時間を含む）については，第7部に掲げるリハビリテーションを実施した時間に含めることはできない。
・医師の指導管理の下に看護職員，臨床検査技師又は理学療法士が6分間の歩行を行わせる場合は，医師が同一建物内において当該看護職員，臨床検査技師又は理学療法士と常時連絡が取れる状態かつ緊急事態に即時的に対応できる体制である。
・以下の事項を診療録に記載する。
ア　当該検査結果の評価
イ　到達した距離，施行前後の動脈血酸素飽和度，呼吸・循環機能検査等の結果
・当該検査を算定する場合にあっては，過去の実施日を診療報酬明細書の摘要欄に記載する。

項　　目	点数	3歳以上6歳未満	3歳未満	新生児	2回目～減	判断	外管52点
D 211-4　シャトルウォーキングテスト届	200	280	340	400	減	×	○

算定要件　・施設基準に適合しているものとして地方厚生局長等に届け出た保険医療機関において行われる場合に限り算定する。
・D 200 スパイログラフィー等検査及び D 220 から D 223-2 までに掲げる諸監視であって，シャトルウォーキングテストと同一日に行われたものの費用は，所定点数に含まれる。

項　　目	略号	点数	3歳以上6歳未満	3歳未満	新生児	2回目～減	判断	外管52点
D 212　リアルタイム解析型心電図		600	840	1020	1200	減	×	○
D 212-2　携帯型発作時心電図記録計使用心電図検査		500	700	850	1000	減	×	○

算定要件　・心電図を2日間以上連続して記録することができる携帯型発作時心電図記録計を用いて，記録スイッチ入力前を含む心電図を記録した場合に，解析の費用を含め一連の使用について1回として算定する。

項　　目	略号	点数	3歳以上6歳未満	3歳未満	新生児	2回目～減	判断	外管52点
D 213　心音図検査	PCG	150	210	255	300	減	×	○

心音の主な種類
Ⅰ音
・僧帽弁閉鎖音
・大動脈弁開放音
Ⅱ音
・大動脈弁閉鎖音
・肺動脈弁閉鎖音
Ⅲ音
左心房から左心室への急速流入期に生じる左心室壁の振動
Ⅳ音
心房収縮期に生じる左心室壁の振動（心房音とよばれる）
（肺動脈弁，大動脈弁，左心房，僧帽弁，左心室，右心室，三尖弁，右心房，右心室）

項　　目	点数	3歳以上6歳未満	3歳未満	新生児	2回目～減	判断	外管52点
D 214　脈波図，心機図，ポリグラフ検査					減	×	○
1　1検査	60	84	102	120			
2　2検査	80	112	136	160			
3　3又は4検査	130	182	221	260			
4　5又は6検査	180	252	306	360			
5　7検査以上	220	308	374	440			
6　血管伸展性検査	100	140	170	200			

検査

		⑤		①		②	③	④
項　　目	略号	点数	3歳以上 6歳未満	3歳未満	新生児	2回目〜 減	判断	外管 52点

（点数＋注加算）×1.4 ／ （点数＋注加算）×1.7 ／ （点数＋注加算）×2 ／ （点数＋注加算）×0.9
＊ 端数処理は四捨五入

算定要件　・脈波図は，次に掲げる検査を2以上行い，脈波曲線を描写し記録した場合に算定する。
①心及び肝拍動図　②動脈波　③静脈波　④容積脈波　⑤指尖脈波　⑥心尖（窩）拍動図
・「1」から「5」は，種目又は部位を順次変えて一連の検査した場合，最高検査数のみで算定。
・運動又は薬剤の負荷による検査を行った場合には，負荷前後の検査をそれぞれ1回の検査として算定し，複数の負荷を行った場合であっても負荷の種類及び回数にかかわらず，所定点数の100分の200を限度として算定する。

項　　目	略号	点数	3歳以上 6歳未満	3歳未満	新生児	2回目〜 減	判断	外管 52点
D 214-2　エレクトロキモグラフ		260	364	442	520	減	×	○

超音波検査等

音は周波数（Hz）でその高さが決まりますが，超音波は，人間には聞こえないくらい高い周波数の音のことです。骨や空気を通過しない性質をもつ超音波を体に向けて発信して，身体から戻ってくる反射波（エコー）をモニター画面に映し，臓器の形態・機能・状態などを調べる検査です。超音波の発信器はプローブといいます。

X線撮影やRI検査のように放射線被曝の心配がないので，妊婦や乳幼児でも安心して受けられます。

（点数＋注加算）×1.4 ／ （点数＋注加算）×1.7 ／ （点数＋注加算）×2 ／ （点数＋注加算）×0.9
＊ 端数処理は四捨五入

		⑤		①		②	③	④
項　　目	略号	点数	3歳以上 6歳未満	3歳未満	新生児	2回目〜 減	判断	外管 52点
D 215　超音波検査（記録に要する費用を含む）						減	×	×
1　Aモード法		150	210	255	300			
2　断層撮影法（心臓超音波検査を除く）								
イ　訪問診療時に行った場合 　　注　訪問診療時に行った場合は，月1回に限り算定する。		400	560	680	800			
ロ　その他の場合								
（1）　胸腹部		530	742	901	1060			
（2）　下肢血管		450	630	765	900			
（3）　その他（頭頸部，四肢，体表，末梢血管等）		350	490	595	700			
〈注加算〉　造影剤使用加算		+180						
パルスドプラ法加算		+150						
3　心臓超音波検査	UCG							
イ　経胸壁心エコー法		880	1232	1496	1760			
ロ　Mモード法		500	700	850	1000			
ハ　経食道心エコー法		1500	2100	2550	3000			
ニ　胎児心エコー法（偏）（月1回）		300	420	510	600	—	×	×
ホ　負荷心エコー法		2010	2814	3417	4020	減	×	×
〈注加算〉　造影剤使用加算		+180						
胎児心エコー法診断加算（「3」の「ニ」のみ）		+1000						
4　ドプラ法（1日につき）								
イ　胎児心音観察，末梢血管血行動態検査		20	28	34	40			
ロ　脳動脈血流速度連続測定		150	210	255	300			
ハ　脳動脈血流速度マッピング法		400	560	680	800			
〈注加算〉　微小栓子シグナル加算（「4」の「ロ」のみ）		+150						
5　血管内超音波法		4290	6006	7293	8580			

心臓超音波
（心エコー）検査　　超音波診断装置
エコーゼリー　超音波プローブ

血管内超音波法にあたって，材料価格基準「別表Ⅱ」の「007 血管内超音波プローブ」を使用した場合は，特定保険医療材料料が算定できる。

検査

		⑤		①		②	③	④
項　　目	略号	点数	3歳以上6歳未満	3歳未満	新生児	2回目〜減	判断	外管52点

上部に矢印で示す計算式：
- （点数＋注加算）×1.4 → 3歳以上6歳未満
- （点数＋注加算）×1.7 → 3歳未満
- （点数＋注加算）×2 → 新生児
- （点数＋注加算）×0.9 → 外管52点
- ＊ 端数処理は四捨五入

算定要件　・D 215「1」〜「5」までの検査のうち，2以上のものを同一月内に同一部位に行った場合は，同一検査として扱う。
〈注加算〉造影剤使用加算は，「2」又は「3」について造影剤を使用した場合に180点を加算する〔注入手技料・麻酔料（L 008除く）含む〕。「造影剤を使用した場合」とは，静脈内注射，動脈注射，又は点滴注射により，造影剤を使用し検査を行った場合をいう。
・心臓超音波検査と同時に記録した「心電図，心音図，脈波図及び心機図」は算定不可。
・ドプラ法について「ロ」及び「ハ」を併せて行ったときは「ハ」で算定。
・「4」の「ロ」で，微小栓子シグナル（HITS／MES）の検出を行った場合は，150点を所定点数に加算する。
・「5」血管内超音波法は，D 220呼吸心拍監視，新生児心拍・呼吸監視，カルジオスコープ（ハートスコープ），カルジオタコスコープ，血液ガス分析，心拍出量測定，脈圧測定，透視，造影剤注入手技，造影剤使用撮影及びエックス線診断の費用は所定点数に含まれる。
・血管内超音波法と同一月中に行った血管内視鏡検査は算定できない。

項目	略号	点数	3歳以上6歳未満	3歳未満	新生児	2回目〜減	判断	外管52点
D 215-2　肝硬度測定（原則として3月に1回算定）		200	280	340	400	—	×	×
D 215-3　超音波エラストグラフィー（原則として3月に1回算定）		200	280	340	400	—	×	×

算定要件　・D 215-2肝硬度測定を算定する患者については，当該検査の費用は別に算定しない。

項目	略号	点数	3歳以上6歳未満	3歳未満	新生児	2回目〜減	判断	外管52点
D 215-4　超音波減衰法検査		200	280	340	400	—	×	×

算定要件　・D 215-2肝硬度測定又はD 215-3超音波エラストグラフィーについて，超音波減衰法検査の実施日より3月以内は原則として併算定不可。

項目	略号	点数	3歳以上6歳未満	3歳未満	新生児	2回目〜減	判断	外管52点
D 216　サーモグラフィー検査（記録に要する費用を含む）		200	280	340	400	減	×	×
〈注加算〉負荷検査加算		+100						

算定要件　・負荷検査を行った場合は，負荷の種類・回数に関係なく100点を加算できる。

項目	略号	点数	3歳以上6歳未満	3歳未満	新生児	2回目〜減	判断	外管52点
D 216-2　残尿測定検査						—	×	×
1　超音波検査によるもの		55	77	94	110			
2　導尿によるもの		45	63	77	90			

算定要件　・前立腺肥大症，神経因性膀胱，過活動膀胱の患者に対し，超音波又はカテーテルを用いて残尿を測定した場合に算定する。
・患者1人につき月2回限度に算定できる。
・「1」と「2」を同一日に行った場合は，主たるもののみ算定する。

項目	略号	点数	3歳以上6歳未満	3歳未満	新生児	2回目〜減	判断	外管52点
D 217　骨塩定量検査						—	×	×
1　DEXA法による腰椎撮影		360	504	612	720			
〈注加算〉大腿骨同時撮影加算	腿撮	+90						
2　REMS法（腰椎）		140	196	238	280			
〈注加算〉大腿骨同時検査加算		+55						
3　MD法，SEXA法等		140	196	238	280			
4　超音波法		80	112	136	160			

算定要件　・骨粗鬆症の診断及びその経過観察の際のみ算定する。ただし4月に1回を限度とし算定する。
・大腿骨同時撮影加算は，DEXA法による大腿骨撮影を同一日に行った場合にのみ算定できる。
・「3」MD法，SEXA法等で撮影に使用したE 400フィルム料は別に算定できる。

検査

監視装置による諸検査

　患者の状態を把握するため，様々な装置を用いて測定をする各種検査を指します。呼吸状態や，心拍を測定するものなどが一般的です。

上部に矢印で示す計算式：
- （点数＋注加算）×1.4
- （点数＋注加算）×1.7
- （点数＋注加算）×2
- （点数＋注加算）×0.9
- ＊ 端数処理は四捨五入

項　　目	略号	点数	3歳以上6歳未満	3歳未満	新生児	2回目〜減	判断	外管52点
D 218　分娩監視装置による諸検査						—	×	○
1　1時間以内の場合		510	714	867	1020			
2　1時間を超え1時間30分以内の場合		700	980	1190	1400			
3　1時間30分を超えた場合		890	1246	1513	1780			

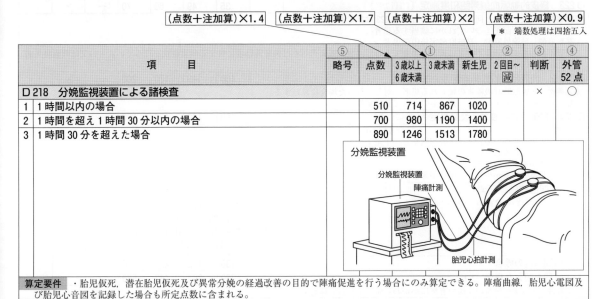

分娩監視装置

分娩監視装置
陣痛計測
胎児心拍計測

算定要件　・胎児仮死，潜在胎児仮死及び異常分娩の経過改善の目的で陣痛促進を行う場合にのみ算定できる。陣痛曲線，胎児心電図及び胎児心音図を記録した場合も所定点数に含まれる。

| | | | （点数＋注加算）×1.4 | （点数＋注加算）×1.7 | （点数＋注加算）×2 | （点数＋注加算）×0.9 |
| | | | | | | ＊　端数処理は四捨五入 |

項　　目	⑤略号	点数	①3歳以上6歳未満	3歳未満	新生児	②2回目〜減	③判断	④外管52点
D 219　ノンストレステスト（一連につき）		210	294	357	420	—	×	○

【D 219 ノンストレステストの算定対象患者】
①40歳以上の初産婦，②BMIが35以上の初産婦，③多胎妊娠，④子宮内胎児発育不全が認められる，⑤子宮収縮抑制剤を使用中，⑥妊娠高血圧症候群重症，⑦常位胎盤早期剥離，⑧前置胎盤（妊娠22週以降で出血等の症状を伴う場合に限る），⑨胎盤機能不全，⑩羊水異常症，⑪妊娠30週未満の切迫早産で，子宮収縮，子宮出血，頸管の開大，短縮又は軟化のいずれかの切迫早産の兆候を示し，かつ，(イ)前期破水を合併したもの，(ロ)経腟超音波検査で子宮頸管長が20mm未満のもの，(ハ)切迫早産の診断で他の医療機関から搬送されたもの，(ニ)早産指数（tocolysis index）が3点以上のもの——のいずれかを満たすもの，⑫心疾患，⑬糖尿病又は妊娠糖尿病＊，⑭甲状腺疾患＊，⑮腎疾患＊，⑯膠原病＊，⑰特発性血小板減少性紫斑病＊，⑱白血病＊，⑲血友病＊，⑳出血傾向＊，㉑HIV陽性，㉒Rh不適合，㉓当該妊娠中に帝王切開術以外の開腹手術を行った又は行う予定がある
＊対象疾患について専門的治療が行われているもの（治療中のもの）が対象で，単なる経過観察のために年に数回程度通院しているのみでは算定不可。

| **算定要件** | ・入院患者は1週間につき3回，外来患者は1週間につき1回算定できる。 |

D 220　呼吸心拍監視，新生児心拍・呼吸監視，カルジオスコープ（ハートスコープ），カルジオタコスコープ						—	×	○
1　1時間以内又は1時間につき		50						
2　3時間を超えた場合（1日につき）								
イ　7日以内の場合		150						
ロ　7日を超え14日以内の場合		130						
ハ　14日を超えた場合		50						

算定要件　・呼吸曲線，心電曲線，心拍数のそれぞれの観察結果の要点を診療録に記載した場合に算定できる（算定開始日も記載する）。
・J 045人工呼吸と同一日に行った当該D 220や，L 008閉麻と同一日に行った場合のD 220は算定不可。
・呼吸心拍監視，新生児心拍・呼吸監視，カルジオスコープ（ハートスコープ），カルジオタコスコープを同一日に行った場合は，主たるもののみ算定する。
・新生児心拍・呼吸監視，カルジオスコープ（ハートスコープ）又はカルジオタコスコープは，重篤な心機能障害もしくは呼吸機能障害を有する患者，又はそのおそれのある患者に対し，心電曲線及び心拍数の観察を行っている場合に算定。呼吸曲線を同時に観察した場合の費用は所定点数に含まれる。

D 221-2　筋肉コンパートメント内圧測定		620	868	1054	1240	—	×	○

算定要件　・同一部位の診断を行う場合，測定回数にかかわらず1回のみで算定する。
・算定対象は①骨折，②外傷性の筋肉内出血，③疼痛，皮膚蒼白，脈拍消失，感覚異常，麻痺（長時間の圧迫・動脈損傷等による臨床的に認められるもの等），④急性のコンパートメント症候群が疑われる患者

D 222　経皮的血液ガス分圧測定，血液ガス連続測定						—	×	○
1　1時間以内又は1時間につき		100						
2　5時間を超えた場合（1日につき）		630						

算定要件　・循環不全及び呼吸不全があり酸素療法を行う必要のある新生児のみ算定。
・出生時体重が1000g未満は90日限度，1000g以上1500g未満は60日限度。
・血液ガス連続測定は，L 008閉麻において，分離肺換気を行う際に，血中のPO2，PCO2，pHの観血的連続測定を行った場合に算定できる。

D 222-2　経皮的酸素ガス分圧測定（1日につき）		100				—	×	○

算定要件　・重症下肢血流障害が疑われる患者に対し，虚血肢の切断若しくは血行再建に係る治療方針の決定又は治療効果の判定のために経皮的に血中のPO2を測定した場合に，3月に1回に限り算定する。

D 223　経皮的動脈血酸素飽和度測定（1日につき）		35	49	60	70	—	×	○

算定要件　・人工呼吸と同時に行った場合はD 223は算定不可。
・算定対象は，下記①②のいずれかに該当する患者。
①静脈麻酔，硬膜外麻酔，脊椎麻酔実施中の患者
②呼吸不全もしくは循環不全又は術後の患者であって，酸素吸入若しくは突発性難聴に対する酸素療法を行っているもの又は酸素吸入若しくは突発性難聴に対する酸素療法を行う必要がある患者

D 223-2　終夜経皮的動脈血酸素飽和度測定（一連につき）		100	140	170	200	—	×	○

算定要件　・睡眠時呼吸障害の疑われる患者に対して行った場合に算定する。
・数日間連続して測定しても一連のものとして算定する。

D 224　終末呼気炭酸ガス濃度測定（1日につき）		100	140	170	200	—	×	○

算定要件　・L 008閉麻と同一日に行った場合算定不可。
・算定対象は，気管内挿管又は気管切開をし，下記①〜③のいずれかに該当する患者。
①人工呼吸器を装着している患者
②自発呼吸が不十分な患者
③脳外傷等換気不全が生じる可能性が非常に高いと判断される患者

D 225　観血的動脈圧測定（カテーテルの挿入に要する費用及びエックス線透視の費用を含む）						—	×	○
1　1時間以内の場合		130	182	221	260			
2　1時間を超えた場合（1日につき）		260	364	442	520			

> 観血的動脈圧測定に当たり，材料価格基準「別表Ⅱ」の「003 ②末梢動脈圧測定用カテーテル」を使用した場合は特定保険医療材料料が算定できる。

算定要件　・カテーテルの交換の有無にかかわらず一連として算定する。

検査

	（点数＋注加算）×1.4	（点数＋注加算）×1.7	（点数＋注加算）×2	（点数＋注加算）×0.9
				＊ 端数処理は四捨五入

項　　目	略号	点数	⑤ 3歳以上6歳未満	① 3歳未満	新生児	② 2回目~減	③ 判断	④ 外管52点
D 225-2　非観血的連続血圧測定（1日につき）		100	140	170	200	—	×	○
算定要件　・人工呼吸と同時に行った場合，D 225-2 は算定不可。								
D 225-3　24 時間自由行動下血圧測定（月1回）		200	280	340	400	—	×	○
算定要件　・日本循環器学会，日本心臓病学会，日本高血圧学会の承認を得た「24 時間血圧計の使用（ABPM）基準に関するガイドライン」に沿って行われた場合に，月に1回算定する。								
D 225-4　ヘッドアップティルト試験㊥		1030	1442	1751	2060	—	×	○
D 226　中心静脈圧測定（1日につき）						—	×	○
1　4 回以下の場合	CVP	120	168	204	240			
2　5 回以上の場合		240	336	408	480			

中心静脈圧測定
生理食塩液
マノメーター
O点
中心静脈カテーテル

項　　目	略号	点数	⑤ 3歳以上6歳未満	① 3歳未満	新生児	② 2回目~減	③ 判断	④ 外管52点
算定要件　・カテーテルの交換の有無にかかわらず一連として算定する。・中心静脈圧測定を算定中にカテーテル挿入を行った時は G 005-2 で算定する。それに伴う画像診断・検査の費用は算定不可。								
D 227　頭蓋内圧持続測定						—	×	○
1　1 時間以内又は1時間につき		200	280	340	400			
2　3 時間を超えた場合（1 日につき）		800	1120	1360	1600			
算定要件　・穿刺部位のガーゼ交換等の処置料及び材料料は算定できない。								
D 228　深部体温計による深部体温測定（1 日につき）		100				—	×	○
算定要件　・直腸温・膀胱温の測定は該当しない。								
D 229　前額部，胸部，手掌部又は足底部体表面体温測定による末梢循環不全状態観察（1 日につき）		100				—	×	○
算定要件　・D 228 を同一日に行った場合は，主たるもののみで算定。								
D 230　観血的肺動脈圧測定						—	×	○
1　1 時間以内又は1時間につき		180	252	306	360			
2　2 時間を超えた場合（1 日につき）		570	798	969	1140			
〈注加算〉バルーン付肺動脈カテーテル挿入加算（開始日に限る）		+1300						
算定要件　・カテーテルの交換の有無にかかわらず一連として算定する。・観血的肺動脈圧測定と右心カテーテル法による諸検査又は D 226 中心静脈圧測定を同一日に実施した場合は主たるもののみ算定する。・左心カテーテル法による諸検査を同一日に実施した場合は別に算定できる。・穿刺部位のガーゼ交換等の処置料，及び材料料は算定できない。・注加算の場合のカテーテル挿入に伴う画像診断・検査の費用は算定しない。								
D 231　人工膵臓検査（一連につき）㊥		5000	7000	8500	10000	—	×	○
算定要件　・2 日以上にわたり連続実施しても一連1回の算定。								
D 231-2　皮下連続式グルコース測定（一連につき）㊥		700	980	1190	1400	—	×	○
算定要件　・2 日以上にわたり連続実施しても一連1回の算定。・診療所では6月に2回に限り算定。								
D 232　食道内圧測定検査		780	1092	1326	1560	—	×	○
D 233　直腸肛門機能検査						—	×	○
1　1 項目行った場合		800	1120	1360	1600			
2　2 項目以上行った場合		1200	1680	2040	2400			
算定要件　・患者1人につき月1回に限り算定。・「直腸肛門機能検査」とは，直腸肛門内圧測定，直腸感覚検査，直腸コンプライアンス検査，直腸肛門反射検査，排出能力検査のこと。								
D 234　胃・食道内 24 時間 pH 測定		3000	4200	5100	6000	—	×	○
算定要件　・胃・食道逆流症の診断及び治療方法の選択のために実施された場合に算定する。・概ね 24 時間以上連続して実施されるものであり，これを1回として算定する。								

検査

脳波検査等

脳の神経細胞が放つ微弱な電流や，大脳皮質の血流状態などを測定します。

（点数＋注加算）×1.4 （点数＋注加算）×1.7 （点数＋注加算）×2 （点数＋注加算）×0.9

＊　端数処理は四捨五入

項　　目	略号	⑤点数	3歳以上6歳未満	3歳未満	新生児	②2回目~減	③脳波検査判断	④外管52点
D 235　脳波検査（過呼吸，光及び音刺激による負荷検査を含む）	EEG	720	1008	1224	1440	―	○	×
〈注加算〉賦活検査加算		+250	+350	+425	+500			
他院で描写した脳波の診断を行ったとき		70						

| 算定要件 |・誘導数が8誘導以上の場合に算定する。8誘導未満の場合は，D 214 により算定する。|

| D 235-2　長期継続頭蓋内脳波検査（1日につき） | | 500 | 700 | 850 | 1000 | ― | ○ | × |

| 算定要件 |・難治性てんかんの患者に対し，硬膜下電極若しくは深部電極を用いて脳波測定を行った場合，1患者につき 14 日間を限度として算定する。|

材料価格基準「別表Ⅱ」の「088 脳波測定用頭蓋内電極」を併せて算定できる。

D 235-3　長期脳波ビデオ同時記録検査（1日につき）						―	○	×
1　長期脳波ビデオ同時記録検査 1（届）		3500	4900	5950	7000			
2　長期脳波ビデオ同時記録検査 2		900	1260	1530	1800			

| 算定要件 |・難治性てんかんの患者に対し，てんかん発作型診断，局在診断（硬膜下電極又は深部電極を用いて脳波測定を行っている患者に対するものに限る）又はてんかん手術前後に検査を行った場合，患者1人につきそれぞれ 5 日間を限度に算定する。
・「1」は，施設基準に適合しているものとして地方厚生局長等に届け出た保険医療機関において行われる場合に限り算定する。|

D 236　脳誘発電位検査（脳波検査を含む）						―	○	×
1　体性感覚誘発電位		850	1190	1445	1700			
2　視覚誘発電位		850	1190	1445	1700			
3　聴性誘発反応検査，脳波聴力検査，脳幹反応聴力検査，中間潜時反応聴力検査		850	1190	1445	1700			
4　聴性定常反応		1010	1414	1717	2020			

| 算定要件 |・脳波聴力検査，脳幹反応聴力検査及び中間潜時反応聴力検査等は「3」により算定し，2種類以上行った場合には主たる所定点数にて1回のみ算定する。
・「3」と「4」を両方行った場合は，主たるもののみ算定する。|

D 236-2　光トポグラフィー						―	○	×
1　脳外科手術の術前検査に使用するもの		670	938	1139	1340			
2　抑うつ症状の鑑別診断の補助に使用するもの（届）								
イ　地域の精神科救急医療体制を確保するために必要な協力等を行っている精神保健指定医による場合		400	560	680	800			
ロ　イ以外の場合		200	280	340	400			

| 算定要件 |・施設基準に適合外の医療機関は 100 分の 80 で算定。|

D 236-3　脳磁図（届）						―	○	×
1　自発活動を測定するもの		17100	23940	29070	34200			
2　その他のもの		5100	7140	8670	10200			

レセプト摘要欄

⑥：　脳磁図（手術実施年月日又は手術実施予定年月日）　5100×1

（手術が行われなかった場合はその理由をレセプトの摘要欄に記入する）

| 算定要件 |・「1」はてんかんの診断を目的として行う場合に算定し，「2」は施設基準適合の届出医療機関で実施された場合に算定する。
・原発性及び続発性てんかん，中枢神経疾患に伴う感覚障害及び運動障害の鑑別診断又はてんかんの患者に対する手術部位の診断や手術方法の選択を含めた治療方針の決定のために行う場合に限り，1患者につき1回のみ算定できる。レセプトには，手術実施日又は予定日を摘要欄に記載する。|

D 237　終夜睡眠ポリグラフィー						―	○	×
1　携帯用装置を使用した場合		720	1008	1224	1440			
2　多点感圧センサーを有する睡眠評価装置を使用した場合		250	350	425	500			
3　1及び2以外の場合								
イ　安全精度管理下で行うもの（届）		4760	6664	8092	9520			
ロ　その他のもの		3570	4998	6069	7140			

| 算定要件 |・「3」の場合，同時に行った D 200 スパイログラフィー等検査から本区分「2」までに掲げるもの及び D 239 筋電図検査については併せて算定できない。
・「1」の場合で C 107-2 在宅持続陽圧呼吸療法指導管理料を算定している患者又は当該保険医療機関からの依頼により睡眠時無呼吸症候群に対する口腔内装置を製作した歯科医療機関から検査の依頼を受けた患者については，6月に1回を限度として算定できる。
・「2」は，パルスオキシメーターモジュールを組み合わせて行い，問診，身体所見又は他の検査所見から睡眠時呼吸障害が強く疑われる患者に対し，睡眠時無呼吸症候群の診断を目的として使用し，解析を行った場合に算定する。
・「3」の「イ」は「1」「2」のいずれかに該当する患者等であり，安全精度管理下に当該検査を実施する医学的必要性が認められる場合に，1月に1回を限度として算定する（C 107-2 を算定している患者の場合は初回月のみ2回算定できる）。
　㋑　以下のいずれかの合併症を有する睡眠関連呼吸障害の患者
　　①心疾患，神経筋疾患（脳血管障害を含む）又は呼吸器疾患（継続的に治療を行っている場合に限る），②BMI35 以上の肥満，③生活に常時介護を要する認知機能障害|

検査

				⑤			①		②	③	④
項　目				略号	点数	3歳以上 6歳未満 （点数＋注加算）×1.4	3歳未満 （点数＋注加算）×1.7	新生児 （点数＋注加算）×2	2回目〜 減 （点数＋注加算）×0.9	脳波検 査判断	外管 52点

＊　端数処理は四捨五入

(ロ)　以下のいずれかの睡眠障害の患者
　　①中枢性過眠症，②パラソムニア，③睡眠関連運動障害，④睡眠中多発するてんかん発作
(ハ)　13歳未満の小児の患者
(ニ)　C 107-2 を算定している患者で，(イ)〜(ハ)に治療効果を判定するため，安全精度管理下に CPAP を用いて当該検査を実施する医学的必要性が認められる患者
(ホ)　その他，安全精度管理が医学的に必要と主治医が認める場合
・「3」の「ロ」は「1」「2」以外であって，他の検査により睡眠時無呼吸発作の明らかな患者に対して，睡眠時無呼吸症候群の診断を目的として行った場合及び，睡眠中多発するてんかん発作の患者，うつ病，ナルコレプシーであって，重篤な睡眠，覚醒リズムの障害を伴うものの患者に対して行った場合，月1回のみ算定できる（なお，C 107-2 を算定している患者の場合は初回月のみ2回算定できる）。
・D 237「3」は A 400 短手3の対象。

| D 237-2　反復睡眠潜時試験（MSLT） | | | | | 5000 | 7000 | 8500 | 10000 | — | ○ | × |

算定要件　・ナルコレプシー又は特発性過眠症が強く疑われる患者に対し，診断の補助として概ね2時間間隔で4回以上の睡眠検査を行った場合，1月に1回算定する。
・D 237 終夜睡眠ポリグラフィーを併せて行った場合は，主たるもののみ算定する。
・D 237-2 は A 400 短手3の対象。

| D 237-3　覚醒維持検査 | | | | | 5000 | 7000 | 8500 | 10000 | — | ○ | × |

算定要件　・過眠症状を伴う睡眠障害の重症度または治療効果の判定を目的として，概ね2時間間隔で4回以上の覚醒維持検査を行った場合に1月に1回を限度として算定する。
・関連学会より示されている指針を遵守し，適切な手順で行われた場合に限り算定できる。

D 238　脳波検査判断料								D 235〜D 237-3 に対し種類・回数にかかわらず月1回のみ算定する。			
1	脳波検査判断料1 届			判脳1	350						
2	脳波検査判断料2			判脳2	180						

算定要件　・「1」は，施設基準適合の届出医療機関において行われる場合に限り算定する。
・遠隔脳波診断を行った場合については，施設基準適合の届出医療機関間で行われた場合に限り算定する。この場合において，受信側の保険医療機関が「1」の届出を行った保険医療機関であり，当該保険医療機関において常勤の医師が脳波診断を行い，その結果を送信側の保険医療機関に文書等により報告した場合は，「1」を算定することができる。

検査

神経・筋検査

神経や筋の機能を測定します。

				⑤			①		②	③	④
項　目				略号	点数	3歳以上 6歳未満 （点数＋注加算）×1.4	3歳未満 （点数＋注加算）×1.7	新生児 （点数＋注加算）×2	2回目〜 減 （点数＋注加算）×0.9	神経・ 筋検査 判断	外管 52点

＊　端数処理は四捨五入

D 239　筋電図検査									—	○	×
1	筋電図〔1肢につき（針電極にあっては1筋につき）〕			EMG	320	448	544	640			
2	誘発筋電図（神経伝導速度測定を含む）（1神経につき）				200	280	340	400			
	〈注加算〉複数神経加算　1神経増すごとに＋150点（上限1050点まで）				＋150						
3	中枢神経磁気刺激による誘発筋電図 届（一連につき） ・施設基準適合外の医療機関は100分の80で算定				800	1120	1360	1600			
4	単線維筋電図（一連につき）届				1500	2100	2550	3000			

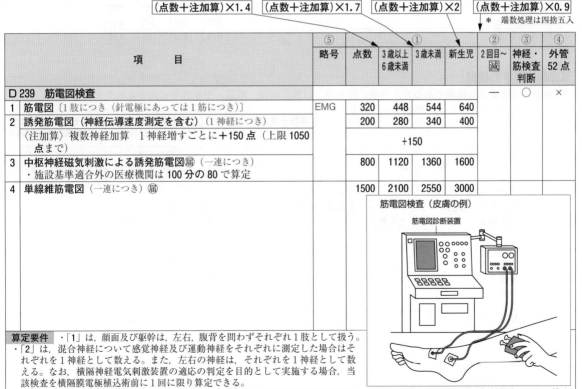

筋電図検査（皮膚の例）

筋電図診断装置

算定要件　・「1」は，顔面及び躯幹は，左右，腹背を問わずそれぞれ1肢として扱う。
・「2」は，混合神経について感覚神経及び運動神経をそれぞれに測定した場合はそれぞれを1神経として数える。また，左右の神経は，それぞれを1神経として数える。なお，横隔神経電気刺激装置の適応の判定を目的として実施する場合，当該検査を横隔膜電極植込術前に1回に限り算定できる。
・「3」は，多発性硬化症，運動ニューロン疾患等の神経系の運動障害の診断を目的として，単発若しくは二連発磁気刺激法による。検査する筋肉の種類及び部位にかかわらず，一連として算定する。

〔点数＋注加算〕×1.4　　〔点数＋注加算〕×1.7　　〔点数＋注加算〕×2　　〔点数＋注加算〕×0.9

＊　端数処理は四捨五入

項　　目	⑤略号	点数	3歳以上6歳未満	①3歳未満	新生児	②2回目~減	③神経・筋検査判断	④外管52点
・「4」については，重症筋無力症の診断を目的として，単線維筋電図に関する所定の研修を修了した十分な経験を有する医師により，単一の運動単位の機能の評価を行った場合に，一連として所定点数により算定する。診療報酬請求に当たっては，診療報酬明細書に当該医師が所定の研修を修了していること及び当該検査に係る十分な経験を有することを証する文書を添付し検査実施日，実施医療機関の名称，診断名（疑いを含む）及び当該検査を行う医学的必要性の症状詳記を記載する。								
D 239-2　電流知覚閾値測定（一連につき）		200	280	340	400	—	○	×
D 239-3　神経学的検査届		500	700	850	1000	—	○	×
算定要件　・意識状態，言語，脳神経，運動系，感覚系，反射，協調運動，髄膜刺激症状，起立歩行等に関する総合的な検査及び診断を神経学的検査チャートを用いて行った場合，一連につき1回算定する。 ・神経系疾患医（診療担当経験10年以上の医師）が，当該検査を行い，その結果を患者及びその家族等に説明した場合に限り算定する。								
D 239-4　全身温熱発汗試験		600	840	1020	1200	—	○	×
算定要件　・多系統萎縮症，パーキンソン病，ポリニューロパチー，特発性無汗症，ホルネル症候群及びロス症候群等の患者に対し，ヨウ素デンプン反応又は換気カプセル法を利用して患者の全身の発汗の有無及び発汗部位を確認した場合に，診断時に1回，治療効果判定時に1回に限り算定できる。 ・医師が直接監視を行うか，又は医師が同一建物内において直接監視をしている他の従事者と常時連絡が取れる状態かつ緊急事態に即時的に対応できる体制であること。								
D 239-5　精密知覚機能検査		280	392	476	560	—	○	×
算定要件　・末梢神経断裂，縫合術後又は絞扼性神経障害の患者に対して，当該検査に関する研修を受講した者が，Semmes-Weinstein monofilament set を用いて知覚機能を定量的に測定した場合に算定できる。								
D 240　神経・筋負荷テスト						—	○	×
1　テンシロンテスト（ワゴスチグミン眼筋力テストを含む）		130	182	221	260			
2　瞳孔薬物負荷テスト		130	182	221	260			
3　乏血運動負荷テスト（乳酸測定等を含む）		200	280	340	400			
算定要件　・「1」は，Edrophonium Chloride を負荷して行う検査に伴う全ての検査（前後の観察及び精密眼圧測定を含む）を含む。 ・「2」は，ホルネル症候群又はアディー症候群について行った場合に，負荷する薬剤の種類にかかわらず，一連として算定する。 ・「3」は，血中乳酸，焦性ブドウ酸，カリウム，無機リン等の測定検査の費用及び採血料を含む。								
D 241　神経・筋検査判断料	判神	180					・D 239~D 240に対し種類・回数にかかわらず月1回のみ算定する。	
D 242　尿水力学的検査						—	×	×
1　膀胱内圧測定		260	364	442	520			
2　尿道圧測定図		260	364	442	520			
3　尿流測定		205	287	349	410			
4　括約筋筋電図		310	434	527	620			

検査

耳鼻咽喉科学的検査

　顔面から頸部までの臓器である耳，鼻腔，副鼻腔，口腔，咽頭，喉頭，甲状腺等に関する検査のことです。

〔点数＋注加算〕×1.7　　〔点数＋注加算〕×2　　〔点数＋注加算〕×0.9

＊　端数処理は四捨五入

項　　目	⑤略号	点数	①3歳未満	新生児	②2回目~減	③判断	④外管52点
D 244　自覚的聴力検査					—	×	×
1　標準純音聴力検査，自記オージオメーターによる聴力検査	純音	350	595	700			
2　標準語音聴力検査，ことばのききとり検査	語音	350	595	700			
3　簡易聴力検査							
イ　気導純音聴力検査		110	187	220			
ロ　その他（種目数にかかわらず一連につき）		40	68	80			
4　後迷路機能検査（種目数にかかわらず一連につき）		400	680	800			
5　内耳機能検査（種目数にかかわらず一連につき），耳鳴検査（種目数にかかわらず一連につき）		400	680	800			
6　中耳機能検査（種目数にかかわらず一連につき）		150	255	300			

（点数＋注加算）×1.7 　（点数＋注加算）×2 　（点数＋注加算）×0.9
＊ 端数処理は四捨五入

項　　目	略号 ⑤	点数	3歳未満 ①	新生児	2回目～減 ②	判断 ③	外管 ④ 52点

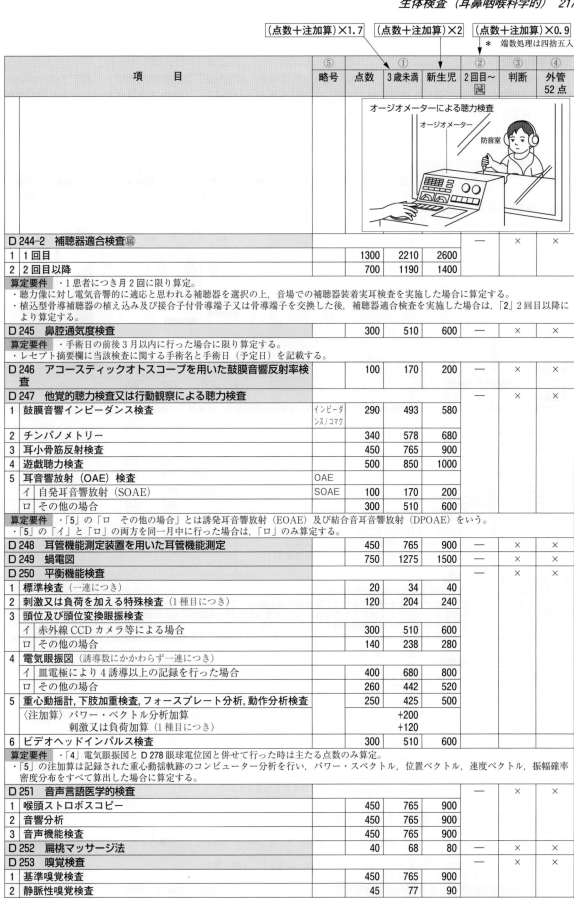

オージオメーターによる聴力検査
オージオメーター
防音室

項　　目	略号 ⑤	点数	3歳未満 ①	新生児	2回目～減 ②	判断 ③	外管 ④ 52点
D 244-2　補聴器適合検査届					—	×	×
1　1回目		1300	2210	2600			
2　2回目以降		700	1190	1400			

算定要件　・1患者につき月2回に限り算定。
・聴力像に対し電気音響的に適応と思われる補聴器を選択の上，音場での補聴器装着実耳検査を実施した場合に算定する。
・植込型骨導補聴器の植え込み及び接合子付骨導端子又は骨導端子を交換した後，補聴器適合検査を実施した場合は，「2」2回目以降により算定する。

項　　目	略号 ⑤	点数	3歳未満 ①	新生児	2回目～減 ②	判断 ③	外管 ④ 52点
D 245　鼻腔通気度検査		300	510	600		×	×

算定要件　・手術日の前後3月以内に行った場合に限り算定する。
・レセプト摘要欄に当該検査に関する手術名と手術日（予定日）を記載する。

項　　目	略号 ⑤	点数	3歳未満 ①	新生児	2回目～減 ②	判断 ③	外管 ④ 52点
D 246　アコースティックオトスコープを用いた鼓膜音響反射率検査		100	170	200	—	×	×
D 247　他覚的聴力検査又は行動観察による聴力検査					—	×	×
1　鼓膜音響インピーダンス検査	インピーダンス／コマク	290	493	580			
2　チンパノメトリー		340	578	680			
3　耳小骨筋反射検査		450	765	900			
4　遊戯聴力検査		500	850	1000			
5　耳音響放射（OAE）検査	OAE						
イ　自発耳音響放射（SOAE）	SOAE	100	170	200			
ロ　その他の場合		300	510	600			

算定要件　・「5」の「ロ　その他の場合」とは誘発耳音響放射（EOAE）及び結合音耳音響放射（DPOAE）をいう。
・「5」の「イ」と「ロ」の両方を同一月中に行った場合は，「ロ」のみ算定する。

項　　目	略号 ⑤	点数	3歳未満 ①	新生児	2回目～減 ②	判断 ③	外管 ④ 52点
D 248　耳管機能測定装置を用いた耳管機能測定		450	765	900	—	×	×
D 249　蝸電図		750	1275	1500		×	×
D 250　平衡機能検査					—	×	×
1　標準検査（一連につき）		20	34	40			
2　刺激又は負荷を加える特殊検査（1種目につき）		120	204	240			
3　頭位及び頭位変換眼振検査							
イ　赤外線CCDカメラ等による場合		300	510	600			
ロ　その他の場合		140	238	280			
4　電気眼振図（誘導数にかかわらず一連につき）							
イ　皿電極により4誘導以上の記録を行った場合		400	680	800			
ロ　その他の場合		260	442	520			
5　重心動揺計，下肢加重検査，フォースプレート分析，動作分析検査		250	425	500			
〈注加算〉パワー・ベクトル分析加算		+200					
刺激又は負荷加算（1種目につき）		+120					
6　ビデオヘッドインパルス検査		300	510	600			

算定要件　・「4」電気眼振図とD 278眼球電位図と併せて行った時は主たる点数のみ算定。
・「5」の注加算は記録された重心動揺軌跡のコンピューター分析を行い，パワー・スペクトル，位置ベクトル，速度ベクトル，振幅確率密度分布をすべて算出した場合に算定する。

項　　目	略号 ⑤	点数	3歳未満 ①	新生児	2回目～減 ②	判断 ③	外管 ④ 52点
D 251　音声言語医学的検査					—	×	×
1　喉頭ストロボスコピー		450	765	900			
2　音響分析		450	765	900			
3　音声機能検査		450	765	900			
D 252　扁桃マッサージ法		40	68	80	—	×	×
D 253　嗅覚検査					—	×	×
1　基準嗅覚検査		450	765	900			
2　静脈性嗅覚検査		45	77	90			

算定要件　・「2」において，注射実施料は所定点数に含まれる。

検査

| D 254　電気味覚検査（一連につき） | | 300 | 510 | 600 | — | × | × |

眼科学的検査

　眼球や眼球周囲の組織を調べる検査です。視力検査，屈折検査，眼圧検査，調節機能検査等から成ります。コンタクトレンズ使用を目的に受診した患者に対して眼科学的検査を行った場合は，D 282-3 に掲げるコンタクトレンズ検査料のみ算定します。

（点数＋注加算）×1.7　（点数＋注加算）×2　（点数＋注加算）×0.9
＊ 端数処理は四捨五入

項　　　　目	⑤ 略号	点数	① 3歳未満	新生児	② 2回目〜減	③ 判断	④ 外管 52点
D 255　精密眼底検査（片側）	精眼底	56	95	112	—	×	×

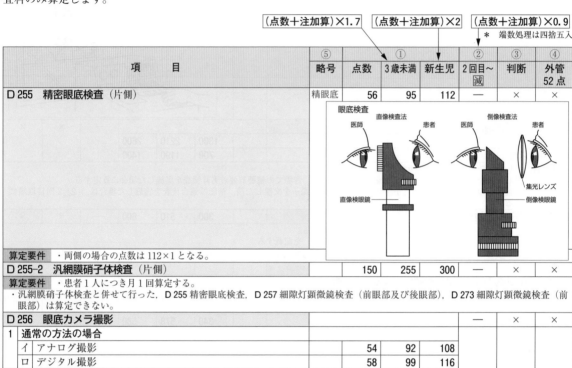
眼底検査／直像検査法／医師／患者／直像検眼鏡／倒像検査法／医師／患者／集光レンズ／倒像検眼鏡

算定要件　・両側の場合の点数は 112×1 となる。	

| D 255-2　汎網膜硝子体検査（片側） | | 150 | 255 | 300 | — | × | × |

算定要件　・患者1人につき月1回算定する。
・汎網膜硝子体検査と併せて行った，D 255 精密眼底検査，D 257 細隙灯顕微鏡検査（前眼部及び後眼部），D 273 細隙灯顕微鏡検査（前眼部）は算定できない。

D 256　眼底カメラ撮影					—	×	×
1　通常の方法の場合							
イ　アナログ撮影		54	92	108			
ロ　デジタル撮影		58	99	116			
2　蛍光眼底法の場合		400	680	800			
3　自発蛍光撮影法の場合		510	867	1020			

| 〈注加算〉広角眼底撮影加算
（未熟児網膜症，網膜芽細胞腫，又は網膜変性疾患が疑われる3歳未満の乳幼児若しくは糖尿病網膜症，網膜静脈閉塞症，又はコーツ病の患者に対して蛍光眼底法による観察のために広角眼底撮影を行った場合に限る） | 広眼 | +100 | | | | | |

算定要件　・片側・両側とも同じ点数。
・「1」～「3」を行った場合は主たる検査の所定点数のみ算定する。
・デジタル撮影とは，画像情報をデジタル処理して管理及び保存が可能な撮影方法をいう。
・デジタル撮影したものをフィルムへプリントアウトした場合，「ロ」を算定するが，当該フィルムの費用は算定できない。
・アナログ撮影を行ったものをデジタルに変換した場合は「イ」を算定する。
・使用したフィルムは別に算定する（「1」の「ロ」を除く）。ただし，インスタントフィルムを使用した場合はフィルムの費用は1回16点を上限とする。

| D 256-2　眼底三次元画像解析 | | 190 | 323 | 380 | — | × | × |

算定要件　・患者1人につき月1回算定する。
・D 256「1」と併せて行った場合は，D 256-2 のみで算定する。

| D 256-3　光干渉断層血管撮影 | | 400 | 680 | 800 | — | × | × |

算定要件　・患者1人につき月1回に限り算定する。ただし，当該検査と併せて行った D 256 眼底カメラ撮影に係る費用は所定点数に含まれる。

| D 257　細隙灯顕微鏡検査
（前眼部及び後眼部） | 精密スリットM | 110 | 187 | 220 | — | × | × |

算定要件　・細隙灯顕微鏡検査を行った後，必要上さらに生体染色を施して再検査を行った場合は，再検査1回に限り D 273 細隙灯顕微鏡検査（前眼部）の点数で算定する。
・使用したフィルムの費用として，購入価格を10円で除して得た点数を加算する。

| D 258　網膜電位図（ERG） | ERG | 230 | 391 | 460 | — | × | × |
| D 258-2　網膜機能精密電気生理検査（多局所網膜電位図） | | 500 | 850 | 1000 | — | × | × |

算定要件　・D 258 網膜電位図では情報が不十分と医師が認めるとき，以下①～③に掲げる場合において算定できる。
①前眼部又は中間透光体に混濁があって，眼底検査が不能な黄斑疾患が疑われる患者に対して，診断を目的として行う場合（初回診断時1回，以降3月に1回に限る）
②黄斑ジストロフィーの診断を目的とした場合（初回診断時1回，以降3月に1回に限る）
③網膜手術の前後（それぞれ1回ずつに限る）

| D 258-3　黄斑局所網膜電図，全視野精密網膜電図届 | | 800 | 1360 | 1600 | — | × | × |
| D 259　精密視野検査（片側） | 精視野 | 38 | 65 | 76 | — | × | × |

検査

		⑤	①		②	③	④
					(点数＋注加算)×1.7		(点数＋注加算)×2	(点数＋注加算)×0.9
							＊ 端数処理は四捨五入

項　目	略号	点数	3歳未満	新生児	2回目～減	判断	外管52点
D 260　量的視野検査（片側）					―	×	×
1　動的量的視野検査		195	332	390			
2　静的量的視野検査		290	493	580			
D 261　屈折検査	屈折				―	×	×
1　6歳未満の場合		69	117	138			
2　1以外の場合		69	117	138			

算定要件　・「1」は，弱視又は不同視と診断された患者に対して，眼鏡処方箋の交付を行わずに矯正視力検査を実施した場合には，小児矯正視力検査加算として，35点を所定点数に加算する。この場合において，D 263矯正視力検査は算定しない。

項　目	略号	点数	3歳未満	新生児	2回目～減	判断	外管52点
D 262　調節検査	調節	70	119	140	―	×	×

算定要件　・負荷調節検査を行った場合，負荷の前後に調節検査を行ったときには，100分の200の点数を限度として算定する。

項　目	略号	点数	3歳未満	新生児	2回目～減	判断	外管52点
D 263　矯正視力検査	矯正				―	×	×
1　眼鏡処方箋の交付を行う場合		69	117	138			
2　1以外の場合		69	117	138			

算定要件　・眼鏡を処方する前後のレンズメーターによる眼鏡検査を含む。

項　目	略号	点数	3歳未満	新生児	2回目～減	判断	外管52点
D 263-2　コントラスト感度検査		207	352	414	―	×	×

算定要件　・患者1人につき手術の前後においてそれぞれ1回に限り算定する。

項　目	略号	点数	3歳未満	新生児	2回目～減	判断	外管52点
D 264　精密眼圧測定	精眼圧	82	139	164	―	×	×
〈注加算〉水分の多量摂取，薬剤の注射，点眼，暗室試験等の負荷による測定の場合（負荷測定加算）		＋55					

算定要件　・加算は，検査の種類・回数にかかわらず1回のみ算定する。

項　目	略号	点数	3歳未満	新生児	2回目～減	判断	外管52点
D 265　角膜曲率半径計測		84	143	168	―	×	×
D 265-2　角膜形状解析検査		105	179	210	―	×	×

算定要件　・患者1人につき月1回に限り算定する。
・同一月内に行ったD 265角膜曲率半径計測は所定点数に含まれる。
・角膜移植後の患者の場合は2月に1回を限度とする。

項　目	略号	点数	3歳未満	新生児	2回目～減	判断	外管52点
D 266　光覚検査		42	71	84	―	×	×
D 267　色覚検査					―	×	×
1　アノマロスコープ又は色相配列検査を行った場合		70	119	140			
2　1以外の場合		48	82	96			
D 268　眼筋機能精密検査及び輻輳検査	精眼筋	48	82	96	―	×	×
D 269　眼球突出度測定		38	65	76	―	×	×
D 269-2　光学的眼軸長測定		150	255	300	―	×	×

算定要件　・非接触型機器を用いて眼軸長を測定した場合に算定する。接触型Aモード法による場合は，D 215の「1」Aモード法により算定する。

項　目	略号	点数	3歳未満	新生児	2回目～減	判断	外管52点
D 270　削除							
D 270-2　ロービジョン検査判断料届（月1回）		250	425	500	―	×	×
D 271　角膜知覚計検査		38	65	76	―	×	×
D 272　両眼視機能精密検査，立体視検査（三杆法又はステレオテスト法による），網膜対応検査（残像法又はバゴリニ線条試験による）	両視機能	48	82	96	―	×	×

算定要件　・Worth4灯法，赤フィルター法等による両眼単視検査をいう。

項　目	略号	点数	3歳未満	新生児	2回目～減	判断	外管52点
D 273　細隙灯顕微鏡検査（前眼部）	スリットM	48	82	96	―	×	×

算定要件　・D 257と併せて算定できない。
・使用したフィルムの費用として，購入価格を10円で除して得た点数を加算する。

項　目	略号	点数	3歳未満	新生児	2回目～減	判断	外管52点
D 274　前房隅角検査		38	65	76	―	×	×
D 274-2　前眼部三次元画像解析		265	451	530	―	×	×

算定要件　・患者1人につき月1回に限り算定する。ただし，当該検査と併せて行ったD 265-2角膜形状解析検査及びD 274前房隅角検査に係る費用は所定点数に含まれる。

項　目	略号	点数	3歳未満	新生児	2回目～減	判断	外管52点
D 275　圧迫隅角検査		76	129	152	―	×	×
D 275-2　前房水漏出検査		149	253	298	―	×	×

算定要件　・緑内障濾過手術後の患者であって，術後から1年を経過していないものについて，前房水漏出が強く疑われる症例に対して当該検査を行った場合に限り算定する。

項　目	略号	点数	3歳未満	新生児	2回目～減	判断	外管52点
D 276　削除							
D 277　涙液分泌機能検査，涙管通水・通色素検査	涙液	38	65	76	―	×	×

算定要件　・涙液分泌機能検査はシルメル法等による。

項　目	略号	点数	3歳未満	新生児	2回目～減	判断	外管52点
D 277-2　涙道内視鏡検査		640	1088	1280	―	×	×

算定要件　・同一日にK 202涙管チューブ挿入術を実施した場合には算定できない。

項　目	略号	点数	3歳未満	新生児	2回目～減	判断	外管52点
D 278　眼球電位図（EOG）	EOG	280	476	560	―	×	×

算定要件　・D 250の「4」電気眼振図と併せて行った場合は主たる点数のみで算定。

検査

| | | | （点数＋注加算）×1.7 | （点数＋注加算）×2 | （点数＋注加算）×0.9 |
| | | | ↓ | ↓ | ＊ 端数処理は四捨五入 |

項　　　目	⑤ 略号	点数	① 3歳未満	新生児	② 2回目〜 減	③ 判断	④ 外管 52点
D 279　角膜内皮細胞顕微鏡検査		160	272	320	—	×	×
D 280　レーザー前房蛋白細胞数検査		160	272	320	—	×	×
D 281　瞳孔機能検査（電子瞳孔計使用）		160	272	320	—	×	×
D 282　中心フリッカー試験		38	65	76	—	×	×

算定要件　・視神経疾患の診断のために行った場合に算定する。

項　　　目	⑤ 略号	点数	① 3歳未満	新生児	② 2回目〜 減	③ 判断	④ 外管 52点
D 282-2　行動観察による視力検査					—	×	×
1　PL（Preferential Looking）法		100	170	200			
2　乳幼児視力測定（テラーカード等によるもの）		60	102	120			

算定要件　・「1」は，4歳未満の乳幼児又は通常の視力検査で視力測定ができない患者に対し，粟屋−Mohindra方式等の測定装置を用いて視力測定を行った場合に算定する。テラーカード等による簡易測定は本検査に含まれない。診療録に検査結果の要点を記載する。
　　　　　・「2」は，4歳未満の乳幼児又は通常の視力検査で視力測定ができない患者に対し，テラーカード等による簡易視力測定を行った場合に算定し，診療録に検査結果の要点を記載する。また，D 282-2の「1」と併せて行った場合は，主たるもののみ算定する。

項　　　目	⑤ 略号	点数	① 3歳未満	新生児	② 2回目〜 減	③ 判断	④ 外管 52点
D 282-3　コンタクトレンズ検査料届					—	×	×
1　コンタクトレンズ検査料1		200	340	400			
2　コンタクトレンズ検査料2		180	306	360			
3　コンタクトレンズ検査料3		56	95	112			
4　コンタクトレンズ検査料4		50	85	100			

> 【コンタクトレンズ検査料1の施設基準（要件）】
> 　次のいずれかに該当すること。
> イ　当該保険医療機関を受診した患者のうち，コンタクトレンズに係る検査を実施した患者の割合が3割未満であること。
> ロ　当該保険医療機関を受診した患者のうち，コンタクトレンズに係る検査を実施した患者の割合が4割未満であり，かつ当該保険医療機関内に眼科診療を専ら担当する常勤の医師が配置されていること。

検査

算定要件　・施設基準適合の届出医療機関において，コンタクトレンズの装用を目的に受診した患者に対して眼科学的検査を行った場合は，「1」「2」又は「3」を算定し，当該保険医療機関以外の保険医療機関であって，施設基準に適合しているものにおいて，コンタクトレンズの装用を目的に受診した患者に対して眼科学的検査を行った場合は，「4」を算定する。
　　　　　・A 000 初診料及びA 001 再診料の夜間・早朝等加算は併せて算定できない。
　　　　　・当該保険医療機関又は当該保険医療機関と特別の関係にある保険医療機関において過去にコンタクトレンズの装用を目的に受診したことのある患者について，当該検査料を算定した場合は，A 000 初診料は算定せず，A 001 再診料又はA 002 外来診療料を算定する。

皮膚科学的検査

　ダーモスコピーとは，皮膚の肉眼による診察と顕微鏡診断の両方を兼ねた検査法です。皮膚表面を拡大して観察を行います。

| | | | （点数）×1.7 | （点数）×2 | （点数）×0.9 |
| | | | ↓ | ↓ | ＊ 端数処理は四捨五入 |

項　　　目	⑤ 略号	点数	① 3歳未満	新生児	② 2回目〜 減	③ 判断	④ 外管 52点
D 282-4　ダーモスコピー		72	122	144	—	×	○

算定要件　・悪性黒色腫，基底細胞癌ボーエン病，色素性母斑，老人性色素斑，脂漏性角化症，エクリン汗孔腫，血管腫等の色素性皮膚病変，円形脱毛症もしくは日光角化症の診断の目的で行った場合に，検査回数又は部位数にかかわらず，4月に1回に限り算定する（新たに他の病変で検査を行う場合であって，医学的必要性から4月に2回以上算定するときは，レセプトの摘要欄にその理由を記載する。この場合であっても1月に1回を限度とする）。
　　　　　・再診時に診断された場合の外来管理加算は算定できる。

臨床心理・神経心理検査

　知能，人格や心理などに関する検査で，主に精神科，神経科，心療内科，神経精神科等の診療科で実施されます。

| | | | （点数＋注加算）×1.7 | （点数＋注加算）×2 | （点数＋注加算）×0.9 |
| | | | ↓ | ↓ | ＊ 端数処理は四捨五入 |

項　　　目	⑤ 略号	点数	① 3歳未満	新生児	② 2回目〜 減	③ 判断	④ 外管 52点
D 283　発達及び知能検査					—	×	○
1　操作が容易なもの		80	136	160			
2　操作が複雑なもの		280	476	560			
3　操作と処理が極めて複雑なもの		450	765	900			

			（点数＋注加算）×1.7	（点数＋注加算）×2	（点数＋注加算）×0.9
					＊ 端数処理は四捨五入

項　　　目	⑤ 略号	点数	① 3歳未満	新生児	② 2回目～ 減	③ 判断	④ 外管 52点
D 284　人格検査					—	×	○
1　操作が容易なもの		80	136	160			
2　操作が複雑なもの		280	476	560			
3　操作と処理が極めて複雑なもの		450	765	900			
D 285　認知機能検査その他の心理検査					—	×	○
1　操作が容易なもの							
イ　簡易なもの		80	136	160			
ロ　その他のもの		80	136	160			
2　操作が複雑なもの		280	476	560			
3　操作と処理が極めて複雑なもの		450	765	900			

算定要件 〈D 283，284，285 共通〉
・「1」操作が容易なものとは，検査及び結果処理に概ね 40 分以上を要するもの。
・「2」操作が複雑なものとは，検査及び結果処理に概ね 1 時間以上を要するもの。
・「3」操作と処理が極めて複雑なものとは，検査及び結果処理に概ね 1 時間 30 分以上を要するもの。
・（各項目ごとに）同一日に複数の検査を行った場合であっても，主たるもの 1 種類のみで算定する。

負荷試験等

被検者に一定の負荷（負担）をかけ，臓器にどう影響を及ぼすか調べます。

			（点数＋注加算）×1.7	（点数＋注加算）×2	（点数＋注加算）×0.9
					＊ 端数処理は四捨五入

項　　　目	⑤ 略号	点数	① 3歳未満	新生児	② 2回目～ 減	③ 判断	④ 外管 52点
D 286　肝及び腎のクリアランステスト		150	255	300	—	×	×
〈注加算〉検査のため，尿管カテーテル法，膀胱尿道ファイバース コピー又は膀胱尿道鏡検査を行った場合は，D 318 尿管カテーテ ル法，D 317 膀胱尿道ファイバースコピー又は D 317-2 膀胱尿道 鏡検査の所定点数を併せて算定する		+1200 +950 +890					
算定要件 ・検査に伴って行った注射，採血，検体測定の費用は算定できない。施用した薬剤は別途算定する。							
D 286-2　イヌリンクリアランス測定		1280	2176	2560	—	×	×
D 287　内分泌負荷試験					—	×	×
1　**下垂体前葉負荷試験**							
イ　成長ホルモン（GH）（一連として） ＊患者1人につき月2回に限り算定する	GH	1200	2040	2400			
ロ　ゴナドトロピン（LH及びFSH）（一連として月1回）	LH及び FSH	1600	2720	3200			
ハ　甲状腺刺激ホルモン（TSH）（一連として月1回）	TSH	1200	2040	2400			
ニ　プロラクチン（PRL）（一連として月1回）	PRL	1200	2040	2400			
ホ　副腎皮質刺激ホルモン（ACTH）（一連として月1回）	ACTH	1200	2040	2400			
2　**下垂体後葉負荷試験**（一連として月1回）		1200	2040	2400			
3　**甲状腺負荷試験**（一連として月1回）		1200	2040	2400			
4　**副甲状腺負荷試験**（一連として月1回）		1200	2040	2400			
5　**副腎皮質負荷試験**							
イ　鉱質コルチコイド（一連として月1回）		1200	2040	2400			
ロ　糖質コルチコイド（一連として月1回）		1200	2040	2400			
6　**性腺負荷試験**（一連として月1回）		1200	2040	2400			

算定要件 ・1月に 3600 点を限度とし算定する。
・負荷試験に伴って行った注射，採血，検体測定の費用は，採血回数・測定回数にかかわらず算定できない。
・各負荷試験については測定回数及び負荷する薬剤の種類にかかわらず，一連のものとして月1回に限り所定点を算定する。ただし，「1」 の「イ」の成長ホルモンに限り，月2回まで所定点数を算定できる。なお，「1」「5」以外のものについては，測定するホルモンの種類 にかかわらず一連のものとして算定する。
・本試験に伴って，D 419 その他の検体採取「5」副腎静脈サンプリングにより採血を行った場合，その費用は別に算定できる。
・負荷の前後に係る血中又は尿中ホルモン等測定に際しては，測定回数，測定間隔等にかかわらず一連のものとして扱い，当該負荷試験 の項により算定し，検体検査実施料における「生Ⅰ」又は「生Ⅱ」の項では算定しない。
・D 287「1」の「イ」は A 400 短手 1，短手 3 の対象。

検査

		⑤		①		②	③	④
項　目		略号	点数	3歳未満 (点数＋注加算)×1.7	新生児 (点数＋注加算)×2	2回目～減 (点数＋注加算)×0.9 *端数処理は四捨五入	判断	外管52点
D 288　糖負荷試験						―	×	×
1	常用負荷試験（血糖及び尿糖検査を含む）	OGTT	200	340	400			
2	耐糖能精密検査（常用負荷試験及び血中インスリン測定又は常用負荷試験及び血中C-ペプチド測定を行った場合），グルカゴン負荷試験	GITT	900	1530	1800			
算定要件	・負荷試験に伴って行った注射，採血，検体測定の費用は，採血回数・測定回数にかかわらず算定できない（薬剤は算定可）。 ・負荷の前後に係る血中又は尿中ホルモン等測定に際しては，測定回数，測定間隔等にかかわらず一連のものとして扱い，当該負荷試験の項により算定し，検体検査実施料における「生Ⅰ」又は「生Ⅱ」の項では算定しない。							
D 289　その他の機能テスト						―	×	×
1	膵機能テスト（PFDテスト）	PFD	100	170	200			
2	肝機能テスト（ICG1回又は2回法，BSP2回法），ビリルビン負荷試験，馬尿酸合成試験，フィッシュバーグ，水利試験，アジスカウント（Addis尿沈渣定量検査），モーゼンタール法，ヨードカリ試験	ICG1回又は2回法BSP2回法	100	170	200			
3	胆道機能テスト，胃液分泌刺激テスト		700	1190	1400			
4	セクレチン試験		3000	5100	6000			
算定要件	・検査に伴って行った注射，検体採取，検体測定及びエックス線透視は算定できない。 ・「3」胆道機能テストは，十二指腸ゾンデを十二指腸乳頭部まで挿入し，胆道刺激物を投与して十二指腸液を分画採取した場合に算定する。							
D 290　卵管通気・通水・通色素検査，ルビンテスト		卵管通過	100	170	200	―	×	×
算定要件	・検査の種類・回数に関係なく所定点数のみ算定する。							
D 290-2　尿失禁定量テスト（パッドテスト）（月1回）			100	170	200	―	×	×
算定要件	・体動時の失禁尿をパッドにより採取し，定量的な尿失禁の評価を行うもので，1月に1回算定する。 ・使用パッドの費用は所定点数に含まれる。							
D 291　皮内反応検査，ヒナルゴンテスト，鼻アレルギー誘発試験，過敏性転嫁検査，薬物光線貼布試験，最小紅斑量（MED）測定						―	×	×
1	21箇所以内の場合（1箇所につき）		16	27	32			
2	22箇所以上の場合（1箇所につき）		12	20	24			
算定要件	・1箇所目から21箇所目までについては，1箇所につき「1」の所定点数により算定する。 ・22箇所目以降については，1箇所につき「2」の所定点数により算定する。 ・皮内反応検査とは，ツベルクリン反応，各種アレルゲンの皮膚貼布試験（皮内テスト，スクラッチテストを含む）等であり，ツベルクリン，アレルゲン等検査に使用した薬剤はD 500により算定できる。 ・数種のアレルゲンまたは濃度の異なったアレルゲンを用いて皮内反応検査を行った場合は，それぞれにつき1箇所として所定点数を算定する。							
D 291-2　小児食物アレルギー負荷検査届			1000	1700	2000	―	×	×
算定要件	・食物アレルギーが強く疑われる16歳未満の小児に対し，1年（12月）に3回限度に算定する。 例）2020年4月14日に2回目の算定をする場合，2019年4月15日～2020年4月13日の間の検査回数が1回以下でなければならない。 ・検査にあたって患者又はその家族等に文書で説明し，交付する。交付の写しは診療録に添付する。 ・D 291-2はA 400短手1，短手3の対象。							
D 291-3　内服・点滴誘発試験届（2月に1回）			1000	1700	2000	―	×	×
算定要件	・貼付試験，皮内反応，リンパ球幼若化検査等で診断がつかない薬疹の診断目的の入院患者に対して，被疑薬を内服若しくは点滴・静注した場合に限り算定する。							

ラジオアイソトープを用いた諸検査

　ラジオアイソトープ（RI：体内に影響の少ないγ線などの放射性同位元素）を静脈注射して，体外に放出される放射線をシンチカメラで捉え，コンピュータでデータ処理して画像化する検査です。

　RIは臓器に集まりますが，癌や梗塞がある場合には集まりにくいため，その濃淡で診断します。

		⑤		①		②	③	④
項　目		略号	点数	3歳未満 (点数＋注加算)×1.7	新生児 (点数＋注加算)×2	2回目～減 (点数＋注加算)×0.9 *端数処理は四捨五入	ラジオアイソトープ検査判断	外管52点
D 292　体外からの計測によらない諸検査						―	○	×
1	循環血液量測定，血漿量測定		480	816	960			
2	血球量測定		800	1360	1600			
3	吸収機能検査，赤血球寿命測定		1550	2635	3100			
4	造血機能検査，血小板寿命測定		2600	4420	5200			
＊核種が異なる場合であっても同一の検査とみなす								

			⑤		③ 3歳未満	① 新生児	② 2回目〜 減	③ ラジオアイソトープ検査判断	④ 外管 52点
			略号	点数					

（点数＋注加算）×1.7 （点数＋注加算）×2 （点数＋注加算）×0.9
＊ 端数処理は四捨五入

項　　目	略号	点数	3歳未満	新生児	2回目〜減	ラジオアイソトープ検査判断	外管52点

算定要件　・同一のラジオアイソトープを用いてD 292，D 293又はE 100〜E 101-4のうちいずれか2つ以上を行った場合は，主たる所定点数のみで算定する。
・検査に数日を要した場合でも同一のラジオアイソトープを用いた検査は一連として1回の算定とする。

項目	略号	点数	3歳未満	新生児	2回目〜減	ラジオ	外管
D 293　シンチグラム（画像を伴わないもの）					—	○	×
1　甲状腺ラジオアイソトープ摂取率（一連につき）		365	621	730			
2　レノグラム，肝血流量（ヘパトグラム）		575	978	1150			
＊核種が異なる場合であっても同一の検査とみなす							
D 294　ラジオアイソトープ検査判断料	判ラ	110			・D 292，D 293に対し，種類・回数にかかわらず月1回のみ算定する。		

内視鏡検査

　先端に超小型のビデオカメラを付けた管（内視鏡）を胃や腸に挿入し，内腔を観察する検査です。診断のみならず治療にも広く用いられ，特に癌の診断・治療には欠かせないものとなっています。

　内視鏡には，管が金属製のものとグラスファイバー製のものがありますが，食道から十二指腸に至る上部消化管の検査では，柔らかい素材のファイバースコープが用いられます。先端にCCD（小型のテレビカメラ）の付いた電子スコープを用いると，テレビモニターで病変部の形状，出血状態等が直接確認できます。内視鏡の先端の直径は5mm程度で，患者さんの負担も軽減されています。

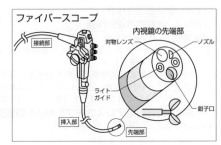

ファイバースコープ

検査

①内視鏡検査に際し，麻酔を行った場合は，麻酔の費用を別に算定する。
　前処置又は局所麻酔で行うときは，薬剤料のみ算定する。
②処置又は手術と同時に行った内視鏡検査は別に算定できない。
③内視鏡検査当日に，検査に関連して行う注射実施料は算定できない。
④超音波内視鏡検査を実施した場合，超音波内視鏡検査加算として所定点数に300点が加算できる。
⑤他の医療機関で撮影した内視鏡写真について診断を行った場合は，1回につき70点を算定する。
⑥D 295関節鏡検査からD 325肺臓カテーテル法，肝臓カテーテル法，膵臓カテーテル法までに掲げる内視鏡検査は，次により算定する。
　ア　生検用ファイバースコピーを使用して組織の採取を行った場合は，採取した組織の個数にかかわらず，1回の内視鏡検査についてD 414内視鏡下生検法に掲げる所定点数を別に算定する。
　イ　互いに近接する部位の2以上のファイバースコピー検査を連続的に行った場合には，主たる検査の所定点数のみにより算定する。
　ウ　内視鏡検査をエックス線透視下において行った場合にあっても，E 000透視診断は算定しない。
　エ　写真診断を行った場合は，使用フィルム代（現像料及び郵送料を含むが，書留代等は除く）を10円で除して得た点数を加算して算定するが，E 002撮影及びE 001写真診断は算定しない。
　オ　他の医療機関で撮影した内視鏡写真について診断のみを行った場合は，診断料として1回につき所定点数を算定できるが，患者が当該傷病につき当院に受診していない場合は算定できない。
⑦D 306食道ファイバースコピー，D 308胃・十二指腸ファイバースコピー，D 310小腸内視鏡検査，D 312直腸ファイバースコピー又はD 313大腸内視鏡検査を行う際に，インジゴカルミン，メチレンブルー，トルイジンブルー，コンゴーレッド等による色素内視鏡法を行った場合は，粘膜点墨法に準じて算定する。ただし，使用される色素の費用は所定点数に含まれる。
⑧緊急のために休日に内視鏡検査を行った場合又はその開始時間が保険医療機関の表示する診療時間以外の時間若しくは深夜である内視鏡検査（D 296-3，D 324及びD 325に掲げるものを除く）を行った場合においては，それぞれ所定点数に100分の80，100分の40，100分の80に相当する点数を加算する。時間外の場合は，入院中の患者以外の患者に限る。なお，上記にかかわらず，A 000初診料「注7」のただし書に規定する保険医療機関において，入院中の患者以外の患者に対して，その開始時間が同注のただし書に規定する時間である内視鏡検査を行った場合は所定点数の100分の40に相当する点数を加算する。
⑨内視鏡検査を行うにあたっては，関係学会のガイドライン等に基づき，必要な消毒及び洗浄を適切に行うことになっている。
⑩鎮静下に内視鏡検査を実施する場合には，モニター等で患者の全身状態の把握を行うことになっている。

（点数＋注加算）×1.7　　（点数＋注加算）×2　　（点数＋注加算）×0.9
＊　端数処理は四捨五入

項　　　目	⑤ 略号	点数	① 3歳未満	新生児	② 2回目〜 減	③ 判断	④ 外管 52点
〈通則加算〉超音波内視鏡検査を実施した場合	超内		+300				
D 295　関節鏡検査（片側）	E－関節	760	1292	1520	減	×	×

関節鏡検査（膝関節）
タニケット
滅菌ドレープ
滅菌足袋
関節鏡
生理食塩液

算定要件
レセプト「摘要欄」
⑥：E－関節／両　1520×1

項　　　目	⑤ 略号	点数	① 3歳未満	新生児	② 2回目〜 減	③ 判断	④ 外管 52点
D 296　喉頭直達鏡検査	E－喉頭直達	190	323	380	減	×	×
D 296-2　鼻咽腔直達鏡検査		220	374	440	減	×	×

算定要件　・D 298嗅裂部・鼻咽腔・副鼻腔入口部ファイバースコピーと同時に行った場合は算定できない。
【インフルエンザウイルス感染症診断の補助を目的に薬事承認された内視鏡用テレスコープを使用しインフルエンザウイルス感染症の診断を行った場合の算定】
・本区分の鼻咽腔直達鏡検査，「（内視鏡検査）通則3」の当該保険医療機関以外の医療機関で撮影した内視鏡写真について診断を行った場合及び「（内視鏡検査）通則4」の「写真診断を行った場合」の「使用したフィルムの費用」である「019画像記録用フィルム⑷B4」を「10円で除して得た点数」を合算した点数を準用して算定する。

項　　　目	⑤ 略号	点数	① 3歳未満	新生児	② 2回目〜 減	③ 判断	④ 外管 52点
D 296-3　内視鏡用テレスコープを用いた咽頭画像等解析（インフルエンザの診断の補助に用いるもの）		305	—	—	—	×	×
〈注加算〉時間外等実施加算			+200				

算定要件　・6歳以上の患者にインフルエンザの診断を行った場合算定（発症後48h）
・本検査と，一連の治療期間において別に実施したD 012感染症免疫学的検査の「22」インフルエンザウイルス抗原定性は併せて算定できない。
・注加算は，外来患者に診療時間外，休日，深夜において行った場合に所定点数に加算する。この場合，A 000初診料「注9」，A 001再診料「注7」の夜間・早朝等加算，検体検査料の緊検 迅検外 は算定できない。

項　　　目	⑤ 略号	点数	① 3歳未満	新生児	② 2回目〜 減	③ 判断	④ 外管 52点
D 297　削除							
D 298　嗅裂部・鼻咽腔・副鼻腔入口部ファイバースコピー（部位を問わず一連につき）		600	1020	1200	減	×	×
D 298-2　内視鏡下嚥下機能検査		720	1224	1440	減	×	×

算定要件　・D 298嗅裂部・鼻咽腔・副鼻腔入口部ファイバースコピー，D 299喉頭ファイバースコピー，D 298-2を2つ以上行った場合は，主たるもののみ算定する。

項　　　目	⑤ 略号	点数	① 3歳未満	新生児	② 2回目〜 減	③ 判断	④ 外管 52点
D 299　喉頭ファイバースコピー	EF－喉頭	600	1020	1200	減	×	×
D 300　中耳ファイバースコピー	EF－中耳	240	408	480	減	×	×
D 300-2　顎関節鏡検査（片側）		1000	1700	2000	減	×	×
D 301　削除							
D 302　気管支ファイバースコピー	EF－ブロンコ	2500	4250	5000	減	×	×
〈注加算〉気管支肺胞洗浄法検査同時加算			+200				

算定要件　・〈注加算〉は肺胞蛋白症，サルコイドーシス等の診断のために気管支肺胞洗浄を行い洗浄液を採取した場合に算定する。

項　　　目	⑤ 略号	点数	① 3歳未満	新生児	② 2回目〜 減	③ 判断	④ 外管 52点
D 302-2　気管支カテーテル気管支肺胞洗浄法検査		320	544	640	減	×	×

算定要件　・気管支ファイバースコピーを使用せずに気管支肺胞洗浄用カテーテルを用いて気管支肺胞洗浄を実施した場合に算定する。
・D 302-2とD 302「注」の気管支肺胞洗浄法検査を同一入院期間中にそれぞれ行った場合は，主たるものの所定点数のみ算定する。

項　　　目	⑤ 略号	点数	① 3歳未満	新生児	② 2回目〜 減	③ 判断	④ 外管 52点
D 303　胸腔鏡検査	E－胸腔	7200	12240	14400	減	×	×
D 304　縦隔鏡検査		7000	11900	14000	減	×	×

算定要件　・主に胸部（肺及び縦隔）の疾病の鑑別，肺癌の転移の有無，手術適応の決定のために用いられるものをいう。

項　　　目	⑤ 略号	点数	① 3歳未満	新生児	② 2回目〜 減	③ 判断	④ 外管 52点
D 305　削除							
D 306　食道ファイバースコピー	EF－食道	800	1360	1600	減	×	×
3歳以上6歳未満は「（点数＋注加算）×1.4」で算定する。〈注加算〉粘膜点墨法加算	墨		+60				
狭帯域光強調加算	狭光		+200				

算定要件　・狭帯域光強調加算は，拡大内視鏡を用いて狭い波長帯による画像を利用した観察を行った場合に算定できる。

項　　　目	⑤ 略号	点数	① 3歳未満	新生児	② 2回目〜 減	③ 判断	④ 外管 52点
D 307　削除							
D 308　胃・十二指腸ファイバースコピー	EF－胃・十二指腸	1140	1938	2280	減	×	×
3歳以上6歳未満は「（点数＋注加算）×1.4」で算定する。〈注加算〉1　胆管・膵管造影法加算			+600				
2　粘膜点墨法加算	墨		+60				

検査

		⑤	①		②	③	④
			3歳未満	新生児	2回目〜 減	判断	外管 52点
項　　目	略号	点数	（点数＋注加算）×1.7	（点数＋注加算）×2	（点数＋注加算）×0.9 ＊端数処理は四捨五入		
3　胆管・膵管鏡加算			+2800				
4　狭帯域光強調加算	狭光		+200				

算定要件　・注加算1には，諸監視，造影剤注入手技及びエックス線診断料の費用が含まれる（フィルム料は別に算定）。
　　　　　・注加算4は，拡大内視鏡を用いて狭帯域光による観察を行った場合に，所定点数に加算する。

項　　目	略号	点数	3歳未満	新生児	2回目〜 減	判断	外管 52点
D 309　胆道ファイバースコピー	EF－胆道	4000	6800	8000	減	×	×
D 310　小腸内視鏡検査	EF－小腸				減	×	×
1　バルーン内視鏡によるもの		6800	11560	13600			
2　スパイラル内視鏡によるもの		6800	11560	13600			
3　カプセル型内視鏡によるもの		1700	2890	3400			

> カプセル型内視鏡による小腸内視鏡検査を行った場合は，特定保険医療材料料（材料価格基準「別表Ⅱ」の「148 カプセル型内視鏡⑴」）が算定できる。

項　　目	略号	点数	3歳未満	新生児			
4　その他のもの		1700	2890	3400			

3歳以上6歳未満は「（点数＋注加算）×1.4」で算定する。
〈注加算〉2　内視鏡的留置術加算（「3」のみ。15歳未満）　+260
　　　　　3　粘膜点墨法加算（「4」のみ）　墨　+60

算定要件　・2種以上行った場合は，主たるもののみ算定する。ただし，「3」カプセル型内視鏡によるものを行った後，診断の確定や治療を目的に「1」バルーン内視鏡によるもの「2」のスパイラル内視鏡によるものを行った場合は，いずれの点数も算定する。
　　　　　・内視鏡的留置術加算 +260 は，「3」について，15才未満に内視鏡的挿入補助具を用いて行った場合に算定する。

項　　目	略号	点数	3歳未満	新生児	2回目〜 減	判断	外管 52点
D 310-2　消化管通過性検査		600	1020	1200	減	×	×

算定要件　・消化管通過性検査は，消化管の狭窄又は狭小化を有する又は疑われる患者に対して，D 310 小腸内視鏡検査の「3」カプセル型内視鏡によるものを実施する前に，カプセル型内視鏡と形・大きさが同一の造影剤入りカプセルを患者に内服させ，消化管の狭窄や狭小化を評価した場合に，一連の検査につき1回に限り算定する。また，E 001 写真診断及び E 002 撮影は別に算定できる。

項　　目	略号	点数	3歳未満	新生児	2回目〜 減	判断	外管 52点
D 311　直腸鏡検査	E－直腸	300	510	600	減	×	×

算定要件　・D 311-2 肛門鏡検査と同時に行った場合は，主たるもののみ算定する。
　　　　　・肛門部の観察のみを行った場合は，D 311-2 肛門鏡検査で算定する。

項　　目	略号	点数	3歳未満	新生児	2回目〜 減	判断	外管 52点
D 311-2　肛門鏡検査		200	340	400	減	×	×

算定要件　・D 311 直腸鏡検査を同時に行った場合は，主たるもののみ算定する。

項　　目	略号	点数	3歳未満	新生児	2回目〜 減	判断	外管 52点
D 312　直腸ファイバースコピー	EF－直腸	550	935	1100	減	×	×

3歳以上6歳未満は「（点数＋注加算）×1.4」で算定する。
〈注加算〉粘膜点墨法加算　墨　+60

項　　目	略号	点数	3歳未満	新生児			
D 312-2　回腸嚢ファイバースコピー		550	935	1100			
D 313　大腸内視鏡検査	EF－大腸				減	×	×
1　ファイバースコピーによるもの							
イ　S状結腸		900	1530	1800			
ロ　下行結腸及び横行結腸		1350	2295	2700			
ハ　上行結腸及び盲腸		1550	2635	3100			
2　カプセル型内視鏡によるもの		1550	2635	3100			

> カプセル型内視鏡による大腸内視鏡検査を行った場合は，特定保険医療材料料（材料価格基準「別表Ⅱ」の「148 カプセル型内視鏡⑵」）が算定できる。

3歳以上6歳未満は「（点数＋注加算）×1.4」で算定する。
〈注加算〉粘膜点墨法加算　　　墨　+60
　　　　　狭帯域光強調加算　　狭光　+200
　　　　　バルーン内視鏡加算　　　+450
　　　　　内視鏡的留置術加算　　　+260

算定要件　・「2」のカプセル型内視鏡によるものは以下のいずれかに該当する場合に限り算定する。
　ア　大腸内視鏡検査が必要であり，大腸ファイバースコピーを実施したが，腹腔内の癒着等により回盲部まで到達できなかった患者に用いた場合
　イ　大腸内視鏡検査が必要であるが，腹部手術歴があり癒着が想定される場合等，器質的異常により大腸ファイバースコピーが実施困難であると判断された患者に用いた場合
　ウ　大腸内視鏡検査が必要であるが，以下のいずれかに該当し，身体的負担により大腸ファイバースコピーが実施困難であると判断された患者に用いた場合
　　①　以下の(イ)から(ニ)のいずれかに該当する場合
　　　(イ)　3剤の異なる降圧剤を用いても血圧コントロールが不良の高血圧症（収縮期血圧 160mmHg 以上）
　　　(ロ)　慢性閉塞性肺疾患（1秒率 70％未満）
　　　(ハ)　6か月以上の内科的治療によっても十分な効果が得られない BMI が 35 以上の高度肥満症の患者であって，糖尿病，高血圧症，脂質異常症又は閉塞性睡眠時無呼吸症候群のうち1つ以上を合併している患者
　　　(ニ)　左室駆出率低下（LVEF 40％未満）
　　②　放射線医学的に大腸過長症と診断されており，かつ慢性便秘症で，大腸内視鏡検査が実施困難であると判断された場合。大腸過長症はS状結腸ループが腸骨稜を超えて頭側に存在，横行結腸が腸骨稜より尾側の骨盤内に存在又は肝弯曲や脾弯曲がループを描いている場合とし，慢性便秘症は Rome Ⅳ 基準とする。また診断根拠となった画像を診療録に添付する。

検査

| | | （点数＋注加算）×1.7 | （点数＋注加算）×2 | （点数＋注加算）×0.9 |
| | | | | ＊ 端数処理は四捨五入 |

項　　目	略号	⑤ 点数	① 3歳未満	新生児	② 2回目〜 減	③ 判断	④ 外管 52点
・同一の患者につき，「1」のファイバースコピーによるものと「2」のカプセル型内視鏡によるものを併せて2回以上行った場合には，主たるもののみ算定する。ただし，上記のアに掲げる場合は，併せて2回に限り算定する。							
・「2」のカプセル型内視鏡によるものは，消化器系の内科又は外科の経験を5年以上有する常勤の医師が1人以上配置されている場合に限り算定する。なお，カプセル型内視鏡の滞留に適切に対処できる体制が整っている保険医療機関において実施する。							
・「2」のカプセル型内視鏡により大腸内視鏡検査を実施した場合は，診療報酬請求に当たって，診療報酬明細書に症状詳記を記載する。さらに，上記の「ア」の場合は大腸ファイバースコピーを実施した日付を明記し，上記の「イ」又は「ウ」の場合は大腸ファイバースコピーが実施困難な理由を明記する。							
・狭帯域光強調加算は，拡大内視鏡を用いて狭帯域光による観察を行った場合に，所定点数に加算する。							
・バルーン内視鏡加算は，「1」のハについてバルーン内視鏡を用いて行った場合に算定する。							
・内視鏡的留置術加算 +260 は，「2」について15才未満に内視鏡の挿入補助具を用いて行った場合に算定する。							

D 314　腹腔鏡検査

	略号	点数	3歳未満	新生児	2回目〜減	判断	外管52点
D 314　腹腔鏡検査	E-腹	2270	3859	4540	減	×	×
算定要件　・人工気腹術は，D 314 腹腔鏡検査に伴って行われる場合には算定できない。 ・D 315 腹腔ファイバースコピーと同時に行った場合は主たるもののみ算定。							
D 315　腹腔ファイバースコピー	EF-腹腔	2160	3672	4320	減	×	×
算定要件　・D 314 腹腔鏡検査と同時に行った場合は主たるもののみ算定。							
D 316　クルドスコピー	E-クルド	400	680	800	減	×	×
D 317　膀胱尿道ファイバースコピー	EF-膀胱尿道	950	1615	1900	減	×	×
3歳以上6歳未満は「（点数＋注加算）×1.4」で算定する。 〈注加算〉狭帯域光強調加算	狭光	+200					
算定要件　・インジゴカルミンを使用した場合は D 289 の「2」を併せて算定する。 ・狭帯域光による観察を行った場合には，狭帯域光強調加算として，200点を所定点数に加算する。							
D 317-2　膀胱尿道鏡検査		890	1513	1780	減	×	×
〈注加算〉狭帯域光強調加算	狭光	+200					
算定要件　・インジゴカルミンを使用した場合は D 289 の「2」を併せて算定する。 ・狭帯域光による観察を行った場合には，狭帯域光強調加算として，200点を所定点数に加算する。							
D 318　尿管カテーテル法（ファイバースコープによるもの）（両側）		1200	2040	2400	減	×	×
算定要件　・同時に行う D 317 膀胱尿道ファイバースコピー及び D 317-2 膀胱尿道鏡検査の費用は所定点数に含まれ，別に算定できない。							
D 319　腎盂尿管ファイバースコピー（片側）	EF-腎盂尿管	1800	3060	3600	減	×	×
D 320　ヒステロスコピー	E-ヒステロ	620	1054	1240	減	×	×
算定要件　・子宮腔内出血により子宮鏡検査時に腔内灌流液を使用した場合は薬剤料のみ算定できる（注入手技料は算定できない）。							
D 321　コルボスコピー	E-コルポ	210	357	420	減	×	×

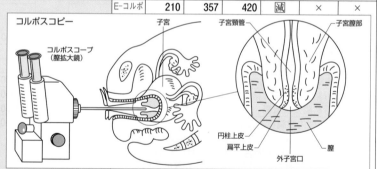

	略号	点数	3歳未満	新生児	2回目〜減	判断	外管52点
D 322　子宮ファイバースコピー	EF-子宮	800	1360	1600	減	×	×
D 323　乳管鏡検査		960	1632	1920	減	×	×
D 324　血管内視鏡検査		2040	3468	4080	—	×	×
算定要件　・1患者につき月1回に限り算定する。							

・フィルム費用は別に算定できる。
・D 220 呼吸心拍監視，新生児心拍・呼吸監視，カルジオスコープ（ハートスコープ），カルジオタコスコープ，血液ガス分析，心拍出量測定，脈圧測定，造影剤注入手技及びエックス線診断の費用は所定点数に含まれ別に算定できない。

> 血管内視鏡検査にあたって，材料価格基準「別表Ⅱ」の「008 血管内視鏡カテーテル」を使用した場合は，特定保険医療材料料を算定できる。また，D 206 心臓カテーテル法による諸検査にあたって血管内視鏡検査を行った場合は，D 206「注6」により算定する。

	略号	点数	3歳未満	新生児	2回目〜減	判断	外管52点
D 325　肺臓カテーテル法，肝臓カテーテル法，膵臓カテーテル法				3600		減	×	×
3歳以上6歳未満は「（点数＋注加算）×1.4」で算定する。 〈注加算〉新生児加算　　　＋10800 　　　　　乳幼児加算　　＋ 3600							
算定要件　・カテーテルの種類，挿入回数によらず一連として算定する。							

・検査後の縫合に要する費用は所定点数に含まれる。
・諸監視，血液ガス分析，心拍出量測定，脈圧測定，肺血流量測定，透視，造影剤注入手技，造影剤使用撮影及びエックス線診断の費用は全て所定点数に含まれる。
・エックス線撮影に用いられたフィルムは，E 400 のフィルム所定点数で算定する。

検査

9 診 断 穿 刺 ・ 検 体 採 取 料 一 覧 表

＊自然に排出されたり採取できるもの（尿，糞便，喀痰，分泌液，膿，眼・耳脂，鼻汁，咽頭粘液）の採取料は算定できない。
＊手術に当たって診断穿刺又は検体採取を行った場合は採取料は算定できない（手術料に含まれ別に算定できない）。
＊各部位の穿刺・針生検においては，同一部位において2カ所以上行った場合にも所定点数のみの算定とする。
＊診断穿刺・検体採取後の創傷処置については，J 000 創傷処置における手術後の患者に対するものとして翌日より算定できる。
＊処置の部と共通の項目は，同一日に算定できない（いずれか一方のみを算定する）。
　　① 脳室穿刺　　② 後頭下穿刺　　③ 腰椎穿刺，胸椎穿刺又は頸椎穿刺　　④ 骨髄穿刺　　⑤ 関節穿刺
　　⑥ 上顎洞穿刺並びに扁桃周囲炎又は扁桃周囲膿瘍における試験穿刺　　⑦ 腎嚢胞又は水腎症穿刺
　　⑧ ダグラス窩穿刺　　⑨ リンパ節等穿刺　　⑩ 乳腺穿刺　　⑪ 甲状腺穿刺
＊D 409～D 413 に対し，CT 透視下に行った場合は，E 200 CT 撮影の所定点数を別に算定する。
＊診断穿刺・検体採取に使用した薬剤は 15 円以下は算定できない（2 点以上から算定する）。

項　　　目	略号	点数	6歳未満	算 定 要 件
D 400　血液採取（1日につき）				・血液回路から採血した場合は算定しない。
1　静脈　　　　　　（外来のみ）	B-V	40	75	・6歳未満　＋35点
2　その他　　　　　（外来のみ）	B-C	6	41	・出血時間測定時の耳采採血料は D 006「1」に含まれる。
D 401　脳室穿刺		500	600	・同一日に処置の J 005 脳室穿刺と重複算定は不可。 ・6歳未満　＋100点
D 402　後頭下穿刺		300	400	・同一日に処置の J 006 後頭下穿刺と重複算定は不可。 ・6歳未満　＋100点
D 403　腰椎穿刺，胸椎穿刺，頸椎穿刺（脳脊髄圧測定を含む）		260	360	・D 403 腰椎穿刺と J 007 腰椎穿刺，D 403 胸椎穿刺と J 007 胸椎穿刺，D 403 頸椎穿刺と J 007 頸椎穿刺は同一日に重複算定は不可。 ・6歳未満　＋100点
D 404　骨髄穿刺				・同一日に処置の J 011 骨髄穿刺と重複算定は不可。 ・6歳未満　＋100点
1　胸骨		260	360	
2　その他		300	400	

骨髄穿刺の部位

前面　　　後面
第2肋骨　第3肋骨　胸骨　前腸骨稜　後腸骨稜

項　　　目	略号	点数	6歳未満	算 定 要 件
D 404-2　骨髄生検		730	830	・骨髄生検針を用いて採取した場合のみ算定できる。 ・骨髄穿刺針を用いた場合は D 404 で算定する。 ・6歳未満　＋100点
D 405　関節穿刺（片側）	P-関節	100	(200)	・同一側の関節に対して，同一日に行った処置の J 116 関節穿刺は重複算定不可。 ・（　）は3歳未満　＋100点

膝関節穿刺
膝蓋上包　膝蓋骨

D 406　上顎洞穿刺（片側）	P-上ガク洞	60		・同一日に処置の J 102 上顎洞穿刺と重複算定は不可。
D 406-2　扁桃周囲炎又は扁桃周囲膿瘍における試験穿刺（片側）		180		・同一日に J 103 扁桃周囲腫瘍穿刺との重複算定は不可。
D 407　腎嚢胞又は水腎症穿刺		240	340	・同一日に処置の J 012 腎嚢胞又は水腎症穿刺と重複算定は不可。 ・6歳未満　＋100点
D 408　ダグラス窩穿刺	P-ダグラス	240		・同一日に処置の J 013 ダグラス窩穿刺と重複算定は不可。
D 409　リンパ節等穿刺又は針生検		200		・同一日に処置の J 016 リンパ節等穿刺と重複算定は不可。

項　　目	略号	点数	6歳未満	算定要件
D 409-2　センチネルリンパ節生検（片側）届				・乳がんの患者に対して，以下の場合に算定する。 「1」は，放射性同位元素及び色素を用いて行った場合 「2」は，放射線同位元素又は色素を用いて行った場合 ・当該検査に用いた色素の費用は算定しない。 ・放射性同位元素の薬剤料は D 500 薬剤料として算定する。 ・乳房悪性腫瘍手術と同一日に行う場合は，K 476 乳腺悪性腫瘍手術の「注1」又は「注2」で算定する。
1　併用法		5000		
2　単独法		3000		
D 410　乳腺穿刺又は針生検（片側）				・同一日に処置の J 014 乳腺穿刺と重複算定不可。
1　生検針によるもの		690		
2　その他		200		
D 411　甲状腺穿刺又は針生検		150		・同一日に処置の J 015 甲状腺穿刺と重複算定不可。
D 412　経皮的針生検法（透視，心電図検査及び超音波検査を含む）		1600		・経皮的針生検法とは D 404-2，D 409，D 410，D 411，D 412-2，D 413 に掲げる針生検以外の臓器に係る経皮的針生検をいう。 ・所定点数には透視（CT 透視を除く），心電図検査及び超音波検査が含まれており，別途算定できない。
D 412-2　経皮的腎生検法		2000		
D 412-3　経頸静脈的肝生検法届		13000		・経頸静脈的肝生検は，経皮的又は開腹による肝生検が禁忌となる出血傾向等を呈する患者に対して，経頸静脈的に肝組織の採取を行った場合に算定できる。 ・経頸静脈的肝生検と同時に行われる透視および造影剤注入手技に係る費用は，当該検査料に含まれる。また，写真診断を行った場合は，フィルム代のみ算定できるが，撮影料及び診断料は算定できない。 ・経頸静脈的肝生検は，採取部位の数にかかわらず，所定点数のみ算定する。
D 413　前立腺針生検法				・前立腺に対する針生検を実施した場合に算定する。 ・保険材料の費用は算定できない。 ・D 413「2」は A 400 短手3の対象。
1　MRI 撮影及び超音波検査融合画像によるもの届		8210		
2　その他のもの		1540		
D 414　内視鏡下生検法（1臓器につき）		310		・1臓器の取扱いについては N 000 病理組織標本作製（1臓器につき）（p. 452）に準ずる。

検体採取（胃内視鏡検査）
組織採取

内視鏡下生検法
有茎性ポリープ（直径1cm以下）
スネア
内視鏡
高周波電流により切除

項　　目	略号	点数	6歳未満	算定要件
D 414-2　超音波内視鏡下穿刺吸引生検法（EUS-FNA）	EUS-FNA	4800		・コンベックス走査型超音波内視鏡を用いて，経消化管的に生検を行った場合に算定できる。 ・採取部位に応じて，内視鏡検査のうち主たるものの所定点数を併せて算定する。ただし，内視鏡検査「通則1」の超音波内視鏡検査加算 300 点は所定点数に含まれ算定できない。
D 415　経気管肺生検法		4800		・同時に行われるエックス線透視に係る費用は，別に算定できない。 ・写真診断を行った場合は，フィルム代のみ算定できるが，撮影料・診断料は算定できない。 ・採取部位の数にかかわらず，所定点数のみで算定する。 ・D 302 気管支ファイバースコピーの点数は別に算定できない。
〈注加算〉 　「注1」ガイドシース加算 　「注2」CT 透視下気管支鏡検査加算届 　「注3」顕微内視鏡加算	ガ CT 気	+500 +1000 +1500		・「注1」は，ガイドシースを用いた超音波断層法を併せて行った場合に加算。 ・「注2」は，届出医療機関で CT 透視下で行った場合に加算。 ・「注3」は，プローブ型顕微内視鏡を用いて行った場合に加算する。 ・「注1」のガイドシース加算は別に算定できない。
D 415-2　超音波気管支鏡下穿刺吸引生検法（EBUS-TBNA）		5500		
D 415-3　経気管肺生検法（ナビゲーションによるもの）		5500		・胸部 X 線検査で 2cm 以下の陰影として描出される肺末梢型小型病変が認められる患者又は到達困難な肺末梢型病変が認められる患者に対して，CT 画像データを基に電磁場を利用したナビゲーションを行った場合に算定できる（CT に係る費用は別に算定可）。 ・採取部位の数にかかわらず，所定点数のみ算定する。 ・D 302 気管支ファイバースコピーの点数は別に算定できない。
D 415-4　経気管肺生検法（仮想気管支鏡を用いた場合）		5000		・胸部 X 線検査で 2cm 以下の陰影として描出される肺末梢型小型病変が認められる患者又は到達困難な肺末梢型病変が認められる患者に対して，CT 画像データから構築した仮想気管支鏡の画像を利用して行った場合に算定できる（CT に係る費用は別に算定可）。 ・採取部位の数にかかわらず，所定点数のみ算定する。 ・D 302 気管支ファイバースコピーの点数は別に算定できない
〈注加算〉ガイドシース加算	ガ	+500		
D 415-5　経気管支凍結生検法届		5500		・肺組織を凍結させて採取した場合に算定できる。 ・経気管支凍結生検法と同時に行われるエックス線透視に係る費用は，

項　　目	略号	点数	6歳未満	算定要件
				当該検査料に含まれる。また，写真診断を行った場合は，フィルム代のみ算定できるが，撮影料及び診断料は算定できない。 ・採取部位の数にかかわらず，所定点数のみ算定する。 ・D 302 気管支ファイバースコピーの点数は別に算定できない。
D 416　臓器穿刺，組織採取				・「2」開腹による臓器穿刺，組織採取については，穿刺回数，採取臓器数又は採取した組織の数にかかわらず1回として算定する。
1　開胸によるもの		9070	11070	・6歳未満　＋2000点
2　開腹によるもの（腎を含む）		5550	7550	
D 417　組織試験採取，切採法				・6歳未満　＋100点
1　皮膚（皮下，筋膜，腱及び腱鞘を含む）		500	600	
2　筋肉（心筋を除く）		1500	1600	
3　骨，骨盤，脊椎		4600	4700	
4　眼				
イ　後眼部		650	750	
ロ　その他（前眼部を含む）		350	450	
5　耳		400	500	
6　鼻，副鼻腔		400	500	
7　口腔		400	500	
8　咽頭，喉頭		650	750	
9　甲状腺		650	750	
10　乳腺		650	750	
11　直腸		650	750	
12　精巣（睾丸），精巣上体（副睾丸）		400	500	
13　末梢神経		1620	1720	
14　心筋		6000	6100	
D 418　子宮腟部等からの検体採取				・子宮全摘術後の腟端細胞診を目的とした検体採取は，「1」の所定点数を算定する。
1　子宮頸管粘液採取		40		
2　子宮腟部組織採取		200		
3　子宮内膜組織採取		370		
D 419　その他の検体採取				・「1」は1回採取，分割採取にかかわらず所定点数で算定する。 ・胃液・十二指腸ゾンデ法は「1」で算定する。ゾンデ挿入に伴いエックス線透視を行った場合もエックス線透視料は別に算定できない。 ・「2」の点数には採取及び簡単な液検査（肉眼的性状観察，リバルタ反応，顕微鏡による細菌の数及び種類の検査）の費用が含まれる。なお，塗抹染色顕微鏡検査を行った場合は D 017 で，血液化学検査を行った場合は D 004「17」で，細胞診検査を行った場合は N 004 で算定する。 ・「3」は血液回路から採血した場合は算定しない。 ・生化学的検査（Ⅰ）D 007「36」血液ガス分析は B-A で採取する。 ・「4」の前房水採取については，内眼炎等の診断を目的に前房水を採取した場合に算定する。 ・「5」副腎静脈サンプリング（一連につき）は，カテーテルの種類，挿入回数によらず一連として算定し，透視，造影剤注入手技，造影剤使用撮影，エックス線診断の費用は所定点数に含まれる。 　エックス線撮影に用いられたフィルムの費用は，E 400 フィルムの所定点数により算定する。 　ア　原発性アルドステロン症及び原発性アルドステロン症合併クッシング症候群の患者に対して，副腎静脈までカテーテルを進め，左右副腎静脈から採血を行った場合に算定する。 　イ　副腎静脈サンプリング実施時に副腎静脈造影を行った場合においては，血管造影等のエックス線診断の費用は，別に算定しない。 　ウ　副腎静脈サンプリングで実施する血液採取以外の血液採取は，別に算定できない。 ・乳幼児加算（6歳未満）を所定点数に加算する。 　「2」は＋60 　「3」は＋35 　「4」は＋90 　「5」は＋1000
1　胃液・十二指腸液採取（一連につき）		210		
2　胸水・腹水採取（簡単な液検査を含む）		220		
乳幼児加算		＋60		
3　動脈血採取（1日につき）	B-A	60		
乳幼児加算		＋35		
4　前房水採取		420		
乳幼児加算		＋90		
5　副腎静脈サンプリング（一連につき）		4800		
乳幼児加算		＋1000		
6　鼻腔・咽頭拭い液採取		25		
D 419-2　眼内液（前房水・硝子体液）検査		1000		・眼内液（前房水・硝子体液）検査は，眼内リンパ腫の診断目的に眼内液（前房水・硝子体液）を採取し，ELISA 法による IL-10 濃度と，CLEIA 法による IL-6 濃度を測定した場合に算定する。なお，眼内液採取に係る費用は別に算定できない。

胸水採取

肺（臓側）胸膜　　肺
肋骨（壁側）胸膜
心臓

胸水

漏出液：血液の血管外漏出成分の貯留液

滲出液：局所の炎症による貯留液

穿刺針

横隔膜

検査

画　像　診　断　⑦

　画像診断とは，患者にエックス線などを照射して身体内部を画像またはフィルムに映し出して観察し病気の診断を行うことをいいます。エックス線のもつ透過作用，蛍光作用，写真作用の性質を利用して，患者の身体の内部を画像として映し出し，病状の診断に役立てています。一般的に画像診断をレントゲンと呼んだりもします。レントゲン撮影を行えるのは，医師，歯科医師，診療放射線技師に限られます。

A．画像診断料算定の決まり事

1)　画像診断の3つの方法

(1)　**エックス線診断**：エックス線は放射線の一種でこの放射線を体に当てると，体を透過するエックス線量の差によって，蛍光像ができあがります。その像を直接見て診断したり，**写真撮影をしてその状態を診断**したりすることをエックス線診断といいます。前者のようにフィルムを使用せず蛍光像により診断するのが透視診断，後者のようにフィルムを使用した場合は写真診断となります。

胸部X線診断装置

　　エックス線診断において，撮影料および診断料は5回を上限とし，6回目以降の点数は算定できないが，フィルム料は使用した枚数分算定できます。

　　方法としては，**単純撮影**（p.243参照），**造影剤使用撮影**（p.248参照），**特殊撮影**（p.250参照）などがあります。

(2)　**核医学診断**：ラジオアイソトープ（RI）を内服や注射によって体内に入れると，その臓器にラジオアイソトープが集積される性質を使い，ラジオアイソトープが体内から外に発するガンマー線の放射線量を検出装置で画像化して診断するものを，核医学診断といいます。方法としては，以下のものがあります。

・シンチグラム（画像を伴うもの）（※なお画像を伴わない場合は，⑥検査 D 292，D 293，判断料 D 294 で算定する）
・シングルホトンエミッションコンピューター断層撮影（SPECT）
・ポジトロン断層撮影（PET）
・ポジトロン断層・コンピューター断層複合撮影（PET-CT）
・ポジトロン断層・磁気共鳴コンピューター断層複合撮影（PET-MRI）

㊟　同一の RI を用いて2種類以上行った場合は，主たるもののみ算定します。RI の注入手技料は所定点数に含まれ算定できません。RI で用いた薬剤は算定できます（15円超）。フィルムは画像記録用で算定します。

　　E 102 核医学診断は，種類・回数にかかわらず月1回算定します。

シンチカメラ

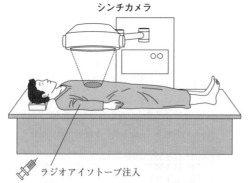

ラジオアイソトープ注入

例）・クエン酸ガリウム（腫瘍の部分や炎症が起きている部分に集まる）
　　・塩化タリウム（生体状態の心筋に集まる。壊死した部分がどこか特定できる）

(3)　**コンピューター断層撮影診断**：コンピューター処理をすることで，その部分の輪切り，縦切りなど断面の画像を描き出すことができ，診断も早く，苦痛や危険性がほとんど伴わない特徴があります。

　　方法としては，CT（コンピューター断層撮影），MRI（磁気共鳴コンピューター断層撮影）があります。

　CT：体にエックス線を照射し，エックス線吸収度の数値をコンピューターで処理し，輪切りの画像を描写して診断するのが CT です。脳疾患，臓器，脊髄など全身の診断に使われます。

　MRI：体を強い磁場の中において電磁波を照射し，体内で引き起こす共鳴現象を利用してコンピューター処理を行い，縦切りや輪切りの画像を描写して診断するのが MRI です。血管や腫瘍の病変の診断に使われます。

㊟　同一月に行った2回目以降は，所定点数にかかわらず，一連につき所定点数の**100分の80**で算定します。
　　造影剤を使用した場合には，造影剤使用加算が算定できます。この加算には，造影剤注入手技料と麻酔手技料（**L 008**閉麻除く）が含まれています。フィルムは画像記録用で算定します。
　　E 203 コンピューター断層診断は，種類・回数にかかわらず月1回算定します。

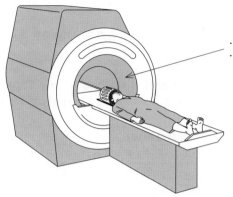

　　　　　　　　　　　　　　　　　　　　　　・CT はこの中が X 線照射装置になっている
　　　　　　　　　　　　　　　　　　　　　　・MRI はこの中が磁場になっている

画像

2)　デジタル撮影とは

　　デジタル撮影とは，エックス線撮影後，画像情報のデジタル処理を行うことが可能なものをいい，デジタル・サブトラクション・アンギオグラフィー法，コンピューテッド・ラジオグラフィー法又はデジタル透視撮影法によるものです。なお，デジタル透視撮影法とは，超細密イメージング・インテンシファイアー及び超細密ビデオカメラを用いてデジタル映像化処理を行うものをいいます。

3)　対称器官の撮影の算定

・**両側に疾患**があり，左右別々に撮影した場合は，それぞれ算定します。
　　レセプト記載例1)　左右の耳に疾患があり，それぞれ撮影の場合（アナログ撮影）

$$\left(\begin{array}{ll}\text{シャッター回数}\quad1回\cdots\textbf{145点}\ (\text{p. 239})\\ \text{フィルム}\quad1枚\qquad\qquad\cdots\ \textbf{5点}\ (\text{p. 241})\end{array}\right)$$

「摘要欄」	⑦	2回　300	⑦	右耳単純 X-P（アナログ）（六×1）　150×1
				左耳単純 X-P（アナログ）（六×1）　150×1

　　レセプト記載例2)　左右の前腕に疾患があり，それぞれ撮影の場合（デジタル撮影）

$$\left(\begin{array}{ll}\text{シャッター回数}\quad1回\cdots\textbf{111点}\ (\text{p. 239})\\ \text{フィルム}\quad1枚\qquad\cdots\ \textbf{14点}\ (\text{p. 241})\end{array}\right)$$

「摘要欄」	⑦	2回　250	⑦	右前腕単純 X-P（デジタル）（画像記録用フィルム　四×1）　125×1
				左前腕単純 X-P（デジタル）（画像記録用フィルム　四×1）　125×1

・**片側だけに疾患**があり，比較対照のために両側を撮影した場合はひとまとめで算定します。
　　レセプト記載例1)　片側だけに疾患があり，比較のために両方の耳を撮影した場合（アナログ撮影）

$$\left(\begin{array}{ll}\text{シャッター回数}\quad2回\cdots\textbf{218点}\ (\text{p. 239})\\ \text{フィルム}\quad2枚\qquad\cdots\ \textbf{10点}\ (\text{p. 241})\end{array}\right)$$

「摘要欄」	⑦	1回　228	⑦	両耳単純 X-P（アナログ）（六×2）　228×1
				（健・患の比較のため）

　　レセプト記載例2)　片側だけに疾患があり，比較のために両方の前腕を撮影した場合（デジタル撮影）

$$\left(\begin{array}{ll}\text{シャッター回数}\quad2回\cdots\textbf{167点}\ (\text{p. 239})\\ \text{フィルム}\quad2枚\qquad\cdots\ \textbf{27点}\ (\text{p. 241})\end{array}\right)$$

「摘要欄」	⑦	1回　194	⑦	両前腕単純 X-P（デジタル）（画像記録用フィルム　四×2）　194×1
				（健・患の比較のため）

4)　方向と分画について

(1)　**「方向」**：撮影する向きのことです。撮影回数の出し方は，フィルムの数と方向数を比べて大きいほうの数が撮影回数となります。
　　レセプト記載例)　1枚のフィルムに，2つの方向からデジタル撮影した場合
$\left(\begin{array}{ll}\text{シャッター回数}\quad2回\cdots\textbf{167点}\ (\text{p. 239})\\ \text{フィルム}\quad1枚\qquad\cdots\ \textbf{14点}\ (\text{p. 241})\end{array}\right)$

「摘要欄」	⑦	1回　181	⑦	右手単純 X-P（デジタル）（画像記録用フィルム　四×1）2方向　181×1

(2)　**「分画」**：1枚のフィルムを指示の数に分けて撮影することです。撮影回数の出し方は，フィルム枚数×分画数が撮影回数となります。
　　レセプト記載例)　2枚のフィルムをそれぞれ2つに分けてデジタル撮影した場合

$$\left(\begin{array}{ll}\text{シャッター回数}\quad4回\cdots\textbf{278点}\ (\text{p. 239})\\ \text{フィルム}\quad2枚\qquad\cdots\ \textbf{27点}\ (\text{p. 241})\end{array}\right)$$

「摘要欄」	⑦	1回　305	⑦	右手単純 X-P（デジタル）（画像記録用フィルム　四×2）2分画　305×1

5) 年齢加算について

(1) **エックス線診断料** E 002 撮影：患者が新生児，3歳未満の乳幼児，または3歳以上6歳未満の幼児の場合，撮影料に対してそれぞれ年齢加算を行います。

新生児加算；新生児（生後28日未満）の場合：撮影料の80／100を加算 → **撮影料×1.8＝新生児の撮影料**

乳幼児加算；3歳未満の乳幼児（生後28日目から3歳未満）の場合：撮影料の50／100を加算 → **撮影料×1.5＝3歳未満の乳幼児の撮影料**

幼児加算；6歳未満の幼児（3歳以上6歳未満）の場合：撮影料の30／100を加算 → **撮影料×1.3＝6歳未満の幼児の撮影料**

・6歳未満の患者に胸部と腹部にレントゲン（単純撮影）を行った場合：フィルム価格に1.1倍し計算します。これは，撮影時に乳幼児は体を静止できないことも多く，フィルムのロスが発生することに対する考慮として若干の上乗せが認められているのです。

（フィルム価格×1.1）÷10＝ フィルム点数 （端数は四捨五入）

レセプト記載例） 2歳児に胸部単純撮影をした場合（デジタル撮影）

（シャッター回数 2回…281点 (p. 239)）
（フィルム 2枚 1.1倍…30点 (p. 241)）

「摘要欄」	⑦	1回 311	⑦	胸部単純X-P（デジタル）（画像記録用フィルム 四×2） 311×1

281点（診・撮）＋30点（F……（¥135×2枚×1.1）÷10）

(2) **核医学診断料** E 101-2 ポジトロン断層撮影
E 101-3 ポジトロン断層撮影・コンピューター断層複合撮影
E 101-4 ポジトロン断層撮影・磁気共鳴コンピューター断層複合撮影

における年齢加算として次の点数を加算します。

・新生児加算（生後28日未満）：＋1600点（届出医療機関以外：＋1280点）
・乳幼児加算（生後28日以上3歳未満）：＋1000点（届出医療機関以外：＋800点）
・幼児加算（3歳以上6歳未満）：＋600点（届出医療機関以外：＋480点）

(3) **コンピューター断層診断料** E 200 コンピューター断層撮影（CT撮影）
E 201 非放射性キセノン脳血流動態検査
E 202 磁気共鳴コンピューター断層撮影（MRI撮影）

における年齢加算として次の点数を加算します。

・新生児加算（生後28日未満）：所定点数の100分の80（頭部外傷は100分の85）
・乳幼児加算（生後28日以上3歳未満）：所定点数の100分の50（頭部外傷は100分の55）
・幼児加算（3歳以上6歳未満）：所定点数の100分の30（頭部外傷は100分の35）

6) 時間外緊急院内画像診断加算について （下記の加算一覧参照）

保険医療機関内で，診療時間以外に外来患者に対して必要上から緊急に撮影及び診断を行った場合に時間外緊急院内画像診断加算（1日につき）110点が加算できます（引き続き入院となった場合も算定可）。他の医療機関で撮影されたフィルムを診断した場合は算定できません。引き続き入院の場合は，（引き続き入院）又は（即入院）等のコメントを摘要欄に記載します。

レセプト記載例）「摘要欄」

⑦	緊画（○日 pm ○時○分〜） 110×1

7) 画像診断管理加算について （下記の加算一覧参照）

厚生労働大臣の定める適合施設として届出のある医療機関でのみ画像診断管理加算が算定できます。

画像診断管理加算には，1，2，3，4があります（それぞれの届出要件は下表参照）。

(1) **画像診断管理加算1を届出している医療機関**：写真診断（E 001）・基本的エックス線診断（E 004），核医学診断（E 102），コンピューター断層診断（E 203）を行った場合に70点を算定します。

(2) **画像診断管理加算2を届出している医療機関**：1の届出も行っているものとし，写真診断又は基本的エックス線診断を行った場合は画像診断管理加算1の70点を，核医学診断（E 102），コンピューター断層診断（E 203）を行った場合は画像診断管理加算2の175点をいずれも算定できます。

(3) **画像診断管理加算3を届出している医療機関**（救急救命センターを有している病院）：1の届出も行っているものとし，写真診断又は基本的エックス線診断を行った場合は画像診断管理加算1の70点を，核医学診断（E 102），コンピュータ断層診断（E 203）を行った場合は画像診断管理加算3の235点をいずれも算定できます。

(4) **画像診断管理加算4を届出している医療機関**（特定機能病院）：1の届出も行っているものとし，写真診断又は基本的エックス線診断を行った場合は画像診断管理加算1の70点を，核医学診断（E 102），コンピューター断層診断（E 203）を行った場合は画像診断管理加算4の340点をいずれも算定できます。

〔遠隔画像診断による画像診断管理加算について〕

遠隔画像診断〔写真診断（E 001），基本的エックス線診断（E 004），核医学診断（E 102），コンピューター断層

診断（E 203）〕を行った場合は，送信側の保険医療機関において撮影料，診断料及び画像診断管理加算（当該加算の算定要件を満たす場合に限る）が算定できます。受信側の保険医療機関における診断等に係る費用については受信側，送信側の医療機関間における相互の合議に委ねるものとされています。

(1) **送信側**：離島等に所在する保険医療機関等であって，院内に画像の撮影及び送受信を行うにつき十分な装置・機器を有しており，受診側の保険医療機関以外の施設へ読影又は診断を委託していないこと。また，電子的方法によって情報等を送受信する場合は，安全な通信環境を確保していること。

(2) **受信側**：次の基準をすべて満たす病院であること。
　　・画像診断管理加算1，2，3又は4の病院であること。
　　・特定機能病院，臨床研修指定病院，へき地医療拠点病院，へき地中核病院，へき地医療支援病院であること。
　　・電子的方法によって情報等を送受信する場合は，安全な通信環境を確保していること。

8) 電子画像管理加算について

　画像を電子媒体に保存して管理した場合に，一連の撮影について加算できます。同一部位につき，同時に2種類以上の撮影方法を使用した場合は，一連の撮影とみなし主たる撮影の点数のみ算定します。また，フィルムへのプリントアウトを行った場合にも加算できますが，電子画像管理加算を算定した場合には，フィルムの費用は算定できません。

　電子画像管理加算は，他の医療機関で撮影したフィルム等についての診断のみを行った場合には算定しません。

・単純撮影の場合：**57 点**

・特殊撮影の場合：**58 点**

・造影剤使用撮影の場合：**66 点**

・乳房撮影の場合：**54 点**

・CT，MRI，核医学診断の場合：**120 点**

例） 胸部単純X-P（デジタル撮影），画像記録用フィルム四ツ切1枚，2方向画像は電子媒体に保存して管理（電子画像管理）した場合

　　シャッター2回‥‥‥‥‥‥‥‥‥‥‥‥‥‥230点 ⎤
　　フィルムは算定せず，電画（単純撮影）を算定‥‥57点 ⎦ 287点

レセプト記載例）「摘要欄」 ⑦ 胸部単純X-P（デジタル撮影）2方向，電画 287×1

〔通則加算〕

時間外緊急院内画像診断加算（1日につき） 緊画	110点			・診療時間以外の時間，休日または深夜に外来患者に対して緊急に撮影及び画像診断を行った場合算定する〔上記の6）参照〕。レセプト記載 ⑦ 緊画（○日，開始時間）110×1 ※引き続き入院の場合は，（引き続き入院）又は（即入院）等のコメントを摘要欄に記載する。
画像診断管理加算1（月1回） 届	70点	E 001 写真診断 E 004 基本的エックス線診断 E 102 核医学診断 E 203 コンピューター断層診断 （それぞれ算定可）	写画1 基画1 核画1 コ画1	・算定要件は，①放射線科を標榜している保険医療機関であること。②画像診断を専ら担当する常勤の医師（経験10年以上又は関係学会から示されている2年以上の所定の研修を修了し，その旨が登録されている医師に限る）が1名以上配置されていること。③画像診断管理を行うにつき十分な体制が整備されていること。・読影結果は文書で患者の診療担当医師に報告する必要がある。・病院・診療所で算定する（月の最初の診断日に算定する）。
画像診断管理加算2（月1回） 届	175点	E 102 核医学診断 E 203 コンピューター断層診断 （それぞれ算定可）	核画2 コ画2	・算定要件：病院のみ届出可。①放射線科を標榜している病院であること。②上記（画像診断管理加算1）の②と同様。③当該保険医療機関で行われるすべての核医学診断及びCT撮影，MRI撮影について②の医師によって画像情報の管理が行われていることなど。・核医学診断，コンピューター断層診のうち8割以上の読影結果が，翌診療日までに文書で患者の診療担当医師に報告される必要がある。・病院で算定する（月の最初の診断日に算定する）。
画像診断管理加算3（月1回） 届	235点	E 102 核医学診断 E 203 コンピューター断層診断 （それぞれ算定可）	核画3 コ画3	・算定要件：病院のみ届出可。①放射線科を標榜している救急救命センターを有する病院であること。②画像診断を専ら担当する常勤の医師（経験10年以上又は関係学会から示されている2年以上の所定の研修を修了しその旨が登録されている医師に限る）が3名以上配置されている。・核医学診断，コンピュータ断層診断のうち8割以上の読影結果が，翌日診療までに文書で患者の診療担当医師に報告される必要がある。・病院で算定する（月の最初の診断日に算定する）。

画像診断管理加算4 （月1回） ㊒	340点	E 102　核医学診断　　　　　　核画4 E 203　コンピューター断層診断 　　　　　　　　　　　　　　　　　　コ画4 （それぞれ算定可）	・算定要件は，①放射線科を標榜している特定機能病院であること。②画像診断を専ら担当する常勤の医師（経験10年以上又は関係学会から示されている2年以上の所定の研修を修了し，その旨が登録されている医師に限る）が6名以上配置されていること。 ・核医学診断，コンピューター断層診断のうち8割以上の読影結果が，翌診療日までに文書で患者の診療担当医師に報告される必要がある。 ・病院で算定する（月の最初の診療日に算定する）。
電子画像管理加算　　電画	57点 58点 66点 54点 120点	単純撮影 特殊撮影 造影剤使用撮影 乳房撮影 CT，MRI，核医学診断	・デジタル撮影した画像を電子媒体に保存して管理した場合をいい，フィルムへのプリントアウトを行った場合にも加算できる。 ・電子画像管理加算を算定した場合には，当該フィルムの費用は算定できない。

＊画像診断管理加算1，2，3，4は，「写真診断又は基本的エックス線診断」，「核医学診断」，「コンピューター断層撮影診断」を行った場合に，それぞれ月1回に限り加算する。ただし，同一の診断において「1」と「2」と「3」又は「4」を併算定できない。

9）　第2の診断以降の診断

　　第1の診断については写真診断料を通常どおり算定し，**第2の診断以降の診断については**写真診断料は1枚目の所定点数の半分（100分の50）で算定します。

　例）　同一部位を異なる撮影方法で同時に撮影した場合（アナログ撮影）

$$
\left.
\begin{array}{l}
腎，尿管\ X\text{-}P\ （六×1）\\
腎盂造影\ X\text{-}P\ （大×2）
\end{array}
\right\}（同時撮影）
\begin{array}{l}
\cdots\cdots\cdots\cdots診断料85＋撮影料60＋フィルム料5=150\\
\cdots\cdots\cdots\left(\dfrac{72}{2}+\dfrac{72}{2}\right)+\left(144+\dfrac{144}{2}\right)+23=311
\end{array}
\right\}461点
$$

10）　持ち込みフィルムを診断する場合

他の医療機関で撮影したフィルムの診断料については以下のとおり。

単　　　純	頭・軀幹	85点	撮影部位・撮影方法㊟別に診断料を（フィルム枚数にかかわりなく）1回算定する。
	その他	43点	┌㊟単純撮影，特殊撮影，造影剤使用撮影，乳房撮影を指し，アナログ又はデジタル撮影の別は問わない。┘
特　　　殊		96点	
造影剤使用		72点	
乳 房 撮 影		306点	
コンピューター断層		450点	初診時に限りコンピューター断層診断料を算定。

　例）　他医療機関で撮影した持ち込みのエックス線フィルムである胃の造影剤使用撮影のフィルム3枚，胃の特殊撮影（スポット）のフィルム3枚を診断した場合

　　　　計算式）造影剤使用撮影フィルムの診断料　72点＋特殊撮影フィルムの診断料　96点　＝　168点

　　　　　　　（枚数にかかわらず，診断料はそれぞれ72点と96点となる）

　　　レセプト記載例）「摘要欄」

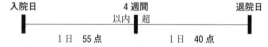

㊚	1回	168	㊚	他医撮影X-P診断 （胃造影・スポット）	168×1

11）　特定機能病院の入院患者の場合

　　特定機能病院の入院患者に対して行った単純エックス線診断の費用は，**E 004**「基本的エックス線診断料」の所定点数により算定します。

・基本的エックス線診断料は「1日につき」で算定します。

入院日　　　　　　4週間　　　　　　退院日　　　　＊この場合でいう入院日は，入院の都度，その入院初日のことです。また
　　　　　　　以内｜超　　　　　　　　　　　　　　退院日も算定対象となります。
　　1日　55点　　　　　1日　40点　　　　　　　　＊外泊期間中は入院日数には含まれません。

・次のものは基本的エックス線診断料に含まれています。
　　イ　**E 001**写真診断の単純撮影（間接撮影の場合も含む）
　　ロ　**E 002**撮影料の単純撮影　（間接撮影の場合も含む）
　　＊これに伴い使用したフィルムは，別に算定できます。

・次の患者については，基本的エックス線診断料は算定しません。
　　イ　療養病棟，結核病棟，精神病棟に入院している患者
　　ロ　**A 220** HIV感染者療養環境特別加算，**A 220-2** 二類感染症患者療養環境特別加算，**A 221** 重症者等療養環境特別加算を算定している患者
　　ハ　**A 300〜A 318** の特定入院料を算定している患者

・1月を通して，基本的エックス線診断料に包括されている画像診断項目のいずれも行わなかった場合，当月の基本的エックス線診断料は算定できません。

画像

㊙試験対策　**画像診断料の計算手順**

手順①　どんな撮影方法かを確認する。

手順②　年齢を確認する。
- イ．**新生児加算**…新生児（出生後 27 日目までの児）
- ロ．**乳幼児加算**…3 歳未満（28 日目から 2 歳までの児）
- ハ．**幼児加算**…6 歳未満（満 3 歳から 5 歳までの患者）
- ニ．**6 歳以上**（満 6 歳からの患者）

手順③　㉕画加算の有無を確認する。

手順④　**常勤画像診断専門医の有無を確認する。**

手順⑤　各算定手順書に従い算定する。

㊙　**薬剤料（E 300）・フィルム料（E 400）・特定保険医療材料料（E 401）の計算手順**

画像診断の薬剤料 $= \dfrac{1\,回に使用した薬剤の合計金額}{10} = \boxed{}$ 点 → 端数を五捨五超入 → 1 点以下は算定不可

(1) 使用薬剤の合計金額が **15 円以下** の場合：薬剤料を算定しない

(2) 使用薬剤の合計金額が **15 円超** の場合：

　①使用薬価 ÷ 10

　②小数点以下端数処理　**0.5 以下→小数点以下切捨て　0.5 超→小数点以下切上げ**

　　例）　使用薬価 25 円 → 25.0 ÷ 10 = 2.5　→ 2 点　25.1 円 → 25.1 ÷ 10 = 2.51 → 3 点

一般的な画像診断のフィルム料 $= \dfrac{フィルムの価格 × 使用枚数}{10} = \boxed{}$ 点（端数は四捨五入）

　　例）　四ツ切フィルム 2 枚（1 枚 62 円）を使用した場合（アナログ撮影）

$$\dfrac{62\,円 × 2\,枚}{10} = \ 12.4 → 12\,点 \ （端数は四捨五入）$$

6 歳未満の「胸部単純 X-P」と「腹部単純 X-P」の場合のフィルム料

$$\dfrac{（フィルム価格 × 1.1）× 使用枚数}{10} = \boxed{}\,点 \ （端数は四捨五入）$$

　　例）　四ツ切フィルム 2 枚を 6 歳未満に胸部単純 X-P に使用した場合（アナログ撮影）

$$\dfrac{（62\,円 × 1.1）× 2\,枚}{10} = \ 13.64 → 14\,点 \ （端数は四捨五入）$$

規格の異なるフィルム（A と B）を使用した場合のフィルム料

　フィルム A　　　　　　フィルム B

（小数点付きの点数）＋（小数点付きの点数） $= \boxed{}\,点$ （端数は四捨五入）

　　例）　四ツ切フィルム 2 枚（1 枚 62 円）と六ツ切フィルム 2 枚（1 枚 48 円）を使用した場合（アナログ撮影）

$$\dfrac{62\,円 × 2\,枚}{10} + \dfrac{48\,円 × 2\,枚}{10} = \ 12.4\,点 + 9.6\,点 = 22.0 → 22\,点 \ （端数は四捨五入）$$

※フィルムの価格等の一覧表は p. 241 に掲載。

画像診断の特定保険医療材料料 $= \dfrac{材料の価格 × 使用量}{10} = \boxed{}$ 点

（端数は四捨五入）

B．レセプトの書き方 ✍

【記載例】

	1 月分の回数	1 月分の合計点数		
⑦	回		⑦ 部位・撮影方法・フィルム	点数 × 回数
薬　剤	1 月分の薬剤の合計 →		使用薬剤・規格・使用量	点数 × 回数

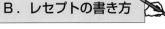

1 エックス線診断料一覧表

項　目	点数	算定要件
E 000　透視診断	110	・透視による疾病，病巣の診断で一連として1回算定する。ただし，腸管の透視を時間を隔てて数回行い数時間にわたる場合は，2回以上算定できる（目安は2時間に1回）。
E 001　写真診断		・間接撮影を行った場合は，所定点数の100分の50に相当する点数により算定する。 乳房単純X線撮影（マンモグラフィ）
1　単純撮影		
イ　頭部，胸部，腹部又は脊椎	85	
ロ　その他	43	
2　特殊撮影（一連につき）	96	
3　造影剤使用撮影	72	
4　乳房撮影（一連につき）	306	
E 002　撮影		・間接撮影を行った場合は，所定点数の100分の50に相当する点数により算定する。 ・新生児加算は所定点数×1.8，乳幼児加算（3歳未満）は所定点数×1.5，幼児加算（6歳未満）は所定点数×1.3で算定する（小数点以下は四捨五入）。 ・「3」の造影剤使用の撮影時の算定方法はp.248参照。
1　単純撮影		
イ　アナログ撮影	60	
ロ　デジタル撮影	68	
2　特殊撮影（一連につき）		
イ　アナログ撮影	260	
ロ　デジタル撮影	270	・脳脊髄腔造影剤使用の場合は，脳脊髄腔造影剤使用撮影加算として148点を撮影料に加算する。
3　造影剤使用撮影		
イ　アナログ撮影	144	
ロ　デジタル撮影	154	
〈注加算〉 脳脊髄腔造影剤使用撮影加算	+148	
4　乳房撮影（一連につき）		
イ　アナログ撮影	192	
ロ　デジタル撮影	202	
〈注加算〉 乳房トモシンセシス加算	+100	

E 003　造影剤注入手技

【造影剤注入手技　（注入手技料を必要とする場合のみ算定）】

E 003 「1」→G 004 点滴注射（1日につき）注①の所定点数	6歳以上	500 mL以上　102	500 mL未満53（外来のみ）
	6歳未満	100 mL以上　153（手技料105＋年齢加算48）	100 mL未満101（外来のみ）（手技料53＋年齢加算48）

E 003 「2」→G 002 動脈注射（1日につき）の所定点数
　　1　内臓の場合　　　　　　　　　　　　　　　155
　　2　その他の場合　　　　　　　　　　　　　　 45

E 003 「5」
　　イ　気管支ファイバースコピー挿入→D 302 気管支ファイバースコピーの所定点数　　　　2500
　　ロ　尿管カテーテル法→D 318 尿管カテーテル法の所定点数　　　　1200
　　　〔ファイバースコープによるもの（膀胱尿道ファイバースコピー等を含む）〕

項目	点数
1　点滴注射	＊
2　動脈注射	＊
3　動脈造影カテーテル法	
イ　主要血管の分枝血管を選択的に造影撮影した場合注②	3600
〈注加算〉 血流予備能測定検査加算	+400
頸動脈閉塞試験加算	+1000
ロ　イ以外の場合	1180
〈注加算〉 血流予備能測定検査加算	+400
4　静脈造影カテーテル法注③	3600
5　内視鏡下の造影剤注入	＊
イ　気管支ファイバースコピー挿入	
ロ　尿管カテーテル法（両側）	
6　腔内注入及び穿刺注入	
イ　注腸	300
ロ　その他のもの注④	120
7　嚥下造影	240

子宮卵管造影

		算定要件
E 004　基本的エックス線診断料 （1日につき）		・特定機能病院の入院医療において通常行われる基本的な画像診断について，その適正化及び請求事務の簡素化の観点から包括化して入院日数に応じた算定を行うもの（1月内に実施されなかった場合は，当該月は算定できない）（p.234参照）
1　入院の日から4週間以内	55	
2　入院の日から4週間超	40	

注① 同一日に静脈注射又は点滴注射を算定した場合は，造影剤注入手技「1」の点滴注射の所定点数は重複して算定できない。

注② 主要血管である総頸動脈，椎骨動脈，鎖骨下動脈，気管支動脈，腎動脈，腹部動脈（腹腔動脈，上及び下腸間膜動脈も含む），骨盤動脈または各四肢の動脈の分枝血管を選択的に造影撮影した場合，分枝血管の数にかかわらず1回に限り算定できる。

注③ 副腎静脈，奇静脈または脊椎静脈に対して行った場合に算定できる。

注④ 【「6」「ロ　その他のもの」120点とは】
　　腰椎穿刺注入　　胸椎穿刺注入　　頸椎穿刺注入　　関節腔内注入　　上顎洞穿刺注入　　気管内注入（内視鏡下の造影剤注入によらないもの）
　　子宮卵管内注入　膀胱内注入　　腎盂内注入　　唾液腺内注入　　胃・十二指腸ゾンデ挿入による注入

画像

2 核医学診断料一覧表 (p.255 参照)

項　目	点数	算定要件
E 100　シンチグラム（画像を伴うもの）		①同一のラジオアイソトープを用いて2種類以上行った場合は，主たるもののみ算定する。
1　部分（静態）（一連につき）	1300	②ラジオアイソトープの注入手技料は所定点数に含まれる。
2　部分（動態）（一連につき）	1800	③甲状腺シンチグラム検査で甲状腺ラジオアイソトープ摂取率を測定した場合は，所定点数に100点加算する。
3　全身（一連につき）	2200	
〈注加算〉 甲状腺ラジオアイソトープ摂取率測定加算	+100	④新生児加算，乳幼児加算，幼児加算は以下のとおりである。 新生児は**所定点数×1.8**，3歳未満の乳幼児は**所定点数×1.5**，3歳以上6歳未満の幼児は**所定点数×1.3**で算定する（所定点数に注加算は含まない）。
E 101　シングルホトンエミッションコンピューター断層撮影（同一のラジオアイソトープを用いた一連の検査につき）	1800	①同一のラジオアイソトープを用いて行った場合は，撮影の方向，部位数，スライス数，疾病の種類等にかかわらず，一連として所定点数のみ算定する。 ②ラジオアイソトープの注入手技料は所定点数に含まれる。 ③負荷試験を行った場合は，断層撮影負荷試験加算として**所定点数×1.5**で算定する（負荷の種類，測定回数にかかわらず）（所定点数に注加算は含まない）。 ④新生児加算，乳幼児加算，幼児加算は以下のとおりである。
〈注加算〉 甲状腺ラジオアイソトープ摂取率測定加算	+100	新生児は**所定点数×1.8**，3歳未満の乳幼児は**所定点数×1.5**，3歳以上6歳未満の幼児は**所定点数×1.3**で算定する（所定点数に注加算は含まない）。
断層撮影負荷試験加算	+50/100	
E 101-2　ポジトロン断層撮影届		①撮影の方向，部位数，スライス数，疾患の種類等にかかわらず，一連として所定点数のみ算定する。
1　^{15}O 標識ガス剤を用いた場合（一連の検査につき）	7000	②施設基準不適合（施設共同利用率が100分の30未満）の場合は，**所定点数×0.8**で算定する。
2　^{18}FDG を用いた場合（一連の検査につき）	7500	③^{15}O 標識ガス剤を用いた場合に係る血液ガス分析の費用は，所定点数に含まれ算定できない。
3　^{13}N 標識アンモニア剤を用いた場合（一連の検査につき）	9000	④^{15}O 標識ガス剤の合成及び吸入，^{18}FDG の合成及び注入，^{13}N 標識アンモニア剤の合成及び注入，^{18}F 標識フルシクロビンの注入並びにアミロイド PET イメージング剤の合成（放射性医薬品合成設備を用いた場合に限る）及び注入に要する費用は，所定点数に含まれる。
4　^{18}F 標識フルシクロビンを用いた場合（一連の検査につき）	2500	⑤^{18}FDG を用いたポジトロン断層撮影については，てんかん，心疾患若しくは血管炎の診断又は悪性腫瘍（早期胃癌を除き，悪性リンパ腫を含む）の病期診断若しくは転移・再発の診断を目的として，下の表（1〜4）に定める要件を満たした場合に限り算定する。
5　アミロイド PET イメージング剤を用いた場合（一連の検査につき）		
イ　放射性医薬品合成設備を用いた場合	12500	
ロ　イ以外	2600	
〈注加算〉「1」〜「4」について		
新生児加算	+1600	
乳幼児加算	+1000	
幼児加算	+600	
E 101-3　ポジトロン断層・コンピューター断層複合撮影届		
1　^{15}O 標識ガス剤を用いた場合（一連の検査につき）	7625	
2　^{18}FDG を用いた場合（一連の検査につき）	8625	
3　^{18}F 標識フルシクロビンを用いた場合（一連の検査につき）	3625	
4　アミロイド PET イメージング剤を用いた場合（一連の検査につき）		
イ　放射性医薬品合成設備を用いた場合	13625	
ロ　イ以外	3725	
〈注加算〉「1」〜「3」について		
新生児加算	+1600	
乳幼児加算	+1000	
幼児加算	+600	
E 101-4　ポジトロン断層・磁気共鳴コンピューター断層複合撮影（一連の検査につき）届		
1　^{18}FDG を用いた場合（一連の検査につき）	9160	

算定要件欄の表：

1. てんかん	難治部分てんかんで外科切除が必要とされる患者に使用する。
2. 心疾患	虚血性心疾患による心不全患者における心筋組織のバイアビリティ診断（他の検査で判断のつかない場合に限る），心サルコイドーシスの診断（心臓以外で類上皮細胞肉芽腫が陽性でサルコイドーシスと診断され，かつ心臓病変を疑う心電図又は心エコー所見を認める場合に限る）又は心サルコイドーシスにおける炎症部位の診断が必要とされる患者に使用する。
3. 悪性腫瘍（早期胃癌を除き，悪性リンパ腫を含む）	他の検査又は画像診断により病期診断又は転移若しくは再発の診断が確定できない患者に使用する。
4. 血管炎	高安動脈炎等の大型血管炎において，他の検査で病変の局在又は活動性の判断のつかない患者に使用する。

⑥^{18}FDG を用いたポジトロン断層・コンピューター断層複合撮影については，てんかん若しくは血管炎の診断又は悪性腫瘍（早期胃癌を除き，悪性リンパ腫を含む）の病期診断若しくは転移・再発の診断を目的とし，上の表（1, 3, 4）に定める要件を満たした場合に限り算定する。ただし，「画像診断」からはコンピューター断層撮影を除く。

⑦E 101-2 ポジトロン断層撮影，E 101-3 ポジトロン断層・コンピューター断層複合撮影及び E 101-4 ポジトロン断層・磁気共鳴コンピューター断層複合撮影が「注3（施設基準届出医療機関以外で実施した場合）」による場合は，新生児加算**+1280 点**，乳幼児加算**+800 点**，幼児加算**+480 点**を加算する。

⑧放射性医薬品については，専門の知識及び経験を有する放射性医薬品管理者の下で管理されていることが望ましい。

（図内）
シンチグラフィ（RI検査）
シンチカメラ
薬物投与後，臓器に集積したRIから放射されるγ線を画像化する

（右余白）画像

項　　目	点数	算　定　要　件
2　¹⁸F標識フルシクロビンを用いた場合（一連の検査につき）	4160	
3　アミロイドPETイメージング剤を用いた場合（一連の検査につき）		
イ　放射性医薬品合成設備を用いた場合	14160	
ロ　イ以外	4260	
〈注加算〉（「1」「2」）について		
新生児加算	＋1600	
乳幼児加算	＋1000	
幼児加算	＋600	
E 101-5　乳房用ポジトロン断層撮影⑯	4000	
E 102　核医学診断		・核医学診断の種類又は回数にかかわらず月1回に限り算定できる。
1　E 101-2 ポジトロン断層撮影他	450	・「1」は，E 101-2 ポジトロン断層撮影，E 101-3 ポジトロン断層・コンピューター断層複合撮影（一連の検査につき），E 101-4 ポジトロン断層・磁気共鳴コンピューター断層複合撮影（一連の検査につき），E 101-5 乳房用ポジトロン断層撮影の場合に算定する。
2　1以外の場合	370	

3 コンピューター断層撮影診断料一覧表　(p.253 参照)

項　　目	点数	算　定　要　件
E 200　コンピューター断層撮影（CT撮影）（一連につき）		①CT撮影の「イ」，「ロ」及び「ハ」については，施設基準に適合しているものとして地方厚生局長等に届け出た保険医療機関において行われる場合に限り算定する。
1　CT撮影		②「1」の「イ」～「ニ」及び「2」のうち2以上を同時に行った場合は，主たる撮影のみ算定する。
イ　64列以上のマルチスライス型の機器による場合⑯		③「2」にかかる造影剤注入手技料及び麻酔料（L 008 閉麻を除く）は，所定点数に含まれる。
（1）共同利用施設において行われる場合	1020	＊マルチスライス型……1回転で最大64スライスを一度に撮影でき，広範囲を高密度の画像を撮影できる装置。
（2）その他の場合	1000	④E 200，E 201，E 202 のコンピューター断層診断を行った場合，新生児は所定点数×1.8（頭部外傷は×1.85），乳幼児は所定点数×1.5（頭部外傷は×1.55），幼児は所定点数×1.3（頭部外傷は×1.35）で算定する。
ロ　16列以上64列未満のマルチスライス型の機器による場合⑯	900	
ハ　4列以上16列未満のマルチスライス型の機器による場合⑯	750	
ニ　イ，ロ又はハ以外の場合	560	
2　脳槽CT撮影（造影を含む）	2300	
〈注加算〉「1」について		
造影剤使用加算	＋500	→この場合において造影剤注入手技料及び麻酔料（L 008 閉麻を除く）は，加算点数に含まれ別に算定できない。
冠動脈CT撮影加算⑯	＋600	→届出医療機関で冠動脈のCT撮影を行った場合に加算する。
外傷全身CT加算⑯	＋800	→届出医療機関で全身外傷に対してCTを行った場合に加算する。
大腸CT撮影加算		→「イ」「ロ」について，大腸のCT撮影（炭酸ガス等の注入を含む）を行った場合にそれぞれ加算する。この場合において，造影剤注入手技料及び麻酔料（L 008 閉麻を除く）は，所定点数に含まれ別に算定できない。
「イ」の場合	＋620	
「ロ」の場合	＋500	

「通則2」により，2回目以降を所定点数の80/100により算定する場合も，E 200，E 202 の「注」加算は，80/100に低減しない点数が算定できる。また，「通則4」の新生児・乳幼児・幼児加算は，E 200，E 202 の各「注3」の造影剤使用加算を含む点数を「所定点数」とする（「注3」の造影剤使用加算以外の加算は含まない）。

項　　目	点数	算　定　要　件
E 200-2　血流予備量比コンピューター断層撮影⑯	9400	・血流予備量比コンピューター断層撮影の種類又は回数にかかわらず，月1回に限り算定できるものとする。 ・施設基準に適合する届出医療機関において算定する。
E 201　非放射性キセノン脳血流動態検査	2000	・非放射性キセノン吸入手技料及び同時に行うコンピューター断層撮影に係る費用は所定点に含まれる。 ・E 200，E 201，E 202 のコンピューター断層診断を行った場合，新生児は所定点数×1.8（頭部外傷は×1.85），乳幼児は所定点数×1.5（頭部外傷は×1.55），幼児は所定点数×1.3（頭部外傷は×1.35）で算定する。

画像

項　　目	点数	算定要件
E 202　磁気共鳴コンピューター断層撮影（MRI 撮影）（一連につき）		①E 202 MRI 撮影の「1」及び「2」については，施設基準に適合しているものとして地方厚生局長等に届け出た保険医療機関において行われる場合に算定する。 ②E 202「1」の「イ」については，診断撮影機器での撮影を目的として別の保険医療機関に依頼し行われる場合に限り算定する。 ③「1」～「3」を同時に行った場合は主たる撮影のみ算定する。 ④E 200，E 201，E 202 のコンピューター断層診断を行った場合，新生児は所定点数×1.8（頭部外傷は×1.85），乳幼児は所定点数×1.5（頭部外傷は×1.55），幼児は所定点数×1.3（頭部外傷は×1.35）で算定する。 ＊テスラ……磁気の強さを表わす単位で，1 テスラ=10,000 ガウスに相当する。ガウスとは，1cm^2 あたりどの程度磁力線が集っているか示す単位のこと。テスラ数が大きくなるにつれ磁力が強く，より鮮明で高画質な画像が撮れる。
1　3 テスラ以上の機器による場合 届		
イ　共同利用施設において行われる場合	1620	
ロ　その他の場合	1600	
2　1.5 テスラ以上 3 テスラ未満の機器による場合 届	1330	
3　1 又は 2 以外の場合	900	
〈注加算〉 造影剤使用加算	+250	→MRI 撮影（脳血管造影の場合は除く）について，造影剤を使用した場合に算定する。造影剤注入手技料及び麻酔料（L 008 閉麻は除く）は加算点数に含まれ別に算定不可。
心臓 MRI 撮影加算 届	+400	→届出医療機関で心臓の MRI 撮影を行った場合に加算する。
乳房 MRI 撮影加算 届	+100	→MRI 撮影について，施設基準に適合しているものとして地方厚生局長等に届け出た保険医療機関において，乳房の MRI 撮影を行った場合に加算する。
小児鎮静下 MRI 撮影加算 届	+80/100	→15 歳未満の小児に対し複数の医師の管理の下，麻酔薬を投与して鎮静を行い，1.5 テスラ以上の MRI 装置を使用して 1 回で，頭部，頸部，胸部，腹部，脊椎又は四肢軟部のうち複数の領域を一連で撮影した場合に限り算定する。
頭部 MRI 撮影加算 届	+100	→届出医療機関で，3 テスラ以上の MRI 装置で頭部を撮影した場合に限り算定する。
全身 MRI 撮影加算 届	+600	→届出医療機関で全身の MRI 撮影を行った場合に加算する。
肝エラストグラフィ加算 届	+600	→届出医療機関で関連学会の定める指針に従って，非アルコール性脂肪肝炎の患者（疑われる患者を含む）に対して，肝臓の線維化の診断を目的とし，1.5 テスラ以上の MRI 装置及び薬事承認を得た専用装置を使用して肝臓を描出した場合に年 1 回に限り算定する。
E 203　コンピューター断層診断	450	・コンピューター断層撮影（E 200～E 202）の種類または回数，入院・外来にかかわらず，月 1 回に限り算定できる。 ・他院で撮影したフィルムについて診断を行った場合は，A 000 初診料（「注 5」のただし書に規定する 2 つ目の診療料に係る初診料を含む）を算定した日に限り算定できる。

MRI 検査

水平断
矢状断
前額断

画像

写真診断料（E 001）と撮影料（E 002）のシャッター回数ごとの合計点数一覧表

3 歳以上 6 歳未満の撮影料＝所定点数×1.3，3 歳未満の撮影料＝所定点数×1.5，新生児の撮影料＝所定点数×1.8

撮影方法／シャッター回数		年齢別	診断	撮影 アナログ／デジタル	1	2	3	4	5〜
単純撮影	頭部・胸部・腹部・脊椎（耳・副鼻腔・骨盤・腎・尿管・膀胱・頸部・腋窩・股関節部・肩関節部・肩胛骨・鎖骨含む）→ 図の▨の部位	6 歳以上	85	60	145	218	290	363	435
				68	153	230	306	383	459
		6 歳未満	85	78	163	245	326	408	489
				88	173	261	347	434	520
		3 歳未満	85	90	175	263	350	438	525
				102	187	281	374	468	561
		新生児	85	108	193	290	386	483	579
				122	207	312	415	519	622
	その他の部位（指骨・四肢）	6 歳以上	43	60	103	155	206	258	309
				68	111	167	222	278	333
		6 歳未満	43	78	121	182	242	303	363
				88	131	198	263	329	394
		3 歳未満	43	90	133	200	266	333	399
				102	145	218	290	363	435
		新生児	43	108	151	227	302	378	453
				122	165	249	331	414	496
特殊撮影	パントモグラフィー 断層撮影 スポット撮影など	6 歳以上	96 (48)	260	一連につき （同一部位に他の撮影方法と併用した場合） ＊診断料は 50% で算定				356 (308)
				270					366 (318)
		6 歳未満	96 (48)	338					434 (386)
				351					447 (399)
		3 歳未満	96 (48)	390					486 (438)
				405					501 (453)
		新生児	96 (48)	468					564 (516)
				486					582 (534)

撮影方法／シャッター回数		年齢別	診断	撮影	アナログ / デジタル	1	2	3	4	5〜
造影剤使用撮影	消化管 その他の臓器	6歳以上	72		144	216	324	432	540	648
					154	226	339	452	565	678
		6歳未満	72		187	259	389	518	648	778
					200	272	408	544	681	817
		3歳未満	72		216	288	432	576	720	864
					231	303	455	606	758	909
		新生児	72		259	331	497	662	828	994
					277	349	524	698	873	1048
	脳脊髄腔（ミエロ）	6歳以上	72		292	364	546	728	910	1092
					302	374	561	748	935	1122
		6歳未満	72		380	452	677	903	1129	1355
					393	465	697	929	1162	1394
		3歳未満	72		438	510	765	1020	1275	1530
					453	525	788	1050	1313	1575
		新生児	72		526	598	896	1195	1494	1793
					544	616	923	1231	1539	1847
乳房撮影	乳房	6歳以上	306 (153)		192	一連につき（同一部位に他の撮影方法と併用した場合）				498（345）
					202					508（355）
		6歳未満	306 (153)		250					556（403）
					263					569（416）
		3歳未満	306 (153)		288					594（441）
					303					609（456）
		新生児	306 (153)		346					652（499）
					364					670（517）

・6枚目以降はフィルム代のみ加算します。

〈加算〉・年齢加算：撮影料に対して，新生児は80％，3歳未満は50％，6歳未満は30％加算（一覧表は加算した点数です）。
　　　・造影剤使用撮影：148点（脳脊髄腔造影剤使用撮影を行った場合に加算する）。
　　　・電子画像管理加算 電画 ：単純撮影57点，特殊撮影58点，造影剤使用撮影66点，乳房撮影54点
　　　・画像診断管理加算1：70点（月1回）要届出
　　　・時間外緊急院内画像診断加算 緊画 ：110点（1日につき）

〔シャッター回数ごとの点数の計算のしかた〕

〈例〉単純撮影（アナログ）の撮影回数1回から5回までを計算してみましょう。

シャッター回数	計算式のしかた（写真診断85点，撮影60点）			点数
1	写真診断	85	85＋60＝	145
	撮影	60		
2	写真診断	85＋（85×0.5）×1＝127.5 → 128	128＋90＝	218
	撮影	60＋（60×0.5）×1＝90		
3	写真診断	85＋（85×0.5）×2＝170	170＋120＝	290
	撮影	60＋（60×0.5）×2＝120		
4	写真診断	85＋（85×0.5）×3＝212.5 → 213	213＋150＝	363
	撮影	60＋（60×0.5）×3＝150		
5	写真診断	85＋（85×0.5）×4＝255	255＋180＝	435
	撮影	60＋（60×0.5）×4＝180		

注 写真診断，撮影はそれぞれ計算し，端数処理（四捨五入）してから合計します。

画像

フィルム（主要）の大きさと枚数ごとの点数一覧表

大きさ	枚数	1	2	3	4	5	6	7	8	9	10
半　　　切	120 円	12.0	24.0	36.0	48.0	60.0	72.0	84.0	96.0	108.0	120.0
大　　　角	115 円	11.5	23.0	34.5	46.0	57.5	69.0	80.5	92.0	103.5	115.0
大 四 ツ 切	76 円	7.6	15.2	22.8	30.4	38.0	45.6	53.2	60.8	68.4	76.0
四　ツ　切	62 円	6.2	12.4	18.6	24.8	31.0	37.2	43.4	49.6	55.8	62.0
六　ツ　切	48 円	4.8	9.6	14.4	19.2	24.0	28.8	33.6	38.4	43.2	48.0
八　ツ　切	46 円	4.6	9.2	13.8	18.4	23.0	27.6	32.2	36.8	41.4	46.0
カ　ビ　ネ	38 円	3.8	7.6	11.4	15.2	19.0	22.8	26.6	30.4	34.2	38.0
30　×　35	87 円	8.7	17.4	26.1	34.8	43.5	52.2	60.9	69.6	78.3	87.0
24　×　30	68 円	6.8	13.6	20.4	27.2	34.0	40.8	47.6	54.4	61.2	68.0
18　×　24	46 円	4.6	9.2	13.8	18.4	23.0	27.6	32.2	36.8	41.4	46.0
標　準　型 3　×　4	29 円	2.9	5.8	8.7	11.6	14.5	17.4	20.3	23.2	26.1	29.0
咬　合　型	27 円	2.7	5.4	8.1	10.8	13.5	16.2	18.9	21.6	24.3	27.0
咬　翼　型	40 円	4.0	8.0	12.0	16.0	20.0	24.0	28.0	32.0	36.0	40.0
オルソパントモ型 20.3×30.5	103 円	10.3	20.6	30.9	41.2	51.5	61.8	72.1	82.4	92.7	103.0
15　×　30	120 円	12.0	24.0	36.0	48.0	60.0	72.0	84.0	96.0	108.0	120.0
小　児　型 2.2×3.5	31 円	3.1	6.2	9.3	12.4	15.5	18.6	21.7	24.8	27.9	31.0
2.4　×　3	23 円	2.3	4.6	6.9	9.2	11.5	13.8	16.1	18.4	20.7	23.0
間接撮影用 10　×　10	29 円	2.9	5.8	8.7	11.6	14.5	17.4	20.3	23.2	26.1	29.0
7　×　7	22 円	2.2	4.4	6.6	8.8	11.0	13.2	15.4	17.6	19.8	22.0
6　×　6	15 円	1.5	3.0	4.5	6.0	7.5	9.0	10.5	12.0	13.5	15.0
オデルカ用 10　×　10	33 円	3.3	6.6	9.9	13.2	16.5	19.8	23.1	26.4	29.7	33.0
7　×　7	22 円	2.2	4.4	6.6	8.8	11.0	13.2	15.4	17.6	19.8	22.0
マンモグラフィー用 24　×　30	135 円	13.5	27.0	40.5	54.0	67.5	81.0	94.5	108.0	121.5	135.0
20.3×25.4	135 円	13.5	27.0	40.5	54.0	67.5	81.0	94.5	108.0	121.5	135.0
18　×　24	121 円	12.1	24.2	36.3	48.4	60.5	72.6	84.7	96.8	108.9	121.0

＊6 歳未満の乳幼児に対して，「胸部単純撮影」又は「腹部単純撮影」を行ったときに限り，フィルムに 1.1 倍する。

計算方法例）　① フィルム価格×1.1＝[¥①]……フィルムの価格に 1.1 倍し，金額を計算します。
　　　　　　　② [¥①]×使用枚数＝[¥②]……①で計算した金額に使用枚数分を乗じ，金額を計算します。
　　　　　　　③ [¥②]÷10＝[点数]（四捨五入）……②で出された金額を点数に直します。端数は四捨五入です。

＊複数の撮影方法（単純，特殊，造影剤使用，乳房）を併用した場合は，撮影方法別に端数を整理する。端数処理の仕方：1 点未満の端数は四捨五入。

〈画像記録用フィルム〉

大きさ	枚数	1	2	3	4	5	6	7	8	9	10
半　　　切	226 円	22.6	45.2	67.8	90.4	113.0	135.6	158.2	180.8	203.4	226.0
大　　　角	188 円	18.8	37.6	56.4	75.2	94.0	112.8	131.6	150.4	169.2	188.0
大 四 ツ 切	186 円	18.6	37.2	55.8	74.4	93.0	111.6	130.2	148.8	167.4	186.0
Ｂ　　　4	149 円	14.9	29.8	44.7	59.6	74.5	89.4	104.3	119.2	134.1	149.0
四　ツ　切	135 円	13.5	27.0	40.5	54.0	67.5	81.0	94.5	108.0	121.5	135.0
六　ツ　切	115 円	11.5	23.0	34.5	46.0	57.5	69.0	80.5	92.0	103.5	115.0
24　×　30	145 円	14.5	29.0	43.5	58.0	72.5	87.0	101.5	116.0	130.5	145.0

＊画像記録用フィルムとは，コンピューター断層撮影，コンピューテッド・ラジオグラフィー法撮影，シンチグラム（画像を伴うもの），シングルホトンエミッションコンピューター断層撮影，磁気共鳴コンピューター断層撮影又はデジタル・サブトラクション・アンギオグラフィー法に用いるフィルムをいう。

画像

写真診断料＋撮影料＋フィルム料の合計点数一覧表

撮影方法	フィルム枚数	半切	大角	大四ツ切	四ツ切	六ツ切	八ツ切	カビネ	オルソパントモ型 20.3×30.5	オルソパントモ型 15×30	B4	24×30
フィルム 価格		120円	115円	76円	62円	48円	46円	38円	103円	120円		
フィルム 点数		12.0	11.5	7.6	6.2	4.8	4.6	3.8	10.3	12.0		
画像記録用フィルム 価格		226円	188円	186円	135円	115円					149円	145円
画像記録用フィルム 点数		22.6	18.8	18.6	13.5	11.5					14.9	14.5
単純撮影 頭部, 胸部, 腹部, 脊椎, 耳, 副鼻腔, 骨盤, 腎, 尿管, 膀胱, 頸部, 腋窩, 股関節部, 肩関節部, 肩胛骨, 鎖骨	1	157/ 176	157/ 172	153/ 172	151/ 167	150/ 165	150	149	155	157	168	168
	2	242/ 275	241/ 268	233/ 267	230/ 257	228/ 253	227	226	239	242	260	259
	3	326/ 374	325/ 362	313/ 362	309/ 347	304/ 341	304	294	321	326	351	350
	4	411/ 473	409/ 458	393/ 457	388/ 437	382/ 429	381	378	404	411	443	441
	5	495/ 572	493/ 553	473/ 552	466/ 527	459/ 517	458	454	487	495	534	532
その他の部位	1	115/ 134	115/ 130	111/ 130	109/ 125	108/ 123	108	107	113	115	126	126
	2	179/ 212	178/ 205	170/ 204	167/ 194	165/ 190	164	163	176	179	197	196
	3	242/ 290	241/ 278	229/ 278	225/ 263	220/ 257	220	217	237	242	267	266
	4	306/ 368	304/ 353	288/ 352	283/ 332	277/ 324	276	273	299	306	338	336
	5	369/ 446	367/ 427	347/ 426	340/ 401	333/ 391	332	328	361	369	408	406
特殊撮影 パントモグラフィー, 断層撮影, スポット撮影, 側頭骨・上顎骨・副鼻腔曲面断層撮影, 児頭骨盤不均衡特殊撮影	1	368/ 389	368/ 385	364/ 385	362/ 380	361/ 378	361	360	366	368	381	381
	2	380/ 411	379/ 404	372/ 403	368/ 393	366/ 389	365	364	377	380	396	395
	3	392/ 434	391/ 422	379/ 422	375/ 407	370/ 401	370	367	387	392	411	410
	4	404/ 456	402/ 441	386/ 440	381/ 420	375/ 412	374	371	397	404	426	424
	5	416/ 479	414/ 460	394/ 459	387/ 434	380/ 424	379	375	408	416	441	439
造影剤使用撮影 造影剤使用撮影	1	228/ 249	228/ 245	224/ 245	222/ 240	221/ 238	221	220	226	228	241	241
	2	348/ 384	347/ 377	339/ 376	336/ 366	334/ 362	333	332	345	348	369	368
	3	468/ 520	467/ 508	455/ 508	451/ 493	446/ 487	446	443	463	468	497	496
	4	588/ 655	586/ 640	570/ 639	565/ 619	559/ 611	558	555	581	588	625	623
	5	708/ 791	706/ 772	686/ 771	679/ 746	672/ 736	671	667	700	708	753	751
脳脊髄腔造影	1	376/ 397	376/ 393	372/ 393	370/ 388	369/ 386	369	368	374	376	389	389
	2	570/ 606	569/ 599	561/ 598	558/ 588	556/ 584	555	554	567	570	591	590
	3	764/ 816	763/ 804	751/ 804	747/ 789	742/ 783	742	739	759	764	793	792
	4	958/1025	956/1010	940/1009	935/ 989	929/ 981	928	925	951	958	995	993
	5	1152/1235	1150/1216	1130/1215	1123/1190	1116/1180	1115	1111	1144	1152	1197	1195

マンモグラフィー用フィルム		24×30	20.3×25.4	18×24
価格		135円	135円	121円
点数		13.5	13.5	12.1
乳房撮影	1	512／522	512／522	510／520
	2	525／535	525／535	522／532
	3	539／549	539／549	534／544
	4	552／562	552／562	546／556
	5	566／576	566／576	559／569

（黒字：アナログ撮影／青文字：デジタル撮影）

＊フィルム枚数＝撮影回数の場合の点数です。
＊年齢による加算はされていません。
　なお，デジタル撮影のフィルムは画像記録用フィルムを使用した場合の点数です。

C．単純撮影の算定例

> 画像診断料＝①診断料＋撮影料＋②フィルム料

〔算定手順〕

手順①　[診断料と撮影料]を算定します……p. 245 の①の「**単純撮影の点数**」から選びます。
手順②　[フィルム料]を算定します…………p. 245 の②「**フィルムの点数**」から選びます。

　　　　①＋②の合計で求められます。

手順③　[加算要件]をチェックします……p. 233 〈通則加算〉の一覧表から選びます。カルテの設定要件に記載がある場合に算定します。

例1） 大人　胸部　X-P（アナログ）　　（四ツ切　2枚）
　　　　　撮影部位　↓　　　　　　　　　↓　└→ 使用枚数
　　　　　　　写真診断する　　　使うフィルムのサイズ

○　p. 245 の[単純撮影（アナログ）]を開く。
　　撮影部位は「胸部」の表をみる（表の数字はすでに診断料と撮影料が計算されている）。
　手順①　シャッター回数＝2回　（フィルムが2枚ある）の点数→　　218 点
　手順②　使用フィルムは（四ツ切2枚）なのでフィルム点数は12.4 → 12 点

　　　　　　　　　　　　　　　　　　　　　　　　　　合計　230 点

　　したがって，胸部 X-P（アナログ）（四ツ切2枚）は **230×1** となる。

例2） 2歳　胸部　X-P（アナログ）　　（四ツ切　2枚）
　　　　　撮影部位　↓　　　　　　　　　↓　└→ 使用枚数
　　　　　　　写真診断する　　　使うフィルムのサイズ

○　p. 245 の[単純撮影（アナログ）]を開き，「胸部」の表をみる。
　手順①　シャッター回数＝2回（3歳未満）の点数→　　　　　　　　　　　　263 点
　手順②　使用フィルムは（四ツ切2枚）。ただし6歳未満の胸部はフィルム×1.1で計算する。
　　　　　　　　　　　　　　　　（62円×2枚）×1.1÷10 ＝ 13.64→　14 点

　　　　　　　　　　　　　　　　　　　　　　　　　　合計　277 点

　　したがって，2歳児の胸部 X-P（アナログ）（四ツ切2枚）は **277×1** となる。

例3） 大人　胸部　X-P（アナログ）　　（四ツ切　2枚）2分画
　　　　　　　　　　　　　　　　　　　　　　　　　　　↓
　　　　　　　シャッター回数は（**フィルム枚数×分画数**）……2×2＝4回）

○　p. 245 の[単純撮影（アナログ）]を開き，「胸部」の表をみる。
　手順①　シャッター回数＝4回の点数→　　　　　　　363 点
　手順②　使用フィルムは（四ツ切2枚）12.4 → 12 点　　12 点

　　　　　　　　　　　　　　　　　　　　　合計　375 点

　　したがって，胸部 X-P（四ツ切2枚）2分画は **375×1** となる。

画像

D．レセプト（単純撮影）の書き方

例4）単純撮影（2方向の指示，時間外緊急院内画像診断加算（緊画）のある場合）

例4）大人（外来にて4月3日21：15）
　　　胸部　　X-P（デジタル）　（画像記録用フィルム四ツ切　1枚）2方向

シャッター回数は（フィルム枚数　方向数）……1＜2＝2回

見比べ大きい数の方がジャッター回数

○　p.245の 単純撮影（デジタル） を開き，「胸部」の表をみる。
　手順①　シャッター回数＝2回（フィルム枚数と方向数の比較で決める）　　　　　　230点
　手順②　使用フィルムは（画像用記録フィルム四ツ切1枚　¥135）なので，フィルム点数は　13.5→14点

　したがって，胸部X-P（デジタル）（画像用記録フィルム四ツ切1枚）2方向は**244×1**となる。合計　244点
　手順③　〈加算〉として緊画が算定できる……（外来にて時間外）　　　　　　　110点

⑦		2 回	354	⑦	緊画（3日　21時15分）　　　　　　110×1
	薬　　剤				胸部単純 X-P（デジタル撮影）　　　244×1
					（画像記録用フィルム四×1））2R

例5）単純撮影（電子画像管理加算（電画）のある場合）

例5）大人　　胸部　　　X-P　　　（デジタル）画像記録用フィルム四ツ切　1枚　2方向

　　　　　　電子画像管理加算

○　p.245の 単純撮影（デジタル） を開き，「胸部」の表をみる。
　手順①　シャッター回数＝2回　　　　　　　　　　　230点
　手順②　電子画像管理加算（単純）　　　　　　　　　57点（p.233〈通則加算一覧参照〉）
　　＊　電子画像管理加算を算定する場合はフィルム料は算定できません。

⑦		2 回	287	⑦	胸部単純 X-P（デジタル撮影）　　　230×1
					撮影回数2回
					電画　　　　　　　　　　　　　　　57×1

画像

単純撮影の算定に必要な資料一覧

　普通の装置で主に骨，骨格，頭部，胸部，腹部などの撮影で用いられる方法です。薬剤（造影剤）などは使用しません。

画像診断料＝①（診断料＋撮影料）＋②フィルム料 ＋ 加算

　　　3歳以上6歳未満の撮影料＝所定点数×1.3，3歳未満の撮影料＝所定点数×1.5，新生児の撮影料＝所定点数×1.8

① 撮影方法／シャッター回数	年齢別	診断	撮影	アナログ / デジタル	1	2	3	4	5〜
頭部・胸部・腹部・脊椎（耳・副鼻腔・骨盤・腎・尿管・膀胱・頸部・腋窩・股関節部・肩関節部・肩胛骨・鎖骨含む）→ 図の▨の部位	6歳以上	85		60	145	218	290	363	435
				68	153	230	306	383	459
	6歳未満	85		78	163	245	326	408	489
				88	173	261	347	434	520
	3歳未満	85		90	175	263	350	438	525
				102	187	281	374	468	561
	新生児	85		108	193	290	386	483	579
				122	207	312	415	519	622
その他の部位（指骨・四肢）	6歳以上	43		60	103	155	206	258	309
				68	111	167	222	278	333
	6歳未満	43		78	121	182	242	303	363
				88	131	198	263	329	394
	3歳未満	43		90	133	200	266	333	399
				102	145	218	290	363	435
	新生児	43		108	151	227	302	378	453
				122	165	249	331	414	496

＋

② フィルムの点数 （その他のフィルムは p.230 参照）		1	2	3	4	5	6	備　考
大きさ	枚数							
半　切	120円	12.0	24.0	36.0	48.0	60.0	72.0	・計算のしかた
大　角	115円	11.5	23.0	34.5	46.0	57.5	69.0	単価¥×使用枚数÷10＝フィルムの点数（端数四捨五入）
大四ツ切	76円	7.6	15.2	22.8	30.4	38.0	45.6	・6歳未満の
四ツ切	62円	6.2	12.4	18.6	24.8	31.0	37.2	胸部 X-P / 腹部 X-P の時にはフィルム価格に1.1倍する。
六ツ切	48円	4.8	9.6	14.4	19.2	24.0	28.8	・撮影時，異なったフィルム使用の計算は，小数点のまま合算し
八ツ切	46円	4.6	9.2	13.8	18.4	23.0	27.6	最後に四捨五入する。
カビネ	38円	3.8	7.6	11.4	15.2	19.0	22.8	例）　○○ x-p（アナログ撮影）（大角2枚・四ツ切2枚）
〈画像記録用フィルム〉								↓
半　切	226円	22.6	45.2	67.8	90.4	113.0	135.6	（23.0＋12.4＝35.4）＝35点
大　角	188円	18.8	37.6	56.4	75.2	94.0	112.8	
大四ツ切	186円	18.6	37.2	55.8	74.4	93.0	111.6	
B　4	149円	14.9	29.8	44.7	59.6	74.5	89.4	
四ツ切	135円	13.5	27.0	40.5	54.0	67.5	81.0	
六ツ切	115円	11.5	23.0	34.5	46.0	57.5	69.0	
24×30	145円	14.5	29.0	43.5	58.0	72.5	87.0	

画像

※　**通則加算**（時間外緊急院内画像診断加算，画像診断管理加算1〜4，電子画像管理加算）は p.233 参照。

E．造影剤使用撮影と特殊撮影の併用の算定例

画像診断料＝①透視診断＋②診断・撮影＋③フィルム＋④特殊撮影＋⑤フィルム（＋⑥造影剤注入手技）　＋　⑦薬剤料（造影剤）　＋　加算

〔算定手順〕

手順① 透視診断料 X-D	110 点

（カルテ記載があった場合に算定する）

＊ただし，消化管の撮影において単に腸管の所要の位置に造影剤が到達しているか否か等の透視については算定できない
▶・食道・胃・十二指腸・小腸・大腸・直腸

手順②　造影剤使用撮影の診断料と撮影料 を算定します…〔造影剤使用撮影と特殊撮影の併用〕p. 247 の②から選びます。

手順③　フィルム料（②で使用分）を算定します………………… p. 247 の③「フィルムの点数」から選びます。

手順④　特殊撮影併用の診断料と撮影料 を算定します………… p. 247 の④〔特殊撮影併用の点数〕を選びます。

手順⑤　フィルム料（④で使用分）を算定します………………… p. 247 の③「フィルムの点数」から選びます。

手順⑥　造影剤注入手技料（必要な場合のみ）を算定します … p. 248 の⑥「造影剤注入手技料」一覧から選びます。

①＋②＋③＋④＋⑤＋（⑥）の合計で求められます。

手順⑦　薬剤料 を計算します……………………………………2点以上から算定可です。使用したすべての薬剤の金額を合計し，10 で除します（小数点以下は五捨五超入）。

手順⑧　加算要件 をチェックします ………………………… p. 233〈通則加算〉の一覧表から選びます。カルテの設定要件に記載がある場合に算定します。

例）	胃　造影（アナログ撮影）X-D	大人
	X-P（造影剤使用）（四ツ切2枚）	
	SP（特殊撮影スポット）（六ツ切2枚）	
	使用薬剤●●●　●mL	
	●●●　●A	

① p. 247 の 造影剤使用撮影と特殊撮影の併用 を開く。

② 手順①　X-D　　　　　　　　　　　　　　　　　　　　　　　110 点
　手順②　X-P のシャッター回数＝2 回　　　　　　　　　　　　324 点
　手順③　②で使用したフィルム料（四×2）　　　　　　　　　　12 点
　手順④　SP〔特殊撮影〕併用の表を見る（一連につき枚数にかかわらず）　308 点
　手順⑤　④で使用したフィルム料（六×2）　　　　　　　　　　10 点
　手順⑥　造影剤注入手技はなし
　　　　　　　　　　　　　　　　　　　　　　　　　　　合計 764 点

③ 手順⑦　使用薬剤の合計（使用薬剤の金額を全部合計してから点数に直す）は，●●点。
　手順⑧　加算要件はなし

F．レセプト（造影剤使用・特殊撮影）の書き方

造影剤使用の撮影と特殊撮影の併用

110＋324＋F12＋308＋F10＝764

⑦		1　回	764
	薬　　　剤		●●

⑦	胃　造影（アナログ撮影）X-D	
	X-P（四×2）	764×1
	SP（六×2）	
	●●●　●mL	
	●●●　●A	●●×1

造影剤使用撮影と特殊撮影の併用の算定に必要な資料一覧

画像診断料＝①透視診断＋②診断・撮影＋③フィルム＋④特殊撮影＋⑤フィルム（＋⑥造影剤注入手技） ＋ ⑦薬剤料(造影剤) ＋ 加算

① 透視診断料 X-D	110 点

＊消化管の撮影を行う場合などに用いられる
→・食道・胃・十二指腸・小腸・大腸・直腸（下図）

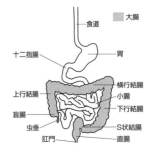

② 造影剤使用撮影の診断料＋撮影料

部位	年齢別	診断	撮影	アナログ / デジタル	撮影回数 1	2	3	4	5〜
消化管その他の臓器	6歳以上	72		144	216	324	432	540	648
				154	226	339	452	565	678
	6歳未満	72		187	259	389	518	648	778
				200	272	408	544	681	817
	3歳未満	72		216	288	432	576	720	864
				231	303	455	606	758	909
	新生児	72		259	331	497	662	828	994
				277	349	524	698	873	1048
脳脊髄腔（ミエロ）	6歳以上	72		292	364	546	728	910	1092
				302	374	561	748	935	1122
	6歳未満	72		380	452	677	903	1129	1355
				393	465	697	929	1162	1394
	3歳未満	72		438	510	765	1020	1275	1530
				453	525	788	1050	1313	1575
	新生児	72		526	598	896	1195	1494	1793
				544	616	923	1231	1539	1847

（端数は四捨五入）

注 ミエロ＝ミエログラフィー。造影剤使用脳脊髄腔写真診断

③ フィルムの点数 （その他のフィルムは p.241 参照）

大きさ	枚数	1	2	3	4	5	6
半 切	120 円	12.0	24.0	36.0	48.0	60.0	72.0
大 角	115 円	11.5	23.0	34.5	46.0	57.5	69.0
大四ツ切	76 円	7.6	15.2	22.8	30.4	38.0	45.6
四ツ切	62 円	6.2	12.4	18.6	24.8	31.0	37.2
六ツ切	48 円	4.8	9.6	14.4	19.2	24.0	28.8
八ツ切	46 円	4.6	9.2	13.8	18.4	23.0	27.6
カビネ	38 円	3.8	7.6	11.4	15.2	19.0	22.8
〈画像記録用フィルム〉							
半 切	226 円	22.6	45.2	67.8	90.4	113.0	135.6
大 角	188 円	18.8	37.6	56.4	75.2	94.0	112.8
大四ツ切	186 円	18.6	37.2	55.8	74.4	93.0	111.6
B 4	149 円	14.9	29.8	44.7	59.6	74.5	89.4
四ツ切	135 円	13.5	27.0	40.5	54.0	67.5	81.0
六ツ切	115 円	11.5	23.0	34.5	46.0	57.5	69.0
24×30	145 円	14.5	29.0	43.5	58.0	72.5	87.0

備 考

・計算のしかた
単価¥×使用枚数÷10＝フィルムの点数（端数四捨五入）
・撮影時，異なったフィルム使用の計算は，小数点のまま合算し最後に四捨五入する。
　例）○○x-p（アナログ撮影）（大角2枚・四ツ切2枚）
　　　↓
　　（23.0＋12.4＝35.4）＝35 点

④ 特殊撮影併用の診断料＋撮影料 （一連）……枚数にかかわらずこの点数です

年齢別	診断	撮影	アナログ / デジタル	点数
6歳以上	48		260	308
			270	318
6歳未満	48		338	386
			351	399
3歳未満	48		390	438
			405	453
新生児	48		468	516
			486	534

備 考

一連につき
＊併用の場合の診断料は診断料96点の100分の50で算定する
（96点×0.5＝48点）
[特殊撮影]
・スポット（SP：集中撮影）…消化管の局部的な動態的観察等を診断目的として，短時間で連続的に撮影を行う方法
・トモグラフィ（TG・Tomo：断層撮影）…肺の精密診断等で使われるもので，胸部を数枚の断面に区別して目的の病巣部だけを撮る方法
・キモグラフィ（動態撮影）…1枚のフィルムに，心臓のように動いている状態を撮影する方法
・ポリゾグラフィ（重複撮影）…1枚のフィルムに数回重ね撮りをして陰影を重ね，胃などの動きを観察する方法
・ステレオ（立体撮影）…同一部分を少し離して2枚撮影し，立体鏡で立体的に観察する方法

画像

⑤　使用フィルム……③の表使用

⑥	造影剤注入手技料　（注入手技料を必要とする場合のみ算定）				
E 003	「1」点滴注射	6歳以上	500 mL 以上	**102**	500 mL 未満**53**（外来のみ）
	（1日につき）注①	6歳未満	100 mL 以上	**153**	100 mL 未満**101**（外来のみ）
			（手技料105＋年齢加算48）		（手技料53＋年齢加算48）
E 003	「2」動脈注射（1日につき）				
	1　内臓の場合				**155**
	2　その他				**45**
E 003	「3」動脈造影カテーテル法				
	イ　主要血管の分枝血管を選択的に造影撮影した場合注②				**3600**
	血流予備能測定検査加算				**＋400**
	頸動脈閉塞試験加算				**＋1000**
	ロ　イ以外の場合				**1180**
	血流予備能測定検査加算				**＋400**
E 003	「4」静脈造影カテーテル法				**3600**
	（副腎静脈，奇静脈または脊椎静脈に対して行った場合）				
E 003	「5」内視鏡下の造影剤注入				
	イ　気管支ファイバースコピー挿入				**2500**
	（D 302「注」気管支肺胞洗浄法検査同時加算				**＋200**)
	ロ　尿管カテーテル法（両側）〔ファイバースコープによるもの				**1200**
	（膀胱尿道ファイバースコピー又は膀胱尿道鏡検査を含む）〕				
E 003	「6」腔内注入及び穿刺注入				
	イ　注腸				**300**
	ロ　その他注③				**120**
E 003	「7」嚥下造影				**240**

注①　同一日に静脈注射又は点滴注射を算定した場合は，造影剤注入手技「1」の点滴注射の所定点数は重複して算定できない。

注②　主要血管である総頸動脈，椎骨動脈，鎖骨下動脈，気管支動脈，腎動脈，腹部動脈（腹腔動脈，上及び下腸間膜動脈も含む），骨盤動脈または各四肢の動脈の分枝血管を選択的に造影撮影した場合，分枝血管の数にかかわらず1回に限り算定できる。

注③　【その他 120 点とは】
腰椎穿刺注入　　胸椎穿刺注入
頸椎穿刺注入　　上顎洞穿刺注入
関節腔内注入　　気管内注入（内視鏡下の造影剤注入によるものは除く）
子宮卵管内注入　膀胱内注入
腎盂内注入　　　唾液腺注入
胃・十二指腸ゾンデ挿入による注入

⑦　薬剤料　薬剤（使用した薬剤の金額をすべて合算）÷10 ＝☐点　（2点以上から算定）

※　通則加算（時間外緊急院内画像診断加算，画像診断管理加算1〜4，電子画像管理加算）は p. 233 参照。

画像

G．造影剤使用撮影の算定例

画像診断料＝①透視診断＋②診断・撮影＋③フィルム（＋④造影剤注入手技）　＋　⑦薬剤料（造影剤）　＋　加算

〔算定手順〕

手順①	透視診断料 X-D	110 点

（カルテ記載があった場合に算定する）

＊ただし，消化管の撮影において単に腸管の所要の位置に造影剤が到達しているか否か等の透視については算定できない
▶・食道・胃・十二指腸・小腸・大腸・直腸

手順②　造影剤使用撮影の診断料と撮影料を算定します………〔造影剤使用撮影〕p. 249 の②から選びます。

手順③　フィルム料（②で使用分）を算定します ……………p. 250 の③「フィルムの点数」から選びます。

手順④　造影剤注入手技料（必要な場合のみ）を算定します …p. 250 の④「造影剤注入手技料」一覧から選びます。

①＋②＋③＋④の合計で求められます。

手順⑤　薬剤料を計算します ……………………………………2点以上から算定可です。
使用したすべての薬剤の金額を合計し，10 で除します（小数点以下は五捨五超入）。

手順⑤　加算要件をチェックします ……………………………p. 233 の〈通則加算〉の一覧表から選びます。カルテの設定要件に記載がある場合に算定します。

例）	腎盂造影　X-P（アナログ撮影）（四ツ切3枚）　　　　大人
	尿管カテーテル法
	ウログラフィン●●%　●●mL

○　p. 249 の　造影剤使用撮影　を開く。

手順①　X-D　なし　　　　　　　　　　　　　　　　　　————

手順②　造影剤使用撮影 X-P（シャッター回数＝3回）　　432 点

手順③　使用フィルム　（四×3）　　　　　　　　　　19 点

手順④　尿管カテーテル法　　　　　　　　　　　　1200 点

合計　1651 点

手順⑤　薬剤料　　　　　　　　　　　　　　　　　●●点

H．レセプト（造影剤使用）の書き方

造影剤使用の撮影（造影剤注入手技料算定の場合）

432＋F19＋1200＝1651

⑦		1 回	1651
	薬　　剤		●●

⑦	腎盂造影 X-P（アナログ撮影）（四×3） ⎫ 尿管カテーテル法　　　　　　　　　　 ⎬	1651×1
	ウログラフィン●%　●mL	●●×1

造影剤使用撮影の算定に必要な資料一覧

　胃，腸，血管，腎臓，膀胱，子宮など，主に中空臓器を撮影する場合，造影剤を内服，注射，注入などにより臓器に送り込んで陰影をはっきりさせて撮影する方法です。

画像診断料＝①透視診断＋②診断・撮影＋③フィルム（＋④造影剤注入手技）　＋　⑤薬剤料（造影剤）　＋　加算

画像

① 透視診断料　X-D	110 点
（カルテ記載があった場合に算定する）	

＊消化管の撮影を行う場合などに用いられる
　　　　　　▶・食道・胃・十二指腸・小腸・大腸・直腸

② 造影剤使用撮影の診断料＋撮影料					撮影回数				
部位 ＼ 診断料＋撮影料	年齢別	診断	撮影	アナログ デジタル	1	2	3	4	5～
消化管 その他の 臓器	6 歳以上	72		144	216	324	432	540	648
				154	226	339	452	565	678
	6 歳未満	72		187	259	389	518	648	778
				200	272	408	544	681	817
	3 歳未満	72		216	288	432	576	720	864
				231	303	455	606	758	909
	新 生 児	72		259	331	497	662	828	994
				277	349	524	698	873	1048
脳脊髄腔 （ミエロ）	6 歳以上	72		292	364	546	728	910	1092
				302	374	561	748	935	1122
	6 歳未満	72		380	452	677	903	1129	1355
				393	465	697	929	1162	1394
	3 歳未満	72		438	510	765	1020	1275	1530
				453	525	788	1050	1313	1575
	新 生 児	72		526	598	896	1195	1494	1793
				544	616	923	1231	1539	1847

（端数は四捨五入）

③　フィルムの点数　（その他のフィルムは p.241 参照）

大きさ ＼ 枚数	1	2	3	4	5	6	備　考
半　切　120円	12.0	24.0	36.0	48.0	60.0	72.0	・計算のしかた
大　角　115円	11.5	23.0	34.5	46.0	57.5	69.0	単価¥×使用枚数÷10＝フィルムの点数（端数四捨五入）
大四ツ切　76円	7.6	15.2	22.8	30.4	38.0	45.6	・撮影時，異なったフィルム使用の計算は，小数点のまま合算し
四ツ切　62円	6.2	12.4	18.6	24.8	31.0	37.2	最後に四捨五入する。
六ツ切　48円	4.8	9.6	14.4	19.2	24.0	28.8	例）　○○x-p（アナログ撮影）（大角2枚・四ツ切2枚）
八ツ切　46円	4.6	9.2	13.8	18.4	23.0	27.6	↓
カビネ　38円	3.8	7.6	11.4	15.2	19.0	22.8	（23.0＋12.4＝35.4）＝35点
〈画像記録用フィルム〉							
半　切　226円	22.6	45.2	67.8	90.4	113.0	135.6	
大　角　188円	18.8	37.6	56.4	75.2	94.0	112.8	
大四ツ切　186円	18.6	37.2	55.8	74.4	93.0	111.6	
B　4　149円	14.9	29.8	44.7	59.6	74.5	89.4	
四ツ切　135円	13.5	27.0	40.5	54.0	67.5	81.0	
六ツ切　115円	11.5	23.0	34.5	46.0	57.5	69.0	
24×30　145円	14.5	29.0	43.5	58.0	72.5	87.0	

＋

④　造影剤注入手技料　（注入手技料を必要とする場合のみ算定）

E 003	「1」点滴注射 (1日につき)(注1)	6歳以上	500 mL 以上　　　　　　　102	500 mL 未満 53（外来のみ）
		6歳未満	100 mL 以上　　　　　　　153 (手技料 105＋年齢加算 48)	100 mL 未満 101（外来のみ） (手技料 53＋年齢加算 48)

E 003　「2」動脈注射（1日につき）
　　　　1　内臓の場合　　　　　　　　　　　　　　　　　　　155
　　　　2　その他　　　　　　　　　　　　　　　　　　　　　45

E 003　「3」動脈造影カテーテル法
　　　　イ　主要血管の分枝血管を選択的に造影撮影した場合(注2)　3600
　　　　　　血流予備能測定検査加算　　　　　　　　　　　　+400
　　　　　　頸動脈閉塞試験加算　　　　　　　　　　　　　+1000
　　　　ロ　イ以外の場合　　　　　　　　　　　　　　　　1180
　　　　　　血流予備能測定検査加算　　　　　　　　　　　　+400

E 003　「4」静脈造影カテーテル法　　　　　　　　　　　3600
　　　　（副腎静脈，奇静脈または脊椎静脈に対して行った場合）

E 003　「5」内視鏡下の造影剤注入
　　　　イ　気管支ファイバースコピー挿入　　　　　　　　2500
　　　　　　（D 302「注」気管支肺胞洗浄法検査同時加算　+200）
　　　　ロ　尿管カテーテル法（両側）〔ファイバースコープによるもの　1200
　　　　　　（膀胱尿道ファイバースコピー又は膀胱尿道鏡検査を含む）〕

E 003　「6」腔内注入及び穿刺注入
　　　　イ　注腸　　　　　　　　　　　　　　　　　　　　300
　　　　ロ　その他(注3)　　　　　　　　　　　　　　　　120

E 003　「7」嚥下造影　　　　　　　　　　　　　　　　240

(注1)　同一日に静脈注射又は点滴注射を算定した場合は，造影剤注入手技「1」の点滴注射の所定点数は重複して算定できない。

(注2)　主要血管である総頸動脈，椎骨動脈，鎖骨下動脈，気管支動脈，腎動脈，腹部動脈（腹腔動脈，上及び下腸間膜動脈も含む），骨盤動脈または各四肢の動脈の分枝血管を選択的に造影撮影した場合，分枝血管の数にかかわらず1回に限り算定できる。

【その他 120 点とは】
腰椎穿刺注入　　　胸椎穿刺注入
頸椎穿刺注入　　　上顎洞穿刺注入
関節腔内注入　　　気管内注入（内視鏡下の造影剤注入によるものは除く）
子宮卵管内注入　　膀胱内注入
腎盂内注入　　　　唾液腺注入
胃・十二指腸ゾンデ挿入による注入

⑤　薬剤　（使用した薬剤の金額をすべて合算）÷10＝□□点　（2点以上から算定）

※　通則加算（時間外緊急院内画像診断加算，画像診断管理加算 1～4，電子画像管理加算）は p.233 参照。

I．特殊撮影の算定例

画像診断料＝①特殊撮影＋②フィルム（＋③造影剤注入手技）　＋　④薬剤料（造影剤）　＋　加算

〔算定手順〕

手順①　診断料と撮影料 を算定します……………………〔特殊撮影のみ〕p. 251 の①から選びます。
手順②　フィルム料（①で使用分）を算定します………………p. 252 の②「フィルムの点数」から選びます。
手順③　造影剤注入手技料（必要な場合のみ）を算定します…p. 252 の③「造影剤注入手技料」一覧から選びます。

①＋②＋③の合計で求められます。

手順④　薬剤料 を計算します ……………………………………2点以上から算定可です。使用したすべての薬剤の金
　　　　　　　　　　　　　　　　　　　　　　　　　　額を合計し，10で除します（小数点以下は五捨五超入）。
手順⑤　加算要件 をチェックします ……………………………p. 233 の〈通則加算〉の一覧表から選びます。
　　　　　　　　　　　　　　　　　　　　　　　　　　カルテの設定要件に記載がある場合に算定します。

例）　　　　左肺　　　トモ（アナログ）　　（四ツ切　3枚）　　　　　　　大人
　　　　撮影部位　　　　↓　　　　　　　　　　┗━▶使用枚数
　　　　　　　　　　特殊撮影　　　　使うフィルムのサイズ

○　p. 251 の 特殊撮影のみ を見る
　手順①　シャッター回数にかかわらず一連につきで算定します。（大人）　　356 点
　手順②　使用フィルム（四ツ切 3 枚）　　　　　　　　　　　　　　　　　19 点
　手順③　造影剤注入手技料はなし　　　　　　　　　　　　　　　　　　　—　　　　合計　375 点

J．レセプト（特殊撮影）の書き方

特殊撮影（単独）　356＋F19＝375

⑦		1 回	375	⑦	左肺トモ（アナログ撮影）（四ツ切 3 枚）	375×1
	薬　　剤					

画像

特殊撮影のみの算定に必要な資料一覧

特殊なレントゲン装置を用いて行う撮影方法です。

画像診断料＝①特殊撮影＋②フィルム（＋③造影剤注入手技）　＋　④薬剤料（造影剤）　＋　加算

① 特殊撮影の診断料＋撮影料 （一連）……枚数にかかわらずこの点数です					備　　考
年齢別	診断	撮影	アナログ／デジタル	点数	一連につき＊併用の場合の診断料は診断料96点の 100分の50 で算定する（96点×0.5＝48点）〔特殊撮影〕・スポット（SP：集中撮影）…消化管の局部的な動態的観察等を診断目的として，短時間で連続的に撮影を行う方法・トモグラフィ（TG・Tomo：断層撮影）…肺の精密診断等で使われるもので，胸部を数枚の断面に区別して目的の病巣部だけを撮る方法・キモグラフィ（動態撮影）…1枚のフィルムに，心臓のように動いている状態を撮影する方法・ポリゾグラフィ（重複撮影）…1枚のフィルムに数回重ね撮りをして陰影を重ね，胃などの動きを観察する方法・ステレオ（立体撮影）…同一部分を少し離して2枚撮影し，立体鏡で立体的に観察する方法
6 歳以上	96		260	356	
			270	366	
6 歳未満	96		338	434	
			351	447	
3 歳未満	96		390	486	
			405	501	
新 生 児	96		468	564	
			486	582	

② フィルムの点数　（その他のフィルムは p. 241 参照）

大きさ ＼ 枚数		1	2	3	4	5	6	備　考
半　切	120 円	12.0	24.0	36.0	48.0	60.0	72.0	・計算のしかた
大　角	115 円	11.5	23.0	34.5	46.0	57.5	69.0	単価 ¥ ×使用枚数÷10＝フィルムの点数（端数四捨五入）
大四ツ切	76 円	7.6	15.2	22.8	30.4	38.0	45.6	・撮影時，異なったフィルム使用の計算は，小数点のまま合算し
四ツ切	62 円	6.2	12.4	18.6	24.8	31.0	37.2	最後に四捨五入する。
六ツ切	48 円	4.8	9.6	14.4	19.2	24.0	28.8	例）　○○x-p（アナログ撮影）（大角2枚・四ツ切2枚）
八ツ切	46 円	4.6	9.2	13.8	18.4	23.0	27.6	↓
カビネ	38 円	3.8	7.6	11.4	15.2	19.0	22.8	（23.0＋12.4＝35.4）　＝35 点
〈画像記録用フィルム〉								
半　切	226 円	22.6	45.2	67.8	90.4	113.0	135.6	
大　角	188 円	18.8	37.6	56.4	75.2	94.0	112.8	
大四ツ切	186 円	18.6	37.2	55.8	74.4	93.0	111.6	
B　4	149 円	14.9	29.8	44.7	59.6	74.5	89.4	
四ツ切	135 円	13.5	27.0	40.5	54.0	67.5	81.0	
六ツ切	115 円	11.5	23.0	34.5	46.0	57.5	69.0	
24×30	145 円	14.5	29.0	43.5	58.0	72.5	87.0	

③ 造影剤注入手技料　（注入手技料を必要とする場合のみ算定）

E 003 「1」点滴注射 （1日につき）注1	6歳以上　500 mL 以上　　102　　500 mL 未満 53（外来のみ） 6歳未満　100 mL 以上　　153　　100 mL 未満 101（外来のみ） 　　　　　（手料料 105＋年齢加算 48）　（手料料 53＋年齢加算 48）
E 003 「2」動脈注射（1日につき） 　　1　内臓の場合 　　2　その他	155 45
E 003 「3」動脈造影カテーテル法 　イ　主要血管の分枝血管を選択的に造影撮影した場合注2 　　　血流予備能測定検査加算 　　　頸動脈閉塞試験加算 　ロ　イ以外の場合 　　　血流予備能測定検査加算	3600 +400 +1000 1180 +400
E 003 「4」静脈造影カテーテル法 　（副腎静脈，奇静脈または脊椎静脈に対して行った場合）	3600
E 003 「5」内視鏡下の造影剤注入 　イ　気管支ファイバースコピー挿入 　　　（D 302「注」気管支肺胞洗浄法検査同時実施加算 　ロ　尿管カテーテル法（両側）〔ファイバースコープによるもの 　　　（膀胱尿道ファイバースコピー等を含む）〕	2500 +200） 1200
E 003 「6」腔内注入及び穿刺注入 　イ　注腸 　ロ　その他注3	300 120
E 003 「7」嚥下造影	240

注1　同一日に静脈注射又は点滴注射を算定した場合は，造影剤注入手技「1」の点滴注射の所定点数は重複して算定できない。

注2　主要血管である総頸動脈，椎骨動脈，鎖骨下動脈，気管支動脈，腎動脈，腹部動脈（腹腔動脈，上及び下腸間膜動脈も含む），骨盤動脈または各四肢の動脈の分枝血管を選択的に造影撮影した場合，分枝血管の数にかかわらず1回に限り算定できる。

注3　【その他 120 点とは】
腰椎穿刺注入	胸椎穿刺注入
頸椎穿刺注入	上顎洞穿刺注入
関節腔内注入	気管内注入（内
視鏡下の造影剤注入によるものは除く）	
子宮卵管内注入	膀胱内注入
腎盂内注入	唾液腺注入
胃・十二指腸ゾンデ挿入による注入	

④ 薬剤　（使用した薬剤の金額をすべて合算）÷10 ＝□□□点　（2点以上から算定）

〈参考：特殊撮影〉

1. パントモグラフィー…1枚のフィルム上に上顎骨及び下顎骨（歯牙含む）の全体が撮影できる。
2. 断層撮影（トモグラフィー）…体のある深さの断面を鮮明に写す方法。
3. 狙撃撮影（スポット）…局所部位を迅速に撮影することにより病変部の状態を観察する。フィルムを分割して使用することが多い。胃，胆嚢及び腸などに用いられる。

※　通則加算（時間外緊急院内画像診断加算，画像診断管理加算 1～4，電子画像管理加算）は p. 233 参照。

画像

K．CT(コンピューター断層撮影診断)・MRI(磁気共鳴コンピューター断層撮影)の算定例

画像診断料＝①断層撮影＋(②造影剤注入手技)＋③フィルム＋④断層診断＋⑤薬剤料(造影剤)

〔算定手順〕

手順①　撮影料 を算定します……………………………〔CT・MRI〕p. 254 の①の表から選びます。

手順②　フィルム料 (①で使用分) を算定します……………p. 255 の③「画像記録用フィルムの点数」から選びます。

手順③　CT, MRI 造影剤使用加算 を算定します……………p. 255 の②「CT，MRI 造影剤使用加算」から選びます。
（＊）

①＋②＋③の合計で求められます。

手順④　診断料 を算定します…………………………………p. 255 の④「コンピューター断層診断料」を選びます。
CT，MRI の診断料は月1回の算定なので別記します。

手順⑤　薬剤料 (造影剤) を算定します………………………2点以上から算定可です。造影剤を使用した場合のみ
算定します。使用したすべての薬剤の金額を合計し，
10 で除します（小数点以下は五捨五超入）。

手順⑥　加算要件 をチェックします……………………………p. 233 の〈通則加算〉の一覧表から選びます。
カルテの設定要件に記載がある場合に算定します。

例1)　　頭部 CT 撮影〔マルチスライス型（イ，ロ，ハ）以外で実施〕
画像記録用フィルム（六ツ切6枚）
ウログラフィン●●mL

手順①　撮影料（一連）　　　　　　　　　　　　　　　560 点
手順②　フィルム料（画像記録用六ツ切6枚）　　　　　　 69 点
手順③　CT の造影剤使用加算　　　　　　　　　　　　500 点
　　　　　　　　　　　　　　　　　　　　　　　　　────────
　　　　　　　　　　　　　　　　　　　　合計　1129 点
手順④　CT の診断料　　　　　　　　　　　　　　　　450 点
手順⑤　薬剤料　ウログラフィン●●mL　　　　　　　 ●●点

L．レセプト (CT・MRI) の書き方

例1)　コンピュータ断層撮影診断（マルチスライス型の機器以外で実施）

撮影料 560 ＋ F69 ＋ 造影剤使用加算 500 ＝ 1129 点

⑦		2 回	1579		⑦	頭部 CT（画像記録用フィルム六×6）	1129×1
	薬　剤		●●			ウログラフィン　●●mL　1 瓶	●●×1
						コンピューター断層診断料	450×1

例2)　腹部 CT（4列以上16列未満のマルチスライス型機器）撮影。半切フィルム4枚使用し，造影剤としてオムニパーク 300　64.71%　100mL 1 瓶（￥3,312）使用の場合

撮影料　750 点 ＋ F 90 点 ＋ 造影剤使用加算 500 点 ＝ 1340 点

⑦		2 回	1790		⑦	造影 CT（腹部）	
	薬　剤		331			画像記録用フィルム半切4枚	1340×1
						CT 診断料	450×1
						オムニパーク 300　64.71%　100mL 1 瓶	331×1

画像

例3）　画像診断管理加算2（コ画2）届出病院において，てんかん患者に頭部CT（4列以上16列未満マルチスライス型機器）撮影を実施。画像記録用フィルム半切1枚使用。画像を電子媒体に保存管理した場合の撮影料

撮影料：750点（※電画を算定する場合は，フィルム料は算定できない）。

その他：CT診断料450点＋電子画像管理加算（電画）120点＋画像診断管理加算2（コ画2）175点

⑦⓪	2 回　1495	⑦⓪	頭部CT（4列以上16列未満マルチスライス型機器）	750×1
			CT診断料 電画 コ画2	745×1

例4）　同一月に同一部位を2回以上撮影した場合の撮影料の計算

頭部CT（4列以上16列未満マルチスライス型の機器）（1回目）→頭部CT（4列以上16列未満マルチスライス型の機器）（2回目）実施

＊同一月2回目以降の撮影料は「所定点数×0.8」で計算

撮影料：750点（1回目）＋600点（2回目750×0.8）＝1350点

CT（コンピューター断層撮影診断）・MRI（磁気共鳴コンピューター断層撮影）の算定に必要な資料一覧

CTとは細いビーム状のX線を人体に照射し，その吸収率を輪切りの断層像にしてむずかしい診断に役立てる撮影方法です。一方，MRIとは電磁波による共鳴現象を利用して断層像を得る撮影方法です。

画像診断料＝①断層撮影＋（②造影剤使用加算）＋③フィルム　＋　④断層診断　＋　⑤薬剤料（造影剤）　＋　加算

3歳以上6歳未満の撮影料＝所定点数×1.3，3歳未満の撮影料＝所定点数×1.5，新生児の撮影料＝所定点数×1.8
頭部外傷撮影の場合：3歳以上6歳未満の撮影料＝所定点数×1.35，3歳未満の撮影料＝所定点数×1.55，新生児の撮影料＝所定点数×1.85

①　断層撮影				単純（1回目）6歳以上	6歳未満（頭部外傷）	3歳未満（頭部外傷）	新生児（頭部外傷）	CT，MRI（同月2回目～）同一月に行った2回目以降のCT，MRI問わず下記の点数を算定する
E 200 コンピューター断層撮影（CT撮影）（一連につき）	1. CT	イ	64列以上のマルチスライス型の機器使用の場合㊞ (1)共同利用施設において行われる場合	1020	1326 (1377)	1530 (1581)	1836 (1887)	・年齢加算（E 200，E 201，E 202）新生児：＋（所定点数の80／100）を加算 乳幼児：＋（所定点数の50／100）を加算 幼児：＋（所定点数の30／100）を加算
			(2)その他の場合	1000	1300 (1350)	1500 (1550)	1800 (1850)	
		ロ	16列以上64列未満のマルチスライス型の機器使用の場合㊞	900	1170 (1215)	1350 (1395)	1620 (1665)	
		ハ	4列以上16列未満のマルチスライス型の機器による場合㊞	750	975 (1013)	1125 (1163)	1350 (1388)	
		ニ	イ，ロ又はハ以外の場合	560	728 (756)	840 (868)	1008 (1036)	
	2. 脳槽CT撮影（造影を含む）			2300	2990 (3105)	3450 (3565)	4140 (4255)	2回目以降の点数は，**所定点数（1回目）×0.8**で算定する。㊟加算は含まず計算
	〈注加算〉・外傷全身CT加算（1についてのみ）㊞			＋800				
	・冠動脈CT撮影加算㊞			＋600				
	・大腸CT撮影加算							
	「1」イの場合			＋620				
	「1」ロの場合			＋500				
E 200-2 血流予備量比コンピューター断層撮影				9400				・血流予備量比コンピューター断層撮影の種類又は回数にかかわらず，月1回に限り算定できる。・届出医療機関において行われる場合に限り算定する。
E 201 非放射性キセノン脳血流動態検査				2000	2600	3000	3600	――

画像

E 202 磁気共鳴コンピューター断層撮影（MRI撮影）（一連につき）	1	3テスラ以上の機器使用の場合届 イ　共同利用施設において行われる場合	1620	2106	2430	2916	2回目以降の点数は，所定点数（1回目）×0.8で算定する。
		ロ　その他の場合	1600	2080	2400	2880	
	2	1.5テスラ以上3テスラ未満の機器による場合届	1330	1729	1995	2394	注加算は含まず計算
	3	1又は2以外の場合	900	1170	1350	1620	・1，2及び3を同時に行った場合は主たる撮影の所定点数のみで算定
	〈注加算〉						
	・心臓MRI撮影加算届		+400				
	・乳房MRI撮影加算届		+100				
	・小児鎮静下MRI撮影加算届（15歳未満）　+所定点数の100分の80						
	・頭部MRI撮影加算届		+100				
	・全身MRI撮影加算届		+600				
	・肝エラストグラフィ加算		+600				

+

② CT，MRI造影剤使用加算

造影剤使用加算（静脈内注射，点滴注射，腔内注入，穿刺注入等によるもの）
＊造影剤注入手技料と麻酔手技料（L008閉鎖循環式を除く）が含まれている。

CT （脳槽CTを除く）	6歳以上	500	MRI （脳血管造影を除く）	6歳以上	250
	幼児加算（6歳未満）	650		幼児加算（6歳未満）	325
	乳幼児加算（3歳未満）	750		乳幼児加算（3歳未満）	375
	新生児加算（新生児）	900		新生児加算（新生児）	450

+

③ 画像記録用フィルムの点数

大きさ ＼ 枚数	1	2	3	4	5	6	備　考
半　切　226円	22.6	45.2	67.8	90.4	113.0	135.6	・計算のしかた
大　角　188円	18.8	37.6	56.4	75.2	94.0	112.8	購入価格×枚数÷10＝フィルムの点数
大四ツ切　186円	18.6	37.2	55.8	74.4	93.0	111.6	（端数四捨五入）
B　4　149円	14.9	29.8	44.7	59.6	74.5	89.4	
四ツ切　135円	13.5	27.0	40.5	54.0	67.5	81.0	
六ツ切　115円	11.5	23.0	34.5	46.0	57.5	69.0	
24×30　145円	14.5	29.0	43.5	58.0	72.5	87.0	

（CT，MRI共通） ④　E 203 コンピューター断層診断料	450 （月1回）	〈通則加算〉届　画像診断管理加算1　　コ画1＋ 70点 届　画像診断管理加算2　　コ画2＋175点 届　画像診断管理加算3　　コ画3＋235点 届　画像診断管理加算4　　コ画4＋340点 　　画像診断管理加算　　　電画 ＋120点 （電子画像管理加算を算定する場合，フィルム費用は算定しない）

⑤　造影剤　（使用薬剤の金額をすべて合算）÷10 ＝□点　（2点以上から算定）

〈外傷全身CT加算の施設基準〉（CT撮影の加算）　800点
外傷全身CTとは，全身打撲症例における初期診断のために，頭蓋骨から少なくとも骨盤骨まで連続して行うCT撮影をいう。
　算定要件：①救命救急入院料の施設基準を満たすこと（要届出）。
　　　　　　②64列以上のマルチスライス型のCT装置を有していること。
　　　　　　③画像診断管理加算2，3又は4に関する施設基準を満たすこと。

※　通則加算（時間外緊急院内画像診断加算，画像診断管理加算1～4，電子画像管理加算）は p.233参照。

M．核医学診断料の算定例

核医学診断料＝①撮影料＋②使用フィルム＋③診断料＋④薬剤料（造影剤）

〔算定手順〕

手順① 撮影料 を算定します……………………………〔核医学診断〕p.256 の①の表から選びます。

手順② フィルム料（①で使用分）を算定します…………p.257 の②「画像記録用フィルムの点数」から選びます。

①＋②の合計で求められます。

手順③ 診断料 を算定します…………………………p.257 の③「核医学診断料」を選びます。
核医学診断料は月1回のみの算定なので別記します。

手順④ 薬剤料（造影剤）を算定します……………………2点以上から算定可です。使用したすべての薬剤の金額を合計し、10 で除します（小数点以下は五捨五超入）。

手順⑤ 加算要件 をチェックします……………………p.233 の〈通則加算〉の一覧表から選びます。
カルテの設定要件に記載がある場合に算定します。

例） 全身シンチグラム（骨腫瘍）を行う。フィルムは画像記録用フィルム半切を1枚使用し、薬剤（注射薬剤）はメジテック 740MBq（￥20,498）およびクリアボーンキット1回分（￥3,365）使用の場合。（画像診断管理加算2⏎）

手順① 撮影料（全身シンチグラム） 2200 点

手順② フィルム料（画像記録用フィルム半切1枚）　　　 23 点

合計 2223 点

手順③ 核医学診断料 370 点

手順④ 薬剤料　メジテック 740MBq（10MBq ＝￥277） 2386 点
74×277 ＝￥20498
クリアボーンキット1回分（￥3365）
￥20498 ＋￥3365 ＝￥23863　￥23863 ÷10 ＝2386.3 → 2386 点

手順⑤ 画像診断管理加算2 核画2 （③に対する加算） 175 点

N．レセプト（核医学診断料）の書き方

⑦		2 回	2768
	薬　　　剤		2386

⑦	シンチグラム（全身骨）	
	画像記録用フィルム（半切1枚）	2223×1
	核医学診断料 核画2	545×1
	クリアボーンキット（1回分）	
	メジテック 740 MBq	2386×1

核医学診断の算定に必要な資料一覧

放射線を発する造影剤（ラジオアイソトープ RI）を体内に注入することで、臓器に集積された RI の放射能を計測し、その臓器の形状や腫瘍の存在、生体の機能を調べるときに行われるものです。

核医学診断料＝①撮影料＋②使用フィルム ＋ ③診断料 ＋ ④薬剤料（造影剤） ＋ 加算

① 撮影料						
E100　核医学診断		6歳以上	6歳未満（所定点数×1.3）	3歳未満（所定点数×1.5）	新生児（所定点数×1.8）	算 定 要 件
（画像を伴うもの）E100シンチグラム	・部分（静態）（一連につき）	1300	1690	1950	2340	・ラジオアイソトープの注入手技料は所定点数に含まれる。
	・部分（動態）（一連につき）	1800	2340	2700	3240	
	・全身　　　　（一連につき）	2200	2860	3300	3960	
	〈注加算〉　甲状腺ラジオアイソトープ摂取率測定加算			+100		

画像

E 101　シングルホトンエミッションコンピューター断層撮影	6歳以上	6歳未満 (所定点数×1.3)	3歳未満 (所定点数×1.5)	新生児 (所定点数×1.8)	・ラジオアイソトープの注入手技料は所定点数に含まれる。
	1800	2340	2700	3240	
〈注加算〉　甲状腺ラジオアイソトープ摂取率測定加算 断層撮影負荷試験加算		+100			・負荷試験を行った場合は，負荷の種類又は測定回数にかかわらず，「所定点数×0.5」を加算する。

	¹⁵O標識ガス剤を用いた場合(一連の検査につき)	¹⁸FDGを用いた場合(一連の検査につき)	¹³N標識アンモニア剤を用いた場合(一連の検査につき)	¹⁸F標識フルシクロビンを用いた場合(一連の検査につき)	アミロイドPETイメージング剤を用いた場合(一連の検査につき) イ　放射性医薬品合成設備を用いた場合 ロ　イ以外	
E 101-2 ポジトロン断層撮影届	1 7000 (5600)	2 7500 (6000)	3 9000 (7200)	4 2500 (2000)	5 イ　12500　(10000) ロ　2600　(2080)	・施設基準適合医療機関において算定。 ・届出の医療機関以外で行った場合は，「所定点数×0.8」で算定する。 ・(　)は施設共同利用率が100分の30未満の場合。「所定点数×0.8」で算定した点数。 ・撮影の方向，スライス数，撮影の部位数，疾患の種類等にかかわらず所定点数のみによる。 ・¹⁸FDGの合成及び注入に要する費用は所定点数に含まれる。 ・年齢加算 　・【E 101-2】「1」〜「4」までについて 　・【E 101-3】「1」〜「3」までについて 　・【E 101-4】「1」「2」について 新生児(生後28日未満)： 　+1600点　(+1280点) 乳幼児加算(生後28日以上3歳未満)：+1000点　(+800点) 幼児加算(3歳以上6歳未満)： 　+600点　(+480点) (　)の点数は適合届出の医療機関以外で実施した場合の加算点数
E 101-3 ポジトロン断層・コンピューター断層複合撮影届 (一連の検査について)	1 7625 (6100)	2 8625 (6900)		3 3625 (2900)	4 イ　13625　(10900) ロ　3725　(2980)	
E 101-4 ポジトロン断層・磁気共鳴コンピューター断層複合撮影届 (一連の検査について)		1 9160 (7328)＊		2 4160 (3328)	3 イ　14160　(11328) ロ　4260　(3408)	
E 101-5 乳房用ポジトロン断層撮影届		4000 (3200)＊				

・同一のラジオアイソトープを用いて2つ以上を併施した場合は，主たる点数により算定する。

---

②　画像記録用フィルムの点数

大きさ ＼ 枚数	1	2	3	4	5	6	備　考
半　切　226円	22.6	45.2	67.8	90.4	113.0	135.6	・計算のしかた
大　角　188円	18.8	37.6	56.4	75.2	94.0	112.8	購入価格×枚数÷10＝フィルムの点数
大四ツ切　186円	18.6	37.2	55.8	74.4	93.0	111.6	(端数四捨五入)
B　4　149円	14.9	29.8	44.7	59.6	74.5	89.4	
四ツ切　135円	13.5	27.0	40.5	54.0	67.5	81.0	
六ツ切　115円	11.5	23.0	34.5	46.0	57.5	69.0	
24×30　145円	14.5	29.0	43.5	58.0	72.5	87.0	

---

③　E 102 核医学診断(料) (月1回)	1　E 101-2ポジトロン断層撮影，E 101-3ポジトロン断層・コンピュータ断層複合撮影(一連の検査につき)，E 101-4ポジトロン断層・磁気共鳴コンピューター断層複合撮影(一連の検査につき)，E 101-5乳房用ポジトロン断層撮影の場合	450	・月1回に限り算定する(外来，入院の両方で行った場合や複数の診療科で行った場合も1患者月1回のみ)。
	2　1以外の場合	370	

---

④　薬剤　(使用薬剤の金額をすべて合算)÷10＝□点　(2点以上から算定)

※　通則加算(時間外緊急院内画像診断加算，画像診断管理加算1〜4，電子画像管理加算)はp.233参照。

Ｏ．基本的エックス線診断料の算定例

┌──────────────────┐　　┌──────────────┐　　┌──────┐
│①基本的エックス線診断料│ ＋ │②使用フィルム│ ＋ │加算│
└──────────────────┘　　└──────────────┘　　└──────┘

〔算定手順〕

手順①　基本的エックス線診断料 を算定します…………〔基本的エックス線診断〕p.258 の①の表から選びます。
手順②　フィルム料 を算定します ……………………………p.258 の② 「画像記録用フィルムの点数」から選びます。
手順③　加算要件 をチェックします ……………………p.233 の〈通則加算〉の一覧表から選びます。

例）　4 月 15 日入院・4 月 21 日退院（7 日間入院）の患者に対し，4 月 15 日に胸部撮影（写真診断結果報告 1〈結果文書別紙〉）（大角 2 枚使用）を実施した場合

　　＊当該病院は特定機能病院（一般病棟）であり，画像診断は常勤専任医師が行ったものとする。

　　　手順①　基本的エックス線診断料（7 日間）　　　　　385 点　　（55×7）
　　　手順②　フィルム料（画像記録用フィルム大角 2 枚）　38 点
　　　手順③　加算　画像診断管理加算　　基画1　　　　　70 点

Ｐ．レセプト（基本的エックス線診断料）の書き方

⑦⑩			9 回	493
	薬　剤			

⑦⑩	基エ（7 日）	55×7
	画像記録用フィルム（大角 2 枚）	38×1
	基画1	70×1

画像

基本的エックス線診断の算定に必要な資料一覧

　特定機能病院の入院患者に単純撮影を行った場合，入院日数に応じて包括算定を行い，その適正化と請求事務の簡素化を図るものです。

① 基本的エックス線診断料（1 日につき） 基エ	
1　入院日から 4 週間以内の期間	55
2　入院日から 4 週間超の期間	40

・特定機能病院において，入院患者にエックス線診断を行った場合に限り算定する。
・単純撮影の写真診断料（間接撮影も含む）と撮影料（間接撮影も含む）は所定点数に含まれ算定できない。使用したフィルムのみ算定する。
・下記の①②については基エは適用しない。
　①　療養病棟，結核病棟，精神病棟に入院している患者
　②　HIV 感染者療養環境特別加算，二類感染症患者療養環境特別加算，重症者等療養環境特別加算，特定入院料算定の患者
・1 月を通じて基本的エックス線診断料に包括されている画像診断項目のいずれも行わなかった場合は，当該月は本診断料は算定できない。

② 画像記録用フィルムの点数	枚数	1	2	3	4	5	6	備　考
大きさ								
半　切	226 円	22.6	45.2	67.8	90.4	113.0	135.6	・計算のしかた
大　角	188 円	18.8	37.6	56.4	75.2	94.0	112.8	購入価格×枚数÷10＝フィルムの点数
大四ツ切	186 円	18.6	37.2	55.8	74.4	93.0	111.6	（端数四捨五入）
Ｂ　4	149 円	14.9	29.8	44.7	59.6	74.5	89.4	
四ツ切	135 円	13.5	27.0	40.5	54.0	67.5	81.0	
六ツ切	115 円	11.5	23.0	34.5	46.0	57.5	69.0	
24×30	145 円	14.5	29.0	43.5	58.0	72.5	87.0	

※　通則加算（時間外緊急院内画像診断加算，画像診断管理加算 1〜3，電子画像管理加算）は p.233 参照。

投 薬 ⑳

　投薬とは，病気やケガの治療のため患者に対して調剤済みの薬剤を与える行為のことをいいます。投薬は必要があると認められる場合に行うもので，治療上，１剤で足りる場合には１剤を投与し，必要があると認められる場合に２剤以上を投与します。

A．投薬料算定の決まり事 ⌐○○○

1) 投薬のしかた

　投薬には２つの方法があります。一患者に対し同一診療日に院内処方と院外処方を併施することは認められません〔一部の薬剤を院内で，他の薬剤を院外（院外処方箋）で投薬することは，原則として認められません〕。

(1) **院内処方**（保険医療機関のなかでの投薬の場合）
(2) **院外処方**（保険医療機関が処方箋を交付し，保険調剤薬局で投薬の場合）

2) 内用薬と外用薬とは

　投薬には，**内用薬**と**外用薬**の２種類があります。それぞれの計算単位とカルテ上の見分け方は以下のとおりです。

(1) 「**内用薬**」：口から飲み込み（経口剤），胃・腸から吸収される薬のこと。**内服薬**と**頓服薬**とがある。

・**内服薬**：１回の服用量，１日の服用回数・タイミング，投与日数など指示のあるもので継続的に服用するもの。計算単位は「１剤１日分」。

　　カルテ記載例）　<u>セフゾン</u>　<u>50 mg</u>　<u>１回１C</u>　<u>１日３回</u>（<u>朝昼夕食後</u>）　×　<u>５日分</u>◀T・TD とも書く
　　　　　　　　　　　薬名　　　規格　　１回量　服用回数　タイミング　　　　投与日数

　　カルテ記載例）　<u>テグレトール細粒</u>　<u>50%</u>　<u>１回0.8 g</u>　<u>１日２回</u>（<u>朝夕食後</u>）　<u>14日分</u>
　　　散剤の場合　　　　薬名　　　規格　１回量（製剤量）服用回数　タイミング　投与日数

　　カルテ記載例）　<u>ジゴシンエリキシル</u>　<u>0.05 mg/mL</u>　<u>１回２mL</u>　<u>１日３回</u>（<u>朝昼夕食後</u>）　<u>７日分</u>
　　　液剤の場合　　　　　薬名　　　　規格　　１回量（製剤量）服用回数　　タイミング　　投与日数

・**頓服薬**：発作時・疼痛時などの際にその必要に応じて臨時に服用するもの。計算単位は「１剤１回分」。

　　カルテ記載例）　<u>スルピリン</u>　　<u>1.5 g</u>　　<u>２回分</u>　　◀P・包とも書く
　　　　　　　　　　　薬名　　　１回分の量　投与回数

(2) 「**外用薬**」：皮膚，粘膜，目，耳，鼻，呼吸器などの体の表面に用いる薬のこと。計算単位は「１剤１調剤分」。

　　カルテ記載例）　<u>ボステリザン軟膏</u>　　<u>6 g</u>
　　　　　　　　　　　薬名　　　　　１調剤の総量

3) 薬の形状について

　薬剤にはいろいろな形があり，数量を表す単位も異なります（図表）。

4) 薬価表のみかた

　保険診療で使用される薬剤は「薬価基準」として官報に告示されます（医学通信社『薬価・効能早見表2024』等に収載）。

　・薬価基準は，消費税を含んだ価格で告示されています（内税）。
　・薬価基準表は，内用薬・注射薬・外用薬の３部構成になっています。

投薬

例）

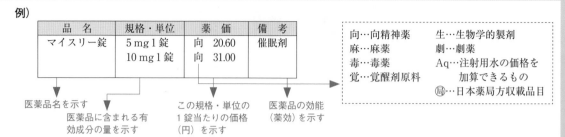

品 名	規格・単位	薬 価	備 考
マイスリー錠	5 mg 1 錠	向 20.60	催眠剤
	10 mg 1 錠	向 31.00	

医薬品名を示す
医薬品に含まれる有効成分の量を示す
この規格・単位の1錠当たりの価格（円）を示す
医薬品の効能（薬効）を示す

向…向精神薬　　生…生物学的製剤
麻…麻薬　　　　劇…劇薬
毒…毒薬　　　　Aq…注射用水の価格を
覚…覚醒剤原料　　　　加算できるもの
　　　　　　　　㊁…日本薬局方収載品目

〈図表〉

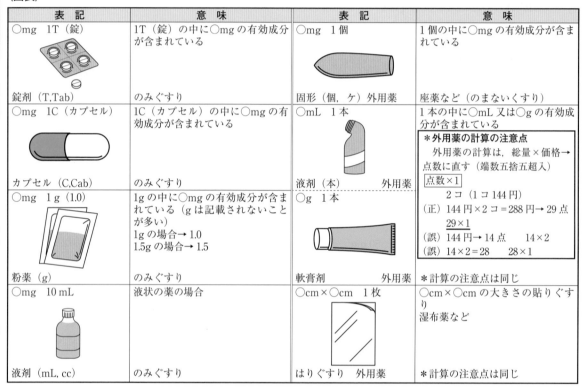

表 記	意 味	表 記	意 味
○mg　1T（錠） 錠剤（T,Tab）	1T（錠）の中に○mgの有効成分が含まれている のみぐすり	○mg　1個 固形（個, ケ）外用薬	1個の中に○mgの有効成分が含まれている 座薬など（のまないくすり）
○mg　1C（カプセル） カプセル（C,Cab）	1C（カプセル）の中に○mgの有効成分が含まれている のみぐすり	○mL　1本 液剤（本）　　　外用薬	1本の中に○mL又は○gの有効成分が含まれている *外用薬の計算の注意点 　外用薬の計算は，総量×価格→点数に直す（端数五捨五超入） 点数×1 　　2コ（1コ144円） （正）144円×2コ＝288円→29点 29×1 （誤）144円→14点　　　14×2 （誤）14×2＝28　　　28×1
○mg　1 g（1.0） 粉薬（g）	1gの中に○mgの有効成分が含まれている（gは記載されないことが多い） 1gの場合→1.0 1.5gの場合→1.5 のみぐすり	○g　1本 軟膏剤　　　　　外用薬	*計算の注意点は同じ
○mg　10 mL 液剤（mL, cc）	液状の薬の場合 のみぐすり	○cm×○cm　1枚 はりぐすり　外用薬	○cm×○cmの大きさの貼りぐすり 湿布薬など *計算の注意点は同じ

投薬

5）　カルテ，処方箋に記載される略称とその意味

略　号	意　　味	略　号	意　　味
Rp	処方（ラテン語 Recipe の略）	S（Syr）	シロップ
分3，3×	1日3回に分けて服用	T（Tab）	錠剤
3×v.d.E	1日3回に分けて食前に服用	C（Cap）	カプセル
3×n.d.E	1日3回に分けて食後に服用	G（Granule）	顆粒
3×z.d.E	1日3回に分けて食間に服用	P	○回分，○包
5 st×4	5時間ごとに1日4回服用	TD, T	○日分（錠剤のTとは位置で見分ける）
dieb, alt	隔日に服用	do	直前のものと「同じ」

6）　処方料とは

　　患者の病状や年齢・体重などを考慮しながら，最も効果的な薬を決定するための技術料が，「処方料」です。
　　複数の診療科で異なる医師が処方した場合は，それぞれの処方につき処方料を算定します。
　　処方料を算定するには，まず1処方の中に書かれている薬剤をみて，その中に，**抗不安薬（3種類以上）**，**睡眠薬（3種類以上）**，**抗うつ薬（3種類以上）**，**抗精神病薬（3種類以上）**，**抗不安薬及び睡眠薬（4種類以上）**の**投薬**（臨時の投薬等及び3種類の抗うつ薬又は，3種類の抗精神病薬を患者の病状等によりやむを得ず投与するものは除く）があるか確認しましょう。
　　上記の投薬が

　　　ある→「1」　**18点**

　　　ない→［内服薬が何種類あるか　確認しましょう］→「2」　内服薬が7種類以上ある，向精神薬長期処方がある→**29点**

　　　　　　　　　　　　　　　　　　　　　→「3」　「1」「2」以外の場合　→　**42点**

・「1」：3種類以上の抗不安薬，3種類以上の睡眠薬，3種類以上の抗うつ薬，3種類以上の抗精神病薬，4種類以上の抗不安薬及び睡眠薬の投薬（臨時の投薬等のもの及び3種類の抗うつ薬又は3種類の抗精神病薬を患者の病状等によりやむを得ず投与するものを除く）を行った場合は，**18点**を算定する。

・「2」：「1」以外の場合であって，**7種類以上の内服薬の投薬**（臨時の投薬であって，投薬期間が2週間以内のもの及びA001に掲げる再診料の「注12」地域包括診療加算を算定するものを除く）を行った場合，または**向精神薬長期処方**（不安・不眠症状に対して，ベンゾジアゼピン受容体作動薬を1年以上継続して処方）がある場合は，**29点**を算定する。

・「3」：上記「1」「2」以外の場合は，**42点**を算定する。

・上記「1」（向精神薬多剤投与），「2」（向精神薬長期処方）の該当患者について，抗不安薬等の種類数又は1日当たり用量（ともに一般名で計算）を減少（定期処方を屯服に変更した場合を含む）させたうえで，薬剤師又は看護職員に症状の変化等の確認を指示した場合は，**向精神薬調整連携加算**として，月1回に限り1処方につき**12点**が加算できる。

＊**外来後発医薬品使用体制加算について**

・外来後発医薬品使用体制加算は，施設基準適合の届出医療機関で調剤した後発医薬品のある先発医薬品及び後発医薬品を合算した規格単位数量に占める後発医薬品の規格単位数量の割合が，次の場合であるとともに，外来において後発医薬品（ジェネリック医薬品）の使用を積極的に行っている旨を院内の見やすい場所に掲示している場合，1処方につき外来後発医薬品使用体制加算を所定点数に加算します。

　イ　外来後発医薬品使用体制加算1（後発医薬品の規格単位数量の割合：90％以上）　**8点**

　ロ　外来後発医薬品使用体制加算2（後発医薬品の規格単位数量の割合：85％以上）　**7点**

　ハ　外来後発医薬品使用体制加算3（後発医薬品の規格単位数量の割合：75％以上）　**5点**

・**施設基準**は以下の3点です。

　(1)　外来後発医薬品使用体制加算の届出医療機関である。

　(2)　医薬品の供給が不足した場合に，処方等の変更等に関して十分な対応ができる体制が整備されている。

　(3)　(1)及び(2)の体制に関する事項並びに医薬品の供給状況によって投与する薬剤を変更する可能性があること及び変更する場合には患者に十分に説明することについて，院内の見やすい場所に掲示している。

　(4)　(3)の掲示について，原則としてウェブサイトに掲載していること（令和7年5月31日まで経過措置）。

・1処方につき，**3種類以上の抗不安薬，3種類以上の睡眠薬，3種類以上の抗うつ薬，3種類以上の抗精神病薬又は4種類以上の抗不安薬及び睡眠薬の投薬**（臨時の投薬等のもの及び3種類の抗うつ薬又は3種類の抗精神病薬を患者の病状等によりやむを得ず投与するものを除く）を行った場合には，抗不安薬，睡眠薬，抗うつ薬及び抗精神病薬に係る薬剤料に限り，所定点数の100分の80に相当する点数により算定する。

7)　特定疾患処方管理加算等

・許可病床数200床未満の医療機関において，厚生労働大臣の定めた疾患（**B000**特定疾患療養管理料の対象疾患と同一，p.269参照）を主病とする外来患者に対して処方を行った場合，月1回1処方（処方期間28日以上）につき**56点**（レセプトには特処と記す）を，**特定疾患処方管理加算**として算定できます（初診時から算定可）。

・隔日投与で28日以上であっても，処方期間が28日以上であれば**56点**が算定できます。

・投与された薬が外用薬であっても，特定疾患に対する薬であれば**56点**が算定できます。

・許可病床数200床以上の届出医療機関において，悪性腫瘍の外来患者の治療開始にあたり，抗悪性腫瘍剤による投薬の必要性，危険性，副作用，用法，用量，その他の留意点等について文書で説明した場合，**F100**処方料又は**F400**処方箋料に対し，**抗悪性腫瘍剤処方管理加算**として月1回1処方につき**70点**が算定できます。

8)　調剤料とは

　決定した薬剤を調合する技術料が，「調剤料」です。

　外来患者の調剤料は，1回の処方に係る調剤料として，剤数・日数・調剤量にかかわらず，処方料算定時にまとめて算定しますが，2つ以上の診療科で異なる医師が処方した場合は，それぞれの処方につき算定できます。

　入院患者の調剤料は，当月ごとの実際の入院日数で算定します。

　調剤料を算定するには，まず1処方の中に書かれている薬剤が何かをみて，

　外来の場合，内用薬が書かれていれば11点，外用薬が書かれていれば8点とします（両方あれば各々算定できます）。

　入院の場合，内用・外用にかかわらず，7点×投与日数とします。なお，外泊期間中および入院実日数を超えた部分については調剤料は算定できません。

例）　入院・調剤料6/25Rp）①5日分，6/28Rp）②5日分，6/30Rp）③5日分を処方した場合

	6/25	26	27	28	29	30	7/1	2	3	4	
Rp①	○	○	○	○	○						
Rp②				○	○	○	△	△			
Rp③						○	△	△	△	△	
調剤料	○	○	○	○	○	○	△	△	△	△	6月の調剤料　7点×6日分＝42点

　　使用日が翌月の場合（△），調剤料は翌月に算定する。この場合，（薬剤料は投薬日に全量の算定を行うために）翌月に薬剤料の算定がない場合でも調剤料のみの算定ができる。なお，調剤技術基本料は翌月に再び算定することはできない。

9)　調剤技術基本料とは

　　「調剤技術基本料」とは，患者への重複投薬の防止，院内の調剤の管理の充実，投薬の適正確保を目的とし，薬剤事故の防止を図る体制がとられている保険医療機関において，常勤薬剤師の管理下で調剤が行われた場合，1患者月1回算定できるのが「調剤技術基本料」（調基）です。

　　調剤を院内製剤のうえ行った場合は，院内製剤加算院として，調剤技術基本料の所定点数に **10点** を加算します。

　　「調剤技術基本料」は，**外来** の場合 **14点**，**入院** の場合 **42点** と定められており，同月内の外来，入院の併算定はできません。また，同一月内に処方箋の交付がある場合もしくは B 008 薬管1 薬管2，C 008 訪問薬剤を算定している患者には算定できません。

10)　処方箋料

・医薬分業により，薬を院外で受け取る方式をとっている医療機関では，患者に処方内容を記載した「処方箋」を渡します。この時，レセプトの⑳区分を使わずに，⑳区分を使用して「処方箋料」を算定します。
・患者は国内にある保険調剤薬局であればどこでも自由に選べ「処方箋」を提出し，薬を受け取れる仕組みです。なお，貼付剤は，外来患者に対して，1処方につき 63 枚までとする（医師の判断で 63 枚を超え貼付剤を投薬した場合は，その理由を処方箋及び診療報酬明細書に記載することで算定可）。

11)　加算について

　　加算は，処方料と調剤料（院外処方の場合は処方箋料）および調剤技術基本料に対して次のように加算ができます。

(1)　**処方料の加算**
・乳幼児加算……3歳未満の場合　　**3点**（1処方につき）
・特定疾患処方管理加算…… 特処 **56点**（月1回）（詳細は p. 268 表中を参照）
・麻薬等加算……麻薬，毒薬，向精神薬，覚醒剤原料の使用の場合　　**1点**（1処方につき）
・抗悪性腫瘍剤処方管理加算……**70点**（月1回）（200床以上の病院）

(2)　**調剤料の加算**
・麻薬等加算……麻薬，毒薬，向精神薬，覚せい剤原料の使用の場合　　**1点**（外来患者は1処方につき，入院患者は1日につき）

(3)　**処方箋料の加算**
・乳幼児加算……3歳未満の場合　　**3点**（処方箋の交付1回につき）
・特定疾患処方管理加算…… 特処 **56点**（月1回）
・抗悪性腫瘍剤処方管理加算…… 抗悪 **70点**（月1回）（200床以上の病院）
・一般名処方加算……一般的名称による処方箋を交付した場合（交付1回につき）。その要件は，薬剤の一般的名称を記載する処方箋を交付する場合に医薬品の供給状況等を踏まえつつ一般名処方の趣旨を患者に十分に説明することについて，院内の見やすい場所に掲示していること，保険医療機関の見やすい場所に掲示すること，掲示についてウェブサイトに掲載していること（令和7年5月31日まで経過措置）
　「1」：10点（交付した処方箋に含まれる医薬品のうち，後発医薬品が存在する全ての医薬品が一般名処方されている場合に算定できる）
　「2」：8点（交付した処方箋に1品目でも一般名処方された医薬品が含まれていれば算定できる）

(4)　**調剤技術基本料の加算**
・院内製剤加算…… 院 **10点**（月1回）
　薬価基準に収載されている医薬品に溶媒，基剤等の賦形剤を加え，当該医薬品とは異なる剤形の医薬品を院

内製剤のうえ調剤した場合に算定する。ただし，次の場合は算定できない。

イ．調剤した医薬品と同一規格を有する医薬品が薬価基準に収載されている場合

ロ．散剤を調剤した場合

ハ．液剤を調剤する場合であって，薬事承認の内容が用時溶解して使用することとなっている医薬品を交付時に溶解した場合

ニ．1種類のみの医薬品を水に溶解して液剤とする場合（安定剤，溶解補助剤，懸濁剤等製剤技術上必要と認められる添加剤を使用した場合および調剤技術上，ろ過，加温，滅菌行為をなす必要があって，これらの行為を行った場合を除く）

＊上記に係らず調剤した医薬品を，原料とした医薬品の承認内容と異なる用法・用量あるいは効能・効果で用いる場合は，院内製剤加算は算定できない。

12) 減算または算定できないものについて

(1) 算定不可になるもの

①外来患者に対して，うがい薬のみが投薬される場合には，F 000 調剤料，F 100 処方料，F 200 薬剤料，F 400 処方箋料，F 500 調剤技術基本料は算定できません。

②外来患者に，1処方につき 63 枚を超えて貼付剤を投薬した場合は，F 000 調剤料，F 100 処方料，F 200 薬剤料（超過分），F 400 処方箋料，F 500 調剤技術基本料は算定しない。ただし，医師が疾患の特性等により必要性があると判断し，やむを得ず 63 枚を超えて投薬する場合には，その理由を処方箋及び診療報酬明細書に記載することで算定可能とする。

・貼付剤とは，鎮痛，消炎に係る効能・効果を有する貼付剤（麻薬もしくは向精神薬であるもの又は専ら皮膚疾患に用いるものを除く）をいう。ただし，各種がんにおける鎮痛の目的で用いる場合はこの限りではない。

(2) 減算になるもの

(1) ①紹介割合 50％未満又は逆紹介割合 30‰未満の特定機能病院，一般病床 200 床以上の地域医療支援病院・紹介受診重点医療機関，②紹介割合 40％未満又は逆紹介割合 20‰未満で，許可病床数 400 床以上の病院（①の対象病院，一般病床が 200 床未満の病院を除く）で1処方につき，30 日以上の投薬を行った場合は，F 100 処方料，F 200 薬剤料，F 400 処方箋料は所定点数の 40％（所定点数× 0.4）で算定します（F 400 処方箋料について，リフィル処方箋を交付する場合で，1回の使用による投与期間が 29 日以内のものを除く）。

(2) 1処方につき，抗不安薬（3種類以上），睡眠薬（3種類以上），抗うつ薬（3種類以上），抗精神病薬（3種類以上）又は抗不安薬及び睡眠薬（4種類以上）の投薬（臨時の投薬等のもの及び3種類の抗うつ薬又は3種類の抗精神病薬を患者の病状等によりやむを得ず投与するものを除く）を行った場合は，F 200 薬剤は80％で算定します。

(3) 「(2)」以外で1処方につき7種類以上の内服薬の投与（臨時の2週間以内の投薬及び A 001 再診料の地域包括診療加算又は B 001-2-9 地域包括診療料を算定するものを除く）した場合は，F 200 薬剤は 90％で算定します。

13) ビタミン剤の算定について（投薬・注射共通）

・内服薬及び注射薬のビタミン剤をいうのであり，ビタミンを含有する配合剤も含む。

・ビタミン剤が薬剤料として算定できるのは医師が当該ビタミン剤の投与が有効であると判断し，適正に投与された場合に限られる。具体的には，医師が疾患の特性により投与の必要性を認める場合のほか，以下に掲げた場合をいう。

・当該ビタミン剤の投与が必要かつ有効と判断した趣旨を具体的にカルテ及びレセプトに記載しなければならない（病名で必要性が判断できるものは除く）。

投薬

◎算定できるケース

医師が当該ビタミン剤の投与が有効であると判断し，適正に投与された場合に限る。

〈具体的には〉

① 患者の疾患または症状の原因がビタミンの欠乏または代謝障害であることが明らかなこと。かつ，必要なビタミンを食事により摂取することが困難である場合（悪性貧血のビタミン B_{12} の欠乏等，診察及び検査の結果から当該疾患または症状が明らかなこと）

② 患者が妊産婦，乳幼児等（手術後の患者及び高カロリー輸液療法実施中の患者を含む）であり，診察及び検査の結果から，食事からのビタミン摂取が不十分であると診断された場合

③ 患者の疾患又は症状の原因がビタミンの欠乏又は代謝障害であると推定され，かつ，必要なビタミンを食事により摂取することが困難である場合

④ 重湯等の流動食及び軟食のうち，一分がゆ，三分がゆ，または五分がゆを食している場合

⑤ 無菌食，フェニールケトン尿症食，楓糖尿症食，ホモシスチン尿症食，ガラクトース血症食を食している場合

14)　投与期間に上限が設けられている医薬品

投薬量・投与量は，予見することができる必要期間に従ったもの（注射薬にあっては症状の経過に応じたもの）でなければならないが，下表に掲げるものについては，1回14日分，30日分または90日分を限度に投薬・投与するものと定められている内服薬，外用薬，注射薬である。

(1) 14日分を限度	イ	麻薬（(2)を除く）
	ロ	向精神薬（(2)，(3)を除く）
	ハ	新医薬品であって，薬価基準収載月の翌月の初日から起算して1年（厚生労働大臣が指定するものはその指定する期間）を経過していないもの。ただし，エブリスディドライシロップ60mg，シアリス錠5mg，シアリス錠10mg，シアリス錠20mg，バイアグラ錠25mg，バイアグラ錠50mg，バイアグラODフィルム25mg，バイアグラODフィルム50mg，ガニレスト皮下注0.25mgシリンジ，セトロタイド注射用0.25mg，ウトロゲスタン腟用カプセル200mg，ルティナス腟錠100mg，ルテウム腟用坐剤400mg，ワンクリノン腟用ゲル90mg，ボカブリア錠30mg，コセルゴカプセル10mg（1回の投薬量が28日分以内である場合に限る），コセルゴカプセル25mg（1回の投薬量が28日分以内である場合に限る），リバゼブ配合錠LD，リバゼブ配合錠HD及びグラアルファ配合点眼液を除く
(2) 30日分を限度	イ　内服薬	アルプラゾラム，エスタゾラム，エチゾラム，オキシコドン塩酸塩，オキシコドン塩酸塩水和物，オキサゾラム，クアゼパム，クロキサゾラム，クロチアゼパム，クロルジアゼポキシド，コデインリン酸塩，ジヒドロコデインリン酸塩，ゾピクロン，ゾルピデム酒石酸塩，タペンタドール，トリアゾラム，ニメタゼパム，ハロキサゾラム，プラゼパム，フルジアゼパム，フルニトラゼパム，フルラビパム塩酸塩，ブロチゾラム，ヒドロモルフォン，ブロマゼパム，ペモリン，メダゼパム，メチルフェニデート塩酸塩，モダフィニル，モルヒネ塩酸塩，モルヒネ硫酸塩，リスデキサンフェタミンメシル酸塩，ロフラゼプ酸エチル，ロラゼパム又はロルメタゼパムを含有する内服薬並びにメペンゾラート臭化物・フェノバルビタール配合剤及びプロキシフィリン・エフェドリン配合剤
	ロ　外用薬	フェンタニル，フェンタニルクエン酸塩又はモルヒネ塩酸塩を含有する外用薬
	ハ　注射薬	フェンタニルクエン酸塩，ブプレノルフィン塩酸塩又はモルヒネ塩酸塩を含有する注射薬
(3) 90日分を限度	内服薬	ジアゼパム，ニトラゼパム，フェノバルビタール，クロナゼパムまたはクロバザムを含有する内服薬及びフェニトイン・フェノバルビタール配合剤

㊙試験対策　**投薬料の計算手順**

手順① **院内処方か院外処方か**を確認する。

手順② **外来か入院か**を確認する。

手順③ **常勤薬剤師の有無**を確認する。

手順④ **特処** の加算の要否を確認する。

手順⑤ **処方料・調剤料・薬剤料の計算のしかた**を確認する。

㊙ 薬剤料（F 200）・特定保険医療材料料（F 300）の計算手順

投薬の薬剤料＝$\dfrac{1回に使用した薬剤の合計金額}{10}$＝□点

（端数は五捨五超入）

(1) 使用薬剤の合計金額が **15 円以下**の場合：1 点として算定する。

(2) 使用薬剤の合計金額が **15 円超**の場合

　　①使用薬価÷10

　　②小数点以下端数処理　**0.5 以下→小数点以下切捨て　0.5 超→小数点以下切上げ**

　　　例）使用薬価 25 円→ 25.0 ÷ 10 = 2.5 …**2 点**　25.1 円→ 25.1 ÷ 10 = 2.51…**3 点**

　　（「内服」「頓服」「外用」の詳細は計算手順を参照）

(3) 食事のできる状態にある外来・入院患者に対して，ビタミン剤は算定できない。ただし，ビタミンの欠乏または代謝異常が原因で医師が投与の必要性を認めた患者，重湯等の流動食および軟食のうち，一分がゆ・三分がゆ・五分がゆを食している場合等は算定できる。

投薬の特定保険医療材料料＝$\dfrac{材料の価格×使用量}{10}$＝□点

（端数は四捨五入）

B．算定例

例1)　内服薬の計算のしかた

　Rp①ラシックス　　　　20 mg　1 回 1 錠 ⎫
　　　ペルサンチン　12.5 mg　1 回 2 錠 ⎭　1 日 3 回（朝昼夕食後）5 日分

① ラシックスとペルサンチンの **1 錠の薬価**を確認する。

　　ラシックス 20 mg 1 T ＝¥9.8　ペルサンチン 12.5 mg 1 T ＝¥5.9

② **1 剤**（服用時点，服用方法，服用回数等が同じ薬剤）**ごと**に，**1 日分の薬剤の数量**を計算する。

　　1 日分のラシックスの数量 ……1 錠ずつ 3 回服用　→　1×3 ＝ 1 日 3 錠

　　1 日分のペルサンチンの数量……2 錠ずつ 3 回服用　→　2×3 ＝ 1 日 6 錠

③ **1 剤ごと**に，**1 日分の金額**を計算する（カッコ内の薬剤の金額を合算する）。

　　ラシックス　　3 錠　×　9.8　＝¥29.4
　　ペルサンチン　6 錠　×　5.9　＝¥35.4
　　　　　　　　　　　　　合計¥64.8

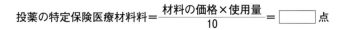

電卓の入力手順
3×9.8 [M+] 6×5.9 [M+] [RM] ÷10＝6.48 → 6

1 日分の薬の金額
点数に直す
（端数は五捨五超入）

④ 金額から**点数に直す**（¥÷10）。

　　¥64.8 ÷ 10 ＝ 6.48

小数点以下を処理　| 0.5 までは切捨て | →**1 点でも算定可**
（五捨五超入）　　| 0.5 超えれば切上げ |

処理後の点数を出す　　　　6 点

⑤ **点数×投与日数**を記す。　　　　| 6×5 |

例2)　頓服薬の計算のしかた　（内服薬と同じ）

　Rp①ロキソニン細粒 10%　0.5 g　3 回分

① ロキソニン細粒 10%の **1 g の薬価**を確認する。　　1 g ＝¥15.50

② **1 回分の金額**を計算する。　　　　　　　　　　　0.5 g×¥15.50 ＝¥7.75

③ 金額から**点数に直す**（¥÷10）。　　　　　　　　¥7.75÷10 ＝ 0.775

④ 端数処理する。　　　　　　　　0.775（五捨五超入）→　1 点　　| 0.5 まで切捨て |
　　　　　　　　　　　　　　　　　　　　　　　　　　　　　　| 0.5 超は切上げ |

⑤ **点数×投与（回）数**を記す。　　　　　　　　　| 1×3 |

投薬

例3)　外用薬の計算のしかた
Rp①アンテベート軟膏 0.05%　5g

① アンテベート軟膏 0.05%の1gの**薬価を確認**する。　　1g＝¥18.90
② **1調剤（総量）の金額を計算**する。　　　　　　　　5g×¥18.90＝¥94.5
③ 金額から**点数に直す**（¥÷10）。　　　　　　　　　¥94.5÷10＝9.45
④ **端数処理**する。　　　　　　　　　　　　　　　　9.45（五捨五超入）　→　9点
⑤ **点数×1**と記す。　　　　　　　　　　　　　　　　　　　　9×1

例4)　外用薬の計算のしかた
Rp①SPトローチ 0.25mg「明治」　6T　6日分　　　　　　→　総量は36錠（6T×6日分）

① SPトローチ 0.25mg「明治」の1錠の**薬価を確認**する。　1T＝¥5.70
② **1調剤（総量）の金額を計算**する。　　　　　　　　36T×¥5.70＝¥205.2
③ 金額から**点数に直す**（¥÷10）。　　　　　　　　　¥205.2÷10＝20.52
④ **端数処理**する。　　　　　　　　　　　　　　　　20.52　→　21点
⑤ **点数×1**と記す。　　　　　　　　　　　　　　　　　　　21×1

例5)　多剤投与（1処方に7種類以上の内服薬投与）[注]の計算のしかた

Rp)	①	A	10mg	1回1T			計算結果
		B		1回1C	1日3回（朝昼夕食後）5日分	→内	22点×5日分
		C	5mg	1回1T			
	②	D	50mg	1回1C	1日2回（朝夕食後）5日分	→内	21点×5日分
		E		1回1.0			
	③	F	5mg	1回1T	1日4回（朝昼夕食後・就寝前）5日分	→内	23点×5日分
		G	5mg	1回1T			
	④	H	25mg	1回1T	3回分	→頓	2点×3回分

① **内服・頓服薬の計算**を行う（内服薬については，上記**例5**の①～③がそれぞれ1剤に当たる）。
② 計算結果から，**内服のみ**を見る（頓服，外用は対象外）。
③ 内服薬の1剤（服用時点，服用方法，服用回数等が同じ薬剤）**21点以上**のものは，カッコ内の銘柄数が種類数になる。

  ① 3種類　　　22点×5日分＝110点
  ② 2種類　　　21点×5日分＝105点
  ③ 2種類　　　23点×5日分＝115点
   計7種類　　　　　　　　330点

④ 7種類以上内服があれば，内服薬についてのみ**90%**で算定。330点×90%＝297点
⑤ レセプト㉑コードの合計点は297点で請求。なお，㉒・㉓は減算されない。

[注]**【内服多剤投与の薬剤料減額】**
　外来患者に対し，1処方に7種類以上の内服薬を投与した場合（2週間以内の臨時投与等は除く），その薬剤点数は**100分の90**で算定する（**100分の90**での算定時には臨時投与の薬剤も含める）（「早見表2024」p.582）。対象は内服薬のみで頓服薬，外用薬は該当しない。複数の診療科で処方を行った場合は，各処方ごとに数える。
　この場合の種類数とは，次のとおり。
① **錠剤，カプセル**は1銘柄ごとに1種類とする。
② **散剤，顆粒剤，液剤**は1銘柄ごと1種類とするが，これを混合して調合した場合は**全体で1種類**とする。
③ 薬価が**205円以下（20点以下）**の場合は，その中に何銘柄の薬剤が入っていても**全体で1種類**とする。

投薬

参考 医事会計システムの電算化未導入の医療機関

【薬剤名記載省略の取扱いについて】（1単位当たり175円以下は薬剤名等の記載を省略できる基準）

通常レセプト「摘要」欄には，薬剤名，規格単位（％またはmg等）及び投与量を記載するが，医事会計システムの電算化（医事コン）が導入されていないものとして，地方厚生（支）局長に届け出た医療機関については，薬剤料に掲げる所定単位当たりの薬価が175円以下の場合は，薬剤名，投与量等を記載する必要はありません。

医事会計システムの電算化を行っている医療機関		省略不可
従来から手書き明細書の医療機関	届出なし	省略不可
	届出あり	省略可

参考 薬品の紛失により処方箋を再交付した場合の費用

被保険者が薬品の投与後，帰宅途中や自宅で薬品を紛失したために（天災地変等やむを得ない場合を除く），医師が処方箋を再交付した場合の薬剤の費用は，被保険者の負担となります。

C．レセプトの書き方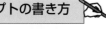

1) 外来レセプトの記載例

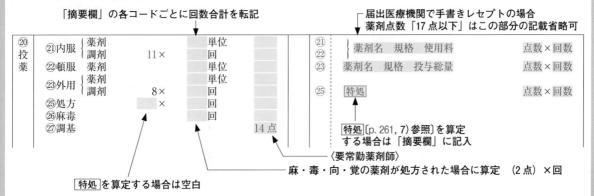

2) 入院レセプトの記載例

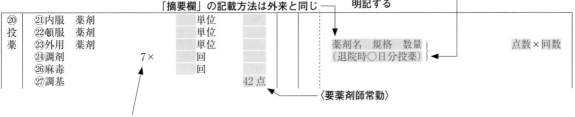

3) 院外処方（処方箋料）の記載例

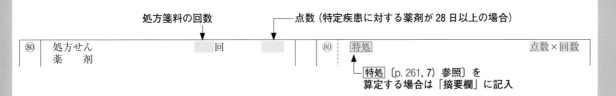

1　投　薬　料　一　覧　表

院内処方　（レセプト　㉑〜㉗）

項　目		外来		入院	算　定　要　件
		内服・頓服	外用	7 （1日につき）	
F 000　調剤料 （＊1, ＊3）		11 （1処方につき）	8		・入院患者の調剤料の算定は，入院実日数を超えてはならない（当月分の日数のみ算定する）。 　例）入院患者に5/31に2日分の投薬を行った→調剤料＝7点×1日 ・外泊期間中は算定不可。 ・外来において，2以上の診療科で異なる医師が処方した場合は，それぞれ調剤料を算定する。
（F 000 調剤料）**麻薬等加算**（麻・向・覚・毒）㉖		＋1 （1処方につき）		＋1 （1日につき）	・麻薬・向精神薬・覚醒剤原料・毒薬を調剤した場合（1処方中に上記薬剤が複数あっても点数は同じ）。
F 100　処方料 （内服薬の種類） （＊1, ＊2, ＊3）	1　3種類以上の抗不安薬等がある場合注	3歳以上　18 3歳未満（＋3）　21			・入院患者の処方料は入院基本料に含まれ算定できない。 ・外来において，2以上の診療科で異なる医師が処方した場合は，それぞれ処方料を算定する。 注抗不安薬（3種類以上），睡眠薬（3種類以上），抗うつ薬（3種類以上），抗精神病薬（3種類以上），抗不安薬及び睡眠薬（4種類以上） ──の投薬の場合（臨時の投薬等のもの及び3種類の抗うつ薬又は3種類の抗精神薬を患者の病状等によりやむを得ず投与するものを除く）が対象。
	2　内服薬が7種類以上等　減	3歳以上　29 3歳未満（＋3）　32			
	3　「1」「2」以外の場合	3歳以上　42 3歳未満（＋3）　45			
㉕ 特定疾患処方管理加算（月1回）	「特定疾患」に対する薬剤の1回の処方期間28日以上　特処	＋56 （1処方につき）			・「特定疾患」を主病とする外来患者に対して加算。 ・診療所又は200床未満の医療機関のみ算定できる。 ・特定疾患（p. 269）に対する1回の処方における薬剤の投与日数が28日以上の場合56点（初診時から算定可）。 ・特処は，特定疾患に対する薬剤のみが対象となり，処方薬剤すべてが28日以上である必要はない。
抗悪性腫瘍剤処方管理加算㊀ （月1回）	抗悪	＋70			・届出医療機関（200床以上の病院）のみ算定可。 ・悪性腫瘍の外来患者が対象。 ・抗悪性腫瘍剤による投薬の必要性，副作用などの留意点等について文書で説明した場合に算定する。
（F 100 処方料）**麻薬等加算**（麻・向・覚・毒）㉖		＋1 （1処方につき）			・麻薬・向精神薬・覚醒剤原料・毒薬を処方した場合（1処方中に上記薬剤が複数あっても点数は同じ）。
外来後発医薬品使用体制加算1㊀　外後使1 外来後発医薬品使用体制加算2㊀　外後使2 外来後発医薬品使用体制加算3㊀　外後使3		＋8 ＋7 ＋5			・院内処方を行っている診療所において，施設基準に適合の届出医療機関で投薬を行った場合は，外来後発医薬品使用体制加算が，1処方につき加算できる。
向精神薬調整連携加算（月1回）	向調連	＋12 （1処方につき）			・「1」の向精神薬多剤投与，「2」の向精神薬長期処方の該当患者について，抗不安薬等の種類数又は1日当たり用量を減少（定期処方を屯服に変更した場合を含む）させ，薬剤師又は看護職員に症状の変化等の確認を指示した場合に算定できる。
F 500　調剤技術基本料㉗ （調基）（1患者月1回）（＊1, ＊3）		14		42	・薬剤師常勤。 ・薬剤師の管理のもとに調剤が行われた場合に算定できる。　　　　　　＊1, ＊3 〔併せて算定できないもの〕 B 008 薬管1，薬管2，C 008 訪問薬剤
院内製剤加算	院	──		＋10	・調剤を院内製剤の上行った場合に加算する。
F 200　薬剤 （＊1, ＊2, ＊3）		・月をまたがって投与した薬剤は，投与の日の属する月のレセプトで請求する。 ・退院時の投与も服用の日の如何にかかわらず，入院患者のレセプトで請求する。 ・投与した薬剤の点数は，最低「1点」は算定できる。 ・内服・頓服・外用の各計算方法はp. 265参照。　　　　　　　　　　　　＊1, ＊2, ＊3			

＊「特定疾患」とは，特定疾患療養管理料，処方料及び処方箋に規定する慢性疾患のこと。
＊食事のできる状態にある外来・入院患者（入院時食事療養等を受けている者）に対し，ビタミン剤は算定できない。ただし，疾患や症状の原因がビタミンの欠乏または代謝障害の明らかな場合や医師がその必要性を判断すれば算定可。また，重湯等の流動食および軟食のうち，一分がゆ・三分がゆ・五分がゆを食している場合等は算定の必要を認める。算定の際は，カルテ・レセプトにその旨を明記する。
＊1　外来患者に対して，治療目的ではなく，うがい薬のみ処方した場合は，F 000 調剤料，F 100 処方料，F 200 薬剤料，F 500 調剤技術基本料は算定できない。
＊2　①紹介割合50％未満又は逆紹介割合30‰未満の特定機能病院，一般病床200床以上の地域医療支援病院・紹介受診重点医療機関，②許可病床数400床以上の病院（①の病院，一般病床が200床未満の病院を除く）のうち，紹介割合40％未満又は逆紹介割合20‰未満の病院で1処方につき30日以上の投薬を行った場合はF 100 処方料，F 200 薬剤料は所定点数×40％で算定する。
＊3　入院外の患者に，1処方につき63枚を超えて貼付剤を投薬した場合には，F 000 調剤料，F 100 処方料，F 200 薬剤料（超過分），F 500 調剤技術基本料は算定できない（医師が必要と判断した場合を除く）。

院外処方 （レセプト⑧）

院外処方の投薬料＝Ｆ400 処方箋料（ ＋Ｆ400 の加算）のみ

項　目			点　数	算定要件
Ｆ400 処方箋料	1　3種類以上の抗不安薬等がある場合㊟	3歳以上	20	・医療機関では薬を出さずに「処方箋」を交付した場合に算定。院内では薬の調合等もしないため算定できるのは「処方箋料」とその加算のみ。 ・3歳未満には乳幼児加算として3点加算する。 ＊処方した剤数，投与量（日分数）等の如何にかかわらず1回として算定する。 ＊外来患者にうがい薬のみ処方した場合は算定不可。 ㊟抗不安薬（3種類以上） 　睡眠薬（3種類以上） 　抗うつ薬（3種類以上） 　抗精神病薬（3種類以上） 　抗不安薬及び睡眠薬（4種類以上） ──の投薬（臨時の投薬等及び3種類の抗うつ薬又は3種類の抗精神病薬を患者の病状等によりやむを得ず投与するものを除く）が対象。 ＊以下の①～③のいずれかに該当する場合，処方箋料「1」「2」「3」に代えて，18点，29点，42点で算定する。 ①直近3カ月の処方箋交付回数が12000回超 ②保険薬局（特別調剤基本料Ａを算定）と不動産取引等の特別な関係がある ③保険薬局で当該保険医療機関の処方箋受付率が9割超
		3歳未満（＋3）	23	
	2　7種類以上の内服薬の投薬等	3歳以上	32	
		3歳未満（＋3）	35	
	3　「1」「2」以外の場合	3歳以上	60	
		3歳未満（＋3）	63	
院外処方	特定疾患処方管理加算（月1回）	「特定疾患」に対する薬剤の1回の処方期間28日以上　　特処	＋56（1処方につき）	・算定要件は，p.268 院内処方の場合と同じ。 ・リフィル処方箋の複数回の使用による合計の処方期間が28日以上の処方を含む
	⑧			【特定疾患処方管理加算の対象疾患（厚生労働大臣が定める疾患）】 結核，悪性新生物，甲状腺障害，処置後甲状腺機能低下症，スフィンゴリピド代謝障害及びその他の脂質蓄積障害，ムコ脂質症，リポ蛋白代謝障害及びその他の脂（質）血症（家族性コレステロール血症等の遺伝性疾患に限る），リポジストロフィー，ローノア・ベンソード腺脂肪腫症，虚血性心疾患，不整脈，心不全，脳血管疾患，一過性脳虚血発作及び関連症候群，単純性慢性気管支炎及び粘液膿性慢性気管支炎，詳細不明の慢性気管支炎，その他の慢性閉塞性肺疾患，肺気腫，喘息，喘息発作重積状態，気管支拡張症，胃潰瘍，十二指腸潰瘍，胃炎及び十二指腸炎，肝疾患（経過が慢性なものに限る），慢性ウイルス肝炎，アルコール性慢性膵炎，その他の慢性膵炎，思春期早発症，性染色体異常，アナフィラキシー，ギランバレー症候群
	抗悪性腫瘍剤処方管理加算（月1回）㊢	抗悪	＋70（処方箋の公布1回につき）	・届出医療機関（許可病床数200床以上の病院）のみ算定可。 ・悪性腫瘍の外来患者が対象。 ・抗悪性腫瘍剤による投薬の必要性，副作用などの留意点等について文書で説明した場合に算定する。
	一般名処方加算1 一般名処方加算2	一般1 一般2	＋10 ＋8	・厚生労働大臣が定める施設基準をみたす保険医療機関において，薬剤の一般的名称を記載した処方箋を交付した場合に交付1回につき加算できる。 「1」：10点（交付した処方箋に含まれる医薬品のうち，後発医薬品が存在する全ての医薬品が一般名処方されている場合に算定できる） 「2」：8点（交付した処方箋に1品目でも一般名処方された医薬品が含まれていれば算定できる）
	向精神薬調整連携加算（月1回）	向調連	＋12（1処方につき）	・「1」の向精神薬多剤投与，「2」の向精神薬長期処方の該当患者について，抗不安薬等の種類数又は1日当たり用量を減少（定期処方を屯服に変更した場合を含む）させ，薬剤師又は看護職員に症状の変化等の確認を指示した場合に算定できる。
	薬局との特別な関係減算（所定点数に代えて）「1」「2」「3」		18 29 42	・医療機関と特別な関係のある薬局（特別調剤基本料Ａを算定）に集中的に処方箋を交付している場合，直近3カ月に処方箋を交付した回数が一定以上の医療機関で1，2又は3の所定点数に代えて算定する。

＊外来患者に対して，治療目的ではなく，うがい薬のみ処方した場合は，処方箋料は算定できない。
＊①紹介割合50%未満又は逆紹介割合30‰未満の特定機能病院，一般病床200床以上の地域医療支援病院・紹介受診重点医療機関，②許可病床数400床以上の病院（①の病院，一般病床が200床未満の病院を除く）のうち，紹介割合40%未満又は逆紹介割合20‰未満の病院で1処方につき，30日以上の投薬を行った場合は，Ｆ400 処方箋料は所定点数の40%（所定点数×0.4）で算定する（リフィル処方箋を交付する場合で，1回の使用による投与期間が29日以内のものを除く）。
＊外来患者に対して，1処方につき63枚を超えて貼付剤を投薬した場合，処方箋料は算定しない。ただし，医師が疾患の特性等により必要性があると判断し，やむを得ず63枚を超えて投薬する場合には，その理由を処方箋及び診療報酬明細書に記載することで算定可能とする。

処方箋見本

処方箋見本（様式第二号（第二十三条関係））

備考１．「処方」の欄には，薬名，分量，用法及び用量を記載すること。
　　　２．この用紙は，Ａ列５番とすること。
　　　３．療養の給付及び公費負担医療に関する費用の請求に関する省令（昭和51年厚生省令第36号）第１条の公費負担医療については，「保険医療機関」とあるのは「公費負担医療の担当医療機関」と，「保険医氏名」とあるのは「公費負担医療の担当医氏名」と読み替えるものとすること。

投薬

＊保険医署名欄について

① その処方を行った医師が，
② 処方箋に記載した医薬品について後発医薬品に変更することに差し支えがあると判断した場合は，差し支えがあると判断した医薬品ごとに，「処方」欄中の「変更不可」欄に「✓」又は「×」を記載し，
③ 「保険医署名」の欄に署名又は記名・押印する。

※　院外処方箋の主な留意点

① 処方箋の使用期間は，交付の日を含めて４日以内（長期の旅行等，特殊な事情があると認められた場合を除く）
② 患者自身の過失で，処方箋を紛失した場合は，再交付に係る費用は患者負担となる。
③ 特定の薬局に対して，ファクシミリで医療機関が処方箋を電送し，調剤を行うことはできないが，患者の希望選択により，患者が送信することは認められる。

※　保険医療機関と保険薬局の連携

① 患者の残薬確認と残薬に伴う調剤数量調整等を実施した場合，「保険薬局が調剤時に残薬を確認した場合の対応」のチェック欄に記入する。
② チェックがある場合は，(1)保険医に疑義照会した上で調剤する，(2)保険医療機関への情報提供を行う。

※　リフィル処方箋について

一定期間内に処方箋を反復利用（上限３回）できるもの。医師がリフィル処方可能と判断した場合,「リフィル可欄」にレ点を記入する（投薬量に限度のある医薬品と，貼付剤はリフィル処方箋の投薬はできない）。

注 射 ㉚

注射は，患者の病状に対して薬剤の経口投与（内服・頓服）が困難な場合や，すみやかに薬効を必要とする場合に用いられます。

Ａ．注射料算定の決まり事 ████

1) 注射のしかたについて（注射手技料）

注射のしかたはG 000〜G 018（p. 279〜282）のようにいろいろありますが，ここでは主な注射のしかた（以下「手技料」という）を紹介します。

㉛ G 000	皮内注射	表皮と真皮の間に入るように針を刺します。皮内は血管が少ない部分なので，薬の吸収が遅く薬効が長続きする効果があります。		表皮 真皮
	皮下注射	直接皮下組織に針を刺します。 毛細血管から薬が吸収されます。		表皮 真皮 皮下組織
	筋肉内注射 （IM：イントラマスキュラー）	腕やおしりの筋肉内に針を刺します。筋肉内の血管から薬が吸収されます。薬物の刺激性が強い場合や吸収されにくい薬物を投与するときに行われます。		筋膜 筋層
㉜ G 001	静脈内注射 （IV：イントラヴィーナス）	血液を心臓に送る血管を静脈血管といいます。その静脈に直接針を刺します。薬の効果が早くでます。注射量もIMより多くなります。		皮膚の基本構造 小皮腺 角質層 基底層 表皮 真皮 静脈 動脈 皮下組織 脂肪層 筋肉
㉝ G 004	点滴注射 （DIV：ドリップイントラヴィーナス）	静脈に大量の薬剤を注入する場合，回路を使用して身体に無理なくポトポトとゆっくり少量ずつ注入する方法です。	輸液製剤 びん針 点滴筒（ドリップチャンバー） クレンメ 混注口（接続部） 三方活栓 輸液セット ドレッシング材 翼状針（もしくは静脈内留置針）	

注射

2) 入院患者に算定できない注射手技料

入院患者には注射手技料G 000皮内，皮下及び筋肉内注射（IM）・G 001静脈内注射（IV）・規定量以下のG 004点滴注射（DIV）は算定できません。

3) 同一日に行われる注射手技料について

同一日にIV・DIV・G 005中心静脈注射（IVH），G 006植込型カテーテルによる中心静脈注射のうち2以上を行った場合は，主たるもののみで算定します。

4) 注射液の容器による薬剤点数の算定のしかた

(1) アンプル・管（A）：いったん開封すると保存ができないことから，たとえ全量使用しなくとも残液は廃棄処分します。

また，全量使用せずとも1アンプルの価格で薬剤料を算定します。

(2)　**バイアル・瓶**（V）：注射針で必要量だけ抜き取って使用することができる容器に入っています。

使用量の価格で薬剤料を算定します。

5)　注射薬剤の容器と保存について

注射は，液状の薬剤を体内に注入しますが，保管上あえて液体にせず，使用の際に液状にするものもあります。

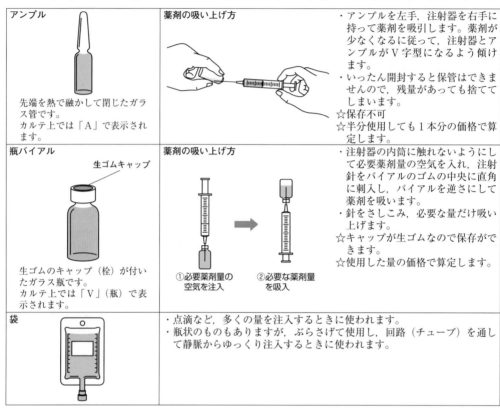

アンプル	薬剤の吸い上げ方	・アンプルを左手，注射器を右手に持って薬剤を吸引します。薬剤が少なくなるに従って，注射器とアンプルがV字型になるよう傾けます。 ・いったん開封すると保管はできませんので，残量があっても捨ててしまいます。 ☆保存不可 ☆半分使用しても1本分の価格で算定します。
先端を熱で融かして閉じたガラス管です。 カルテ上では「A」で表示されます。		
瓶バイアル 生ゴムキャップ 生ゴムのキャップ（栓）が付いたガラス瓶です。 カルテ上では「V」（瓶）で表示されます。	薬剤の吸い上げ方 ①必要薬剤量の空気を注入　②必要な薬剤量を吸入	・注射器の内筒に触れないようにして必要薬剤量の空気を入れ，注射針をバイアルのゴムの中央に直角に刺入し，バイアルを逆さにして薬剤を吸います。 ・針をさしこみ，必要な量だけ吸い上げます。 ☆キャップが生ゴムなので保存ができます。 ☆使用した量の価格で算定します。
袋	・点滴など，多くの量を注入するときに使われます。 ・瓶状のものもありますが，ぶらさげて使用し，回路（チューブ）を通して静脈からゆっくり注入するときに使われます。	

6)　注射用水（Aq）の記載のある薬剤の計算方法

注射薬には粉剤で保存し，使用直前に注射用水（Aq）と混ぜて液剤にして使用するものがあります。これは保存期間中の化学変化防止のためです。

この場合，（粉剤全量の価格＋Aq全量の価格）×使用量で算定します。

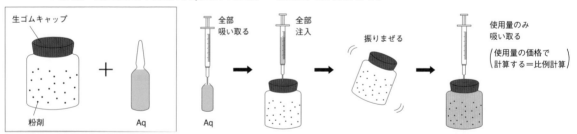

生ゴムキャップ　　　粉剤　　　Aq　　　全部吸い取る　Aq　　全部注入　振りまぜる　使用量のみ吸い取る（使用量の価格で計算する＝比例計算）

7)　薬価表のみかた

＊「投薬」の部（p. 259）参照

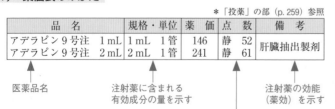

品　名		規格・単位		薬　価	点　数		備　考
アデラピン9号注	1mL	1mL	1管	146	静	52	肝臓抽出製剤
アデラピン9号注	2mL	2mL	1管	241	静	61	

医薬品名　　注射薬に含まれる有効成分の量を示す　　注射薬の効能（薬効）を示す

生……生物学的製剤注射，手技料に**15点**加算できます
麻……麻薬の注射薬，手技料に**5点**加算できます
静……通常静脈内注射に用いる薬剤
Aq……注射用水を加えて使用する薬剤
造……造影剤
注意：注射において，向，毒，覚，劇の加算はありません。

注射

8) 「mg」と「mL」の関係との読み換え方法

カルテには mg，薬価基準では mL で記載されている場合，算定にあたって読み換えをする必要があります。

例）

〈カルテ記載〉
アドナ注 25 mg

〈薬価基準〉

品　名	規格・単位	薬価
アドナ注　注 10 mg	0.5%2 mL 1 管	95
〃　　　注（静脈用）　25 mg	0.5%5 mL 1 管	89
〃　　　注（静脈用）　50 mg	0.5%10 mL 1 管	89
〃　　　注（静脈用）100 mg	0.5%20 mL 1 管	132

アドナ注 25 mg は薬価基準にあるどのアドナで計算すればよいのかというと，

計算式：A%×10×BmL＝Xmg

$0.5×10×BmL＝25 mg \quad → \quad B＝5$

よってアドナ注 25 mg＝アドナ注 0.5%5 mL と判明します。

9) 注射料の中に掲げられていないものの手技料について

第1節に掲げられていない注射のうち簡単なものに係る費用については，薬剤料の所定点数のみ算定する。ただし，通知により，以下のものは「G 000 皮内，皮下及び筋肉内注射」に準用して算定する。また，特殊なものの費用は，第1節に掲げられている注射のうちで最も近似する注射の各区分の所定点数により算定する。

G 000 皮内，皮下及び筋肉内注射を準用するもの		
涙のう内薬液注入 鼓室内薬液注入 局所・病巣内薬剤注入 子宮腟部注射 咽頭注射（軟口蓋注射，口蓋ヒヤリー氏点の注射を含む） 腱鞘周囲注射 血液注射	25 点	・すべて㉛皮内，皮下及び筋肉内注射に準じて算定する。 ・外来患者のみに対し，1回につき算定する。 ・涙のう内薬液注入については，両眼にそれぞれ異なる薬剤を使用した場合は，片眼ごと点数が算定できる。

10) 注射手技料に対する加算について

注射の加算は手技料に対しての加算です。入院患者などで手技料が算定できない場合は，加算も発生しません。
- 麻薬注射加算……薬価表で「麻」の表示のある薬剤を注射する際に加算。**5 点**
- 生物学的製剤注射加算……薬価表で「生」の表示のある薬剤を注射する際に加算（詳細は p. 275 参照）。**15 点**
- 精密持続点滴注射加算（詳細は p. 275 参照）……**80 点**
- 乳幼児加算（6歳未満）……G 001 静脈内注射：**52 点**　G 004 点滴注射：**48 点**　G 005 中心静脈注射：**50 点**
- 外来化学療法加算（詳細は p. 274 参照）

11) 算定の可否について

- 中心静脈注射料を算定した同一日に点滴注射手技料は算定できない。
- 食事のできる状態にある外来・入院患者（入院時食事療養等を受けている者）に対し，ビタミン剤は算定できない。ただし，疾患や症状の原因がビタミンの欠乏又は代謝障害の明らかな場合や医師がその投与の必要性を判断すれば算定はできる。また，重湯等の流動食及び軟食のうち，一分がゆ・三分がゆ・五分がゆを食している場合等は算定の必要を認める。算定する場合には，カルテ・レセプトにその旨を明記する。
- 手術当日に手術に関連して行う注射の手技料は，術前・術後にかかわらず算定できない。

12) ビタミン剤の算定について（投薬・注射共通）（詳細は p. 263 参照）

- ビタミン剤とは，内服薬及び注射薬をいうものであり，またビタミンを含有する配合剤を含む。

13) 投与期間に上限が設けられている医薬品（投薬・注射共通）（詳細は p. 264 参照）

14) 無菌製剤処理について

注射薬剤を詰めるにあたり，細菌や異物の混入を防ぐこと，また注射の薬詰めをする者の健康被害を防ぐことを目的としたものです。

無菌製剤処理料は「1」と「2」に分けられており，届出医療機関であって別に厚生労働大臣が定める患者（下

注射

表）に対して注射を行う際，必要があって無菌製剤処理を行った場合に「1日につき」で算定します。

レセプト「摘要欄」 ㉝ 菌1（算定回数）

		無菌製剤処理料の対象患者（別に厚生労働大臣の定める患者）	
		G 020　無菌製剤処理料1　菌1	G 020　無菌製剤処理料2　菌2（菌1以外のもの）
点数	イ　閉鎖式接続器具を使用した場合　菌1器具　　180		40点　（1日につき）
	ロ　イ以外の場合　　　　45点　（1日につき）		
対象患者と対象となる注射	・悪性腫瘍に対して用いる薬剤（細胞毒性を有するもの）が注射される患者 ・対象となる注射は， 　G 000 皮内，皮下及び筋肉内注射 　G 002 動脈注射 　G 003 抗悪性腫瘍剤局所持続注入 　G 003-3 肝動脈塞栓を伴う抗悪性腫瘍剤肝動脈内注入 　G 004 点滴注射 　G 009 脳脊髄腔注射		・次のア，イの患者 　ア　G 002 動脈注射，G 004 点滴注射が行われる次の入院患者 　　① 白血病，再生不良性貧血，骨髄異形成症候群，重症複合型免疫不全症等の患者で A 224 無菌治療室管理加算の算定患者 　　② 後天性免疫不全症候群の病原体に感染し，抗体の陽性反応がある A 220 HIV 感染者療養環境特別加算の算定患者 　　③ ①②と同等の状態にある患者 　イ　G 005 中心静脈注射，G 006 植込型カテーテルによる中心静脈注射又は脳脊髄腔注射が行われる患者
施設基準（1, 2共通）	①病院・診療所で算定可，②2名以上の常勤薬剤師がいること，③無菌製剤処理専用室（5 m² 以上）があること，④無菌製剤処理用無菌室，クリーンベンチ又は安全キャビネットを具備していること。		

15）血漿成分製剤加算について

血漿成分製剤（血漿）の G 004 点滴注射，G 005 中心静脈注射を行い，患者に必要性・危険性等について文書で説明（1回目限り）した場合に 50 点加算

レセプト「摘要欄」 ㉝ 血漿（1回目の注射の実施日）

16）外来化学療法加算について

項　目	略号	点　数	備　考　（1日につき）
イ　外来化学療法加算1 偏 （1日につき）	化1		化学療法経験5年以上の常勤医師・専任の看護師・専任の常勤薬剤師を配置すること，院内委員会で承認（年1回以上開催する），登録済みの治療内容を用いて行うことなどが要件。
（1）15歳未満		+670	
（2）15歳以上		+450	
イ　外来化学療法加算2 偏 （1日につき）	化2		化学療法の経験を有する専任の看護師，専任の常勤薬剤師の配置等が条件。
（1）15歳未満		+640	
（2）15歳以上		+370	

（1）外来の関節リウマチ等の患者（悪性腫瘍を主病とする患者を除く）に注射による化学療法の必要性，危険性等を文書で説明し同意を得たうえで，外来化学療法に係る専用室において，注射により薬剤等が投与された場合に算定する。

（2）「イ」外来化学療法加算1を算定するにあたり，化学療法のレジメン（治療内容）の妥当性を評価し，承認する委員会（他の医療機関と連携し，共同開催する場合も含む）において承認され，登録されたレジメンを用いて治療を行ったときのみ算定でき，それ以外の場合は，外来化学療法加算1及び2は算定できない。

（3）外来化学療法加算は，次に掲げるいずれかの投与を行った場合に限り算定する。なお，この場合において，引き続き次に掲げる製剤を用いて，入院中の患者以外の患者に対して在宅自己注射指導管理に係る自己注射に関する指導管理を行った場合であっても，同一月に C 101 在宅自己注射指導管理料は算定できない。

ア　関節リウマチ，クローン病，ベーチェット病，強直性脊椎炎，潰瘍性大腸炎，尋常性乾癬，関節症性乾癬，膿疱性乾癬又は乾癬性紅皮症の患者に対してインフリキシマブ製剤を投与した場合

イ　関節リウマチ，多関節に活動性を有する若年性特発性関節炎，全身型若年性特発性関節炎又はキャッスルマン病又は成人スチル病の患者に対してトシリズマブ製剤を投与した場合

ウ　関節リウマチ又は多関節に活動性を有する若年性特発性関節炎の患者に対してアバタセプト製剤を投与した場合

エ　多発性硬化症の患者に対してナタリズマブ製剤を投与した場合

オ　全身性エリテマトーデスの患者に対してベリムマブ製剤を投与した場合

カ　視神経脊髄炎スペクトラム障害の患者に対してイネビリズマブ製剤を投与した場合

（4）厚生労働大臣が定める施設基準に適合していること。

①　外来化学療法を行う体制がそれぞれの加算に応じて整備されていること

注射

② 外来化学療法を行うにつき，必要な機器及び十分な専用施設を有していること。

外来化学療法加算の「1」と「2」は施設基準が異なる。

17) 生物学的製剤注射加算（15点）について（実施した場合に加算する）

(1) **生物学的製剤注射加算を算定できる注射薬**：トキソイド，ワクチン及び抗毒素であり，注射の方法にかかわらず，次に掲げる薬剤を注射した場合に算定できる。また，G 005 中心静脈注射又は G 006 植込型カテーテルによる中心静脈注射の回路より生物学的製剤を注入した場合，算定できる。

ア 局乾燥組織培養不活化狂犬病ワクチン

イ 組換え沈降 B 型肝炎ワクチン（酵母由来）

ウ 組換え沈降 B 型肝炎ワクチン（チャイニーズ・ハムスター卵巣細胞由来）

エ 肺炎球菌ワクチン

オ 髄膜炎菌ワクチン

カ 乾燥ヘモフィルス b 型ワクチン

キ 沈降破傷風トキソイド

ク 局ガスえそウマ抗毒素

ケ 乾燥ガスえそウマ抗毒素

コ 局乾燥ジフテリアウマ抗毒素

サ 局乾燥破傷風ウマ抗毒素

シ 局乾燥はぶウマ抗毒素

ス 局乾燥ボツリヌスウマ抗毒素

セ 局乾燥まむしウマ抗毒素

18) 精密持続点滴注射加算（80点）について（1日につき）

・精密持続点滴注射は，自動輸液ポンプを用いて1時間に30 mL 以下の速度で体内（皮下を含む）又は注射回路に薬剤を注入することをいう。

・1歳未満の乳児に対して精密持続点滴注射を行う場合は，注入する薬剤の種類にかかわらず算定できるが，それ以外の者に対して行う場合は，緩徐に注入する必要のあるカテコールアミン，β ブロッカー等の薬剤を医学的必要性があって注入した場合に限り算定する。

・G 003 抗悪性腫瘍剤局所持続注入の実施時に精密持続点滴を行った場合は，算定できる。

・G 005 中心静脈注射又は G 006 植込型カテーテルによる中心静脈注射の回路より精密持続点滴注射を行った場合，算定できる。

㊟ 緩徐に注入する用法が承認されている医薬品について対象となる。

19) バイオ後続品導入初期加算（150点）について（月1回）

入院中の患者以外の患者に対する注射に当たって，当該患者に対し，バイオ後続品に係る説明を行い，バイオ後続品を使用した場合は，バイオ後続品導入初期加算として，初回使用日の属する月から起算して3カ月を限度として月1回に限り150点を所定点数に加算する。

! One Point Lesson

G 006 植込型カテーテルによる中心静脈注射

長期間にわたり，経口摂取や経管栄養ができない場合に実施されます。ポート（リザーバーともいう）とカテーテル全体を皮下に植め込み，体外から針を刺して薬液を注入する方法です。装置は外科手術によって植め込まれ，K 618 中心静脈注射用植込型カテーテル設置を算定します。

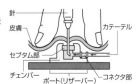

ポートの固定と刺入法

19) 注射手技の略称

略号	意　味	略号	意　味	略号	意　味
inj	注射	im	筋肉内注射	IVH	中心静脈注射
A	アンプル・管	iv	静脈内注射	G	ブドウ糖（グルコース）
V	バイアル・瓶	DIV	点滴注射	Aq	注射用水・アクア

注射

㊙試験対策　注射料の計算手順

手順①　**入院患者か外来患者か**を確認する。
手順②　**注射薬剤**を計算する。
手順③　**手技料**を確認する。

㊙　薬剤料（G 100）・特定保険医療材料料（G 200）の計算手順

「1 回につき」の注射手技の場合の薬剤料

$$\frac{\text{1 回に使用した薬剤の合計金額}}{10} = \square \text{点}$$

（端数は五捨五超入）

「1 日につき」の注射手技の場合の薬剤料

$$\frac{\text{その注射手技で使用した 1 日分の薬剤の合計金額}}{10} = \square \text{点}$$

（端数は五捨五超入）

(1)　使用薬剤（1 回又は 1 日分）の合計金額が **15 円以下**の場合：1 点として算定する。
(2)　使用薬剤（1 回又は 1 日分）の合計金額が **15 円超**の場合
　　①**使用薬価÷10**
　　②小数点以下端数処理　**0.5 以下→小数点以下切捨て　0.5 超→小数点以下切上げ**
　　　例）　使用薬価 25 円→25.0÷10＝2.5　…2 点　25.1 円→25.1÷10＝2.51…3 点
(3)　食事のできる状態にある外来・入院患者に対して，ビタミン B 群製剤・ビタミン C 群製剤は算定できない。ビタミンの欠乏又は代謝異常が原因で医師が投与の必要性を認めた患者は算定できる。

$$\text{注射の特定保険医療材料料} = \frac{\text{材料の価格×使用量}}{10} = \square \text{点}$$

（端数は四捨五入）

B．算定例

例 1)
（カルテより）

メチエフ注 40 mg	4% 1 mL	0.5A	im
薬剤名	**規格**	**使用量**	**注射手技**

①　メチエフ注 40mg 4% 1mL　1 管の**薬価を確認**する。　　メチエフ注 40mg1A ＝￥91
②　メチエフ注は**アンプル管**のため使用量にかかわらず **1 管分**の金額で算定する。
③　金額から**点数に直す（￥÷10）→五捨五超入**　　　　￥91÷10＝9.1　→　9 点
④　**外来患者**の場合：**薬剤点数＋注射手技料**　　　　　④**入院患者**の場合：**薬剤点数のみ**
　　9＋25　［34×1］　　　　　　　　　　　　　　9　［9×1］

例 2)（6 歳以上）
（カルテより）

ブドウ糖注 20%　　20 mL　1 A ┐
アドナ注 10 mg　0.5%　2 mL　1 A ┘ iv

①　ブドウ糖 20%20 mL　1 管の薬価とアドナ注 10 mg　0.5%2 mL　1 管の**価格を確認**する。
　　　　ブドウ糖　1 A＝￥67　　アドナ 1 A＝￥95
②　**カッコでくくってある場合は混合注射**のこと。それぞれの金額を合計して算定する。
　　　　￥67＋￥95＝￥162
③　金額から**点数に直す（￥÷10）→五捨五超入**　　　　￥162÷10＝16.2　→　16 点

④　**外来患者**の場合：**薬剤点数＋注射手技料**　　　　　④**入院患者**の場合：**薬剤点数のみ**

　　　　　16＋37　　　$\boxed{53×1}$　　　　　　　　　　　　　16　　$\boxed{16×1}$

例3)　（6歳未満）

（カルテより）

　　　　　セフタジジム1g静注用　　　0.5瓶　　⎫
　　　　　Aq 20 mL　　　　　　　　　　　　　⎬　iv

---

①　セフタジジム1g静注用　1瓶の薬価とAq 20 mL 1管の**価格を確認**する。

　　　　　　　セフタジジム1g静注用　1瓶＝¥444　　　Aq 20 mL 1 A＝¥62

②　それぞれの金額を合計して算定する。　　　　¥444＋¥62＝¥506

③　Aq使用の注射薬は使用量に応じて**比例計算（金額×使用量）**する。

　　　この場合，半分しか使用していないので　　　　¥506×0.5＝¥253.0

③　**金額から点数に直す（¥÷10）→五捨五超入**　　　¥253.0÷10＝25.3　→　25点

④　**外来患者**の場合：**薬剤点数＋注射手技料**　　　　　④**入院患者**の場合：**薬剤点数のみ**

　　　　　25＋89　　$\boxed{114×1}$　　　　　　　　　　　　25　　$\boxed{25×1}$

例4)　（6歳以上）

（カルテより）

　　　　　ソリタ T-3号輸液　　　　　500 mL　1瓶　⎫
　　　　　アドナ注(静脈用)　0.5%　10 mL　1 A　⎬　DIV

---

①　ソリタ T-3号輸液 500 mL 1瓶の薬価とアドナ注（静注用）0.5% 10 mL　1管の**価格を確認**する。

　　　　　ソリタ T-3号輸液　500 mL　1瓶＝¥176　　　アドナ注（静脈用）0.5%10 mL　1 A＝¥89

②　それぞれの金額を合計して算定する。　　　　¥176＋¥89＝¥265

　　　　　ソリタ T-3号輸液 500 mL 1 V　　¥176

　　　　　アドナ（静脈用）0.5%10 mL 1 A　¥89

③　金額から**点数**に直す（**¥÷10**）→**五捨五超入**　　　¥265÷10＝26.5　→　26点

④　**外来患者**の場合：**薬剤点数＋注射手技料**

　　　　　26　　　　102　　$\boxed{128}$

④　**入院患者**の場合：▶点滴注射　　　　　　　　　　　102×1

　　　　　　⎧ソリタ T-3号輸液 500 mL 1 V　⎫　26×1
　　　　　　⎩アドナ（静脈用）0.5%10 mL 1 A⎭

　　　　入院患者は1日に行う点滴注射の合計量が

　　　　　6歳以上…500 mL以上のみ点滴注射の技術料が算定できます

　　　　　6歳未満…100 mL以上のみ点滴注射の技術料が算定できます

C．レセプトの書き方 ✎

例1) 外来レセプトの場合

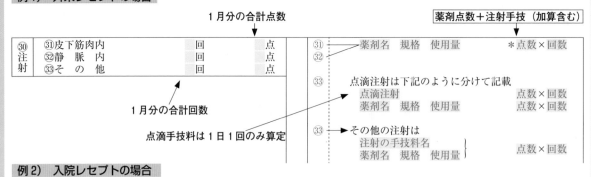

1月分の合計点数

薬剤点数＋注射手技（加算含む）

1月分の合計回数

点滴手技料は1日1回のみ算定

例2) 入院レセプトの場合

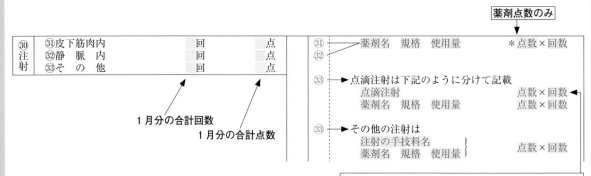

薬剤点数のみ

1月分の合計回数

1月分の合計点数

入院の点滴注射手技料は1日の点滴注射の合計量が
・6歳以上の場合 500 mL 以上のみ算定する
・6歳未満の場合 100 mL 以上のみ算定する

例3) 手術当日に点滴注射を1日に2回行ったケース

㉚ 注射	㉛皮下筋肉内	回	点
	㉜静　脈　内	回	点
	㉝そ　の　他	3回	297点

㉝	点滴注射	102×1
	（手術当日） ソリタ T-3号　500 mL　1V 5% G　500 mL　1V ケイツー N 静注用　10 mg　●A ペントシリン注射用　2 g　1V Aq　20 mL　●A	110×1
	ソリタ T-3号　500 mL　1V ペントシリン注射用　2 g　●V Aq　20 mL　1A	85×1

㊟手術当日の注射の手技料は算定できないため，点滴注射の手技料が1回になっている。

参考 〔医事会計システムの電算化未導入の医療機関〕

【薬剤名記載省略の取扱いについて】（1単位当たり175円以下は薬剤名等の記載を省略できる基準）

通常レセプト「摘要」欄には，薬剤名，規格単位（％又は mg 等）及び投与量を記載するが，医事会計システムの電算化（医事コン）が導入されていないものとして，地方厚生（支）局長に届け出た医療機関については，薬剤料に掲げる所定単位当たりの薬価が175円以下の場合は，薬剤名，投与量等を記載する必要はありません。

医事会計システムの電算化を行っている医療機関		省略不可
従来から手書き明細書の医療機関	届出なし	省略不可
	届出あり	省略可

注射

101-8795

308

（受取人）
東京都千代田区神田神保町 2-6
（十歩ビル）

医 学 通 信 社 行

TEL.03-3512-0251　FAX.03-3512-0250

‖‖‖·‖·‖‖‖·‖‖‖·‖‖·‖·‖‖·‖‖·‖‖·‖‖·‖·‖‖·‖‖·‖‖‖

【ご注文方法】

①裏面に注文冊数，氏名等をご記入の上，弊社宛に FAX して下さい。
　このハガキをそのまま投函もできます。
②電話(03-3512-0251)，HP でのご注文も承っております。
→振込用紙同封で書籍をお送りします。(書籍代と，別途送料がかかります。)
③または全国の書店にて，ご注文下さい。

(今後お知らせいただいたご住所宛に，弊社書籍の新刊・改訂のご案内をお送りい
　たします。)

※今後，発行してほしい書籍・CD-ROM のご要望，あるいは既存書籍へのご意見
　がありましたら，ご自由にお書きください。

※この面を弊社宛に FAX して下さい。あるいはこのハガキをそのままご投函下さい。

医学通信社・直通 FAX → 03-3512-0250

お客様コード ［　　　　　　　　　　］（わかる場合のみで結構です）

| ご住所〔ご自宅又は医療機関・会社等の住所〕 | 〒 | 電話番号 | |
| お名前〔ご本人又は医療機関等の名称・部署名〕 | （フリガナ） | ご担当者 | （法人・団体でご注文の場合） |

〔送料〕1～9冊：100円×冊数，10冊以上何冊でも1,000円（消費税別）

書籍	ご注文部数		
診療点数早見表 2024年度版 〔2024年5月刊〕		医療事務100問100答 2024年版 〔2024年4月刊〕	
DPC点数早見表 2024年度版 〔2024年5月刊〕		入門・診療報酬の請求 2024-25年版 〔2024年7月刊予定〕	
薬価・効能早見表 2024年4月版 〔2024年4月刊〕		レセプト請求の全技術 2024-25年版 〔2024年6月刊〕	
受験対策と予想問題集 2024年版 〔2024年7月刊予定〕		プロのレセプトチェック技術 2024-25年版 〔2024年8月刊予定〕	
診療報酬・完全攻略マニュアル 2024-25年版 〔2024年6月刊〕		在宅診療報酬Q＆A 2024-25年版 〔2024年8月刊予定〕	
医療事務【実践対応】ハンドブック 2024年版 〔2024年5月刊〕		労災・自賠責請求マニュアル 2024-25年版 〔2024年8月刊予定〕	
窓口事務【必携】ハンドブック 2024年版 〔2024年5月刊〕		医師事務作業補助・実践入門BOOK 2024-25年版 〔2024年8月刊予定〕	
最新・医療事務入門 2024年版 〔2024年4月刊〕		"保険診療＆請求"ガイドライン 2024-25年版 〔2024年7月刊予定〕	
公費負担医療の実際知識 2024年版 〔2024年4月刊〕		介護報酬早見表 2024-26年版 〔2024年6月刊〕	
医療関連法の完全知識 2024年版 〔2024年6月刊〕		介護報酬パーフェクトガイド 2024-26年版 〔2024年7月刊予定〕	
最新 検査・画像診断事典 2024-25年版 〔2024年5月刊〕		介護報酬サービスコード表 2024-26年版 〔2024年5月刊〕	
手術術式の完全解説 2024-25年版 〔2024年6月刊〕		特定保険医療材料ガイドブック 2024年度版 〔2024年7月刊予定〕	
臨床手技の完全解説 2024-25年版 〔2024年6月刊〕		標準・傷病名事典 Ver.4.0 〔2024年2月刊〕	
医学管理の完全解説 2024-25年版 〔2024年6月刊〕		外保連試案 2024 〔2023年12月刊〕	
在宅医療の完全解説 2024-25年版 〔2024年8月刊予定〕		診療情報管理パーフェクトガイド 2023年改訂新版 〔2023年9月刊〕	
レセプト総点検マニュアル 2024年版 〔2024年6月刊〕		【電子カルテ版】診療記録監査の手引き 〔2020年10月刊〕	
診療報酬・完全マスタードリル 2024-25年版 〔2024年5月刊〕		"リアル"なクリニック経営―300の鉄則 〔2020年1月刊〕	
医療事務【BASIC】問題集 2024 〔2024年5月刊〕		医業経営を"最適化"させる38メソッド 2021年新版 〔2021年4月刊〕	
		（その他ご注文書籍）	

電子辞書BOX『GiGi-Brain』申込み　　※折返し，契約・ダウンロードのご案内をお送りいたします

□ 『GiGi-Brain』を申し込む　　（□欄に∨を入れてください）

メールアドレス（必須）

『月刊／保険診療』申込み（番号・文字を○で囲んで下さい）　　※割引特典は支払い手続き時に選択できます

① 定期購読を申し込む〔　　　　　〕年〔　　　　　〕月号から　　〔 1年 or 半年 〕

② 単品注文する（　　年　　月号　　冊）　③ 『月刊／保険診療』見本誌を希望する（無料）

1 注 射 料 一 覧 表

注射料＝薬剤料＋注射手技料（☆加算含む）

通則加算

＊通則 3, 4, 5 については，手技料が算定できない場合は算定不可。

項　目	点　数	略　号	算定要件
通則 3　生物学的製剤注射加算	＋15		・加算を算定できる注射薬は，トキソイド，ワクチン及び抗毒素であり，注射の方法にかかわらず，次に掲げる薬剤を注射した場合に算定できる（手技料が算定できない入院患者には算定不可）。

ア　局乾燥組織培養不活化狂犬病ワクチン イ　組換え沈降 B 型肝炎ワクチン（酵母由来） ウ　組換え沈降 B 型肝炎ワクチン（チャイニーズ・ハムスター卵巣細胞由来） エ　肺炎球菌ワクチン オ　髄膜炎菌ワクチン	カ　乾燥ヘモフィルス b 型ワクチン　　サ　局乾燥破傷風ウマ抗毒素 キ　沈降破傷風トキソイド　　　　　　シ　局乾燥はぶウマ抗毒素 ク　局ガスえそウマ抗毒素　　　　　　ス　局乾燥ボツリヌスウマ抗毒素 ケ　乾燥ガスえそウマ抗毒素　　　　　セ　局乾燥まむしウマ抗毒素 コ　局乾燥ジフテリアウマ抗毒素

項　目	点　数	略　号	算定要件
通則 4　精密持続点滴注射加算（1 日につき）	＋80		・自動輸液ポンプを用いて 1 時間に 30 mL 以下の速度で体内（皮下を含む）又は注射回路に薬剤を注入することをいう。 ・1 歳未満の乳児に対しては，注入する薬剤の種類にかかわらず算定できる。 ・それ以外の者に対して行う場合は，緩徐に注入する必要があるカテコールアミン，β ブロッカー等の薬剤を医学的必要性があって注入した場合に限り算定する。
通則 5　麻薬注射加算	＋5		・手技料が算定できない入院患者には算定不可。
通則 6　イ　外来化学療法加算 1（1 日につき） 届　(1) 15 歳未満	＋670	化 1	・下記について，関節リウマチ等の外来患者に対して，治療開始に当たり注射の必要性，危険性等について文書で説明を行ったうえで外来化学療法に係る専用室において化学療法を行った場合に算定する。
届　(2) 15 歳以上	＋450		
ロ　外来化学療法加算 2（1 日につき） 届　(1) 15 歳未満	＋640	化 2	【通則 6 を加算できる項目】 G 001 静脈内注射　　　　　　　　　　G 004 点滴注射 G 002 動脈注射　　　　　　　　　　　G 005 中心静脈注射 G 006 植込型カテーテルによる中心静脈注射
届　(2) 15 歳以上	＋370		
通則 7　バイオ後続品導入初期加算（月 1 回 3 月限度）	＋150	バイオ	・入院中の患者以外の患者に対する注射に当たってバイオ後続品の説明をし，バイオ後続品を使用した場合は，バイオ後続品導入初期加算として，初回の使用日が属する月から 3 月を限度として月 1 回 150 点を所定点数に加算する。

主要注射項目 G 000, 001, 004（レセプト　㉛・㉜・㉝）

注射

項　目			外来	入院	算定要件
G 000　皮内，皮下及び筋肉内注射（外来のみ） (IM) ㉛　（1 回につき）			25		・入院は 1 日に行ったすべての IM の薬剤を合算し，薬剤のみ算定する。IM の手技料は算定できない。 ・無菌製剤処理料（p. 273, 14）
G 001　静脈内注射（外来のみ） (IV) ㉜　（1 回につき）	6 歳以上		37		・入院は 1 日に行ったすべての IV の薬剤を合算し，薬剤のみ算定する。IV の手技料は算定できない。 ・外来化学療法加算（p. 274, 16） ・6 歳未満には乳幼児加算＋52 点
	6 歳未満		89（37＋52）		
G 004　点滴注射 (DIV) ㉝ （1 日に 1 回のみ）	6 歳以上	500 mL 以上	102	102	・1 日に行ったすべての点滴注射の薬剤を 1 つに合算させて薬剤点を算定する。 ・外来化学療法加算（p. 274, 16） ・6 歳未満には乳幼児加算＋48 点 ・血漿成分製剤加算＋50 点（p. 274, 15） ・精密持続点滴注射加算（p. 275, 18） ・無菌製剤処理料（p. 273, 14）
		500 mL 未満	53		
	6 歳未満	100 mL 以上	153（105＋48）	153（105＋48）	
		100 mL 未満	101（53＋48）		

G 000～020（レセプトコード　㉝）

項　目	点数	算　定　要　件
G 000　皮内，皮下及び筋肉内注射 （1回につき）：IM	25	**外来のみ**（入院患者に行ったときは，1日の薬剤を合計して薬剤料のみ算定する） ・下記の注射は㉛皮内，皮下及び筋肉内注射に準じて算定する。 　　涙のう内薬液注入（両眼に異なる薬剤を使用した場合はそれぞれ算定），鼓室内薬液注入，局所・病巣内薬剤注射，子宮腔部注射，咽頭注射（軟口蓋注射，口蓋ヒャリー氏点の注射含む），腱鞘周囲注射，血液注射 ・C 101 在宅自己注射指導管理料，C 108 在宅麻薬等注射指導管理料，C 108-2 在宅腫瘍化学療法注射指導管理料，C 108-4 在宅悪性腫瘍患者共同指導管理料の算定患者（＊）につき，C 001 在宅患者訪問診療料(I)又は C 001-2 在宅患者訪問診療料(Ⅱ)の算定日に併施した場合は算定できない。 （＊）在宅療養指導管理料に係る材料加算，薬剤料，材料料のみの算定患者を含む。
G 020「1」　無菌製剤処理料1 　イ　閉鎖式接続器具を使用した場合 　ロ　イ以外の場合	180 45	
G 001　静脈内注射（1回につき）：IV	37	**外来のみ**（入院患者に行ったときは，1日の薬剤を合計して薬剤料のみ算定する） ・G 004 点滴注射，G 005 中心静脈注射，G 006 植込型カテーテルによる中心静脈注射と同一日に併せて行った場合は主たるものの点数のみ算定する。 ・C 101 在宅自己注射指導管理料，C 104 在宅中心静脈栄養法指導管理料，C 108 在宅麻薬等注射指導管理料，C 108-2 在宅腫瘍化学療法注射指導管理料，C 108-3 在宅強心剤持続投与指導管理料，C 108-4 在宅悪性腫瘍患者共同指導管理料の算定患者（＊）につき，C 001 在宅患者訪問診療料(I)又は C 001-2 在宅患者訪問診療料(Ⅱ)の算定日に併せて行った静脈内注射は算定できない。 （＊）在宅療養指導管理料に係る材料加算，薬剤料，材料料のみの算定患者を含む。 ・6歳未満の乳幼児には乳幼児加算として 52 点を加算する。
〈通則加算〉 外来化学療法加算（p.274, 16） 〈注加算〉 乳幼児加算（6歳未満）	 +52	
G 002　動脈注射（1回につき）		・「1」は肺動脈起始部，大動脈弓，腹部大動脈など深部動脈に対して行う。 ・「2」は頸動脈，鎖骨下動脈，股動脈，上腕動脈などに対して行う。 ・無菌製剤処理料（p.273, 14）
1　内臓の場合	155	
2　その他の場合	45	
〈通則加算〉 外来化学療法加算（p.274, 16）		**例）**外来化学療法加算1または2を算定する場合（p.274） レセプト「摘要欄」　㉝　 化1 または 化2 　　点数×回数
G 020「1」　無菌製剤処理料1 　イ　閉鎖式接続器具を使用した場合 　ロ　イ以外の場合 「2」　無菌製剤処理料2	 180 45 40	**例）**無菌製剤処理料「1」（ロ）または「2」を算定する場合 レセプト「摘要欄」　㉝　 菌1 または 菌2 　　点数×回数
G 003　抗悪性腫瘍剤局所持続注入 （1日につき）	165	・ポンプの費用，カテーテル等の材料の費用は別に算定できない。 ・皮下植込型カテーテルアクセス等を用いて，抗悪性腫瘍剤を，動脈内，静脈内又は腹腔内に局所持続注入した場合に算定する。 ・C 108 在宅麻薬等注射指導管理料，C 108-2 在宅腫瘍化学療法注射指導管理料を算定している月は算定できない（薬剤料を除く）。 ・抗悪性腫瘍剤動脈，静脈又は腹腔内持続注入用植込型カテーテル設置は K 611 の所定点数による。 ・無菌製剤処理料（p.273, 14））
〈通則加算〉 精密持続点滴注射加算（p.275, 18）	 +80	
G 020「1」　無菌製剤処理料1 　イ　閉鎖式接続器具を使用した場合 　ロ　イ以外の場合	 180 45	**例）**無菌製剤処理料「1」（ロ）を算定する場合 レセプト「摘要欄」　㉝　 菌1 　点数×回数
G 003-3　肝動脈塞栓を伴う抗悪性腫瘍剤肝動脈内注入（1日につき）	165	・抗悪性腫瘍剤注入用肝動脈塞栓材と抗悪性腫瘍剤を混和して肝動脈内に注入する場合に算定する。カテーテル等の材料費は別に算定できない。 ・無菌製剤処理料（p.273, 14））
G 020「1」　無菌製剤処理料1 　イ　閉鎖式接続器具を使用した場合 　ロ　イ以外の場合	 180 45	**例）**無菌製剤処理料「1」（ロ）を算定する場合 レセプト「摘要欄」　㉝　 菌1 　点数×回数
G 004　点滴注射（1日につき）：DIV		・回路の費用や穿刺部位のガーゼ交換等の処置料及び材料料も含まれている。 ・注射量は，「管注」の場合は薬剤と補液の総量により計算する。1日に2回以上行った場合は，各注射の薬剤の総量により計算する。 ・G 001 静脈内注射（IV），G 005 中心静脈注射（IVH），G 006 植込型カテーテルによる中心静脈注射と同一日に併せて行った場合は主たるものの所定点数のみ算定する。 ・C 101 在宅自己注射指導管理料，C 104 在宅中心静脈栄養法指導管理料，C 108 在宅麻薬等注射指導管理料，C 108-2 在宅腫瘍化学療法注射指導管理料，C 108-3 在宅強心剤持続投与指導管理料，C 108-4 在宅悪性腫瘍患者共同指導管理料の算定患者（＊）につき，C 001 在宅患者訪問診療料(I)又は C 001-2 在宅患者訪問診療料(Ⅱ)の算定日に併せて行った点滴注射の費用は算定できない。 （＊）在宅療養指導管理料に係る材料加算，薬剤料，材料料のみの算定患者も含む。 ・6歳未満の乳幼児には乳幼児加算として 48 点を加算する。 ・血漿成分製剤加算
1　6歳未満の乳幼児 　（1日 100 mL 以上の場合）	105	
2　6歳以上の患者 　（1日 500 mL 以上の場合）	102	
3　その他の場合 　〔（外来のみ） 　　6歳未満　1日 100 mL 未満 　　6歳以上　1日 500 mL 未満〕	53	
〈通則加算〉 精密持続点滴注射加算（p.275, 18） 外来化学療法加算（p.274, 16） 〈注加算〉 乳幼児加算（6歳未満） 血漿成分製剤加算　血漿（p.274, 15）	 +80 +48 +50	**例）**外来化学療法加算1又は2を算定する場合 レセプト「摘要欄」　㉝　 化1 または 化2 　　点数×回数
G 020「1」　無菌製剤処理料1 　イ　閉鎖式接続器具を使用した場合 　ロ　イ以外の場合 「2」　無菌製剤処理料2	 180 45 40	・無菌製剤処理料（p.273, 14）） **例）**無菌製剤処理料「1」（ロ）または「2」を算定する場合 レセプト「摘要欄」　㉝　 菌1 または 菌2 　　点数×回数

注射

項　目	点数	算定要件
G 005　中心静脈注射（1日につき） ：IVH	140	・同一日に G 001 静脈内注射・G 004 点滴注射，G 006 植込型カテーテルによる中心静脈注射を併せて行った場合は主たるものの所定点数のみ算定する。 ・C 104 在宅中心静脈栄養法指導管理料を算定している患者の場合は算定不可。 ・C 108 在宅麻薬等注射指導管理料，C 108-2 在宅腫瘍化学療法注射指導管理料，C 108-3 在宅強心剤持続投与指導管理料，C 108-4 在宅悪性腫瘍患者共同指導管理料の算定患者（在宅療養指導管理料に係る材料加算，薬剤料，材料料のみの算定患者も含む）につき，C 001 在宅患者訪問診療料(I)又は C 001-2 在宅患者訪問診療料(II)の算定日に併せて行った中心静脈注射の費用は算定できない。 ・中心静脈注射により高カロリー輸液を行っている場合であっても，食事療養又は生活療養を行った場合は，入院時食事療養（I）か（II）又は入院時生活療養（I）か（II）を別に算定できる。 ・6 歳未満の乳幼児には乳幼児加算として 50 点を加算する。 ・無菌製剤処理料（p. 273, 14）)
〈通則加算〉 生物学的製剤注射加算（p. 275, 17） 精密持続点滴注射加算（p. 275, 18） 外来化学療法加算（p. 274, 16） 〈注加算〉 乳幼児加算（6 歳未満） 血漿成分製剤加算　血漿（p. 274, 15） （第 1 回目の注射日のみに限り） G 020「2」　無菌製剤処理料 2	+15 +80 +50 +50 +40	

例）無菌製剤処理料「2」を算定する場合
レセプト「摘要欄」　㉝　| 菌2 |　点数×回数

項　目	点数	算定要件
G 005-2　中心静脈注射用カテーテル 　　挿入（1回につき）	1400	・カテーテルの詰まり等でカテーテルを交換する場合は，カテーテルの材料料及び手技料はそのつど算定できる。 ・カテーテル挿入時の局所麻酔の手技料は別に算定できず，使用薬剤の薬剤料は別に算定できる。 ・カテーテル挿入に伴う検査及び画像診断の費用は，所定点数に含まれ算定できない。 ・中心静脈注射用カテーテル挿入に係る抜去の費用は所定点数に含まれ算定できない。 ・緊急時ブラッドアクセス用留置カテーテル（カフ型を除く）を挿入した場合は，G 005-2 に準じて算定する。 ・6 歳未満の乳幼児には 500 点を加算する。 ・別に厚生労働大臣の定める患者（【対象患者】参照）に対し，静脈切開法を行った場合に，静脈切開法加算として 2000 点を所定点数に加算する。
〈注加算〉 乳幼児加算（6 歳未満） 静脈切開法加算	+500 +2000	

【対象患者】3 歳未満の乳幼児であって次の疾患である者
・先天性小腸閉鎖症・鎖肛・ヒルシュスプルング病・短腸症候群

項　目	点数	算定要件
G 005-3　末梢留置型中心静脈注射用 　　カテーテル挿入	700	・カテーテルの詰まり等でカテーテルを交換する場合は，カテーテルの材料料及び手技料はそのつど算定できる。 ・カテーテル挿入時の局所麻酔の手技料は別に算定できず，使用薬剤の薬剤料は別に算定できる。 ・カテーテル挿入に伴う検査及び画像診断の費用は，所定点数に含まれ算定できない。 ・6 歳未満の乳幼児には乳幼児加算として 500 点を加算する。
〈注加算〉 乳幼児加算（6 歳未満）	+500	
G 005-4　カフ型緊急時ブラッドアク 　　セス用留置カテーテル挿入	2500	・本カテーテルの材料料及び手技料（1 週間に 1 回を限度として）と挿入時の薬剤料は別に算定できる。 ・カテーテル挿入に伴う検査及び画像診断の費用は，所定点数に含まれ算定できない。 ・6 歳未満の乳幼児には，乳幼児加算として 500 点を加算する。
〈注加算〉 乳幼児加算（6 歳未満）	+500	
G 006　植込型カテーテルによる中心 　　静脈注射（1日につき）	125	・同一日に G 001 静脈内注射・G 004 点滴注射，G 005 中心静脈注射を併せて行った場合は主たるものの所定点数のみ算定する。 ・C 108 在宅麻薬等注射指導管理料，C 108-2 在宅腫瘍化学療法注射指導管理料，C 108-3 在宅強心剤持続投与指導管理料，C 108-4 在宅悪性腫瘍患者共同指導管理料の算定患者（在宅療養指導管理料に係る材料加算，薬剤料，材料料のみの算定患者も含む）につき，C 001 在宅患者訪問診療料(I)又は C 001-2 在宅患者訪問診療料(II)の算定日に併せて行った植込型カテーテルによる中心静脈注射の費用は算定できない。 ・植込型カテーテルにより中心静脈栄養を行った場合は，本区分により算定する。 ・植込型カテーテルによる中心静脈注射により高カロリー輸液を行っている場合であっても，必要に応じ食事療養又は生活療養を行った場合は，入院時食事療養(I)若しくは入院時食事療養(II)又は入院時生活療養(I)の食事の提供たる療養に係る費用若しくは入院時生活療養(II)の食事の提供たる療養に係る費用を別に算定できる。 ・6 歳未満の乳幼児に対して行った場合には，乳幼児加算として 50 点を所定点数に加算する。 ・中心静脈栄養用植込型カテーテル設置は K 618 で算定する。 ・無菌製剤処理料（p. 273, 14）
〈通則加算〉 生物学的製剤注射加算（p. 275, 17） 精密持続点滴注射加算（p. 275, 18） 外来化学療法加算（p. 274, 16） 〈注加算〉 乳幼児加算（6 歳未満） G 020「2」　無菌製剤処理料 2	+15 +80 +50 +40	

例）無菌製剤処理料「2」を算定する場合
レセプト「摘要欄」　㉝　| 菌2 |　点数×回数

項　目	点数	算定要件
G 007　腱鞘内注射（1回につき）	42	

〈静脈〉
内頚静脈
外頚静脈
鎖骨下静脈
尺側皮静脈
橈側皮静脈
下大静脈
外腸骨静脈
大腿静脈
大伏在静脈

注射

項　　目	点数	算定要件
G 008　骨髄内注射（1回につき）		
1　胸　骨	80	
2　その他	90	
G 009　脳脊髄腔注射（1回につき）		・検査・処置を目的とする穿刺と同時に行った場合は，検査・処置又は脳脊髄腔注射のいずれかにより算定する。 ・6歳未満の乳幼児には60点を加算する。
1　脳　室	300	
2　後頭下	220	
3　腰　椎	160	
〈注加算〉 乳幼児加算（6歳未満）	+60	
G 020「1」　無菌製剤処理料1 　イ　閉鎖式接続器具を使用した場合	180	
ロ　イ以外の場合	45	
G 010　関節腔内注射（1回につき）	80	・検査・処置を目的とする穿刺と同時に行った場合は，検査・処置又は関節腔内注射のいずれかにより算定する。
G 010-2　滑液嚢穿刺後の注入 （1回につき）	100	
G 011　気管内注入（1回につき）	100	
G 012　結膜下注射（片眼ごとに）	42	・結膜下注射又は眼球注射を実施した場合，麻薬の加算は算定できない。
G 012-2　自家血清の眼球注射 （1回につき）	27	・眼球注射に際し，患者の血液を採取する場合は，所定点数に採血料を加算して算定する。
G 013　角膜内注射（1回につき）	35	
G 014　球後注射（1回につき）	80	・網膜結膜，視神経疾患に対し，主として消炎・血管拡張の目的で行う。わん曲した球後注射針を球結膜から筋肉内部に刺入する。
G 015　テノン氏嚢内注射 （1回につき）	80	
G 016　硝子体内注射（片眼ごとに）	600	・両眼に行った場合は，それぞれに片眼ごとの所定点数を算定する。未熟児加算600点を加算
〈注加算〉 未熟児加算	+600	
G 017　腋窩多汗症注射（片側につき）	200	・同一側の2カ所以上に注射を行った場合でも，1回のみの算定とする。
G 018　外眼筋注射（ボツリヌス毒素によるもの）	1500	
G 020　無菌製剤処理料（1日につき）届		・届出医療機関にて厚生労働大臣が定めた患者に対して注射を行う際，必要があって無菌製剤処理を行った場合に1日につき所定点数を算定する。 ・「1」と「2」それぞれに対象患者と対象とする注射が定められている（詳しくはp.273，14）参照）。
1　無菌製剤処理料1（悪性腫瘍に用いる薬剤が注射される一部の患者） 　イ　閉鎖式接続器具を使用した場合　菌1器具	180	
ロ　イ以外の場合　菌1	45	
2　無菌製剤処理料2（1以外のもの） 　菌2	40	

❗ One Point Lesson

G 012 結膜下注射，G 014 球後注射，G 015 テノン氏嚢内注射

　いずれも眼球周囲の組織への注射です。

　G 102 結膜下注射は，眼球と結膜の間に，細い鋭針で薬剤を注入します。眼感染症やアレルギー疾患に対し，点眼・内服・点滴などでは十分な治療効果が得られない場合に，抗生物質やステロイド剤を注入します。

　G 014 球後注射は，眼球の後部への注射です。手術時の麻酔や後眼部病変へのステロイド剤投与などで実施されます。麻酔で使われる場合は，疼痛の除去，眼球運動の停止などが目的となります。

　テノン嚢とは眼の強膜の表面を取り巻く繊維性の膜で，眼球の前方では結膜と強膜の間にあり，滑膜の働きをしています。G 015 テノン氏嚢内注射はそのテノン嚢への注射です。最近では，球後注射よりもテノン氏嚢内注射を行うことが多いようです。

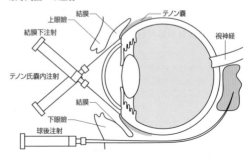

眼球周囲への注射

リハビリテーション　⑳

　リハビリテーション医療は，外傷や脳血管疾患等により，身体障害，運動障害，言語障害などをもつ患者に対して最大限の機能回復と社会復帰を目指す総合的な治療法です。その目的は，実用的な日常生活における基本的動作能力の回復や応用的動作能力，社会的適応能力の回復並びに言語聴覚能力の回復の実現を可能にすることです。

Ａ．リハビリテーション料算定の決まり事

> リハビリテーション料＝「リハビリテーション料」＋「(薬剤料)」

1)　リハビリテーションの開始時

　リハビリテーションの実施に当たっては，**リハビリテーション実施計画書**をリハビリテーション開始後原則として7日以内，遅くとも14日以内に作成する必要があります。また，実施計画書の作成時及びその後3カ月に1回以上（特段の定めのある場合を除く）患者又は家族等に説明のうえ交付し，その写しをカルテに添付する必要があります。

2)　疾患別リハビリテーション料とは

　リハビリテーション料は，**5つの疾患別のリハビリテーション料**（以下「**疾患別リハビリテーション料**」）と，その他のリハビリテーション料に大別されます。

　疾患別リハビリテーション料【**H 000 心大血管疾患リハビリテーション料，H 001 脳血管疾患リハビリテーション料，H 001-2 廃用症候群リハビリテーション料，H 002 運動器リハビリテーション料，H 003 呼吸器リハビリテーション料**】は，患者の疾患を勘案し，最も適当な区分1つに限り算定できます。この場合，治療上有効であると医学的に判断される場合であって，患者1人につき**1日6単位**（1単位は20分以上の個別療法）を限度に最も適当な区分1つに限り算定します（厚生労働大臣が定める患者については**1日9単位**）。

　厚生労働大臣が定める患者とは，①回復期リハビリテーション病棟入院料の算定患者，②脳血管疾患等で発症後60日以内の患者，③入院患者で，病棟等において早期歩行，ADLの自立等を目的に心大血管疾患リハビリテーション料（Ⅰ），脳血管疾患等リハビリテーション料（Ⅰ），廃用症候群リハビリテーション料（Ⅰ），運動器リハビリテーション料（Ⅰ）又は呼吸器リハビリテーション料（Ⅰ）を算定するものです。

　疾患別リハビリテーション料の点数は，患者に対して20分以上個別療法（1対1）として訓練を行った場合に限り「1単位」が算定できます。訓練時間が20分「1単位」に満たない場合は，算定できません（基本診療料に含まれます）。

【5つの疾患別リハビリテーション料】(標準的実施日数を超えて行った場合は1月13単位に限り算定)				
	H 000　心大血管疾患リハビリテーション料	H 001　脳血管疾患等リハビリテーション料	H 001-2　廃用症候群リハビリテーション料	H 002　運動器リハビリテーション料	H 003　呼吸器リハビリテーション料
対象疾患	急性心筋梗塞 狭心症 開心術後 慢性心不全で左室駆出率40%以下 　　　　　　等	脳血管疾患 脳外傷 脳腫瘍，パーキンソン病 神経筋疾患，失語症 脊髄損傷 高次脳機能障害　等	急性疾患等に伴う安静（治療の有無を問わない）による一定以上の廃用症候群	上・下肢の複合損傷 脊椎損傷による四肢麻痺その他の急性発症した運動器疾患，その手術後の患者　　　　等	肺炎・無気肺，肺腫瘍 胸部外傷 肺塞栓 慢性閉塞性肺疾患（COPD），その他の呼吸器疾患で重症度分類Ⅱ以上の状態の患者　　等
算定日数の上限 (標準的実施日数)	150日限度 治療開始日から	180日限度 発症，手術若しくは急性増悪又は最初に診断した日から	120日限度 診断又は急性増悪から	150日限度 発症，手術若しくは急性増悪又は最初に診断した日から	90日限度 治療開始日から
		（　）の数字は介護保険への移行のため，入院中の要介護者・要支援者に対し標準的実施日数を超えた維持期リハビリテーションを行う場合の点数			
リハビリテーション料（Ⅰ） (1単位につき)	205点	245点 (147点)	180 (108)	185点 (111点)	175点

	H000 心大血管疾患	H001 脳血管疾患等	H001-2 廃用症候群	H002 運動器	H003 呼吸器
リハビリテーション料（Ⅱ）（1単位につき）	125点	200点（120点）	146（88）	170点（102点）	85点
リハビリテーション料（Ⅲ）（1単位につき）	—	100点（60点）	77（46）	85点（51点）	—
早期リハビリテーション加算（1単位につき・30日限度）	25点	25点	25点	25点	25点
初期加算（1単位につき・14日限度）	45点	45点	45点	45点	45点
急性期リハビリテーション加算（1単位につき・14日限度）	50点	50点	50点	50点	50点
リハビリテーションデータ提出加算（月1回に限り）	50点	50点	50点	50点	50点
リハビリテーション総合計画評価料（月1回） 1	（Ⅰ）300点（Ⅱ）300点	（Ⅰ）300点（Ⅱ）300点	（Ⅰ）300点（Ⅱ）300点	（Ⅰ）300点（Ⅱ）300点	（Ⅰ）300点
2	—	（Ⅰ）240点（Ⅱ）240点	（Ⅰ）240点（Ⅱ）240点	（Ⅰ）240点（Ⅱ）240点	—

包括　J117鋼線等による直達牽引（2日目以降。観血的に行った場合の手技料を含む），J118介達牽引，J118-2矯正固定，J118-3変形機械矯正術，J119消炎鎮痛等処置，J119-2腰部又は胸部固定帯固定，J119-3低出力レーザー照射，J119-4肛門処置を併せて行った場合は心大血管疾患リハビリテーション料，脳血管疾患等リハビリテーション料，廃用症候群リハビリテーション料，運動器リハビリテーション料，呼吸器リハビリテーション料，がん患者リハビリテーション料，集団コミュニケーション療法料，認知症患者リハビリテーション料の所定点数に含まれる。

留意点　B001「17」慢性疼痛疾患管理料を算定する患者に対して行ったH000，H001，H001-2，H002，H003の費用は算定しない。

＊リハビリテーション料（Ⅱ）は，一定の施設基準を満たす場合に算定できる（p.285参照）。
＊リハビリテーション料（Ⅰ）は，さらに医師又はリハビリテーション従事者の配置が手厚い場合に算定できる。
※1　5つのリハビリテーションのうち2つ以上行っても，1区分のみ1日6単位（別に厚生労働大臣が定める患者は9単位）が限度。
※2　外来，入院とも算定できる（届出医療機関のみ）。
※3　早期リハビリテーション加算：厚生労働大臣が定める患者（p.292参照）であって，入院中の者に対して治療開始日等から30日の間に限り，早期リハビリテーション加算として，1単位につき25点を所定点数に加算できます。訓練室以外の病棟等で実施した場合においても算定可。
※4　初期加算：初期加算に関する施設基準（リハビリテーション科の常勤医師数，所定労働時間，日数等）を満たす場合は，厚生労働大臣が定める患者（p.292参照）であって，入院中の患者に対してH000・H003のリハビリテーションを行った場合は，発症，手術若しくは急性増悪から7日目又は治療開始日のいずれか早いものから14日の間に限り，初期加算として1単位につき更に45点を加算できる。また，H001・H001-2・H002のリハビリテーションを行った場合は，それぞれ発症・手術・急性増悪等から14日に限り，初期加算として1単位につき45点を更に加算できる。H001-2の場合は，廃用症候群に係る急性疾患等の発症，手術若しくは急性増悪又は廃用症候群の急性増悪から14日間に限り算定できる（入院患者に限る）。
※5　リハビリテーションデータ提出加算に関する施設基準〔外来医療等調査への参加体制，担当者の指定，調査に準拠したデータ提出，診療記録の保管・管理（体制・規定），適切な疾病統計分類および疾病別検索・抽出ができる〕を満たす保険医療機関が診療報酬の請求状況，診療の内容に関するデータを継続して厚生労働省に提出している場合であって，厚生労働大臣が定める患者（p.292参照）であって，入院中の患者以外のものに対してリハビリテーションを行った場合は，リハビリテーションデータ提出加算として，月1回に限り50点を所定点数に加算できる。
※6　厚生労働大臣が定める患者（p.292参照）であって標準的算定日数（算定上の上限）を超えた場合は，月13単位に限り算定できる。

【5つの疾患別リハビリテーション料の施設基準一覧】（注1）

		H000 心大血管疾患リハビリテーション料	H001 脳血管疾患等リハビリテーション料	H001-2 廃用症候群リハビリテーション料	H002 運動器リハビリテーション料	H003 呼吸器リハビリテーション料
リハビリテーション料（Ⅰ）	医師	専任の常勤医師1名以上（循環器科又は心臓血管外科の担当医でリハ経験を有すること）（注2）	専任の常勤医師2名以上〔うち1名は脳血管疾患等のリハビリテーション医療に関する3年以上の臨床経験又は脳血管疾患等のリハビリテーション医療に関する研修会，講習会の受講歴（又は講師歴）を有すること〕（注2）	専任の常勤医師2名以上〔うち1名は脳血管疾患等のリハビリテーション医療に関する3年以上の臨床経験又は脳血管疾患等のリハビリテーション医療に関する研修会，講習会の受講歴（又は講師歴）を有すること〕（注2）	専任の常勤医師1名以上（3年以上の経験又は研修を修了していること）（注2）	専任の常勤医師1名以上（リハ経験を有すること）（注2）
	スタッフ	【下記①②合わせて2名以上又は③】（注3）	【下記①～④をすべて満たすこと】（注3）	【下記①～④をすべて満たすこと】（注3）	専従の常勤理学療法士又は専従の常勤作業療	専従の常勤理学療法士1名を含む常勤理学療

		H 000　心大血管疾患リハビリテーション料	H 001　脳血管疾患等リハビリテーション料	H 001-2　廃用症候群リハビリテーション料	H 002　運動器リハビリテーション料	H 003　呼吸器リハビリテーション料
リハビリテーション料（Ⅰ）	スタッフ	①専従の常勤理学療法士 ②専従の常勤看護師 ③上記①②のいずれか一方が，2名以上勤務している（ただし，いずれの場合でも2名のうち1名は専任の従事者でも差し支えない） ＊専従者については回復期リハ病棟等の配置従事者との兼任不可。 　ただし，当該リハビリを実施しない時間帯で，他の疾患別リハビリテーション，障害児（者）・がん患者リハビリテーションに従事することは可。 ＊当該リハビリの実施日時と異なっていれば，別のリハの専従者として届出ることは可。	①専従の常勤理学療法士5名以上 ②専従の常勤作業療法士3名以上 ③専従の常勤言語聴覚士1名以上（言語聴覚療法を行う場合） ④①～③までの専従の従事者を合わせて10名以上 ＊①，②の専従者については回復期リハ病棟等の配置従事者との兼任不可(注4)(注5) 言語聴覚療法のみ実施機関の場合 〈下記①～④をすべて満たすこと〉 ①専任の常勤医師1名以上 ②専従の常勤言語聴覚士3名以上 ③専用の個別療法室（8m² 以上） ④聴力検査機器，音声録音再生装置，ビデオ録画システム等の器械・器具を具備していること	①専従の常勤理学療法士5名以上 ②専従の常勤作業療法士3名以上 ③専従の常勤言語聴覚士1名以上（言語聴覚療法を行う場合） ④①～③までの専従の従事者を合わせて10名以上 ＊①，②の専従者については回復期リハ病棟等の配置従事者との兼任不可(注4)(注5) 言語聴覚療法のみ実施機関の場合 〈下記①～④をすべて満たすこと〉 ①専任の常勤医師1名以上 ②専従の常勤言語聴覚士3名以上 ③専用の個別療法室（8m² 以上） ④聴力検査機器，音声録音再生装置，ビデオ録画システム等の器械・器具を具備していること	法士合わせて4名以上(注3) ＊専従者については回復期リハ病棟等の配置従事者との兼任不可(注4)(注5)	法士，常勤作業療法士又は言語聴覚士が合わせて2名以上勤務していること(注3) ＊専従の常勤理学療法士1名については回復期リハ病棟等の配置従事者との兼任不可(注4)(注5)
	施設面積	診療所：20m² 以上 病　院：30m² 以上	診療所・病院とも160m² 以上（言語聴覚療法を行う場合は8m²以上で1室以上を別に有する）	診療所・病院とも160m² 以上（言語聴覚療法を行う場合は8m²以上で1室以上を別に有する）	診療所：45m² 以上 病　院：100m² 以上	診療所：　45m² 以上 病　院：100m² 以上
	器械・器具	酸素供給装置，除細動器，心電図モニター装置，トレッドミル又はエルゴメータ，血圧計，救急カート，運動負荷試験装置 ＊当該リハ専用として具備されていること	歩行補助具，訓練マット，治療台，砂嚢などの重錘，各種測定用器具（角度計，握力計等），血圧計，平行棒，傾斜台，姿勢矯正用鏡，各種車椅子，各種歩行補助具，各種装具（長・短下肢装具等），家事用設備，各種日常生活動作用設備等（言語聴覚療法を行う場合は，聴力検査機器，音声録音再生装置，ビデオ録画システム等を有すること）	歩行補助具，訓練マット，治療台，砂嚢などの重錘，各種測定用器具（角度計，握力計等），血圧計，平行棒，傾斜台，姿勢矯正用鏡，各種車椅子，各種歩行補助具，各種装具（長・短下肢装具等），家事用設備，各種日常生活動作用設備等	各種測定用器具（角度計，握力計等），血圧計，平行棒，姿勢矯正用鏡，各種車椅子，各種歩行補助具等	呼吸機能検査機器，血液ガス検査機器等
リハビリテーション料（Ⅱ）	医師	実施時間帯に循環器科又は心臓血管外科を担当する医師（非常勤を含む）及び心大血管疾患リハビリテーションの経験を有する医師（非常勤を含む）が1名以上	専任の常勤医師1名以上(注2)	専任の常勤医師1名以上(注2)	専任の常勤医師1名以上（3年以上の経験又は研修を修了していること）(注2)	専任の常勤医師1名以上(注2)
	スタッフ	リハ経験を有する専従の理学療法士又は看護師いずれか1名以上 ＊専従者については回復期リハ病棟等の配置従事者との兼任不可 　ただし，当該リハビリを実施しない時間帯で，他の疾患別リ	【下記①～④をすべて満たすこと】(注3) 専従の常勤①理学療法士，②作業療法士，③言語聴覚士（言語聴覚療法を行う場合）が各1名以上，且つ上記①～③の従事者の合計が4名以上 ＊①，②の専従者につ	【下記①～④をすべて満たすこと】(注3) 専従の常勤①理学療法士，②作業療法士，③言語聴覚士（言語聴覚療法を行う場合）が各1名以上，且つ上記①～③の従事者の合計が4名以上 ＊①，②の専従者につ	【下記①～③のいずれかを満たすこと】(注3) ①専従の常勤理学療法士2名以上 ②専従の常勤作業療法士2名以上 ③専従の常勤理学療法士及び常勤作業療法士が合わせて2名以上	専従の常勤理学療法士，常勤作業療法士又は言語聴覚士のいずれかが1名以上(注3) ＊専従者については回復期リハ病棟等の配置従事者との兼任不可(注4)(注5)

リハ精神

		H 000　心大血管疾患リハビリテーション料	H 001　脳血管疾患等リハビリテーション料	H 001-2　廃用症候群リハビリテーション料	H 002　運動器リハビリテーション料	H 003　呼吸器リハビリテーション料
リハビリテーション料（Ⅱ）（※）	スタッフ	ハビリテーション，障害児（者）・がん患者リハビリテーションに従事することは可。 ＊当該リハビリの実施日時と異なっていれば，別のリハの専従者として届出ることは可。	いては回復期リハ病棟等の配置従事者との兼任不可（注4）（注5） 【言語聴覚療法のみを実施する場合は下記を満たすこと】（注3） 専従の常勤言語聴覚士が2名以上	いては回復期リハ病棟等の配置従事者との兼任不可（注4）（注5）	＊専従者については回復期リハ病棟等の配置従事者との兼任不可（注4）（注5） あん摩マッサージ指圧師等による実施の場合 〈下記の場合に理学療法士が勤務しているものとして届け出ることができる〉 適切な運動器リハビリテーションに係る研修を修了した看護師，准看護師，あん摩マッサージ指圧師又は柔道整復師が，専従の常勤職員として勤務している ＊呼吸器リハ（Ⅱ）等との兼任不可	
	施設面積	診療所：20m² 以上 病　院：30m² 以上	診療所：45m² 以上 病　院：100m² 以上 （言語聴覚療法を行う場合は 8m² 以上で1室以上を別に有する）	診療所：45m² 以上 病　院：100m² 以上 （言語聴覚療法を行う場合は 8m² 以上で1室以上を別に有する）	診療所：45m² 以上 病　院：100m² 以上	診療所・病院とも45m² 以上
	器械・器具	酸素供給装置，除細動器，心電図モニター装置，トレッドミル又はエルゴメータ，血圧計，救急カート，運動負荷試験装置 ＊当該リハ専用として具備されていること	歩行補助具，訓練マット，治療台，砂嚢などの重錘，各種測定用器具（角度計，握力計等），血圧計，平行棒，傾斜台，姿勢矯正用鏡，各種車椅子，各種歩行補助具，各種装具（長・短下肢装具等），家事用設備，各種日常生活動作用設備等（言語聴覚療法を行う場合は，聴力検査機器，音声録音再生装置，ビデオ録画システム等を有すること）	歩行補助具，訓練マット，治療台，砂嚢などの重錘，各種測定用器具（角度計，握力計等），血圧計，平行棒，傾斜台，姿勢矯正用鏡，各種車椅子，各種歩行補助具，各種装具（長・短下肢装具等），家事用設備，各種日常生活動作用設備等（言語聴覚療法を行う場合は，聴力検査機器，音声録音再生装置，ビデオ録画システム等を有すること）	各種測定用器具（角度計，握力針等），血圧計，平行棒，姿勢矯正用鏡，各種車椅子，各種歩行補助具等	呼吸機能検査機器，血液ガス検査機器等
リハビリテーション料（Ⅲ）（※）	医師		専任の常勤医師1名以上（注2）	専任の常勤医師1名以上（注2）	専任の常勤医師1名以上（注2）	
	スタッフ		専従で常勤の①理学療法士，②作業療法士，③言語聴覚士のいずれか1名以上（注3） ＊専従者については回復期リハ病棟等の配置従事者との兼任不可（注4）（注5）	専従で常勤の①理学療法士，②作業療法士，③言語聴覚士のいずれか1名以上（注3） ＊専従者については回復期リハ病棟等の配置従事者との兼任不可（注4）（注5）	専従で常勤の①理学療法士，②作業療法士のいずれか1名以上（注3） ＊専従者については回復期リハ病棟等の配置従事者との兼任不可（注4）（注5）	
	施設面積		診療所：45m² 以上 病　院：100m² 以上 （言語聴覚療法を行う場合は 8m² 以上で1室以上を別に有する）（注6）	診療所：45m² 以上 病　院：100m² 以上 （言語聴覚療法を行う場合は 8m² 以上で1室以上を別に有する）	診療所・病院とも45m² 以上	
	器械・器具		歩行補助具，訓練マット，治療台，砂嚢などの重錘，各種測定用器具等（言語聴覚療法を行う場合は，聴力検査機器，音声録音再生装置，ビデオ録画システム等を有すること）	歩行補助具，訓練マット，治療台，砂嚢などの重錘，各種測定用器具等（言語聴覚療法を行う場合は，聴力検査機器，音声録音再生装置，ビデオ録画システム等を有すること）	歩行補助具，訓練マット，治療台，砂嚢などの重錘，各種測定用器具等	

（注1）　届出施設である保険医療機関内において，治療，訓練の専門施設外で訓練を実施した場合においても疾患別リハビリテーションとみなし，算定することができる。

（注2）　週3日以上常態として勤務し，かつ，所定労働時間が週22時間以上勤務している専任の非常勤医師（心大血管疾患リハビリテーションの経験を有する医師に限る）を2名以上組み合わせて配置することにより，専任の常勤医師とみなすことができる。

㊟③　H 000 の場合：週 3 日以上常態として勤務し，かつ，所定労働時間が週 22 時間以上勤務している専従の非常勤理学療法士又は専従の非常勤看護師（心大血管疾患リハビリテーションの経験を有する理学療法士又は看護師に限る）をそれぞれ 2 名以上組み合わせて配置することにより，常勤換算することができる。ただし，常勤換算し常勤理学療法士数又は常勤看護師数に算入することができるのは，常勤配置のうち 1 名までに限る。H 001〜H 003 においても同様の常勤換算ができる。

㊟④　疾患別リハ（H 000 心大血管疾患リハは除く），障害児（者）リハ，がん患者リハが行われる日時が当該医療機関の定める所定労働時間に満たない場合には，当該リハの実施時間以外に他の業務に従事することは差し支えない。

㊟⑤　疾患別リハ（H 000 心大血管疾患リハは除く），障害児（者）リハ，がん患者リハにおける常勤理学療法士又は，常勤作業療法士等との兼任は可。

㊟⑥　言語聴覚療法のみを行う場合は，当該個別療法室があれば他の専用の施設は要しない。

※　施設面積は内法による測定とする。

㊙　薬剤料（H 100）の計算手順

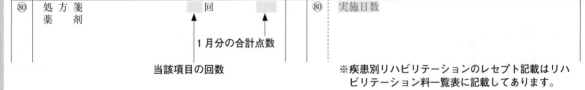

リハビリテーションの薬剤料 ＝ $\dfrac{1 回に使用した薬剤の合計金額}{10}$ ＝ □ 点 → 端数を五捨五超入 → 1 点以下は算定不可

(1)　使用薬剤の合計金額が **15 円以下**の場合：薬剤料を算定しない。

(2)　使用薬剤の合計金額が **15 円超**の場合

①**使用薬価÷10**

②小数点以下端数処理　**0.5 以下**→小数点以下切捨て　**0.5 超**→小数点以下切上げ

例）使用薬価 25 円→ 25.0 ÷ 10 ＝ 2.5　→2 点　25.1 円→25.1 ÷ 10 ＝ 2.51→3 点

B．レセプトの書き方

【記載例】

| ㊿ | 処 方 箋 | | 回 | | ㊿ | 実施日数 |
| 薬　剤 | | | | | |

↑ 当該項目の回数　　↑ 1 月分の合計点数

※疾患別リハビリテーションのレセプト記載はリハビリテーション料一覧表に記載してあります。

リハ精神

1 リハビリテーション料一覧表

届：施設基準の届出を要するもの

項　目	点数	外来	入院	算 定 要 件
H000　心大血管疾患 リハビリテーション料 届		○	○	・別に厚生労働大臣が定める患者注1に対して，医師，理学療法士，作業療法士又は看護師が1対1又は集団療法でリハビリテーションを行った場合に，治療開始日から150日を限度として算定する（別に厚生労働大臣が定める患者注2で，治療継続により状態改善が期待できる場合は150日超での算定も可。それ以外に必要があって150日を超えてしまう場合は，1月13単位までは算定可）。 ・標準的な実施時間：①入院では1日1時間（3単位），②入院外では1日当たり1時間（3単位）以上，1週3時間（9単位） ・医師1人当たりの患者数は，入院が1回15人程度，入院外が1回20人程度。 ・理学療法士・作業療法士・看護師1人当たりの患者数は，入院が1回5人程度，入院外が1回8人程度。 ・同一日に行われるD208心電図検査，D209負荷心電図検査，D220呼吸心拍監視，新生児心拍・呼吸監視，カルジオスコープ（ハートスコープ），カルジオタコスコープの費用が含まれ別に算定できない。 ・早期リハビリテーション加算：入院患者に対して早期リハビリテーションを行った場合に算定。発症，手術若しくは急性増悪から7日目又は治療開始日のいずれか早いものから起算して30日を限度に，1単位につき25点を加算する。 ・初期加算：入院患者に対して，リハビリテーションを行った場合は，発症，手術若しくは急性増悪から7日目又は治療開始日のいずれか早いものから起算して14日を限度に，1単位につき45点を加算する。 ・リハビリテーションデータ提出加算：（A245データ提出加算の届出を行っていない）届出医療機関で，診療報酬の請求状況や診療データを継続して厚生労働省に提出している場合に月1回算定する。 ・急性期リハビリテーション加算：届出医療機関で，厚生労働大臣が定める患者（入院中のものに限る）にリハビリテーションを行った場合は，発症，手術若しくは急性増悪から7日目又は治療開始日のいずれか早いものから起算して14日を限度として1単位につき50点を加算する。
1　心大血管疾患リハビリテーション料（Ⅰ）（1単位）				
イ　理学療法士による場合	205			
ロ　作業療法士による場合	205			
ハ　医師による場合	205			
ニ　看護師による場合	205			
ホ　集団療法による場合	205			
2　心大血管疾患リハビリテーション料（Ⅱ）（1単位）				
イ　理学療法士による場合	125			
ロ　作業療法士による場合	125			
ハ　医師による場合	125			
ニ　看護師による場合	125			
ホ　集団療法による場合	125			
〈注加算〉				
早期リハビリテーション加算 （1単位につき）早リ加	+25	×	○	
初期加算（1単位につき）初期 届	+45	×	○	
急性期リハビリテーション加算（1単位につき）急リ加 届	+50	×	○	
リハビリテーションデータ提出加算 届	+50	○	×	

レセプト「摘要欄」　80　疾患名，治療開始年月日

例）早期リハビリテーション加算を算定した場合
レセプト「摘要欄」　80　早リ加（発症，手術又は急性増悪の年月日）　点数×回数

項　目	点数	外来	入院	算 定 要 件
H001　脳血管疾患等 リハビリテーション料 届		○	○	・別に厚生労働大臣が定める患者注3に対して，理学療法士・作業療法士・言語聴覚士又は専任医師が1対1でリハビリテーションを行った場合に，発症・手術日・急性増悪又は最初の診断日の日から180日を限度として算定する（別に厚生労働大臣が定める患者注2で，治療継続により状態改善が期待できる場合は180日超での算定も可。それ以外に必要があって180日を超えてしまう場合は，1月13単位までは算定可）。 ・実施単位数は，従事者1人1日18単位（上限24単位），週108単位まで。 ・徒手筋力検査，その他付随する諸検査の費用は別に算定不可。 ・別に厚生労働大臣が定める患者（要介護被保険者等に限る）に対し，それぞれ発症，手術若しくは急性増悪又は最初に診断された日から，60日を経過した後に，引き続きリハビリテーションを実施する場合において，過去3月以内にH003-4目標設定等支援・管理料を算定していない場合には，所定点数の100分の90に相当する点数により算定する。 ・初期加算：入院患者又は外来患者〔脳卒中の退院患者又は他の医療機関を退院したもの（A246「注4」地域連携診療計画加算算定患者）〕に対して，発症・手術・急性増悪から14日を限度に，1単位につき45点を加算する。 ・早期リハビリテーション加算：入院患者又は外来患者〔脳卒中の退院患者又は他の医療機関を退院したもの（A246「注4」地域連携診療計画加算算定患者）〕に対して，発症，手術，急性増悪から30日を限度に，早期リハビリを行った場合に，1単位につき25点を加算する。 ・リハビリテーションデータ提出加算：（A245データ提出加算の届出を行っていない）届出医療機関で，診療報酬の請求状況や診療データを継続して厚生労働省に提出している場合に月1回算定する。 ・急性期リハビリテーション加算：届出医療機関で，厚生労働大臣が定める患者（入院中のものに限る）にリハビリテーションを行った場合は，発症，手術若しくは急性増悪から14日を限度として1単位につき50点を加算する。
1　脳血管疾患等リハビリテーション料（Ⅰ）（1単位）				
（180日超・要介護被保険者等）	(147)			
イ　理学療法士による場合	245			
ロ　作業療法士による場合	245			
ハ　言語聴覚士による場合	245			
ニ　医師による場合	245			
2　脳血管疾患等リハビリテーション料（Ⅱ）（1単位）				
（180日超・要介護被保険者等）	(120)			
イ　理学療法士による場合	200			
ロ　作業療法士による場合	200			
ハ　言語聴覚士による場合	200			
ニ　医師による場合	200			
3　脳血管疾患等リハビリテーション料（Ⅲ）（1単位）				
（180日超・要介護被保険者等）	(60)			
イ　理学療法士による場合	100			
ロ　作業療法士による場合	100			
ハ　言語聴覚士による場合	100			
ニ　医師による場合	100			
ホ　イ〜ニ以外	100			
〈注加算〉				
早期リハビリテーション加算 （1単位につき）早リ加	+25	△	○	
初期加算（1単位につき）初期	+45	△	○	
急性期リハビリテーション加算（1単位につき）急リ加 届	+50	○	×	
リハビリテーションデータ提出加算 届	+50	○	×	

レセプト「摘要欄」
80　疾患名，発症年月日，手術年月日，急性増悪した年月日又は最初に診断された年月日

例）早期リハビリテーション加算を算定した場合
レセプト「摘要欄」　80　早リ加（地域連携診療計画加算の算定患者である旨）　点数×回数

項　目	点数	外来	入院	算 定 要 件
H001-2　廃用症候群 リハビリテーション料 届		○	○	・廃用症候群の患者に対して個別療法を行った場合に，廃用症候群の診断又は急性増悪から120日を限度として算定する。

リハ
精神

項　目	点数	外来	入院	算　定　要　件
1　廃用症候群リハビリテーション料（Ⅰ）（1単位）				・対象患者は，急性疾患等に伴う安静（治療の有無を問わない）による廃用症候群であって，一定程度以上の基本動作能力，応用動作能力，言語聴覚能力及び日常生活能力の低下を来しているもの。「一定程度以上の基本動作能力，応用動作能力，言語聴覚能力及び日常生活能力の低下を来しているもの」とは，治療開始時における，FIM 115 以下，BI 85 以下の状態等のものをいう。
（120日超・要介護被保険者等）	(108)			・徒手筋力検査及びその他付随する諸検査は別に算定不可。
イ　理学療法士による場合	180			・廃用症候群リハビリテーション料は，医師の指導監督の下，理学療法士，作業療法士又は言語聴覚士の監視下に行われたものについて算定する。また，専任の医師が，直接訓練を実施した後に，理学療法士，作業療法士又は言語聴覚士が実施した場合と同様に算定できる。
ロ　作業療法士による場合	180			
ハ　言語聴覚士による場合	180			・実施単位数（注4）は，従事者1人1日18単位（上限24単位），週108単位まで。
ニ　医師による場合	180			・標準的算定日数を超えた患者については，1月に13単位に限り廃用症候群リハビリテーション料の所定点数を算定できる。
2　廃用症候群リハビリテーション料（Ⅱ）（1単位）				・別に厚生労働大臣が定める患者（要介護被保険者等に限る）に対し，診断又は急性増悪から40日を経過した後に，引き続きリハビリテーションを実施する場合において，過去3月以内にH 003-4 目標設定等支援・管理料を算定していない場合には，所定点数の100分の90に相当する点数により算定する。
（120日超・要介護被保険者等）	(88)			
イ　理学療法士による場合	146			・リハビリテーションデータ提出加算：（A 245 データ提出加算の届出を行っていない）届出医療機関で，診療報酬の請求状況や診療データを継続して厚生労働省に提出している場合に月1回算定。
ロ　作業療法士による場合	146			
ハ　言語聴覚士による場合	146			・急性期リハビリテーション加算：届出医療機関で，厚生労働大臣が定める患者（入院中のものに限る）にリハビリテーションを行った場合は，発症，手術若しくは急性増悪から14日を限度として1単位につき 50点を加算する。
ニ　医師による場合	146			
3　廃用症候群リハビリテーション料（Ⅲ）（1単位）				
（120日超・要介護被保険者等）	(46)			
イ　理学療法士による場合	77			
ロ　作業療法士による場合	77			
ハ　言語聴覚士による場合	77			
ニ　医師による場合	77			
ホ　イ〜ニ以外	77			
〈注加算〉				
早期リハビリテーション加算（1単位につき）早リ加	+25	×	○	
初期加算（1単位につき）初期	+45	×	○	
急性期リハビリテーション加算（1単位につき）急リ加届	+50	×	○	
リハビリテーションデータ提出加算届	+50	○	×	
H 002　運動器リハビリテーション料届		○	○	・別に厚生労働大臣が定める患者（注5）に対して，理学療法士・作業療法士又は専任医師が1対1でリハビリテーションを行った場合に，発症日・手術日・急性増悪の日・最初に診断された日から150日を限度として算定する（別に厚生労働大臣が定める患者（注2）で，治療継続により状態改善が期待できる場合は150日超での算定も可。それ以外に必要があって150日を超えてしまう場合は，1月13単位までは算定可）。
1　運動器リハビリテーション料（Ⅰ）（1単位）				・実施単位数（注4）は，従事者1人1日18単位（上限24単位），週108単位まで。
（150日超・要介護被保険者等）	(111)			・別に厚生労働大臣が定める患者（要介護被保険者等に限る）に対し，それぞれ発症，手術若しくは急性増悪又は最初に診断された日から，50日を経過した後に，引き続きリハビリテーションを実施する場合において，過去3月以内にH 003-4 目標設定等支援・管理料を算定していない場合には，所定点数の100分の90に相当する点数により算定する。
イ　理学療法士による場合	185			
ロ　作業療法士による場合	185			
ハ　医師による場合	185			・徒手筋力検査，その他付随する諸検査の費用は別に算定不可。
2　運動器リハビリテーション料（Ⅱ）（1単位）				・早期リハビリテーション加算：入院患者，大腿骨頸部骨折の退院患者（当院）又は他院の退院患者（A 246「注4」地域連携診療計画加算算定患者）に対して，発症，手術，急性増悪から30日を限度に，早期リハビリを行った場合に，1単位につき25点を加算する。
（150日超・要介護被保険者等）	(102)			・初期加算：入院患者，大腿骨頸部骨折の退院患者（当院）又は他院の退院患者（A 246「注4」地域連携診療計画加算算定患者）に対して，発症・手術・急性増悪から14日を限度に，1単位につき45点を加算する。
イ　理学療法士による場合	170			
ロ　作業療法士による場合	170			・リハビリテーションデータ提出加算：（A 245 データ提出加算の届出を行っていない）届出医療機関で，診療報酬の請求状況や診療データを継続して厚生労働省に提出している場合に月1回算定。
ハ　医師による場合	170			
3　運動器リハビリテーション料（Ⅲ）（1単位）				・レセプト「摘要欄」
（150日超・要介護被保険者等）	(51)			・急性期リハビリテーション加算：届出医療機関で，厚生労働大臣が定める患者（入院中のものに限る）にリハビリテーションを行った場合は，発症，手術若しくは急性増悪から14日を限度として1単位につき 50点を加算する。
イ　理学療法士による場合	85			
ロ　作業療法士による場合	85			
ハ　医師による場合	85			
ニ　イ〜ハ以外	85			
〈注加算〉				
早期リハビリテーション加算（1単位につき）早リ加	+25	△	○	80：疾患名，発症年月日，手術年月日，急性増悪した年月日又は最初に診断された年月日
初期加算（1単位につき）初期届	+45	△	○	
急性期リハビリテーション加算（1単位につき）急リ加届	+50	×	○	**例）早期リハビリテーション加算を算定した場合**　レセプト「摘要欄」 80 早リ加（地域連携診療計画加算の算定患者である旨）点数×回数
リハビリテーションデータ提出加算 届	+50	○	×	
H 003　呼吸器リハビリテーション料届		○	○	・別に厚生労働大臣が定める患者（注6）に対して，理学療法士・作業療法士・言語聴覚士又は専任医師が1対1でリハビリテーションを行った場合に，治療開始から90日を限度として算定する（別に厚生労働大臣が定める患者（注2）で，治療継続により状態改善が期待できる場合は90日超での算定も可。それ以外に必要があって90日を超えてしまう場合は，1月13単位までは算定可）。
1　呼吸器リハビリテーション料（Ⅰ）（1単位）				・実施単位数（注4）は，従事者1人1日18単位（上限24単位），週108単位まで。
イ　理学療法士による場合	175			・呼吸機能検査等，経皮的動脈血酸素飽和度測定，その他付随する諸検査の費用，呼吸機能訓練と同時に行った酸素吸入の費用は別に算定不可。
ロ　作業療法士による場合	175			
ハ　言語聴覚士による場合	175			
ニ　医師による場合	175			

リハ精神

項　目	点数	外来	入院	算　定　要　件
2　呼吸器リハビリテーション料（Ⅱ）（1単位）				・**早期リハビリテーション加算**：入院患者に対して，発症・手術若しくは急性増悪から7日目又は治療開始日のいずれか早いものから30日を限度に，早期リハビリを行った場合，1単位につき25点を加算する。
イ　理学療法士による場合	85			・**初期加算**：入院患者に対して，発症・手術若しくは急性増悪から7日目又は治療開始日のいずれか早いものから14日を限度に，1単位につき45点を加算する。
ロ　作業療法士による場合	85			・**リハビリテーションデータ提出加算**：（A245データ提出加算の届出を行っていない）届出医療機関で，診療報酬の請求状況や診療データを継続して厚生労働省に提出している場合に月1回算定。
ハ　言語聴覚士による場合	85			・**急性期リハビリテーション加算**：届出医療機関で，厚生労働大臣が定める患者（入院中のものに限る）を行った場合は，発症，手術若しくは急性増悪から7日目又は治療開始日のいずれか早いものから起算して14日を限度として1単位につき50点を加算する。
ニ　医師による場合	85			
〈注加算〉				
早期リハビリテーション加算（1単位につき）早リ加	+25	×	○	
初期加算（1単位につき）初期㊞	+45	×	○	レセプト「摘要欄」⑧　疾患名，治療開始年月日
急性期リハビリテーション加算（1単位につき）急リ加㊞	+50	×	○	例）早期リハビリテーション加算を算定した場合 レセプト「摘要欄」⑧　早リ加（発症，手術又は急性増悪の年月日）　点数×回数
リハビリテーションデータ提出加算㊞	+50	○	×	
H003-2　リハビリテーション総合計画評価料㊞（月1回）		○	○	・「1」は，H000（Ⅰ），H001（Ⅰ），H001-2（Ⅰ）（Ⅱ），H002（Ⅰ）（Ⅱ），H003（Ⅰ）の「疾患別リハビリテーション料」，H007-2がん患者リハビリテーション料又はH007-3認知症患者リハビリテーション料の施設基準適合医療機関において，医師・看護師・理学療法士・作業療法士・言語聴覚士・社会福祉士等の多職種が共同してリハビリテーション計画を策定し，当該計画をもとに疾患別リハビリテーション等を行った場合に，月1回を限度に算定する。
1　リハビリテーション総合計画評価料1 リハ総評1	300			・「2」は，H000（Ⅰ），H001（Ⅰ），H001-2（Ⅰ）（Ⅱ），H002（Ⅰ）（Ⅱ）の算定患者のうち，介護保険のリハビリテーション事業所への移行が見込まれる患者について算定する。「1」は当該患者以外の患者について算定する。
2　リハビリテーション総合計画評価料2 リハ総評2	240			・医師及びその他の従事者は，共同してリハビリテーション総合実施計画書を作成し，その内容を患者に説明の上交付し，写しを診療録等に添付する。
				レセプト「摘要欄」⑧　リハ総評1　点数×回数
リハビリテーション総合計画評価料は算定できる期間に上限はない。算定要件を満たすリハビリテーション総合実施計画書を作成して，患者に交付した場合にはリハビリテーションの開始時期や実施期間にかかわらず算定できる。従って，標準的算定日数の上限を超えても（1月に13単位に限り算定できる場合を含む）引き続き算定できる。				・**入院時訪問指導加算**：当該医療機関の医師，看護師，理学療法士，作業療法士又は言語聴覚士が，患家等を訪問し，患者の退院後の住環境等を評価した上で計画を策定した場合に，入院中1回に限り，150点を所定点数に加算する。 ①　当該病棟への入院前7日以内又は入院後7日以内の訪問に限る。 ②　A308回復期リハビリテーション病棟入院料を算定する患者に対して，医師，看護師，理学療法士，作業療法士，言語聴覚士の1名以上が必要に応じて，社会福祉士，介護支援専門員，介護福祉士等と協力して，退院後生活する自宅等の住環境等の情報収集及び評価を行った上で，リハビリテーション総合実施計画を作成した場合に算定する。
〈注加算〉				・「注5」運動量増加機器加算は，脳卒中，又は脊髄障害の急性発症に伴う上肢又は下肢の運動機能障害を有する患者に対し，医師，理学療法士又は作業療法士のうち1名以上が，患者の運動機能障害の状態を評価した上で脳血管疾患等リハビリテーションに運動量増加機器を用いたリハビリテーション総合実施計画を作成した場合に，月1回に限り算定できる。
入院時訪問指導加算（入院中1回）	+150			
運動量増加機器加算（月1回）㊞	+150			
H003-3　削除				
H003-4　目標設定等支援・管理料		○	○	・H001，H001-2又はH002を算定すべきリハビリテーションを実施している要介護被保険者等である患者に対し，必要な指導等を行った場合に，3月に1回に限り算定する。
1　初回　目標支管1	250			
2　2回目以降　目標支管2	100			
H004　摂食機能療法（1日につき）		○	○	・H004摂食機能療法は，摂食機能障害を有する患者に対して，患者の症状に対応した診療計画に基づき，医師又は歯科医師，若しくはその指示の下に，言語聴覚士，看護師，准看護師，歯科衛生士，理学療法士，作業療法士が1回につき30分以上訓練指導を行った場合に限り算定する。
1　30分以上の場合	185			・「1」は，摂食機能障害患者に対して30分以上訓練指導を行った場合に，月4回に限り算定する。ただし，治療開始日から3月以内は1日につき算定可。
2　30分未満の場合	130			・「2」は，脳卒中の患者であって，摂食機能障害を有するものに対して，脳卒中の発生から14日以内に限り，1日につき算定できる。 ・レセプトには，疾患名及び摂食機能療法の治療開始日を記載する。
〈注加算〉				・**摂食嚥下機能回復体制加算**：「1」「2」は「摂食嚥下支援チーム」設置が要件。「1」では，1年以内に経口摂取のみの状態に回復させた患者割合3割5分以上が要件。「3」は摂食嚥下支援チームは不要。中心静脈栄養を終了した患者数の前年実績2名以上。
摂食嚥下機能回復体制加算1㊞	+210			
摂食嚥下機能回復体制加算2㊞	+190			
摂食嚥下機能回復体制加算3㊞	+120			レセプト「摘要欄」⑧　疾患名及び摂食機能療法の治療開始年月日
H005　視能訓練（1日につき）		○	○	・両眼視機能回復のため矯正訓練（斜視視能訓練，弱視視能訓練）を行った場合に，1日1回のみ算定する。斜視視能訓練と弱視視能訓練を同時に施行した場合は，主たるもののみを算定する。
1　斜視視能訓練	135			・医師は患者の症状に対応した診療計画を作成しカルテに記載又は添付する。
2　弱視視能訓練	135			

リハ精神

項　目	点数	外来	入院	算　定　要　件
H 006　難病患者 リハビリテーション料届 （1日につき）	640	○	×	・施設基準適合医療機関にて，難病(注7)が原因で日常生活動作に著しい支障をきたしている入院外の難病患者に対して，社会生活機能の回復を目的としてリハビリテーションを行った場合に算定する。 ・①専任の常勤医1名以上，②専従の従事者2名以上（理学療法士，作業療法士又は言語聴覚士1名以上，看護師1名以上），③従事者1人当たり患者数1日20人以内，④専用の機能訓練室（60m²以上かつ患者1人当たり4.0m²以上）。 ・実施時間の標準は，患者1人1日6時間とする。 ・同一日に行う他のリハビリテーションは所定点数に含まれ，別に算定不可。
〈注加算〉 短期集中リハビリテーション 実施加算　短リ加 　イ　退院日から1月以内の 　　期間に行われた場合 　ロ　退院日から1月を超え 　　3月以内の期間に行われ 　　た場合	 +280 +140			・**短期集中リハビリテーション実施加算**：退院後早期の個々の患者に対応した集中的なリハビリテーションを行った場合に加算する。 ・「イ」：1週につき概ね2回以上，1回当たり40分以上。 ・「ロ」：1週につき概ね2回以上，1回当たり20分以上。 ・治療目的での食事提供の費用は所定点数に含まれる。 レセプト「摘要欄」　短期集中リハビリテーション実施加算を算定した場合 ⑧　早リ加　（退院年月日）　　　　　　　点数×回数
H 007　障害児(者) リハビリテーション料届 （1単位）		○	○	・施設基準適合医療機関にて，厚生労働大臣の定める患者(注8)に対して，リハビリを1対1で行った場合に患者1人1日6単位を限度に算定する。 ・H 000〜H 003の「疾患別リハビリテーション料」又はH 007-2 がん患者リハビリテーション料との併算定不可。ただし，疾患別リハビリテーション料又はH 007-2 がん患者リハビリテーション料を算定している医療機関とは別の医療機関で算定することは可能。 ・①児童福祉法第42条第2号の医療型障害児入所施設，②同法第6条の2の2に規定する指定発達支援医療機関等，③外来患者の概ね8割以上が対象患者である医療機関——のいずれかであること。 ・①専任の常勤医師1名以上，②専従の常勤理学療法士又は常勤作業療法士が合わせて2名以上，③専従の常勤理学療法士又は常勤作業療法士のいずれか1名以上及び当該リハの経験を有する専従の常勤看護師1名以上を合わせて2名以上（上記②③はいずれかで可），④言語聴覚療法の場合は，専従の常勤言語聴覚士1名以上，⑤専用の機能訓練室（病院60m²以上，診療所45m²以上）（言語聴覚療法は8m²以上の個室）。
1　6歳未満	225			
2　6歳以上18歳未満	195			
3　18歳以上	155			レセプト「摘要欄」　⑧　算定単位数，実施日数，疾患名
H 007-2　がん患者リハビリテーション料届 （1単位） がん患者リハビリテーション料の対象患者について，手術等が行われる予定の患者又は行われた患者とされているが，結果的に手術等が行われなかった場合でも，医学的に正当な理由があり，がん患者リハビリテーションを行うことが医学的に適切であった場合には認められる。	205	×	○	・施設基準適合医療機関にて，がんの対象患者(注9)に対し，リハビリを1対1で個別に20分以上行った場合に，患者1人1日6単位を限度に算定する。 ・H 000〜H 003，H 007との併算定は不可。 ・がん患者のリハビリを行うにつき十分な経験を有する下記①②の配置。 　①専任の常勤医師が1名以上，②専従の常勤理学療法士，常勤作業療法士，又は常勤言語聴覚士が2名以上配置，③専用の機能訓練室（100m²以上）を有し，器械・器具として，歩行補助具，訓練マット，治療台，砂嚢などの重錘，各種測定用器具等を具備していることなど。 ・レセプト「摘要欄」 ⑧　算定単位数，実施日数，がんの種類，入院中に提供した治療の種類
H 007-3　認知症患者リハビリテーション料届 （1日につき）	240	×	○	・A 314 認知症治療病棟入院料を算定する患者又は認知症の専門医療機関に入院している重度の認知症患者に対し，入院した日から1年を限度として，週3日に限り，1回20分以上施行した場合に算定する。 ・H 000〜H 003，H 007又はH 007-2との併算定は不可。 ・理学療法士，作業療法士又は言語聴覚士と患者は1対1で行う。 ・患者数は，従事者1人につき1日18人を限度とする。 ・当該患者について，リハビリテーション総合計画評価料1を算定している。 [対象患者] 認知症治療病棟入院料を算定する患者又は認知症疾患医療センターに入院する患者のうち，重度認知症の者（「認知症高齢者の日常生活自立度判定基準」のランクMに該当する者） [施設基準] ①認知症患者の診療の経験を5年以上有する，又は認知症患者のリハビリテーションに関し適切な研修を修了した専任の常勤医師が1名以上勤務していること，②専従の常勤理学療法士，常勤作業療法士又は常勤言語聴覚士が1名以上勤務していること。
H 007-4　リンパ浮腫複合的治療料届（1日につき）		○	○	・施設基準の届出医療機関において，リンパ浮腫の患者に複合的治療を実施した場合に，患者1人1日につき1回算定する。 ・「1」の場合は月1回（当該治療を開始した日の属する月から起算して2月以内は計11回）に限り，「2」の場合は6月に1回に限り，それぞれ算定する。
1　重症の場合　リ複治1	200			
2　1以外の場合　リ複治2	100			
H 008　集団コミュニケーション療法料届 （1単位）	50	○	○	・施設基準適合医療機関にて，対象患者（(注3)又は(注8)）であって言語，聴覚機能の障害を有する者に対して，集団で言語聴覚療法を行った場合に，患者1人につき1日3単位まで算定する。 ・実施する場合は，開始時及びその後，3ヵ月に1回以上，患者又はその家族に対して実施計画の内容を説明し，要点をカルテに記載又は添付する。 ・①専任の常勤医師1名以上，②専従の常勤言語聴覚士1名以上，③専用の療法室（8m²以上），③簡易聴力スクリーニング検査機器，音声録音再生装置，ビデオ録画システム，各種言語・心理・認知機能検査機器・用具，発声発語検査機器・用具，各種診断・治療材料（絵カード他）などを有していることなど。 ・言語聴覚士1人当たりの療法の実施単位数は1日のべ54単位を限度とする。

リハ
精神

(注1)　**心大血管疾患リハビリテーション料の対象患者**
(1)　急性心筋梗塞，狭心症発作その他の急性発症した心大血管疾患又はその手術後の患者
(2)　慢性心不全，末梢動脈閉塞性疾患その他の慢性の心大血管疾患により，一定程度以上の呼吸循環機能の低下及び日常生活能力の低下を来している患者

(注2)　**心大血管疾患リハビリテーション料，脳血管疾患等リハビリテーション料，廃用症候群リハビリテーション料，運動器リハビリテーション料及び呼吸器リハビリテーション料に規定する算定日数の上限の除外対象患者**
(1)　治療継続により改善が期待できると医学的に判断される場合に除外対象となる患者
　①失語症，失認及び失行症，②高次脳機能障害，③重度の頸髄損傷，④頭部外傷及び多部位外傷，⑤慢性閉塞性肺疾患（COPD），⑥心筋梗塞，⑦狭心症，⑧軸索断裂の状態にある末梢神経損傷（発症後1年以内のもの）の患者，⑨外傷性の肩関節腱板損傷（受傷後180日以内のもの）の患者，⑩回復期リハビリテーション病棟入院料又は特定機能病院リハビリテーション病棟入院料を算定する患者，⑪回復期リハビリテーション病棟又は特定機能病院リハビリテーション病棟において在棟中に回復期リハビリテーション病棟入院料又は特定機能病院リハビリテーション病棟入院料を算定した患者であって，当該病棟の退棟日から起算して3月以内の患者（医療機関の入院患者，介護老人保健施設又は介護医療院の入所患者を除く），⑫難病患者リハビリテーション料に規定する患者（先天性又は進行性の神経・筋疾患の者を除く），⑬障害児（者）リハビリテーション料に規定する患者（加齢に伴って生ずる心身の変化に起因する疾病の者に限る），⑭その他，リハビリテーションを継続して行うことが必要であると医学的に認められるもの
(2)　治療上有効と医学的に判断される場合に除外対象となる患者
　①先天性又は進行性の神経・筋疾患の患者，②障害児（者）リハビリテーション料に規定する患者（加齢に伴う心身の変化に起因する疾病の者を除く）

(注3)　**脳血管疾患等リハビリテーション料の対象患者**
(1)　脳梗塞，脳出血，くも膜下出血その他の急性発症した脳血管疾患又はその手術後の患者
(2)　脳腫瘍，脳膿瘍，脊髄損傷，脊髄腫瘍その他の急性発症した中枢神経疾患又はその手術後の患者
(3)　多発性神経炎，多発性硬化症，末梢神経障害その他の神経疾患の患者
(4)　パーキンソン病，脊髄小脳変性症その他の慢性の神経筋疾患の患者
(5)　失語症，失認及び失行症，高次脳機能障害の患者
(6)　難聴や人工内耳植込手術等に伴う聴覚・言語機能の障害を有する患者
(7)　顎・口腔の先天異常に伴う構音障害を有する患者
(8)　舌悪性腫瘍等の手術による構音障害を有する患者
(9)　リハビリテーションを要する状態の患者であって，一定程度以上の基本動作能力，応用動作能力，言語聴覚能力及び日常生活能力の低下を来しているもの〔ただし，心大血管疾患リハビリテーション料，廃用症候群リハビリテーション料，運動器リハビリテーション料，呼吸器リハビリテーション料，障害児（者）リハビリテーション料又はがん患者リハビリテーション料の対象患者に該当するものを除く〕

(注4)　**実施単位数**：疾患別リハビリテーション（心大血管疾患リハビリテーションを除く）と集団コミュニケーション療法の合計

(注5)　**運動器リハビリテーション料の対象患者等**
(1)　上・下肢の複合損傷，脊椎損傷による四肢麻痺その他の急性発症した運動器疾患又はその手術後の患者
(2)　関節の変性疾患，関節の炎症性疾患その他の慢性の運動器疾患により，一定程度以上の運動機能及び日常生活能力の低下を来している患者

(注6)　**呼吸器リハビリテーション料の対象患者**
(1)　肺炎，無気肺，その他の急性発症した呼吸器疾患の患者
(2)　肺腫瘍，胸部外傷その他の呼吸器疾患又はその手術後の患者
(3)　慢性閉塞性肺疾患（COPD），気管支喘息その他の慢性の呼吸器疾患により，一定程度以上の重症の呼吸困難や日常生活能力の低下を来している患者
(4)　食道癌，胃癌，肝臓癌，咽・喉頭癌，大腸癌，卵巣癌，膵癌等の手術前後の呼吸機能訓練を要する患者

(注7)　**難病患者リハビリテーション料に規定する疾患**
　ベーチェット病，多発性硬化症，重症筋無力症，全身性エリテマトーデス，スモン，筋萎縮性側索硬化症，強皮症，皮膚筋炎及び多発性筋炎，結節性動脈周囲炎，ビュルガー病，脊髄小脳変性症，悪性関節リウマチ，パーキンソン病関連疾患（進行性核上性麻痺，大脳皮質基底核変性症，パーキンソン病），アミロイドーシス，後縦靱帯骨化症，ハンチントン病，モヤモヤ病（ウィリス動脈輪閉塞症），ウェゲナー肉芽腫症，多系統萎縮症（線条体黒質変性症，オリーブ橋小脳萎縮症，シャイ・ドレーガー症候群），広範脊柱管狭窄症，特発性大腿骨頭壊死症，混合性結合組織病，プリオン病，ギラン・バレー症候群，黄色靱帯骨化症，シェーグレン症候群，成人発症スチル病，関節リウマチ，亜急性硬化性全脳炎，ライソゾーム病，副腎白質ジストロフィー，脊髄性筋萎縮症，球脊髄性筋萎縮症，慢性炎症性脱髄性多発神経炎

(注8)　**障害児（者）リハビリテーション料の対象患者**
(1)　脳性麻痺
(2)　胎生期若しくは乳幼児期に生じた脳又は脊髄の奇形及び障害
(3)　顎・口腔の先天異常
(4)　先天性の体幹四肢の奇形又は変形
(5)　先天性神経代謝異常症，大脳白質変性症
(6)　先天性又は進行性の神経筋疾患
(7)　神経障害による麻痺及び後遺症
(8)　言語障害，聴覚障害又は認知障害を伴う自閉症等の発達障害

(注9)　**がん患者リハビリテーション料の対象患者**
(1)　がん患者であって，がんの治療のために入院している間に手術，化学療法（骨髄抑制が見込まれるものに限る），放射線治療若しくは造血幹細胞移植が行われる予定のもの又は行われたもの
(2)　緩和ケアを目的とした治療を行っている進行がん又は末期がんの患者であって，症状の増悪により入院している間に在宅復帰を目的としたリハビリテーションが必要なもの

(注10)　**心大血管疾患リハビリテーション料，脳血管疾患等リハビリテーション料，廃用症候群リハビリテーション料，運動器リハビリテーション料及び呼吸器リハビリテーション料に規定する急性期リハビリテーション加算の対象となる患者**
(1)　相当程度以上の日常生活能力の低下を来している患者
(2)　重度認知症の状態にあり，日常生活を送る上で介助が必要な患者
(3)　特別な管理を要する処置等を実施している患者
(4)　リハビリテーションを実施する上で感染対策が特に必要な感染症並びにそれらの疑似症患者

精神科専門療法 ⑧⓪

　精神科専門療法とは，精神障害者に対して治療及び社会生活機能の回復のために精神科の専門医が行う治療法のことです。

　この精神科専門療法の部において「**精神疾患**」とは，ICD-10（国際疾病分類）の第5章「精神および行動の障害」（F 00～F 99），第6章の「アルツハイマー病」（G 30），「てんかん」（G 40, 41），「睡眠障害」（G 47）に該当する疾患をいいます。

Ａ．精神科専門療法料算定の決まり事

　精神科専門療法＝「精神科専門療法料」＋「（薬剤料）」　（薬剤を使用しない場合は「精神科専門療法料」のみ）

1）算定できる医療機関

　I 003-2 認知療法・認知行動療法，I 004 心身医学療法を除き，精神科標榜の保険医療機関のみで算定します。

2）外来管理加算の取扱い

　外来患者の再診時に精神科専門療法を行った場合は外来管理加算は算定できません。

3）1年超の場合の取扱い

　同一の保険医療機関でI 008-2 精神科ショート・ケア，I 009 精神科デイ・ケア，I 010 精神科ナイト・ケア，I 010-2 精神科デイ・ナイト・ケアのいずれかを開始した日から起算して1年を超える場合には，1週間に5日を限度として算定します。

参考　精神保健指定医とは

精神保健指定医	厚生労働大臣は，申請に基づき指定を受ける要件に該当する医師のうち精神保健福祉法に規定された「指定医の職務」を行う上で必要な知識及び技能を有すると認められる医師を，精神保健指定医に指定する
指定を受けるための要件	・臨床医として実務経験5年以上 ・精神科臨床医として実務経験3年以上 ・厚生労働大臣が定める精神障害につき，厚生労働大臣が定める程度の診断又は治療に従事した経験を有すること ・厚生労働省令で定めた研修課程（指定前研修 18時間，指定後研修 5年ごと7時間）を修了していること
指定医の職務	・任意入院患者の入院継続が必要かどうかの判定 ・措置入院患者の入院継続が必要かどうかの判定 ・医療保護入院又は応急入院を必要とするかどうかの判定，任意入院が行われる状態にないかの判定 ・入院患者の行動の制限を必要かどうかの判定 ・措置入院患者の定期報告のための診察 ・医療保護入院の定期報告のための診察 ・仮退院させて経過を見ることが適当かどうかの判定 このほかに「公務員として」の都道府県知事が指定した職務
厚生労働大臣が定める程度の診断又は治療	・統合失調症圏（措置入院又は医療保護入院 2例以上） ・躁うつ病圏（措置入院又は医療保護入院 1例以上） ・中毒性精神障害（措置入院又は医療保護入院 1例以上） ・児童・思春期精神障害（措置入院又は医療保護入院 1例以上） ・症状性又は器質性精神障害（措置入院又は医療保護入院 1例以上） ・老年期認知症（措置入院又は医療保護入院 1例以上）

㊙試験対策　精神科専門療法料の計算手順

手順①　当該医療機関で**精神科を標榜**しているか否かを確認する。
手順②　**療法の内容**が精神科標榜の場合のみ算定するものか否かを確認する。
手順③　算定する療法は「1日につき」，「1回につき」，「入院中1回のみ」等の**制限を確認**する。
手順④　**外来患者の再診時**に，**精神科専門療法**を行った場合は，「外来管理加算」は算定できない。

リハ
精神

秘　薬剤料（I 100）の計算手順

精神科専門療法の薬剤料

$$= \frac{1回の精神科専門療法で使用したすべての薬剤の合計金額}{10} = \boxed{} 点 \to \substack{端数を\\五捨五超入} \to \substack{1点以下は\\算定不可}$$

(1)　使用薬剤の合計金額が **15円以下**の場合：薬剤料を算定しない。

(2)　使用薬剤の合計金額が **15円超**の場合
　　　①使用薬価÷10
　　　②小数点以下端数処理　**0.5以下**→小数点以下切捨て　**0.5超**→小数点以下切上げ
　　　例）　使用薬価25円→25.0÷10＝2.5　…2点　25.1円→25.1÷10＝2.51…3点

(3)　「精神病特殊薬物療法」は第2章第5部『投薬』として算定する。

【記載例】

B．レセプトの書き方 ✎

【記載例】

＊摘要欄に精神科専門療法料名を記入する

退院患者に算定した場合

⑧⓪	処　方　箋		回		⑧⓪	精神科専門療法料名	点数×回数
	薬　　　剤					通院・在宅精神療法（退院日）◀	点数×回数
						通院・在宅精神療法（初診○分）	点数×回数
						心身医学療法（初診○分）	点数×回数
						通院・在宅精神療法 家族 ◀	点数×回数

1月分の合計点数

1月分の薬剤合計点数

初診日に算定の場合等は，診療に要した時間を記載する

家族に対して療法を行った場合

1　精神科専門療法料一覧表

精神科専門療法＝「精神科専門療法料」＋「(薬剤料)」

項　目	点数	外来	入院	算定要件
I000　精神科電気痙攣療法（1日につき1回限度）				・1日に1回に限り算定する。 ・「1」については麻酔料はI000の所定点数に含まれ算定できない（薬剤料・特定保険医療材料は算定できる）。 ・「1」については，麻酔に従事する医師（麻酔科につき医療法第6条の6第1項に規定する厚生労働大臣の許可を受けた者に限る）が麻酔を行った場合は，**900点**を所定点数に加算する。
1　マスク又は気管内挿管による閉鎖循環式全身麻酔を行った場合	2800	○	○	
2　1以外の場合	150			
I000-2　経頭蓋磁気刺激療法届	2000	○	○	・施設基準適合の届出医療機関において，薬物治療で十分な効果が認められない成人のうつ病患者に対して，経頭蓋治療用磁気刺激装置による治療を行った場合に限り算定する。
I001　入院精神療法（1回につき）				・「1」において，入院患者に精神保健指定医が30分以上実施の場合，入院日より起算して3月を限度として週3回に限り算定する。 ・「2」において，入院日より起算して4週間以内は週2回，4週間超は週1回を限度として算定する（重度の精神障害者で精神保健指定医が必要と認める場合は，入院期間にかかわらず週2回に限り算定する）。 ・重度精神障害者とは，措置入院患者・医療保護入院患者及び任意入院で行動制限を受けた患者。 ・対象疾患：精神疾患又は精神症状を伴う脳器質性障害がある者 ・当該患者に対して，同じ日にI001入院精神療法とI003標準型精神分析療法を行った場合は，I003により算定する。
1　入院精神療法（Ⅰ）	400	×	○	
2　入院精神療法（Ⅱ）				
イ　入院日より起算して6月以内	150			
ロ　6月超	80			
I002　通院・在宅精神療法（1回につき）				・外来患者について，退院後4週間以内の期間に行われる場合にあっては「1」と「2」を合わせて週2回を，その他の場合にあっては「1」と「2」を合わせて週1回に限り算定する。ただし，B000特定疾患療養管理料及びB001-3-3生活習慣病管理料（Ⅱ）を算定している患者については算定しない。 ・通院・在宅精神療法は，診療に要した時間が5分を超えたときに限り算定する。ただし，A000初診料を算定する初診の日において通院・在宅精神療法を行った場合は，診療に要した時間が30分を超えたときに限り算定する。 ・当該患者に対して，1回の処方において，3種類以上の抗うつ薬又は3種類以上の抗精神病薬を投与した場合で，別に厚生労働大臣が定める要件を満たさない場合，所定点数の100分の50に相当する点数により算定する。 ・20歳未満の患者に対して通院・在宅精神療法を行った場合（当該保険医療機関の精神科を最初に受診した日から1年以内の期間に行った場合に限る）は，**320点**を所定点数に加算する。ただし，「注4」又は「注10」に規定する加算を算定した場合は，算定しない。
1　通院精神療法		○	×	
イ　精神保健福祉法第29条又は第29条の2の規定による入院措置を経て退院した患者であって，都道府県等が作成する退院後に必要な支援内容等を記載した計画に基づく支援期間にあるものに対して，当該計画において療養を担当することとされている保険医療機関の精神科の医師が行った場合	660			
ロ　A000初診料を算定する初診の日において，60分以上行った場合				
(1)　精神保健指定医	600			
(2)　(1)以外	550			
ハ　イ及びロ以外の場合				
(1)　30分以上				
①精神保健指定医	410			
②〔①以外〕	390			
(2)　30分未満				
①精神保健指定医	315			
②〔①以外〕	290			
2　在宅精神療法				
イ　精神保健福祉法第29条又は第29条の2の規定による入院措置を経て退院した患者であって，都道府県等が作成する退院後に必要な支援内容等を記載した計画に基づく支援期間にあるものに対して，当該計画において療養を担当することとされている保険医療機関の精神科の医師が行った場合	660			
ロ　A000初診料を算定する初診の日において，60分以上行った場合				
(1)　精神保健指定医	640			
(2)　(1)以外	600			
ハ　イ及びロ以外の場合				
(1)　60分以上				
①精神保健指定医	590			
②〔①以外〕	540			
(2)　30分以上60分未満				

算定要件欄下部：

例）退院後4週間以内の患者に算定した場合
レセプト「摘要欄」　80　(退院年月日)

「1」の「ロ」又は「2」の「ロ」「ハ」を算定した場合
レセプト「摘要欄」　80　(診療に要した時間)

・特定機能病院若しくはA311-4児童・思春期精神科入院医療管理料に係る届出医療機関又は当該保険医療機関以外で施設基準適合の届出医療機関において，通院・在宅精神療法を行った場合は，児童思春期精神科専門管理加算として，「イ」「ロ」のいずれかを所定点数に加算する。ただし，「ロ」については，1回に限り算定する。「注3」又は「注10」加算を算定した場合は，算定しない。
・児童思春期精神科専門管理加算
「イ」：(1)　16歳未満の患者に通院・在宅精神療法を行った場合（当該保険医療機関の精神科を最初に受診した日から2年以内の期間に行った場合に限る）　**500点**
　　　(2)　(1)以外の場合　**300点**
「ロ」：20歳未満の患者に60分以上の通院・在宅精神療法を行った場合（当該保険医療機関の精神科を最初に受診した日から3月以内の期間に行った場合に限る）　**1200点**

リハ
精神

項　目	点数	外来	入院	算定要件
①精神保健指定医	410			
②〔①以外〕	390			
(3) 30分未満				
①精神保健指定医	315			
②〔①以外〕	290			
〈注加算〉				
・「注3」20歳未満（精神科最初の受診日から1年以内）	+320			・「注4」：「児童思春期精神科専門管理加算」を算定した場合は，「注3」20歳未満の場合の加算（320点），「注10」児童思春期支援指導加算は算定しない。
・「注4」児童思春期精神科専門管理加算 届				
イ　16歳未満の患者に通院・在宅精神療法を行った場合				
(1)　精神科最初の受診日から2年以内	+500			
(2)　(1)以外	+300			
ロ　20歳未満の患者に60分以上の通院・在宅精神療法を行った場合（精神科最初の受診日から3月以内）	+1200			
・「注5」特定薬剤副作用評価加算（月1回）副評	+25			・「注5」：「1」「ハ」(1)，「2」ハの(1)及び(2)については，抗精神病薬を服用している患者について，客観的な指標による当該薬剤の副作用の評価を行った場合に，特定薬剤副作用評価加算として，月1回に限り25点を所定点数に加算する。ただし，I002-2精神科継続外来支援・指導料の「注4」に規定する加算を算定する月は，算定しない。
・「注7」措置入院後継続支援加算（3月に1回）	+275			・「注7」：「1」の「イ」を算定する患者に対し，医師の指示を受けた看護師，准看護師又は精神保健福祉士が，月に1回以上，療養の状況を踏まえ，治療及び社会生活等に係る助言又は指導を継続して行った場合に，措置入院後継続支援加算として，3月に1回に限り275点を所定点数に加算する。
・「注8」療養生活継続支援加算 届（月1回1回程度）				・「注8」：施設基準適合の届出医療機関で，重点的な支援を要する患者に対して，精神科を担当する医師の指示の下，保健師，看護師又は精神保健福祉士が，患者が地域生活を継続するための面接及び関係機関との連絡調整を行った場合に，療養生活継続支援加算として，初回算定日の属する月から起算して1年を限度として，月1回に限り所定点数に加算する。
イ　直近の入院でB015精神科退院時共同指導料1を算定	+500			
ロ　イ以外	+350			
・「注9」心理支援加算	+250			・「注9」：心的外傷に起因する症状を有する患者に対して公認心理士が支援を行った場合に，初回算定月から2年を限度に月2回に限り算定できる。
・「注10」児童思春期支援指導加算 届				・「注10」：届出医療機関において，20歳未満の精神疾患患者に対して，精神科を担当する医師の下，保健師，看護師，作業療法士，精神保健福祉士又は公認心理士等が共同して必要な支援を行った場合に算定できる。
イ　60分以上（1回に限る）	+1000			
ロ　イ以外				
(1)　最初の受診日から2年以内の期間	+450			
(2)　(1)以外	+250			
・「注11」早期診療体制充実加算 届				→届出医療機関において，通院・在宅精神療法を行った場合に，(イ)(ロ)に掲げる区分に従い，いずれかを所定点数に加算する。
イ　病院の場合				
(1)　当該保険医療機関の精神科を最初に受診した日から3年以内の期間に行った場合	+20			
(2)　(1)以外の場合	+15			
ロ　診療所の場合				
(1)　当該保険医療機関の精神科を最初に受診した日から3年以内の期間に行った場合	+50			
(2)　(1)以外の場合	+15			
・「注12」情報通信機器を用いた精神療法 届				→「1」通院精神療法「ハ」（イ及びロ以外の場合）の(1)30分以上の場合／(2)30分未満の場合の「①精神保健指定医による場合」について，情報通信機器を用いた精神療法を行った場合，所定点数に代えて，それぞれ357点，274点を算定する。なお，当該患者に対して，1回の処方において3種類以上の抗うつ薬又は3種類以上の抗精神病薬を投与した場合には算定できない。
「1」のハの(1)①30分以上の場合	357			
「1」のハの(2)①30分未満の場合	274			・「注3」から「注5」まで及び「注7」から「注11」の加算は別に算定できない。
・「注6」抗うつ薬・抗精神病薬多剤投与	50/100			・「注6」：1回の処方において3種類以上の抗うつ薬又は3種類以上の抗精神病薬を投与した場合であって，別に厚生労働大臣が定める要件を満たさない場合，所定点数の100分の50に相当する点数で算定する。
I002-2 精神科継続外来支援・指導料（1日につき）	55	○	×	・精神科の担当医師が患者又はその家族等に対して，病状，服薬状況及び副作用の有無等の確認を主に支援した場合に算定する。 ・「注1」：患者1人につき1日に1回を限度として算定する。
〈注加算〉				
・「注3」療養生活環境整備の支援 精外療加	+40			・「注1」：療養生活環境整備の支援（精外療加）（保健師，看護師，作業療法士，精神保健福祉士によるもの）を行った場合の評価に対する加算。
・「注4」特定薬剤副作用評価加算	+25			・「注2」：1回の処方で，3種類以上の抗不安薬，3種類以上の睡眠薬，3種類以上の抗うつ薬，3種類以上の抗精神病薬を投与した場合（臨

リハ
精神

項　目	点数	外来	入院	算定要件
（月1回）副評				時の投薬等のもの及び3種類の抗うつ薬又は3種類の抗精神病薬を患者の病状等によりやむを得ず投与するものを除く）には算定できない。 ・「注4」：抗精神病薬を服用している患者について，客観的な指標による当該薬剤の副作用の評価を行った場合，特定薬剤副作用評価加算として月1回に限り25点加算する（ただしI002で加算を行った月は算定しない）。 ・「注5」：当該患者に対して，1回の処方において，3種類以上の抗うつ薬又は3種類以上の抗精神病薬を投与した場合（「注2」に規定する場合を除く）であって，別に厚生労働大臣が定める要件を満たさない場合，所定点数の100分の50に相当する点数により算定する。 加算をした場合 レセプト「摘要欄」　⑧⓪　精外療加
I002-3　救急患者精神科継続支援料届				・施設基準に適合の届出医療機関において，精神疾患を有する患者であって，自殺企図等により入院したものに対し，生活上の課題又は精神疾患の治療継続上の課題を確認し，助言又は指導を行った場合に算定する。 ・入院患者については，入院した日から起算して6月以内の期間に週1回に限り算定する。 ・外来患者については，退院後，電話等で継続的な指導等を行った場合に，退院後24週を限度として，週1回に限り算定する。
1　入院患者	900	×	○	
2　外来患者	300	○	×	
I003　標準型精神分析療法 （1回につき）	390	○	○	・精神科以外の診療科で心身医学専門医が行った場合も算定できる。 ・診療時間が45分を超えた場合に限り算定する。 ・おおむね月6回を標準として算定する。 ・I003を実施した場合は，その要点及び診療時間をカルテに記載する。 レセプト「摘要欄」　⑧⓪　（診療に要した時間）
I003-2　認知療法・認知行動療法届 （1日につき）				・精神科以外の診療科でも算定できる。 ・施設基準適合の届出保険医療機関で算定する。 ・習熟した医師1名以上が要件。 ・うつ病等の気分障害，強迫性障害，社交不安障害，パニック障害，心的外傷後ストレス障害又は神経性過食症の外来患者に対して，一連の治療計画を策定し，患者に詳細な説明をした上で，習熟した医師によって30分以上の治療を行った場合等に算定する。 ・一連の治療につき16回を限度として算定する。 ・同一日に行う他の精神科専門療法は別に算定できない。
1　医師による場合	480	○	×	
2　医師及び看護師が共同して行う場合	350			
I004　心身医学療法（1回につき）				・精神科以外の診療科でも算定できる。 ・入院患者は入院日から4週間以内は週2回，4週間超は週1回に限り算定する。 ・外来患者は初診日から4週間以内は週2回，4週間超は週1回に限り算定する。 ・初診料算定日は診療が30分超の場合に限り算定できる。 ・I001入院精神療法，I002通院・在宅精神療法又はI003標準型精神分析療法を算定している患者については算定できない。
1　入院患者	150	×	○	
2　外来患者		○	×	
イ　初診時	110			
ロ　再診時	80			
〈注加算〉20歳未満の患者の場合	200/+100			
I005　入院集団精神療法（1日につき）	100	×	○	・入院日より起算し6月を限度として週2回に限り算定する。 ・同一日に行う他の精神科専門療法は算定できない。
I006　通院集団精神療法（1日につき）	270	○	×	・6月を限度として週2回に限り算定。 ・同一日に行う他の精神科専門療法は算定できない。
I006-2　依存症集団療法届（1回につき）				・「1」については，施設基準に適合の届出医療機関において，薬物依存症の外来患者に対して，集団療法を実施した場合に，治療開始日から起算して6月を限度として，週1回に限り算定する。ただし，精神科の医師が特に必要性を認め，治療開始日から起算して6月を超えて実施した場合には，治療開始日から起算して2年を限度として，更に週1回かつ計24回に限り算定できる。 ・「2」については，施設基準適合の届出医療機関において，ギャンブル依存症の外来患者に対して，集団療法を実施した場合に，治療開始日から起算して3月を限度として，2週間に1回に限り算定する。 ・「3」は，アルコール依存症の入院外患者に週1回かつ計10回に限り算定。 ・依存症集団療法と同一日に行う他の精神科専門療法は，所定点数に含まれるものとする。
1　薬物依存症の場合	340	○	×	
2　ギャンブル依存症の場合	300			
3　アルコール依存症の場合	300			
I007　精神科作業療法届 （1日につき）	220	○	○	・施設基準適合の保険医療機関において精神疾患を有するものの社会生活機能の回復を目的として作業療法士（専従者として最低1名必要）が実施した場合に算定する。 ・専用施設を有し広さは作業療法士1人に対して50 m²を基準とする。 ・作業内容の種類にかかわらず，その実施時間は患者1人当たり1日につき2時間を標準とする。 ・取扱い患者数は作業療法士1人当たり1日50人以内（2単位）を標準とする（概ね25人を1単位）。 ・代表的な諸活動： 　①創作活動（手工芸，絵画，音楽等） 　②日常生活活動（調理等） 　③通信・コミュニケーション・表現活動（パーソナルコンピュータ等によるものなど）

リハ
精神

項　　目	点数	外来	入院	算定要件
				④各種余暇・身体活動（ゲーム，スポーツ，園芸，小児を対象とする場合は各種玩具等） ⑤職業関連活動等
I008　入院生活技能訓練療法（週1回限度）				・同一日に行う他の精神科専門療法は算定できない。 ・経験のある2人以上の従事者（最低1人は看護師・准看護師・作業療法士のいずれか。他の1人は，精神保健福祉士・公認心理師・看護補助者のいずれか）が，入院患者に対して行った場合に限り算定できる。 ・複数患者を対象の場合は1回15人に限る。 ・訓練内容の種類にかかわらず，患者1人当たり1日につき1時間以上実施した場合に限り，週1回に限り算定する。 ・当該療法に要する消耗材料等については，保険医療機関の負担とする。
1　入院日より起算して6月以内	100	×	○	
2　6月超	75			
I008-2　精神科ショート・ケア⓮（1日につき）他精シ				・同一日に行う他の精神科専門療法（他の保険医療機関において実施するものも含む）は別に算定できない。 ・「注2」：「2」は「1」に加え，疾患等に応じた診療計画を作成して実施される場合に算定する。 ・I008-2精神科ショート・ケアを行った場合は，その要点及び診療時間をカルテ等に記載する。 ・「注3」：I008-2精神科ショート・ケア，I009精神科デイ・ケア，I010精神科ナイト・ケア，I010-2精神科デイ・ナイト・ケアのいずれかの初回算定日から起算して1年を超えた場合は，週5日を限度として算定する。ただし，週3日を超えて算定する場合は，患者の意向を踏まえ，必要性が特に認められる場合に限る。 ・「注5」：I011精神科退院指導料を算定した退院予定の患者に対してI008-2精神科ショート・ケアを行った場合は，入院中1回に限り所定点数の100分の50で算定する。 ・「注6」：I009精神科デイ・ケア，I010精神科ナイト・ケア，I010-2精神科デイ・ナイト・ケア，I015重度認知症患者デイ・ケア料との併算定はできない。 ・「注7」：「1」については，40歳未満の患者に対して，当該患者と類似の精神症状を有する複数の患者と共通の計画を作成し，当該計画について文書により提供し，当該患者の同意を得た上で，当該計画に係る複数の患者と同時に精神科ショート・ケアを実施した場合に，治療開始日から起算して5月を限度として，週1回に限り，疾患別等専門プログラム加算として，200点を所定点数に加算する。ただし，精神科の医師が特に必要性を認めた場合は，治療開始日から起算して2年を限度として，更に週1回かつ計20回に限り算定できる。
1　小規模なもの	275	○	△	
				〈小規模なもの〉 ①精神科医と専従の従事者1人（看護師，作業療法士，精神保健福祉士，公認心理師のいずれか1人）の計2人に対して，患者数は1回20人が限度。 ②専用施設又は精神科デイ・ケア等と兼用施設（ともに30 m²以上，患者1人当たりの面積は3.3 m²を標準）を有していることなど。
2　大規模なもの	330			〈大規模なもの〉 ①精神科医と専従の従事者3人（作業療法士又はケア経験のある看護師のいずれか1人，看護師1人，公認心理師，精神保健福祉士のいずれか1人を含む）の計4人に対して，患者数は1回50人が限度。 ②①の専従の従事者4人に更に精神科医1人と①の精神科医以外の従事者1名を加えた計6人の場合は，患者数は1回70人が限度。 ③専用施設又は精神科デイ・ケア等と兼用施設（ともに60 m²以上，患者1人当たり4.0 m²を標準）を有していることなど。
〈注加算〉 「注4」早期加算　早 I011精神科退院指導料算定の退院予定者に実施した場合（入院中1回に限る）	+20 所定点数 ×50%			・「注4」：早期加算：I008-2精神科ショート・ケア，I009精神科デイ・ケア，I010精神科ナイト・ケア，I010-2精神科デイ・ナイト・ケアのいずれかを最初に算定した日（又は精神病床を退院した日）から起算して1年以内の期間に行われる場合に20点加算する。
「注7」疾患別等専門プログラム加算（40歳未満の該当者）（月1回5月程度）	+200			レセプト「摘要欄」　⑧　最初に算定した年月日
				早期加算を算定した場合 レセプト「摘要欄」　⑧　早　当該療法の初回算定日（又は精神病床を退院した年月日）
I009　精神科デイ・ケア⓮（1日につき）他精デ				・同一日に行う他の精神科専門療法（他の医療機関において実施するものも含む）は別に算定できない。 ・「注3」：I008-2精神科ショート・ケア，I009精神科デイ・ケア，I010精神科ナイト・ケア，I010-2精神科デイ・ナイト・ケアのいずれかの初回算定日から起算して，1年を超えた場合は週5日を限度として算定する。ただし，週3日を超えて算定する場合は，患者の意向を踏まえ，必要性が特に認められる場合に限る。 ・「注4」：I008-2，I009，I010又はI010-2のいずれかを最初に算定した日から起算して3年を超える期間に行われる場合であって，週3日を超えて算定する場合には，長期の入院歴を有する患者を除く，当該日における点数は，所定点数の100分の90に相当する点数により算定する。 ・実施時間は，患者1人1日6時間が標準。 ・「注7」：I008-2精神科ショート・ケア，I010精神科ナイト・ケア，I010-2精神科デイ・ナイト・ケア，I015重度認知症患者デイ・ケア
1　小規模なもの	590	○	△	

項　　　目	点数	外来	入院	算 定 要 件
				料との併算定はできない。
				・食事の提供の実施に当たっては，その費用は所定点数に含まれる。
				〈小規模なもの〉
				①精神科医と専従の従事者2人（作業療法士，精神保健福祉士又は公認心理師等のいずれか1人，看護師1人）の計3人に対して，1日30人が限度。
				②専用施設又は精神科ショート・ケア等と兼用施設（共に40 m² 以上，患者1人当たり3.3 m² を標準）を有していることなど。
				③I010 精神科ナイト・ケアを同時間帯に混在して実施してはならない。
2　大規模なもの	700			〈大規模なもの〉
〈注加算〉				①精神科医と専従の従事者3人（作業療法士又はケア経験のある看護師のいずれか1人，看護師1人，公認心理師，精神保健福祉士のいずれか1人）の計4人に対して，1日50人が限度。
「注5」早期加算　早	＋50			②①の専従の従事者4人に更に精神科医1人と①の精神科医以外の従事者1名を加えた計6人に対しては，患者数は1日70人が限度。
「注6」I011 精神科退院指導料算定の退院予定者に実施した場合（入院中1回に限る）	所定点数×50%			③専用施設又は精神科ショート・ケア等と兼用施設（共に60 m² 以上，患者1人当たり4.0 m² を標準）を有していること。
				・「注5」：早期加算：I008-2 精神科ショート・ケア，I009 精神科デイ・ケア，I010 精神科ナイト・ケア，I010-2 精神科デイ・ナイト・ケアのいずれかを最初に算定した日（又は精神病床を退院した日）から起算して1年以内の期間に行われる場合に50点加算する。
				・「注6」：退院予定の患者（I001 精神科退院指導料を算定した患者に限る）に対し，I009 精神科デイ・ケアを行った場合は，入院中1回に限り所定点数の100分の50に相当する点数を算定する。
				レセプト「摘要欄」　⑧　最初に算定した年月日
				早期加算を算定した場合 レセプト「摘要欄」　⑧　早　当該療法の初回算定日（又は精神病床を退院した年月日）
I010　精神科ナイト・ケア届（1日につき）	540	○	△	・精神疾患を有するものの社会生活機能の回復を目的として行うものであり，その開始時間は午後4時以降とし，実施される内容の種類にかかわらず，その実施時間は患者1人当たり1日につき4時間を標準とする。
〈注加算〉				・I010 精神科ナイト・ケアを行った場合は，その要点及び診療時間をカルテ等に記載する。
「注4」早期加算　早	＋50			・同一日に行う他の精神科専門療法（他の医療機関において実施するものも含む）は別に算定できない。
				・「注2」：I008-2 精神科ショート・ケア，I009 精神科デイ・ケア，I010 精神科ナイト・ケア，I010-2 精神科デイ・ナイト・ケアのいずれかの初回算定日から起算して1年を超えた場合は週5日を限度として算定する。ただし，週3日を超えて算定する場合は，患者の意向を踏まえ，必要性が特に認められる場合に限る。
				・「注3」：I008-2，I009，I010 又はI010-2のいずれかを最初に算定した日から起算して3年を超える期間に行われる場合であって，週3日を超えて算定する場合には，長期の入院歴を有する患者を除き，当該日における点数は，所定点数の100分の90に相当する点数により算定する。
				・「注5」：I008-2 精神科ショート・ケア，I009 精神科デイ・ケア，I010-2 精神科デイ・ナイト・ケア，I015 重度認知症患者デイ・ケア料との併算定不可。
				・A000 初診料及びA001 再診料の夜間・早朝等加算との併算定不可。
				〔施設基準〕
				①精神科医と専従の従事者2人（作業療法士又はケア経験のある看護師のいずれか1人，看護師又は精神保健福祉士，公認心理師等のいずれか1人）の計3人に対して1日20人が限度。
				②専用施設又は精神科デイ・ケア等と兼用施設（共に40 m² 以上，患者1人当たり3.3 m² を標準）を有すること。
				・「注4」：早期加算：I008-2 精神科ショート・ケア，I009 精神科デイ・ケア，I010 精神科ナイト・ケア，I010-2 精神科デイ・ナイト・ケアのいずれかを最初に算定した日（又は精神病床を退院した日）から起算して1年以内の期間に行われる場合に50点加算する。
				レセプト「摘要欄」　⑧　最初に算定した年月日
				早期加算を算定した場合 レセプト「摘要欄」　⑧　早　当該療法の初回算定日（又は精神病床を退院した年月日）
I010-2　精神科デイ・ナイト・ケア届（1日につき）	1000	○	△	・同一日に行ったI008-2 精神科ショート・ケア，I009 精神科デイ・ケア，I010 精神科ナイト・ケア，I015 重度認知症患者デイ・ケア料との併算定はできない。
〈注加算〉				・同一日に行う他の精神科専門療法（他の医療機関において実施するものも含む）は別に算定できない。
「注4」早期加算　早	＋50			

リハ
精神

項　目	点数	外来	入院	算定要件
「注5」疾患別等診療計画加算　疾計	+40			・「注2」I008-2精神科ショート・ケア, I009精神科デイ・ケア, I010精神科ナイト・ケア, I010-2精神科デイ・ナイト・ケアのいずれかの初回算定日から起算して1年を超えた場合は週5日を限度として算定する。ただし，週3日を超えて算定する場合は，患者の意向を踏まえ，必要性が特に認められる場合に限る。 ・「注3」：I008-2, I009, I010又はI010-2のいずれかを最初に算定した日から起算して3年を超える期間に行われる場合であって，週3日を超えて算定する場合には，長期の入院歴を有する患者を除き，当該日における点数は，所定点数の100分の90に相当する点数により算定する。 ・I010-2精神科デイ・ナイト・ケアを行った場合は，その要点及び診療時間をカルテ等に記載する。 ・実施時間は1日10時間が標準。 〔施設基準〕 ①精神科医と専従の従事者2人（作業療法士又はケア経験のある看護師のいずれか1人，看護師，精神保健福祉士，公認心理師又は栄養士のいずれか1人）の計3人に対して1日30人が限度。 ②精神科医と専従の従事者3人（作業療法士又はケア経験のある看護師のいずれか1人，看護師・准看護師のいずれか1人，精神保健福祉士，公認心理師又は栄養士のいずれか1人）の計4人に対して1日50人が限度。 ③②の4人に更に精神科医以外の従事者2人を加えた計6人に対して1日70人が限度。 ④専用施設又は精神科デイ・ケア等と兼用施設（共に40m²以上，患者1人当たり3.3m²を標準）を有していること。 ・「注4」：**早期加算**：I008-2精神科ショート・ケア, I009精神科デイ・ケア, I010精神科ナイト・ケア, I010-2精神科デイ・ナイト・ケアのいずれかを初日算定日（又は精神病床を退院した日）から起算して1年以内の期間に行われる場合に50点加算する。 ・「注5」：**疾患別等診療計画加算**：疾患等に応じた診療計画を作成して行った場合は40点を加算する。
				レセプト「摘要欄」　⑳　最初に算定した年月日
				早期加算を算定した場合 レセプト「摘要欄」　⑳　早　当該療法の初回算定日 （又は精神病床を退院した年月日）
I011　**精神科退院指導料** （当該入院中1回限り）	320	×	○	・指導を行ったもの及び指導対象者が患者又はその家族等であるか等の如何を問わず，算定の基礎となる退院につき1回に限り患者の入院中に算定する。 ・精神科の医師・看護師，作業療法士及び精神保健福祉士が共同して計画を策定，退院後に必要となる保健医療サービス又は福祉サービス等について医師が説明した場合に算定する。 ・入院期間1月超の患者又はその家族等に限る。 ・死亡退院の場合，他の医療機関に転院する場合は算定できない。 ・「注2」：**精神科地域移行支援加算**：入院が1年を超える精神障害者である患者または家族等に対して精神科の医師・看護師・作業療法士・精神保健福祉士が共同して退院指導を行った場合，退院時に1回限り所定点数に200点を加算する。
〈注加算〉 「注2」**精神科地域移行支援加算** （退院時1回限り）	+200			
I011-2　**精神科退院前訪問指導料** （当該入院中3回限り）	380	×	○	・「注1」：入院患者の円滑な退院のため，保健師，看護師，作業療法士又は精神保健福祉士が訪問し，退院後の療養上必要な指導や在宅療養に向けた調整を行った場合に，入院中3回（入院6月超が見込まれる患者は入院中6回）算定。 ・実施日にかかわらず退院日に算定。 ・B007退院前訪問指導料を算定した場合は算定できない。 ・「注2」：**共同訪問指導加算**：共同訪問指導加算については，患者の社会復帰に向けた調整等を行うため，必要上複数の職種が共同して訪問指導を行った場合のみ，所定点数に320点加算する（単一職種は算定不可）。なお，ここでいう複数職種とは，保健師，看護師，精神保健福祉士，作業療法士である（准看護師は含まれない）。 ・「注3」交通費は患家もち。
〈注加算〉 「注2」共同訪問指導加算　複職	+320			
				2回以上算定した場合 レセプト「摘要欄」　⑳　各々の訪問指導年月日
I012　**精神科訪問看護・指導料**				「1」及び「3」について
1　**精神科訪問看護・指導料（Ⅰ）** 精訪看Ⅰ		○	×	・入院外患者又はその家族等〔（Ⅰ）：同一建物居住者以外，（Ⅲ）：同一建物居住者〕に対して，《精神科訪問看護・指導料〔（Ⅰ）の場合は（Ⅲ），（Ⅲ）の場合は（Ⅰ）〕，C005在宅患者訪問看護・指導料（「3」除く），C005-1-2同一建物居住者訪問看護・指導料（「3」除く）と通算して》週3回に限り患者1人につきそれぞれ算定可（退院後3月以内は週5回まで算定可）。 ・患者が服薬中断等で急性増悪した場合，その日から7日以内の期間，1日につき1回に限り算定可。さらに継続した訪問看護が必要と医師が判断した場合，急性増悪した日から1月以内の医師が指示した連続
イ　保健師又は看護師による場合				
（1）週3日目まで30分以上	580			
（2）週3日目まで30分未満	445			
（3）週4日目以降30分以上	680			
（4）週4日目以降30分未満	530			
ロ　准看護師による場合				
（1）週3日目まで30分以上	530			

項　　目	点数	外来	入院
（2）　週3日目まで30分未満	405		
（3）　週4日目以降30分以上	630		
（4）　週4日目以降30分未満	490		
ハ　作業療法士による場合			
（1）　週3日目まで30分以上	580		
（2）　週3日目まで30分未満	445		
（3）　週4日目以降30分以上	680		
（4）　週4日目以降30分未満	530		
ニ　精神保健福祉士による場合			
（1）　週3日目まで30分以上	580		
（2）　週3日目まで30分未満	445		
（3）　週4日目以降30分以上	680		
（4）　週4日目以降30分未満	530		
2　削除			
3　精神科訪問看護・指導料（Ⅲ）　精訪看Ⅲ			
イ　保健師又は看護師による場合			
（1）　同一日に2人			
①　週3日目まで30分以上	580		
②　週3日目まで30分未満	445		
③　週4日目以降30分以上	680		
④　週4日目以降30分未満	530		
（2）　同一日に3人以上			
①　週3日目まで30分以上	293		
②　週3日目まで30分未満	225		
③　週4日目以降30分以上	343		
④　週4日目以降30分未満	268		
ロ　准看護師による場合			
（1）　同一日に2人			
①　週3日目まで30分以上	530		
②　週3日目まで30分未満	405		
③　週4日目以降30分以上	630		
④　週4日目以降30分未満	490		
（2）　同一日に3人以上			
①　週3日目まで30分以上	268		
②　週3日目まで30分未満	205		
③　週4日目以降30分以上	318		
④　週4日目以降30分未満	248		
ハ　作業療法士による場合			
（1）　同一日に2人			
①　週3日目まで30分以上	580		
②　週3日目まで30分未満	445		
③　週4日目以降30分以上	680		
④　週4日目以降30分未満	530		
（2）　同一日に3人以上			
①　週3日目まで30分以上	293		
②　週3日目まで30分未満	225		
③　週4日目以降30分以上	343		
④　週4日目以降30分未満	268		
ニ　精神保健福祉士による場合			
（1）　同一日に2人			
①　週3日目まで30分以上	580		
②　週3日目まで30分未満	445		
③　週4日目以降30分以上	680		
④　週4日目以降30分未満	530		
（2）　同一日に3人以上			
①　週3日目まで30分以上	293		
②　週3日目まで30分未満	225		
③　週4日目以降30分以上	343		
④　週4日目以降30分未満	268		

〈注加算〉
・「注4」複数名精神科訪問看護・指導加算
　イ　所定点数を算定する精神科訪問看護・指導を行う保健師又は看護師が他の保健師，看護師，作業療法士又は精神保健福祉士と同時に精神科訪問看護・指導を行う場合

精訪看Ⅰ複訪看看／精訪看Ⅲ複訪看看
　（1）　1日に1回の場合

した7日間（上記期間を除く）につき，1日1回限り算定可。

「1」「3」共通
・同一患者について，訪問看護ステーションにおいて訪問看護療養費を算定した月については，（末期悪性腫瘍や神経難病等の患者を除き）精神科訪問看護・指導料は算定できない。

「1」及び「3」に係る注加算
・「注4」：**複数名精神科訪問看護・指導加算**：複数の看護師等又は看護補助者を訪問させて，看護又は療養上必要な指導を行わせた場合は，区分に従い，いずれかを所定点数に加算する。ただし，ハの場合は，週1日を限度とする。
・「注5」**長時間精神科訪問看護・指導加算**：厚生労働大臣が定める長時間訪問を要する者に対して，看護師等が長時間にわたる精神科訪問看護・指導を実施した場合は，長時間精神科訪問看護・指導加算として，週1日（15歳未満の超重症児又は準重症児等については週3日）に限り，所定点数に520点加算する。
・「注6」**夜間・早朝訪問看護加算**：夜間（午後6時～午後10時までの時間をいう），又は早朝（午前6時～午前8時までの時間をいう）に精神科訪問看護・指導を実施した場合は，夜間・早朝訪問看護加算として，所定点数に210点加算する。
・「注6」**深夜訪問看護加算**：深夜（午後10時～午前6時までの時間をいう）に精神科訪問看護・指導を実施した場合は，深夜訪問看護加算として，所定点数に420点加算する。
・「注7」**精神科緊急訪問看護加算**：患者又はその家族等の求めを受けた診療所又は在宅療養支援病院の保険医（精神科の医師に限る）の指示により，看護師等が緊急に精神科訪問看護・指導を実施した場合は，精神科緊急訪問看護加算として，1日につきいずれかを所定点数に加算する。
・「注10」**精神科複数回訪問加算**：I016精神科在宅患者支援管理料を算定する患者に対して，診療を担う保険医療機関（訪問看護を行うものに限る）の保険医が必要と認めて，1日に2回又は3回以上の精神科訪問看護・指導を行った場合には，区分に従い，いずれかの点数を所定点数に加算する。
・「注11」**看護・介護職員連携強化加算**：別に厚生労働大臣が定める者について，保険医療機関の看護師又は准看護師が，登録喀痰吸引等事業者又は登録特定行為事業者と連携し，喀痰吸引等が円滑に行われるよう，喀痰吸引等に関してこれらの事業者の介護の業務に従事する者に対して必要な支援を行った場合には，看護・介護職員連携強化加算として，月1回に限り250点を所定点数に加算する。
・「注12」**特別地域訪問看護加算**：保険医療機関の看護師等が，最も合理的な経路及び方法による当該保険医療機関の所在地から患者までの移動にかかる時間が1時間以上である者に対して精神科訪問看護・指導を行い，次のいずれかに該当する場合，特別地域訪問看護加算として，所定点数の100分の50に相当する点数を加算する。
　「イ」：別に厚生労働大臣が定める地域に所在する保険医療機関の看護師等が行う場合
　「ロ」：別に厚生労働大臣が定める地域外に所在する保険医療機関の看護師等が別に厚生労働大臣が定める地域の患家に対して行う場合
・「注13」**外来感染対策向上加算**：届出診療所で月1回算定可
・「注13」**発熱患者等対応加算**：外来感染対策向上加算の算定時に，発熱その他の感染症を疑わせるような症状を呈する患者に対して，適切な感染防止対策を行い，指導を行った場合については，発熱患者等対応加算として月1回に限り20点を更に加算できる。
・「注14」**連携強化加算**と「注15」**サーベイランス強化加算**：届出診療所で外来感染対策向上加算を算定する場合に月1回算定可
・「注16」**抗菌薬適正使用体制加算**：届出医療機関において，外来感染対策向上加算を算定する場合，月1回に限り5点を更に加算できる。
・「注17」**訪問看護医療DX情報活用加算**：届出医療機関の看護師等（准看護師を除く）が健康保険法第3条第13項の規定による電子資格認により，患者の診療情報を取得等をした上で精神科訪問看護・指導の実施に関する計画的な管理を行った場合に，月1回に限り5点を加算できる。なお，A000初診料「注15」，A001再診料「注19」若しくはA002外来診療料「注10」の医療情報取得加算，A000初診料「注16」の医療DX推進体制整備加算又はC001在宅患者訪問診療料（Ⅰ）「注13」（C001-2「注6」により準用する場合を含む）C003在宅がん医療総合診療料「注8」の在宅医療DX情報活用加算又はC005在宅患者訪問看護・指導料の「注17」（C005-1-2「注6」により準用する場合を含む）の訪問看護医療DX情報活用加算を算定した月は，本加算を算定できない。

項　　目	点数	外来	入院	算 定 要 件
①　同一建物内1人又は2人	+450			
②　同一建物内3人以上	+400			
(2)　1日に2回の場合				
①　同一建物内1人又は2人	+900			
②　同一建物内3人以上	+810			
(3)　1日に3回以上の場合				
①　同一建物内1人又は2人	+1450			
②　同一建物内3人以上	+1300			
ロ　所定点数を算定する精神科訪問看護・指導を行う保健師又は看護師が准看護師と同時に精神科訪問看護・指導を行う場合 精訪看I複訪看准／精訪看Ⅲ複訪看准				
(1)　1日に1回の場合				
①　同一建物内1人又は2人	+380			
②　同一建物内3人以上	+340			
(2)　1日に2回の場合				
①　同一建物内1人又は2人	+760			
②　同一建物内3人以上	+680			
(3)　1日に3回以上の場合				
①　同一建物内1人又は2人	+1240			
②　同一建物内3人以上	+1120			
ハ　所定点数を算定する精神科訪問看護・指導を行う保健師又は看護師が看護補助者と同時に精神科訪問看護・指導を行う場合 精訪看I複訪看補／精訪看Ⅲ複訪看補				
(1)　同一建物内1人又は2人	+300			
(2)　同一建物内3人以上	+270			
・「注5」長時間精神科訪問看護・指導加算（週1日限度） 精訪看I長時／精訪看Ⅲ長時	+520			
・「注6」夜間・早朝訪問看護加算 精訪看I夜早／精訪看Ⅲ夜早	+210			
・「注6」深夜訪問看護加算 精訪看I深／精訪看Ⅲ深	+420			
・「注7」精神科緊急訪問看護加算 精訪看I緊急／精訪看Ⅲ緊急				
イ　月14日目まで	+265			
ロ　月15日目以降	+200			
・「注10」精神科複数回訪問加算（1日につき） 精訪看I複／精訪看Ⅲ複				
イ　1日に2回の場合				
(1)　同一建物内1人又は2人	+450			
(2)　同一建物内3人以上	+400			
ロ　1日に3回以上の場合				
(1)　同一建物内1人又は2人	+800			
(2)　同一建物内3人以上	+720			
（1日につき）				
・「注11」看護・介護職員連携強化加算（月1回） 精訪看I看介／精訪看Ⅲ看介	+250			
・「注12」特別地域訪問看護加算 精訪看I特地／精訪看Ⅲ特地	+所定点数の100分の50			
・「注13」外来感染対策向上加算⊕（月1回）	+6			
・「注13」発熱患者等対応加算⊕（月1回）	+20			
・「注14」連携強化加算⊕（月1回）	+3			
・「注15」サーベイランス強化加算⊕（月1回）	+1			
・「注16」抗菌薬適正使用体制加算⊕（月1回）	+5			
・「注17」訪問看護医療DX情報活用加算⊕（月1回）	+5			
I 012-2　精神科訪問看護指示料 精訪指示	300	○	×	・精神科の医師が患者又は家族等の同意を得て訪問看護ステーションに精神科訪問看護指示書を交付した場合に患者1人につき月1回に限り

リハ
精神

項　目	点数	外来	入院	算定要件
〈注加算〉 ・「注2」精神科特別訪問看護指示加算（月1回）精特指示 ・「注3」手順書加算（6月に1回） ・「注4」衛生材料等提供加算（月1回）衛材提供	+100 +150 +80			算定。 →「注2」：一時的に頻回の訪問の必要を認めた場合月1回100点を加算。 →「注3」：医療機関の医師が，特定行為の必要を認め，訪問看護ステーション等の看護師に手順書を交付した場合に6月に1回150点を加算。 →「注4」：必要な衛生材料及び保険医療材料を提供した場合月1回80点を加算。
I013　抗精神病特定薬剤治療指導管理料				・「1」の「イ」については，持続性抗精神病注射薬剤を投与している入院中の統合失調症患者に対して，計画的な治療管理を継続して行い，かつ，療養上必要な指導を行った場合に，当該薬剤の投与開始日の属する月及びその翌月にそれぞれ1回に限り，当該薬剤を投与したときに算定する。 ・「1」の「ロ」については，持続性抗精神病注射薬剤を投与している外来患者の統合失調症患者に対して，計画的な治療管理を継続して行い，かつ，療養上必要な指導を行った場合に，月1回に限り，当該薬剤を投与したときに算定する。 ・「2」については施設基準適合の届出保険医療機関において，治療抵抗性統合失調症治療薬を投与している患者に対して，計画的な医学管理を継続して行い，かつ当該薬剤の効果・副作用等について患者に説明し，療養上必要な指導を行った場合に，月1回に限り当該薬剤を投与したときに算定する。 ・I013抗精神病特定薬剤治療指導管理料を算定する場合は，治療計画及び治療内容の要点をカルテに記載する。 レセプト「摘要欄」 ⑧ 持精
1　持続性抗精神病注射薬剤治療指導管理料　持精				
イ　入院患者	250	×	○	
ロ　入院以外の患者	250	○	×	
2　治療抵抗性統合失調症治療指導管理料　治統 届	500	○	○	
I014　医療保護入院等診療料 届 （入院中1回限り）	300	×	○	・措置入院，緊急措置入院，医療保護入院，応急入院の患者に精神保健指定医が治療計画を策定し，治療管理を行った場合，1患者1回に限り算定できる。 ・患者に対する治療計画，説明の要点についてカルテに記載する。 〔施設基準〕 ①常勤の精神保健指定医1人以上。 ②隔離等の行動制限最小化に係る委員会において最低月1回の定期的評価を実施，など。 レセプト「摘要欄」 ⑧ 入院形態（例：措置入院）
I015　重度認知症患者デイ・ケア料 届 （1日につき）認デイ	1040	○	×	・同一日に行う他の精神科専門療法は算定できない。 ・重度認知症患者（認知症高齢者の日常生活度判定基準ランクM）に対して，患者1人1日6時間以上行った場合に算定する。 ・食事の提供の実施に当たっては，その費用は所定点数に含まれる。 ・I008-2精神科ショート・ケア，I009精神科デイ・ケア，I010精神科ナイト・ケア，I010-2精神科デイ・ナイト・ケアとの併算定不可。 ・I015重度認知症患者デイ・ケア料は，入院中の患者以外の患者に限り算定する。 〔施設基準〕 ①精神科医師及び専従する3人の従事者（作業療法士1人，看護師1人及び精神科病棟に勤務した経験を有する看護師，精神保健福祉士又は公認心理師のいずれか1人）の4人で構成する場合にあっては，患者数が当該従事者4人に対して1日25人を限度とする。 ②専用施設（60m²以上，患者1人当たり4m²が基準）を有していること。など 〈加算〉 ・「注2」早期加算：最初に算定した日から起算して1年以内の期間に行われる場合に50点加算する。 ・「注3」夜間ケア加算：夜間の精神症状及び行動異常が著しい認知症患者に対し，I015重度認知症患者デイ・ケア後，引き続き2時間以上の夜間ケアを行った場合，当該療法の初回算定日から1年以内に限り，夜間ケア加算として100点加算する。 レセプト「摘要欄」 ⑧ 認デイ（回数及び合計点数）
〈注加算〉 ・「注2」早期加算 早 ・「注3」夜間ケア加算 夜ケ 届	+50 +100			
I016　精神科在宅患者支援管理料 届 （月1回）精在支		○	×	・「注1」：「1」については，在宅で療養を行っている通院が困難な患者に対して，届出適合保険医療機関の精神科の医師等が，患者又はその家族等の同意を得て，計画的な医学管理の下に，定期的な訪問診療又は訪問診療及び訪問看護を行っている場合（「イ」は週2回以上，「ロ」は月2回以上行っている場合）に，単一建物診療患者の人数に従い，初回算定日の属する月を含めて6月を限度として，月1回に限り算定する。 ・「注2」：「2」については，在宅で療養を行っている通院が困難な患者に対して，届出適合保険医療機関の精神科の医師等が当該保険医療機関とは別の訪問看護ステーションの保健師，看護師，准看護師又は作業療法士と連携し，患者又はその家族等の同意を得て，計画的な医学管理の下に，定期的な訪問診療を行っている場合（「イ」は当該別の訪問看護ステーションが週2回以上，「ロ」は当該別の訪問看護ステーションが月2回以上の訪問看護を行っている場合）に，単一建物診療患者の人数に従い，初回算定日の属する月を含めて6月を限度として，月1回に限り算定する。
1　精神科在宅患者支援管理料1				
イ　別に厚生労働大臣が定める患者のうち，集中的な支援を必要とする者の場合				
(1)　単一建物診療患者1人	3000			
(2)　単一建物診療患者2人以上	2250			
ロ　別に厚生労働大臣が定める患者の場合				
(1)　単一建物診療患者1人	2500			
(2)　単一建物診療患者2人以上	1875			
2　精神科在宅患者支援管理料2				
イ　別に厚生労働大臣が定める患者				

リハ精神

項　　目	点数	外来	入院	算定要件
のうち，集中的な支援を必要とする者の場合				・「注3」:「3」については，「1」又は「2」を算定した患者であって，引き続き訪問診療が必要な患者に対して，届出適合保険医療機関の精神科の医師等が，当該患者又はその家族等の同意を得て，計画的な医学管理の下に，月1回以上の定期的な訪問診療を行っている場合に，単一建物診療患者の人数に従い，精神科在宅患者支援管理料1又は2の初回算定日の属する月を含めて2年を限度として，月1回に限り算定する。ただし，「1」又は「2」を算定した月には「3」を算定することはできない。
（1）　単一建物診療患者1人	2467			
（2）　単一建物診療患者2人以上	1850			
ロ　別に厚生労働大臣が定める患者の場合				
（1）　単一建物診療患者1人	2056			
（2）　単一建物診療患者2人以上	1542			
3　精神科在宅患者支援管理料3				同一保険医療機関において患者ごとに「1」と「2」を選択して算定することはできない。
イ　単一建物診療患者1人	2030			
ロ　単一建物診療患者2人以上	1248			〈加算〉
〈注加算〉				・「注5」：精神科オンライン在宅管理料：届出適合保険医療機関において，情報通信機器を用いた診察（訪問診療と同時に行う場合を除く）による医学管理を行っている場合に，100点を所定点数に加えて算定する。
・「注5」精神科オンライン在宅管理料届	+100			

〔併せて算定できないもの〕
・「注4」：精神科在宅患者支援管理料を算定した場合は，B000特定疾患療養管理料，B001の「5」小児科療養指導料，B001の「6」てんかん指導料，

　B001の「7」難病外来指導管理料，B001の「8」皮膚科特定疾患指導管理料，B001の「18」小児悪性腫瘍患者指導管理料，B007-2退院後訪問指導料，C002-2在宅時医学総合管理料，C002-2施設入居時等医学総合管理料，C003在宅がん医療総合診療料，C007訪問看護指示料，C010在宅患者連携指導料，C109在宅寝たきり患者処置指導管理料及びI012-2精神科訪問看護指示料は算定しない。
・「注6」：精神科在宅患者支援管理に要した交通費は，患家の負担とする。

処 置 ㊵

処置とは治療の目的で患者の身体に対して施される手術以外の手当のことです。

Ａ．処置料算定の決まり事

処置料＝処置手数料＋処置医療機器等加算＋薬剤料（比例計算）＋特定保険医療材料料 （通則2）

処置料＋「注」の加算

1回の処置に使用したすべての薬剤の合計金額が **15円超**から算定する（**2点以上**から算定）。

材料価格÷10＝ [   ] 点 （端数は四捨五入）
通常使用される包帯（頭部・頸部・躯幹固定用伸縮性包帯を含む），ガーゼ等の衛生材料，患者の衣類などに関するものは，所定点数に含まれているため別に算定できない（通則1）。

1) 時間外等加算について （通則5）

処置点数が **150点以上**の場合に時間外等加算が次のように算定できます。

イ．処置の所定点数が1000点以上の場合 ……以下の施設基準（①及び②～⑤のいずれか）を満たしている医療機関で算定

〔施設基準〕

①処置の休日加算1，時間外加算1及び深夜加算1を算定する診療科を届け出ていること
②第三次救急医療機関，小児救急医療拠点病院，総合周産期母子医療センター設置の医療機関
③災害拠点病院，へき地医療拠点病院又は地域医療支援病院
④医療資源の少ない指定地域（告示③別表6の2）に所在する医療機関
⑤年間の緊急入院患者数が200名以上の病院
⑥全身麻酔による手術件数が年間800件以上の病院
⑦医師1人当たりの当直回数制限（各医師につき，手術前日の当直が年間4日以内，かつ2日以上連続の当直が年間4日以内）

ロ．処置の所定点数が150点以上の場合 ……イの場合を除く

イ 1000点以上の処置が行われた場合（届）	略号	加 算	備 考
時間外加算1	外	所定点数（注の加算含）×0.8	・緊急の外来患者のみに算定（引き続き入院した患者も算定可）
時間外特例加算1	特外		
休日加算1	休	所定点数（注の加算含）×1.6	・緊急の外来・入院患者に算定
深夜加算1	深		
ロ 150点以上の処置が行われた場合	略号	加 算	備 考
時間外加算2	外	所定点数（注の加算含）×0.4	・緊急の外来患者のみに算定（引き続き入院した患者も算定可）
時間外特例加算2	特外		
休日加算2	休	所定点数（注の加算含）×0.8	・当該処置の開始時間が入院手続き後であっても算定可
深夜加算2	深		

＊「所定点数」とは，各「注」による加算（プラスチックギプス加算及びギプスに係る乳幼児加算）を含む。
＊時間加算のできる時間帯から翌日にまたがった時の時間加算は，最初の1日のみ算定する。

2) 1日とは

処置料の算定にあたって「1日につき」とある場合，ここでいう1日は，0時～24時を指します。よって，「1日につき」の処置を翌日にまたがって行った場合は，2日分の処置料を算定します。ただし，時間加算は初日のみ算定します。

3) 対称器官の処置料について （通則6）

対称器官に係る処置料については，処置名の後ろに（片側）や（1肢につき）など，特に規定するものは，左右別々に算定できます。それ以外は片側でも両側でも同じ点数です。

処置

「特に規定する場合」の例）　J 100　副鼻腔手術後の処置（片側）

　　　　　　　　　　　　　　J 116　関節穿刺（片側）

　　　　　　　　　　　　　　J 129-4　治療用装具採型法「2」四肢装具・「3」その他（1肢につき）

4）　耳鼻咽喉科処置の評価について

　2022年4月から耳鼻咽喉科標榜の医療機関に対して，新たに2つの評価が行われました。

1.　耳鼻咽喉科乳幼児処置加算【通則7】　1日につき60点

・耳鼻咽喉科を標榜する保険医療機関において，耳鼻咽喉科を担当する医師が，6歳未満の乳幼児に対して，耳鼻咽喉科処置（J 095～J 115-2）を行った場合に，耳鼻咽喉科乳幼児処置加算として1日につき60点を所定点数に加算します。この場合において，J 113耳垢栓塞除法の注に規定する乳幼児加算は算定できません。

2.　耳鼻咽喉科小児抗菌薬適正使用支援加算【通則8】　月1回に限り80点

・施設基準を満たす医療機関において，急性気道感染症，急性中耳炎又は急性副鼻腔炎により受診した6歳未満の乳幼児に対して，耳鼻咽喉科処置を行った場合で，診察の結果，抗菌薬の投与の必要性が認められず抗菌薬を使用しない場合において，療養上必要な指導及び当該処置の結果の説明を行い，文書により説明内容を提供した場合は，耳鼻咽喉科小児抗菌薬適正使用支援加算として，月1回に限り80点を所定点数に加算します。

・次の施設基準を満たす医療機関で算定できます。

⑴　耳鼻咽喉科を標榜している保険医療機関である。

⑵　薬剤耐性（AMR）対策アクションプランに位置づけられた「地域感染症対策ネットワーク（仮称）」に係る活動に参加し，又は感染症に係る研修会等に定期的に参加している。

⑶　当該保険医療機関が病院の場合にあっては，データ提出加算2に係る届出を行っている。

項　目	点数	算定要件
耳鼻咽喉科乳幼児処置加算 （1日につき）	+60	・耳鼻咽喉科を標榜する医療機関で担当医が6歳未満の乳幼児に対し耳鼻咽喉科処置（J 095～J 115-2）を行った場合，算定できます。 ※ J 113「注」の乳幼児加算は別に算定できません。
耳鼻咽喉科小児抗菌薬適正使用支援加算 （1月につき） 届	+80	・施設基準を満たす医療機関で対象疾患（※）により受診した6歳未満の乳幼児に対し，耳鼻咽喉科処置（J 095～J 115-2）を行った場合，抗菌薬の必要性が認められず使用できなかった場合に指導と説明を行い，文書により説明内容を提供した場合，算定できます。 ※対象疾患：急性気道感染症，急性中耳炎，急性副鼻腔炎

5）　手術に関連する処置の扱いについて

　手術当日に行われた<u>手術に関連した処置料（ギプスは除く）</u>は算定できませんが，その際，使用した薬剤・特定保険医療材料は算定できます。

> 例）術前処置（高圧浣腸，尿道留置カテーテル設置など）
> 　　術中処置（硬膜外麻酔時の酸素吸入など）
> 　　術後処置（酸素吸入，人工呼吸器使用など）

6）　簡単な処置の扱いについて

　処置の手技料に定められていない処置であって簡単なもの〔浣腸，注腸，吸入，100cm^{2}未満の第1度熱傷の熱傷処置，100cm^{2}未満の皮膚科軟膏処置，洗眼，点眼，点耳，簡単な耳垢栓除去，鼻洗浄，狭い範囲の湿布処置等〕は基本診療料に含まれ算定できませんが，その際使用した薬剤・特定保険医療材料は算定できます。

7）　処置の薬剤計算について

　4）・5）の共通事項として，処置の薬剤料は「比例計算して」2点以上から算定します。また，特定保険医療材料料は¥÷10＝○○点（端数は四捨五入）となります。計算例はp.310例3）参照。

8）　特殊な処置の扱いについて

　処置料として掲げられていない処置であって特殊なものは，当局（地方厚生（支）局）に内議のうえ掲載の近似の処置で算定します。

9）　外来患者に処置を行った場合

　外来管理加算は算定できません。ただし，処置の手技料を算定しない場合は，外来管理加算は算定できます。

　例）病院で湿布処置を行った場合は，薬剤料のみ算定し，外来管理加算が算定できる。

処置

10)　2種類以上の処置を同一日に行った場合について

下記の処置を同一日に行った場合は，主たるものの所定点数のみにより算定します。

【同一日に行った場合，併算定不可の処置】（主たる点数のみで算定）
J 018 喀痰吸引，J 018-2 内視鏡下気管支分泌物吸引，J 018-3 干渉低周波去痰器による喀痰排出，J 026 間歇的陽圧吸入法（IPPB），J 026-2 鼻マスク式補助換気法，J 026-3 体外式陰圧人工呼吸器治療，J 026-4 ハイフローセラピー，J 027 高気圧酸素治療，J 028 インキュベーター，J 045 人工呼吸，（J 045）持続陽圧呼吸法，（J 045）間歇的強制呼吸法，J 050 気管内洗浄（気管支ファイバースコピーを使用した場合を含む），J 114 ネブライザ，J 115 超音波ネブライザ

＊青字の処置と同一日に行った J 024 酸素吸入，J 024-2 突発性難聴に対する酸素療法，J 025 酸素テントの費用は，それぞれの所定点数に含まれ，別に算定できません。

11)　ギプスについて

ギプスに使用するギプス粉は粉末状の焼石膏（水分を加えると硬化する性質を利用したもの）です。ギプス粉をまぶした包帯やガーゼを湯水に浸して絞り，これを身体に巻きます。すると20分程度で硬くなり，ギプス包帯となります。一般的に，ギプスと呼ばれているものです。身体のどこにでも巻けるので，部位の形に合わせて作ることができます。骨折や脱臼の整復後の固定，奇形の矯正，手術後の患部の固定等，いろいろな目的で用いられます。

各種ギプス料は，J 122〜J 129-4（p. 325）に記載されています。ギプスの通達事項は次のとおりです。

●既装着のギプス包帯をギプスシャーレ(注1)として切割(注2)使用した場合（ギプス包帯の作成医療機関も算定可）	各所定点数の 20/100 で算定
●既装着のギプス包帯を他の保険医療機関で除去(注3)した場合（ギプス除去料として）	各所定点数の 10/100 で算定
●ギプスベッド(注4)，ギプス包帯を修理(注5)した場合（ギプス修理料として）	各所定点数の 10/100 で算定
●プラスチックギプス(注6)を用いた場合（J 123〜J 128 が対象）（シーネ(注7)として用いた場合含む）	各所定点数の 20/100 を加算
●乳幼児に対して行った場合（3歳未満）	各所定点数の 55/100 を加算

(注1)**ギプスシャーレ**：ギプスを「皿」と「蓋」になるように半切して殻状にしたもの。マッサージ，リハビリテーションなどの治療が必要な場合にはギプス包帯を装着しますが，処置のとき外し，それ以外は固定しておきます。

(注2)**ギプス切割**：ギプス包帯をギプスシャーレとして使用したいときにギプス包帯を半切することをいいます。

(注3)**ギプス除去**：ギプス包帯の必要がなくなり，これを外すことをいい，他の医療機関で装着したギプス包帯を除去する場合のみその費用を算定できます。自院でギプス装着したものについては，ギプス料に含まれ算定できません。

(注4)**ギプスベッド**：脊椎カリエス，脊椎粗鬆症など種々な脊椎疾患において背臥位ベッドを作製し，このベッドの上に臥床するものです。患者の脊柱を正しい位置になるように枕などで調整し，これに合わせて背中の部分にギプス包帯を巻いて乾燥を待ち，包布したベッドをいいます。

(注5)**ギプス修理**：ギプス包帯，ギプスベッドが破損した場合に行う修理のことです。

(注6)**プラスチックギプス**：ガラス繊維にポリウレタン樹脂を塗った包帯をいいます。四肢ギプス包帯の所定点数にはプラスチックギプスの費用が含まれているので，加算できません。

(注7)**ギプスシーネ**：シーネ（副子）をギプスで作ったもので，創の治療と固定の両方が必要な場合に，四肢にギプスを巻きつけずに副木と同じように四肢の一面だけにつけて固定させる方法です。固定状態としては，副木よりはすぐれていますが，ギプス包帯よりは劣ります。

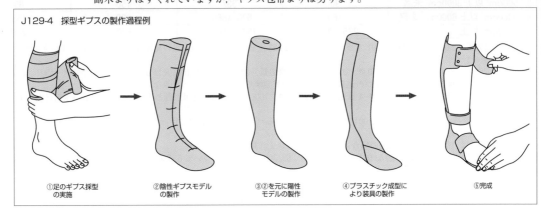

J129-4　採型ギプスの製作過程例

①足のギプス採型の実施 → ②陰性ギプスモデルの製作 → ③②を元に陽性モデルの製作 → ④プラスチック成型により装具の製作 → ⑤完成

処置

12)　酸素，窒素の計算方法について

(1)　告示単価による酸素の計算方法

手順①　告示単価（円）×使用量（リットル）×補正率（1.3）＝ 酸素の価格 　→　（端数は四捨五入）

手順②　酸素の価格 ÷10＝ □ 点　→（端数は四捨五入）

〈酸素の単価表〉

		離島以外にある医療機関	離島にある医療機関
液体酸素	定置式液化酸素貯槽（CE）	0.19／L	0.29／L
	可搬式液化酸素容器（LGC）	0.32／L	0.47／L
酸素ボンベ	大型ボンベ	0.42／L	0.63／L
	小型ボンベ	2.36／L	3.15／L

＊ただし，医療機関の購入価格がこれを下回る場合は，購入価格により算定する。

(2) **購入単価による酸素の計算方法**（各医療機関での購入単価が告示単価に満たない場合）
　　手順①　購入単価（円）×使用量（リットル）×補正率（1.3）＝ 酸素の購入価格 　→（端数は四捨五入）
　　手順②　 酸素の購入価格 ÷10＝ □ 点 　→（端数は四捨五入）

> **例）**　酸素　320 リットル（購入単価 1 リットル ¥0.42）の場合
> 　　0.42 円×320 リットル×1.3＝¥174.72 _{端数四捨五入} ▶¥175
> 　　¥175÷10＝17.5 点 _{端数四捨五入} ▶18 点

(3) **窒素の計算のしかた**（窒素の単価は 1 L 当たり 0.12 円）
　　手順①　0.12（円）×使用量（リットル）＝ 窒素の価格 　→（端数は四捨五入）
　　手順②　 窒素の価格 ÷10＝ □ 点 　→（端数は四捨五入）

13)　処置内容と処置面積について

【包帯等で被覆すべき創傷面の広さ】				
カルテ内容	J 000 創傷処置 （　）は6歳未満	J 001 熱傷処置 （　）は6歳未満	J 001-4 重度褥瘡処置 （1日につき）	J 053 皮膚科軟膏処置
	キズの手当 すりキズ 切りキズ 包交（GW） 縫ったり切ったりせず単に消毒，薬剤の塗布ガーゼ絆創膏の装着等行った場合。 入院患者は術後の手当	熱傷 （電撃傷・薬傷・凍傷） 初回処置〜2カ月間のみ。以降は J 000 創傷処置で算定する。	初回の処置日から起算して2カ月算定可。以降は J 000 創傷処置で算定する。	皮膚の疾患（湿疹・皮膚炎・掻痒症・角化症・疱疹等）に対して『軟膏』を用いて処置をしたときに算定。 熱傷に軟膏を用いて処置した時は，『創傷処置』で算定。
1　100cm² 未満	52 （外来，又は術後14日以内の入院患者）	135 （外来，又は術後14日以内の入院患者）	90 （外来，又は術後14日以内の入院患者）	— 基本診療料に含まれ算定できない
2　100cm² 以上 500cm² 未満	60	147	98	55
3　500cm² 以上 3000cm² 未満	90	337	150	85
4　3000cm² 以上 6000cm² 未満	160	630（685）	280	155
5　6000cm² 以上	275（330）	1875（1930）	500	270

＊ J 000 創傷処置，J 001 熱傷処置，J 001-4 重度褥瘡処置，J 053 皮膚科軟膏処置の上記の範囲は，包帯等で被覆すべき創傷面の広さ，又は軟膏処置を行うべき広さをいう。

＊同一部位に対して行われる J 000 創傷処置，J 053 皮膚科軟膏処置，J 057-2 面皰圧出法又は J 119 消炎鎮痛等処置（「3」 湿布処置）の処置を併せて行った場合は，いずれか1つの処置の点数のみで算定する。同日併算定はできない。

＊ J 000 創傷処置，J 001 熱傷処置，J 001-4 重度褥瘡処置の「1」100cm² 未満は，外来患者と手術後の入院患者（手術日から14日以内）のみ算定する。

＊熱傷は初回処置日から2か月までは J 001 熱傷処置で算定する（熱傷処置を最初に行った月日をレセプトに記載する）。2か月以降は J 000 創傷処置で算定する。

＊熱傷処置「1」は，第1度熱傷の状態の場合は基本診療料に含まれ算定できない。

＊ J 000 創傷処置「5」6000 cm² 以上，J 001 熱傷処置「4」「5」3000 cm² 以上について6歳未満に行った場合は 55 点を加算する。

処置

㊙試験対策　処置料の計算手順

●処置料の算定のしかた

手順①　点数一覧表から**処置料**を探す。（**A**）

手順②　点数一覧表から**注の加算**を探す。（**B**）

手順③　A＋B が 150 点以上のときのみ時間外等加算を算定する（「イ」又は「ロ」）。

A＋B が 1000 点以上の場合 �外		
イ	時間外の場合 　…（A＋B）×0.8	
	休日・深夜の場合…（A＋B）×1.6	

（�外は外来患者・引き続き入院患者も可）

又は

A＋B が 150 点以上の場合（イに該当する場合を除く）		
ロ	時間外の場合 　…（A＋B）×0.4	
	休日・深夜の場合…（A＋B）×0.8	

（C）

（端数は四捨五入）

処置料＝A＋B＋C

●処置の部位・名称

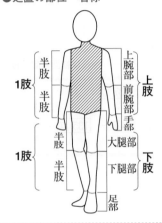

㊙　薬剤料（J 300）・特定保険医療材料料（J 400）の計算手順

$$処置の薬剤料 = \frac{1 回に使用した薬剤の合計金額}{10} = \boxed{} 点 \rightarrow 端数を五捨五超入 \rightarrow 1 点以下は算定不可$$

(1)　使用薬剤の合計金額が **15 円以下**の場合：薬剤料を算定しない。

(2)　使用薬剤の合計金額が **15 円超**の場合

　　①　**使用薬価÷10**

　　②　小数点以下端数処理　**0.5 以下→小数点以下切捨て　0.5 超→小数点以下切上げ**

　　　　例）使用薬価 25 円→ 25.0÷10＝2.5……2 点　　25.1 円→25.1÷10＝2.51……3 点

処置において薬剤の合計金額は比例計算で行う（使用量に対する分の金額金額で算定する）。

$$処置の特定保険医療材料料 = \frac{材料の価格×使用量}{10} = \boxed{} 点$$

（端数は四捨五入）

通常使用される包帯・ガーゼ等の衛生材料は所定点数に含まれており，別に算定できない。

処置

Ｂ．レセプトの書き方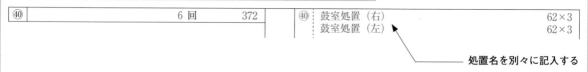

【記載例】

薬剤欄に合計するもの：薬剤料・特定保険医療材料料・酸素代・窒素代
（特定保険医療材料料・酸素代・窒素代を手技料
と合算するやり方もある。どちらでも可）

1月分の合計点数

酸素はボンベの区分と計算式を明記

㊵		回		㊵	処置手技名（要記載事項）	点数×回数
	薬　　剤				酸素（○○ボンベ）	
					（購入価格×使用リットル×1.3）÷10	点数×回数
					○○薬剤名　規格・単位・数量	点数×回数
					○○医療材料名　規格…数量・（金額）	点数×回数

1月分の合計回数

例1）　○月○日，時間外に来院，やけどの場合（6歳以上）（J 001「3」337点×時間外加算 1.4＝471.8 → 472点）

㊵		1 回	378	㊵	熱傷処置（700 cm²）（右下腿）外	472×1
					初回○月○日	

熱傷は初回処置月日を記入

処置料計算＝①　処置料（J 001 熱傷処置 700cm²）　　　　　　　337点 ）
　　　　　　②　注の加算はナシ
　　　　　　③　処置点が 150 点以上につき時間外加算 2 を算定　（①＋②）×0.4＝134.8 → 135点
　　　　　　　　処置料＝472 点（337＋135）

例2）左右それぞれ処置料が算定できる場合（J 095-2 鼓室処置（片側））

㊵		6 回	372	㊵	鼓室処置（右）	62×3
					鼓室処置（左）	62×3

処置名を別々に記入する

例3）　処置の薬剤の比例計算とレセプト記載例〔J 115 超音波ネブライザ（1日につき）〕

超音波ネブライザを行うに当たり

使用薬剤：
（外用薬）
リンデロンA液	0.4 mL	（1 mL＝¥78, 20）
ベストロン 10 mg	2 mL	（1 mL＝¥92, 7）
滅菌精製水	1.5 mL	（10 mL＝¥3, 50）

＊通常，アンプル剤は残量破棄するため全量使わなくても 1 A 分の金額で算定するが，処置の場合
は「使用量」に相当する分の金額で算定する。これを比例計算という。
　　この合計金額を薬価にしたとき「**2点**」以上からレセプトに記入し請求することができる。

薬剤計算（¥78.20×0.4）＋（¥92.7×2）＋（¥3.5×0.15）＝¥217.20→22 点

㊵		1 回	24	㊵	超音波ネブライザ		24×1
	薬　　剤		22		リンデロンA液	0.4 mL	
					ベストロン 10 mg	2 mL	22×1
					滅菌精製水	1.5 mL	

処置

1 処 置 料 一 覧 表　J 000～J 129-4（レセプト ㊵）

処置料＝処置手技料＋処置医療機器等加算＋薬剤料（比例計算）＋特定保険医療材料料

項 目	点数	算 定 要 件
一般処置		
J 000　創傷処置		・「1」は，①外来患者，②入院中の手術後（手術日から14日以内）の患者に限り算定。
1　100 cm² 未満	52	・手術後の患者には回数にかかわらず「1日につき」で算定する。
2　100 cm² 以上 500 cm² 未満	60	・同一疾病による場合は，複数部位の処置面積を合算して合計の広さでもって算定する。
3　500 cm² 以上 3000 cm² 未満	90	・J 001 熱傷処置，J 001-4 重度褥瘡処置との併算定はできない。
4　3000 cm² 以上 6000 cm² 未満	160	・C 109 在宅寝たきり患者処置指導管理料，C 112 在宅気管切開患者指導管理料又は
5　6000 cm² 以上	275	C 112-2 在宅喉頭摘出患者指導管理料の算定患者には，創傷処置，J 001-7 爪甲除去，J 001-8 穿刺排膿後薬液注入の費用は算定できない。
〈注加算〉「5」のみ6歳未満（乳幼児加算）	＋55	・D 226 中心静脈圧測定，G 001 静脈内注射，G 004 点滴注射，G 005 中心静脈注射，G 006 植込型カテーテルによる中心静脈注射に係る穿刺部位のガーゼ交換等の処置料及び材料料は算定できない。 ・同一部位に対して，創傷処置，J 053 皮膚科軟膏処置，J 057-2 面皰圧出法，J 119「3」湿布処置が行われる場合は，いずれか1つのみにより算定する。 ・軟膏の塗布又は湿布の貼付のみの処置では算定できない。
J 000-2　下肢創傷処置		・各号に示す範囲は下肢創傷の部位及び潰瘍の深さをいう。
1　足部（踵を除く）の浅い潰瘍	135	・対象部位：足部，足趾又は踵。「浅い潰瘍／深い潰瘍」＝腱，筋，骨又は関節のいずれにも至らないもの／いずれかに至るもの。
2　足趾の深い潰瘍又は踵の浅い潰瘍	147	・J 000 創傷処置，J 001-7 爪甲除去（麻酔を要しないもの）及び J 001-8 穿刺排膿後薬液注入とは併算定不可。
3　足部（踵を除く）の深い潰瘍又は踵の深い潰瘍	270	・複数の下肢創傷がある場合は主たるもののみ算定する。 ・軟膏の塗布又は湿布の貼付のみの処置では算定できない。
J 001　熱傷処置		・初回の処置日から2カ月まで算定できる（以降は J 000 で算定）。
1　100 cm² 未満	135	・「1」は，①外来患者，②入院中の手術後（手術日から14日以内）の患者に限り算定。
2　100 cm² 以上 500 cm² 未満	147	・熱傷には電撃傷，薬傷及び凍傷を含む。
3　500 cm² 以上 3000 cm² 未満	337	・J 000 創傷処置，J 001-7 爪甲除去，J 001-8 穿刺排膿後薬液注入との併算定はできない。
4　3000 cm² 以上 6000 cm² 未満	630	・「1」については第1度熱傷のみでは算定できない（基本診療料に含まれる）。
5　6000 cm² 以上	1875	
〈注加算〉「4」及び「5」において6歳未満の場合（乳幼児加算）	＋55	レセプト「摘要欄」 ㊵　熱傷処置3（600 cm² 右下腿部）[外]　472×1 （初回〇月〇日）
J 001-2　絆創膏固定術	500	・足関節捻挫又は膝関節靱帯損傷に行った場合に算定（交換は週1回）。 ・肋骨骨折固定術（J 001-3）の2回目以降の絆創膏貼用はこれに準じて算定。
		絆創膏固定 足関節絆創膏固定　膝関節絆創膏固定
J 001-3　鎖骨又は肋骨骨折固定術	500	・鎖骨骨折固定術後の包帯交換は J 000 創傷処置，肋骨骨折固定術の2回目以降の絆創膏貼用は J 001-2 絆創膏固定術で算定する。 ・鎖骨骨折非観血的整復術を行った場合は，K 044 骨折非観血的整復術「3」で算定できる。
J 001-4　重度褥瘡処置（1日につき）		・皮下組織に至る褥瘡（筋肉，骨等に至る褥瘡を含む）（DESIGN-R 2020 分類 D3，D4 及び D5）に対して褥瘡処置を行った場合に算定する。
1　100 cm² 未満	90	・初回の処置日から2カ月まで算定可（以降は J 000 で算定）。
2　100 cm² 以上 500 cm² 未満	98	・「1」は，①外来患者，②入院中の手術後の患者（手術日から14日以内）が対象。
3　500 cm² 以上 3000 cm² 未満	150	・J 000 創傷処置，J 001-7 爪甲除去（麻酔を要しないもの），J 001-8 穿刺排膿後薬液注入との併算定不可。
4　3000 cm² 以上 6000 cm² 未満	280	
5　6000 cm² 以上	500	体重がかかる割合と褥瘡ができやすい部位（仰臥位の場合） 後頭部　肩甲骨部　肘関節部　仙骨部　踵骨部 7%　33%　44%　16%
J 001-5　長期療養患者褥瘡等処置（1日につき）	24	・入院期間1年超の患者を対象とする。 ・臥床に伴う褥瘡性潰瘍又は圧迫性潰瘍に対する処置（創傷処置又は皮膚科軟膏処置において，入院中の患者について算定することとされている範囲のものに限る）をいい，重度褥瘡処置を含む。褥瘡処置の回数，部位数にかかわらず，1日につき1回に限り算定する。レセプトにその対象傷病名を記載する。

処置

項　目	点数	算定要件
J 001-6　精神病棟等長期療養患者褥瘡等処置（1日につき）	30	・結核病棟・精神病棟への入院期間が1年超の患者に，左記項目の処置のいずれかを行った場合，その種類又は回数にかかわらず所定点数を算定する。
イ　創傷処置（熱傷に対するものを除く）		・対象患者に対してドレーン法を行った場合，その種類又は回数にかかわらず，J 001-6精神病棟等長期療養患者褥瘡等処置として，1日につき所定点数を算定する。
（1）　100 cm² 以上 500 cm² 未満		・「イ」，「ロ」以外の創傷処置又は皮膚科軟膏処置の場合は，J 001-5 長期療養患者褥瘡等処置の所定点数で算定する。
（2）　500 cm² 以上 3000 cm² 未満		
ロ　皮膚科軟膏処置		
（1）　100 cm² 以上 500 cm² 未満		
（2）　500 cm² 以上 3000 cm² 未満		
J 001-7　爪甲除去（麻酔を要しないもの）	70	・外来のみ算定する。
J 001-8　穿刺排膿後薬液注入	45	
J 001-9　空洞切開術後ヨードホルムガーゼ処置（1日につき）	45	・肺空洞切開手術後の空洞内に，ヨードホルムガーゼを使用した場合に算定する。
J 001-10　静脈圧迫処置（慢性静脈不全に対するもの）届	200	・施設基準適合の保険医療機関のみ算定する。
〈注加算〉静脈圧迫処置初回加算	+150	・初回の処置を行った場合は，静脈圧迫処置初回加算として，初回に限り150点を所定点数に加算する。
J 002　ドレーン法（ドレナージ）（1日につき）		・「1」と「2」は同一日に併せて算定できない。
1　持続的吸引を行うもの	50	・部位数，交換の有無にかかわらず，1日につき所定点数のみにより算定する。
2　その他のもの	25	・ドレーン抜去後に抜去部位の処置が必要な場合は，J 000 創傷処置「1」により手術後の患者に対するものとして算定する。
〈注加算〉3歳未満（乳幼児加算）	+110	・PTCD チューブの単なる交換については，「2」で算定する。
J 003　局所陰圧閉鎖処置（入院）（1日につき）		・J 003 は入院患者に対して，J 003-2 は外来患者に対して処置を行った場合に算定可。
1　100 cm² 未満	1040	・「1」～「3」に示す範囲は，局所陰圧閉鎖処置用材料で被覆すべき創傷面の広さをいう。
初回加算	+1690	・部位数にかかわらず，1日につき所定点数により算定する。
持続洗浄加算（初回の貼付に限る）	+500	・J 003 を算定する場合は，J 001-4 重度褥瘡処置，J 053 皮膚科軟膏処置は併せて算定できない。J 000 創傷処置，J 000-2 下肢創傷処置又は J 001 熱傷処置は併せて算定できるが，当該処置が対象とする創傷を重複して算定できない。
2　100 cm² 以上 200 cm² 未満	1060	・局所陰圧閉鎖処置（入院）終了後に引き続き創傷部位の処置が必要な場合は，J 000 創傷処置により算定する。
初回加算	+2650	・初回加算は，入院前に J 003-2 を算定していた患者が，引き続き入院中に局所陰圧閉鎖処置（入院）を行った場合は算定（多血小板血漿処置を行う場合は J 003-4 多血小板血漿処置）できない。
持続洗浄加算（初回の貼付に限る）	+500	・局所陰圧閉鎖処置（入院）を算定する場合は，特定保険医療材料の局所陰圧閉鎖処置用材料を併せて使用した場合に限り算定することができる。単回使用の陰圧維持管理装置を使用・併算定する場合は週3回まで算定可。
3　200 cm² 以上	1375	・初回の貼付に限り，持続洗浄を併せて実施した場合は，持続洗浄加算として，500点を所定点数に加算する。
初回加算	+3300	
持続洗浄加算（初回の貼付に限る）	+500	
〈注加算〉		→新生児，3歳未満の乳幼児（新生児を除く）又は3歳以上6歳未満の幼児に対して行った場合は，新生児局所陰圧閉鎖加算，乳幼児局所陰圧閉鎖加算又は幼児局所陰圧閉鎖加算として，それぞれ所定点数の100分の300，100分の100又は100分の50に相当する点数を所定点数に加算する。
注3　新生児局所陰圧閉鎖加算	+(所定点数)×3	
注3　乳幼児局所陰圧閉鎖加算	+(所定点数)×1	
注3　幼児局所陰圧閉鎖加算	+(所定点数)×0.5	
J 003-2　局所陰圧閉鎖処置（入院外）（1日につき）		・外来患者に陰圧創傷治療用カートリッジを用いて処置を行った場合に限り算定できる。
1　100 cm² 未満	240	・「1」～「3」を示す範囲は，局所陰圧閉鎖処置用材料で被覆すべき創傷面の広さをいう。
初回加算	+1690	・部位数にかからず，1日につき，所定点数により算定する。
2　100 cm² 以上 200 cm² 未満	270	・J 000 創傷処置，J 000-2 下肢創傷処置又は J 001 熱傷処置は併せて算定できるが，当該処置が対象とする創傷を重複して算定できない。
初回加算	+2650	・J 001-4 重度褥瘡処置，J 053 皮膚科軟膏処置は併せて算定できない。
3　200 cm² 以上	330	・局所陰圧閉鎖処置（入院外）終了後に引き続き創傷部位の処置が必要な場合は，J 000 創傷処置により算定（多血小板血漿処置を行う場合は J 003-4 多血小板血漿処置を）する。
初回加算	+3300	・注加算は，入院中に J 003 局所陰圧閉鎖処置を算定していた患者が引き続き外来で局所陰圧閉鎖処置を実施した場合は算定できない。
		・外来患者に算定する場合は，材料「180陰圧創傷治療用カートリッジ」と「159局所陰圧閉鎖処置用材料」をともに用いた場合に算定できる。
J 003-3　局所陰圧閉鎖処置（腹部開放創）（1日につき）	1375	・腹部開放創用局所陰圧閉鎖キットを用いた場合に限り，10日を限度に算定する。
		・J 003 局所陰圧閉鎖処置（入院）と併算定不可。
J 003-4　多血小板血漿処置届	4190	・施設基準適合の保険医療機関のみ算定する。
		・多血小板血漿処置に伴って行われた採血等の費用は，所定点数に含まれる。
J 004　流注膿瘍穿刺	190	・J 001-8 穿刺排膿後薬液注入と同一日に算定することはできない。

処置

❗ One Point Lesson

爪甲除去と爪甲除去術の違い

　J 001-7 爪甲除去は，爪甲白癬または爪床間にとげが刺さった場合に，麻酔を用いないで除去する程度のものに対して算定します。

　K 089 爪甲除去術は，爪囲炎や爪根炎などの疾患で，排膿などが必要なとき，爪の一部または全部を切除しなければならないとき，麻酔を用いて除去する場合に算定します。

項　目	点数	算　定　要　件
J 005　脳室穿刺	750	・D 401 脳室穿刺と同一日の重複算定はできない。
〈注加算〉6 歳未満（乳幼児加算）	+110	
J 006　後頭下穿刺	300	・D 402 後頭下穿刺と同一日の重複算定はできない。
〈注加算〉6 歳未満（乳幼児加算）	+110	
J 007　頸椎，胸椎又は腰椎穿刺	317	・頸椎穿刺は D 403 頸椎穿刺と，J 007 胸椎穿刺は D 403 胸椎穿刺と，J 007 腰椎穿刺は
〈注加算〉6 歳未満（乳幼児加算）	+110	D 403 腰椎穿刺と同一日に重複算定はできない。
J 007-2　硬膜外自家血注入㉑	1000	・施設基準に適合の届出医療機関で行われる場合に限り算定する。 ・硬膜外自家血注入に伴って行われた採血及び穿刺等の費用は，所定点数に含まれるものとする。
J 008　胸腔穿刺（洗浄，注入及び排液を含む）	275	・胸腔穿刺，洗浄，薬液注入又は排液についてこれらを併せて行った場合は，胸腔穿刺の所定点数で算定する。
〈注加算〉6 歳未満（乳幼児加算）	+110	・単なる試験穿刺として行った場合は，D 419 その他の検体採取の「2」により算定する。
J 009　削除		
J 010　腹腔穿刺（人工気腹，洗浄，注入及び排液を含む）	287	腹腔穿刺　　　　　　　腹腔穿刺の穿刺部位 臍 モンロー・リヒター線 穿刺部位 左前上腸骨棘
〈注加算〉6 歳未満（乳幼児加算）	+110	
J 010-2　経皮的肝膿瘍等穿刺術	1450	・経皮的肝膿瘍ドレナージについては，K 691-2 の所定点数による。
J 011　骨髄穿刺		・D 404 骨髄穿刺と同一日の重複算定はできない。
1　胸骨	310	
2　その他	330	
〈注加算〉6 歳未満（乳幼児加算）	+110	
J 012　腎嚢胞又は水腎症穿刺	350	・D 407 腎嚢胞又は水腎症穿刺と同一日の重複算定はできない。
〈注加算〉6 歳未満（乳幼児加算）	+110	
J 013　ダグラス窩穿刺	240	・D 408 ダグラス窩穿刺と同一日の重複算定はできない。
J 014　乳腺穿刺	200	・D 410 乳腺穿刺又は針生検と同一日の重複算定はできない。
J 015　甲状腺穿刺	150	・D 411 甲状腺穿刺又は針生検と同一日の重複算定はできない。
J 016　リンパ節等穿刺	200	・D 409 リンパ節等穿刺又は針生検と同一日の重複算定はできない。
J 017　エタノールの局所注入㉑	1200	・肝癌，有症状の甲状腺嚢胞，機能性甲状腺結節（Plummer 病），内科的治療に抵抗性の 2 次性副甲状腺機能亢進症等に対してエタノールを局所注入した場合に算定する。エタノールは別に算定できない。これに伴って実施される超音波検査，画像診断の費用は算定できない。

【エタノールの局所注入の施設基準】
・甲状腺治療もしくは副甲状腺治療に関する専門知識及び 5 年以上の経験を有する医師が 1 名以上いること。
・カラードプラエコー（解像度 7.5 MHz 以上）を備えていること。

項　目	点数	算　定　要　件
J 017-2　リンパ管腫局所注入	1020	・リンパ管腫にピシバニールを局所注入した場合に算定する。
〈注加算〉6 歳未満（乳幼児加算）	+55	・6 歳未満の乳幼児には 55 点を加算する。
J 018　喀痰吸引（1 日につき）	48	・喀痰の凝塊又は肺切除後喀痰が気道に停滞し，喀出困難な患者に対して，ネラトンカテーテル及び吸入器を使用して喀痰吸引を行った場合に算定する。
〈注加算〉6 歳未満（乳幼児加算）	+83	・J 026 間歇的陽圧吸入法又は J 045 人工呼吸と同時に行った喀痰吸引は算定できない。 ・C 103 在宅酸素療法指導管理料，C 107 在宅人工呼吸指導管理料，C 107-3 在宅ハイフローセラピー指導管理料，C 109 在宅寝たきり患者処置指導管理料，C 112 在宅気管切開患者指導管理料又は C 112-2 在宅喉頭摘出患者指導管理料を算定している患者には算定しない。

【2 種以上の処置を同一日に行った場合】
　　以下の処置を同一日に行った場合は，主たるもののみで算定する（重複算定不可）。J 018 喀痰吸引・J 018-2 内視鏡下気管支分泌物吸引・J 018-3 干渉低周波去痰器による喀痰排出・J 026 間歇的陽圧吸入法・J 026-2 鼻マスク式補助換気法・J 026-3 体外式陰圧人工呼吸器治療・J 026-4 ハイフローセラピー・J 027 高気圧酸素治療・J 028 インキュベーター・J 045 人工呼吸・持続陽圧呼吸法・間歇的強制呼吸法・J 050 気管内洗浄（気管支ファイバースコピー使用を含む）・J 114 ネブライザ・J 115 超音波ネブライザ

項　目	点数	算　定　要　件
J 018-2　内視鏡下気管支分泌物吸引（1 日につき）	120	
J 018-3　干渉低周波去痰器による喀痰排出（1 日につき）	48	・J 018 喀痰吸引を同一日に行った場合は，どちらか一方のみを算定する。 ・C 103 在宅酸素療法指導管理料，C 107 在宅人工呼吸指導管理料，C 107-3 在宅ハイフローセラピー指導管理料，C 109 在宅寝たきり患者処置指導管理料又は C 112-2 在宅喉頭摘出患者指導管理料を算定している患者（これらに
〈注加算〉6 歳未満（乳幼児加算）	+83	係る在宅療養指導管理材料加算又は特定保険医療材料料のみを算定している者を含み，入院中の患者を除く）については，干渉低周波去痰器による喀痰排出の費用を算定できない。 ・「2 種以上の処置を同一日に行った場合」J 018 参照。 ・J 026 間歇的陽圧吸入法又は J 045 人工呼吸と同時に行った場合は算定できない。

処置

項　目	点数	算 定 要 件
J 019　持続的胸腔ドレナージ （開始日）（1日1回）	825	・2日目以降はJ 002ドレーン法（ドレナージ）で算定する。 ・手術に伴い，手術日に行ったJ 019は別に算定できない。なお，手術の翌日以降はJ 002ドレーン法（ドレナージ）により算定する。 ・胸腔内出血排除（非開胸的）はJ 019で算定する。
〈注加算〉3歳未満（乳幼児加算）	+110	
J 019-2　削除		
J 020　胃持続ドレナージ（開始日）	50	・2日目以降はJ 002ドレーン法（ドレナージ）で算定する。
〈注加算〉3歳未満（乳幼児加算）	+110	
J 021　持続的腹腔ドレナージ （開始日）（1日1回）	550	・2日目以降はJ 002ドレーン法（ドレナージ）で算定する。 ・手術に伴い，手術日に行ったJ 021は別に算定できない。なお，手術の翌日以降はJ 002により算定する。
〈注加算〉3歳未満（乳幼児加算）	+110	
J 022　高位浣腸，高圧浣腸，洗腸	65	・高位浣腸，高圧浣腸，洗腸，摘便，腰椎麻酔下直腸内異物除去又は腸内ガス排気処置（開腹手術後）を同一日に行った場合は，主たる所定点数で算定する。
〈注加算〉3歳未満（乳幼児加算）	+55	
J 022-2　摘便	100	
J 022-3　腰椎麻酔下直腸内異物除去	45	
J 022-4　腸内ガス排気処置 （開腹手術後）	45	
J 022-5　持続的難治性下痢便ドレナージ（開始日）	50	・開始日については，J 022-5で算定し，2日以降はJ 002ドレーン法（ドレナージ）（1日につき）の「2」で算定する。
J 023　気管支カテーテル薬液注入法	150	
J 024　酸素吸入（1日につき） 〈医療機器等加算〉J 201酸素加算	65	・間歇的陽圧吸入法，鼻マスク式補助換気法，体外式陰圧人工呼吸器治療，ハイフローセラピー，インキュベーター，人工呼吸，持続陽圧呼吸法，間歇的強制呼吸法又は気管内洗浄（気管支ファイバースコピーの使用を含む）と同一日に行った酸素吸入，突発性難聴に対する酸素療法又は酸素テントの費用は算定できない。 ・J 024～J 028及びJ 045の処置を行う際，酸素を使用した場合は，別に酸素加算が算定できる（酸素と併せて窒素を使用した場合はそれぞれの価格を10で除して得た点数を合算した点数）。計算方法はp. 326参照。 ・C 103在宅酸素療法指導管理料，C 107在宅人工呼吸指導管理料又はC 107-3在宅ハイフローセラピー指導管理料を算定している患者には，酸素吸入及び突発性難聴に対する酸素療法の費用は算定できない。 ・手術中の酸素吸入については，レセプト㊿に使用した酸素のみ算定する（p. 326参照）。 レセプト「摘要欄」 ㊵　酸素吸入　　　　　　　　　　　　　　　　65×1 　　酸素（○○ボンベ）（購入価格×使用量×1.3）÷　10　　○×1
J 024-2　突発性難聴に対する酸素療法（1日につき） 〈医療機器等加算〉J 201酸素加算	65	酸素吸入用器具の例 鼻カニューレ　　　単純マスク　　　気切マスク
J 025　酸素テント（1日につき） 〈医療機器等加算〉J 201酸素加算	65	・間歇的陽圧吸入法と同時に行った酸素テントの費用は算定できない。 ・C 103在宅酸素療法指導管理料，C 107在宅人工呼吸指導管理料又はC 107-3在宅ハイフローセラピー指導管理料を算定している患者に対して行った酸素テントの費用は算定しない。 ・〔同一日に2種類以上の処置を行った場合について〕間歇的陽圧吸入法，鼻マスク式補助換気法，体外式陰圧人工呼吸器治療，ハイフローセラピー，インキュベーター，人工呼吸，持続陽圧呼吸法，間歇的強制呼吸法又は気管内洗浄（気管支ファイバースコピーの使用を含む）と同一日に行った酸素吸入，突発性難聴に対する酸素療法又は酸素テントの費用は算定できない。 ・J 024～J 028及びJ 045を行う際，酸素を使用した場合は，別に酸素加算が算定できる（酸素と併せて窒素を使用した場合はそれぞれの価格を10で除して得た点数を合算した点数）。計算方法はp. 326参照。 ・使用したソーダライム等，二酸化炭素吸着剤は算定不可。 酸素テント　　　　酸素ボンベ

処置

項　目	点数	算定要件
J 026　間歇的陽圧吸入法 （1日につき）	160	・C 103 在宅酸素療法指導管理料，C 107 在宅人工呼吸指導管理料又は C 107-3 在宅ハイフローセラピー指導管理料を算定している患者については，J 026 は間歇的陽圧吸入法の費用，J 026-2 は鼻マスク式補助換気法の費用，J 026-3 は体外式陰圧人工呼吸器治療の費用は算定できない。
〈医療機器等加算〉J 201 酸素加算		
J 026-2　鼻マスク式補助換気法 （1日につき）	160	・間歇的陽圧吸入法，鼻マスク式補助換気法又は体外式陰圧人工呼吸器治療と同時に行う喀痰吸引，干渉低周波去痰器による喀痰排出，酸素吸入，突発性難聴に対する酸素療法又は酸素テントは所定点数に含まれる。
〈医療機器等加算〉J 201 酸素加算		
J 026-3　体外式陰圧人工呼吸器治療（1日につき）	160	・J 024～J 028 及び J 045 を行う際，酸素を使用した場合は，別に酸素加算が算定できる（酸素と併せて窒素を使用した場合はそれぞれの価格を 10 で除して得た点数を合算した点数）。計算方法は p. 326 参照。 ・「2種以上の処置を同一日に行った場合」J 018（p. 313）参照。
〈医療機器等加算〉J 201 酸素加算		
J 026-4　ハイフローセラピー（1日につき）		・動脈血酸素分圧が 60 mmHg 以下又は経皮的動脈血酸素飽和度が 90% 以下の急性呼吸不全の患者に対して実施した場合に限り算定する。なお，算定に当たっては，動脈血酸素分圧又は経皮的酸素飽和度の測定結果について，診療報酬明細書の摘要欄に記載する。 ・C 103 在宅酸素療法指導管理料又は C 107 在宅人工呼吸指導管理料又は C 107-3 在宅ハイフローセラピー指導管理料を算定している患者（これらに係る在宅療養指導管理材料加算又は特定保険医療材料料のみを算定している者を含み，入院中の患者を除く）については，算定できない。
1　15歳未満の患者の場合	282	
2　15歳以上の患者の場合	192	
〈医療機器等加算〉J 201 酸素加算		
J 027　高気圧酸素治療（1日につき）		・「1」は減圧症又は空気塞栓に対して，発症後 1 カ月以内に行う場合に，一連につき 7 回を限度として算定する。 ・「2」は以下の疾患に対して行う場合に算定する。また，スモンの患者に対しては，「2」で算定する。 「2」の対象疾患（一連につき 10 回を限度）：①急性一酸化炭素中毒その他のガス中毒（間歇型を含む），②重症軟部組織感染症（ガス壊疽，壊死性筋膜炎）又は頭蓋内膿瘍，③急性末梢血管障害（重症の熱傷又は凍傷，広汎挫傷又は中等度以上の血管断裂を伴う末梢血管障害，コンパートメント症候群又は圧挫症候群），④脳梗塞，⑤重症頭部外傷若しくは開頭術後の意識障害又は脳浮腫，⑥重症の低酸素脳症，⑦腸閉塞 「2」の対象疾患（一連につき 30 回を限度）：①網膜動脈閉塞症，②突発性難聴，③放射線又は抗癌剤治療と併用される悪性腫瘍，④難治性潰瘍を伴う末梢循環障害，⑤皮膚移植，⑥脊髄神経疾患，⑦骨髄炎又は放射線障害 ・J 024～J 028 及び J 045 の処置を行う際，酸素を使用した場合は，別に酸素加算が算定できる（酸素と併せて窒素を使用した場合はそれぞれの価格を 10 で除して得た点数を合算した点数）。計算方法は p. 326 参照。 ・2 絶対気圧以上の治療圧力が 1 時間に満たないものは，J 024 酸素吸入により算定する。
1　減圧症又は空気塞栓に対するもの	5000	
〈注加算〉 長時間加算 　「1」について，5 時間超の場合は 30 分又はその端数を増すごとに加算する。ただし，+3000 点を限度として加算する。	+500	
2　その他のもの	3000	
〈医療機器等加算〉J 201 酸素加算		
J 028　インキュベーター （1日につき）	120	・インキュベーター（保育器）に使用した滅菌精製水の費用は別に算定できない。 ・J 024～J 028 及び J 045 の処置を行う際，酸素を使用した場合は，別に酸素加算が算定できる（酸素と併せて窒素を使用した場合はそれぞれの価格を 10 で除して得た点数を合算した点数）。計算方法は p. 326 参照。 ・「2種以上の処置を同一日に行った場合」J 018（p. 313）参照。
〈医療機器等加算〉J 201 酸素加算		
J 029　鉄の肺（1日につき）	260	
J 029-2　減圧タンク療法	260	
J 030　食道ブジー法	150	・食道狭窄拡張を目的として行った場合は，K 522 食道狭窄拡張術の「2」で算定する。
J 031　直腸ブジー法	150	
J 032　肛門拡張法（徒手又はブジーによるもの）	150	・3 歳未満の乳幼児に対して，鎖肛又は先天性腸疾患に対する根治術等の前後に肛門拡張法を行った場合は，周術期乳幼児加算として，初回の算定日から起算して 3 月に限り，100 点を所定点数に加算する。
〈注加算〉周術期乳幼児加算	+100	
J 033　削除		
J 034　イレウス用ロングチューブ挿入法	912	・2 日目以降は J 002 ドレーン法（ドレナージ）で算定する。 ・経肛門的に挿入した場合においても J 034 で算定する。
J 034-2　経鼻栄養・薬剤投与用チューブ挿入術	180	・経管栄養を行うために ED チューブを挿入した場合は，胃食道逆流症や全身状態悪化等により，経口又は経胃の栄養摂取では十分な効果が得られない患者に対して実施した場合に限り算定する。 ・X 線透視下に経鼻栄養・薬剤投与用チューブを挿入し，食道から胃を通過させ，先端が十二指腸あるいは空腸内に存在することを確認した場合に算定する。 ・経胃の栄養摂取が必要な患者に対して在宅などX 線装置が活用できない環境下において，経鼻栄養・薬剤投与用チューブの挿入に際して，ファイバー光源の活用によりチューブの先端が胃内にあることを確認する場合にも算定できる。なお，医学的必要性について診療報酬明細書の摘要欄に記載する。 ・ED チューブを用いて経管栄養を行う場合には，J 120 鼻腔栄養の所定点数により算定する。 ・ED チューブの抜去の費用は所定点数に含まれ算定できない。 ・経鼻薬剤投与を行う場合は，レボドパカルビドパ水和物を投与する目的での場合に限り算定する。この算定日に限り，画像診断及び内視鏡等の費用を算定する。
J 034-3　内視鏡的結腸軸捻転解除術（一連につき）	5360	・一連につき，1 回に限り算定する。なお，D 313 大腸内視鏡検査の費用は所定点数に含まれる。
J 035　削除		
J 036　非還納性ヘルニア徒手整復法	290	
〈注加算〉新生児加算 　　　　　乳幼児加算	+110 +55	・新生児加算（生後 28 日未満） ・乳幼児加算（28 日目～3 歳未満）
J 037　痔核嵌頓整復法（脱肛を含む）	290	

項　目	点数	算 定 要 件
J 038　人工腎臓（1日につき，上限月14回まで）		・HIF-PH 阻害剤は院内処方が原則（同剤を処方した場合，同一患者・同一診療日の院内処方と院外処方の混在可）。
1　慢性維持透析を行った場合1 届		・J 038-2 持続緩徐式血液濾過の実施回数と併せて1月に14回に限り算定する（妊娠中の患者はこの限りではない）。
イ　4時間未満	1876	・人工腎臓を夜間に開始し午前0時以降に終了した場合でも，1日として算定する。「4」の場合は夜間に開始し，12時間以上継続して行った場合は，2日として算定する。
ロ　4時間以上5時間未満	2036	
ハ　5時間以上	2171	・「1」～「3」には，透析液・血液凝固阻止剤・生理食塩水・エリスロポエチン製剤・ダルベポエチン製剤，エポエチンベータペゴル製剤，HIF-PH 阻害剤の費用が包括されている。
2　慢性維持透析を行った場合2 届		
イ　4時間未満	1836	・妊娠中の患者以外の患者に対して，人工腎臓と J 038-2 持続緩徐式血液濾過を併せて1月15回以上を実施した場合（人工腎臓のみ15回以上の場合も含む），15回目以降は算定できないが，使用した薬剤〔透析液・血液凝固阻止剤・エリスロポエチン・ダルベポエチン・エポエチンベータペゴル製剤・HIF-PH 阻害剤及び生理食塩水も含む〕又は特定保険医療材料料は別に算定できる。
ロ　4時間以上5時間未満	1996	
ハ　5時間以上	2126	
3　慢性維持透析を行った場合3		
イ　4時間未満	1796	・「1」の施設基準：①透析用監視装置26台未満，透析用監視装置1台当たりの J 038 人工腎臓の算定患者（外来患者に限る）の割合が3.5未満——のいずれかに該当すること，②水質管理の実施，③透析機器安全管理委員会を設置し，専任の医師又は専任の臨床工学技士が責任者として1名以上配置されていること。
ロ　4時間以上5時間未満	1951	
ハ　5時間以上	2081	
4　その他の場合	1580	・「2」の施設基準：①透析用監視装置26台以上，透析用監視装置1台当たりの J 038 人工腎臓の算定患者（外来患者に限る）の割合が3.5以上4.0未満——のいずれにも該当すること，②③は「1」と同じ。
〈注加算〉		・「4」その他の場合は次の場合に算定する。
注1　時間外・休日加算（外来のみ）		ア　急性腎不全の患者に対して行った場合
①休日実施	+380	イ　透析導入期（導入後1月に限る）の患者に対して行った場合
②17：00以降の開始又は21：00以降の終了の場合	+380	ウ　血液濾過又は血液透析濾過（慢性維持透析濾過加算を算定する場合を除く）を行った場合
注2　導入期加算 届（開始日より1カ月間に限り1日につき）		エ　以下の合併症又は状態を有する患者〔（ニ）から（ヌ）については入院中の患者に限る〕に対して行った場合であって，連日人工腎臓を実施する場合や半減期の短い特別な抗凝固剤を使用する場合等特別な管理を必要とする場合
イ　導入期加算1	+200	（イ）重大な視力障害にいたる可能性が著しく高い，進行性眼底出血（発症後2週間に限る）
ロ　導入期加算2	+410	
ハ　導入期加算3	+810	（ロ）重篤な急性出血性合併症（頭蓋内出血，消化管出血，外傷性出血等）（発症後2週間に限る）
注3　人工腎臓困難な障害者等に対する加算（障害者等加算）（1日につき）障	+140	（ハ）ヘパリン起因性血小板減少症
注9　透析液水質確保加算 水　届	+10	（ニ）播種性血管内凝固症候群
注10　下肢末梢動脈疾患指導管理加算届（月1回に限り）	+100	（ホ）敗血症
		（ヘ）急性膵炎
注11　長時間加算（1回につき）	+150	（ト）重篤な急性肝不全
		（チ）悪性腫瘍（注射による化学療法中のものに限る）
注13　慢性維持透析濾過加算届	+50	（リ）自己免疫疾患の活動性が高い状態
注14　透析時運動指導等加算	+75	（ヌ）L 002 硬膜外麻酔，L 004 脊椎麻酔又は L 008 マスク又は気管内挿管による閉鎖循環式全身麻酔による手術を実施した状態（手術前日から術後2週間に限る）
		・「4」を算定する場合，前項のア～エ〔エについては（イ）～（ヌ）〕の中から該当するものを診療報酬明細書の摘要欄に記載する。
		・C 102 在宅自己腹膜灌流指導管理料，C 102-2 在宅血液透析指導管理料を算定している患者には週1回に限り併算定できる。なお，他の医療機関において C 102 在宅自己腹膜灌流指導管理料を算定している場合には，摘要欄に，C 102 を算定している保険医療機関名を記載した場合に限り，週1回を限度として算定できる。
		・カニュレーション料を含むものとする。
		・休日加算の対象日は，初診料における休日と同じ扱いである。ただし，日曜日である休日（12月29日～1月3日は除く）は休日加算の対象としない。
		時間外・休日加算：①人工腎臓の休日加算（380点）を算定した場合は，再診料の休日加算は算定不可。②外来患者に対し，17：00以降に開始した場合，21：00以降に終了した場合，休日に行った場合は，所定点数に380点を加算できるが，初再診料の夜間・早朝等加算との併算定はできない。
		・J 038 人工腎臓，J 042 腹膜灌流，J 038-2 持続緩徐式血液濾過を同一日に行った場合は，主たるものの所定点数のみにより算定する。
		・**導入期加算**：「イ」については導入期加算1の施設基準，「ロ」については導入期加算2の施設基準，「ハ」については導入期加算3の施設基準の届出医療機関において，それぞれ1日につき200点，410点又は810点を1月間に限り算定する。
		・**長時間加算**：通常の人工腎臓では管理が困難な兆候を有する患者に対して6時間以上の人工腎臓を行った場合には，長時間加算として，1回につき150点を加算する。
		・**慢性維持透析濾過加算**：「1」～「3」までについて，施設基準適合の届出医療機関で慢性維持透析濾過（複雑なものに限る）を行った場合には，慢性維持透析濾過加算として，所定点数に50点を加算する。
		・**透析時運動指導等加算**：医師，看護師，理学療法士又は作業療法士が指導を行った場合，当該指導を開始した日から起算して90日限度で加算できる。

【透析液水質確保加算の施設基準】
・透析治療に用いる装置及び透析液の水質を管理するにつき，十分な体制が整備されていること。

例）人工腎臓を開始して4時間未満の透析を実施した場合のレセプト			
⑳	1回　2033 薬剤　327	⑳	人工腎臓1「イ」（4時間未満）（○月○日）　1876×1 使用薬剤名，規格・単位，数量　327×1 ダイアライザー Ia 型　¥1440　144×1

処置

項　目	点数	算　定　要　件
		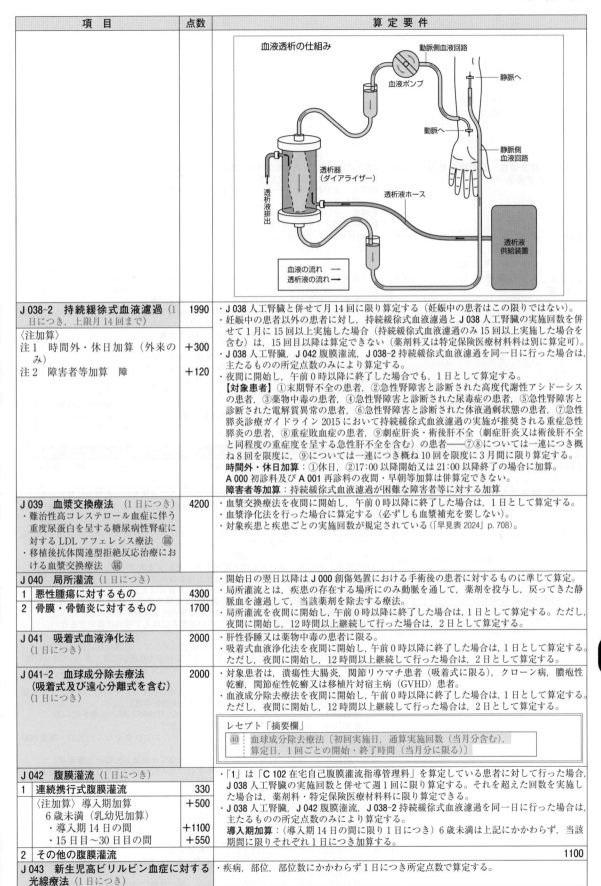 血液透析の仕組み
J 038-2　持続緩徐式血液濾過 (1日につき，上限月14回まで)	1990	・J 038 人工腎臓と併せて月14回に限り算定する（妊娠中の患者はこの限りではない）。 ・妊娠中の患者以外の患者に対し，持続緩徐式血液濾過と J 038 人工腎臓の実施回数を併せて1月に15回以上実施した場合（持続緩徐式血液濾過のみ15回以上実施した場合を含む）は，15回目以降は算定できない（薬剤料又は特定保険医療材料料は別に算定可）。
〈注加算〉 注1　時間外・休日加算（外来のみ） 注2　障害者等加算　障	+300 +120	・J 038 人工腎臓，J 042 腹膜灌流，J 038-2 持続緩徐式血液濾過を同一日に行った場合は，主たるものの所定点数のみにより算定する。 ・夜間に開始し，午前0時以降に終了した場合でも，1日として算定する。 【対象患者】①末期腎不全の患者，②急性腎障害と診断された高度代謝性アシドーシスの患者，③薬物中毒の患者，④急性腎障害と診断された尿毒症の患者，⑤急性腎障害と診断された電解質異常の患者，⑥急性腎障害と診断された体液過剰状態の患者，⑦急性膵炎診療ガイドライン2015において持続緩徐式血液濾過の実施が推奨される重症急性膵炎の患者，⑧重症敗血症の患者，⑨劇症肝炎・術後肝不全（劇症肝炎又は術後肝不全と同程度の重症度を呈する急性肝不全を含む）の患者──⑦⑧については一連につき概ね8回を限度に，⑨については一連につき概ね10回を限度に3月間に限り算定する。 **時間外・休日加算**：①休日，②17:00以降開始又は21:00以降終了の場合に加算。 A 000 初診料及び A 001 再診料の夜間・早朝等加算は併算定できない。 **障害者等加算**：持続緩徐式血液濾過が困難な障害者等に対する加算
J 039　血漿交換療法（1日につき） ・難治性高コレステロール血症に伴う重度尿蛋白を呈する糖尿病性腎症に対する LDL アフェレシス療法　届 ・移植後抗体関連型拒絶反応治療における血漿交換療法　届	4200	・血漿交換療法を夜間に開始し，午前0時以降に終了した場合は，1日として算定する。 ・血漿浄化法を行った場合に算定する（必ずしも血漿補充を要しない）。 ・対象疾患と疾患ごとの実施回数が規定されている（「早見表2024」p. 708）。
J 040　局所灌流（1日につき）		・開始日の翌日以降は J 000 創傷処置における手術後の患者に対するものに準じて算定。
1　悪性腫瘍に対するもの	4300	・局所灌流とは，疾患の存在する場所にのみ動脈を通して，薬剤を投与し，戻ってきた静脈血を濾過して，当該薬剤を除去する療法。
2　骨膜・骨髄炎に対するもの	1700	・局所灌流を夜間に開始し，午前0時以降に終了した場合は，1日として算定する。ただし，夜間に開始し，12時間以上継続して行った場合は，2日として算定する。
J 041　吸着式血液浄化法 （1日につき）	2000	・肝性昏睡又は薬物中毒の患者に限る。 ・吸着式血液浄化法を夜間に開始し，午前0時以降に終了した場合は，1日として算定する。ただし，夜間に開始し，12時間以上継続して行った場合は，2日として算定する。
J 041-2　血球成分除去療法 （吸着式及び遠心分離式を含む） （1日につき）	2000	・対象患者は，潰瘍性大腸炎，関節リウマチ患者（吸着式に限る），クローン病，膿疱性乾癬，関節症性乾癬又は移植片対宿主病（GVHD）患者。 ・血液成分除去療法を夜間に開始し，午前0時以降に終了した場合は，1日として算定する。ただし，夜間に開始し，12時間以上継続して行った場合は，2日として算定する。
		レセプト「摘要欄」 ⑭　血球成分除去療法〔初回実施日，通算実施回数（当月分含む），算定日，1回ごとの開始・終了時間（当月分に限る）〕
J 042　腹膜灌流（1日につき）		・「1」は「C 102 在宅自己腹膜灌流指導管理料」を算定している患者に対して行った場合，J 038 人工腎臓の実施回数と併せて週1回に限り算定する。それを超えた回数を実施した場合は，薬剤料・特定保険医療材料料に限り算定できる。
1　連続携行式腹膜灌流	330	・J 038 人工腎臓，J 042 腹膜灌流，J 038-2 持続緩徐式血液濾過を同一日に行った場合は，主たるものの所定点数のみにより算定する。
〈注加算〉導入期加算 6歳未満（乳幼児加算） ・導入期14日の間 ・15日目〜30日目の間	+500 +1100 +550	**導入期加算**：（導入期14日の間に限り1日につき）6歳未満は上記にかかわらず，当該期間に限りそれぞれ1日につき加算する。
2　その他の腹膜灌流		1100
J 043　新生児高ビリルビン血症に対する光線療法（1日につき）		・疾病，部位，部位数にかかわらず1日につき所定点数で算定する。

処置

項　目	点数	算定要件
J 043-2　瀉血療法	250	・瀉血療法とは，治療の目的で患者の血液を体外に排除することをいう。 ・真性多血症，続発性多血症の患者，又は，インターフェロンや肝庇護療法に抵抗性のあるC型慢性肝炎に対して行った場合に算定する。
J 043-3　ストーマ処置 （外来・在宅のみ）（1日につき）		・消化器ストーマ又は尿路ストーマに対して行った場合に算定する。 ・ストーマ処置には，装具の交換の費用は含まれるが，装具の費用は含まない。
1　ストーマを1個もつ患者	70	・C 109 在宅寝たきり患者処置指導管理料を算定している患者（これに係る薬剤料又は特定保険医療材料料のみを算定している者を含み，入院中の患者を除く）には算定不可。
2　ストーマを2個以上もつ患者	120	・ストーマ合併症加算は，以下のストーマ合併症の重症度分類グレード2以上の患者である場合に算定する。
〈注加算〉6歳未満（乳幼児加算）	+55	ア　傍ストーマヘルニア，イ　ストーマ脱出，ウ　ストーマ腫瘤，エ　ストーマ部瘻孔，
注4　ストーマ合併症加算〔届〕	+65	オ　ストーマ静脈瘤，カ　ストーマ周囲肉芽腫，キ　ストーマ周囲難治性潰瘍等
J 043-4　経管栄養・薬剤投与用カテーテル交換法	200	・J 000 創傷処置，K 000 創傷処理の費用は所定点数に含まれ別に算定できない。 ・胃瘻カテーテル又は経皮経食道胃管カテーテルについて，十分に安全管理に留意し，経管栄養・薬剤投与用カテーテル交換後の確認を画像診断又は内視鏡等を用いて行った場合に限り算定する。 ・薬剤投与を目的として胃瘻カテーテルの交換を行った場合は，レボドパカルビドパ水和物製剤を投与する目的の場合に限り算定できる。
J 043-5　尿路ストーマカテーテル交換法	100	・J 000 創傷処置，K 000 創傷処理，J 043-3 ストーマ処置（尿路ストーマに対するもの）は別に算定できない。
〈注加算〉6歳未満（乳幼児加算）	+55	
J 043-6　人工膵臓療法（1日につき）〔届〕	3500	・人工膵臓療法は，糖尿病患者の治療に際して，周術期における血糖コントロール等を目的として，血管内に留置した二重腔カテーテルから吸引した血中のグルコース値を連続して測定し，持続的な血糖管理を行った場合に算定できる。 ・算定の対象となる患者は，次の療養が必要な糖尿病等の患者であって，医師が人工膵臓療法以外による血糖調整が困難であると認めたものである。 　ア　高血糖時（糖尿病性昏睡等）における救急的治療 　イ　手術，外傷及び分娩時の血糖管理 　ウ　インスリン産生腫瘍摘出術の術前，術後の血糖管理 ・人工膵臓療法と同一日に行った血中グルコース測定は別に算定できない。 ・穿刺部位のガーゼ交換等の処置料及び材料料は別に算定できない。 ・4日以上実施した場合の費用は3日目までの所定点数に含まれ別に算定できない。
J 043-7　経会陰的放射線治療用材料局所注入	1400	・M 001 体外照射，M 001-2 ガンマナイフによる定位放射線治療，M 001-3 直線加速器による放射線治療（一連につき），M 001-4 粒子線治療（一連につき），M 004 密封小線源治療（一連につき）を行うに当たり，ハイドロゲル型の放射線治療用合成吸収性材料を用いた場合に限り算定する。
救急処置		
J 044　救命のための気管内挿管	500	・救命のための気管内挿管に併せて人工呼吸を行った場合は，J 045 人工呼吸も併算定可。
〈注加算〉6歳未満（乳幼児加算）	+55	
J 044-2　体表面ペーシング法又は食道ペーシング法（1日につき）	600	・救急処置として体表面ペーシング法又は食道ペーシング法を行った場合に算定する。 ・体表面ペーシング法については，特定保険医療材料「115 体表面ペーシング用電極」（4480円）を併せて算定できる。
J 045　人工呼吸		・J 024～J 028 及び J 045 の処置を行う際，酸素を使用した場合は，別に酸素加算が算定できる（酸素と併せて窒素を使用した場合はそれぞれの価格を10で除して得た点数を合算した点数）。計算方法は p.326 参照。
1　30分までの場合	302	・D 220 呼吸心拍監視，新生児心拍・呼吸監視，カルジオスコープ（ハートスコープ），カルジオタコスコープ，D 223 経皮的動脈血酸素飽和度測定又は D 225-2 非観血的連続血圧測定を同一日に行った場合には，これらに係る費用は人工呼吸の所定点数に含まれる。
2　30分を超えて5時間までの場合	302	・J 018 喀痰吸引，J 018-3 干渉低周波去痰器による喀痰排出，J 024 酸素吸入及び J 024-2 突発性難聴に対する酸素療法の費用は人工呼吸の所定点数に含まれる。
（30分ごと）	+50	・C 107 在宅人工呼吸指導管理料を算定している患者には人工呼吸は算定できない。
3　5時間を超えた場合（1日につき）		・「2種以上の処置を同一日に行った場合」J 018 (p.313) 参照。
イ　14日目まで	950	・「注3」において，気管内挿管を行っている患者において，意識状態に係る評価を行った場合，覚醒試験加算として治療開始日から1日につき100点が加算できる。(14日限度)
ロ　15日目以降	815	・覚醒試験加算は，意識状態に係る評価として以下の全てを実施した場合に算定可。
〈注加算〉		ア　自発覚醒試験を実施できる状態であること
注3　覚醒試験加算（1日につき）	+100	イ　意識状態を評価し，自発的に覚醒が得られるか確認する。その際，必要に応じて鎮静薬を中止又は減量する。（観察時間：30分～4時間程度）
注4　離脱試験加算（1日につき）	+60	ウ　評価には，Richmond Agitation-Sedation Scale（RASS）等の指標を用いる。
注5　腹臥位療法加算（1回につき）	+900	エ　評価日時及び評価結果について，診療録に記載する。
〈医療機器等加算〉J 201 酸素加算		・「注3」の場合において，人工呼吸器からの離脱のために評価を行った場合，離脱試験加算（注4）として更に1日につき60点を加算する。 ・離脱試験加算は，離脱に必要な評価として以下の全てを実施した場合に算定可。 　ア　自発覚醒試験の結果，自発呼吸試験を実施できる意識状態であることを確認する。 　イ　以下のいずれにも該当する。（イ）原疾患が改善している又は改善傾向にある，（ロ）酸素化が十分である，（ハ）血行動態が安定している，（ニ）十分な吸気努力がある，（ホ）異常な呼吸様式ではない，（ヘ）全身状態が安定している 　ウ　人工呼吸器の設定を以下のいずれかに変更し，30分経過後，状態を評価する。 　　①吸入酸素濃度（F$_I$O$_2$）50％以下，CPAP（PEEP）≦5cmH$_2$O かつ PS≦5cmH$_2$O 　　②F$_I$O$_2$50％以下相当かつTピース 　エ　ウの評価に当たっては，以下の全てを評価する。 　　（イ）酸素化の悪化の有無，（ロ）血行動態の悪化の有無，（ハ）異常な呼吸様式及び呼吸回数の増加の有無 　オ　ウの評価の結果，異常が認められた場合，その原因について検討し，対策を講じる。

処置

項　目	点数	算　定　要　件
		カ　評価日時及び評価結果について，診療録に記載する。 ・「注5」腹臥位療法加算は，人工呼吸器管理下における，中等症以上の急性呼吸窮迫症候群（ARDS）患者に対し，12時間以上の連続した腹臥位療法を実施した場合に算定する。また，腹臥位療法の実施が日をまたぐ場合については，当該療法を開始してから連続12時間が経過した時点で算定する。
J 045-2　一酸化窒素吸入療法 （1日につき）		・新生児の肺高血圧を伴う低酸素性呼吸不全の改善を目的として本療法を行った場合は，「1」により算定する。この場合，開始時刻より通算して96時間を限度として，一酸化窒素ガス加算を加算でき，本療法の終了日で算定する。ただし，医学的根拠に基づきこの限度を超えて算定する場合は，さらに48時間を限度として算定でき，診療報酬明細書の摘要欄にその理由及び医学的な根拠を詳細に記載する。
1　新生児の低酸素性呼吸不全に対して実施する場合	1680	・心臓手術又は先天性横隔膜ヘルニアの周術期における肺高血圧の改善を目的として本療法を行った場合は，「2」により算定する。この場合，開始時刻より通算して168時間を限度として，一酸化窒素ガス加算を加算でき，本療法の終了日で算定するが，56時間を超えて本療法を実施する場合は，症状に応じて離脱の可能性について検討し，その検討結果を診療録に記録する。ただし，医学的根拠に基づき168時間を超えて算定する場合は，さらに48時間を限度として算定でき，診療報酬明細書の摘要欄にその理由及び医学的な根拠を詳細に記載する。
2　その他の場合	1680	
〈注加算〉 一酸化窒素ガス加算 　（1時間） 　（1時超）1時間又はその端数を 　　　　　　増すごとに	+900 +900	・上記の開始時刻とは一酸化窒素供給装置を人工呼吸器と接続し，一酸化窒素の供給を開始した時刻を指し，同時刻を診療報酬明細書の摘要欄に記載する。 ・D 220 呼吸心拍監視，新生児心拍・呼吸監視，カルジオスコープ（ハートスコープ），カルジオタコスコープ，D 223 経皮的動脈血酸素飽和度測定又は D 225-2 非観血的連続血圧測定を同一日に行った場合は，これらに係る費用は所定点数に含まれる。 ・J 018 喀痰吸引，J 018-3 干渉低周波去痰器による喀痰排出，J 024 酸素吸入及び J 024-2 突発性難聴に対する酸素療法の費用は所定点数に含まれる。
J 046　非開胸的心マッサージ		
1　30分までの場合	250	
2　30分を超えた場合（30分ごと）	+40	
J 047　カウンターショック （1日につき）		・非医療従事者向け自動除細動器を用いて行った場合には，「1」を算定する。保険医療機関内においては保険医により施行される場合においてのみ算定する。
1　非医療従事者向け自動除細動器を用いた場合	2500	・カウンターショックに伴う皮膚の創傷に対する処置に要する費用は，所定点数に含まれ，別に算定できない。
2　その他の場合	3500	・心臓手術に伴うカウンターショックは手術の所定点数に含まれ，別に算定できない。 ・開胸心臓マッサージを併せて行った場合は，K 545 開胸心臓マッサージも算定可。
J 047-2　心腔内除細動	3500	・心房性不整脈に対して心腔内除細動カテーテルを使用した場合に算定する。不整脈手術などに伴う心腔内除細動は，それぞれの所定点数に含まれ，別に算定できない。
J 047-3　心不全に対する遠赤外線温熱療法（1日につき）届	115	・届出医療機関において，入院患者につき，当該患者の治療開始日から起算して30日を限度として，週5回に限り所定点数を算定する。
J 048　心膜穿刺	625	
J 049　食道圧迫止血チューブ挿入法	3240	・特定保険医療材料「096 胃・食道静脈瘤圧迫止血用チューブ」を用いた場合は併せて算定できる。
J 050　気管内洗浄（1日につき）	425	・気管内洗浄（気管支ファイバースコピーを使用した場合を含む）と同時に行う喀痰吸引，干渉低周波去痰器による喀痰排出又は酸素吸入は算定できない。
〈注加算〉6歳未満（乳幼児加算）	+110	・新たに気管内挿管を行った場合は，J 044 救命のための気管内挿管を併算定可。
J 051　胃洗浄	375	
〈注加算〉3歳未満（乳幼児加算）	+110	
J 052　ショックパンツ（1日につき）	150	・2日目以降については，所定点数にかかわらず1日50点で算定する。
J 052-2　熱傷温浴療法 （1日につき）	2175	・体表面積の30％以上の広範囲熱傷の患者に対する全身温浴として受傷後60日以内に限り，入院中の患者に対して行った場合に算定する。受傷日をレセプトに記載する。
		レセプト「摘要欄」　⑳　熱傷温浴療法（受傷年月日）　　　点数×回数
皮膚科処置		
J 053　皮膚科軟膏処置		・100 cm² 未満の場合は，基本診療料に含まれ算定できない。
1　100 cm² 以上 500 cm² 未満	55	・C 109 在宅寝たきり患者処置指導管理料を算定している患者に対して行った場合は算定しない。
2　500 cm² 以上 3000 cm² 未満	85	・同一部位に対して，J 000 創傷処置，J 053 皮膚科軟膏処置，J 057-2 面皰圧出法，J 119「3」湿布処置が行われる場合は，いずれか1つのみにより算定する。
3　3000 cm² 以上 6000 cm² 未満	155	
4　6000 cm² 以上	270	
J 054　皮膚科光線療法（1日につき）		・赤外線又は紫外線療法は5分以上行った場合に算定する。
1　赤外線又は紫外線療法（外来のみ）	45	・長波紫外線又は中波紫外線療法は，乾癬，類乾癬，掌蹠膿疱症，菌状息肉腫（症），アトピー性皮膚炎又は円形脱毛症に対して行った場合に限って算定する。
2　長波紫外線又は中波紫外線療法 （概ね 290 nm 以上 315 nm 以下）	150	・赤外線又は紫外線療法，長波紫外線又は中波紫外線療法を同一日に行った場合は主たるもののみで算定。同じものを同一日に複数回行った場合でも1日につき所定点数のみにより算定。
3　中波紫外線療法 （308 nm 以上 313 nm 以下）	340	・同一日に行った J 119 消炎鎮痛等処置と併せて算定できない。
J 054-2　皮膚レーザー照射療法 （一連につき）		
1　色素レーザー照射療法	2712	・皮膚レーザー照射療法は，単なる美容を目的とした場合は算定できない。
〈注加算〉照射面積拡大加算 　照射面積が 10 cm² を超えた場	+500	・「一連」とは概ね3カ月間にわたり行われるものをいう。 ・「1」は単純性血管腫，苺状血管腫，毛細血管拡張症に対して行われた場合に算定する。

処置

項　目	点数	算定要件
合は 10 cm² ごとに加算（＋8500 点を限度）		・「2」はQスイッチ付ルビーレーザー照射療法，ルビーレーザー照射療法，Qスイッチ付アレキサンドライトレーザー照射療法及びQスイッチ付ヤグレーザー照射療法をいう。 ・Qスイッチ付レーザー照射療法は頭頸部，左右各上肢・左右各下肢，胸腹部，背部（臀部を含む）の各々部位ごとに太田母斑，異所性蒙古斑，外傷性色素沈着症，扁平母斑等に対して行った際に算定できる。また各部位において病変部位が重複しない複数の疾患に対して行った場合はそれぞれ算定できる。 ・一連の治療が終了した太田母斑，異所性蒙古斑又は外傷性色素沈着症に対して，再度当該治療を行う場合には，同一部位に対して，初回治療を含め5回を限度として算定する（扁平母斑等に対しては，同一部位に対して初回を含め2回を限度として算定する）。
2　Qスイッチ付レーザー照射療法		
イ　4 cm² 未満	2000	
ロ　4 cm² 以上 16 cm² 未満	2370	レセプト「摘要欄」 ⑩　皮膚レーザー照射療法1又は2（前回の治療開始年月日）　　点数×回数
ハ　16 cm² 以上 64 cm² 未満	2900	
ニ　64 cm² 以上	3950	
〈注加算〉3歳未満（乳幼児加算）	＋2200	
J 055　いぼ焼灼法		
1　3箇所以下	210	
2　4箇所以上	260	
J 055-2　イオントフォレーゼ	220	・尋常性白斑に対するイオントフォレーゼ療法は露出部におけるもので，他の療法が無効な場合に限る。点数は 4 cm×4 cm ごとに算定する。 ・汗疱状白癬，慢性湿疹，尋常性疣贅，慢性皮膚炎，稽留性化膿性肢端皮膚炎，多汗症，頑癬に対するイオントフォレーゼは他の療法で無効な場合に限り認められる。
J 055-3　臍肉芽腫切除術	220	
J 056　いぼ等冷凍凝固法		・脂漏性角化症，軟性線維腫に対する凍結療法については，いぼ等冷凍凝固法により算定する。
1　3箇所以下	210	
2　4箇所以上	270	
J 057　軟属腫摘除		・伝染性軟属腫の内容除去は軟属腫摘除として算定する。
1　10箇所未満	120	
2　10箇所以上 30箇所未満	220	
3　30箇所以上	350	
J 057-2　面皰圧出法	49	・顔面，前胸部，上背部等に多発した面皰に対して行った場合に算定する。 ・同一部位に対して J 000 創傷処置，J 053 皮膚科軟膏処置，J 057-2 面皰圧出法，又は J 119「3」湿布処置が行われた場合は，いずれか1つのみで算定する。
J 057-3　鶏眼・胼胝処置（月2回）	170	・同一部位について，その範囲にかかわらず月2回を限度として算定する。
J 057-4　稗粒腫摘除		
1　10箇所未満	74	
2　10箇所以上	148	
泌尿器科処置		
J 058　膀胱穿刺	80	・カテーテルの挿入が不能のとき，直接腹壁を通じて膀胱に針を刺して排尿するもの。
J 059　陰嚢水腫穿刺	80	
J 059-2　血腫，膿腫穿刺	80	・新生児頭血腫，又は，これに準ずる程度のものに対して行う場合に算定できるが，小範囲のものや試験穿刺については算定できない。
J 060　膀胱洗浄（1日につき）	60	・膀胱洗浄，J 063 留置カテーテル設置，J 064 導尿（尿道拡張を要するもの），又は J 060-2 後部尿道洗浄（ウルツマン）を同一日に行った場合には主たるもののみ算定する。
J 060-2　後部尿道洗浄（ウルツマン）（1日につき）	60	・カテーテル留置中に膀胱洗浄及び薬液膀胱内注入を行った場合は，J 060 で算定する。 ・C 106 在宅自己導尿指導管理料又は C 109 在宅寝たきり患者処置指導管理料を算定している患者に膀胱洗浄又は後部尿道洗浄（ウルツマン）は算定できない。
J 061　腎盂洗浄（片側）	60	・片側ごとにそれぞれ算定できる。 ・尿管カテーテル挿入を行った場合は，D 318 尿管カテーテル法も併せて算定する。
J 062　腎盂内注入（尿管カテーテル法を含む）	1612	・ファイバースコープによって行った場合に算定する。
J 063　留置カテーテル設置	40	・J 060 膀胱洗浄，留置カテーテル設置，J 064 導尿（尿道拡張を要するもの）又は J 060-2 後部尿道洗浄（ウルツマン）を同一日に行った場合は，主たるもののみ算定する。 ・バルーンカテーテル交換時の挿入手技料も J 063 留置カテーテル設置で算定する。 ・C 106 在宅自己導尿指導管理料又は C 109 在宅寝たきり患者処置指導管理料を算定している患者には算定不可。 ・留置カテーテル設置時に使用する注射用蒸留水又は生理食塩水等の費用は所定点数に含まれ別に算定できない。 膀胱内留置 挿入後，抜け落ちないよう，先端をふくらませる（バルーンカテーテル） 膀胱　恥骨 前立腺 直腸
J 064　導尿（尿道拡張を要するもの）	40	・導尿とは，膀胱内にカテーテルを挿入し，尿を体外に導くことをいう（カテーテルは軟性のゴム管又は金属カテーテルを使用し，排尿後は抜去する）。 ・導尿と，J 060 膀胱洗浄，J 063 留置カテーテル設置，J 060-2 後部尿道洗浄（ウルツマン）を同一日に行った場合は主たるもののみ算定する。 ・C 106 在宅自己導尿指導管理料又は C 109 在宅寝たきり患者処置指導管理料を算定して

処置

項 目	点数	算 定 要 件
		・いる患者には算定不可。
J 065　間歇的導尿（1日につき）	150	・脊椎損傷の急性期の尿閉，骨盤内の手術後の尿閉の患者に対し，排尿障害の回復の見込みのある場合，6月間限度として算定する。
J 066　尿道拡張法	216	
J 066-2　タイダール自動膀胱洗浄（1日につき）	180	
J 067　誘導ブジー法	270	
J 068　嵌頓包茎整復法（陰茎絞扼等）	290	・小児仮性包茎における包皮亀頭癒着に対する用手法等による剥離術は，J 068 嵌頓包茎整復法で算定する。
J 068-2　陰唇癒合剥離	290	
J 069　前立腺液圧出法	50	
J 070　前立腺冷温榻	50	
J 070-2　干渉低周波による膀胱等刺激法（外来のみ）	50	・尿失禁の治療のために行った場合に算定する。 ・治療開始時点においては3週間に6回を限度とし，その後は2週間に1回を限度とする。 レセプト「摘要欄」 ⑭ 干渉低周波による膀胱等刺激法(治療開始日)　　　点数×回数
J 070-3　冷却痔処置（1日につき）	50	・I度又はII度の内痔核の患者に対し，1日1回〜2回，かつ連続して5日以上実施した場合に，10日間を限度として1日1回算定できる。 ・冷却痔疾治療用具については，所定点数に含まれ，別に算定できない。 ・レセプトに内痔核の重症度（I度又はII度のいずれに該当するか）を記載する。
J 070-4　磁気による膀胱等刺激法⑤	70	・対象は，次のいずれかに該当する尿失禁を伴う成人女性の過活動膀胱患者。 　ア　尿失禁治療薬を12週間以上服用しても症状改善が見られない患者 　イ　副作用等のために尿失禁治療薬が使用できない患者 ・1週間に2回を限度とし，6週間を1クールとして，1年間に2クールに限り算定する。 ・施設基準（5年以上の泌尿器科または産婦人科の経験を有する常勤医師が合わせて2名以上配置されていること）の適合届出医療機関に限り算定する。

産婦人科処置

項 目	点数	算 定 要 件
J 071　羊水穿刺（羊水過多症の場合）	144	
J 072　腟洗浄（熱性洗浄を含む）（外来のみ）	56	・腟炎，頸管カタル，性器出血等の治療として洗浄を必要とする疾患のみ。
J 073　子宮腔洗浄（薬液注入を含む）	56	
J 074　卵管内薬液注入法	60	
J 075　陣痛誘発のための卵膜外薬液注入法	408	
J 076　子宮頸管内への薬物挿入法	45	
J 077　子宮出血止血法		・子宮用止血バルーンカテーテルを用いた止血を行う前に，他の止血法を実施した場合は，主たるもののみ算定する。
1　分娩時のもの	780	・「1」にあたり，「176子宮用止血バルーンカテーテル」を用いた場合は併せて算定できる。
2　分娩外のもの	45	
J 078　子宮腟頸管部薬物焼灼法	100	・ゲメプロスト製剤の投与により子宮内容物の排出が認められた場合，J 078 子宮腟頸管部薬物焼灼法に準じて算定できる。
J 079　子宮腟部焼灼法	180	・子宮腟部のびらん・潰瘍・出血などに用いる治療法で，薬物・電気焼灼・冷凍焼灼による方法がある。
J 080　子宮頸管拡張及び分娩誘発法		
1　ラミナリア	120	
2　コルポイリンテル	120	
3　金属拡張器（ヘガール等）	180	
4　メトロイリンテル	340	
J 081　分娩時鈍性頸管拡張法	456	・分娩時，頸管拡張不十分のとき，手指又はボシー氏拡張器等により（メスを用いることなく）頸管拡張を行った場合に適用する。
J 082　子宮脱非観血的整復法（ペッサリー）	290	
J 082-2　薬物放出子宮内システム処置		・避妊を目的とするものは保険給付の対象とならない。
1　挿入術	300	
2　除去術	150	
J 083　妊娠子宮嵌頓非観血的整復法	290	
J 084　胎盤圧出法	45	・胎盤癒着に対して行ったクレーデ氏胎盤圧出法も J 084 で算定する。
J 085　クリステル胎児圧出法	45	・陣痛発作時に，子宮底を骨盤軸の方向に両手で押し，胎児の娩出を促進する方法。
J 085-2　人工羊水注入法	720	・羊水過少症等の患者に対して超音波断層法検査，子宮内圧測定を施行し，羊水を子宮内に注入した場合に算定する。これに伴う超音波検査等の費用は算定できない。

処置

項　目	点数	算　定　要　件
眼科処置		
J 086　眼処置（外来のみ）	25	・点眼及び洗眼は，基本診療料に含まれるものであり，眼処置は算定できない。 ・片眼帯，巻軸帯を必要とする処置，蒸気罨法，熱気罨法，イオントフォレーゼ及び麻薬加算が所定点数に含まれている。
J 086-2　義眼処置（外来のみ）	25	
J 087　前房穿刺又は注射 　　　　（前房内注入を含む）	180	
〈注加算〉顕微鏡下処置加算	＋180	
J 088　霰粒腫の穿刺	45	
J 089　睫毛抜去（1日1回に限り）		・1日に1回に限り算定する。上下左右にそれぞれ行っても1回とする。
1　少数の場合（外来のみ）	25	・5〜6本の睫毛抜去は「1」で算定する。
2　多数の場合	45	・「1」については，他の眼科処置又は眼科手術に併施した場合には，その所定点数に含まれ別に算定できない。
J 090　結膜異物除去（1眼瞼ごと）	100	
J 091　鼻涙管ブジー法	45	
J 091-2　鼻涙管ブジー法後薬液涙 　　　　　囊洗浄	45	
J 092　涙囊ブジー法（洗浄を含む）	54	
J 093　強膜マッサージ	150	・眼瞼の上から，両手指で軽く圧迫するようにマッサージする方法。手術中に脱出しそうになった虹彩や水晶体の整復や，緑内障手術の前に眼圧を下げるために行う。
J 094　削除		
耳鼻咽喉科処置		
J 095　耳処置（耳浴及び耳洗浄を 　　　　含む）（外来のみ）★	27	・耳処置とは，外耳道入口部から鼓膜面までの処置であり，耳浴，耳洗浄が含まれており，これらを包括して一側，両側の区別なく1回につき算定する。 ・点耳，簡単な耳垢栓塞除去については，基本診療料に含まれ別に算定できない。
J 095-2　鼓室処置（片側）★	62	・鼓室洗浄及び鼓室内薬液注入の費用は所定点数に含まれる。 ・鼓室処置は，急性又は慢性の鼓膜穿孔耳に対して，鼓室病変の沈静・制御を目的として，鼓室腔内の分泌物・膿汁等の吸引及び鼓室粘膜処置等を行った場合に算定する。
J 096　耳管処置（耳管通気法，鼓膜マッサージ及び鼻内処置を含む）（外来のみ）★		・耳管開放症に対する処置は「1」で算定する。 ・「1」については，表面麻酔薬又は血管収縮薬等の塗布，噴霧等を含む。
1　カテーテルによる耳管通気法 　　　（片側）	36	
2　ポリッツェル球による耳管通気法	24	
J 097　鼻処置（鼻吸引，単純鼻出血及び鼻前庭の処置を含む）（外来のみ）	16	・鼻洗浄については，基本診療料に含まれるものであり，鼻処置は算定できない。 ・J 098口腔，咽頭処置と併せて行った場合でも16点とする。 ・副鼻腔洗浄に伴う単なる鼻処置は，J 105副鼻腔洗浄又は吸引の所定点数に含まれる。
J 097-2　副鼻腔自然口開大処置★	25	・処置に用いた薬剤の費用は所定点数に含まれるものとする。 ・急性副鼻腔炎及び慢性副鼻腔炎の患者に対して副鼻腔の換気，排液並びにネブライザ効果の増大を目的として自然口の開大処置を行った場合に算定する。
J 098　口腔，咽頭処置★ 　　　　（外来のみ）	16	・J 097鼻処置と併せて行った場合でも16点で算定する。 ・ルゴール等の噴霧吸入はJ 098に準じて算定する。ルゴール等の噴霧吸入と鼻，口腔又は咽頭処置を同時に行った場合は，J 097鼻処置又はJ 098口腔，咽頭処置で算定する。
J 098-2　扁桃処置★	40	・慢性扁桃炎の急性増悪，急性腺窩（陰窩）性扁桃炎，扁桃周囲炎又は扁桃周囲膿瘍等に対し，膿栓吸引，洗浄等を行った場合に算定する。 ・扁桃処置の所定点数には咽頭処置が含まれ，別途算定できない。
J 099　間接喉頭鏡下喉頭処置★ 　　　　（喉頭注入を含む）（外来のみ）	32	・喉頭注入が含まれ，喉頭蓋，仮声帯，披裂部，声帯等の病変に対して処置を行った場合に算定する。喉頭処置後の薬液注入は，別に算定できない。
J 100　副鼻腔手術後の処置（片側）★	45	・副鼻腔手術後の洗浄，ガーゼ交換等（手術日の翌日以降に行うものに限る）を行った場合に算定する。J 000創傷処置，J 001-7爪甲除去，J 001-8穿刺排膿後薬液注入は別に算定できない。同一日に行われたJ 097-2副鼻腔自然口開大処置は算定できない。
J 101　鼓室穿刺（片側）★	50	
J 102　上顎洞穿刺（片側）★	60	・D 406上顎洞穿刺（片側）と同一日に算定できない。
J 103　扁桃周囲膿瘍穿刺 　　　　（扁桃周囲炎を含む）★	180	・D 406-2扁桃周囲炎又は扁桃周囲膿瘍における試験穿刺と同一日に算定することはできない。

★＝耳鼻咽喉科乳幼児処置加算（1日につき60点），耳鼻咽喉科小児抗菌薬適正使用支援加算（月1回60点）の対象処置（耳鼻咽喉科標榜）

項　目	点数	算 定 要 件
J 104　唾液腺管洗浄（片側）★	60	
J 105　副鼻腔洗浄又は吸引（注入を含む）（片側）★		・副鼻腔炎洗浄又は吸引の「1」に用いた副鼻腔炎治療用カテーテルは，特定保険医療材料〔「055」副鼻腔炎治療用カテーテル（3220円）〕として別に算定できる。
1　副鼻腔炎治療用カテーテルによる場合	55	
2　1以外の場合	25	
J 106，107　削除		
J 108　鼻出血止血法（ガーゼタンポン又はバルーンによるもの）★	240	
J 109　鼻咽腔止血法（ベロック止血法）★	550	
J 110　削除		
J 111　耳管ブジー法（通気法又は鼓膜マッサージの併施を含む）（片側）★	45	
J 112　唾液腺管ブジー法（片側）★	45	
J 113　耳垢栓塞除去（複雑なもの）★		・耳垢水等を用いなければ除去できない耳垢栓塞を完全に除去した場合に算定する。
1　片側	90	・簡単な耳垢除去は基本診療料に含まれ，算定できない。
2　両側	160	
〈注加算〉6歳未満（乳幼児加算）	+55	→耳鼻咽喉科乳幼児処置加算として60点を算定した場合は，乳幼児加算は算定できない。
J 114　ネブライザ（外来のみ）★	12	・同一日にJ 114とJ 115を行った場合は，J 115のみで算定する。 ・「2種以上の処置を同一日に行った場合」J 018（p. 313）参照。
J 115　超音波ネブライザ★（1日につき）	24	・酸素療法を併せて行った場合は，J 024酸素吸入の点数も併せて算定できる。 ・「2種以上の処置を同一日に行った場合」J 018（p. 313）参照。
J 115-2　排痰誘発法★（1日につき）	44	・排痰誘発法は，結核を疑う患者に対し，非能動型呼吸運動訓練装置を用いて患者の排痰を促し，培養検査等を実施した場合に1日につき算定する。 ・患者の排痰を促し，培養検査等を目的としてネブライザ，超音波ネブライザ又は排痰誘発法を同一日に行った場合は，主たるものの所定点数のみにより算定する。

整形外科的処置

項　目	点数	算 定 要 件
J 116　関節穿刺（片側）	120	・D 405関節穿刺，G 010関節腔内注射を同一側の関節に対して同一日に行った場合は主たるもののみ算定する。
〈注加算〉3歳未満（乳幼児加算）	+110	
J 116-2　粘（滑）液嚢穿刺注入（片側）	100	
J 116-3　ガングリオン穿刺術	80	
J 116-4　ガングリオン圧砕法	80	
J 116-5　酵素注射療法	2490	・酵素注射療法は，デュピュイトラン拘縮の患者に対し，コラゲナーゼ（クロストリジウムヒストリチクム）を拘縮索に注射した場合に，1回の投与（同一日に複数箇所に注射を行った場合を含む）及び伸展処置に係る一連の手技として算定する。なお，当該注射に係る費用は所定点数に含まれ，別に算定できない。
J 117　鋼線等による直達牽引（2日目以降。観血的に行った場合の手技料を含む）（1局所を1日につき）	62	・鋼線等を用いて観血的に牽引を行った場合に算定する。J 117には鋼線牽引法，双鋼線伸延法，直達頭蓋牽引法を含む。 ・2日目以降はJ 117で算定する（初日はK 083で算定する）。観血的に行った場合の手技料を含む。
〈注加算〉3歳未満（乳幼児加算）	+55	・J 119消炎鎮痛等処置，J 119-2腰部又は胸部固定帯固定，J 119-3低出力レーザー照射，J 119-4肛門処置を併せて行った場合は，鋼線等による直達牽引のみで算定する。 ・「1局所」とは，全身を5局所（右図1〜5：上肢の左・右，下肢の左・右，頭より尾頭まで）に分けたうちの1つ。
J 118　介達牽引（1日につき）	35	・介達牽引は，絆創膏牽引法，斜面牽引法，スピードトラック牽引，腰椎バンド及びグリソン係蹄によるモーターを使用した断続牽引並びにベーラー法を含むものであり，部位数にかかわらず所定点数を算定する。 ・J 118介達牽引，J 118-2矯正固定又はJ 118-3変形機械矯正術にJ 119消炎鎮痛等処置，J 119-2腰部又は胸部固定帯固定，J 119-3低出力レーザー照射又はJ 119-4肛門処置を併せて行った場合は，主たるものいずれかの所定点数のみ算定する。 ・J 118介達牽引，J 118-2矯正固定又はJ 118-3変形機械矯正術を同一日に併せて行った場合は，主たるものいずれかの所定点数のみ算定する。 ・B 001「17」慢性疼痛疾患管理料を算定している患者には算定できない（薬剤は算定可）。 ・C 109在宅寝たきり患者処置指導管理料の算定患者（これに係る在宅療養指導管理材料加算のみを算定する者を含み，入院患者及び医療型短期入所サービス費又は医療型特定短期入所サービス費を算定する短期入所中の者を除く）については算定できない。

処置

★＝耳鼻咽喉科乳幼児処置加算（1日につき60点），耳鼻咽喉科小児抗菌薬適正使用支援加算（月1回60点）の対象処置（耳鼻咽喉科標榜）

項　目	点数	算定要件

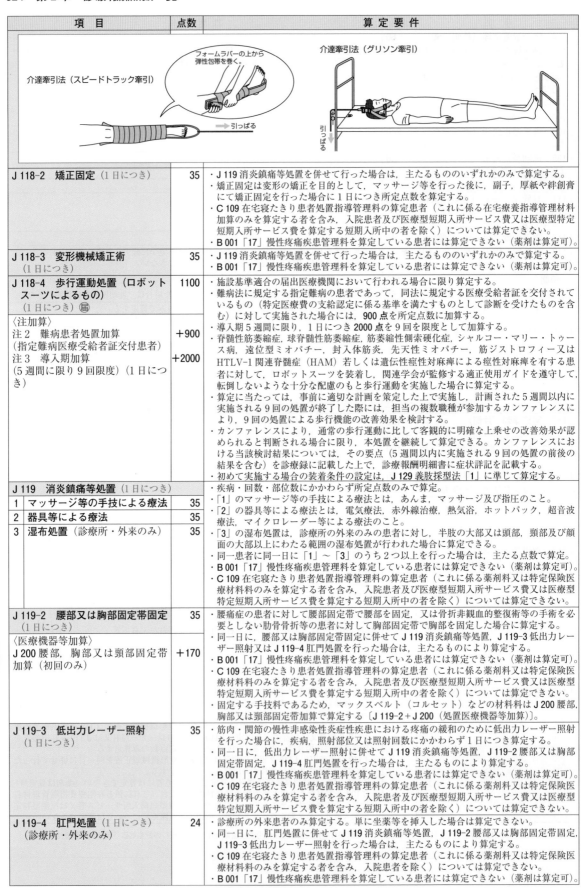

介達牽引法（スピードトラック牽引）

フォームラバーの上から弾性包帯を巻く。

→引っぱる

介達牽引法（グリソン牽引）

引っぱる↓

項　目	点数	算定要件
J 118-2　矯正固定（1日につき）	35	・J 119 消炎鎮痛等処置を併せて行った場合は，主たるもののいずれかのみで算定する。 ・矯正固定は変形の矯正を目的として，マッサージ等を行った後に，副子，厚紙や絆創膏にて矯正固定を行った場合に1日につき所定点数を算定する。 ・C 109 在宅寝たきり患者処置指導管理料の算定患者（これに係る在宅療養指導管理材料加算のみを算定する者を含み，入院患者及び医療型短期入所サービス費又は医療型特定短期入所サービス費を算定する短期入所中の者を除く）については算定できない。 ・B 001「17」慢性疼痛疾患管理料を算定している患者には算定できない（薬剤は算定可）。
J 118-3　変形機械矯正術（1日につき）	35	・J 119 消炎鎮痛等処置を併せて行った場合は，主たるもののいずれかのみで算定する。 ・B 001「17」慢性疼痛疾患管理料を算定している患者には算定できない（薬剤は算定可）。
J 118-4　歩行運動処置（ロボットスーツによるもの）届	1100	・施設基準適合の届出医療機関において行われる場合に限り算定する。 ・難病法に規定する指定難病の患者であって，同法に規定する医療受給者証を交付されているもの（特定医療費の支給認定に係る基準を満たすものとして診断を受けたものを含む）に対して実施された場合には，900点を所定点数に加算する。 ・導入期5週間に限り，1日につき2000点を9回を限度として加算する。 ・脊髄性筋萎縮症，球脊髄性筋萎縮症，筋萎縮性側索硬化症，シャルコー・マリー・トゥース病，遠位型ミオパチー，封入体筋炎，先天性ミオパチー，筋ジストロフィー又はHTLV-1関連脊髄症（HAM）若しくは遺伝性痙性対麻痺による痙性対麻痺を有する患者に対して，ロボットスーツを装着し，関連学会が監修する適正使用ガイドを遵守して，転倒しないような十分な配慮のもと歩行運動を実施した場合に算定する。 ・算定に当たっては，事前に適切な計画を策定した上で実施し，計画された5週間以内に実施される9回の処置が終了した際には，担当の複数職種が参加するカンファレンスにより，9回の処置による歩行機能の改善効果を検討する。 ・カンファレンスにより，通常の歩行運動に比して客観的に明確な上乗せの改善効果が認められると判断される場合に限り，本処置を継続して算定できる。カンファレンスにおける当該検討結果については，その要点（5週間以内に実施される9回の処置の前後の結果を含む）を診療録に記載した上で，診療報酬明細書に症状詳記を記載する。 ・初めて実施する場合の装着条件の設定は，J 129 義肢採型法「1」に準じて算定する。
〈注加算〉 注2　難病患者処置加算 （指定難病医療受給者証交付患者） 注3　導入期加算 （5週間に限り9回限度）（1日につき）	+900 +2000	
J 119　消炎鎮痛等処置（1日につき）		・疾病・回数・部位数にかかわらず所定点数のみで算定。
1　マッサージ等の手技による療法	35	・「1」のマッサージ等の手技による療法とは，あんま，マッサージ及び指圧のこと。
2　器具等による療法	35	・「2」の器具等による療法とは，電気療法，赤外線治療，熱気浴，ホットパック，超音波療法，マイクロレーダー等による療法のこと。
3　湿布処置（診療所・外来のみ）	35	・「3」の湿布処置は，診療所の外来のみの患者に対し，半肢の大部又は頭部，頸部及び顔面の大部以上にわたる範囲の湿布処置が行われた場合に算定できる。 ・同一患者に同一日に「1」～「3」のうち2つ以上を行った場合は，主たる点数で算定。 ・B 001「17」慢性疼痛疾患管理料を算定している患者には算定できない（薬剤は算定可）。 ・C 109 在宅寝たきり患者処置指導管理料の算定患者（これに係る薬剤料又は特定保険医療材料料のみを算定する者を含み，入院患者及び医療型短期入所サービス費又は医療型特定短期入所サービス費を算定する短期入所中の者を除く）については算定できない。
J 119-2　腰部又は胸部固定帯固定（1日につき）	35	・腰痛症の患者に対して腰部固定帯で腰部を固定，又は骨折非観血的整復術等の手術を必要としない肋骨骨折等の患者に対して胸部固定帯で胸部を固定した場合に算定する。 ・同一日に，腰部又は胸部固定帯固定に併せてJ 119 消炎鎮痛等処置，J 119-3 低出力レーザー照射又はJ 119-4 肛門処置を行った場合は，主たるものにより算定する。 ・B 001「17」慢性疼痛疾患管理料を算定している患者には算定できない（薬剤は算定可）。 ・C 109 在宅寝たきり患者処置指導管理料の算定患者（これに係る薬剤料又は特定保険医療材料料のみを算定する者を含み，入院患者及び医療型短期入所サービス費又は医療型特定短期入所サービス費を算定する短期入所中の者を除く）については算定できない。 ・固定する手技料であるため，マックスベルト（コルセット）などの材料はJ 200 腰部，胸部又は頸部固定帯加算で算定する〔J 119-2＋J 200（処置医療機器等加算）〕。
〈医療機器等加算〉 J 200 腰部，胸部又は頸部固定帯加算（初回のみ）	+170	
J 119-3　低出力レーザー照射（1日につき）	35	・筋肉・関節の慢性非感染性炎症性疾患における疼痛の緩和のために低出力レーザー照射を行った場合に，疾病，照射部位又は照射回数にかかわらず1日につき算定する。 ・同一日に，低出力レーザー照射に併せてJ 119 消炎鎮痛等処置，J 119-2 腰部又は胸部固定帯固定，J 119-4 肛門処置を行った場合は，主たるものにより算定する。 ・B 001「17」慢性疼痛疾患管理料を算定している患者には算定できない（薬剤は算定可）。 ・C 109 在宅寝たきり患者処置指導管理料の算定患者（これに係る薬剤料又は特定保険医療材料料のみを算定する者を含み，入院患者及び医療型短期入所サービス費又は医療型特定短期入所サービス費を算定する短期入所中の者を除く）については算定できない。
J 119-4　肛門処置（1日につき）（診療所・外来のみ）	24	・診療所の外来患者のみ算定する。単に坐薬等を挿入した場合は算定できない。 ・同一日に，肛門処置に併せてJ 119 消炎鎮痛等処置，J 119-2 腰部又は胸部固定帯固定，J 119-3 低出力レーザー照射を行った場合は，主たるものにより算定する。 ・C 109 在宅寝たきり患者処置指導管理料の算定患者（これに係る薬剤料又は特定保険医療材料料のみを算定する者を含み，入院患者については算定できない。 ・B 001「17」慢性疼痛疾患管理料を算定している患者には算定できない（薬剤は算定可）。

処置

項　目	点数	算定要件
栄養処置		
J 120　鼻腔栄養（1日につき）	60	・注入回数にかかわらず1日1回のみ算定。 ・薬価基準収載の高カロリー薬を経鼻経管的に投与した場合は，鼻腔栄養の所定点数と薬剤料を算定する。食事療養又は生活療養の食事に係る費用及び投薬料は算定しない。 ・上記において，薬価基準に収載されていない流動食を提供した場合は，①鼻腔栄養の所定点数，②食事療養又は生活療養の食事提供に係る費用を算定する。この場合，届出により，入院時食事療養（Ⅰ）又は入院時生活療養（Ⅰ）（特別食加算含む）を算定する。 ・胃瘻より流動食を点滴注入した場合は，J 120 鼻腔栄養に準じて算定する。 ・C 105 在宅成分栄養経管栄養法指導管理料，C 105-2 在宅小児経管栄養法指導管理料，C 105-3 在宅半固形栄養経管栄養法指導管理料又は C 109 在宅寝たきり患者処置指導管理料を算定している患者には鼻腔栄養は算定しない。
〈加算〉 間歇的経管栄養法加算（1日につき）	+60	・間歇的経管栄養法によって行った場合には，間歇的経管栄養法加算として，1日につき60点を所定点数に加算する。
J 121　滋養浣腸	45	
ギプス		

項　目	点数	算定要件
J 122　四肢ギプス包帯		・四肢ギプス包帯の所定点数には，プラスチックギプスに係る費用が含まれ，別に算定できない。 ・上肢……上腕～前腕又は手部 　下肢……大腿～足部 　半肢……前腕～手部 ・J 122～J 129-4 までを6歳未満の乳幼児に行った場合は，乳幼児加算として各区分の所定点数の100分の55に相当する点数を加算する。
1　鼻ギプス	310	
2　手指及び手，足（片側）	490	
3　半肢（片側）	780	
4　内反足矯正ギプス包帯（片側）	1140	
5　上肢，下肢（片側）	1200	
6　体幹から四肢にわたるギプス包帯（片側）	1840	

処置の部位・名称

項　目	所定点数	プラスチックギプス	算定要件
J 123　体幹ギプス包帯	1500	1800	・プラスチックギプス加算は「所定点数×0.2」。 ・表中のプラスチックギプスの点数は，既に所定点数に加算されているもの。 ・J 122～J 129-4 までを6歳未満の乳幼児に行った場合は，乳幼児加算として各区分の所定点数の100分の55に相当する点数を加算する。
J 124　鎖骨ギプス包帯（片側）	1250	1500	
J 125　ギプスベッド	1400	1680	
J 126　斜頸矯正ギプス包帯	1670	2004	
J 127　先天性股関節脱臼ギプス包帯	2400	2880	
J 128　脊椎側弯矯正ギプス包帯	3440	4128	

項　目	点数	算定要件
J 129　義肢採型法		
1　四肢切断の場合（1肢につき）	700	
2　股関節，肩関節離断の場合（1肢につき）	1050	
J 129-2　練習用仮義足又は仮義手採型法		・練習用仮義足又は仮義手の処方，採型，装着，調整等については，仮義足又は仮義手を支給する1回に限り算定する。 ・J 122～J 129-4 までを6歳未満の乳幼児に行った場合は，乳幼児加算として各区分の所定点数の100分の55に相当する点数を加算する。
1　四肢切断の場合（1肢につき）	700	
2　股関節，肩関節離断の場合（1肢につき）	1050	
J 129-3　治療用装具採寸法（1肢につき）	200	・J 122～J 129-4 までを6歳未満の乳幼児に行った場合は，乳幼児加算として各区分の所定点数の100分の55に相当する点数を加算する。 ・J 129-3 と J 129-4 を併せて実施した場合，主たるもののみ算定する。
J 129-4　治療用装具採型法		・B 001「20」糖尿病合併症管理料の算定患者に，糖尿病足病変に対する処置を行った場合，年1回算定可。ただし，過去1年以内にもう一方の処置を算定している場合は算定不可。 ・フットインプレッションフォームを使用して装具の採型を行った場合は J 129-4「3」を算定する。
1　体幹装具	700	
2　四肢装具（1肢につき）	700	
3　その他（1肢につき）	200	

＊ギプスのみは手術当日でも唯一算定できる。

ギプスの通則

【通則1】・既装着のギプス包帯をギプスシャーレとして切割使用した場合は各区分の所定点数の100分の20に相当する点数を算定する。
　　　　　→「所定点数×0.2」の点数を算定する。

【通則2】・J 123 ～ J 128 のギプスを，プラスチックギプスを用いて行った場合は各区分の所定点数の100分の20を加算する。
　　　　　・J 122 四肢ギプス包帯の所定点数には，プラスチックギプスに係る費用が含まれ，別に算定できない。
　　　　　→「所定点数×0.2」を所定点数に加算する。本書ではプラスチックギプスの点数も掲載あり

【通則3】・6歳未満の乳幼児に対して J 122 ～ J 129-4 のギプスの処置を行った場合には，乳幼児加算として，各区分の所定点数の100分の55を加算する。
　　　　　→「所定点数×0.55」を所定点数に加算する。

【その他】＊カルテに次のことが書いてあったら下記のように算定。ギプスの通則
　　　　　・ギプスシャーレ（切割料）は，所定点数の2割が算定できる。　　　＝所定点数×0.2
　　　　　・ギプス除去料㊟は，所定点数の1割が算定できる。　　　　　　　　＝所定点数×0.1
　　　　　・ギプス包帯，ギプスベッドの修理は，所定点数の1割が算定できる。　＝所定点数×0.1
　　　　　例）四肢ギプス包帯（右下腿部）の切割料は何点か　　　780×0.2＝156点
　　　　　　　四肢ギプス包帯（右下腿部）の除去料（他院装着）は何点か　780×0.1＝ 78点
　　　　　　　四肢ギプス包帯（右下腿部）の修理料は何点か　　　780×0.1＝ 78点

㊟なお，ギプス装着医療機関では，除去料は算定できない。他の医療機関で装着したギプスを除去する場合にのみ算定する。

処置

2 処置医療機器等加算一覧表

項目	点数	算定要件
J 200　腰部，胸部又は頸部固定帯加算（初回のみ）	170	①本加算は，それぞれの固定帯を給付するつど算定する。「固定帯」とは，従来，頭部・頸部・躯幹等固定用伸縮性包帯として扱われてきたもののうち，簡易なコルセット状のものをいう。 ②胸部固定帯は，肋骨骨折に対し，非観血的整復術を行った後に使用した場合は，手術の所定点数に含まれており，別に算定できない。
J 201　酸素加算		①J 024～J 028 及び J 045 に掲げる処置に当たって酸素を使用した場合は，その価格を10円で除して得た点数（酸素と併せて窒素を使用した場合は，それぞれの価格を10円で除して得た点数を合算した点数）を加算する。 ②酸素及び窒素の価格は，別に厚生労働大臣が定める。

腰部固定帯

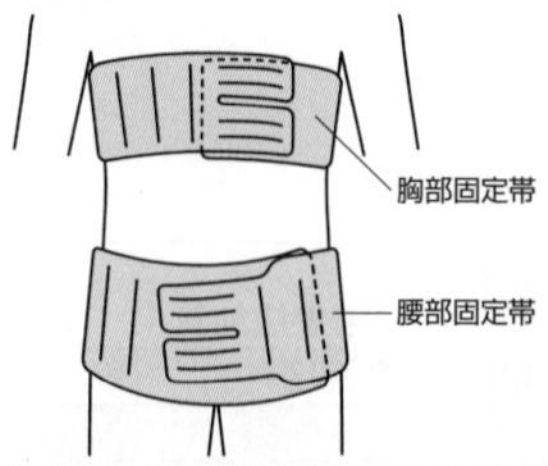

【酸素の単価表】（1 L 当たりの金額）

		離島等以外の地域の医療機関の場合	離島等にある医療機関の場合
液体酸素	定置式液化酸素貯槽（CE）	0.19 円／L	0.29 円／L
	可搬式液化酸素容器（LGC）	0.32 円／L	0.47 円／L
酸素ボンベ	大型ボンベ	0.42 円／L	0.63 円／L
	小型ボンベ	2.36 円／L	3.15 円／L

＊この価格を上限として，購入価格がこれを下回る場合は，購入価格により算定する。
＊ただし，離島等における特別な事情の場合であって，購入単価が上記単価を上回る場合は，購入価格により算定する。

●酸素の計算手順

手順①　価格×使用量（リットル）×1.3（補正率）＝ [A] 円←（端数四捨五入）

手順②　[A] ÷10＝ [酸素　点] ←（端数四捨五入）

●酸素の計算例

＊　酸素吸入を行う（J 024）
酸素 315 L（大型ボンベ）使用の場合の酸素点数は，何点になるか。

①　0.42（円）×315（L）×1.3＝171.99 ➡ [172　円]

②　172（円）÷10＝17.2 ➡ [17] 点

酸素点数は 17 点で請求します。
（レセプトには「（価格×使用量×1.3）÷10」と記載します）

レセプト「摘要欄」

(50)	酸素吸入	65×1
	酸素（大型ボンベ）	17×1
	〔（0.42×315×1.3）÷10＝17〕	

・手術中に行われた酸素吸入については，使用した酸素のみレセプト(50)に記載。

レセプト「摘要欄」

(50)	酸素（大型ボンベ）	17×1
	〔（0.42×315×1.3）÷10＝17〕	

手　術　⓹⓪

手術とは，治療の目的で医療器具（メス等）を用いて患部を切開・切除・結紮・縫合等を行うことです。

A．手術料算定の決まり事

1)　手術の費用の算定方法

次のいずれかによります。それらをまとめると，下図のようになります。
- ・手術料（＋薬剤料等）　・手術料＋輸血料（＋薬剤料等）　・手術料＋手術医療機器等加算（＋薬剤料等）
- ・手術料＋輸血料＋手術医療機器等加算（＋薬剤料等）　・輸血料（＋薬剤料等）

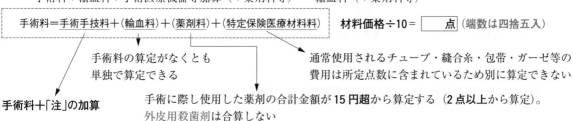

手術料＝手術手技料＋（輸血料）＋（薬剤料）＋（特定保険医療材料料）　　材料価格÷10＝□点（端数は四捨五入）

手術料の算定がなくとも
単独で算定できる

手術料＋「注」の加算

手術に際し使用した薬剤の合計金額が **15円超** から算定する（**2点以上から算定**）。
外皮用殺菌剤は合算しない

通常使用されるチューブ・縫合糸・包帯・ガーゼ等の
費用は所定点数に含まれているため別に算定できない

2)　年齢加算について

年齢加算と計算のしかたは次のとおりです。

なお，(1)低体重児加算，(2)新生児加算は対象手術が限られています。本書では該当手術に○印をつけています。

また，年齢加算の適用範囲は，第1節の手術（「注」加算を含む）のみに適用されます（輸血料，手術医療機器等加算，薬剤料，特定保険医療材料料は加算の対象とはなりません）。

(1)　**手術時体重が 1500 g 未満（低体重児加算）** 未満：所定点数に（100分の400）加算します。
　　所定点数＋（所定点数×4）

(2)　**生後 28 日未満（新生児加算）** 新：所定点数に（100分の300）加算します。
　　所定点数＋（所定点数×3）

(3)　**生後 28 日目から 3 歳未満（乳幼児加算）** 乳幼：所定点数に（100分の100）加算します（K 618 除く）。
　　所定点数＋（所定点数×1）

(4)　**3 歳以上 6 歳未満（幼児加算）** 幼：所定点数に（100分の50）加算します（K 618 除く）。
　　所定点数＋（所定点数×0.5）

3)　時間外等加算について

緊急のため診療時間以外に手術を行った場合は，時間外等加算が算定できます（K 914〜K 917-5 を除く）。

時間の加算は，その手術の開始時間（執刀した時間＝メスを入れた時間）をもって行います。

イ．以下の施設基準を満たしている医療機関の場合（※）

〔※施設基準〕①時間外，休日，深夜の手術に対応するための十分な体制が整備されていること。
　　　　　　　②急性期医療に係る実績を相当程度有している病院であること。
　　　　　　　③病院勤務医の負担の軽減および処遇の改善に資する体制が整備されていること。

イ 届		略号	備　考
時間外加算1	所定点数（注の加算含）×0.8	外	・緊急の外来患者のみに算定（引き続き入院した患者も算定可）
休日加算1	所定点数（注の加算含）×1.6	休	・緊急の外来・入院患者に算定
深夜加算1		深	

※時間外特例医療機関（届）で外，休，深に行った場合は，（所定点数＋「注」加算）×0.8 で算定する。

ロ．「イ」以外の医療機関の場合

ロ		略号	備　考
時間外加算2	所定点数（注の加算含）×0.4	外	・緊急の外来患者のみに算定（引き続き入院した患者も算定可）
休日加算2	所定点数（注の加算含）×0.8	休	・緊急の外来・入院患者に算定
深夜加算2		深	

※時間外特例医療機関（届）で外，休，深に行った場合は，（所定点数＋「注加算」）×0.4 で算定する。

手術

4) 年齢加算・時間加算がどちらもある場合の計算のポイント

　年齢加算，時間加算の計算を行う際には手術料の各区分にある〈注加算〉を合計しますが，通則の加算は合計しないで計算します（**例2**)参照）。

手術料＝ $\left[\text{手術の基本点数} + \text{該当手術の注加算}\right]$ ＋ $\left[\text{所定点数} \times \text{年齢加算}\right]$ ＋ $\left[\text{所定点数} \times \text{時間加算}\right]$

　　　　　　　　└─── 所定点数 ───┘
　　　　　　　　　　　　　　　↑
　　　　　　　　　　　　　創外固定器，自動吻合器，自動縫合器など手術医療機器等加算（**K 930～K 939-9**)は含みません。

年齢及び時間の加算を含めた計算のしかた（「2」の場合）

例1)　2歳児に時間外にK 250 角膜切開術（990点）を行った場合
所定点数　　　乳幼児加算　　　時間外加算2 　990　　＋　（990×1）　＋　（990×0.4）　＝　2376 点

例2)　自動縫合器を使用して2歳児にK 511 肺切除術(肺葉切除)を行った場合
所定点数　　　乳幼児加算　　　自動縫合器加算 　58350　＋　（58350×1）＋　　2500　　＝　119200 点

例3)　1歳児に時間外においてK 089 爪甲除去術を指1本に行った場合
所定点数　　　乳幼児加算　　　時間外加算2 　770　　＋　（770×1）　＋　（770×0.4）　＝　1848 点

例4)　例3)で指5本に行った場合
所定点数　　　乳幼児加算　　　時間外加算2 （770×5）　＋　（3850×1）　＋　（3850×0.4）　＝　9240 点

5) 対称器官の手術について

　対称器官の手術料は特に規定する場合を除いて基本的に片側のみの手術料。両側を行った場合は，×2で算定。
　　└→　手術名の末尾に(両側)の記載ある場合は，片側でも両側でも手術料は同じ点数。

6) 同種の手術が同一日に2回以上実施される場合

　特別の場合を除き，入院，外来の患者にかかわらず，主たる手術の所定点数のみにより算定します。

7) その他の加算について

・HIV 抗体陽性の患者の観血的手術を行う時の加算……**＋4000 点**
・感染症患者の手術加算……①メチシリン耐性黄色ブドウ球菌（MRSA）感染症患者（医師の届出義務のものに限る），②B型肝炎感染患者（HBs 又は HBe 抗原陽性の者に限る），③C型肝炎感染患者，④結核患者――に対し，L 008 マスク又は気管内挿管による閉鎖循環式全身麻酔，L 002 硬膜外麻酔，L 004 脊椎麻酔を伴う手術を行った場合は……**＋1000 点**
・周術期口腔機能管理後手術加算（歯科医師による周術期口腔機能管理の実施後1月以内に，別に厚生労働大臣が定める手術を実施した場合）……**＋200 点**
・周術期栄養管理実施加算（L 008 マスク又は気管内挿管による閉鎖循環式全身麻酔を伴う手術を実施した場合）……**＋270 点**
※　術前に実施していれば，術中に患者が死亡して，術後にできなかった場合であっても算定できます。
・再製造単回使用医療機器使用加算（使用済みの単回使用医療機器を再製造等したものを手術に使用した場合）……当該特定保険医療材料料の **100 分の 10** の点数を当該手術の所定点数に加算します。

8) 手術当日に算定できない項目

　下記の費用は手術料に含まれており別に算定できません。
・手術当日に手術に関連して行う処置の手技料。ただし，ギプス（J 122～J 129-4）は手術当日も算定できる。
・手術当日に手術に関連して行う注射の手技料。
・手術当日に手術に使用された「外皮用殺菌剤」の費用。
・内視鏡を用いた手術時の内視鏡検査の費用。
・診断穿刺・検体採取の費用

手術

・手術に当たって通常使用されるチューブ・縫合糸（特殊縫合糸を含む）等の費用
・衛生材料（ガーゼ・脱脂綿・絆創膏等）の費用
・患者の衣類の費用
・手術に要した薬剤の合計が **15 円以下**（**1 点以下**）の薬剤の費用
　　㊞　手術の際に行った画像診断及び検査は，フィルム料のみ算定できます。

手術に関連して行われる処置

① 手術を実施する前段階として行われる<u>術前処置</u>

　　　　　　　　高圧浣腸，尿導留置カテーテル設置など

② 手術中に手術に伴って行われる必要な<u>術中処置</u>

　　　　　　　　硬膜外麻酔時の酸素吸入，ドレーン設置など

③ 手術後に引き続き行われる<u>術後処置</u>

　　　　　　　　酸素吸入，人工呼吸器使用など

※手術に関連して行われる<u>術前</u>・<u>術中</u>・<u>術後</u>処置は算定できない。

9）複数の手術について

　同一手術野，同一病巣に 2 つ以上の手術を行ったときは，基本的には点数の高いほうのみを手術料とします。
　ただし，厚生労働大臣の定めた（主・従）の関係にある手術について，p.334〜339 の左欄に掲げる手術と，それぞれ同表の右欄に掲げる手術を同時に行った場合は，主たる手術の所定点数と従たる手術（1 つに限る）の所定点数の **100 分の 50**（所定点数× 0.5）を加えたものが手術料となります。

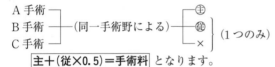

　　　 A 手術 ┐
　　　 B 手術 ├（同一手術野による）┐ ㊞ ┐
　　　 C 手術 ┘　　　　　　　　　　 ㊞ ├（1 つのみ）
　　　　　　　　　　　　　　　　　　 × ┘

　　　 主＋（従× 0.5）＝手術料 となります。

　また，下記の手術については，同一手術野・同一病巣において他の手術と同時に行った場合でも，それぞれ所定点数が算定できます。

●他の手術と同時算定可	
K 013 　分層植皮術	他の手術
K 013-2 　全層植皮術	
K 016 　動脈（皮）弁術，筋（皮）弁術	
K 017 　遊離皮弁術	
K 019 　複合組織移植術	
K 020 　自家遊離複合組織移植術	
K 021 　粘膜移植術	
K 033 　筋膜移植術	
K 059 　骨移植術	
K 198 　神経移植術	

●下記（左欄と右欄）の組合せにおいて同時算定可	
K 055-2 　大腿骨頭回転骨切り術 K 055-3 　大腿骨近位部（転子間を含む）骨切り術	K 140 　骨盤骨切り術 K 141 　臼蓋形成手術 K 141-2 　寛骨臼移動術
K 403-2 　「3」喉頭気管分離術	K 607 　血管結紮術「1」開胸又は開腹を伴うもの
K 519 　先天性気管狭窄症手術	「第 8 款　心・脈管」に掲げる手術（K 538〜K 628）

10）手術医療機器等加算について

　手術時に自動縫合器などの手術医療機器等の加算ができる手術や使用個数が決められています。具体的には p.340〜341（本書**一覧表**にも全て明記）を参照してください。

11）K 939 画像等手術支援加算について

　対象手術について，「1. ナビゲーションによるもの」，「2. 実物大臓器立体モデルによるもの」又は「3. 患者適合型手術支援ガイドによるもの」で当該技術の補助により手術が行われた場合に算定するものです。当該技術が用いられた場合であっても手術が行われなかった場合は算定できません。
　対象手術については p.340（**一覧表**にも全て明記）を参照してください。

12）施設基準のある手術

　一部の手術については，施設基準を満たした届出医療機関でのみ算定できます。

手術

　また，一部の手術については，施設基準を満たした届出医療機関でのみ，内視鏡下手術用支援機器を用いて行うロボット支援下内視鏡手術が算定できます（p. 342以降の**手術料一覧表**に明記）。

　2024年度改定では，「通則4」（**手術料一覧表**の①の枠）の施設基準において，胸腔鏡・腹腔鏡手術について**A 234**医療安全対策加算1の届出医療機関であることが要件とされました。

13)　件数の院内掲示が要件となっている手術

　手術件数の院内掲示が要件となっている手術があります。件数を数える際のくくりとして区分1〜4，その他の区分が設けられています（p. 342以降の**手術料一覧表**にも表示）。大まかに分けると次の表のようになります。

〔**院内掲示をする手術件数**〕

・区分1に分類される手術		手術の件数
ア	頭蓋内腫瘍摘出術等	
イ	黄斑下手術等	
ウ	鼓室形成手術等	
エ	肺悪性腫瘍手術等	
オ	経皮的カテーテル心筋焼灼術，肺静脈隔離術	
・区分2に分類される手術		**手術の件数**
ア	靱帯断裂形成手術等	
イ	水頭症手術等	
ウ	鼻副鼻腔悪性腫瘍手術等	
エ	尿道形成手術等	
オ	角膜移植術	
カ	肝切除術等	
キ	子宮附属器悪性腫瘍手術等	
・区分3に分類される手術		**手術の件数**
ア	上顎骨形成術等	
イ	上顎骨悪性腫瘍手術等	
ウ	バセドウ甲状腺全摘（亜全摘）術（両葉）	
エ	母指化手術等	
オ	内反足手術等	
カ	食道切除再建術等	
キ	同種死体腎移植術等	
・区分4に分類される手術		**手術の件数**
胸腔鏡下交感神経節切除術（両側），腹腔鏡下食道アカラシア形成手術，腹腔鏡下食道静脈瘤手術（胃上部血行遮断術），胸腔鏡下（腹腔鏡下を含む）横隔膜縫合術など		
・その他の区分に分類される手術		**手術の件数**
ア	人工関節置換術及び人工股関節置換術（手術支援装置を用いるもの）	
イ	乳児外科施設基準対象手術等	
ウ	ペースメーカー移植術及びペースメーカー交換術	
エ	冠動脈，大動脈バイパス移植術（人工心肺を使用しないものを含む）及び体外循環を要する手術	
オ	経皮的冠動脈形成術，経皮的冠動脈粥腫切除術及び経皮的冠動脈ステント留置術	

〔備考〕　上記の掲示事項について，原則としてウェブサイトに掲示していること（自ら管理するホームページ等を有しない場合についてはこの限りではない）。

14)　病状急変時等の中絶

　手術開始後，患者の病状の急変等，やむを得ない事情によりその手術を途中で中絶しなければならない場合においては，中絶までに行った実態に最も近似する手術料で算定します（妊娠9カ月で子宮出血があり，前置胎盤の疑いで入院し，止血剤注射を行って帝王切開の準備として諸器械の消毒を行ったが，出血が止まり，そのまま分娩した場合の消毒に要した諸経費は，保険給付の対象とはなりません）。

15)　周術期口腔機能管理後手術加算

　歯科医師による周術期口腔機能管理の実施後1月以内に，別に厚生労働大臣が定める手術（※）を実施した場合は，周術期口腔機能管理後手術加算200点が加算できます。

※別に厚生労働大臣が定める手術

⑴全身麻酔で行われた以下の手術

　①K 082 人工関節置換術（股関節）

　②K 082-3 人工関節再置換術（股関節）

③K 082-7 人工股関節置換術（手術支援装置を用いるもの）

④「顔面・口腔・頸部」K 404〜K 471の悪性腫瘍手術

手術

⑤「胸部」K 472 ～ K 537-2 の悪性腫瘍手術
⑥「心・脈管」中,「心, 心膜, 肺動静脈, 冠血管等」K 538 ～ K 605-5,「リンパ管, リンパ節」K 625 ～ K 628
⑦「腹部」K 630 ～ K 753 の悪性腫瘍手術
(2) K 922 造血幹細胞移植

16) 周術期栄養管理実施加算

届出医療機関において, 閉鎖循環式全身麻酔を伴う手術患者に対して, 医師と専任の管理栄養士が連携して術前・術後の適切な栄養管理を実施した場合に, 周術期栄養管理実施加算 **270 点**が加算できます。

17) 再製造単回使用医療機器使用加算

届出医療機関において再製造単回使用医療機器（特定医療材料に限る）を手術に使用した場合, 再製造単回使用医療機器使用加算として, 当該特定保険医療材料の所定点数の **100 分の 10** に相当する点数を当該手術点数に加算できます。

㊙試験対策 手術料の計算手順

●手術料の算定のしかた

手順① 点数一覧表から**手術**の所定点数を探す。(A)

手順② 点数一覧表の**注の加算**があるか確認する。(B)

手順③ **年齢加算**があるか確認する。

低体重児の場合	未満……（A＋B）×4	(C)
新生児の場合	新………（A＋B）×3	
3 歳未満の場合	乳幼……（A＋B）×1	
6 歳未満の場合	幼………（A＋B）×0.5	（端数四捨五入）

手順④ **時間外等加算**があるか確認する。

施設基準を満たしている医療機関の場合 ㊗		略号
イ	**時間外の場合** …（A＋B）×0.8	外
	休日・深夜の場合…（A＋B）×1.6	休, 深

（㊗は外来患者・引き続き入院患者のみ）

又は

「イ」以外の医療機関の場合		略号
ロ	**時間外の場合** …（A＋B）×0.4	外
	休日・深夜の場合…（A＋B）×0.8	休, 深

(D)（端数は四捨五入）

手術料＝ A＋B＋C＋D

B．算定例

例 1) 休日（5／5）に, 2 歳児に対し K 000-2 小児創傷処理「6」（真皮縫合）を施行した場合（時間外等加算 2 の場合）

① A 所定点数……560
＋
② B 注の加算……460 （真皮縫合）

1020 (A＋B)
＋
③ C 年齢加算……1020〔3 歳未満の場合 乳幼……(A＋B) ×1〕（端数四捨五入）
＋
④ D 時間外等加算……816 〔休日の場合 休 ……(A＋B) ×0.8〕（端数四捨五入）

手術料 2856 点 (A＋B＋C＋D)

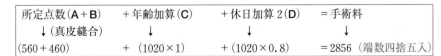

所定点数(A＋B)	＋年齢加算(C)	＋休日加算 2(D)	＝手術料
↓(真皮縫合)	↓	↓	↓
(560＋460)	＋ (1020×1)	＋(1020×0.8)	＝2856（端数四捨五入）

手術

例2)　休日に，2歳児に，K 511 肺切除術（区域切除）を自動縫合器（K 936）1個を使用して行った場合（時間外等加算2の場合）

①　A　所定点数……58430

　　　＋

②　B　注の加算……　　　0　　　　　　　　　　　　……㉛手術医療機器等の加算をしないこと。

─────────────────

　　　　　　　　　　58430　（A＋B）

　　　＋

③　C　年齢加算 ………58430　〔3歳未満の場合　乳幼……(A＋B)×1〕
　　　　　　　　　　　　　　　　　　　　　　　　　　（端数四捨五入）

　　　＋

④　D　時間外等加算 ………46744　〔休日の場合　休………(A＋B)×0.8〕
─────────────────　　　自動縫合器　　　　（端数四捨五入）
　　手術料　　　163604　＋　　2500　　＝　166104 点

所定点数(A＋B)	＋年齢加算(C)	＋休日加算2(D)	＝手術手技料	＋手術医療機器等加算	＝手術料
↓	↓	↓	↓	↓	↓
58430	＋(58430×1)	＋(58430×0.8)	＝163604	＋2500	＝166104

例3)　平日　午後8時（時間外）に2歳8ヵ月児に，右手中指と薬指，左手中指の3本をK 063 関節脱臼観血的整復術の「3」〔肩鎖，指（手，足）〕を緊急に実施した場合（時間外等加算2の場合）

①　A　所定点数……15080×3　＝45240……p.351「⑥各指ごとに算定」欄に○がついているのは1本ずつ算定します（3指分算定します）。

　　　＋

②　B　注の加算　──　　　　　　0
─────────────────────

　　　　　　　　　　45240　（A＋B）

　　　＋

③　C　年齢加算……45240×1　＝45240　〔3歳未満の場合　乳幼……(A＋B)×1〕
　　　　　　　　　　　　　　　　　　　　　　　　　　（端数四捨五入）

　　　＋

④　D　時間外等加算……45240×0.4＝18096　〔時間外の場合　外　……(A＋B)×0.4〕
─────────────────────　　　　　　（端数四捨五入）
　　手術料　　　108576 点（A＋B＋C＋D）

所定点数(A＋B)	＋年齢加算(C)	＋時間外加算2(D)	＝手術料
↓（3指分）	↓	↓	
45240 (15080×3)	＋（45240×1）	＋（45240×0.4）	＝108576（端数四捨五入）

例4)　2歳児にK 511 肺切除（区域切除）を行うに当たり，自動縫合器（K 936）を使用した場合

所定点数(A＋B)	＋年齢加算(C)	＝手術手技料	＋手術医療機器等加算	＝手術料
↓	↓	↓	↓	↓
58430	＋(58430×1)	＝116860	＋2500	＝119360

例5)　5歳児にK 300 鼓膜切開術を休日に行うに当たり，イオントフォレーゼ（K 933）を使用した場合（時間外等加算2の場合）

所定点数(A＋B)	＋年齢加算(C)	＋休日加算2(D)	＝手術手技料	＋手術医療機器等加算	＝手術料
↓	↓	↓	↓	↓	↓
830	＋(830×0.5)	＋(830×0.8)	＝1909	＋45	＝1954 点

手術

C. レセプトの書き方 ✎

【記載例】　薬剤欄に合計するもの：薬剤料・血液料・特定保険医療材料料・酸素代・窒素代・フィルム料
（特定保険医療材料料・酸素代・窒素代・フィルム料を手技料等と合算するやり方もあります）

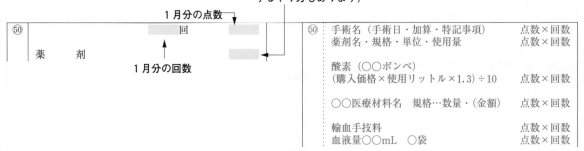

＊輸血を実施した場合の記載方法は「輸血」の p.428 を参照のこと。

例1）　K 368 扁桃周囲膿瘍切開術を対称器官に実施した場合

| ⑤ | | 2回 | 3660 | ⑤ | 扁桃周囲膿瘍切開術（右）5日 | 1830×1 |
| | | | | | 扁桃周囲膿瘍切開術（左）5日 | 1830×1 |

特に規定のない対称器官の場合は，左右別々に記載する。

例2）　休日（5月5日）に3歳未満の者に対して K 000-2 小児創傷処理を実施した場合（右前額部4 cm 筋肉に達するものの創傷に真皮縫合・デブリードマンあり）（時間外等加算2の場合）

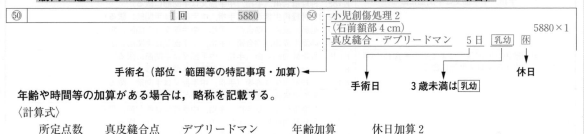

年齢や時間等の加算がある場合は，略称を記載する。

〈計算式〉

所定点数	真皮縫合点	デブリードマン	年齢加算	休日加算2	
（ 1540	＋ 460	＋ 100	）＋（2100×1）	＋（2100×0.8）	＝ 5880

例3）　主・従の複数手術を実施した場合〔K 655 胃切除術（単純切除術）と K 719 結腸切除術（小範囲切除）〕

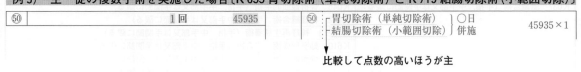

それぞれの所定点数を見比べて点数の高いほう（**K 655**）が㊤です

　　　K 655……33850 点　→　㊤
　　　K 719……24170 点　→　㊦

〈計算式〉

　　主（所定点数）＋従（所定点数×0.5）＝併施の手術点数
　　（33850）　　　＋（24170×0.5）　　　＝45935

1 複数の手術を行った場合に主たる手術に対し従たる手術（1 つに限る）の 100 分の 50 が加算できる手術一覧表

＊**主たる手術**とは左右各欄の手術の組み合わせで**いずれか高い点数の手術**を指します。この場合の点数とは（**所定点数＋「注」**）の合計点数のことをいいます。

K015　皮弁作成術，移動術，切断術，遷延皮弁術	その他の手術
K021-2　粘膜弁手術	
K022　組織拡張器による再建手術（一連につき） 　　　2　その他の場合	
K611　抗悪性腫瘍剤動脈，静脈又は腹腔内持続注入用植込型カテーテル設置	
K618　中心静脈注射用植込型カテーテル設置	
K006　皮膚，皮下腫瘍摘出術（露出部以外）　3 　　　長径 6cm 以上 12cm 未満	K746　痔瘻根治手術
K006　皮膚，皮下腫瘍摘出術（露出部以外）　4 　　　長径 12cm 以上	
K022　組織拡張器による再建手術（一連につき） 　　　1　乳房（再建手術）の場合	K475　乳房切除術（遺伝性乳癌卵巣癌症候群の患者に限る）
	K476　乳腺悪性腫瘍手術〔単純乳房切除術（乳腺全摘術），乳房切除術（腋窩部郭清を伴わないもの），乳房切除術（腋窩鎖骨下部郭清を伴うもの）・胸筋切除を併施しないもの，乳房温存乳房切除術（腋窩部郭清を伴わないもの）及び乳房温存乳房切除術（腋窩部郭清を伴うもの）に限る〕
K022-3　慢性膿皮症手術	K013　分層植皮術
	K013-2　全層植皮術
	K015　皮弁作成術，移動術，切断術，遷延皮弁術
	K016　動脈（皮）弁術，筋（皮）弁術
	K017　遊離皮弁術（顕微鏡下血管柄付きのもの） 　　　2　その他の場合
	K020　自家遊離複合組織移植術（顕微鏡下血管柄付きのもの）
K031　四肢・躯幹軟部悪性腫瘍手術	K082　人工関節置換術　1　肩，股，膝
K034　腱切離・切除術（関節鏡下によるものを含む）（手指，中手部又は手関節に限る）	K046　骨折観血的手術（手指，中手部又は手関節に限る）
	K182　神経縫合術（手指，中手部又は手関節に限る）
	K182-3　神経再生誘導術（手指，中手部又は手関節に限る）
	K610　動脈形成術，吻合術（手指，中手部又は手関節に限る）
	K623　静脈形成術，吻合術（手指，中手部又は手関節に限る）
K035　腱剥離術（関節鏡下によるものを含む）（手指，中手部又は手関節に限る）	K046　骨折観血的手術（手指，中手部又は手関節に限る）
	K182　神経縫合術（手指，中手部又は手関節に限る）
	K182-3　神経再生誘導術（手指，中手部又は手関節に限る）
	K610　動脈形成術，吻合術（手指，中手部又は手関節に限る）
	K623　静脈形成術，吻合術（手指，中手部又は手関節に限る）
K035-2　腱滑膜切除術	K046　骨折観血的手術（手指，中手部又は手関節に限る）
	K182　神経縫合術（手指，中手部又は手関節に限る）
	K182-3　神経再生誘導術（手指，中手部又は手関節に限る）
	K610　動脈形成術，吻合術（手指，中手部又は手関節に限る）
	K623　静脈形成術，吻合術（手指，中手部又は手関節に限る）
K037　腱縫合術（手指，中手部又は手関節に限る）	K046　骨折観血的手術（手指，中手部又は手関節に限る）
	K182　神経縫合術（手指，中手部又は手関節に限る）
	K182-3　神経再生誘導術（手指，中手部又は手関節に限る）
	K610　動脈形成術，吻合術（手指，中手部又は手関節に限る）
	K623　静脈形成術，吻合術（手指，中手部又は手関節に限る）
K038　腱延長術（手指，中手部又は手関節に限る）	K046　骨折観血的手術（手指，中手部又は手関節に限る）
	K182　神経縫合術（手指，中手部又は手関節に限る）
	K182-3　神経再生誘導術（手指，中手部又は手関節に限る）
	K610　動脈形成術，吻合術（手指，中手部又は手関節に限る）
	K623　静脈形成術，吻合術（手指，中手部又は手関節に限る）
K039　腱移植術（人工腱形成術を含む）（手指，中手部又は手関節に限る）	K046　骨折観血的手術（手指，中手部又は手関節に限る）
	K182　神経縫合術（手指，中手部又は手関節に限る）
	K182-3　神経再生誘導術（手指，中手部又は手関節に限る）
	K610　動脈形成術，吻合術（手指，中手部又は手関節に限る）
	K623　静脈形成術，吻合術（手指，中手部又は手関節に限る）
K040　腱移行術（手指，中手部又は手関節に限る）	K046　骨折観血的手術（手指，中手部又は手関節に限る）
	K182　神経縫合術（手指，中手部又は手関節に限る）
	K182-3　神経再生誘導術（手指，中手部又は手関節に限る）
	K610　動脈形成術，吻合術（手指，中手部又は手関節に限る）
	K623　静脈形成術，吻合術（手指，中手部又は手関節に限る）
K046　骨折観血的手術（手指，中手部又は手関節に限る）	K182　神経縫合術（手指，中手部又は手関節に限る）
	K182-3　神経再生誘導術（手指，中手部又は手関節に限る）
	K610　動脈形成術，吻合術（手指，中手部又は手関節に限る）

	K623　静脈形成術，吻合術（手指，中手部又は手関節に限る）
K053　骨悪性腫瘍手術	K081　人工骨頭挿入術
	K082　人工関節置換術
K054　骨切り術　2　前腕，下腿（下腿に限る）	K068-2　関節鏡下半月板切除術
	K069-3　関節鏡下半月板縫合術
	K069-4　関節鏡下半月板制動術
K054-2　脛骨近位骨切り術	K055-4　大腿骨遠位骨切り術
	K068-2　関節鏡下半月板切除術
	K069-3　関節鏡下半月板縫合術
	K069-4　関節鏡下半月板制動術
K079-2　関節鏡下靱帯断裂形成手術　1　十字靱帯	K068-2　関節鏡下半月板切除術
	K069-3　関節鏡下半月板縫合術
	K069-4　関節鏡下半月板制動術
K080-5　関節鏡下肩関節唇形成術　2　腱板断裂を伴わないもの	K077-2　肩甲骨烏口突起移行術
K082　人工関節置換術　1　肩，股，膝（股に限る）	K054　骨切り術　1　肩甲骨，上腕，大腿（大腿に限る）
K107　指移植手術（手指に限る）	K182　神経縫合術（手指に限る）
	K182-3　神経再生誘導術（手指に限る）
K134　椎間板摘出術	K142　脊椎固定術，椎弓切除術，椎弓形成術（多椎間又は多椎弓の場合を含む）（椎間板摘出術を実施した椎間及び当該椎間に隣接する椎弓に係るものを除く）
K134-2　内視鏡下椎間板摘出（切除）術	K131-2　内視鏡下椎弓切除術〔内視鏡下椎間板摘出（切除）術を実施した椎間及び当該椎間に隣接する椎弓に係るものを除く〕
K134-3　人工椎間板置換術（頸椎）	K142　脊椎固定術，椎弓切除術，椎弓形成術（多椎間又は多椎弓の場合を含む。）　1　前方椎体固定（人工椎間板置換術（頸椎）を実施した椎間に隣接する椎間に係るものに限る。）
K142　脊椎固定術，椎弓切除術，椎弓形成術（多椎間又は多椎弓の場合を含む。）　1　前方椎体固定	K134-3　人工椎間板置換術（頸椎）（脊椎固定術，椎弓切除術，椎弓形成術　1　前方錐体固定を実施した椎間に隣接する椎間に係るものに限る。
K142-5　内視鏡下椎弓形成術	K131-2　内視鏡下椎弓切除術（内視鏡下椎弓形成術を実施した椎弓に係るものを除く。）
	K134-2　内視鏡下椎間板摘出（切除）術（内視鏡下椎弓形成術を実施した椎弓に隣接する椎間に係るものを除く。）
K144　体外式脊椎固定術	K116　脊椎，骨盤骨掻爬術
	K118　脊椎，骨盤脱臼観血的手術
	K135　脊椎，骨盤腫瘍切除術
	K136　脊椎，骨盤悪性腫瘍手術
	K142　脊椎固定術，椎弓切除術，椎弓形成術（多椎間又は多椎弓の場合を含む）
K182　神経縫合術（手指，中手部又は手関節に限る）	K610　動脈形成術，吻合術（手指，中手部又は手関節に限る）
	K623　静脈形成術，吻合術（手指，中手部又は手関節に限る）
K182-3　神経再生誘導術	K437　下顎骨部分切除術
	K438　下顎骨離断術
	K439　下顎骨悪性腫瘍手術
	K610　動脈形成術，吻合術（手指，中手部又は手関節に限る）
	K623　静脈形成術，吻合術（手指，中手部又は手関節に限る）
K224　翼状片手術（弁の移植を要するもの）	K260-2　羊膜移植術
K259　角膜移植術	K279　硝子体切除術
	K280　硝子体茎顕微鏡下離断術
	K281　増殖性硝子体網膜症手術
	K282　水晶体再建術
K268　緑内障手術	K280　硝子体茎顕微鏡下離断術
	K281　増殖性硝子体網膜症手術
	K282　水晶体再建術
	K284　硝子体置換術
K277　網膜冷凍凝固術	K276　網膜光凝固術　1　通常のもの（一連につき）
K282　水晶体再建術	K224　翼状片手術（弁の移植を要するもの）
	K277-2　黄斑下手術
	K279　硝子体切除術
	K280　硝子体茎顕微鏡下離断術
	K281　増殖性硝子体網膜症手術
K319　鼓室形成手術	K296　耳介形成手術　1　耳介軟骨形成を要するもの
	K299　小耳症手術
	K305　乳突削開術
K403　気管形成手術（管状気管，気管移植等）	悪性腫瘍に係る手術
K436　顎骨腫瘍摘出術	K404　抜歯手術（1歯につき）
K444　下顎骨形成術　1　おとがい形成の場合	K444　下顎骨形成術　2　短縮又は伸長の場合
K476-4　ゲル充填人工乳房を用いた乳房再建術（乳房切除後）	K475　乳腺切除術（遺伝性乳癌卵巣癌症候群の患者に限る）
	K476　乳腺悪性腫瘍手術〔単純乳房切除術（乳腺全摘術），乳房切除術（腋窩部郭清を伴わないもの），乳房切除術（腋窩鎖骨下部郭清を伴うもの）・胸筋切

手術

	除を併施しないもの，乳輪温存乳房切除術（腋窩部郭清を伴わないもの）及び乳輪温存乳房切除術（腋窩部郭清を伴うもの）に限る〕
K504　縦隔悪性腫瘍手術	K511　肺切除術
	K610　動脈形成術，吻合術
	K623　静脈形成術，吻合術
K511　肺切除術	K527　食道悪性腫瘍手術（単に切除のみのもの）
	K529　食道悪性腫瘍手術（消化管再建手術を併施するもの）
	K552　冠動脈，大動脈バイパス移植術
	K552-2　冠動脈，大動脈バイパス移植術（人工心肺を使用しないもの）
	K560　大動脈瘤切除術（吻合又は移植を含む）
	K560-2　オープン型ステントグラフト内挿術
K514　肺悪性腫瘍手術	K504　縦隔悪性腫瘍手術
	K552　冠動脈，大動脈バイパス移植術
	K552-2　冠動脈，大動脈バイパス移植術（人工心肺を使用しないもの）
	K570　肺動脈狭窄症，純型肺動脈弁閉鎖症手術　2　右室流出路形成又は肺動脈形成を伴うもの
	K572　肺静脈形成術
	K610　動脈形成術，吻合術
	K623　静脈形成術，吻合術
K514-2　胸腔鏡下肺悪性腫瘍手術	K504-2　胸腔鏡下縦隔悪性腫瘍手術
	K513-2　胸腔鏡下良性縦隔腫瘍手術
K527　食道悪性腫瘍手術（単に切除のみのもの）	K395　喉頭，下咽頭悪性腫瘍手術（頸部，胸部，腹部等の操作による再建を含む）
K527-2　食道切除術（単に切除のみのもの）	K560　大動脈瘤切除術（吻合又は移植を含む）
	K560-2　オープン型ステントグラフト内挿術
	K561　ステントグラフト内挿術
K529　食道悪性腫瘍手術（消化管再建手術を併施するもの）	K395　喉頭，下咽頭悪性腫瘍手術（頸部，胸部，腹部等の操作による再建を含む）
K535　胸腹裂孔ヘルニア手術	K734　腸回転異常症手術
K552　冠動脈，大動脈バイパス移植術	K554　弁形成術
	K555　弁置換術
	K560　大動脈瘤切除術（吻合又は移植を含む）
	K560-2　オープン型ステントグラフト内挿術
	K561　ステントグラフト内挿術
	K603　補助人工心臓（1日につき）1　初日
	K604-2　植込型補助人工心臓（非拍動流型）1　初日（1日につき）
K552-2　冠動脈，大動脈バイパス移植術（人工心肺を使用しないもの）	K554　弁形成術
	K555　弁置換術
	K560　大動脈瘤切除術（吻合又は移植を含む）
	K560-2　オープン型ステントグラフト内挿術
	K561　ステントグラフト内挿術
	K603　補助人工心臓（1日につき）1　初日
	K604-2　植込型補助人工心臓（非拍動流型）1　初日（1日につき）
K554　弁形成術	K544　心腫瘍摘出術，心腔内粘液腫摘出術
	K553　心室瘤切除術（梗塞切除を含む）
	K553-2　左室形成術，心室中隔穿孔閉鎖術，左室自由壁破裂修復術
	K603　補助人工心臓（1日につき）1　初日
	K603-2　小児補助人工心臓（1日につき）1　初日
	K604-2　植込型補助人工心臓（非拍動流型）1　初日（1日につき
K554　弁形成術〔1弁のもの（大動脈弁を除く）に限る〕	K560　大動脈瘤切除術（吻合又は移植を含む）
	K560-2　オープン型ステントグラフト内挿術
K555　弁置換術	K544　心腫瘍摘出術，心腔内粘液腫摘出術
	K553　心室瘤切除術（梗塞切除を含む）
	K553-2　左室形成術，心室中隔穿孔閉鎖術，左室自由壁破裂修復術
	K603　補助人工心臓（1日につき）1　初日
	K603-2　小児補助人工心臓（1日につき）1　初日
	K604-2　植込型補助人工心臓（非拍動流型）1　初日（1日につき）
K555　弁置換術〔1弁のもの（大動脈弁を除く）に限る〕	K560　大動脈瘤切除術（吻合又は移植を含む）
	K560-2　オープン型ステントグラフト内挿術
K561　ステントグラフト内挿術　2　1以外の場合　イ　胸部大動脈	K614　血管移植術，バイパス移植術　4　頭，頸部動脈
K570-3　経皮的肺動脈形成術	K615　血管塞栓術（頭部，胸腔，腹腔内血管等）
K594　不整脈手術　3　メイズ手術	体外循環を用いる心臓大血管手術
K594　不整脈手術　4　左心耳閉鎖術　イ　開胸手術によるもの	K552　冠動脈，大動脈バイパス移植術
	K552-2　冠動脈，大動脈バイパス移植術（人工心肺を使用しないもの）
	K554　弁形成術
	K555　弁置換術
	K557　大動脈弁上狭窄手術

手術

	K557-2　大動脈弁下狭窄切除術（線維性，筋肥厚性を含む）
	K557-3　弁輪拡大術を伴う大動脈弁置換術
	K560　大動脈瘤切除術（吻合又は移植を含む）
	K594　不整脈手術　3　メイズ手術
K594　不整脈手術　4　左心耳閉鎖術　ロ　胸腔鏡下によるもの	K554-2　胸腔鏡下弁形成術
	K555-3　胸腔鏡下弁置換術
K594-2　肺静脈隔離術	体外循環を用いない心臓大血管手術
K603　補助人工心臓（1日につき）1初日	K557　大動脈弁上狭窄切除術
	K557-2　大動脈弁下狭窄切除術（線維性，筋肥厚性を含む）
	K557-3　弁輪拡大術を伴う大動脈弁置換術
	K560　大動脈瘤切除術（吻合又は移植を含む。）
	K560-2　オープン型ステントグラフト内挿術
	K594　不整脈手術
K603-2　小児補助人工心臓（1日につき）1初日	K557　大動脈弁上狭窄手術
	K557-2　大動脈弁下狭窄手術（線維性，筋肥厚性を含む）
	K557-3　弁輪拡大術を伴う大動脈弁置換術
	K560　大動脈瘤切除術（吻合又は移植を含む）
	K594　不整脈手術
K604-2　植込型補助人工心臓（非拍動流型）1初日（1日につき）	K557　大動脈弁上狭窄手術
	K557-2　大動脈弁下狭窄手術（線維性，筋肥厚性を含む）
	K557-3　弁輪拡大術を伴う大動脈弁置換術
	K560　大動脈瘤切除術（吻合又は移植を含む）
	K560-2　オープン型ステントグラフト内挿術
	K594　不整脈手術
K617-5　内視鏡下下肢静脈瘤不全穿通枝切離術	K617　下肢静脈瘤手術
	K617-2　大伏在静脈抜去術
	K617-4　下肢静脈瘤血管内焼灼術
K633　ヘルニア手術　4　臍帯ヘルニア	K644　臍腸管瘻手術
	K717　小腸腫瘍，小腸憩室摘出術（メッケル憩室炎手術を含む）
	K729　腸閉鎖症手術
	K804　尿膜管摘出術
K636-2　ダメージコントロール手術	K545　開胸心臓マッサージ
K643　後腹膜悪性腫瘍手術	K695　肝切除術
	K772　腎摘出術
K654-2　胃局所切除術	K672　胆嚢摘出術
K655　胃切除術	K671　胆管切開結石摘出術（チューブ挿入を含む）
	K672　胆嚢摘出術
	K695　肝切除術
	K702　膵体尾部腫瘍切除術　1　膵尾部切除術の場合
	K711　脾摘出術
	K716　小腸切除術
	K719　結腸切除術
K655-2　腹腔鏡下胃切除術	K671-2　腹腔鏡下胆管切開結石摘出術
	K672-2　腹腔鏡下胆嚢摘出術
	K711-2　腹腔鏡下脾摘出術
	K716-2　腹腔鏡下小腸切除術
	K719-2　腹腔鏡下結腸切除術
	K719-3　腹腔鏡下結腸悪性腫瘍切除術
K655-4　噴門側胃切除術	K671　胆管切開結石摘出術（チューブ挿入を含む）
	K672　胆嚢摘出術
	K695　肝切除術
	K702　膵体尾部腫瘍切除術　1　膵尾部切除術の場合
	K711　脾摘出術
	K716　小腸切除術
	K719　結腸切除術
K657　胃全摘術	K672　胆嚢摘出術
	K695　肝切除術
	K702　膵体尾部腫瘍切除術　1　膵尾部切除術の場合
	K711　脾摘出術
	K716　小腸切除術
	K719　結腸切除術
K657-2　腹腔鏡下胃全摘術	K672-2　腹腔鏡下胆嚢摘出術
	K711-2　腹腔鏡下脾摘出術
	K716-2　腹腔鏡下小腸切除術
	K719-2　腹腔鏡下結腸切除術
	K719-3　腹腔鏡下結腸悪性腫瘍切除術

手術

K667　噴門形成術	K664　胃瘻造設術（経皮的内視鏡下胃瘻造設術，腹腔鏡下胃瘻造設術を含む）
K667-2　腹腔鏡下噴門形成術	K664　胃瘻造設術（経皮的内視鏡下胃瘻造設術，腹腔鏡下胃瘻造設術を含む）
K672　胆嚢摘出術	K697-3　肝悪性腫瘍ラジオ波焼灼療法（一連として）
	K711　脾摘出術
K672-2　腹腔鏡下胆嚢摘出術	K711-2　腹腔鏡下脾摘出術
K695　肝切除術　1　部分切除	K697-5　生体部分肝移植術
	神経芽細胞腫に係る摘出術
K695　肝切除術	K711　脾摘出術
K697-5　生体部分肝移植術	K711　脾摘出術
K710-2　腹腔鏡下脾固定術	K649-2　腹腔鏡下胃吊上げ固定術（胃下垂症手術），胃捻転症手術
K716　小腸切除術	K633　ヘルニア手術
	K672　胆嚢摘出術
	K695　肝切除術
	K711　脾摘出術
	K714　腸管癒着症手術
	K801　膀胱単純摘除術　1　腸管利用の尿路変更を行うもの
	K872　子宮筋腫摘出（核出）術　1　腹式
	K877　子宮全摘術
	K879　子宮悪性腫瘍手術
	K888　子宮附属器腫瘍摘出術（両側）　1　開腹によるもの
	K889　子宮附属器悪性腫瘍手術（両側）
K716-2　腹腔鏡下小腸切除術	K672-2　腹腔鏡下胆嚢摘出術
	K711-2　腹腔鏡下脾摘出術
	K872-2　腹腔鏡下子宮筋腫摘出（核出）術
	K877-2　腹腔鏡下腟式子宮全摘術
	K888　子宮附属器腫瘍摘出術（両側）　2　腹腔鏡によるもの
K719　結腸切除術	K672　胆嚢摘出術
	K695　肝切除術
	K711　脾摘出術
	K714　腸管癒着症手術
	K801　膀胱単純摘除術　1　腸管利用の尿路変更を行うもの
	K872　子宮筋腫摘出（核出）術　1　腹式
	K877　子宮全摘術
	K879　子宮悪性腫瘍手術
	K888　子宮附属器腫瘍摘出術（両側）　1　開腹によるもの
	K889　子宮附属器悪性腫瘍手術（両側）
K719-2　腹腔鏡下結腸切除術	K672-2　腹腔鏡下胆嚢摘出術
	K711-2　腹腔鏡下脾摘出術
	K872-2　腹腔鏡下子宮筋腫摘出（核出）術
	K877-2　腹腔鏡下腟式子宮全摘術
	K888　子宮附属器腫瘍摘出術（両側）　2　腹腔鏡によるもの
K719-3　腹腔鏡下結腸悪性腫瘍切除術	K672-2　腹腔鏡下胆嚢摘出術
	K695-2　腹腔鏡下肝切除術（部分切除又は外側区域切除に限る）
	K711-2　腹腔鏡下脾摘出術
	K872-2　腹腔鏡下子宮筋腫摘出（核出）術
	K877-2　腹腔鏡下腟式子宮全摘術
	K888　子宮附属器腫瘍摘出術（両側）　2　腹腔鏡によるもの
K734　腸回転異常症手術	K717　小腸腫瘍，小腸憩室摘出術（メッケル憩室炎手術を含む）〔小腸憩室摘出術（メッケル憩室炎手術を含む）に限る〕
	K729　腸閉鎖症手術
K740　直腸切除・切断術	K672　胆嚢摘出術
	K695　肝切除術
	K711　脾摘出術
	K719　結腸切除術
	K799　膀胱壁切除術
	K801　膀胱単純摘除術　1　腸管利用の尿路変更を行うもの
	K843　前立腺悪性腫瘍手術
	K872　子宮筋腫摘出（核出）術　1　腹式
	K877　子宮全摘術
	K879　子宮悪性腫瘍手術
	K888　子宮附属器腫瘍摘出術（両側）　1　開腹によるもの
	K889　子宮附属器悪性腫瘍手術（両側）
K740-2　腹腔鏡下直腸切除・切断術	K672-2　腹腔鏡下胆嚢摘出術
	K711-2　腹腔鏡下脾摘出術
	K719-2　腹腔鏡下結腸切除術
	K719-3　腹腔鏡下結腸悪性腫瘍切除術

手術

	K872-2　腹腔鏡下子宮筋腫摘出（核出）術
	K877-2　腹腔鏡下腟式子宮全摘術
	K888　子宮附属器腫瘍摘出術（両側）　2　腹腔鏡によるもの
K743　痔核手術（脱肛を含む）	K744　裂肛又は肛門潰瘍根治手術
	K746　痔瘻根治手術
	K747　肛門良性腫瘍，肛門ポリープ，肛門尖圭コンジローム切除術
	K749　肛門拡張術（観血的なもの）
	K752　肛門形成手術
K751　鎖肛手術	K138　脊椎披裂手術
	K191　脊髄腫瘍摘出術　1　髄外のもの
	K751-2　仙尾部奇形腫手術
	K809-2　膀胱尿管逆流手術
	K859　造腟術，腟閉鎖症術
K751-3　腹腔鏡下鎖肛手術（腹会陰，腹仙骨式）	K138　脊椎披裂手術
	K191　脊髄腫瘍摘出術　1　髄外のもの
	K751-2　仙尾部奇形腫手術
	K809-2　膀胱尿管逆流手術
	K859　造腟術，腟閉鎖症術
K764　経皮的尿路結石除去術（経皮的腎瘻造設術を含む）	K781　経尿道的尿路結石除去術
K773　腎（尿管）悪性腫瘍手術	K619　静脈血栓摘出術
	K702　膵体尾部腫瘍切除術　1　膵尾部切除術の場合
	K711　脾摘出術
	K716　小腸切除術
	K719　結腸切除術
	K740　直腸切除・切断術
K780　同種死体腎移植術	K772　腎摘出術
K798　膀胱結石，異物摘出術　1　経尿道的手術	K841　経尿道的前立腺手術
	K841-2　経尿道的レーザー前立腺切除・蒸散術　1　ホルミウムレーザー又は倍周波数レーザーを用いるもの
	K841-5　経尿道的前立腺核出術
	K841-6　経尿道的前立腺吊上術
K803　膀胱悪性腫瘍手術	K716　小腸切除術
	K719　結腸切除術
	K740　直腸切除・切断術
	K849　女子外性器腫瘍摘出術
	K872　子宮筋腫摘出（核出）術　1　腹式
	K877　子宮全摘術
	K879　子宮悪性腫瘍手術
	K888　子宮附属器腫瘍摘出術（両側）　1　開腹によるもの
	K889　子宮附属器悪性腫瘍手術（両側）
K818　尿道形成手術　1　前部尿道（性同一性障害の患者に対して行う場合に限る）	K825　陰茎全摘術（性同一性障害の患者に対して行う場合に限る）
K819　尿道下裂形成手術	K836　停留精巣固定術
K826-3　陰茎様陰核形成手術	K859　造腟術，腟閉鎖症術　3　腟断端挙上によるもの
K863　腹腔鏡下子宮内膜症病巣除去術	K886　子宮附属器癒着剥離術（両側）　2　腹腔鏡によるもの
K872　子宮筋腫摘出（核出）術　1　腹式	K888　子宮附属器腫瘍摘出術（両側）　1　開腹によるもの
K872-2　腹腔鏡下子宮筋腫摘出（核出）術	K886　子宮附属器癒着剥離術（両側）　2　腹腔鏡によるもの
	K888　子宮附属器腫瘍摘出術（両側）　2　腹腔鏡によるもの
K873　子宮鏡下子宮筋腫摘出術	K872-2　腹腔鏡下子宮筋腫摘出（核出）術
K877　子宮全摘術	K878　広靭帯内腫瘍摘出術
	K886　子宮附属器癒着剥離術（両側）　1　開腹によるもの
	K888　子宮附属器腫瘍摘出術（両側）　1　開腹によるもの
K877-2　腹腔鏡下腟式子宮全摘術	K878-2　腹腔鏡下広靭帯内腫瘍摘出術
	K886　子宮附属器癒着剥離術（両側）　2　腹腔鏡によるもの
	K888　子宮附属器腫瘍摘出術（両側）　2　腹腔鏡によるもの
K898　帝王切開術	K872　子宮筋腫摘出（核出）術　1　腹式
	K878　広靭帯内腫瘍摘出術
	K886　子宮附属器癒着剥離術（両側）　1　開腹によるもの
	K888　子宮附属器腫瘍摘出術（両側）　1　開腹によるもの
K912　異所性妊娠手術	K886　子宮附属器癒着剥離術（両側）
	K888　子宮附属器腫瘍摘出術（両側）

手術

2 複数の手術を行った場合に主たる手術に対し従たる手術の100分の50が加算できる手術一覧表

＊同一手術野又は同一病巣につき，下記に掲げる手術を2以上同時に行った場合，主たる手術の所定点数に従たる手術（1つに限る）の所定点数の100分の50に相当する点数を加算します。
＊「主たる手術」とは，（所定点数＋「注」）の合計点数をいいます。

K 534　横隔膜縫合術	K 710　脾縫合術（部分切除を含む）
K 615-2　経皮的大動脈遮断術	K 711　脾摘出術
K 640　腸間膜損傷手術	K 712　破裂腸管縫合術
K 647　胃縫合術（大網充填術又は被覆術を含む）	K 726　人工肛門造設術
K 655　胃切除術	K 757　腎破裂縫合術
K 672　胆嚢摘出術	K 769　腎部分切除術
K 690　肝縫合術	K 787　尿管尿管吻合術
K 695　肝切除術	K 795　膀胱破裂閉鎖術
K 701　膵破裂縫合術	

3 手 術 医 療 機 器 等 加 算 一 覧 表

——加算項目と対象となる手術——

＊手術を行うに当たって，それぞれの医療機器を使用した場合に算定します。

項　　目		点　数	要件及び加算対象の手術	手術料一覧表中の表示
K 930　脊髄誘発電位測定等加算	1	3630	「1」の規定…脳，脊椎，脊髄，大動脈瘤又は食道の手術に当たって，脊髄誘発電位測定を行った場合に算定する（準用手術については加算しない）	▲1印
	2	3130	「2」の規定…甲状腺又は副甲状腺の手術に当たって，脊髄誘発電位測定を行った場合に算定する	▲2印
K 931　超音波凝固切開装置等加算		3000	胸腔鏡下若しくは腹腔鏡下による手術，悪性腫瘍等に係る手術又はバセドウ甲状腺全摘（亜全摘）術（両葉）に当たって，超音波凝固切開装置等を使用した場合に算定する	◎印
K 932　創外固定器加算		10000	K 046，K 056-2，K 058，K 073，K 076，K 078，K 124-2，K 125，K 180の「3」，K 443，K 444，K 444-2の手術に当たって，創外固定器を使用した場合に算定する	＋10000
K 933　イオントフォレーゼ加算		45	K 300，K 309の手術に当たって，イオントフォレーゼを使用した場合に算定する。麻酔料は別に算定できない	＋45
K 934　副鼻腔手術用内視鏡加算		1000	K 350，K 352，K 352-3，K 362-2，K 365の手術に当たって，内視鏡を使用した場合に算定する	□印
K 934-2　副鼻腔手術用骨軟部組織切除機器加算		1000	K 340-3～K 340-7，K 350～K 365の手術に当たって，副鼻腔手術用骨軟部組織切除機器を使用した場合に算定する ・K 934 副鼻腔手術用内視鏡加算と併せて算定できる。 ・両側に使用した場合であっても，一連として所定点数は1回に限り算定する。	■印
K 935　止血用加熱凝固切開装置加算		700	K 476の手術に当たって，止血用加熱凝固切開装置を使用した場合に算定する	＋700
K 936　自動縫合器加算		2500	1　手術に当たって，自動縫合器を使用した場合に算定する	＋2500
			2　手術に当たって，左心耳閉塞用クリップを使用した場合に算定する	
K 936-2　自動吻合器加算		5500	手術に当たって，自動吻合器を使用した場合に算定する	＋5500
K 936-3　微小血管自動縫合器加算		2500	K 017，K 020の手術に当たって，微小血管自動縫合器を使用した場合に算定する	＋2500
K 937　心拍動下冠動脈，大動脈バイパス移植術用機器加算		30000	K 552-2の手術に当たって，心拍動下冠動脈，大動脈バイパス移植術用機器を使用した場合に算定する	＋30000
K 937-2　術中グラフト血流測定加算		2500	手術に当たって，機器を用いてグラフト血流を測定した場合に算定する	＋2500
K 938　体外衝撃波消耗性電極加算		3000	K 678，K 768の手術に当たって，消耗性電極を使用した場合に算定する	＋3000
K 939　画像等手術支援加算			手術前又は手術中に得た画像を3次元に構築し，手術の過程において，3次元画像と術野の位置関係をリアルタイムにコンピューター上で処理することで，手術を補助する目的で使用した場合に算定する	
1　ナビゲーションによるもの		2000		＊1
2　実物大臓器立体モデルによるもの		2000	手術前に得た画像等により作成された実物大臓器立体モデルを手術を補助する目的で使用した場合に算定する	＊2
3　患者適合型手術支援ガイドによるもの		2000	K 082，K 082-3，K 047～K 439，K 444の手術に当たって，患者適合型手術支援ガイドによる支援を行った場合に算定する	＊3
K 939-2　術中血管等描出撮影加算		500	・手術に当たり，血管や腫瘍等を確認するために薬剤を用いて血管撮影を行った場合に算定する（脳神経外科手術，冠動脈血行再建術等）。	

手術

項　　目	点　数	要件及び加算対象の手術	手術料一覧表中の表示
K 939-3　人工肛門・人工膀胱造設術前処置加算 ⑯	450	・施設基準の適合⑯の医療機関で手術前に療養上の必要性をふまえ，人工肛門又は人工膀胱を設置する位置を決めた場合に算定する。〔施設基準〕 ・人工肛門又は人工膀胱造設に関する十分な経験を有する常勤医師が配置されていること。 ・5 年以上の急性期患者の看護経験のある常勤看護師（＊ケア研修修了者）が，配置されていること。 ＊急性期看護又は排泄ケア関連領域における専門的な知識・技術を有する看護師養成の研修で，20 時間以上の研修修了者をいう。	
K 939-4　削除			
K 939-5　胃瘻造設時嚥下機能評価加算 ⑯	2500	・K 664 胃瘻造設術（経皮的内視鏡下胃瘻造設術，腹腔鏡下胃瘻造設術を含む）の手術に当たって，嚥下機能評価等を実施した場合に加算する。 **【K 664 の手術に当たって施設基準に適合していない医療機関で行われた場合は，100 の 80 で算定する】** 　以下の①又は②の要件を満たしていない医療機関は 100 分の 80 で算定する ①年間の胃瘻造設術の実施件数が 50 件未満（K 664-3 薬剤投与用胃瘻造設術の症例数及び頭頸部の悪性腫瘍患者を除く） ②年間の胃瘻造設術の実施件数が 50 件以上（K 664-3 薬剤投与用胃瘻造設術の症例数及び頭頸部の悪性腫瘍患者を除く）で，(1)胃瘻造設患者全例に嚥下造影または内視鏡下嚥下機能検査を行い，(2)かつ，35%以上の患者について，1 年以内に経口摂取のみの栄養方法に回復させているか，もしくは胃瘻造設を行う患者全員に対して多職種による術前カンファレンス・計画書作成・インフォームドコンセントを実施している。	
K 939-6　凍結保存同種組織加算 ⑯	81610	心臓，大血管，肝臓，胆道又は膵臓の手術に当たって，凍結保存された同種組織である心臓弁又は血管を用いた場合に算定する	＊4
K 939-7　レーザー機器加算 ⑯		・施設基準の適合⑯の届出医療機関でレーザー照射により手術を行った場合に算定する。	
1　レーザー機器加算 1	50	・「1」は，K 406（「1」に限る），K 413（「1」に限る），K 421（「1」に限る），K 423（「1」に限る），K 448 の手術でレーザー手術装置を使用した場合に算定する。	＊5
2　レーザー機器加算 2	100	・「2」は，K 413（「2」に限る）の手術でレーザー手術装置を使用した場合に算定する。	＊6
3　レーザー機器加算 3	200	・「3」は，K 406（「2」に限る），K 409，K 411，K 421（「2」に限る），K 423（「2」に限る），K 451，K 452 の手術でレーザー手術装置を使用した場合に算定する。	＊7
K 939-8　超音波切削機器加算	1000	・K 443，K 444，K 444-2 の手術に当たって，超音波切削機器を使用した場合に算定する。	＊8
K 939-9　切開創局所陰圧閉鎖処置機器加算	5190	・滲出液を持続的に除去し，切開創手術部位感染のリスクを低減させる目的のみで薬事承認を得ている医療機器を，術後縫合創に対して使用した場合に算定する。 ・対象患者は A 301 特定集中治療室管理料，A 301-3 脳卒中ケアユニット入院医療管理料，A 301-4 小児特定集中治療室管理料，A 302 新生児特定集中治療室管理料，A 303 総合周産期特定集中治療室管理料を算定する患者であって次に挙げる患者である。なお診療報酬明細書に記載する。 　ア　BMI が 30 以上の肥満症の患者 　イ　糖尿病患者のうち，ヘモグロビン A1c が JDS 値で 6.6% 以上（NGSP値で 7.0% 以上）の患者 　ウ　ステロイド療法を受けている患者 　エ　慢性維持透析患者 　オ　免疫不全状態にある患者 　カ　低栄養状態の患者 　キ　創傷治療遅延をもたらす皮膚疾患又は皮膚の血流障害を有する患者 　ク　手術の既往がある者に対して同一部位に再手術を行う患者	

手術

4　手 術 料 一 覧 表

手術料＝手術手技料＋(輸血料)＋(手術医療機器等加算)＋(薬剤料)＋(特定保険医療材料料)

〔手術料一覧表の見方〕
①～⑦欄のマーク
①欄の「●」：通則4の医師の経験年数や年間実施件数等，個々の手術ごとに施設基準が規定されている手術で，施設基準適合の届出を行っている医療機関でのみ算定できる手術です（ただし，K 546，K 549，K 597-3，K 597-4，K 615-2，K 636-2，K 721-5，K 773-4，K 823-7，K 828-3，K 835 の 1，K 884-2，K 884-3，K 890-4 及び K 917 から K 917-5 は施設基準を満たす場合，届け出ることを要しない）。K 475，K 818「1」，K 819，K 819-2，K 825，K 830，K 851「1」，K 859「2」「4」「5」，K 877，K 877-2，K 888「1」「2」については，性同一性障害の患者に対して手術を行う場合のみ施設基準の届出を必要とする。
②欄の「1」～「4」，「他」：通則5の施設基準を満たす医療機関でのみ算定できる区分1～4，その他の区分の手術です。区分1～区分4，その他の区分ごとに前年（1月～12月）の手術件数を院内掲示することが定められている手術です。
　　　　　「外」：通則5の区分1～4以外の手術で，体外循環を要する手術（人工心肺を用いた手術）です。
③欄の「○」：通則6の乳児外科施設基準を満たす医療機関のみで，乳児（1歳未満）に対して行われた場合に限り算定できる手術です。
④欄の「○」：通則7の手術時体重が1500g未満の子に対して行った場合に　所定点数＋(所定点数×4)＝手術料　，手術時生後28日未満（新生児）に対して行った場合に　所定点数＋(所定点数×3)＝手術料　，で算定できる手術です。
⑤欄の「○」：通則9の手術時「K 469頸部郭清術」を併せて行った場合に，所定点数に片側の場合＋4000点，両側の場合＋6000点算定できる手術です。
⑥欄の「○」：通則14の指1本ごと手術料が算定できる手術です。
⑦欄の「○」：通則14の複数手術を行った場合，「主たる手術料」＋「従たる手術料×0.5」で算定できる手術です（「主従関係にある一覧表」p.334～339参照）。
＊手術医療機器等加算が算定できるものは，項目の欄に次のように印がついています。
　「▲1」………脊髄誘発電位測定等加算1：脳，脊椎，脊髄，大動脈瘤又は食道の手術に脊髄誘発電位測定等を用いた場合，3630点加算する手術です（K 930）。
　「▲2」………脊髄誘発電位測定等加算2：甲状腺又は副甲状腺の手術に脊髄誘発電位測定等を用いた場合，3130点加算する手術です（K 930）。
　「◎」………超音波凝固切開装置等加算：胸腔鏡下若しくは腹腔鏡下による手術に超音波凝固切開装置等を使用した場合，3000点加算する手術です（K 931）。
　「◎」………超音波凝固切開装置等加算：悪性腫瘍等に係る手術又はバセドウ甲状腺全摘（亜全摘）術（両葉）の手術に超音波凝固切開装置等を使用した場合，3000点加算する手術です（K 931）。
　「□」………副鼻腔手術用内視鏡加算：内視鏡を使用した場合，1000点加算する手術です（934）。
　「■」………副鼻腔手術用骨軟部組織切除機器加算：副鼻腔手術用骨軟部組織切除機器を使用した場合，1000点加算する手術です（934-2）。
＊通則18より，項目の欄に次の印がついているものは，内視鏡手術用支援機器を用いて行った場合にも算定できる手術です。
　「内支」………2024年度改定よりA 234「1」医療安全対策加算1の届出医療機関であることが算定要件。

第1款　皮膚・皮下組織

項　　　目	点数	施設基準①通則4	施設基準②通則5	施設基準③1歳未満	④低体重・新生児	⑤頸部併施加算	⑥指ごと算定	⑦主従関係	算 定 要 件
皮 膚，皮 下 組 織									
K 000　創傷処理（6歳以上）									・切・刺・割創又は挫創に対して切除，結紮又は縫合（ステープラーによる縫合を含む）を行う場合の第1回治療に算定する。2回目以降の手術創に対する処置はJ 000創傷処置で算定。 ・創傷が数カ所ある場合は近接した創傷についてはそれらの長さを合計して1つの創傷とする。 ・6歳未満の場合は，K 000-2により算定する。 ・筋肉・臓器に達するものとは，単に創傷の深さを指すのではなく，筋肉，臓器に何らかの処理を行った場合をいう。 ・「3」の「イ」頭頸部のもの（長径20cm以上のものに限る）は，長径20cm以上の重度軟組織損傷に対し，全身麻酔下で実施した場合に限り算定できる。
筋肉，臓器に達するもの									
1　長径5cm未満	1400								
2　長径5cm以上10cm未満	1880								
3　長径10cm以上									
イ　頭頸部のもの（長径20cm以上のものに限る）	9630								
ロ　その他のもの	3090								
筋肉，臓器に達しないもの									
4　長径5cm未満	530								
5　長径5cm以上10cm未満	950								

項　　目	点数	施設基準 ①通則4	②通則5	③1歳未満	④低体重・新生児	⑤頸部併施加算	⑥指ごと算定	⑦主従関係	算　定　要　件
6　長径 10 cm 以上	1480								

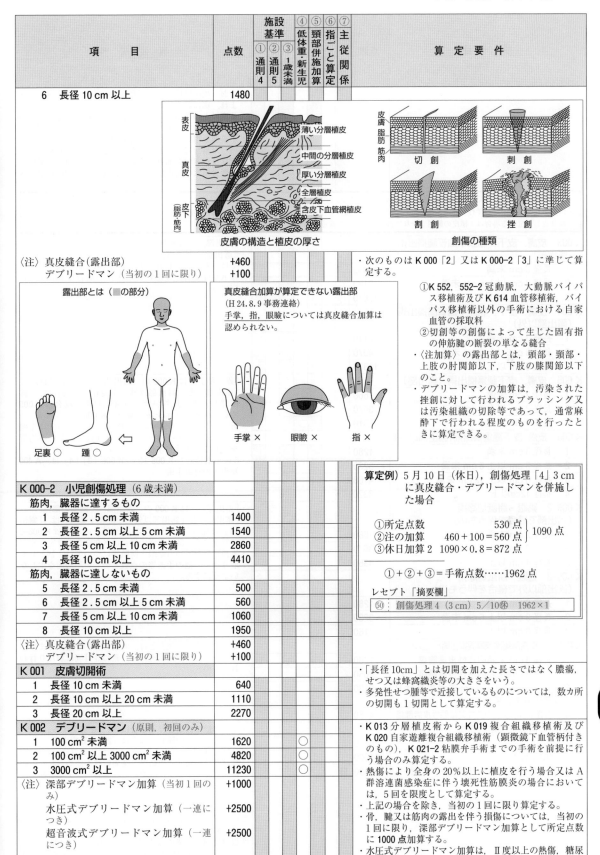

皮膚の構造と植皮の厚さ　　　　創傷の種類

〈注〉真皮縫合（露出部）	+460								・次のものは K 000「2」又は K 000-2「3」に準じて算定する。
デブリードマン（当初の1回に限り）	+100								①K 552, 552-2 冠動脈，大動脈バイパス移植術及び K 614 血管移植術，バイパス移植術以外の手術における自家血管の採取料

②切創等の創傷によって生じた固有指の伸筋腱の断裂の単なる縫合
・〈注加算〉の露出部とは，頭部・頸部・上肢の肘関節以下，下肢の膝関節以下のこと。
・デブリードマンの加算は，汚染された挫創に対して行われるブラッシング又は汚染組織の切除等であって，通常麻酔下で行われる程度のものを行ったときに算定できる。

露出部とは（　の部分）

真皮縫合加算が算定できない露出部
（H 24.8.9 事務連絡）
手掌，指，眼瞼については真皮縫合加算は認められない。

足裏○　踵○　⇐　手掌×　眼瞼×　指×

算定例） 5 月 10 日（休日），創傷処理「4」3 cm に真皮縫合・デブリードマンを併施した場合

①所定点数　　　　　　530 点　⎫
②注の加算　460＋100＝560 点　⎬1090 点
③休日加算2　1090×0.8＝872 点　⎭

①＋②＋③＝手術点数……1962 点

レセプト「摘要欄」
㊿：創傷処理4（3 cm）5／10㊡　1962×1

項　　目	点数	①通則4	②通則5	③1歳未満	④低体重・新生児	⑤頸部併施加算	⑥指ごと算定	⑦主従関係	算　定　要　件
K 000-2　小児創傷処理（6歳未満）									
筋肉，臓器に達するもの									
1　長径 2.5 cm 未満	1400								
2　長径 2.5 cm 以上 5 cm 未満	1540								
3　長径 5 cm 以上 10 cm 未満	2860								
4　長径 10 cm 以上	4410								
筋肉，臓器に達しないもの									
5　長径 2.5 cm 未満	500								
6　長径 2.5 cm 以上 5 cm 未満	560								
7　長径 5 cm 以上 10 cm 未満	1060								
8　長径 10 cm 以上	1950								
〈注〉真皮縫合（露出部）	+460								
デブリードマン（当初の1回に限り）	+100								
K 001　皮膚切開術									・「長径10cm」とは切開を加えた長さではなく膿瘍，せつ又は蜂窩織炎等の大きさをいう。
1　長径 10 cm 未満	640								・多発性せつ腫等で近接しているものについては，数カ所の切開も1切開として算定する。
2　長径 10 cm 以上 20 cm 未満	1110								
3　長径 20 cm 以上	2270								
K 002　デブリードマン（原則，初回のみ）									・K 013 分層植皮術から K 019 複合組織移植術及び K 020 自家遊離複合組織移植術（顕微鏡下血管柄付きのもの），K 021-2 粘膜弁手術までの手術を前提に行う場合のみ算定する。
1　100 cm² 未満	1620			○					・熱傷により全身の20%以上に植皮を行う場合又はA群溶連菌感染症に伴う壊死性筋膜炎の場合においては，5回を限度として算定する。
2　100 cm² 以上 3000 cm² 未満	4820			○					・上記の場合を除き，当初の1回に限り算定する。
3　3000 cm² 以上	11230			○					・骨，腱又は筋肉の露出を伴う損傷については，当初の1回に限り，深部デブリードマン加算として所定点数に1000点を加算する。
〈注〉深部デブリードマン加算（当初1回のみ）	+1000								
水圧式デブリードマン加算（一連につき）	+2500								・水圧式デブリードマン加算は，Ⅱ度以上の熱傷，糖尿病性潰瘍又は植皮を必要とする創傷に対して，水圧式ナイフを用いて，組織や汚染物質等の切除，除去を実施した場合に，一連の治療につき1回に限り算定する。
超音波式デブリードマン加算（一連につき）	+2500								

手術

項目	点数	施設基準① 通則4	施設基準② 通則5	施設基準③ 1歳未満	④ 低体重・新生児	⑤ 頸部併施加算	⑥ 指ごと算定	⑦ 主従関係	算定要件
									なお，加圧に用いた生理食塩水の費用は所定点数に含まれ，別に算定できない。 ・Ⅱ度以上の熱傷，糖尿病性潰瘍又は植皮を必要とする創傷に対して，主にデブリードマンに使用する超音波手術器を用いて，組織や汚染物質等の切除，除去を実施した場合に，一連の治療につき1回に限り超音波式デブリードマン加算を算定する。なお，噴霧に用いた生理食塩水の費用は所定点数に含まれ，別に算定できない。

> ・面積の算定方法については，J000 創傷処置の扱いの例による。
> ・汚染された挫創に対して行われるブラッシング又は汚染組織の切除等であって，通常麻酔下で行われる程度のものを行ったときに算定する。また，繰り返し算定する場合は，植皮の範囲（全身に占める割合）を診療報酬明細書の摘要欄に記載する。

項目	点数	施設基準① 通則4	施設基準② 通則5	施設基準③ 1歳未満	④ 低体重・新生児	⑤ 頸部併施加算	⑥ 指ごと算定	⑦ 主従関係	算定要件
K003　皮膚，皮下，粘膜下血管腫摘出術（露出部）									・「露出部」とは K000 の（露出部）と同一の部位。 ・「露出部」と「露出部以外」が混在する患者については「露出部」に係る長さが全体の50%以上の場合は K003 で算定する。50%未満の場合は K004 で算定する。
1　長径3cm 未満	3480								
2　長径3cm 以上6cm 未満	9180								
3　長径6cm 以上	17810								
K004　皮膚，皮下，粘膜下血管腫摘出術（露出部以外）									
1　長径3cm 未満	2110								
2　長径3cm 以上6cm 未満	4070								
3　長径6cm 以上	11370								
K005　皮膚，皮下腫瘍摘出術（露出部）									・「露出部」とは K000 の（露出部）と同一の部位。 ・「露出部」と「露出部以外」が混在する場合は，「露出部」に係る長さが全体の50%以上の場合は K005 で算定する。50%未満の場合は K006 で算定する。 ・近接密生しているいぼ・皮膚腫瘍等については1個として取り扱い，他の手術等の点数と著しい不均衡を生じないようにする。 ・6歳未満に対し K005「3」，K006「3」「4」は，A400 短手1の対象手術。
1　長径2cm 未満	1660								
2　長径2cm 以上4cm 未満	3670								
3　長径4cm 以上	5010								
K006　皮膚，皮下腫瘍摘出術（露出部以外）									
1　長径3cm 未満	1280								
2　長径3cm 以上6cm 未満	3230								
3　長径6cm 以上12cm 未満	4160							○	
4　長径12cm 以上	8320							○	
K006-2　鶏眼・胼胝切除術（露出部で縫合を伴うもの）									・「露出部」とは K000 の（露出部）と同一の部位。 ・「露出部」と「露出部以外」が混在する場合は，「露出部」に係る長さが全体の50%以上の場合は K006-2 で算定する。50%未満の場合は K006-3 で算定する。 ・近接密生している鶏眼・胼胝等については1個として取り扱い，他の手術等の点数と著しい不均衡を生じないようにする。
1　長径2cm 未満	1660								
2　長径2cm 以上4cm 未満	3670								
3　長径4cm 以上	4360								
K006-3　鶏眼・胼胝切除術（露出部以外で縫合を伴うもの）									
1　長径3cm 未満	1280								
2　長径3cm 以上6cm 未満	3230								
3　長径6cm 以上	4160								
K006-4　皮膚腫瘍冷凍凝固摘出術(一連につき)									・ここでいう「一連」とは，所期の目的を達するまでに行う一連の治療過程をいい，概ね3月間にわたり行われるもの。
1　長径3cm 未満の良性皮膚腫瘍	1280								
2　長径3cm 未満の悪性皮膚腫瘍	2050								
3　長径3cm 以上6cm 未満の良性又は悪性皮膚腫瘍	3230								
4　長径6cm 以上の良性又は悪性皮膚腫瘍	4160								
K007　皮膚悪性腫瘍切除術									・リンパ節の郭清を伴う場合は「1」を算定する。 ・病巣部のみを切除した場合は「2」を算定する。 〔皮膚悪性腫瘍センチネルリンパ節生検加算について〕 ①触診及び画像診断の結果，遠隔転移が認められない悪性黒色腫，メルケル細胞癌，乳房外パジェット病又は長径2cmを超える有棘細胞癌であって，臨床的に所属リンパ節の腫大が確認されていない場合にのみ算定する。 ②センチネルリンパ節生検に伴う放射性同位元素の薬剤は，K940 薬剤により算定する。 ③放射性同位元素の検出に要する費用は，E100 シンチグラム（画像を伴うもの）の「1」部分（静態）（一連につき）により算定する。 ④摘出したセンチネルリンパ節の病理診断に係る費用は，第13部病理診断の所定点数により算定する。
1　広汎切除	28210								
2　単純切除	11000								
〈注〉皮膚悪性腫瘍センチネルリンパ節生検加算	+5000	●							

手術

項目	点数	施設基準 ① 通則4	② 通則5	③ 1歳未満	④ 低体重・新生児	⑤ 頸部併施加算	⑥ 指ごと算定	⑦ 主従関係	算定要件
K 007-2　経皮的放射線治療用金属マーカー留置術	10000								・K 007-2 は A 400 短手 3 の対象手術。
K 007-3　放射線治療用合成吸収性材料留置術	14290								・近接する消化管等のため放射線治療の実施が困難な患者に対して，シート型の放射線治療用合成吸収性材料を用いて腹腔内又は骨盤内の悪性腫瘍（後腹膜腫瘍を含む）と消化管等との間隙を確保した場合に算定する。
K 008　腋臭症手術									・悪臭甚しく他人の就業に支障を生ずる事実が明らかであって，客観的に医療を加えるべき必要がある場合は給付して差し支えない。軽度のものは給付外。
1　皮弁法	6870								・K 008 は A 400 短手 1 の対象手術。
2　皮膚有毛部切除術	3000								
3　その他のもの	1660								
形　成									
K 009　皮膚剥削術									・皮膚剥削術（グラインダーで皮膚を剥削する手術）は小腫瘍，丘疹性疾患及び外傷性異物の場合に算定。
1　25 cm² 未満	1810								・単なる美容を目的とした場合は保険給付外である。
2　25 cm² 以上 100 cm² 未満	4370								
3　100 cm² 以上 200 cm² 未満	9610								
4　200 cm² 以上	13640								
K 010　瘢痕拘縮形成手術									・単なる拘縮にとどまらず運動制限を伴うものに限り算定する。
1　顔面	12660								・指に対して行う場合は K 099 指瘢痕拘縮手術により算定する。
2　その他	8060								
K 011　顔面神経麻痺形成手術									
1　静的なもの	19110	3							
2　動的なもの	64350	3							
K 013　分層植皮術									・同一手術野・同一病巣でも他の手術と併算定可。
1　25 cm² 未満	3520								・デルマトームを使用した場合の費用は，所定点数に含まれ算定できない。
2　25 cm² 以上 100 cm² 未満	6270								・広範囲皮膚欠損の患者に対して，分層植皮術を頭頸部，左上肢，左下肢，右上肢，右下肢，腹部（胸部を含む）又は背部の部位のうち同一部位以外の2以上の部位について行った場合は，それぞれの部位ごとに算定する。
3　100 cm² 以上 200 cm² 未満	9000								
4　200 cm² 以上	25820								・急性熱傷及び採皮部を対象に創傷部の治癒促進を行う目的で自家皮膚細胞移植用キットを用いて，健常皮膚を採皮して非培養細胞懸濁液を作製し，細胞懸濁液を熱傷患部に噴霧する場合は，K 013 の所定点数を準用して算定する（ただし，採皮部に細胞懸濁液を噴霧する場合の技術料は，当該点数に含まれ別に算定できない）。
K 013-2　全層植皮術									・同一手術野・同一病巣でも他の手術と併算定可。
1　25 cm² 未満	10000								・デルマトームを使用した場合の費用は，所定点数に含まれ算定できない。
2　25 cm² 以上 100 cm² 未満	12500								・広範囲皮膚欠損の患者に対して，全層植皮術を頭頸部，左上肢，左下肢，右上肢，右下肢，腹部（胸部を含む）又は背部の部位のうち同一部位以外の2以上の部位について行った場合は，それぞれの部位ごとに算定する。
3　100 cm² 以上 200 cm² 未満	28210								
4　200 cm² 以上	40290								
K 013-3　自家皮膚非培養細胞移植術									・広範囲皮膚欠損の患者に対して行う場合は，頭頸部，右上・下肢，右上・下肢，腹部（胸部含む）又は背部のそれぞれの部位ごとに所定点数を算定する。
1　25 cm² 未満	3520								
2　25 cm² 以上 100 cm² 未満	6270								
3　100 cm² 以上 200 cm² 未満	9000								
4　200 cm² 以上	25820								
K 014　皮膚移植術（生体・培養）膚	6110								・生体皮膚又は培養皮膚移植を行った場合に算定する。
									・生体皮膚を移植した場合は，生体皮膚の摘出のために要した提供者の療養上の費用として，この表に掲げる所定点数により算定した点数を加算する。
									・自家培養表皮移植の実施に際して，自家培養表皮用皮膚採取のみに終わり皮膚移植術に至らない場合については，K 000 創傷処理又は K 000-2 小児創傷処理（6歳未満）に準じて算定する。
K 014-2　皮膚移植術（死体）		●							
1　200 cm² 未満	8000								
2　200 cm² 以上 500 cm² 未満	16000								
3　500 cm² 以上 1000 cm² 未満	32000								

手術

項　　　　目	点数	施設基準 ①通則4	②通則5	③1歳未満	④低体重・新生児	⑤頸部併施加算	⑥指ごと算定	⑦主従関係	算　定　要　件
4　1000 cm² 以上 3000 cm² 未満	80000								
5　3000 cm² 以上	96000								

【皮膚移植術について】
・皮膚提供者の皮膚採取料及び組織適合性試験の費用は，所定点数に含まれ別に算定できない。
・生体皮膚を移植する場合においては，皮膚提供者から移植用皮膚を採取することに要する費用（皮膚提供者の皮膚採取料及び組織適合性試験の費用は除く）については，各所定点数により算出し，皮膚移植術の所定点数に加算する。
・皮膚移植を行った保険医療機関と皮膚移植に用いる移植用皮膚を採取した保険医療機関とが異なる場合の診療報酬の請求は，皮膚移植を行った保険医療機関で行うものとし，当該診療報酬の分配は相互の合議に委ねる。皮膚移植者のレセプト「摘要欄」に「皮膚提供者の療養上の費用に係る合計点数」を併せて記載し，皮膚提供者の療養に係る点数を記載したレセプトを添付する。
・死体皮膚を移植する場合は，死体から死体皮膚を採取・保存するために要するすべての費用は，所定点数に含まれ別に請求できない。

項　　　　目	点数	施設基準 ①通則4	②通則5	③1歳未満	④低体重・新生児	⑤頸部併施加算	⑥指ごと算定	⑦主従関係	算　定　要　件
K 015　皮弁作成術，移動術，切断術，遷延皮弁術									
1　25 cm² 未満	5180							○	
2　25 cm² 以上 100 cm² 未満	13720							○	
3　100 cm² 以上	22310							○	
K 016　動脈（皮）弁術，筋（皮）弁術	41120								・同一手術野・同一病巣でも他の手術と併算定可。
K 017　遊離皮弁術（顕微鏡下血管柄付きのもの）									・同一手術野・同一病巣でも他の手術と併算定可。 ・L 008 閉麻の実施時間が8時間を超えた場合は，長時間麻酔管理加算として7500点を所定点数に加算する。
1　乳房再建術の場合	100670								
2　その他の場合	105800								
微小血管自動縫合器（K936-3）使用の場合	+2500								
K 019　複合組織移植術	19420								・同一手術野・同一病巣でも他の手術と併算定可。
K 019-2　自家脂肪注入		●							・同一部位の同一疾患に対して，1回のみの算定。1回行った後に再度行っても算定できない。 ・自家脂肪採取に係る費用は，所定点数に含まれ別に算定できない。
1　50 mL 未満	22900								
2　50 mL 以上 100 mL 未満	30530								
3　100 mL 以上	38160								
K 020　自家遊離複合組織移植術（顕微鏡下血管柄付きのもの）	131310			3					・同一手術野・同一病巣でも他の手術と併算定可。 ・L 008 閉麻の実施時間が8時間を超えた場合は，長時間麻酔管理加算として7500点を所定点数に加算する。
微小血管自動縫合器（K936-3）使用の場合	+2500								
K 021　粘膜移植術									・同一手術野・同一病巣でも他の手術と併算定可。
1　4 cm² 未満	6510								
2　4 cm² 以上	7820								
K 021-2　粘膜弁手術									
1　4 cm² 未満	13190							○	
2　4 cm² 以上	13460							○	
K 022　組織拡張器による再建手術（一連につき）									・治療に要した「日数，回数にかかわらず」一連のものとして所定点数を算定する。
1　乳房（再建手術）の場合	18460	●						○	・「1」は，乳腺腫瘍患者若しくは遺伝性乳癌卵巣癌症候群患者に対する乳房切除術又は乳腺悪性腫瘍手術後に，乳房用の組織拡張器を挿入した場合に算定できる。ただし，美容を目的とするものは保険給付外である。
2　その他の場合	19400	●						○	・1患者の同一部位の同一疾患に対して1回のみの算定。1回行った後に再度行っても算定できない。
〈材料〉組織拡張器（特定保険医療材料の139）使用の場合	一般用 +3260 (32600円) 乳房用 +9880 (98800円)								・部位毎に組織拡張器の挿入が必要と判断できる場合は，各々の部位に対して算定を認める（H29.4.24 社会保険診療報酬支払基金）。
K 022-2　象皮病根治手術									
1　大腿	27380								
2　下腿	23400								
K 022-3　慢性膿皮症手術									・「1」の単純なものは，関連学会等から示されているガイドラインを踏まえ，二次治癒を図るために皮膚を天蓋切開した場合に算定する。
1　単純なもの	4820								・「2」の複雑なものは，病変部を一塊として切除した場合に算定する。
2　複雑なもの	8320								

手術

第2款　筋骨格系・四肢・体幹

項　　目	点数	施設基準 ① 通則4	② 通則5	③ 1歳未満児	④ 低体重・新生児	⑤ 頸部併施加算	⑥ 指ごと算定	⑦ 主従関係	算　定　要　件
筋膜，筋，腱，腱鞘									
K 023　筋膜切離術，筋膜切開術	940								
K 024　筋切離術	3690								
K 025　股関節内転筋切離術	6370								
K 026　股関節筋群解離術	12140								
K 026-2　股関節周囲筋腱解離術（変形性股関節症）	16700								・変形性股関節症の患者に対して行われた場合に限り算定する。
K 027　筋炎手術									
1　腸腰筋，殿筋，大腿筋	2060								
2　その他の筋	1210								
K 028　腱鞘切開術（関節鏡下によるものを含む）	2350						○		
K 029　筋肉内異物摘出術	3440								
K 030　四肢・躯幹軟部腫瘍摘出術									・皮膚又は皮下にある腫瘍にかかる手術については，K 005 又は K 006 に準じて算定する。
1　肩，上腕，前腕，大腿，下腿，躯幹	8490								・K 030「2」（手に限る）は A 400 短手1，短手3の対象手術。
2　手，足	3750								
K 031　四肢・躯幹軟部悪性腫瘍手術　◎							○		・自家処理骨を用いた再建を行った場合は，処理骨再建加算として，15000点を所定点数に加算する。
1　肩，上腕，前腕，大腿，下腿，躯幹	27740								
2　手，足	14800								
〈注〉処理骨再建加算	+15000	●							
K 033　筋膜移植術									・同一手術野・同一病巣でも他の手術と併算定可。
1　指（手，足）	8720						○		
2　その他のもの	10310								
K 034　腱切離・切除術（関節鏡下によるものを含む）	4290						○	○	
K 035　腱剥離術（関節鏡下によるものを含む）	13580						○	○	
K 035-2　腱滑膜切除術	9060						○		
K 037　腱縫合術	13580						○	○	・切創等の創傷によって生じた固有指の伸筋腱の断裂の単なる縫合は，K 000 創傷処理「2」又は K 000-2 小児創傷処理「3」に準じて算定する。
〈注〉複数縫合加算（1指を追加ごと）	+所定点数 ×(50/100)								・前腕から手根部の2指以上の腱縫合を実施した場合は，複数縫合加算として1指を追加するごとに所定点数の100分の50に相当する点数を加算する。ただし，加算は1側当たり3指を超えないものとする。
K 037-2　アキレス腱断裂手術	8710								
K 038　腱延長術	10750						○	○	
K 039　腱移植術（人工腱形成術を含む）									
1　指（手，足）	18780						○	○	
2　その他のもの	23860							○	
K 040　腱移行術									
1　指（手，足）	15570						○	○	
2　その他のもの	18080							○	
K 040-2　指伸筋腱脱臼観血的整復術	13610						○		
K 040-3　腓骨筋腱腱鞘形成術	18080								
腱形成術は，K 034 から K 040 までにより算定する。									
四 肢 骨									
K 042　骨穿孔術	1730								
K 043　骨掻爬術									
1　肩甲骨，上腕，大腿	12270								
2　前腕，下腿	8040								
3　鎖骨，膝蓋骨，手，足その他	3590								
K 044　骨折非観血的整復術									・徒手整復した骨折部位に対して2回目以降の処置を行った場合は，J 000 創傷処置における手術後の患者に対するものにより算定する。
1　肩甲骨，上腕，大腿	1840								・ギプスを使用した場合はギプス料を別に算定する。
2　前腕，下腿	2040								・著しい腫脹等でギプスを掛けられず徒手整復のみ
3　鎖骨，膝蓋骨，手，足その他	1440								

◎，◯：K 931 超音波凝固切開装置等加算が算定できる手術（使用時には＋3000 点）

項　　目	点数	施設基準 ① 通則4	施設基準 ② 通則5	③ 1歳未満	④ 低体重・新生児	⑤ 頸部併施加算	⑥ 指ごと算定	⑦ 主従関係	算　定　要　件
									行ってもK044で算定する。その際，副木を使用した場合は副木の費用は別に算定する。
K045　骨折経皮的鋼線刺入固定術									
1　肩甲骨，上腕，大腿	7060								
2　前腕，下腿	4100								
3　鎖骨，膝蓋骨，手，足，指（手，足）その他	2190						○		
K046　骨折観血的手術									・前腕骨又は下腿骨骨折の手術に際し，両骨（橈骨と尺骨又は脛骨と腓骨）を同時に行った場合であって皮膚切開が個別の場合には，別の手術野として本区分「2」をそれぞれの手術野について算定する。
1　肩甲骨，上腕，大腿	21630							○	・緊急整復固定加算は，75歳以上の患者が大腿骨骨折近位部の骨折後48時間以内に整復固定を行った場合（一連の入院期間でB001「34」「イ」二次性骨折予防継続管理料1を算定する場合に限る）に，1回に限り所定点数に加算する。レセプト摘要欄に骨折した日時と手術開始の日時を記載する。
2　前腕，下腿，手舟状骨	18370							○	
3　鎖骨，膝蓋骨，手（舟状骨を除く），足，指（手，足）その他	11370						○	○	
〈注〉緊急整復固定加算	+4000	●							
創外固定器（K932）使用の場合	+10000								・K046「2」（手舟状骨に限る）はA400短手3の対象手術。
K046-2　観血的整復固定術（インプラント周囲骨折に対するもの）									
1　肩甲骨，上腕，大腿	23420								
2　前腕，下腿	18800								
3　手，足，指（手，足）	13120						○		
K046-3　一時的創外固定骨折治療術	34000								・開放骨折，関節内骨折若しくは粉砕骨折又は骨盤骨折（腸骨翼骨折を除く）については骨折観血的手術に当たって一時的に創外固定器を用いて骨折治療術を行った場合に算定する。 ・K932創外固定器加算は，別に算定できない。 ・当該手術後に，当該骨折の治療のために行った他の手術の費用は，別に算定できる。
K047　難治性骨折電磁波電気治療法（一連につき）	12500								・対象は四肢（手足を含む）の遷延治癒骨折や偽関節であって，観血的手術，K044骨折非観血的整復術，K045骨折経皮的鋼線刺入固定術又はK047-3超音波骨折治療法等他の療法を行っても治癒しない難治性骨折に対して行った場合に限り算定する。ただし，やむを得ない理由により上記の療法を行わずに難治性骨折電磁波電気治療法を行った場合にあっては，レセプト摘要欄にその理由を詳細に記載する。 ・当該治療を開始してから6カ月間又は骨癒合するまでの間，原則として連日，継続して実施する場合に，一連のものとして1回のみ算定する。当該治療の実施予定期間及び頻度について患者に指導した上で，当該指導内容をレセプト摘要欄に記載する。 ・当該治療法を1回行った後に再度行った場合又は入院中に開始した当該療法を退院後に継続して行っている場合でも，一連として1回のみ算定する。 ・本手術の所定点数には，使用される機器等（医師の指示に基づき，患者が自宅等において当該治療を継続する場合を含む）の費用が含まれる。
K047-2　難治性骨折超音波治療法（一連につき）	12500								・K047難治性骨折電磁波電気治療法の取扱いと同様。
K047-3　超音波骨折治療法（一連につき1患者1回のみ）	4620								・四肢（手足を含む）の観血的手術，骨切り術又は偽関節手術を実施した後に，骨折治癒期間を短縮する目的で，骨折から3週間以内に超音波骨折治療法を開始した場合に算定する。やむを得ない理由により3週間を超えて当該超音波骨折治療法を開始した場合は，レセプト摘要欄にその理由を詳細に記載する。 ・治療を開始してから3か月間又は骨癒合するまでの間，原則として連日，継続して実施する場合に，一連のものとして1回のみ算定する。当該治療の実施予定期間及び頻度について患者に指導した上で，当該指導内容をレセプト摘要欄に記載する。 ・当該治療法を1回行った後に再度行った場合又は入院中に開始した当該療法を退院後に継続して行っている場合も，一連として1回のみ算定する。 ・使用される機器等の費用が所定点数に含まれる。

手術

項　　　目	点数	施設基準①通則4	②通則5	③1歳未満	④低体重・新生児	⑤頸部併施加算	⑥指ごと算定	⑦主従関係	算　定　要　件
									・K 047-3 と併せて行った J 119 消炎鎮痛等処置，J 119-2 腰部又は胸部固定帯固定，J 119-4 肛門処置は別に算定できない。
K 048　骨内異物（挿入物を含む）除去術									・「1」は，顔面多発骨折手術などで，複数個の骨固定材料による手術が行われた症例に対し，複数箇所の切開により複数個の骨固定材料を除去・摘出する場合に算定する。
1　頭蓋，顔面（複数切開を要するもの）	12100								
2　その他の頭蓋，顔面，肩甲骨，上腕，大腿	7870								
3　前腕，下腿	5200								・三翼釘，髄内釘，ロッドを抜去する場合の骨内異物（挿入物）除去術は，手術を行った保険医療機関であるか否かにかかわらず算定できる。
4　鎖骨，膝蓋骨，手，足，指（手，足）その他	3620						○		・鋼線，銀線等で簡単に除去し得る場合には，J 000 創傷処置，K 000 創傷処理，K 000-2 小児創傷処理の各区分により算定する。 ・K 048「3」（前腕に限る），「4」（鎖骨に限る）は A 400 短手 3 の対象手術，K 048「4」（手に限る）は A 400 短手 1，短手 3 の対象手術。
K 049　骨部分切除術									
1　肩甲骨，上腕，大腿	5900								
2　前腕，下腿	4940								
3　鎖骨，膝蓋骨，手，足，指（手，足）その他	3280						○		
K 050　腐骨摘出術									
1　肩甲骨，上腕，大腿	15570								
2　前腕，下腿	12510								
3　鎖骨，膝蓋骨，手，足その他	4100								
K 051　骨全摘術									
1　肩甲骨，上腕，大腿	27890								
2　前腕，下腿	15570								
3　鎖骨，膝蓋骨，手，足その他	5160								
K 051-2　中手骨又は中足骨摘除術(2本以上)	5930								・2 本以上の骨に対して行われた場合に限り算定する。
K 052　骨腫瘍切除術									
1　肩甲骨，上腕，大腿	17410								
2　前腕，下腿	9370								
3　鎖骨，膝蓋骨，手，足，指（手，足）その他	4340						○		
K 053　骨悪性腫瘍手術　　◎									・自家処理骨を用いた再建を行った場合は，処理骨再建加算として，15000 点を所定点数に加算する。
1　肩甲骨，上腕，大腿	36600		2					○	
2　前腕，下腿	35000		2					○	
3　鎖骨，膝蓋骨，手，足その他	25310		2					○	
〈注〉処理骨再建加算	+15000	●							
K 053-2　骨悪性腫瘍，類骨骨腫及び四肢軟部腫瘍ラジオ波焼灼療法（一連として）		●							・標準治療不適応又は不応の骨悪性腫瘍，類骨骨腫及び四肢軟部腫瘍症例に対して，関係学会の定める指針を遵守して実施した場合に限り算定する。 ・2cm とは，ラジオ波よる焼灼範囲ではなく，腫瘍の長径をいう。 ・フュージョンイメージングを用いて行った場合は，フュージョンイメージング加算を所定点数に算定する。
1　2cm以内のもの	15000								
2　2cmを超えるもの	21960								
〈注〉フュージョンイメージング加算	+200								
K 054　骨切り術									・患者適合型変形矯正ガイド加算は先天異常による上腕又は前腕の骨の変形を矯正することを目的とした骨切り術において，手術前に得た画像等により作成された実物大の患者適合型の変形矯正ガイド又は変形ガイドと変形矯正プレートが一体として薬事承認を得た医療機器を用いて実施した場合，「1」の上腕，「2」前腕の所定点数に加算する。
1　肩甲骨，上腕，大腿	28210							○	
2　前腕，下腿	22680							○	
3　鎖骨，膝蓋骨，手，足，指（手，足）その他	8150						○		
〈注〉患者適合型変形矯正ガイド加算（「1」上腕，「2」前腕に限る）	+9000								
K 054-2　脛骨近位骨切り術	28300							○	・変形性膝関節症患者又は膝関節骨壊死患者に対して関節外側又は内側への負荷の移行を目的として，脛骨近位部の骨切りを実施した場合に算定する。
K 055-2　大腿骨頭回転骨切り術　　＊1＊2	44070								・同一手術野・同一病巣において，K 140 骨盤骨切り術，K 141 臼蓋形成手術，K 141-2 寛骨臼移動術と併算定可。

◎，○：K 931 超音波凝固切開装置等加算が算定できる手術（使用時には＋3000 点）
＊1　K 939 画像等手術支援加算「1」ができる手術（実施時＋2000 点）
＊2　K 939 画像等手術支援加算「2」ができる手術（実施時＋2000 点）

手術

項　　目	点数	施設基準 ①通則4	②通則5	③1歳未満	④低体重・新生児	⑤頸部併施加算	⑥指ごと算定	⑦主従関係	算　定　要　件
K 055-3　大腿骨近位部（転子間を含む）骨切り術　　　　　　　　＊1＊2	37570								・同一手術野・同一病巣において，K 140 骨盤骨切り術，K 141 臼蓋形成手術，K 141-2 寛骨臼移動術と併算定可。 ・本手術は，イムホイザー3次元骨切り術，ダン骨切り術，外反伸展骨切り術，外反屈曲骨切り術，転子間彎曲骨切り術，パウエル外内反骨切り術等をいう。
K 055-4　大腿骨遠位骨切り術	33830								・変形性膝関節症患者又は膝関節骨壊死患者に対して関節外側又は内側への負荷の移行を目的として，大腿骨遠位部の骨切りを実施した場合に算定する。
K 056　偽関節手術									
1　肩甲骨，上腕，大腿	30310								
2　前腕，下腿，手舟状骨	28210								
3　鎖骨，膝蓋骨，手（舟状骨を除く），足，指（手，足）その他	15570						○		
K 056-2　難治性感染性偽関節手術（創外固定器によるもの）	48820								
創外固定器（K 932）使用の場合	+10000								
K 057　変形治癒骨折矯正手術									・眼窩変形治癒骨折に対する矯正術は K 228 による。 ・鼻骨変形治癒骨折に対する矯正術は K 334-2 による。 ・頬骨変形治癒骨折に対する矯正術は K 427-2 による。 ・患者適合型変形矯正ガイド加算は上腕又は前腕の変形治癒骨折矯正手術において，手術前に得た画像等により作成された実物大の患者適合型の変形矯正ガイド又は変形ガイドと変形矯正プレートが一体として薬事承認を得た医療機器を用いて実施した場合，「1」の上腕，「2」前腕の所定点数に加算する。
1　肩甲骨，上腕，大腿	34400								
2　前腕，下腿	30860								
3　鎖骨，膝蓋骨，手，足，指（手，足）その他	15770						○		
〈注〉患者適合型変形矯正ガイド加算（「1」上腕，「2」前腕に限る）	+9000								
K 058　骨長調整手術									・使用するステイプルの数にかかわらず1回の算定とする。
1　骨端軟骨発育抑制術	16340								
2　骨短縮術	15200								
3　骨延長術〔指（手，足）〕	16390						○		
4　骨延長術〔指（手，足）以外〕	29370								
創外固定器（K 932）使用の場合	+10000								
K 059　骨移植術（軟骨移植術を含む）									・同一手術野・同一病巣でも他の手術と併算定可。 ・骨提供者に係る組織適合性試験の費用は別に算定できない。
1　自家骨移植	16830								
2　同種骨移植（生体）	28660								
3　同種骨移植（非生体）									
イ　同種骨移植（特殊なもの）	39720	●							
ロ　その他の場合	21050								
4　自家培養軟骨移植術	14030	●							

【骨移植術について】・移植用に採取した健骨を複数箇所に移植した場合も，1回の算定とする。
・骨移植術に併せて他の手術を行った場合は，骨移植術の所定点数に他の手術の所定点数を併せて算定できる。
・移植用骨採取のみに終わり骨移植に至らない場合については K 126 脊椎，骨盤骨（軟骨）組織採取術（試験切除によるもの）に準じて算定する。
・自家軟骨の移植を行った場合は本区分「1」により算定。自家骨又は非生体同種骨（凍結保存された死体骨を含む）移植に加え，人工骨移植を併せて行った場合は「3」により算定。ただし，人工骨移植のみを行った場合は算定不可。なお，人工骨の移植部位をレセプトの摘要欄に記載する。
・自家培養軟骨を患者自身に移植した場合は，「4」により算定する。
・移植用骨採取及び骨提供者に係る組織適合性試験の費用は所定点数に含まれる。

項　　目	点数	施設基準							算　定　要　件
K 059-2　関節鏡下自家骨軟骨移植術	22340								

四肢関節，靱帯

K 060　関節切開術									
1　肩，股，膝	3600								
2　胸鎖，肘，手，足	1470								
3　肩鎖，指（手，足）	780						○		
K 060-2　肩甲関節周囲沈着石灰摘出術									
1　観血的に行うもの	8640								
2　関節鏡下で行うもの	12720								
K 060-3　化膿性又は結核性関節炎掻爬術									
1　肩，股，膝	20020								
2　胸鎖，肘，手，足	13130								
3　肩鎖，指（手，足）	3330						○		

＊1　K 939 画像等手術支援加算「1」ができる手術（実施時＋2000 点）
＊2　K 939 画像等手術支援加算「2」ができる手術（実施時＋2000 点）

手術

項目	点数	施設基準 ①通則4	②通則5	③1歳未満	④低体重・新生児	⑤頸部併施加算	⑥指ごと算定	⑦主従関係	算定要件
K 061　関節脱臼非観血的整復術									
1　肩，股，膝	1800								
2　胸鎖，肘，手，足	1560								
3　肩鎖，指（手，足），小児肘内障	960						○		
K 062　先天性股関節脱臼非観血的整復術（両側）									・先天性股関節脱臼非観血的整復術のギプス料は J 127 で算定する。
1　リーメンビューゲル法	2050								
2　その他	3390								
K 063　関節脱臼観血的整復術									
1　肩，股，膝	28210								
2　胸鎖，肘，手，足	18810								
3　肩鎖，指（手，足）	15080						○		
K 064　先天性股関節脱臼観血的整復術	23240								
K 065　関節内異物（挿入物を含む）除去術									
1　肩，股，膝	12540								
2　胸鎖，肘，手，足	4600								
3　肩鎖，指（手，足）	2950						○		
K 065-2　関節鏡下関節内異物（挿入物を含む）除去術									
1　肩，股，膝	13950								
2　胸鎖，肘，手，足	12300								
3　肩鎖，指（手，足）	7930						○		
K 066　関節滑膜切除術									
1　肩，股，膝	17750								
2　胸鎖，肘，手，足	11200								
3　肩鎖，指（手，足）	8880						○		
K 066-2　関節鏡下関節滑膜切除術									
1　肩，股，膝	17610								
2　胸鎖，肘，手，足	17030								
3　肩鎖，指（手，足）	16060						○		
K 066-3　滑液膜摘出術									
1　肩，股，膝	17750								
2　胸鎖，肘，手，足	11200								
3　肩鎖，指（手，足）	7930						○		
K 066-4　関節鏡下滑液膜摘出術									
1　肩，股，膝	17610								
2　胸鎖，肘，手，足	17030								
3　肩鎖，指（手，足）	16060						○		
K 066-5　膝蓋骨滑液嚢切除術	11200								
K 066-6　関節鏡下膝蓋骨滑液嚢切除術	17030								
K 066-7　掌指関節滑膜切除術	7930								
K 066-8　関節鏡下掌指関節滑膜切除術	16060								
K 067　関節鼠摘出手術									
1　肩，股，膝	15600								
2　胸鎖，肘，手，足	10580								
3　肩鎖，指（手，足）	3970						○		
K 067-2　関節鏡下関節鼠摘出手術									
1　肩，股，膝	17780								
2　胸鎖，肘，手，足	19100								
3　肩鎖，指（手，足）	12000						○		
K 068　半月板切除術	9200								・K 068，K 068-2 は A 400 短手 1 の対象手術。
K 068-2　関節鏡下半月板切除術	15090							○	
K 069　半月板縫合術	11200								
K 069-2　関節鏡下三角線維軟骨複合体切除・縫合術	16730								
K 069-3　関節鏡下半月板縫合術	18810							○	

リーメンビューゲル法

手術

項　　目	点数	施設基準 ① 通則4	施設基準 ② 通則5	施設基準 ③ 1歳未満	④ 低体重・新生児	⑤ 頸部併施加算	⑥ 指ごと算定	⑦ 主従関係	算 定 要 件
K 069-4　関節鏡下半月板制動術	21700								・逸脱した半月板を脛骨に制動し半月板機能を再建することを目的として，逸脱を伴う半月板損傷患者に対して脛骨に挿入したアンカー糸を用いて半月板を縫合し，脛骨に制動した場合又は半月板後根損傷患者に対して，半月板後根部に縫合した糸を脛骨に掘削した骨孔に通し制動した場合に算定する。
K 070　ガングリオン摘出術									・K 070「1」（手に限る）はA 400短手1，短手3の対象手術。
1　手，足，指（手，足）	3050						○		
2　その他（ヒグローム摘出術を含む）	3190								
K 072　関節切除術									
1　肩，股，膝	23280								
2　胸鎖，肘，手，足	16070								
3　肩鎖，指（手，足）	6800						○		
K 073　関節内骨折観血的手術									
1　肩，股，膝，肘	20760								
2　胸鎖，手，足	17070								
3　肩鎖，指（手，足）	11990						○		
創外固定器（K 932）使用の場合	+10000								
K 073-2　関節鏡下関節内骨折観血的手術									
1　肩，股，膝，肘	27720								
2　胸鎖，手，足	22690								
3　肩鎖，指（手，足）	14360						○		
K 074　靱帯断裂縫合術									
1　十字靱帯	17070								
2　膝側副靱帯	16560								
3　指（手，足）その他の靱帯	7600						○		
K 074-2　関節鏡下靱帯断裂縫合術									
1　十字靱帯	24170								
2　膝側副靱帯	16510								
3　指（手，足）その他の靱帯	15720						○		
K 075　非観血的関節授動術									
1　肩，股，膝	1590								
2　胸鎖，肘，手，足	1260								
3　肩鎖，指（手，足）	490						○		
K 076　観血的関節授動術									・外傷または変性疾患等による関節拘縮の場合は，K 932創外固定器加算が算定できる。
1　肩，股，膝	38890		2						
2　胸鎖，肘，手，足	28210		2						
3　肩鎖，指（手，足）	10150		2				○		
創外固定器（K 932）使用の場合	+10000								
K 076-2　関節鏡下関節授動術									
1　肩，股，膝	46660		2						
2　胸鎖，肘，手，足	33850		2						
3　肩鎖，指（手，足）	10150		2				○		
K 076-3　関節鏡下肩関節授動術（関節鏡下肩腱板断裂手術を伴うもの）	54810		2						
K 077　観血的関節制動術									
1　肩，股，膝	27380								
2　胸鎖，肘，手，足	16040								
3　肩鎖，指（手，足）	5550						○		
K 077-2　肩甲骨烏口突起移行術	27380								・反復性肩関節脱臼患者に対して，再脱臼の予防を目的として，筋腱付きの肩甲骨烏口突起について関節窩前面への移行及び固定を実施した場合に算定する。
K 078　観血的関節固定術									
1　肩，股，膝	21640								
2　胸鎖，肘，手，足	22300								
3　肩鎖，指（手，足）	8640						○		
創外固定器（K 932）使用の場合	+10000								

手術

項　　目	点数	施設基準 ①通則4	②通則5	③1歳未満	④低体重・新生児	⑤頸部併施加算	⑥指ごと算定	⑦主従関係	算　定　要　件
K 079　靱帯断裂形成手術									
1　十字靱帯	28210		2						
2　膝側副靱帯	18810		2						
3　指（手，足）その他の靱帯	16350		2				○		
K 079-2　関節鏡下靱帯断裂形成手術									・「注」に規定する加算は，膝前十字靱帯断裂及び膝後十字靱帯断裂を同時に有する患者に対して，医学的な必要性から一期的に両靱帯の形成術を行った場合に算定する。なお，両靱帯損傷と診断する根拠となった検査所見等及び一期的な両靱帯形成術の医学的必要性について，診療報酬明細書の摘要欄に記載する。
1　十字靱帯	34980		2					○	
2　膝側副靱帯	17280		2						
3　指（手，足）その他の靱帯	18250		2				○		
4　内側膝蓋大腿靱帯	24210		2						
〈注〉一期的両靱帯形成加算（「1」）	+5000								
K 080　関節形成手術									・同側足関節に対して，二関節固定術と後方制動術を併施した場合は，K 080「2」により算定する。
1　肩，股，膝　　　　　　＊1	45720								
2　胸鎖，肘，手，足	28210								
3　肩鎖，指（手，足）	14050						○		
〈注〉関節挿入膜を患者の筋膜から作成	+880								
K 080-2　内反足手術	25930		3						・アキレス腱延長術・後方足関節切開術・足底腱膜切断術を行い，後足部をキルシュナー鋼線で矯正する方法により行った場合に算定する。
K 080-3　肩腱板断裂手術									・「2」複雑なものとは，腱板の断裂が5cm以上の症例に対して行う手術のことであって，筋膜の移植又は筋腱移行を伴うものをいう。
1　簡単なもの	18700								
2　複雑なもの	24310								
K 080-4　関節鏡下肩腱板断裂手術									
1　簡単なもの	27040								
2　簡単なもの（上腕二頭筋腱の固定を伴うもの）	37490								
3　複雑なもの	38670								
K 080-5　関節鏡下肩関節唇形成術									
1　腱板断裂を伴うもの	45200								
2　腱板断裂を伴わないもの	32160								・反復性肩関節脱臼患者に対して，再脱臼の予防を目的として，関節鏡下に剝離した関節唇の修復を実施することに加えて，関節鏡下に筋腱付きの肩甲骨烏口突起の関節窩前面への移行及び固定を実施した場合は，腱板断裂の有無に関わらず「3」により算定する。
3　関節鏡下肩甲骨烏口突起移行術を伴うもの	46370								
K 080-6　関節鏡下股関節唇形成術	44830								
K 080-7　上腕二頭筋腱固定術									・上腕二頭筋腱固定術は，上腕二頭筋長頭腱損傷（保存的治療が奏効しないものに限る）に対し，インターフェアレンススクリューを用いて固定を行った場合に算定する。
1　観血的に行うもの	18080								
2　関節鏡下で行うもの	23370								
K 081　人工骨頭挿入術									・大腿骨近位部の骨折に対して，骨折後48時間以内に人工骨頭の挿入を行った場合4000点加算する。
1　肩，股　　　　　　　＊1	19500							○	
2　肘，手，足	18810							○	
3　指（手，足）	10880						○	○	
〈注〉緊急挿入加算	+4000	●							
K 082　人工関節置換術　　　＊3									
1　肩，股，膝　　　　　　＊1	37690		他					○	
2　胸鎖，肘，手，足	28210		他						
3　肩鎖，指（手，足）	15970		他				○		
K 082-2　人工関節抜去術									
1　肩，股，膝	30230								
2　胸鎖，肘，手，足	23650								
3　肩鎖，指（手，足）	15990						○		
K 082-3　人工関節再置換術　　＊3									・人工関節再置換術はK 082人工関節置換術，K 082-7人工関節置換術（手術支援装置を用いるもの）から6カ月以上経過して行った場合のみ算定できる。
1　肩，股，膝　　　　　　＊1	54810							○	
2　胸鎖，肘，手，足	34190								
3　肩鎖，指（手，足）	21930						○		

＊1　K 939画像等手術支援加算「1」ができる手術（実施時＋2000点）
＊3　K 939画像等手術支援加算「3」ができる手術（実施時＋2000点）

手術

項　　目	点数	施設基準 ①通則4	②通則5	③1歳未満	④低体重・新生児	⑤頸部併施加算	⑥指ごと算定	⑦主従関係	算　定　要　件
K 082-4　自家肋骨肋軟骨関節全置換術	91500								・肋骨肋軟骨移行部から採取した骨及び軟骨を用いて，関節の両側又は片側の全置換を行った場合に算定できる。この場合 K 059 骨移植術は算定できない。
K 082-5　人工距骨全置換術	27210								
K 082-6　人工股関節摺動面交換術	25000								
K 082-7　人工股関節置換術（手術支援装置を用いるもの）	43260	●他							・変形性股関節症患者に対して術中に光学的に計測した術野及び手術器具の位置関係をリアルタイムに表示し寛骨臼及び大腿骨の切削を支援する手術支援装置を用いた場合に算定できる。
K 083　鋼線等による直達牽引 （初日。観血的に行った場合の手技料を含む） （1局所につき） ＊ J 117 の局所図参照	3620								・J 118 介達牽引，J 118-2 矯正固定，J 118-3 変形機械矯正術，J 119 消炎鎮痛等処置，J 119-2 腰部又は胸部固定帯固定，J 119-3 低出力レーザー照射又は J 119-4 肛門処置を併せて行った場合でも，K 083 の所定点数のみで算定する。 ・鋼線等を用いて観血的に牽引を行った場合に算定する。なお，鋼線等による直達牽引には，鋼線牽引法，双鋼線伸延法及び直達頭蓋牽引法を含む。 ・当該鋼線等による直達牽引のうち初日に行ったものについて所定点数を算定する。なお，鋼線等の除去の費用は，所定点数に含まれ別に算定できない。 ・鋼線等による直達牽引（2日目以降）及び介達牽引については，処置の部の J 117，J 118 による。 ・1局所とは，上肢の左右，下肢の左右及び頭より尾頭までの躯幹のそれぞれをいい，全身を5局所に分ける。
K 083-2　内反足足板挺子固定	2330								・内反足に対してキルシュナー鋼線等で足板挺子を固定した場合に算定する。このとき，ギプス固定を行った場合，その所定点数を別に算定する。 ・J 118 介達牽引，J 118-2 矯正固定，J 118-3 変形機械矯正術，J 119 消炎鎮痛等処置，J 119-2 腰部又は胸部固定帯固定，J 119-3 低出力レーザー照射，又は J 119-4 肛門処置を併せて行った場合でも，K 083-2 の所定点数のみで算定する。
四肢切断, 離断, 再接合									
K 084　四肢切断術（上腕，前腕，手，大腿，下腿，足）	24320								
K 084-2　肩甲帯離断術	36500								
K 085　四肢関節離断術									
1　肩，股，膝	31000								
2　肘，手，足	11360								
3　指（手，足）	3330						○		
K 086　断端形成術（軟部形成のみのもの）									
1　指（手，足）	2770						○		
2　その他	3300								
K 087　断端形成術（骨形成を要するもの）									・手指又は足趾の切断を行った場合は，K 086「1」断端形成術（軟部形成のみのもの）指（手，足）又は K 087「1」断端形成術（骨形成を要するもの）指（手，足）のいずれかの所定点数により算定する。
1　指（手，足）	7410						○		
2　その他	10630								
K 088　切断四肢再接合術									・顕微鏡下で行う手術の評価を含む。
1　四肢	144680								
2　指（手，足）	81900						○		
手, 足									
K 089　爪甲除去術	770						○		・爪甲白せん又は爪床間に「トゲ」等が刺さった場合の爪甲除去で，麻酔を要しない程度のものは J 001-7 爪甲除去で算定する。

算定例)
① K 089 爪甲除去術を時間外に2歳児に行った場合（時間外等加算2の場合）
　　所定点数　乳幼児加算　時間外加算2
　　770　＋（770×1）＋（770×0.4）= 1848 点
② 上記手術を指5本に行った場合
　　（770×5）＋（3850×1）＋（3850×0.4）= 9240 点

項　　目	点数	施設基準 ①通則4	②通則5	③1歳未満	④低体重・新生児	⑤頸部併施加算	⑥指ごと算定	⑦主従関係	算　定　要　件
K 090　ひょう疽手術									
1　軟部組織のもの	1190						○		
2　骨，関節のもの	1470						○		
K 090-2　風棘手術	990								

手術

項　　目	点数	①通則4	②通則5	③1歳未満	④低体重・新生児	⑤頸部併施加算	⑥指ごと算定	⑦主従関係	算　定　要　件
K 091　陥入爪手術									
1　簡単なもの	1400						○		
2　爪床爪母の形成を伴う複雑なもの	2490						○		
K 093　手根管開放手術	4110								・K 093，K 093-2 は A 400 短手 1 の対象手術。
K 093-2　関節鏡下手根管開放手術	10400								・K 093-2 は A 400 短手 3 の対象手術でもある。
K 094　足三関節固定(ランブリヌディ)手術	27890								
K 096　手掌，足底腱膜切離・切除術									
1　鏡視下によるもの	4340								
2　その他のもの	2750								
K 096-2　体外衝撃波疼痛治療術（一連につき）	5000								・治療に要した日数又は回数にかかわらず，一連のものとして算定する。再発により 2 回目以降算定する場合は，少なくとも 3 カ月以上あけて算定する。
K 097　手掌，足底異物摘出術	3190								
K 099　指瘢痕拘縮手術	8150						○		・単なる拘縮にとどまらず運動制限を伴う場合に算定する。 ・本手術には，Z 形成術のみによるもの及び植皮術を要するものが含まれる。
K 099-2　デュプイトレン拘縮手術									・運動障害を伴う手掌・手指腱膜の線維性増殖による拘縮（デュプイトレン拘縮）に対して，指神経，指動静脈を剥離しながら拘縮を解除し，Z 形成術等の皮膚形成術を行った場合に算定する。
1　1指	10430								
2　2指から3指	22480								
3　4指以上	32710								
K 100　多指症手術									
1　軟部形成のみのもの	2640						○		
2　骨関節，腱の形成を要するもの	15570						○		
K 101　合指症手術									
1　軟部形成のみのもの	9770						○		
2　骨関節，腱の形成を要するもの	15570						○		
K 101-2　指癒着症手術									
1　軟部形成のみのもの	7320								
2　骨関節，腱の形成を要するもの	13910								
K 102　巨指症手術									
1　軟部形成のみのもの	8720						○		
2　骨関節，腱の形成を要するもの	21240						○		
K 103　屈指症手術，斜指症手術									
1　軟部形成のみのもの	13810						○		
2　骨関節，腱の形成を要するもの	15570						○		
K 105　裂手，裂足手術	27890								
K 106　母指化手術	35610		3						
K 107　指移植手術	116670		3					○	
K 108　母指対立再建術	22740								
K 109　神経血管柄付植皮術（手，足）	40460		3						
K 110　第四足指短縮症手術	10790								
K 110-2　第一足指外反症矯正手術	10790								
脊柱，骨盤									
K 112　腸骨窩膿瘍切開術	4670								
K 113　腸骨窩膿瘍掻爬術	13920								
K 116　脊椎，骨盤骨掻爬術　▲1	17170							○	
K 117　脊椎脱臼非観血的整復術　▲1	2950								
K 117-2　頸椎非観血的整復術　▲1	2950								・頸椎椎間板ヘルニア及び頸椎骨軟骨症の新鮮例に対する頸椎の非観血的整復術（全麻，牽引による）を行った場合に算定する〔手術の前処置として変形機械矯正術（垂直牽引，グリソン係蹄使用）を行った場合を除く〕。なお，頸腕症候群及び五十肩に対するものについては算定できない。
K 118　脊椎，骨盤脱臼観血的手術　▲1	31030							○	
K 119　仙腸関節脱臼観血的手術	24320								
K 120　恥骨結合離開観血的手術	7890								
K 120-2　恥骨結合離開非観血的整復固定術	1810								

▲1：K 930 脊髄誘発電位測定等加算「1」ができる手術（実施時＋3630 点）

手術

項　目	点数	施設基準			④低体重・新生児	⑤頸部併施加算	⑥指ごと算定	⑦主従関係	算　定　要　件
		①通則4	②通則5	③1歳未満					
K 121　骨盤骨折非観血的整復術	2950								
K 124　腸骨翼骨折観血的手術	15760								
K 124-2　寛骨臼骨折観血的手術	58840								
創外固定器（K 932）使用の場合	+10000								
K 125　骨盤骨折観血的手術（腸骨翼骨折観血的手術及び寛骨臼骨折観血的手術を除く）	32110								・K 124-2，K 125 に対して，K 932 創外固定器を用いた場合に算定する〔K 125 は骨盤骨折（腸骨翼骨折を除く）の場合〕。
創外固定器（K 932）使用の場合	+10000								
K 126　脊椎，骨盤骨（軟骨）組織採取術（試験切除によるもの）									
1　棘突起，腸骨翼	3620								
2　その他のもの	4510								
K 126-2　自家培養軟骨組織採取術	4510								・自家培養軟骨を作製するために，患者の軟骨から組織を採取した場合は，採取した回数にかかわらず，一連のものとして算定する。
K 128　脊椎,骨盤内異物（挿入物）除去術 ▲1	13520								
K 131-2　内視鏡下椎弓切除術 *1▲1	17300							○	・2以上の椎弓について切除を行う場合は，1椎弓を増すごとに所定点数に 100 分の 50（8650 点）を加算する。ただし，加算は上限 4 椎弓（34600 点）とする。
〈注〉1椎弓増すごとに（4椎弓上限）	+8650								
K 133　黄色靱帯骨化症手術　　　　▲1	28730								
K 133-2　後縦靱帯骨化症手術（前方進入によるもの）　　　　　▲1	78500	●							・頸椎又は胸椎の1又は2以上の椎間に係る後縦靱帯骨化症に対して，前方又は前側方から病巣に到達した場合に算定する。
K 134　椎間板摘出術　　　　　　　▲1									・「4」経皮的髄核摘出術は，1椎間につき2回を限度とする。
1　前方摘出術	40180							○	・「2」について，2つ以上の椎間板の摘出を行う場合には，1椎間を増すごとに複数椎間板加算として所定点数に 100 分の 50（11760 点）を加算する。ただし，加算は上限 4 椎間（47040 点）とする。
2　後方摘出術	23520							○	
3　側方摘出術	28210							○	
4　経皮的髄核摘出術	15310							○	
〈「2」の注〉複数椎間板加算　1椎間増すごとに（4椎間上限）	+11760								
K 134-2　内視鏡下椎間板摘出（切除）術 *1▲1									・「2」について，2以上の椎間板の摘出を行う場合には，1椎間を増すごとに複数椎間板加算として，所定点数に 100 分の 50（15195 点）を加算する。ただし，加算は上限 2 椎間（30390 点）とする。
1　前方摘出術	75600							○	
2　後方摘出術	30390							○	
〈「2」の注〉複数椎間板加算　1椎間増すごとに（2椎間上限）	+15195								
K 134-3　人工椎間板置換術（頸椎）　▲1	40460							○	・2の椎間板の置換を行う場合には，2椎間板加算として，所定点数の 100 分の 50 に相当する点数を加算する。
〈注〉2椎間板加算	+20230								
K 134-4　椎間板内酵素注入療法　　　▲1	5350	●							
K 135　脊椎，骨盤腫瘍切除術　　　　▲1	36620							○	
K 136　脊椎,骨盤悪性腫瘍手術 *1*2▲1	101330		2					○	
K 136-2　腫瘍脊椎骨全摘術	113830	●							・L 008 閉麻の実施時間が8時間を超えた場合は，長時間麻酔管理加算として 7500 点を所定点数に加算する。
K 137　骨盤切断術	48650								
K 138　脊椎披裂手術　　　　　　　　▲1									
1　神経処置を伴うもの	29370					○		○	
2　その他のもの	22780					○		○	
K 139　脊椎骨切り術　　　　　　　　▲1	60330								
K 140　骨盤骨切り術　　　　　　　＊1	36990								・同一手術野・同一病巣において，K 055-2 大腿骨頭回転骨切り術，K 055-3 大腿骨近位部（転子間を含む）骨切り術と併算定可。
K 141　臼蓋形成手術　　　　　　　＊1	28220								・同一手術野・同一病巣において，K 055-2 大腿骨頭回転骨切り術，K 055-3 大腿骨近位部（転子間を含む）骨切り術と併算定可。
K 141-2　寛骨臼移動術　　　　　　＊1	40040								・同一手術野・同一病巣において，K 055-2 大腿骨頭回転骨切り術，K 055-3 大腿骨近位部（転子間を含む）骨切り術と併算定可。

▲1：K 930 脊髄誘発電位測定等加算「1」ができる手術（実施時＋3630 点）
＊1　K 939 画像等手術支援加算「1」ができる手術（実施時＋2000 点）
＊2　K 939 画像等手術支援加算「2」ができる手術（実施時＋2000 点）

手術

項目	点数	施設基準 ① 通則4	② 通則5	③ 1歳未満	④ 低体重・新生児	⑤ 頸部併施加算	⑥ 指ごと算定	⑦ 主従関係	算定要件
									・寛骨臼全体を移動させ，関節軟骨で骨頭の被覆度を高め，安定した股関節を再建するものであり，寛骨臼回転骨切り術，寛骨臼球状骨切り術，ホフ骨切り術，ガンツ骨切り術，スティールのトリプル骨切り術，サルター骨切り術等を行った場合に算定する．
K 141-3　脊椎制動術	16810								・手術に伴う画像診断及び検査の費用は算定しない
K 142　脊椎固定術，椎弓切除術，椎弓形成術（多椎間又は多椎弓の場合を含む）　▲1									・椎間又は椎弓が併せて2以上の場合は，1椎間又は1椎弓を追加するごとに追加した当該椎間又は当該椎弓に実施した手術のうち，主たる手術の所定点数の100分の50を加算する（加算は椎間又は椎弓を併せて上限4）．「1」には 20855 点，「2」には 16445 点，「3」には 20580 点，「4」には 37290 点，「5」には 6655 点，「6」には 12130 点を加算する．
1　前方椎体固定　*1	41710							○	・ただし，加算点数は，「1」は 83420 点，「2」は 65780 点，「3」は 82320 点，「4」は 149160 点，「5」は 26620 点，「6」は 48520 点を限度とする．
〈注〉椎間又は椎弓数加算　1椎間又は1椎弓増すごとに　〔上限4（＋83420点）まで〕	＋20855								・「2」〜「4」の手術の所定点数には，上記にかかわらず当該手術を実施した椎間に隣接する椎弓に係る「5」及び「6」の手術の所定点数が含まれる．
2　後方又は後側方固定　*1	32890							○	
〈注〉椎間又は椎弓数加算　1椎間又は1椎弓増すごとに　〔上限4（＋65780点）まで〕	＋16445								
3　後方椎体固定　*1	41160							○	
〈注〉椎弓数加算　1椎間又は1椎弓増すごとに　〔上限4（＋82320点）まで〕	＋20580								
4　前方後方同時固定　*1	74580							○	
〈注〉椎間又は椎弓数加算　1椎間又は1椎弓増すごとに　〔上限4（＋149160点）まで〕	＋37290								
5　椎弓切除　*1	13310							○	
〈注〉1椎弓増すごとに　〔上限4（＋26620点）まで〕	＋6655								
6　椎弓形成　*2	24260				○			○	
〈注〉1椎弓増すごとに　〔上限4（＋48520点）まで〕	＋12130								
K 142-2　脊椎側彎症手術　*2▲1									・「2」のロの交換術とは，患者の成長に伴いロッド又はグレードルを含めた全体の交換が必要となった場合の術式を指す．一部のクリップ等を交換し，固定位置の調整等を行った場合は「ハ」伸展術で算定する．
1　固定術　*1	55950								・矯正術を前提として行われるアンカー補強手術（foundation 作成）は，K 142「2」で算定する．また，その一連の治療として数カ月後に行われる矯正術は，K 142-2「ロ」で算定する．
〈注〉椎間数加算　1椎間増すごとに　〔上限4椎間（＋111900点）まで〕	＋27975								・「1」又は「2」の「ロ」で，椎間が2以上の場合は，1椎間を増すごとに所定点数に 100 分の 50（27975・24325点）を加算する．ただし，加算は4椎間（111900・97300点）を限度とする．
2　矯正術									・「2」の「ロ」に対する加算は，胸郭変形矯正用材料を用いた場合に限る．
イ　初回挿入　*1	112260								・「1」に対し，L 008 閉麻の実施時間が8時間を超えた場合は，長時間麻酔管理加算として 7500 点を所定点数に加算する．
ロ　交換術	48650								
〈ロ（胸郭変形矯正用材料を用いた場合に限る）に対する注〉椎間数加算　1椎間増すごとに　〔上限4椎間（＋97300点）まで〕	＋24325								
ハ　伸展術	20540								
K 142-3　内視鏡下脊椎固定術（胸椎又は腰椎前方固定）　*1▲1	101910								・椎間が2以上の場合は，1椎間を増すごとに所定点数に 100 分の 50（50955点）を加算する．ただし，加算点数は 203820 点を限度とする．
〈注〉椎間数加算　1椎間増すごとに　〔上限4椎間（＋203820点）まで〕	＋50955								
K 142-4　経皮的椎体形成術	19960								・複数椎体に行った場合は，1椎体増すごとに所定点数に 100 分の 50（9980点）を加算する．ただし，加算は 4 椎体（39920点）を限度とする．
〈注〉椎体数加算　1椎体増すごとに　〔上限4椎体（＋39920点）まで〕	＋9980								

▲1：K 930 脊髄誘発電位測定等加算「1」ができる手術（実施時＋3630 点）
*1　K 939 画像等手術支援加算「1」ができる手術（実施時＋2000 点）
*2　K 939 画像等手術支援加算「2」ができる手術（実施時＋2000 点）

手術

項　　目	点数	施設基準① 通則4	② 通則5	③ 1歳未満	④ 低体重・新生児	⑤ 頸部併施加算	⑥ 指ごと算定	⑦ 主従関係	算　定　要　件
K 142-5　内視鏡下椎弓形成術　　▲1	30390								・椎弓が2以上の場合は，1椎弓を増すごとに所定点数に100分の50を加算する。ただし，加算は4椎弓を超えないものとする。
〈注〉椎弓数加算 　　1椎弓増すごとに 　　〔上限4椎弓（＋60780点）まで〕	＋15195								
K 142-6　歯突起骨折骨接合術　　▲1	23750								・歯突起骨折に対して，椎間の可動域を温存しながら骨接合術を行った場合に算定する。
K 142-7　腰椎分離部修復術　　▲1	28210								・腰椎分離症に対して，椎間の可動域を温存しながら修復術を行った場合に算定する。
K 142-8　顕微鏡下腰部脊柱管拡大減圧術	24560								
K 143　仙腸関節固定術	29190								
K 144　体外式脊椎固定術	25800							○	・固定に伴って使用した保険医療材料の費用は所定点数に含まれる。 ・体外式脊椎固定術は，ハローペルビック牽引装置，ハローベスト等の器械，器具を使用して脊椎の整復固定を行った場合に算定する。この場合，当該器械，器具の費用は所定点に含まれる。 ・ベスト式の器械，器具に用いられるベスト部分は，その患者のみの使用で消耗する程度のものに限り，特定保険医療材料「056」副木(3)ハローベスト（254,000円）として算定できる。

体外式脊椎固定術（ベスト式）

第3款　神経系・頭蓋　（K 145〜K 198 の手術にあたって神経内視鏡を使用した場合の費用は所定点数に含まれる）

項　　目	点数	施設基準① 通則4	② 通則5	③ 1歳未満	④ 低体重・新生児	⑤ 頸部併施加算	⑥ 指ごと算定	⑦ 主従関係	算　定　要　件
頭蓋，脳									
K 145　穿頭脳室ドレナージ術	2330				○				・穿頭術の手技料は所定点数に含まれ算定できない。 ・当該手術は初回実施に限り算定し，2回目以降の処置に係るドレナージについてはJ 002 ドレーン法（ドレナージ）により算定する。
K 145-2　皮下髄液貯溜槽留置術	5290								
K 146　頭蓋開溝術	17310								
K 147　穿頭術（トレパナチオン）	1840				○				・穿頭術又は開頭術を行い，脳室穿刺を行った場合の手技料は所定点数に含まれ算定できない。 ・穿頭術の穿頭とは穿頭器を用いて穿孔することのみをいう。 ・穿頭による慢性硬膜下血腫洗浄・除去術はK 164-2 慢性硬膜下血腫穿孔洗浄術により算定する。
K 147-2　頭蓋内モニタリング装置挿入術	6310								
K 147-3　緊急穿頭血腫除去術	10900	●	1		○				・手術室以外の，救急初療室又は集中治療室等において実施した場合に算定する。 ・一連の診療において，当該手術実施後に，第3款に定める他の手術手技を行った場合には，主たるもののみを算定する。 ・関連学会が定める治療方針に沿って実施する。
K 148　試験開頭術	15850								・開頭とは穿頭器以外の器具を用い広範囲に開窓することをいう。 ・K 147 穿頭術及び試験開頭術を同時又は短時間の間隔をおいて2カ所以上行った場合は，試験開頭術により1回限り算定する。

▲1：K 930 脊髄誘発電位測定等加算「1」ができる手術（実施時＋3630点）

手術

項　　目	点数	施設基準 ①通則4	②通則5	③1歳未満	④低体重・新生児	⑤頸部併施加算	⑥指ごと算定	⑦主従関係	算　定　要　件
K149　減圧開頭術									
1　キアリ奇形，脊髄空洞症の場合　▲1	28280				○				
2　その他の場合	26470				○				
K149-2　後頭蓋窩減圧術　　　　▲1	31000				○				・キアリ奇形を伴う脊髄空洞症に対して行った場合に算定する。
K150　脳膿瘍排膿術	21470				○				
K151-2　広範囲頭蓋底腫瘍切除・再建術　　　▲1　*1　*2	216230	1			○				・L008 閉麻の実施時間が8時間を超えた場合は，長時間麻酔管理加算として7500点を所定点数に加算する。

【広範囲頭蓋底腫瘍切除・再建術を算定する手術】
　ア　眼窩内又は副鼻腔に及ぶ腫瘍に対する眼窩内又は副鼻腔を含む前頭蓋底切除による腫瘍摘出と再建
　イ　海綿静脈洞に及ぶ腫瘍に対する海綿静脈洞の開放を伴う腫瘍切除と再建
　ウ　錐体骨・斜台の腫瘍に対する経口的腫瘍摘出又は錐体骨削除・S状静脈洞露出による腫瘍摘出と再建
　エ　頸静脈孔周辺部腫瘍に対するS状静脈洞露出を伴う頸静脈孔開放術による腫瘍摘出と再建

項　　目	点数	①通則4	②通則5	③1歳未満	④低体重・新生児	⑤頸部併施加算	⑥指ごと算定	⑦主従関係	算　定　要　件
K152　耳性頭蓋内合併症手術	56950								
K152-2　耳科的硬脳膜外膿瘍切開術	49520								
K153　鼻性頭蓋内合併症手術	52870								
K154　機能的定位脳手術　　　▲1									
1　片側の場合	52300	1			○				
2　両側の場合	94500	1			○				

・脳性小児麻痺に対するレンズ核破壊術，パーキンソニズム，振戦麻痺等の不随意運動，筋固縮に対する脳淡蒼球内オイルプロカイン注入療法（脳深部定位手術）はK154で算定する。
・K154の手術に係る特殊固定装置による固定及び穿頭並びに穿刺，薬剤（再生医療等製品を含む）注入に係る費用は所定点数に含まれ別に算定できない。ただし手術前に行うエックス線撮影及びフィルムによる注入部位の位置計測については，第2章第4部画像診断のエックス線診断料により算定する。

項　　目	点数	①通則4	②通則5	③1歳未満	④低体重・新生児	⑤頸部併施加算	⑥指ごと算定	⑦主従関係	算　定　要　件
K154-2　顕微鏡使用によるてんかん手術（焦点切除術，側頭葉切除術，脳梁離断術）　　　*1▲1	131630	1			○				・L008 閉麻の実施時間が8時間を超えた場合は，長時間麻酔管理加算として7500点を所定点数に加算する。
K154-3　定位脳腫瘍生検術	20040								
K154-4　集束超音波による機能的定位手術	105000								・薬物療法で十分に効果が得られない本態性振戦及びパーキンソン病の患者に対し振戦症状の緩和を目的として，視床を標的としたMRガイド下集束超音波治療器による機能的定位脳手術を行った場合に，患者1人につき1回に限り算定する。 ・薬物療法で十分に効果が得られないパーキンソン病の患者であって，脳深部刺激術が不適用の患者に対し，運動症状の緩和を目的として，淡蒼球を標的としたMRガイド下集束超音波治療器による機能的定位脳手術を行った場合に，患者1人につき1回に限り算定する。 ・関連学会の定める適正使用指針を遵守し，振戦及びパーキンソン病の診断や治療に関して，専門の知識及び少なくとも5年以上の経験を有し，関連学会が定める所定の研修を修了している常勤の脳神経外科の医師が実施した場合に限り算定する。
K155　脳切截術（開頭して行うもの）	19600				○				・両側同時に施行した場合は片側ごとに算定する。
K156　延髄における脊髄視床路切截術	40950								
K157　三叉神経節後線維切截術	36290								
K158　視神経管開放術　　　*1	36290								
K159　顔面神経減圧手術（乳様突起経由）▲1	44500								
K159-2　顔面神経管開放術	44500								
K160　脳神経手術（開頭して行うもの）	37620	1							
K160-2　頭蓋内微小血管減圧術　　　▲1	43920								・後頭蓋窩の顔面神経又は三叉神経への微小血管圧迫に起因する顔面痙攣又は三叉神経痛に対して，後頭下開頭による神経減圧術を行った場合に算定する。
K161　頭蓋骨腫瘍摘出術　　　*1	23490								
K162　頭皮，頭蓋骨悪性腫瘍手術　*2	36290								
K163　頭蓋骨膜下血腫摘出術	10680				○				

▲1：K930 脊髄誘発電位測定等加算「1」ができる手術（実施時＋3630点）
*1　K939 画像等手術支援加算「1」ができる手術（実施時＋2000点）
*2　K939 画像等手術支援加算「2」ができる手術（実施時＋2000点）

手術

項　　　目	点数	施設基準 ① 通則4	② 通則5	③ 1歳未満	④ 低体重・新生児加算	⑤ 頸部併施加算	⑥ 指ごと算定	⑦ 主従関係	算　定　要　件
K 164　頭蓋内血腫除去術（開頭して行うもの）									・定位的脳内血腫除去術を行った場合は，K 164-4 で算定する。
1　硬膜外のもの	35790			○					
2　硬膜下のもの	36970			○					
3　脳内のもの	47020			○					
K 164-2　慢性硬膜下血腫穿孔洗浄術	10900			○					
K 164-3　脳血管塞栓（血栓）摘出術	37560								
K 164-4　定位的脳内血腫除去術	18220								
K 164-5　内視鏡下脳内血腫除去術	47020								
K 165　脳内異物摘出術	45630								
K 166　脳膿瘍全摘術	36500			○					
K 167　頭蓋内腫瘤摘出術　＊1	61720	1							
K 168　脳切除術	36290								
K 169　頭蓋内腫瘍摘出術　＊1▲1									
1　松果体部腫瘍	158100	1		○					
2　その他のもの	132130	1		○					
〈注〉脳腫瘍覚醒下マッピング加算 原発性悪性脳腫瘍光線力学療法加算 術中 MRI 撮影加算	+4500 ● +18000 ● +3990								・脳腫瘍覚醒下マッピングを用いて実施した場合に所定点数に 4500 点を加算する。 ・原発性悪性脳腫瘍に対する頭蓋内腫瘍摘出術において，タラポルフィンナトリウムを投与した患者に対し PDT 半導体レーザを用いて光線力学療法を実施した場合に 18000 点を所定点数に加算する。 ・注加算の脳腫瘍覚醒下マッピング加算を算定する場合，K 930 脊髄誘発電位測定等加算はできない。 ・「1」に対し，L 008 閉麻の実施時間が 8 時間を超えた場合は，長時間麻酔管理加算として 7500 点を所定点数に加算する。 ・「2」について，同一手術室中で術中に MRI を撮影した場合，術中 MRI 撮影加算を算定する。
K 169-2　内視鏡下脳腫瘍生検術　＊1	80000 ●								
K 169-3　内視鏡下脳腫瘍摘出術　＊1	100000 ●								
K 170　経耳的聴神経腫瘍摘出術　＊1▲1	76890	1							
K 171　経鼻的下垂体腫瘍摘出術　＊1	87200	1							
K 171-2　内視鏡下経鼻的腫瘍摘出術　＊1									
1　下垂体腫瘍	110970								
2　頭蓋底脳腫瘍（下垂体腫瘍を除く）	126120								
〈注〉術中 MRI 撮影加算	+3990								
K 172　脳動静脈奇形摘出術　＊1▲1									・L 008 閉麻の実施時間が 8 時間を超えた場合は，長時間麻酔管理加算として 7500 点を所定点数に加算する。 ・「2」については，SM-Grade3 から 5 の患者に対して実施した場合であって，当該手術について十分な経験を有する医師により実施されたときに算定する。なお，画像所見及び手術の概要を診療報酬明細書の摘要欄に記載又は添付する。
1　単純なもの	141830			○					
2　複雑なもの	179830			○					
K 173　脳・脳膜脱手術	36290			○					
K 174　水頭症手術									・脳室穿破術，脳室腹腔シャント手術，脳室心耳シャント手術又は腰部くも膜下腔腹腔シャント手術を行った場合に算定する。 ・「3」のシャント再建術において，カテーテル抜去の費用は所定点数に含まれ算定できない。
1　脳室穿破術（神経内視鏡手術によるもの）＊1	38840		2	○					
2　シャント手術	24310		2	○					
3　シャント再建術									
イ　頭側のもの	15850								
ロ　腹側のもの	6600								
ハ　頭側及び腹側のもの	19150								
K 174-2　髄液シャント抜去術	1680		2						・水頭症に対してシャント手術を実施した後，経過良好のためカテーテルを抜去した場合に算定する。
K 175　脳動脈瘤被包術　▲1									・「2」に対し，L 008 閉麻の実施時間が 8 時間を超えた場合は，長時間麻酔管理加算として 7500 点を所定点数に加算する。
1　1箇所	82020	1							
2　2箇所以上	94040	1							

▲1：K 930 脊髄誘発電位測定等加算「1」ができる手術（実施時＋3630 点）
＊1　K 939 画像等手術支援加算「1」ができる手術（実施時＋2000 点）

手術

項　　目	点数	施設基準 ①通則4	施設基準 ②通則5	施設基準 ③1歳未満	④低体重・新生児加算	⑤頸部併施加算	⑥指ごと算定	⑦主従関係	算　定　要　件
K 176　脳動脈瘤流入血管クリッピング（開頭して行うもの）　▲1									・K 176, K 177 において，開頭の部位数又は使用したクリップの個数にかかわらず，クリッピングを要する病変の箇所数に応じて算定する。
1　1箇所	82730		1						・K 176, K 177 において，ローフローバイパス術による頭蓋外・頭蓋内血管吻合を併せて行った場合は，ローフローバイパス術併用加算 16060 点，ハイフローバイパス術による場合はハイフローバイパス術併用加算 30000 点を所定点数に加算する。
2　2箇所以上	108200		1						
〈注〉ローフローバイパス術併用加算	+16060								
ハイフローバイパス術併用加算	+30000								
K 176-2　脳硬膜血管結紮術	82730		1						・K 177 において，L 008 閉麻の実施時間が 8 時間を超えた場合は，長時間麻酔管理加算として 7500 点を所定点数に加算する。
K 177　脳動脈瘤頸部クリッピング　▲1									
1　1箇所	114070		1						
2　2箇所以上	128400		1						
〈注〉ローフローバイパス術併用加算	+16060								
ハイフローバイパス術併用加算	+30000								

K177　クリッピング

脳動脈瘤の頸部を金属のクリップで止め，再破裂を防ぐ

項　　目	点数	①通則4	②通則5	③1歳未満	④低体重・新生児加算	⑤頸部併施加算	⑥指ごと算定	⑦主従関係	算　定　要　件
K 178　脳血管内手術　▲1									・脳動脈瘤や脳動静脈奇形等の脳血管異常に対して，血管内手術用カテーテルを用いて手術を行った場合に算定する。
1　1箇所	66270		2			○			
2　2箇所以上	84800		2			○			・脳血管内ステントを用いて脳血管内手術を行った場合，手術の箇所数にかかわらず「3」で算定する。
3　脳血管内ステントを用いるもの	82850		2			○			・手術に伴う画像診断及び検査の費用は算定しない。
K 178-2　経皮的脳血管形成術　▲1	39780		2						・手術に伴う画像診断及び検査の費用は算定しない。
									・経皮的脳血管形成術用カテーテルを用いて，頭蓋内の椎骨動脈又は内頸動脈の狭窄に対して，経皮的脳血管形成術を行った場合に算定する。
K 178-3　経皮的選択的脳血栓・塞栓溶解術▲1									・手術に伴う画像診断及び検査の費用は算定しない。
1　頭蓋内脳血管の場合	36280								
2　頸部脳血管の場合(内頸動脈, 椎骨動脈)	25880								
K 178-4　経皮的脳血栓回収術	33150								・届出医療機関において A 205-2 に掲げる超急性期脳卒中加算の届出を行っている他の保険医療機関の救急患者について，経皮的脳血栓回収の適応判定について助言を行った上で，当該他の保険医療機関から搬送された当該患者に対して，K 178-4 を実施した場合は脳血栓回収療法連携加算として 5000 点を加算する。ただし，本加算を算定する場合は，A 205-2 は算定できない。
〈注〉脳血栓回収療法連携加算（届）	+5000	●							
K 178-5　経皮的脳血管ステント留置術	35560								・脳血管用ステントセットを用いて経皮的脳血管ステント留置術を行った場合に算定する。
K 179　髄液漏閉鎖術	39380								
K 180　頭蓋骨形成手術　＊2									・「3」については，先天奇形に対して行われた場合に限り算定する。
1　頭蓋骨のみのもの	17530				○				
2　硬膜形成を伴うもの	23660				○				
3　骨移動を伴うもの	47090	●			○				
創外固定器（K 932）使用の場合（「3」）	+10000								
K 181　脳刺激装置植込術　▲1									・薬物療法，他の外科療法及び神経ブロック療法の効果が認められない慢性難治性疼痛又は振戦等の神経症状の除去もしくは軽減，あるいはてんかん治療を目的として行った場合に算定する。
1　片側の場合	65100	●	1						
2　両側の場合	71350	●	1						
K 181-2　脳刺激装置交換術	14270	●							
K 181-3　頭蓋内電極抜去術	12880								・頭蓋内電極植込後の電極抜去費用について，電極抜去のみを目的に開頭術を行った場合に算定する。 ・その他の場合については，その費用は併せて行った開頭術(脳刺激装置植込術及び頭蓋内電極植込術を含む)の所定点数に含まれ別に算定できない。

▲1：K 930 脊髄誘発電位測定等加算「1」ができる手術（実施時＋3630 点）
＊2　K 939 画像等手術支援加算「2」ができる手術（実施時＋2000 点）

手術

項　　　目	点数	施設基準 ① 通則4	施設基準 ② 通則5	施設基準 ③ 1歳未満	④ 低体重・新生児	⑤ 頸部併施加算	⑥ 指ごと算定	⑦ 主従関係	算　定　要　件
K181-4　迷走神経刺激装置植込術	28030								・てんかん外科治療に関する専門の知識及び5年以上の経験を有する医師により行われた場合に算定する。また，当該手術の実施に当たっては，関連学会の定める実施基準に準じる。
K181-5　迷走神経刺激装置交換術	14270								
K181-6　頭蓋内電極植込術									
1　硬膜下電極によるもの	65100								
2　脳深部電極によるもの									
イ　7本未満の電極による場合	71350								
ロ　7本以上の電極による場合	96850	●							・「2」の「ロ」の実施に当たっては，原則として能動的定位装置を用いる等，関連学会の定める指針を遵守する。なお，当該手術について十分な経験を有する医師により実施された場合に算定する。
脊髄，末梢神経，交感神経									
K182　神経縫合術									
1　指（手，足）	15160						○	○	
2　その他のもの	24510							○	
K182-2　神経交差縫合術									・末梢神経損傷に対し，他の健常な神経を遊離可動化し，健常神経の末梢端と損傷神経の中枢端を縫合した場合に算定する。
1　指（手，足）	43580						○		
2　その他のもの	46180								
K182-3　神経再生誘導術									・神経再生誘導材を用いて神経再建を実施した場合に算定する。
1　指（手，足）	12640						○	○	
2　その他のもの	21590							○	
K183　脊髄硬膜切開術　　　　　▲1	25840								
K183-2　空洞・くも膜下腔シャント術（脊髄空洞症に対するもの）　　　　▲1	26450								
K184　減圧脊髄切開術　　　　　▲1	26960								
K185　脊髄切截術　　　　　　　▲1	38670								
K186　脊髄硬膜内神経切断術　　▲1	38670								
K187　脊髄視床路切截術　　　　▲1	42370								
K188　神経剥離術　　　　　　　▲1									
1　鏡視下によるもの	14170								
2　その他のもの	10900								
K188-2　硬膜外腔癒着剥離術　　▲1	11000								・経皮的にカテーテルを用いて機械的な癒着剥離を含む硬膜外腔の癒着剥離を透視下に実施した場合に算定する。 ・経皮的にカテーテルを硬膜外腔に挿入し局所麻酔剤の注入等を行った場合であっても，機械的な癒着剥離を含む硬膜外腔の癒着剥離を目的にしない場合は，第11部麻酔第2節神経ブロック料により算定する。
K188-3　癒着性脊髄くも膜炎手術（脊髄くも膜剥離操作を行うもの）	38790	●							・くも膜下腔の癒着剥離を顕微鏡下に実施し，くも膜下腔を形成した場合に算定する。
K189　脊髄ドレナージ術　　　　▲1	460								
K190　脊髄刺激装置植込術　　　▲1									・薬物療法，他の外科療法及び神経ブロック療法の効果が認められない慢性難治性疼痛の除去又は軽減を目的として行った場合に算定する。 ・脊髄刺激電極を2本留置する場合は，8000点を所定点数に加算する。
1　脊髄刺激電極を留置した場合	27830	●	1						
2　ジェネレーターを留置した場合	16100	●	1						
〈注〉脊髄刺激電極2本留置加算	+8000								
K190-2　脊髄刺激装置交換術　　▲1	15650	●	1						
K190-3　重症痙性麻痺治療薬髄腔内持続注入用植込型ポンプ設置術	37130								
K190-4　重症痙性麻痺治療薬髄腔内持続注入用植込型ポンプ交換術	8380								
K190-5　重症痙性麻痺治療薬髄腔内持続注入用植込型ポンプ薬剤再充填（1月に1回に限り）	780								
K190-6　仙骨神経刺激装置植込術									・リードの抜去に要する費用は所定点数に含まれる。試験刺激を実施し，効果判定時に効果なしと判断されリードを抜去した場合については「1」に含まれ，当該費用は別に算定できない。
1　脊髄刺激電極を留置した場合	24200	●							
2　ジェネレーターを留置した場合	16100	●							

▲1：K930 脊髄誘発電位測定等加算「1」ができる手術（実施時＋3630点）

手術

項　目	点数	施設基準 ① 通則4	② 通則5	③ 1歳未満	④ 低体重・新生児	⑤ 頸部併施加算	⑥ 指ごと算定	⑦ 主従関係	算　定　要　件
K 190-7　仙骨神経刺激装置交換術	13610	●							
K 190-8　舌下神経電気刺激装置植込術	28030	●							

【K 190-6，K 190-7 の施設基準】
①大腸肛門疾患／下部尿路機能障害の診療の経験5年以上有する常勤医師が2名以上配属され，そのうち1名以上は所定の研修を修了していること
②大腸肛門疾患／下部尿路機能障害の診療経験を5年以上有する常勤医師で，所定の研修を修了している者が実施すること
③緊急事態に対応するための体制が整備されていること　など

・ア～キの全てに該当する閉塞性睡眠時無呼吸症候群に対し算定。
　ア　無呼吸低呼吸指数が20以上の閉塞性睡眠時無呼吸症候群である
　イ　CPAP療法が不適又は不忍容である
　ウ　扁桃肥大等の重度の解剖学的異常がない
　エ　18才以上である
　オ　BMIが30未満
　カ　薬物睡眠下内視鏡検査で軟口蓋の同心性虚脱を認めない
　キ　中枢性無呼吸割合が25%以下である

項　目	点数	① 通則4	② 通則5	③ 1歳未満	④ 低体重・新生児	⑤ 頸部併施加算	⑥ 指ごと算定	⑦ 主従関係	算　定　要　件
K 191　脊髄腫瘍摘出術　　　＊1▲1					○		○	
1　髄外のもの	62000				○		○	
2　髄内のもの	118230				○			
K 192　脊髄血管腫摘出術　　＊1▲1	106460				○			
K 193　神経腫切除術　　　　　＊1									・神経腫が2個以上の場合は，神経腫を1個増すごとに，指（手，足）の場合は2800点を，その他の場合は4000点を加算する。
1　指（手，足）	5770						○		
2　その他のもの	10770								
〈注〉神経腫2個以上加算（神経腫1個増ごとに）									
指（手，足）の場合	+2800								
その他の場合	+4000								
K 193-2　レックリングハウゼン病偽神経腫切除術（露出部）									・露出部とは K 000（p.342）と同一部位をいう。 ・露出部と露出部以外が混在する場合は，露出部に係る長さが全体の50%以上なら K 193-2 で，50%未満の場合は K 193-3 で算定する。
1　長径2cm未満	1660								
2　長径2cm以上4cm未満	3670								
3　長径4cm以上	5010								
K 193-3　レックリングハウゼン病偽神経腫切除術（露出部以外）									
1　長径3cm未満	1280								
2　長径3cm以上6cm未満	3230								
3　長径6cm以上	4160								
K 194　神経捻除術									
1　後頭神経	4410								
2　上眼窩神経	4410								
3　眼窩下神経	4410								
4　おとがい神経	4410								
5　下顎神経	7750								
K 194-2　横隔神経麻痺術	4410								
K 194-3　眼窩下孔部神経切断術	4410								
K 194-4　おとがい孔部神経切断術	4410								
K 195　交感神経切除術									
1　頸動脈周囲	8810								
2　股動脈周囲	8810								
K 195-2　尾動脈腺摘出術	7750								
K 196　交感神経節切除術									・下腹部神経叢切除術，コット手術にクレニッヒ手術を併せて行った場合は，K 196「3」で算定する。
1　頸部	26030								
2　胸部	16340								
3　腰部	17530								
K 196-2　胸腔鏡下交感神経節切除術（両側）　◎	18500		4						・K 196-2 は A 400 短手3の対象手術。

手術

◎，○：K 931 超音波凝固切開装置等加算が算定できる手術（使用時には＋3000点）
▲1：K 930 脊髄誘発電位測定等加算「1」ができる手術（実施時＋3630点）
＊1　K 939 画像等手術支援加算「1」ができる手術（実施時＋2000点）

項　　目	点数	施設基準 ①通則4	②通則5	③1歳未満	④低体重・新生児加算	⑤頸部併施加算	⑥指ごと算定	⑦主従関係	算　定　要　件
K 196-3　ストッフェル手術	12490								
K 196-4　閉鎖神経切除術	12490								
K 196-5　末梢神経遮断（挫滅又は切断）術（浅腓骨神経，深腓骨神経，後脛骨神経又は腓腹神経に限る）	12490								【疼痛に対して行う末梢神経遮断（挫滅又は切断）術】 ・浅腓骨神経，深腓骨神経，後脛骨神経又は腓腹神経の場合に限り算定する。 ・浅腓骨神経，深腓骨神経，後脛骨神経及び腓腹神経を同時に遮断した場合には，それぞれ別に所定点数を算定する。
K 196-6　末梢神経ラジオ波焼灼療法（一連として）	15000								・次に掲げる要件をいずれも満たす場合に限り算定できる。 (1)整形外科的な外科的治療の対象とならない変形性膝関節症に伴う慢性疾患を有する患者のうち，既存の保存療法で奏効しない患者に対して，疼痛緩和を目的として，上外側膝神経，上内側膝神経及び下内側膝神経に末梢神経ラジオ波焼灼療法を行った場合に算定する。 (2)変形性膝関節症に関する専門の知識及び6年以上の経験を有し，関連学会が定める所定の研修を修了している常勤の整形外科の医師が，関連学会の定める適正使用指針を遵守して実施した場合に限り算定する。
K 197　神経移行術	23660								
K 198　神経移植術	23520								・同一手術野・同一病巣でも他の手術と併算定可。

第4款　眼

眼球の手術（第1部　手術料　第4款　眼に掲げるもの）片眼を同一手術野として取り扱う。

項　　目	点数	施設基準 ①通則4	②通則5	③1歳未満	④低体重・新生児加算	⑤頸部併施加算	⑥指ごと算定	⑦主従関係	算　定　要　件
涙道									
K 199　涙点，涙小管形成術	660								
K 200　涙嚢切開術	830								
K 200-2　涙点プラグ挿入術，涙点閉鎖術	760								・上下涙点に実施した場合も含め1回のみの算定。 涙点プラグ挿入術
K 201　先天性鼻涙管閉塞開放術	3720								
K 202　涙管チューブ挿入術									・K 202「1」はA 400 短手1，短手3の対象手術。
1　涙道内視鏡を用いるもの	2350								
2　その他のもの	1810								
K 203　涙嚢摘出術	4590								
K 204　涙嚢鼻腔吻合術	23490		2						
K 205　涙嚢瘻管閉鎖術	3720								
K 206　涙小管形成手術	16730								
眼瞼									
K 207　瞼縁縫合術（瞼板縫合術を含む）	1580								
K 208　麦粒腫切開術	410								・数カ所の切開も同一瞼内にあるものについては1回として算定する。
K 209　眼瞼膿瘍切開術	570								
K 209-2　外眥切開術	570								
K 211　睫毛電気分解術（毛根破壊）	560								
K 212　兎眼矯正術	6700								・兎眼症の場合の瞼板縫合術はK 212により算定する。
K 213　マイボーム腺梗塞摘出術，マイボーム腺切開術	440								

手術

項　　目	点数	①通則4	②通則5	③1歳未満	④低体重・新生児	⑤頸部併施加算	⑥指ごと算定	⑦主従関係	算　定　要　件
K 214　霰粒腫摘出術	700								・数カ所の切開も同一瞼内にあるものについては1回として算定する。
K 215　瞼板切除術（巨大霰粒腫摘出）	1730								
K 215-2　眼瞼結膜腫瘍手術	5140								
K 216　眼瞼結膜悪性腫瘍手術	11900								
K 217　眼瞼内反症手術									・K 217「2」はA 400短手1，短手3の対象手術。
1　縫合法	1990								
2　皮膚切開法	2590								
3　眼瞼下制筋前転法	4230								
K 218　眼瞼外反症手術	4400								
K 219　眼瞼下垂症手術									・K 219「1」，「3」はA 400短手1，短手3の対象手術。
1　眼瞼挙筋前転法	7200								
2　筋膜移植法	18530								
3　その他のもの	6070								
結　膜									
K 220　結膜縫合術	1410								
K 221　結膜結石除去術									
1　少数のもの（1眼瞼ごと）	260								
2　多数のもの（1眼瞼ごと）	390								
K 222　結膜下異物除去術	470								
K 223　結膜嚢形成手術									
1　部分形成	2250								
2　皮膚及び結膜の形成	14960								
3　全部形成（皮膚又は粘膜の移植を含む）	16730								
K 223-2　内眥形成術	16730								
K 224　翼状片手術（弁の移植を要するもの）	3650						○		・K 224はA 400短手1，短手3の対象手術。
K 225　結膜腫瘍冷凍凝固術	800								
K 225-2　結膜腫瘍摘出術	6290								
K 225-3　結膜肉芽腫摘除術	800								
K 225-4　角結膜悪性腫瘍切除術	6290	●							
眼窩，涙腺									
K 226　眼窩膿瘍切開術	1390								
K 227　眼窩骨折観血的手術（眼窩ブローアウト骨折手術を含む）　　＊2	14960								
K 228　眼窩骨折整復術　　　　＊2	29170								・陳旧性の変形治癒骨折に対して整復術を実施した場合に算定する。
K 229　眼窩内異物除去術（表在性）	8240		1						
K 230　眼窩内異物除去術（深在性）									
1　視神経周囲，眼窩尖端	27460		1						
2　その他	14960		1						
K 233　眼窩内容除去術	16980								
K 234　眼窩内腫瘍摘出術（表在性）	6770		1						
K 235　眼窩内腫瘍摘出術（深在性）　＊1	45230		1						
K 236　眼窩悪性腫瘍手術　　＊1　＊2	51940		1						
K 237　眼窩縁形成手術（骨移植によるもの）　　　　　　　　　＊2	19300								
眼　球，眼　筋									
K 239　眼球内容除去術	7040				○				
K 241　眼球摘出術	4220				○				
K 242　斜視手術									・K 242「2」，「3」はA 400短手3の対象手術。
1　前転法	4280								
2　後転法	4200								
3　前転法及び後転法の併施	10970								
4　斜筋手術	9970								
5　直筋の前後転法及び斜筋手術の併施	12300								
6　調節糸法	12060								

＊1　K 939画像等手術支援加算「1」ができる手術（実施時＋2000点）
＊2　K 939画像等手術支援加算「2」ができる手術（実施時＋2000点）

手術

項　　目	点数	施設基準①通則4	施設基準②通則5	③1歳未満	④低体重・新生児	⑤頸部併施加算	⑥指ごと算定	⑦主従関係	算　定　要　件
K 243　義眼台包埋術	8010				○				
K 244　眼筋移動術	19330		1						
K 245　眼球摘出及び組織又は義眼台充填術	8790				○				
角膜，強膜									
K 246　角膜・強膜縫合術	3580								
K 248　角膜新生血管手術（冷凍凝固術を含む）	980								
K 248-2　顕微鏡下角膜抜糸術	950								
K 249　角膜潰瘍掻爬術，角膜潰瘍焼灼術	1190								
K 250　角膜切開術	990								
K 252　角膜・強膜異物除去術	640								
K 254　治療的角膜切除術									
1　エキシマレーザーによるもの（角膜ジストロフィー又は帯状角膜変性に係るものに限る）	10000	●							・「1」について，手術に伴う画像診断及び検査の費用は算定しない。 ・K 254「1」はA 400 短手1，短手3の対象手術。
2　その他のもの	2650								
K 255　強角膜瘻孔閉鎖術	11610								
K 256　角膜潰瘍結膜被覆術	3040								
K 257　角膜表層除去併用結膜被覆術	9540								
K 259　角膜移植術	52600		2		○			○	・臓器等移植に際し行った臓器等提供者に係る感染症検査は別に算定できない。 ・角膜を採取・保存するために要する費用は所定点数に含まれる。 ・眼科用レーザー角膜手術装置により角膜切片を作成し，角膜移植術を行った場合は，レーザー使用加算として，所定点数に5500点を加算する。 ・内皮移植による角膜移植を実施した場合は，内皮移植加算として，8000点を所定点数に加算する。
〈注〉レーザー使用加算	+5500								
内皮移植加算	+8000	●							
K 259-2　自家培養上皮移植術	52600								・角膜上皮幹細胞疲弊症に対して，自家培養角膜上皮移植又は自家培養口腔粘膜上皮移植術を行った場合に算定する。 ・自家培養角膜上皮移植の実施に際して，角膜輪部組織採取のみに終わり，角膜移植術に至らない場合については，K 246 角膜・強膜縫合術に準じて算定する。 ・自家培養口腔粘膜上皮移植の実施に際して，口腔粘膜組織採取のみに終わり，角膜移植術に至らない場合については，K 423 頬腫瘍摘出術「1」に準じて算定する。 ・自家培養口腔粘膜上皮移植術の実施に際して，自家培養口腔粘膜上皮移植を行った保険医療機関と口腔粘膜組織を行った保険医療機関とが異なる場合の診療報酬請求は，自家培養口腔粘膜上皮移植を行った保険医療機関で行うものとし，当該診療報酬の分配は相互の合意に委ねる。
K 259-3　ヒト羊膜基質使用自家培養口腔粘膜上皮細胞移植術	52600								・角膜上皮幹細胞疲弊症に対して，ヒト羊膜基質使用自家培養口腔粘膜上皮移植術（羊膜移植を併用した場合を含む）を行った場合に算定する。 ・ヒト羊膜基質使用自家培養口腔粘膜上皮細胞移植の実施に際して，口腔粘膜組織採取のみに終わり，ヒト羊膜基質使用自家培養口腔粘膜上皮細胞移植に至らない場合については，K 423 頬腫瘍摘出術「1」に準じて算定する。 ・ヒト羊膜基質使用自家培養口腔粘膜上皮細胞移植の実施に際して，ヒト羊膜基質使用自家培養口腔粘膜上皮細胞移植を行った保険医療機関と口腔粘膜組織採取を行った保険医療機関とが異なる場合の診療報酬請求は，ヒト羊膜基質使用自家培養口腔粘膜上皮細胞移植を行った保険医療機関で行うものとし，当該診療報酬の分配は相互の合意に委ねる。
K 260　強膜移植術	18810								・強膜を採取・保存するために要する費用は所定点数に含まれる。
K 260-2　羊膜移植術	10530	●						○	・スティーヴンス・ジョンソン症候群，眼類天疱瘡，熱・科学外傷瘢痕，再発翼状片，角膜上皮欠損（角膜移植によるものを含む），角膜穿孔，角膜化学腐食，角膜瘢痕瞼球癒着，粘膜上皮内過形成，粘膜腫瘍等であって，羊膜移植以外では治療効果が期待できないものに対して，実施した場合に算定する。

手術

項　　目	点数	施設基準 ①通則4	施設基準 ②通則5	施設基準 ③1歳未満	④低体重新生児	⑤頸部併施加算	⑥指ごと算定	⑦主従関係	算 定 要 件
									・日本組織移植学会が作成した「ヒト組織を利用する医療行為の安全性確保・保存・使用に関するガイドライン」等関連学会から示されている基準等を遵守している場合に限り算定する。 ・羊膜採取料及び組織適合性試験の費用は，所定点数に含まれ，算定できない。 ・羊膜を採取・保存するために要する全ての費用は，所定点数に含まれ別に算定できない。
K261　角膜形成手術	3510				○				
ぶ ど う 膜									
K265　虹彩腫瘍切除術	20140								
K266　毛様体腫瘍切除術，脈絡膜腫瘍切除術	35820		1						
K268　緑内障手術									・「6」は，1眼に白内障及び緑内障がある患者に対して，水晶体再建術と同時に眼内ドレーン挿入術を関連学会の作成した使用要件基準に従って行った場合に限り算定する。なお，水晶体再建術の技術料は当該点数に含まれ，別に算定できない。 ・「6」を行った際は，診療報酬請求に当たって，診療報酬明細書に症状詳記を添付する。 ・K268「6」はA400短手1，短手3の対象手術。
1　虹彩切除術	4740				○			○	
2　流出路再建術					○			○	
イ　眼内法	14490	●							
ロ　その他のもの	19020								
3　濾過手術	23600				○			○	
4　緑内障治療用インプラント挿入術（プレートのないもの）	34480				○			○	
5　緑内障治療用インプラント挿入術（プレートのあるもの）	45480	●			○			○	
6　水晶体再建術併用眼内ドレーン挿入術	27990	●			○			○	
7　濾過胞再建術（needle法）	3440	●							
K269　虹彩整復・瞳孔形成術	4730				○				
K270　虹彩光凝固術	6620								
K271　毛様体光凝固術									
1　眼内内視鏡を用いるもの	41000	●							
2　その他のもの　　　　　＊1	5600								
K272　毛様体冷凍凝固術	2160								
K273　隅角光凝固術	9660								
眼 房，網 膜									
K274　前房，虹彩内異物除去術	8800								
K275　網膜復位術	34940				○				
K276　網膜光凝固術									・「2」とは，裂孔原性網膜剥離・円板状黄斑変性症・網膜中心静脈閉鎖症による黄斑浮腫，嚢胞黄斑浮腫及び未熟児網膜症に対する網膜光凝固術並びに糖尿病性網膜症に対する汎光凝固術をいう。
1　通常のもの（一連につき）	10020				○			○	
2　その他特殊なもの（一連につき）	15960				○			○	
K277　網膜冷凍凝固術	15750				○			○	
K277-2　黄斑下手術	47150		1		○			○	・中心窩下新生血管膜を有する疾患（加齢黄斑変性症等）又は黄斑下血腫に対して行った場合に算定する。
水 晶 体，硝 子 体									
K278　硝子体注入・吸引術	2620				○				
K279　硝子体切除術	15560				○			○	
K280　硝子体茎顕微鏡下離断術									
1　網膜付着組織を含むもの	38950		1		○			○	
2　その他のもの	29720		1		○			○	
K280-2　網膜付着組織を含む硝子体切除術（眼内内視鏡を用いるもの）	47780	●			○				・高度の角膜混濁あるいは裂傷などにより，眼底の透見が困難な網膜硝子体疾患に対して行った場合に算定する。
K281　増殖性硝子体網膜症手術	54860		1		○			○	
K281-2　網膜再建術	69880	●							

＊1　K939画像等手術支援加算「1」ができる手術（実施時＋2000点）

手術

項　　目	点数	施設基準 ①通則4	②通則5	③1歳未満	④低体重・新生児加算	⑤頸部併施加算	⑥指ごと算定	⑦主従関係	算　定　要　件
K282　水晶体再建術									・1眼に白内障及び斜視があり両者を同時に手術した場合は，別に算定できる。ただし，斜視手術が保険給付の対象となる場合に限る。 ・眼内レンズの費用は所定点数に含まれる。 ・K282はA400短手1の対象手術。 ・K282「1」の「ロ」，「2」はA400短手3の対象手術。 ・水晶体嚢拡張リングを使用した場合は，所定点数に1600点を加算する。 ・「1」「イ」について，水晶体偏位又は眼内レンズ偏位の患者に対して，高次収差解析を行った場合は，手術の前後それぞれ1回に限り，高次収差解析加算として150点を所定点数に加算する。
1　眼内レンズを挿入する場合									
イ　縫着レンズを挿入するもの	17840			○				○	
ロ　その他のもの	12100			○				○	
2　眼内レンズを挿入しない場合	7430			○				○	
3　計画的後嚢切開を伴う場合	21780			○				○	
〈注〉水晶体嚢拡張リング使用加算 　　　高次収差解析加算	+1600 +150								
K282-2　後発白内障手術	1380								・後発白内障切開術（観血的）はK282-2後発白内障手術に準じて算定する。
K284　硝子体置換術	7920							○	

第5款　耳鼻咽喉

項　　目	点数	施設基準 ①通則4	②通則5	③1歳未満	④低体重・新生児加算	⑤頸部併施加算	⑥指ごと算定	⑦主従関係	算　定　要　件
外耳									
K285　耳介血腫開窓術	460								
K286　外耳道異物除去術									
1　単純なもの	260								
2　複雑なもの	850								
K287　先天性耳瘻管摘出術	3900								
K288　副耳（介）切除術	2240								
K289　耳茸摘出術	1150								
K290　外耳道骨増生（外骨腫）切除術	10120								外耳道骨増生（外骨腫）切除術／外骨腫／鼓膜
K290-2　外耳道骨腫切除術	7670								
K291　耳介腫瘍摘出術	4730								
K292　外耳道腫瘍摘出術（外耳道真珠腫手術を含む）	7600								
K293　耳介悪性腫瘍手術	22290					○			
K294　外耳道悪性腫瘍手術（悪性外耳道炎手術を含む）	35590					○			
K295　耳後瘻孔閉鎖術	4000								
K296　耳介形成手術									・耳介形成手術は，耳輪埋没症・耳垂裂等に対して行った場合に算定する。
1　耳介軟骨形成を要するもの	19240							○	
2　耳介軟骨形成を要しないもの	9960								
K297　外耳道形成手術	19240								
K298　外耳道造設術・閉鎖症手術	36700								
K299　小耳症手術									・「1」の軟骨移植による耳介形成手術に軟骨移植の費用が含まれ別に算定できない。
1　軟骨移植による耳介形成手術	62880							○	
2　耳介挙上	14740							○	
中耳									
K300　鼓膜切開術	830								・K933を算定した場合，麻酔料は別に算定できない。
イオントフォレーゼ加算（K933）	+45								
K301　鼓室開放術	8370								
K302　上鼓室開放術	15110								
K303　上鼓室乳突洞開放術	24720								
K304　乳突洞開放術（アントロトミー）	15500								
K305　乳突削開術	24490							○	

手術

項　　　目	点数	施設基準①通則4	施設基準②通則5	施設基準③1歳未満	④低体重・新生児	⑤頸部併施加算	⑥指ごと算定	⑦主従関係	算　定　要　件
K 305-2　植込型骨導補聴器（直接振動型）植込術	24490	●							
K 306　錐体部手術	38470								
K 308　耳管内チューブ挿入術	1420								
K 308-2　耳管狭窄ビニール管挿入術	1420								
K 308-3　耳管用補綴材挿入術	18100	●							・保存的治療が奏功しない難治性耳管開放症の症状改善を目的に耳管用補綴材を耳管内に留置した場合に算定する。
K 309　鼓膜（排液，換気）チューブ挿入術	2670								・K 933を算定した場合，麻酔料は別に算定できない。
イオントフォレーゼ加算（K 933）	+45								
K 310　乳突充填術	8590								
K 311　鼓膜穿孔閉鎖術（一連につき）	1900								
K 312　鼓膜鼓室肉芽切除術	3470								
K 313　中耳，側頭骨腫瘍摘出術 ＊1　＊2	38330								
K 314　中耳悪性腫瘍手術 ＊1									・「2」に対し，L 008閉麻の実施時間が8時間を超えた場合は，長時間麻酔管理加算として7500点を所定点数に加算する。
1　切除	41520				○				
2　側頭骨摘出術 ＊2	68640				○				
K 315　鼓室神経叢切除，鼓索神経切断術	9900								
K 316　S状洞血栓（静脈炎）手術	24730								
K 317　中耳根治手術	42440								
K 318　鼓膜形成手術	18100								・鼓膜形成手術に伴う鼓膜又は皮膚の移植については別に算定できない。 ・K 318はA 400短手3の対象手術。
K 319　鼓室形成手術									・鼓室形成手術に伴う皮膚の移植については算定できない。
1　耳小骨温存術	34660		1					○	
2　耳小骨再建術	51330		1					○	
K 319-2　経外耳道的内視鏡下鼓室形成術									
1　上鼓室開放を伴わないもの	40630	●							
2　上鼓室・乳突洞開放を伴うもの	52990	●							
K 320　アブミ骨摘出術・可動化手術	32140	●							
K 320-2　人工中耳植込術	32140	●							
内 耳									
K 321　内耳開窓術	31970								
K 322　経迷路的内耳道開放術	64930		1						
K 323　内リンパ嚢開放術	28890								
K 325　迷路摘出術									
1　部分摘出（膜迷路摘出術を含む）	29220								
2　全摘出	38890								
K 327　内耳窓閉鎖術	23250		1						
K 328　人工内耳植込術	40810	●							
K 328-2　植込型骨導補聴器移植術	10620	●							
K 328-3　植込型骨導補聴器交換術	1840	●							・接合子付骨導端子または骨導端子の交換術を実施した場合に算定し，音振動変換器のみ交換した場合は，算定できない。
鼻									
K 329　鼻中隔膿瘍切開術	620								
K 330　鼻中隔血腫切開術	820								
K 331　鼻腔粘膜焼灼術	1080								
K 331-2　下甲介粘膜焼灼術	1080								
K 331-3　下甲介粘膜レーザー焼灼術（両側）	2910								
K 333　鼻骨骨折整復固定術	2130								・K 333はA 400短手3の対象手術。
K 333-2　鼻骨脱臼整復術	1640								
K 333-3　鼻骨骨折徒手整復術	1970								
K 334　鼻骨骨折観血的手術	5720								
K 334-2　鼻骨変形治癒骨折矯正術	23060								

＊1　K 939 画像等手術支援加算「1」ができる手術（実施時＋2000点）
＊2　K 939 画像等手術支援加算「2」ができる手術（実施時＋2000点）

手術

項　目	点数	施設基準			④低体重・新生児加算	⑤頸部併施加算	⑥指ごと算定	⑦主従関係	算　定　要　件
		①通則4	②通則5	③1歳未満					
K 335　鼻中隔骨折観血的手術	3940								
K 335-2　上顎洞鼻内手術（スツルマン氏, 吉田氏変法を含む）	2740								
K 335-3　上顎洞鼻外手術	2740								
K 336　鼻内異物摘出術	690								
K 337　鼻前庭嚢胞摘出術	4980								
K 338　鼻甲介切除術									・慢性肥厚性鼻炎兼鼻茸に対して，鼻甲介切除術とK 340鼻茸摘出術を併施した場合はそれぞれの所定点数を別に算定する。
1　高周波電気凝固法によるもの	1240								・鼻甲介切除術又はK 339粘膜下下鼻甲介骨切除術を副鼻腔手術と併施した場合，副鼻腔手術の遂行上行われた場合以外は同一手術野とはみなさず，それぞれの所定点数を別に算定する。
2　その他のもの	3810								
K 339　粘膜下下鼻甲介骨切除術	4890								
K 340　鼻茸摘出術	1500								・鼻茸；慢性鼻炎・副鼻腔炎の分泌物に刺激され生ずる鼻粘膜の一種の炎症性産物である。 ・高周波電磁波で行う場合にあってもK 340鼻茸摘出術により算定する。
K 340-3　内視鏡下鼻・副鼻腔手術Ⅰ型（副鼻腔自然口開窓術）　■＊1	3600								・K 340-3〜K 340-7の手術を同時に実施した場合は，主たるもののみ算定する。
K 340-4　内視鏡下鼻・副鼻腔手術Ⅱ型（副鼻腔単洞手術）　■＊1	12000								
〈注〉に自家腸骨片充填場合加算	+3150								
K 340-5　内視鏡下鼻・副鼻腔手術Ⅲ型（選択的（複数洞）副鼻腔手術）　■＊1	24910								
K 340-6　内視鏡下鼻・副鼻腔手術Ⅳ型（汎副鼻腔手術）　■＊1	32080								
K 340-7　内視鏡下鼻・副鼻腔手術Ⅴ型（拡大副鼻腔手術）　■＊1	51630	●							
K 341　上顎洞性後鼻孔ポリープ切除術	1730								
K 342　鼻副鼻腔腫瘍摘出術　＊1	15200								
K 343　鼻副鼻腔悪性腫瘍手術　＊1									
1　切除	25040		2			○			
2　全摘	49690		2			○			
K 343-2　経鼻内視鏡下鼻副鼻腔悪性腫瘍手術									
1　頭蓋底郭清，再建を伴うもの	110950	●							
2　その他のもの　＊1	60000		2						
K 344　経鼻腔的翼突管神経切除術	30460								
K 345　萎縮性鼻炎手術（両側）	22370								
K 346　後鼻孔閉鎖症手術									
1　単純なもの（膜性閉鎖）	4360				○				
2　複雑なもの（骨性閉鎖）	27040				○				
K 347　鼻中隔矯正術	8230								
K 347-2　変形外鼻手術	16390								【K 347-2】 ・先天性の高度斜鼻，鞍鼻，口唇裂外鼻，上顎洞・外鼻の悪性腫瘍術後等による機能障害を伴う外鼻の変形に対して，機能回復を目的として外鼻形成を行った場合に算定する。 ・外傷等による骨折治癒後の変形等に対するものはK 334-2で算定する。
K 347-3　内視鏡下鼻中隔手術Ⅰ型（骨，軟骨手術）	6620								
K 347-4　内視鏡下鼻中隔手術Ⅱ型（粘膜手術）	2440								
K 347-5　内視鏡下鼻腔手術Ⅰ型（下鼻甲介手術）	7940								
K 347-6　内視鏡下鼻腔手術Ⅱ型（鼻腔内手術）	3170								
K 347-7　内視鏡下鼻腔手術Ⅲ型（鼻孔閉鎖症手術）	19940								
K 347-8　内視鏡下鼻中隔手術Ⅲ型（前彎矯正術）	29680								
K 347-9　内視鏡下鼻中隔手術Ⅳ型（外鼻形成術）	46070								

＊1　K 939画像等手術支援加算「1」ができる手術（実施時＋2000点）
■　K 934-2副鼻腔手術用骨軟部組織切除機器加算（重複算定可）が算定できる手術（使用時にはそれぞれ＋1000点）

手術

項　　目	点数	施設基準 ①通則4	②通則5	③1歳未満	④低体重・新生児加算	⑤頸部併施加算	⑥指ごと算定	⑦主従関係	算　定　要　件
副鼻腔　＊「K 350〜K 365」までに掲げる手術において内視鏡下により行った場合は，K 934 と K 934-2 を加算する。									
K 350　前頭洞充填術　　　　　□＊1■	13200								
K 352　上顎洞根治手術　　　　□＊1■	9180								
K 352-2　鼻内上顎洞根治手術　＊1■	3820								
K 352-3　副鼻腔炎術後後出血止血法　□＊1■	6660								・副鼻腔炎術後の後出血（手術日の翌日以後起こった場合をいう）が多量で，必要があって再び術創を開く場合に算定する。
K 353　鼻内篩骨洞根治手術　＊1■	5750								
K 356-2　鼻外前頭洞手術　＊1■	16290								
K 357　鼻内蝶形洞根治手術　＊1■	4390								
K 362-2　経上顎洞的顎動脈結紮術　＊1□■	28630								
K 364　汎副鼻腔根治手術　＊1■	20010								
K 365　経上顎洞的翼突管神経切除術　＊1□■	28210								
咽頭, 扁桃									
K 367　咽後膿瘍切開術	1900								
K 368　扁桃周囲膿瘍切開術	1830								
K 369　咽頭異物摘出術									
1　簡単なもの	500								
2　複雑なもの	2100								
K 370　アデノイド切除術	1600								
K 371　上咽頭腫瘍摘出術									
1　経口腔によるもの	5350								
2　経鼻腔によるもの	6070								
3　経副鼻腔によるもの	8790								
4　外切開によるもの	16590								
K 371-2　上咽頭ポリープ摘出術									
1　経口腔によるもの	4460								
2　経鼻腔によるもの	5060								
3　経副鼻腔によるもの	8270								
4　外切開によるもの	15080								
K 372　中咽頭腫瘍摘出術									
1　経口腔によるもの	2710								
2　外切開によるもの	16260								
K 373　下咽頭腫瘍摘出術									
1　経口腔によるもの	7290								
2　外切開によるもの	16300								
K 374　咽頭悪性腫瘍手術（軟口蓋悪性腫瘍手術を含む）◎	35340					○			
K 374-2　鏡視下咽頭悪性腫瘍手術（軟口蓋悪性腫瘍手術を含む）◎ 内支	38740	●				○			
K 375　鼻咽腔線維腫手術									
1　切除	9630								
2　摘出	37850								
K 375-2　鼻咽腔閉鎖術	23790								
K 376　上咽頭悪性腫瘍手術　◎	35830		2			○			
K 377　口蓋扁桃手術									・扁桃除去を行った当日における止血については算定できない。 ・口蓋扁桃手術を行った日の翌日以降の後出血が多量で，やむを得ず再び術創を開く場合における止血術は K 367 咽後膿瘍切開術に準じて算定。
1　切除	1720								
2　摘出	3600								
K 378　舌扁桃切除術	1230								
K 379　副咽頭間隙腫瘍摘出術									
1　経頸部によるもの	34320								

＊1　K 939 画像等手術支援加算「1」ができる手術（実施時＋2000 点）
□：K 934 副鼻腔手術用内視鏡加算ができる手術（実施時＋1000 点）
■ K 934-2 副鼻腔手術用骨軟部組織切除機器加算（重複算定可）が算定できる手術（使用時にはそれぞれ＋1000 点）
◎，○：K 931 超音波凝固切開装置等加算が算定できる手術（使用時には＋3000 点），内支：内視鏡手術用支援機器を用いて行った場合も算定可（A 234「1」医療安全対策加算1の届出医療機関であることが算定要件）

手術

項　目	点数	施設基準 ① 通則4	② 通則5	③ 1歳未満	④ 低体重・新生児	⑤ 頸部併施加算	⑥ 指ごと算定	⑦ 主従関係	算　定　要　件
2　経側頭下窩によるもの（下顎離断によるものを含む）	55200								
K 379-2　副咽頭間隙悪性腫瘍摘出術　◎									・「2」に対し，L 008 閉麻の実施時間が8時間を超えた場合は，長時間麻酔管理加算として7500点を所定点数に加算する。
1　経頸部によるもの	47580								
2　経側頭下窩によるもの（下顎離断によるものを含む）	91500								
K 380　過長茎状突起切除術	6440								
K 381　上咽頭形成手術	10110								
K 382　咽頭瘻閉鎖術	12770								
K 382-2　咽頭皮膚瘻孔閉鎖術	12770								
喉頭，気管									
K 383　喉頭切開・截開術	13420								
K 384　喉頭膿瘍切開術	2460								
K 384-2　深頸部膿瘍切開術	5520								
K 385　喉頭浮腫乱切術	2040								
K 386　気管切開術	3450			○					・気管切開術後カニューレを入れた数日間の処置（単なるカニューレの清拭ではない）は，J 000 創傷処置における手術後の患者に対するものにより算定する。
K 386-2　輪状甲状靱帯切開術	1970								・気道確保のための輪状甲状靱帯膜穿刺を行った場合は，本区分により算定する。
K 387　喉頭粘膜焼灼術（直達鏡によるもの）	2860								
K 388　喉頭粘膜下異物挿入術	3630								
K 388-2　喉頭粘膜下軟骨片挿入術	12240								・喉頭粘膜下軟骨片挿入術は，反回神経麻痺に対し，声帯固定のため甲状軟骨を左右に分離し，喉頭側軟骨膜下に甲状軟骨より取り出した小軟骨片を挿入した場合に算定する。
K 388-3　内喉頭筋内注入術（ボツリヌス毒素によるもの）	1500	●							・筋電図検査の費用は所定点数に含まれ，別に算定できない。
K 389　喉頭・声帯ポリープ切除術									・喉頭ポリープが左右の声帯にあるときは，各側ごとに算定できる。
1　間接喉頭鏡によるもの	2990								
2　直接喉頭鏡又はファイバースコープによるもの	4300								・K 389「2」は A 400 短手3の対象手術。
K 390　喉頭異物摘出術									
1　直達鏡によらないもの	2920								
2　直達鏡によるもの	5250								
K 391　気管異物除去術									
1　直達鏡によるもの	5320								
2　開胸手術によるもの	43340								
K 392　喉頭蓋切除術	3660								
K 392-2　喉頭蓋嚢腫摘出術	3190								
K 393　喉頭腫瘍摘出術									
1　間接喉頭鏡によるもの	3420			○					
2　直達鏡によるもの	4310								
K 394　喉頭悪性腫瘍手術　◎									・「2」に対し，L 008 閉麻の実施時間が8時間を超えた場合は，長時間麻酔管理加算として7500点を所定点数に加算する。
1　切除	38800					○			
2　全摘	71360					○			
K 394-2　鏡視下喉頭悪性腫瘍手術◎ 内支		●							
1　切除	42200					○			
2　全摘	67200					○			
K 395　喉頭，下咽頭悪性腫瘍手術（頸部，胸部，腹部等の操作による再建を含む）◎	113880		3					○	・L 008 閉麻の実施時間が8時間を超えた場合は，長時間麻酔管理加算として7500点を所定点数に加算する。
K 396　気管切開孔閉鎖術	1250								
K 396-2　気管縫合術	1040								
K 397　喉頭横隔膜切除術（ステント挿入固定術を含む）	13390			○					
K 398　喉頭狭窄症手術									
1　前方開大術	23430								

◎，○：K 931 超音波凝固切開装置等加算が算定できる手術（使用時には＋3000点），内支：内視鏡手術用支援機器を用いて行った場合も算定可（A 234「1」医療安全対策加算1の届出医療機関であることが算定要件）

項　　目	点数	施設基準① 通則4	② 通則5	③ 1歳未満	④ 低体重・新生児	⑤ 頸部併施加算	⑥ 指ごと算定	⑦ 主従関係	算　定　要　件
2　前壁形成手術	23320				○				
3　Tチューブ挿入術	14040								
K 399　気管狭窄症手術	38540				○				
K 400　喉頭形成手術									
1　人工形成材料挿置術，軟骨片挿置術	18750								
2　筋弁転位術，軟骨転位術，軟骨除去術	28510								
3　甲状軟骨固定用器具を用いたもの	34840	●							
K 401　気管口狭窄拡大術	3090								
K 402　縦隔気管口形成手術	76040								
K 403　気管形成手術（管状気管，気管移植等）									・「2」に対し，L 008 閉麻の実施時間が8時間を超えた場合は，長時間麻酔管理加算として 7500 点を所定点数に加算する。
1　頸部からのもの	49940				○			○	
2　開胸又は胸骨正中切開によるもの	76040				○			○	・「3」喉頭気管分離術については，同一手術野・同一病巣において，K 607 血管結紮術「1」開胸又は開腹を伴うものと併算定可。
K 403-2　嚥下機能手術									
1　輪状咽頭筋切断術	18810								
2　喉頭挙上術	18370								
3　喉頭気管分離術	30260								
4　喉頭全摘術	28210								

第6款　顔面・口腔・頸部

項　　目	点数	施設基準① 通則4	② 通則5	③ 1歳未満	④ 低体重・新生児	⑤ 頸部併施加算	⑥ 指ごと算定	⑦ 主従関係	算　定　要　件
歯，歯肉，歯槽部，口蓋									
K 404　抜歯手術（1歯につき）									・「2」又は「3」については，歯根肥大，骨の癒着歯等に対する骨の開さく又は歯根分離術を行った場合に限り，難抜歯加算として，230 点を所定点数に加算する。
1　乳歯	130							○	
2　前歯	160							○	
3　臼歯	270							○	・「4」は完全埋伏歯（骨性）又は水平埋状智歯の場合は 130 点を加算する。
4　埋伏歯	1080							○	
〈「2」「3」の注〉難抜歯加算	+230								・「1」～「4」において抜歯と同時に行う歯槽骨の整形等の費用は，所定点数に含まれる。
〈「4」の注〉下顎の完全埋伏智歯（骨性）又は水平埋伏智歯の場合に加算	+130								
K 406　口蓋腫瘍摘出術									
1　口蓋粘膜に限局するもの　＊5	520								
レーザー機器加算1（K 939-7）	+50								
2　口蓋骨に及ぶもの　＊7＊2	8050								
レーザー機器加算3（K 939-7）	+200								
K 407　顎・口蓋裂形成手術									
1　軟口蓋のみのもの	15770								
2　硬口蓋に及ぶもの	24170								
3　顎裂を伴うもの									
イ　片側	25170								
ロ　両側	31940								
K 407-2　軟口蓋形成手術	9700								・いびきに対する軟口蓋形成手術を行った場合に算定する。
口腔前庭，口腔底，頬粘膜，舌									
K 408　口腔底膿瘍切開術	700								
K 409　口腔底腫瘍摘出術　＊7	7210								
レーザー機器加算3（K 939-7）	+200								
K 410　口腔底悪性腫瘍手術	29360					○			
K 411　頬粘膜腫瘍摘出術　＊7	4460								

＊2　K 939 画像等手術支援加算「2」ができる手術（実施時＋2000 点）
＊5　K 939-7 レーザー機器加算「1」ができる手術（実施時＋50）
＊7　K 939-7 レーザー機器加算「3」ができる手術（実施時＋200）

項　目	点数	施設基準 ①通則4	②通則5	③1歳未満	④低体重・新生児	⑤頸部併施加算	⑥指ごと算定	⑦主従関係	算　定　要　件
レーザー機器加算3（K939-7）	+200								
K412　頬粘膜悪性腫瘍手術	26310					○			
K413　舌腫瘍摘出術									
1　粘液嚢胞摘出術　　　*5	1220								
レーザー機器加算1（K939-7）	+50								
2　その他のもの　　　　*6	2940								
レーザー機器加算2（K939-7）	+100								
K414　舌根甲状腺腫摘出術	11760								
K414-2　甲状舌管嚢胞摘出術	10050								
K415　舌悪性腫瘍手術									・「2」に対し，L008閉麻の実施時間が8時間を超えた場合は，長時間麻酔管理加算として7500点を所定点数に加算する。
1　切除	26410		3			○			
2　亜全摘	84080		3			○			
K418　舌形成手術（巨舌症手術）	9100								
K418-2　舌繋瘢痕性短縮矯正術	2650								
K419　頬，口唇，舌小帯形成手術	630								
顔　面									
K421　口唇腫瘍摘出術									
1　粘液嚢胞摘出術　　　*5	1020								
レーザー機器加算1（K939-7）	+50								
2　その他のもの　　　　*7	3050								
レーザー機器加算3（K939-7）	+200								
K422　口唇悪性腫瘍手術	33010					○			
K423　頬腫瘍摘出術									・皮膚又は皮下にある腫瘍の摘出術は，K005皮膚，皮下腫瘍摘出術（露出部）又はK006皮膚，皮下腫瘍摘出術（露出部以外）により算定する。
1　粘液嚢胞摘出術　　　*5	910								
レーザー機器加算1（K939-7）	+50								
2　その他のもの　　　　*7	5250								
レーザー機器加算3（K939-7）	+200								
K424　頬悪性腫瘍手術	20940					○			
K425　口腔，顎，顔面悪性腫瘍切除術	121740		3		○	○			
K426　口唇裂形成手術（片側）									
1　口唇のみの場合	13180				○				
2　口唇裂鼻形成を伴う場合	18810				○				
3　鼻腔底形成を伴う場合	24350				○				
K426-2　口唇裂形成手術（両側）									
1　口唇のみの場合	18810				○				
2　口唇裂鼻形成を伴う場合	23790				○				
3　鼻腔底形成を伴う場合	36620				○				
顔面骨，顎関節									
K427　頬骨骨折観血的整復術　　*2	18100								
K427-2　頬骨変形治癒骨折矯正術　*2	38610		3						
K428　下顎骨骨折非観血的整復術	1240								
〈注〉三内式線副子以上を使用する連続歯結紮法を行った場合	+650								
K429　下顎骨骨折観血的手術　　*2									
1　片側	13000								
2　両側	27320								
K429-2　下顎関節突起骨折観血的手術									・「2」両側は，両側の下顎関節突起骨折について観血的に手術を行った場合に算定する。
1　片側	28210								
2　両側	47020								
K430　顎関節脱臼非観血的整復術	410								
K431　顎関節脱臼観血的手術	26210								
K432　上顎骨骨折非観血的整復術	1800								
K433　上顎骨骨折観血的手術　　*2	16400								

*2　K939画像等手術支援加算「2」ができる手術（実施時＋2000点）
*5　K939-7レーザー機器加算「1」ができる手術（実施時＋50）
*6　K939-7レーザー機器加算「2」ができる手術（実施時＋100）
*7　K939-7レーザー機器加算「3」ができる手術（実施時＋200）

項　　目	点数	施設基準 ① 通則4	② 通則5	③ 1歳未満	④ 低体重・新生児	⑤ 頸部併施加算	⑥ 指ごと算定	⑦ 主従関係	算　定　要　件
K 434　顔面多発骨折観血的手術　　＊2	39700		3						・上下顎の同時骨折の場合等複数の骨に対して観血的に手術を行った場合に算定する。
K 434-2　顔面多発骨折変形治癒矯正術	47630								
K 435　術後性上顎嚢胞摘出術	6660								
K 436　顎骨腫瘍摘出術　　＊2									
1　長径 3 cm 未満	2820							○	
2　長径 3 cm 以上	13390							○	
K 437　下顎骨部分切除術　　＊2＊3	16780							○	
K 438　下顎骨離断術　　＊2＊3	32560							○	
K 439　下顎骨悪性腫瘍手術　　＊2＊3									
1　切除	40360					○		○	
2　切断（おとがい部を含むもの）	79270					○		○	
3　切断（その他のもの）	64590					○		○	
K 440　上顎骨切除術　　＊2	15310								
K 441　上顎骨全摘術　　＊2	42590								
K 442　上顎骨悪性腫瘍手術　　＊2									
1　掻爬	10530		3						
2　切除	34420		3			○			
3　全摘	68480		3			○			
K 443　上顎骨形成術　　＊8＊2									・「1」については，上顎骨発育不全症，外傷後の上顎骨後位癒着等に対し，Le Fort I 型切離により移動を図る場合をいう。
1　単純な場合	27880		3						・「1」について，上顎骨を複数に分割した場合は，5000点を所定点数に加算する。
〈「1」の注〉上顎骨複数分割加算	+5000								・「1」の注加算は，上顎骨発育不全症，外傷後の上顎骨後位癒着，上顎前突症，開咬症又は過蓋咬合症等に対し，Le Fort I 型切離を行い，上顎骨を複数に分割して移動させた場合に算定する。
超音波切削機器加算（K 939-8）	+1000								
2　複雑な場合及び 2 次的再建の場合	45510		3						・「2」は，「1」と同様の症例に対し，Le Fort II 型若しくは Le Fort III 型切離により移動する場合又は悪性腫瘍手術等による上顎欠損に対し 2 次的骨性再建を行う場合をいう。
超音波切削機器加算（K 939-8）	+1000								・「3」については，先天奇形に対して行われた場合に限り算定する。
3　骨移動を伴う場合	72900	●	3						・「2」については，両側を同時に行った場合は所定点数に 3000 点加算する。
超音波切削機器加算（K 939-8）	+1000								・「4」については，先天奇形に対して行われた場合に限り算定する。
創外固定器（K 932）使用の場合	+10000								
K 444　下顎骨形成術　　＊8＊2＊3									
1　おとがい形成の場合	8710							○	
超音波切削機器加算（K 939-8）	+1000								
2　短縮又は伸長の場合	30790							○	
〈「2」の注〉両側を同時に行った場合	+3000								
超音波切削機器加算（K 939-8）	+1000								
3　再建の場合	51120								
超音波切削機器加算（K 939-8）	+1000								
4　骨移動を伴う場合	54210	●							
超音波切削機器加算（K 939-8）	+1000								
創外固定器（K 932）使用の場合	+10000								
K 444-2　下顎骨延長術　　＊8＊2									・仮骨延長法を用いて下顎骨を延長・形成する場合に算定する。
1　片側	30790								
超音波切削機器加算（K 939-8）	+1000								
2　両側	47550								
超音波切削機器加算（K 939-8）	+1000								
創外固定器（K 932）使用の場合	+10000								
K 445　顎関節形成術	40870								
K 445-2　顎関節人工関節全置換術	59260	●							
K 446　顎関節授動術									・「1」の「ロ」パンピングを併用した場合とは，顎関節の運動障害を有する患者に対してパンピング（顎関節腔に対する薬液の注入，洗浄）を行いながら徒手的に顎関節の授動を図ったものをいう。
1　徒手的授動術									
イ　単独の場合	440								
ロ　パンピングを併用した場合	990								

＊2　K 939 画像等手術支援加算「2」ができる手術（実施時＋2000 点）
＊3　K 939 画像等手術支援加算「3」ができる手術（実施時＋2000 点）
＊8　K 939-8 超音波切削加算ができる手術（実施時＋1000 点）

手術

項　　目	点数	施設基準①通則4	②通則5	③1歳未満	④低体重・新生児加算	⑤頸部併施加算	⑥指ごと算定	⑦主従関係	算　定　要　件
ハ　関節腔洗浄療法を併用した場合	2760								・「1」の「ハ」関節腔洗浄療法を併用した場合とは，局所麻酔下で上関節腔に注射針を2本刺入し，上関節腔を薬剤にて自然灌流することにより顎関節可動域の増加又は除痛を目的とするものをいう。
2　顎関節鏡下授動術	12090								
3　開放授動術	25100								
K447　顎関節円板整位術									
1　顎関節鏡下円板整位術	22100								
2　開放円板整位術	27300								
唾　液　腺									
K448　がま腫切開術　　　　　　＊5	820								
レーザー機器加算1（K939-7）	+50								
K449　唾液腺膿瘍切開術	900								
K450　唾石摘出術（一連につき）									・「1」とは，導管開口部付近に位置する唾石をいう。 ・「2」とは，腺体付近の導管等に位置する唾石をいう。 ・所期の目的を達するために複数回実施した場合であっても，一連として算定する。
1　表在性のもの	720								
2　深在性のもの	4330								
3　腺体内に存在するもの	6550								
〈注〉「2」又は「3」で，内視鏡を用いた場合	+1000								
K451　がま腫摘出術　　　　　　＊7	7140								
レーザー機器加算3（K939-7）	+200								
K452　舌下腺腫瘍摘出術　　　　＊7	7180								
レーザー機器加算3（K939-7）	+200								
K453　顎下腺腫瘍摘出術	9640								
K454　顎下腺摘出術	10210								
K455　顎下腺悪性腫瘍手術	33010					○			
K457　耳下腺腫瘍摘出術　　　　▲1									
1　耳下腺浅葉摘出術	27210								
2　耳下腺深葉摘出術	34210								
K458　耳下腺悪性腫瘍手術　　　▲1									
1　切除	33010		3			○			
2　全摘	44020		3			○			
K459　唾液腺管形成手術	13630								
K460　唾液腺管移動術									
1　上顎洞内へのもの	13630								
2　結膜嚢内へのもの	15490								
甲状腺，副甲状腺（上皮小体）									
K461　甲状腺部分切除術，甲状腺腫摘出術　　▲2◎									
1　片葉のみの場合	8860								
2　両葉の場合	10760								
K461-2　内視鏡下甲状腺部分切除，腺腫摘出術　　▲2◎									
1　片葉のみの場合	17410	●							
2　両葉の場合	25210	●							
K462　バセドウ甲状腺全摘（亜全摘）術（両葉）　　▲2	22880		3						
K462-2　内視鏡下バセドウ甲状腺全摘（亜全摘）術（両葉）　　▲2◎	25210	●							
K463　甲状腺悪性腫瘍手術　　▲2◎									・K931超音波凝固切開装置等加算が算定できる。
1　切除（頸部外側区域郭清を伴わないもの）	24180					○			
2　切除（頸部外側区域郭清を伴うもの）	26180								
3　全摘及び亜全摘（頸部外側区域郭清を伴わないもの）	33790					○			

＊5　K939-7レーザー機器加算「1」ができる手術（実施時＋50）
＊7　K939-7レーザー機器加算「3」ができる手術（実施時＋200）
◎，○：K931超音波凝固切開装置等加算が算定できる手術（使用時には＋3000点）
▲1：K930脊髄誘発電位測定等加算「1」ができる手術（実施時＋3630点）
▲2：K930脊髄誘発電位測定等加算「2」ができる手術（実施時＋3130点）

手術

項　　目	点数	施設基準			④低体重・新生児	⑤頸部併施加算	⑥指ごと算定	⑦主従関係	算　定　要　件
		①通則4	②通則5	③1歳未満					
4　全摘及び亜全摘（片側頸部外側区域郭清を伴うもの）	35790								
5　全摘及び亜全摘（両側頸部外側区域郭清を伴うもの）	36790								
K 463-2　内視鏡下甲状腺悪性腫瘍手術　▲2◎									・K 931 超音波凝固切開装置等加算が算定できる。
1　切除	27550	●				○			
2　全摘及び亜全摘	37160	●				○			
K 464　副甲状腺(上皮小体)腺腫過形成手術　▲2									
1　副甲状腺（上皮小体）摘出術	15680								
2　副甲状腺(上皮小体)全摘術(一部筋肉移植)	33790								
K 464-2　内視鏡下副甲状腺（上皮小体）腺腫過形成手術　▲2	20660	●							
K 465　副甲状腺(上皮小体)悪性腫瘍手術（広汎）　▲2◎	39000								
その他の頸部									
K 466　斜角筋切断術	3760								
K 467　頸瘻，頸嚢摘出術	13710								
K 468　頸肋切除術	15240								
K 469　頸部郭清術									・他の手術に併せて行った場合は，「通則9」に規定されている所定点数を算定する。 ・他の手術に併せて行った頸部リンパ節の単なる郭清は手術の所定点数に含まれ，別に算定できない。単独に行った場合は，K 627 リンパ節群郭清術「2」で算定する。
1　片側	27670								
2　両側	37140								
K 470　頸部悪性腫瘍手術	41920								
K 470-2　頭頸部悪性腫瘍光線力学療法	22100	●							
K 471　筋性斜頸手術	3720								

第7款　胸部

項　　目	点数	施設基準			④低体重・新生児	⑤頸部併施加算	⑥指ごと算定	⑦主従関係	算　定　要　件
		①通則4	②通則5	③1歳未満					
乳腺									
K 472　乳腺膿瘍切開術	980								
K 474　乳腺腫瘍摘出術									・K 474 は A 400 短手1，短手3の対象手術。
1　長径5 cm 未満	3190								
2　長径5 cm 以上	6730								
K 474-2　乳管腺葉区域切除術	12820								
K 474-3　乳腺腫瘍画像ガイド下吸引術（一連につき）									・乳腺腫瘍画像ガイド下吸引術は，マンモグラフィー，CT 撮影，MRI 撮影，超音波検査等を行った結果，乳房に非触知病変や石灰化病変などが認められる場合に，画像ガイド下（マンモグラフィー又は超音波装置又は MRI に限る）で乳房専用の吸引システムを用いて，当該乳腺組織を摘出した場合に算定する。 ・当該乳腺組織の確定診断や手術適用を決定することを目的として行った場合も本区分で算定する。 ・組織の採取に用いる保険医療材料の費用は，所定点数に含まれ別に算定できない。
1　マンモグラフィー又は超音波装置によるもの	6240								
2　MRI によるもの	8210	●							
K 475　乳房切除術	6040	●						○	・性同一性障害の患者の場合は，届出した場合に限り算定可。
〈注〉遺伝性乳癌卵巣癌症候群乳房切除加算	＋8780								・遺伝性乳癌卵巣癌症候群の患者に対して行う場合は遺伝性乳癌卵巣癌症候群乳房切除加算を算定する。
K 475-2　乳癌冷凍凝固摘出術	8690								

◎，○：K 931 超音波凝固切開装置等加算が算定できる手術（使用時には＋3000 点）
▲2：K 930 脊髄誘発電位測定等加算「2」ができる手術（実施時＋3130 点）

手術

項　目	点数	施設基準①通則4	施設基準②通則5	施設基準③1歳未満	④低体重・新生児	⑤頸部併施加算	⑥指ごと算定	⑦主従関係	算　定　要　件
K476　乳腺悪性腫瘍手術									・乳腺悪性腫瘍手術と両側の腋窩リンパ節郭清術の併施の場合は，K476「7」により算定する。
1　単純乳房切除術（乳腺全摘術）	17040	●						○	〔乳癌センチネルリンパ節生検加算1，2について〕
2　乳房部分切除術（腋窩部郭清を伴わないもの）	28210	●							①触診及び画像診断の結果，腋窩リンパ節への転移が認められない乳がんに係る手術の場合のみ算定する。
3　乳房切除術（腋窩部郭清を伴わないもの）	22520	●						○	②乳房センチネルリンパ節生検に伴う放射性同位元素の薬剤料は，K940薬剤により算定する。
4　乳房部分切除術〔腋窩部郭清を伴うもの（内視鏡下によるものを含む）〕◎	42350	●							③放射性同位元素の検出に要する費用は，E100シンチグラム（画像を伴うもの）の「1」部分（静態）（一連につき）により算定する。
5　乳房切除術（腋窩鎖骨下部郭清を伴うもの）・胸筋切除を併施しないもの ◎	42350	●						○	④摘出したセンチネルリンパ節の病理診断に係る費用は，第13部病理診断の所定点数により算定する。
6　乳房切除術（腋窩鎖骨下部郭清を伴うもの）・胸筋切除を併施するもの ◎	42350	●							乳癌センチネルリンパ節生検加算1：放射線同位元素及び色素を用いた場合，又はインドシアニングリーンを用いたリンパ節生検を行った場合は5000点加算する（加算を算定するのは，届出機関のみ）。
7　拡大乳房切除術（胸骨旁，鎖骨上，下窩など郭清を併施するもの）	52820	●							乳癌センチネルリンパ節生検加算2：放射性同位元素又は色素を用いたセンチネルリンパ節生検を行った場合，3000点加算する（加算を算定するのは，届出医療機関のみ）。
8　乳輪温存乳房切除術（腋窩部郭清を伴わないもの）	27810							○	・「1」～「7」については，「注1」又は「注2」の加算を算定する場合に限り，「通則4」の基準を満たす必要がある
9　乳輪温存乳房切除術（腋窩部郭清を伴うもの）◎	48340							○	
〈注〉乳癌センチネルリンパ節生検加算1	+5000	●							
乳癌センチネルリンパ節生検加算2	+3000	●							
止血用加熱凝固切開装置を使用した場合（K935）	+700								
K476-2　陥没乳頭形成術，再建乳房乳頭形成術	7350								・授乳障害のある陥没乳頭に対して乳頭形成を行った場合，又は乳腺悪性腫瘍手術後の再建乳房に対して二期的に乳頭形成を行った場合に算定する。
K476-3　動脈（皮）弁及び筋（皮）弁を用いた乳房再建術（乳房切除後）◎									・動脈（皮）弁術及び筋（皮）弁術を実施した場合に算定する。K017遊離皮弁術（顕微鏡下血管柄付きのもの）を実施した場合は，K017の所定点数のみを算定し，K476-3は別に算定できない。
1　一次的に行うもの	49120								
2　二次的に行うもの	53560								
K476-4　ゲル充填人工乳房を用いた乳房再建術（乳房切除後）	25000	●						○	
K476-5　乳腺悪性腫瘍ラジオ波焼灼療法（一連として）	15000	●							・術前診断においてStage0又はIAで，腫瘍径1.5cm以下の乳腺悪性腫瘍の患者に対して，関係学会の定める指針を遵守して実施した場合に限り算定する。なお，1.5cmとは，ラジオ波による焼灼範囲ではなく，腫瘍の長径をいう。
〈注1〉フュージョンイメージング加算	+200								・フュージョンイメージングを用いた場合は注1を加算できる。
〈注2〉乳癌センチネルリンパ節生検加算1	+5000								・放射性同位元素及び色素を用いたセンチネルリンパ節生検を行った場合又はインドシアニングリーンを用いた場合には注2を加算できる。ただし，当該検査に用いた色素は算定しない。
〈注3〉乳癌センチネルリンパ節生検加算2	+3000								・放射性同位元素又は色素を用いたセンチネルリンパ節生検を行った場合には注3を加算できる。ただし，当該検査に用いた色素の費用は算定しない。
胸壁									
K477　胸壁膿瘍切開術	700								
K478　肋骨・胸骨カリエス又は肋骨骨髄炎手術	8950								
K480　胸壁冷膿瘍手術	7810								
K480-2　流注膿瘍切開掻爬術	7670								・流注膿瘍の切開掻爬術にあたって，原発巣まで追及して拡大手術を行った場合に算定する。
K481　肋骨骨折観血的手術	10330								
K482　肋骨切除術									・切除肋骨の本数に関係なく所定点数を1回に限り算定する。2本以上の肋骨の切除と胸骨の掻爬を併施した場合もK482で算定する。
1　第1肋骨	16900								・胸郭出口症候群根治術を行った場合は，K482にて算定する。
2　その他の肋骨	5160								
K483　胸骨切除術，胸骨骨折観血手術	12120								
K484　胸壁悪性腫瘍摘出術 ◎									
1　胸壁形成手術を併施するもの	56000		1						

◎，○：K931超音波凝固切開装置等加算が算定できる手術（使用時には＋3000点）

項　目	点数	施設基準①通則4	施設基準②通則5	施設基準③1歳未満	④低体重・新生児加算	⑤頸部併施加算	⑥指ごと算定	⑦主従関係	算　定　要　件
2　その他のもの	28210		1						
K 484-2　胸骨悪性腫瘍摘出術　◎									
1　胸壁形成手術を併施するもの	43750								
2　その他のもの	28210								
K 485　胸壁腫瘍摘出術	12960								
K 486　胸壁瘻手術	23520								・非開胸で肋骨切除を行うと否とにかかわらず K 486 で算定する。
K 487　漏斗胸手術									・内臓の機能障害等による症状を有するものに対して行った場合に限り算定する。
1　胸骨挙上法によるもの	28210								
2　胸骨翻転法によるもの	37370								
3　胸腔鏡によるもの　◎	39260		4						
4　胸骨挙上用固定具抜去術	6530								
胸腔，胸膜									
K 488　試験開胸術	10800								・開胸術のみを行った時点で手術を中止した場合は K 488 で算定する。
K 488-2　試験的開胸開腹術	17380								
K 488-3　胸腔鏡下試験開胸術　◎	13500		4						・胸腔鏡による胸腔内の確認のみを行った時点で手術を中止した場合は，本区分により算定する。
K 488-4　胸腔鏡下試験切除術　◎	15800		4						・胸腔鏡による胸腔内の確認のみを行い，臓器，組織の一部を切除した時点で手術を中止した場合は，本区分により算定する。
自動縫合器加算（4個限度）（K 936）	+2500								
K 493　骨膜外，胸膜外充填術	23520								
K 494　胸腔内（胸膜内）血腫除去術	15350								
K 494-2　胸腔鏡下胸腔内（胸膜内）血腫除去術	13500								
K 496　醸膿胸膜，胸膜胼胝切除術									
1　1肺葉に相当する範囲以内のもの	26340		1						
2　1肺葉に相当する範囲を超えるもの	33150		1						
K 496-2　胸腔鏡下醸膿胸膜又は胸膜胼胝切除術	51850		1						
K 496-3　胸膜外肺剥皮術									
1　1肺葉に相当する範囲以内のもの	26340		1						
2　1肺葉に相当する範囲を超えるもの	33150		1						
K 496-4　胸腔鏡下膿胸腔搔爬術　◎	32690		1						
K 496-5　経皮的膿胸ドレナージ術	5400								・挿入時に行う画像診断及び検査の費用は算定しない。 ・当該手術は初回実施に限り算定し，2回目以降の処置に係るドレナージについては，J 002 ドレーン法（ドレナージ）により算定する。
K 497　膿胸腔有茎筋肉弁充填術	38610		1						
K 497-2　膿胸腔有茎大網充填術	57100		1						
K 498　胸郭形成手術（膿胸手術の場合）									
1　肋骨切除を主とするもの	42020		1						
2　胸膜胼胝切除を併施するもの	49200		1						
K 499　胸郭形成手術(肺切除後遺残腔を含む)	16540								・肺結核手術，肺切除後遺残腔等に対して行われた場合に算定する。
K 501　乳糜胸手術	17290				○				
K 501-2　胸腔・腹腔シャントバルブ設置術	12530				○				
K 501-3　胸腔鏡下胸管結紮術（乳糜胸手術）　◎	15230		4		○				
縦隔									
K 502　縦隔腫瘍，胸腺摘出術　◎	38850								
K 502-2　縦隔切開術									
1　頸部からのもの，経食道によるもの	6390								
2　経胸腔によるもの，経腹によるもの	20050								
K 502-3　胸腔鏡下縦隔切開術　◎	31300		4						
K 502-4　拡大胸腺摘出術　◎	36000								・重症筋無力症に対して実施された場合に限り算定する。
K 502-5　胸腔鏡下拡大胸腺摘出術 ◎内支	58950		4						

◎，◎：K 931 超音波凝固切開装置等加算が算定できる手術（使用時には＋3000 点），内支：内視鏡手術用支援機器を用いて行った場合も算定可（A 234 「1」医療安全対策加算 1 の届出医療機関であることが算定要件）

手術

項　　　目	点数	施設基準 ① 通則4	施設基準 ② 通則5	施設基準 ③ 1歳未満	④ 低体重・新生児	⑤ 頸部併施加算	⑥ 指ごと算定	⑦ 主従関係	算　定　要　件
K 503　縦隔郭清術	37010								
K 504　縦隔悪性腫瘍手術　　◎									
1　単純摘出	38850						○		
2　広汎摘出	58820						○		
K 504-2　胸腔鏡下縦隔悪性腫瘍手術　◎ 内支	58950	4							・施設基準適合の届出医療機関の場合は，内視鏡下手術用支援機器を用いて行った場合も算定できる。
気 管 支，肺									
K 507　肺膿瘍切開排膿術	31030								
K 508　気管支狭窄拡張術(気管支鏡によるもの)	10150								・K 508 は A 400 短手1の対象手術。
K 508-2　気管・気管支ステント留置術									
1　硬性鏡によるもの	11400								
2　軟性鏡によるもの	8960								
K 508-3　気管支熱形成術	10150								・18歳以上の重症喘息患者に対し，気管支熱形成術（気管支サーモプラスティ）を実施した場合に，本区分の所定点数を算定する。 ・気管支ファイバースコピーに要する費用は所定点数に含まれ，別に算定できない。
K 508-4　気管支バルブ留置術	8960	●							・手術に伴う画像診断及び検査の費用は算定しない。 ・外科的治療を除く全ての治療法が可能な範囲で実施されている慢性閉塞性肺疾患（COPD）の患者に対し，関連学会の定める適正使用指針を遵守し実施した場合に限り算定できる。
K 509　気管支異物除去術									
1　直達鏡によるもの	9260								

気管支異物除去術に使用される器具

気管支ファイバースコープ　　Fogartyバルーン　　　　異物鉗子

項　　　目	点数	施設基準 ① 通則4	施設基準 ② 通則5	施設基準 ③ 1歳未満	④ 低体重・新生児	⑤ 頸部併施加算	⑥ 指ごと算定	⑦ 主従関係	算　定　要　件
2　開胸手術によるもの	45650								
K 509-2　気管支肺胞洗浄術	6090								・成人の肺胞蛋白症に対しての治療の目的で行われた場合に限り算定する。
K 509-3　気管支内視鏡的放射線治療用マーカー留置術	10000								・放射線治療目的でマーカーを留置した場合に限り算定する。マーカー代は所定点数に含まれる。
K 509-4　気管支瘻孔閉鎖術	9130								・気管支ファイバースコピーに要する費用は所定点数に含まれ，別に算定できない。
K 510　気管支腫瘍摘出術（気管支鏡又は気管支ファイバースコープによるもの）	8040								・K 510 は A 400 短手1の対象手術。
K 510-2　光線力学療法									・光線力学療法は，ポルフィマーナトリウムを投与した患者に対しエキシマ・ダイ・レーザー（波長630 nm）及びYAG-OPO レーザーを使用した場合など，保険適用された薬剤，機器を用いて行った場合に限り算定できる。
1　早期肺がん（0期又は1期に限る）に対するもの	10450								
2　その他のもの	10450								
K 510-3　気管支鏡下レーザー腫瘍焼灼術	12020								
K 511　肺切除術　　◎									・肺切除術に当たって自動縫合器を使用した場合は，6個を上限として使用個数を乗じて得た点数を加算する。 ・肺切除と胸郭形成手術の併施の場合，「5」で算定する。 ・刺創のための開腹，開胸により心筋損傷の縫合，心嚢の縫合，横隔膜の縫合，胃の腹腔内還納等の併施の場合，「2」により算定する。
1　楔状部分切除	27520	1					○		
2　区域切除（1肺葉に満たないもの）＊1	58430	1					○		
3　肺葉切除	58350	1		○			○		
4　複合切除（1肺葉を超えるもの）	64850	1					○		
5　1側肺全摘	59830	1					○		
6　気管支形成を伴う肺切除	76230	1					○		
自動縫合器加算（6個限度）（K 936）	+2500								
K 513　胸腔鏡下肺切除術　　◎									・慢性閉塞性肺疾患（COPD）に対する治療的な胸腔鏡下肺切除術については「1」により算定する。 ・自動縫合器を使用した場合は6個を限度とする。 ・対象となる疾患は気胸，良性肺腫瘍である。 ・「3」「4」は A 234 医療安全対策加算1の届出医療機関
1　肺嚢胞手術（楔状部分切除によるもの）	39830	4		○					
2　部分切除　　　　　　　　　　＊1	45300	4		○					
3　区域切除　　　　　　　　＊1 内支	72600	4		○					

◎，○：K 931 超音波凝固切開装置等加算が算定できる手術（使用時には＋3000 点）

内支：内視鏡手術用支援機器を用いて行った場合も算定可（A 234 「1」医療安全対策加算1の届出医療機関であることが算定要件）

＊1　K 939 画像等手術支援加算「1」ができる手術（実施時＋2000 点）

項　　目	点数	施設基準 ①通則4	②通則5	③1歳未満	④低体重・新生児	⑤頸部併施加算	⑥指ごと算定	⑦主従関係	算 定 要 件
4　肺葉切除又は1肺葉を超えるもの ＊1 内支	81000		4		○				であること（2024年）。
自動縫合器加算（6個限度）（K 936）	+2500								
K 513-2　胸腔鏡下良性縦隔腫瘍手術 ◎ 内支	58950		4						・胸腔鏡下胸腺摘出術（重症筋無力症に対するものを除く）については，K 513-2 で算定する。 ・胸腔鏡下縦隔腫瘍摘出術については，K 513-2 で算定する。 ・施設基準適合の届出医療機関の場合は，内視鏡下手術用支援機器を用いて行った場合も算定できる。
K 513-3　胸腔鏡下良性胸壁腫瘍手術 ◎	58950		4						
K 513-4　胸腔鏡下肺縫縮術 ◎	53130		4						
K 514　肺悪性腫瘍手術 ◎									・自動縫合器を使用した場合は，6個を限度として使用個数を乗じて得た点数を加算する。 ・「9」および「10」については悪性びまん性胸膜中皮腫に対して実施した場合に算定する。 ・「9」に対し，L 008 閉麻の実施時間が8時間を超えた場合は，長時間麻酔管理加算として 7500 点を所定点数に加算する。
1　部分切除	60350	1						○	
2　区域切除　＊1	69250	1						○	
3　肺葉切除又は1肺葉を超えるもの	72640	1						○	
4　肺全摘	72640	1						○	
5　隣接臓器合併切除を伴う肺切除	78400	1						○	
6　気管支形成を伴う肺切除	80460	1						○	
7　気管分岐部切除を伴う肺切除	124860	1						○	
8　気管分岐部再建を伴う肺切除	127130	1						○	
9　胸膜肺全摘	92000	1						○	
10　壁側・臓側胸膜全切除（横隔膜，心膜合併切除を伴うもの）	105000	● 1						○	
自動縫合器加算（6個限度）（K 936）	+2500								
K 514-2　胸腔鏡下肺悪性腫瘍手術 ◎									
1　部分切除	60170	1							
2　区域切除　＊1 内支	72640	1							
3　肺葉切除又は1肺葉を超えるもの 内支	92000	1							
4　気管支形成を伴う肺切除	107800	● 1							
5　肺全摘	93000								
自動縫合器加算（「1」は6個限度，「2」「3」は8個限度）（K 936）	+2500								
K 514-3　移植用肺採取術（死体）（両側）◎	80460								・肺提供者に係る組織適合性試験の費用は所定点数に含まれる。 ・脳死した者の身体から移植のため肺採取を行う際，採取前の採取対象肺の灌流，肺採取，採取肺の灌流及び保存並びにリンパ節の保存に要する人件費，薬品・容器等の材料費等の費用は，すべて所定点数に含まれる。 ・肺採取を行う医師の派遣に要した費用及び採取肺の搬送に要した費用については療養費として支給し，それらの額は移送費の算定方法により算定する。
自動縫合器加算（2個限度）（K 936）	+2500								
K 514-4　同種死体肺移植術 ◎	139230	●							・肺移植者に係る組織適合性試験の費用は所定点数に含まれる。 ・灌流の費用は所定点数に含まれる。 ・L 008 閉麻の実施時間が8時間を超えた場合は，長時間麻酔管理加算として 7500 点を所定点数に加算する。 ・抗 HLA 抗体検査を行う場合には，抗 HLA 抗体検査加算として，4000 点を所定点数に加算する。 ・両側肺を移植した場合は，両側肺移植加算として，45000 点を所定点数に加算する。
〈注〉両側肺を移植した場合（両側肺移植加算）	+45000								
抗 HLA 抗体検査加算	+4000								
自動縫合器加算（6個限度）（K 936）	+2500								
K 514-5　移植用部分肺採取術（生体）◎	60750								・肺提供者に係る組織適合性試験の費用は所定点数に含まれる。
自動縫合器加算（2個限度）（K 936）	+2500								
K 514-6　生体部分肺移植術　肺 ◎	130260	●							・生体部分肺を移植した場合は，生体部分肺の摘出のために要した提供者の療養上の費用として，所定点数に加算する。 ・肺移植者に係る組織適合性試験の費用は所定点数に含まれる。 ・抗 HLA 抗体検査を行う場合には，抗 HLA 抗体検査加算として，4000 点を所定点数に加算する。 ・両側肺を移植した場合は，両側肺移植加算として，45000 点を所定点数に加算する。
〈注〉両側肺を移植した場合（両側肺移植加算）	+45000								
抗 HLA 抗体検査加算	+4000								
自動縫合器加算（6個限度）（K 936）	+2500								

◎，○：K 931 超音波凝固切開装置等加算が算定できる手術（使用時には＋3000 点）
内支：内視鏡手術用支援機器を用いて行った場合も算定可（A 234「1」医療安全対策加算1の届出医療機関であることが算定要件）
＊1　K 939 画像等手術支援加算「1」ができる手術（実施時＋2000 点）

手術

項　目	点数	施設基準 ①通則4	施設基準 ②通則5	施設基準 ③1歳未満	④低体重・新生児	⑤頸部併施加算	⑥指ごと算定	⑦主従関係	算　定　要　件
K 514-7　肺悪性腫瘍及び胸腔内軟部腫瘍ラジオ波焼灼法（一連として）		●							・標準治療不適応又は不応の肺悪性腫瘍及び胸腔内軟部腫瘍症例に対して，関係学会の定める指針を遵守して実施した場合に限り算定する。なお，2cmとは，ラジオ波による焼灼範囲ではなく，腫瘍の長径をいう。
1　　2cm以内のもの	15000								
2　　2cmを超えるもの	21960								
〈注〉フュージョンイメージング加算	+200								・フュージョンイメージングを用いて行った場合は，フュージョンイメージング加算を所定点数に算定できる。
K 515　肺剥皮術	32600								
K 516　気管支瘻閉鎖術	59170								・巨大な陳旧性空洞（排菌があるものに限る）の結核に対して，一次的胸郭形成手術（第1～3肋骨）に肺尖剥離，空洞切開術（空洞内容郭清）及び肺を含めた空洞縮術を同時に行った場合，K 516で算定する。
K 517　肺縫縮術	28220								・肺気腫に対する正中切開による肺縫縮術の算定はK 511肺切除術「1」で算定する。自動縫合器を使用した場合は，15個を限度に算定する。
自動縫合器加算（必要数）（K 936）	+2500								
K 518　気管支形成手術									
1　　楔状切除術	64030		1						
2　　輪状切除術	66010		1						
K 519　先天性気管狭窄症手術	146950		3	○					・同一手術野・同一病巣において，「第8款　心・脈管」に掲げる手術（K 538～K 628）と併算定可。 ・L 008 閉麻の実施時間が8時間を超えた場合は，長時間麻酔管理加算として7500点を所定点数に加算する。
食道									
K 520　食道縫合術（穿孔，損傷）									
1　　頸部手術	17070								
2　　開胸手術	28210								
3　　開腹手術	17750								
4　　内視鏡によるもの	10300	●							
K 521　食道周囲膿瘍切開誘導術									
1　　開胸手術	28210								
2　　胸骨切開によるもの	23290								
3　　その他のもの（頸部手術を含む）	7920								
K 522　食道狭窄拡張術									・マイクロ波凝固療法を実施した場合における当該療法に係る費用は，所定点に含まれる。 ・1及び2については，短期間又は入院期間中，回数に関わらず第1回目の実施日に1回に限り算定する。 ・3については，短期間又は同一入院期間中，2回に限り算定する。
1　　内視鏡によるもの	9450					○			
2　　食道ブジー法	2950					○			
3　　拡張用バルーンによるもの	12480					○			
K 522-2　食道ステント留置術	6300								
K 522-3　食道空置バイパス作成術　◎	65900								
自動吻合器加算（1個限度）（K 936-2）	+5500								
自動縫合器加算（4個限度）（K 936）	+2500								
K 523　食道異物摘出術									
1　　頸部手術によるもの	27890								
2　　開胸手術によるもの	28210								
3　　開腹手術によるもの	27720								
K 523-2　硬性内視鏡下食道異物摘出術	5360								・硬性内視鏡下食道異物摘出術と併せて行ったK 369咽頭異物摘出術（「2」に限る），K 653-3内視鏡的食道，胃内異物摘出術の費用は所定点数に含まれる。
K 524　食道憩室切除術									
1　　頸部手術によるもの	24730								
2　　開胸によるもの	34570								
K 524-2　胸腔鏡下食道憩室切除術　◎	39930		4						
自動縫合器加算（3個限度）（K 936）	+2500								
K 524-3　腹腔鏡下食道憩室切除術　◎	39930		4						
自動縫合器加算（必要数）（K 936）	+2500								

◎, ◎：K 931 超音波凝固切開装置等加算が算定できる手術（使用時には＋3000点）

手術

項 目	点数	施設基準 ①通則4	②通則5	③1歳未満	④低体重・新生児	⑤頸部併施加算	⑥指ごと算定	⑦主従関係	算 定 要 件
K525　食道切除再建術									
1　頸部，胸部，腹部の操作によるもの	77040		3						
2　胸部，腹部の操作によるもの	69690		3						
3　腹部の操作によるもの	51420		3						
自動吻合器加算（1個限度）（K936-2）	+5500								
自動縫合器加算（4個限度）（K936）	+2500								
K525-2　胸壁外皮膚管形成吻合術									・薬物腐蝕による全食道狭窄に対して胸壁外皮膚管形成吻合術を行った場合に算定する。
1　頸部，胸部，腹部の操作によるもの	77040								
2　胸部，腹部の操作によるもの	69690								
3　腹部の操作によるもの	51420								
4　バイパスのみ作成する場合	45230								
K525-3　非開胸食道抜去術（消化管再建手術を併施するもの）	69690								
K526　食道腫瘍摘出術									・「1」について，マイクロ波凝固療法を実施した場合における当該療法に係る費用は所定点数に含まれる。
1　内視鏡によるもの	8480								
2　開胸又は開腹手術によるもの	37550		3						
3　腹腔鏡下，縦隔鏡下又は胸腔鏡下によるもの　◎	50250		3						
K526-2　内視鏡的食道粘膜切除術									・マイクロ波凝固療法を実施した場合における当該療法に係る費用は所定点数に含まれる。
1　早期悪性腫瘍粘膜切除術	8840								
2　早期悪性腫瘍粘膜下層剥離術	22100								
K526-3　内視鏡的表在性食道悪性腫瘍光線力学療法	12950								・ポルフィマーナトリウムを投与した患者に対しエキシマ・ダイ・レーザー（波長630nm）及びYAG-OPOレーザーを使用した場合など，保険適用された薬剤，機器を用いて行った場合（タラポルフィナトリウム及び半導体レーザー用プローブを用いた場合は除く）に限り算定できる。
K526-4　内視鏡的食道悪性腫瘍光線力学療法	22100								・タラポルフィナトリウム及び半導体レーザー用プローブを用いて，以下のいずれにも該当する局所遺残再発食道悪性腫瘍に対して光線力学療法を実施した場合に算定する。 　①外科的切除又は内視鏡的治療等の根治的治療が不可能であるもの，②壁深達度が固有筋層を越えないもの，③長径が3cm以下かつ周在性が1／2周以下であるもの，④頸部食道に及ばないもの，⑤遠隔転移及びリンパ節転移のいずれも有さないもの ・内視鏡的食道悪性腫瘍光線力学療法の実施に当たり，追加照射の要否を判定するための内視鏡検査及び追加照射に係る費用は全て所定点数に含まれる。
K527　食道悪性腫瘍手術（単に切除のみのもの）　▲1◎									・単に腫瘍のみを切除したものはK526で算定する。
1　頸部食道の場合	47530		3					○	
2　胸部食道の場合	56950		3					○	
K527-2　食道切除術（単に切除のみのもの）	46100							○	・一期的な食道切除再建術が困難な場合であって，食道切除術を行ったときに算定する。 ・大動脈ステント内挿術後であって，食道大動脈瘻に対する食道切除術を行った場合には，本区分の所定点数により算定する。
K528　先天性食道閉鎖症根治手術	64820			○	○				
K528-2　先天性食道狭窄症根治手術	51220								
K528-3　胸腔鏡下先天性食道閉鎖症根治手術　◎	76320		4	○	○				
K529　食道悪性腫瘍手術（消化管再建手術を併施するもの）　◎									・自動吻合器を使用した場合は1個，自動縫合器を使用した場合は，「1」「2」は8個，「3」は4個を限度として点数を加算する。
1　頸部，胸部，腹部の操作によるもの　▲1	122540		3					○	・有茎腸管移植を併せて行った場合は，「注1」の加算を算定する。
2　胸部，腹部の操作によるもの　▲1	101490		3					○	・「1」に対し，L008閉麻の実施時間が8時間を超えた場合は，長時間麻酔管理加算として7500点を所定点数に加算する。
3　腹部の操作によるもの	69840		3					○	

◎，◯：K931超音波凝固切開装置等加算が算定できる手術（使用時には＋3000点）
▲1：K930脊髄誘発電位測定等加算「1」ができる手術（実施時＋3630点）

手術

項　　目	点数	施設基準 ① 通則4	② 通則5	④ 低体重・新生児 ③1歳未満	⑤ 頸部併施加算	⑥ 指ごと算定	⑦ 主従関係	算　定　要　件
〈注1〉有茎腸管移植を併せて行った場合 〈注2〉血行再建を併施した場合 自動吻合器加算（1個限度）（K 936-2） 自動縫合器加算（「1」「2」は8個限度，「3」は4個限度）（K 936）	+7500 +3000 +5500 +2500							
K 529-2　胸腔鏡下食道悪性腫瘍手術▲1◎ 内支								・施設基準適合の届出医療機関の場合は，内視鏡下手術用手術支援機器を用いて行った場合も算定できる。
1　頸部，胸部，腹部の操作によるもの	133240	4						
2　胸部，腹部の操作によるもの	122290	4						
〈注〉有茎腸管移植を併施した場合 自動吻合器加算（1個限度）（K 936-2） 自動縫合器加算（8個限度）（K 936）	+7500 +5500 +2500							・有茎腸管移植を併せて行った場合は，7500点を加算する。 ・自動縫合器を使用した場合は，8個を限度として点数を加算する。 ・「1」「2」に対し，L 008 閉麻の実施時間が8時間を超えた場合は，長時間麻酔管理加算として7500点を所定点数に加算する。
K 529-3　縦隔鏡下食道悪性腫瘍手術▲1 内支	109240	4						
自動縫合器加算（8個限度）（K 936）	+2500							
自動吻合器加算（1個限度）（K 936-2）	+5500							
K 529-4　再建胃管悪性腫瘍手術								
1　頸部，胸部，腹部の操作によるもの	112190							
2　頸部，腹部の操作によるもの	101670							
K 529-5　喉頭温存頸部食道悪性腫瘍手術（消化管再建手術を併施するもの）▲1◎	153330							・頸部食道癌に対して，喉頭を温存し，顕微鏡下の血管吻合を伴う遊離空腸による再建を行ったときに算定する。 ・消化管再建に係る費用は所定点数に含まれる。
自動吻合器加算（1個限度）（K 936-2）	+5500	3						
自動縫合器加算（4個限度）（K 936）	+2500	3						
K 530　食道アカラシア形成手術	32710							
K 530-2　腹腔鏡下食道アカラシア形成手術◎	44500	4						
K 530-3　内視鏡下筋層切開術	22100	●						・食道アカラシア，食道びまん性けいれん症等の食道運動機能障害を有するもの（食道の内腔が狭窄しているものに限る）に対して実施した場合に限り算定する。
K 531　食道切除後2次的再建術　　　◎								・自動吻合器又は自動縫合器を使用した場合は，1個又は4個を限度として点数を加算する。
1　皮弁形成によるもの	43920	3						
2　消化管利用によるもの	64300	3						
自動縫合器加算（4個限度）（K 936）	+2500							
自動吻合器加算（1個限度）（K 936-2）	+5500							
K 532　食道・胃静脈瘤手術								・自動縫合器の使用個数に上限はない。医学的に必要な個数を算定できる。自動吻合器は1個を限度とする。
1　血行遮断術を主とするもの	37620							
2　食道離断術を主とするもの	42130							
自動吻合器加算（1個限度）（K 936-2）	+5500							
自動縫合器加算（必要数）（K 936）	+2500							
K 532-2　食道静脈瘤手術（開腹）	34240							
自動吻合器加算（1個限度）（K 936-2）	+5500							
自動縫合器加算（必要数）（K 936）	+2500							
K 532-3　腹腔鏡下食道静脈瘤手術（胃上部血行遮断術）◎	49800	4						
K 533　食道・胃静脈瘤硬化療法（内視鏡によるもの）（一連として）	8990							・「一連」とは1週間を目安とする。治療上の必要があって初回実施後1週間を経過して実施した場合は，改めて所定点数を算定する。 ・マイクロ波凝固療法を実施した場合における当該療法に係る費用は，所定点数に含まれる。 ・食道・胃静脈瘤硬化療法とK 533-2内視鏡的食道・胃静脈瘤結紮術又はK 533-3内視鏡的胃静脈瘤組織接着剤注入術の併施はいずれか主たるもので算定する（一連の期間内において異なる日に実施する場合を含む）。
K 533-2　内視鏡的食道・胃静脈瘤結紮術	8990							・一連の期間（概ね1週間）において，1回に限り算定する。治療上の必要があって初回実施後1週間を経過して実施した場合は改めて所定点数を算定する。 ・マイクロ波凝固療法を実施した場合における当該療法に係る費用は所定点数に含まれる。

◎，○：K 931 超音波凝固切開装置等加算が算定できる手術（使用時には＋3000点），内支：内視鏡手術用手術支援機器を用いて行った場合も算定可（A 234「1」医療安全対策加算1の届出医療機関であることが算定要件）。▲1：K 930 脊髄誘発電位測定等加算「1」ができる手術（実施時＋3630点）

項 目	点数	施設基準 ①通則4	施設基準 ②通則5	施設基準 ③1歳未満	④低体重・新生児	⑤頸部併施加算	⑥指ごと算定	⑦主従関係	算 定 要 件
K 533-3　内視鏡的胃静脈瘤組織接着剤注入術	3250								・マイクロ波凝固療法を実施した場合における当該療法に係る費用は所定点数に含まれる。
横 隔 膜									
K 534　横隔膜縫合術									
1　経胸又は経腹	33460		4					○	
2　経胸及び経腹	40910		4					○	
K 534-2　横隔膜レラクサチオ手術									
1　経胸又は経腹	27890								
2　経胸及び経腹	37620								
K 534-3　胸腔鏡下（腹腔鏡下を含む）横隔膜縫合術　◎	31990		4		○				
K 534-4　腹腔鏡下横隔膜電極植込術　◎	42180		4						・横隔神経電気刺激装置の電極の植込みを行った場合に算定する。
K 535　胸腹裂孔ヘルニア手術									
1　経胸又は経腹	29560				○	○		○	
2　経胸及び経腹	39040				○	○		○	
K 536　後胸骨ヘルニア手術	27380								
K 537　食道裂孔ヘルニア手術									
1　経胸又は経腹	27380		3						
2　経胸及び経腹	38290		3						
K 537-2　腹腔鏡下食道裂孔ヘルニア手術◎	42180		3						

第8款 心・脈管　※　「第8款　心・脈管」に掲げる手術（K 538～K 628）については，同一手術野・同一病巣において，K 519 先天性気管狭窄症手術と併算定可。

項 目	点数	施設基準 ①通則4	施設基準 ②通則5	施設基準 ③1歳未満	④低体重・新生児	⑤頸部併施加算	⑥指ごと算定	⑦主従関係	算 定 要 件
心, 心膜, 肺動静脈, 冠血管 等									
K 538　心膜縫合術	9180								
K 538-2　心筋縫合止血術（外傷性）	11800								
K 539　心膜切開術	9420								
K 539-2　心膜嚢胞, 心膜腫瘍切除術	15240								
K 539-3　胸腔鏡下心膜開窓術　◎	16540		4						
K 540　収縮性心膜炎手術	51650								
K 541　試験開心術	24700		外						
K 542　心腔内異物除去術	39270		外						
K 543　心房内血栓除去術	39270		外						
K 544　心腫瘍摘出術, 心腔内粘液腫摘出術									
1　単独のもの			外					○	
イ　胸腔鏡下によるもの	90600								
ロ　その他のもの	60600								
2　冠動脈血行再建術(1吻合)を伴うもの	77770		外					○	
3　冠動脈血行再建術(2吻合以上)を伴うもの	91910		外					○	
K 545　開胸心臓マッサージ	9400							○	・J 047 カウンターショックと K 545 開胸心臓マッサージの併施の場合は，J 047 により別に算定する。 ・開胸心臓マッサージと同時に併施した J 045 人工呼吸については J 045 により算定する。
K 546　経皮的冠動脈形成術									・手術に伴う画像診断及び検査の費用は算定しない。 ・施設基準を満たす場合，届出を要しない。
1　急性心筋梗塞に対するもの	36000	●	他						
2　不安定狭心症に対するもの	22000	●	他						
3　その他のもの	19300	●	他						
K 547　経皮的冠動脈粥腫切除術	28280		他						

◎, ◉：K 931 超音波凝固切開装置等加算が算定できる手術（使用時には＋3000点）

項　　　目	点数	施設基準①通則4	②通則5	③1歳未満	④低体重・新生児	⑤頸部併施加算	⑥指ごと算定	⑦主従関係	算　定　要　件
K 548　経皮的冠動脈形成術（特殊カテーテルによるもの）									
1　高速回転式経皮経管アテレクトミーカテーテルによるもの	24720	●							
2　エキシマレーザー血管形成用カテーテルによるもの	24720	●							
3　アテローム切除アブレーション式血管形成術用カテーテルによるもの	24720	●							
K 549　経皮的冠動脈ステント留置術									・施設基準を満たす場合，届出を要しない。
1　急性心筋梗塞に対するもの	34380	●	他						
2　不安定狭心症に対するもの	24380	●	他						
3　その他のもの	21680	●	他						
K 550　冠動脈内血栓溶解療法	17720								
K 550-2　経皮的冠動脈血栓吸引術	19640								・手術に伴う画像診断及び検査の費用は算定しない。
K 551　冠動脈形成術（血栓内膜摘除）									
1　1箇所のもの	76550		外						
2　2箇所以上のもの	79860		外						
K 552　冠動脈，大動脈バイパス移植術 ◎									・K 614血管移植術，バイパス移植術及びK 552とK 552-2冠動脈，大動脈バイパス移植術（人工心肺を使用しないもの）におけるバイパス造成用自家血管の採取料については，所定点数に含まれ別に算定できない。
1　1吻合のもの	80160		他					◯	
2　2吻合以上のもの	89250		他					◯	
〈注〉冠動脈形成術（血栓内膜摘除）を併せて行った場合	+10000								・K 614血管移植術，バイパス移植術又はK 552とK 552-2冠動脈，大動脈バイパス移植術（人工心肺を使用しないもの）以外における自家血管の採取料は，K 000創傷処理「2」又はK 000-2小児創傷処理「3」に準じて算定する。
〈注〉左心耳閉塞用クリップを使用した場合自動縫合器加算（1個限度）（K 936）	+2500								
K 552-2　冠動脈，大動脈バイパス移植術（人工心肺を使用しないもの） ◎									・K 552に対し，L 008閉麻の実施時間が8時間を超えた場合は，長時間麻酔管理加算として7500点を所定点数に加算する。
1　1吻合のもの	71570		他					◯	・吻合とはグラフトと冠動脈の吻合部位のことであり，1本のグラフトを用いて冠動脈の2箇所について吻合を行った場合は2吻合とみなす。
2　2吻合以上のもの	91350		他					◯	・K 602経皮的心肺補助法を併施した場合は，K 552により算定する。
〈注〉冠動脈形成術（血栓内膜摘除）を併せて行った場合	+10000								
心拍動下冠動脈，大動脈バイパス移植術用機器加算（K 937）	+30000								
〈注〉左心耳閉塞用クリップを使用した場合自動縫合器加算（1個限度）（K 936）	+2500								
K 553　心室瘤切除術（梗塞切除を含む）									・K 553「3」，K 553-2「2」「3」に対し，L 008閉麻の実施時間が8時間を超えた場合は，長時間麻酔管理加算として7500点を所定点数に加算する。
1　単独のもの	63390		外					◯	
2　冠動脈血行再建（1吻合）を伴うもの	80060		外					◯	
3　冠動脈血行再建（2吻合以上）を伴うもの	100200		外					◯	
K 553-2　左室形成術，心室中隔穿孔閉鎖術，左室自由壁破裂修復術									
1　単独のもの	128020							◯	
2　冠動脈血行再建（1吻合）を伴うもの	147890							◯	
3　冠動脈血行再建（2吻合以上）を伴うもの	167180							◯	
K 554　弁形成術									・弁置換術に併せて弁形成術を行った場合，弁置換又は弁形成を行った弁の合計数に基づき，K 555弁置換術の各区分の所定点数を算定する。
1　1弁のもの	79860		外	◯				◯	
2　2弁のもの	93170		外	◯				◯	
3　3弁のもの	106480		外	◯				◯	
〈注〉左心耳閉塞用クリップを使用した場合自動縫合器加算（1個限度）（K 936）	+2500								
K 554-2　胸腔鏡下弁形成術 ◎									・施設基準適合の届出医療機関の場合は，内視鏡下手術支援機器を用いて行った場合も算定できる。
1　1弁のもの	109860	●	外	◯				◯	
2　2弁のもの	123170	●	外	◯				◯	
K 555　弁置換術　　　　　　＊4									・弁提供者の移植用弁採取及び組織適合性試験に係る費用は，所定点数に含まれ別に算定できない。
1　1弁のもの	85500		外	◯				◯	・K 554「算定要件」欄を参照のこと。
〈注〉心臓弁再置換術加算	+42750								・過去に心臓弁手術を行ったものに対して，弁手術を行った場合は，心臓弁再置換術加算として所定点数
2　2弁のもの	100200		外	◯				◯	

◎，◯：K 931超音波凝固切開装置等加算が算定できる手術（使用時には＋3000点）
＊4　K 939-6凍結保存同種組織加算ができる手術（実施時＋81610点）

手術

項　目	点数	施設基準 ①通則4	施設基準 ②通則5	施設基準 ③1歳未満	④低体重・新生児	⑤頸部併施加算	⑥指ごと算定	⑦主従関係	算　定　要　件
〈注〉心臓弁再置換術加算	+50100								の100分の50を加算する。
3　3弁のもの	114510		外	○				○	・「3」に対し，L008閉麻の実施時間が8時間を超えた場合は，長時間麻酔管理加算として7500点を所定点数に加算する。
〈注〉心臓弁再置換術加算	+57255								
凍結保存同種組織加算（K939-6）	+81610								
〈注〉左心耳閉塞用クリップを使用した場合自動縫合器加算（1個限度）（K936）	+2500								
K555-2　経カテーテル弁置換術									・「1」「2」は経カテーテル弁置換術は，経カテーテル人工生体弁セットを用いて大動脈弁置換術を実施した場合に算定する。
1　経心尖大動脈弁置換術	61530	●	外	○					・「3」は経カテーテル人工生体弁セット又は経カテーテル人工生体弁セット（ステントグラフト付き）を用いて肺動脈弁置換術を実施した場合に算定する。
2　経皮的大動脈弁置換術	39060	●	外	○					
3　経皮的肺動脈弁置換術	39060			○					
K555-3　胸腔鏡下弁置換術　*4◎ 内支								○	・過去に心臓弁手術を行ったものに対して弁手術を行った場合には，心臓弁再置換術加算として所定点数の100分の50に相当する点数を加算する。
1　1弁のもの	115500	●	外	○					
2　2弁のもの	130200	●	外	○					
〈注〉心臓弁再置換術加算	所定点数×(50/100)								
凍結保存同種組織加算（K939-6）	+81610								
K556　大動脈弁狭窄直視下切開術	42940		外	○					
K556-2　経皮的大動脈弁拡張術	37430			○					・手術に伴う画像診断及び検査の費用は算定しない。
K557　大動脈弁上狭窄手術　*4	71570		外	○				○	
凍結保存同種組織加算（K939-6）	+81610								
〈注〉左心耳閉塞用クリップを使用した場合自動縫合器加算（1個限度）（K936）	+2500								
K557-2　大動脈弁下狭窄切除術（線維性，筋肥厚性を含む）	78260		外	○				○	
〈注〉左心耳閉塞用クリップを使用した場合自動縫合器加算（1個限度）（K936）	+2500								
K557-3　弁輪拡大術を伴う大動脈弁置換術	157840		外	○				○	・過去に心臓弁手術を行ったものに対して弁手術を行った場合には，心臓弁再置換術加算として，所定点数にK555弁置換術の所定点数の100分の50に相当する点数を加算する。
〈注〉心臓弁再置換術加算	K555×(50/100)								
〈注〉左心耳閉塞用クリップを使用した場合自動縫合器加算（1個限度）（K936）	+2500								
K557-4　ダムス・ケー・スタンセル（DKS）吻合を伴う大動脈狭窄症手術　*4	115750			○					
凍結保存同種組織加算（K939-6）	+81610								
K558　ロス手術（自己肺動脈弁組織による大動脈基部置換術）　*4	192920		外	○					・L008閉麻の実施時間が8時間を超えた場合は，長時間麻酔管理加算として7500点を所定点数に加算する。
凍結保存同種組織加算（K939-6）	+81610								
K559　閉鎖式僧帽弁交連切開術	38450								
K559-2　経皮的僧帽弁拡張術	34930								・手術に伴う画像診断及び検査の費用は算定しない。
K559-3　経皮的僧帽弁クリップ術	34930	●							・手術に伴う画像診断及び検査の費用は算定しない。
K560　大動脈瘤切除術（吻合又は移植を含む）　▲1*4									・下行大動脈から腹部大動脈にかけて大動脈瘤があるため，胸部及び腹部の操作を行うものはK560「5」で算定する。
1　上行大動脈									・腎動脈遮断を伴う腹部大動脈瘤に対する人工血管置換術については「6」により算定する。
イ　大動脈弁置換術又は形成術を伴うもの	114510		外					○	・「1」「イ」～「ハ」，「2」，「3」「イ」～「ニ」，「4」，「5」に対し，L008閉麻の実施時間が8時間を超えた場合は，長時間麻酔管理加算として7500点を所定点数に加算する。
ロ　人工弁置換術を伴う大動脈基部置換術	128820		外					○	
ハ　自己弁温存型大動脈基部置換術	166720		外					○	
ニ　その他のもの	100200		外					○	
2　弓部大動脈	114510		外					○	
3　上行大動脈及び弓部大動脈の同時手術									
イ　大動脈弁置換術又は形成術を伴うもの	187370		外					○	
ロ　人工弁置換術を伴う大動脈基部置換術	210790		外					○	
ハ　自己弁温存型大動脈基部置換術	243580		外					○	
ニ　その他のもの	171760		外					○	
4　下行大動脈	89250		外					○	

手術

◎，◯：K931超音波凝固切開装置等加算が算定できる手術（使用時には＋3000点）。内支：内視鏡手術用支援機器を用いて行った場合も算定可（A234「1」医療安全対策加算1の届出医療機関であることが算定要件）。▲1：K930脊髄誘発電位測定等加算「1」ができる手術（実施時＋3630点）。*4 K939-6凍結保存同種組織加算ができる手術（実施時＋81610点）。

項　　目	点数	施設基準			④低体重・新生児加算	⑤頸部併施加算	⑥指ごと算定	⑦主従関係	算　定　要　件
		①通則4	②通則5	③1歳未満					
5　胸腹部大動脈	249750		外					○	→過去に心臓弁手術を行ったものに対して弁手術を行った場合には，心臓弁再置換術加算として，所定点数にK 555弁置換術の所定点数の100分の50に相当する点数を加算する。
6　腹部大動脈（分枝血管の再建を伴うもの）	59080		外					○	
7　腹部大動脈（その他のもの）	52000		外					○	
〈注〉心臓弁再置換術加算	K 555 X (50/100)								
凍結保存同種組織加算（K 939-6）	+81610								
〈注〉左心耳閉塞用クリップを使用した場合自動縫合器加算（1個限度）（K 936）	+2500								
K 560-2　オープン型ステントグラフト内挿術　　　　　　　　　　　▲1									
1　弓部大動脈	114510		外					○	・「2」「ニ」に対し，L 008 閉麻の実施時間が8時間を超えた場合は，長時間麻酔管理加算として7500点を所定点数に加算する。
2　上行大動脈及び弓部大動脈の同時手術									
イ　大動脈弁置換術又は形成術を伴うもの	187370		外					○	
ロ　人工弁置換術を伴う大動脈基部置換術	210790		外					○	
ハ　自己弁温存型大動脈基部置換術	243580		外					○	
ニ　その他のもの	171760		外					○	
3　下行大動脈	89250		外					○	
K 561　ステントグラフト内挿術									・末梢血管用ステントグラフトを用いて腸骨動脈以外の末梢血管に対し血管損傷治療を行った場合の手技料は，「1」の所定点数を算定できるものとする。
1　血管損傷の場合	43830							○	
2　1以外の場合									
イ　胸部大動脈	56560							○	
ロ　腹部大動脈	49440							○	
ハ　腸骨動脈	43830							○	
K 562　動脈管開存症手術									・「1」については，手術に伴う画像診断及び検査の費用は算定しない。
1　経皮的動脈管開存閉鎖術	22780			○					・ボタロー管開存症に対して，血管カテーテルを用いて閉鎖術を行った場合は「1」で算定する。
2　動脈管開存閉鎖術（直視下）	22000			○					
K 562-2　胸腔鏡下動脈管開存閉鎖術　　◎	27400	●		○					

【胸腔鏡下動脈管開存閉鎖術に関する施設基準】
・心臓血管外科，麻酔科及び小児科を標榜している病院であること。
・当該手術を担当する診療科において，常勤の医師が2名以上配置されていること。
・常勤の麻酔科標榜医が配置されていること。
・直視下又は胸腔鏡下の動脈管開存閉鎖術を3年間に10例以上実施していること。
・K 552からK 605-4の手術〔経皮的手術，K 591，K 596からK 602までに掲げるもの及び2日目以降の補助人工心臓（植込型を含む）に係るものを除く〕を年間50例以上（16歳未満に実施したものに限る）実施していること。
・心臓血管外科の経験を5年以上有し，当該療法を術者又は補助を行う医師として10例（このうち5例は術者として実施したものに限る）以上実施した経験及び直視下動脈管開存閉鎖術を術者として20例以上実施した経験を有する常勤の心臓血管外科医が1名以上配置されていること。
・緊急手術が可能な体制を有していること。

項　　目	点数	①通則4	②通則5	③1歳未満	④低体重・新生児加算	⑤頸部併施加算	⑥指ごと算定	⑦主従関係	算定要件
K 563　肺動脈絞扼術	39410				○				
K 564　血管輪又は重複大動脈弓離断手術	43150				○				
K 565　巨大側副血管手術(肺内肺動脈統合術)	94420				○				
K 566　体動脈肺動脈短絡手術（ブラロック手術，ウォーターストン手術）　＊4	50030				○				
凍結保存同種組織加算（K 939-6）	+81610								
K 567　大動脈縮窄（離断）症手術　　＊4									・「3」に対し，L 008 閉麻の実施時間が8時間を超えた場合は，長時間麻酔管理加算として7500点を所定点数に加算する。
1　単独のもの	57250				○				
2　心室中隔欠損症手術を伴うもの	100200				○				
3　複雑心奇形手術を伴うもの	173620				○				
凍結保存同種組織加算（K 939-6）	+81610								
K 567-2　経皮的大動脈形成術	37430				○				・手術に伴う画像診断及び検査の費用は算定しない。
K 568　大動脈肺動脈中隔欠損症手術									
1　単独のもの	80840		外		○				
2　心内奇形手術を伴うもの	97690		外		○				
K 569　三尖弁手術（エブスタイン氏奇形，ウール氏病手術）	103640				○				
K 570　肺動脈狭窄症，純型肺動脈弁閉鎖症手術　　　　　　　　　　　＊4									

◎，○：K 931 超音波凝固切開装置等加算が算定できる手術（使用時には＋3000点）
▲1：K 930 脊髄誘発電位測定等加算「1」ができる手術（実施時＋3630点）
＊4　K 939-6 凍結保存同種組織加算ができる手術（実施時＋81610点）

項　　　目	点数	施設基準 ① 通則4	施設基準 ② 通則5	施設基準 ③ 1歳未満	④ 低体重・新生児	⑤ 頸部併施加算	⑥ 指ごと算定	⑦ 主従関係	算 定 要 件
1　肺動脈弁切開術（単独のもの）	35750		外						
2　右室流出路形成又は肺動脈形成を伴うもの	83400		外	○				○	
凍結保存同種組織加算（K 939-6）	+81610								
K 570-2　経皮的肺動脈弁拡張術	34410			○					・手術に伴う画像診断及び検査の費用は算定しない。
K 570-3　経皮的肺動脈形成術	31280			○				○	
K 570-4　経皮的肺動脈穿通・拡大術	35080		他○	○					・手術に伴う画像診断及び検査の費用は算定しない。
K 571　肺静脈還流異常症手術									
1　部分肺静脈還流異常	50970		外	○					
2　総肺静脈還流異常									
イ　心臓型	109310		外	○					・「2」の「ロ」その他のものとは，上心臓型，下心臓型または混合型の場合をいう。
ロ　その他のもの	129310		外	○					
K 572　肺静脈形成術	58930		外	○				○	
K 573　心房中隔欠損作成術									・手術に伴う画像診断及び検査の費用は算定しない。
1　経皮的心房中隔欠損作成術			外	○					
イ　ラシュキンド法	16090		外						
ロ　スタティック法	16090		外						
2　心房中隔欠損作成術	36900		外	○					
K 574　心房中隔欠損閉鎖術									
1　単独のもの	39130		外	○					
2　肺動脈弁狭窄を合併するもの	45130		外	○					
K 574-2　経皮的心房中隔欠損閉鎖術	31850			○					・手術に伴う画像診断及び検査の費用は算定しない。
K 574-3　経皮的卵円孔開存閉鎖術	31850			○					・手術に伴う画像診断及び検査の費用は算定しない。
K 574-4　胸腔鏡下心房中隔欠損閉鎖術	69130	●	外						
K 575　三心房心手術	68940								
K 576　心室中隔欠損閉鎖術									
1　単独のもの	52320		外	○					
2　肺動脈絞扼術後肺動脈形成を伴うもの	65830		外	○					
3　大動脈弁形成を伴うもの	66060		外	○					
4　右室流出路形成を伴うもの	71570		外	○					
K 577　バルサルバ洞動脈瘤手術									
1　単独のもの	71570		外	○					
2　大動脈閉鎖不全症手術を伴うもの	85880		外	○					
K 578　右室二腔症手術	80490			○					
K 579　不完全型房室中隔欠損症手術									
1　心房中隔欠損パッチ閉鎖術（単独のもの）	60330		外	○					
2　心房中隔欠損パッチ閉鎖術及び弁形成術を伴うもの	66060		外	○					
K 579-2　完全型房室中隔欠損症手術									・「2」に対し，L 008 閉麻の実施時間が8時間を超えた場合は，長時間麻酔管理加算として7500点を所定点数に加算する。
1　心房及び心室中隔欠損パッチ閉鎖術を伴うもの	107350		外	○					
2　ファロー四徴症手術を伴うもの	192920		外	○					
K 580　ファロー四徴症手術　　　　＊4									・「2」に対し，L 008 閉麻の実施時間が8時間を超えた場合は，長時間麻酔管理加算として7500点を所定点数に加算する。
1　右室流出路形成術を伴うもの	71000		外	○					
2　末梢肺動脈形成術を伴うもの	94060		外	○					
凍結保存同種組織加算（K 939-6）	+81610								
K 581　肺動脈閉鎖症手術　　　　＊4									・「2」について，人工血管等再置換術加算は，患者の成長に伴うパッチ，導管，人工血管等の再置換のために，同一部位に対して再手術（前回の手術から1年以上経過していること）を実施した場合に算定する。
1　単独のもの	100200			○					
2　ラステリ手術を伴うもの	173620			○					
3　巨大側副血管術を伴うもの	231500			○					・「3」に対し，L 008 閉麻の実施時間が8時間を超えた場合は，長時間麻酔管理加算として7500点を所定点数に加算する。
〈注〉人工血管等再置換術加算（「2」のみ）	所定点数×50/100								
凍結保存同種組織加算（K 939-6）	+81610								例）「注」加算を算定する場合　レセプト「摘要欄」　50：前回の手術年月日，術式，医療機関名

＊4　K 939-6 凍結保存同種組織加算ができる手術（実施時＋81610 点）

手術

項　　目	点数	施設基準①通則4	施設基準②通則5	施設基準③1歳未満	④低体重・新生児	⑤頸部併施加算	⑥指ごと算定	⑦主従関係	算　定　要　件
K 582　両大血管右室起始症手術　　＊4									・「2」「3」に対し，L 008 閉麻の実施時間が8時間を超えた場合は，長時間麻酔管理加算として7500点を所定点数に加算する。
1　単独のもの	85880	外		○					
2　右室流出路形成を伴うもの	128820	外		○					
3　心室中隔欠損閉鎖術及び大血管血流転換を伴うもの（タウシッヒ・ビング奇形手術）	192920	外		○					
凍結保存同種組織加算（K 939-6）	+81610								
K 583　大血管転位症手術　　＊4									・「4」について，人工血管等再置換術加算は，患者の成長に伴うパッチ，導管，人工血管等の再置換のために，同一部位に対して再手術（前回の手術から1年以上経過していること）を実施した場合に算定する。
1　心房内血流転換手術（マスタード・セニング手術）	114510	外	○	○					
2　大血管血流転換術（ジャテーン手術）	144690	外	○	○					・L 008 閉麻の実施時間が8時間を超えた場合は，長時間麻酔管理加算として7500点を所定点数に加算する。
3　心室中隔欠損閉鎖術を伴うもの	173620	外	○	○					
4　ラステリ手術を伴うもの	154330	外	○	○					
〈注〉人工血管等再置換術加算（「4」のみ）	所定点数×50/100								例）「注」加算を算定する場合　レセプト「摘要欄」　50：前回の手術年月日，術式，医療機関名
凍結保存同種組織加算（K 939-6）	+81610								
K 584　修正大血管転位症手術　　＊4									・「2」に対し，L 008 閉麻の実施時間が8時間を超えた場合は，長時間麻酔管理加算として7500点を所定点数に加算する。
1　心室中隔欠損パッチ閉鎖術	85790	外		○					
2　根治手術（ダブルスイッチ手術）	201630	外		○					
〈注〉人工血管等再置換術加算（「2」のみ）	所定点数×50/100								
凍結保存同種組織加算（K 939-6）	+81610								
K 585　総動脈幹症手術　　＊4	143860	外		○					・L 008 閉麻の実施時間が8時間を超えた場合は，長時間麻酔管理加算として7500点を所定点数に加算する。
凍結保存同種組織加算（K 939-6）	+81610								
K 586　単心室症又は三尖弁閉鎖症手術　＊4									・「2」について，人工血管等再置換術加算は，患者の成長に伴うパッチ，導管，人工血管等の再置換のために，同一部位に対して再手術（前回の手術から1年以上経過していること）を実施した場合に算定する。
1　両方向性グレン手術	80160	外		○					
2　フォンタン手術	85880	外		○					・「2」に対し，L 008 閉麻の実施時間が8時間を超えた場合は，長時間麻酔管理加算として7500点を所定点数に加算する。
3　心室中隔造成術	181350	外	○	○					
〈注〉人工血管等再置換術加算（「2」のみ）	所定点数×50/100								例）「注」加算を算定する場合　レセプト「摘要欄」　50：前回の手術年月日，術式，医療機関名
凍結保存同種組織加算（K 939-6）	+81610								
K 587　左心低形成症候群手術（ノルウッド手術）　　＊4	179310	外	○	○					・L 008 閉麻の実施時間が8時間を超えた場合は，長時間麻酔管理加算として7500点を所定点数に加算する。
凍結保存同種組織加算（K 939-6）	+81610								
K 588　冠動静脈瘻開胸的遮断術	53240	外							
K 589　冠動脈起始異常症手術	85880	外							
K 590　心室憩室切除術	76710			○					
K 591　心臓脱手術	113400			○					
K 592　肺動脈塞栓除去術	48880	外							
K 592-2　肺動脈血栓内膜摘除術	135040	外							・L 008 閉麻の実施時間が8時間を超えた場合は，長時間麻酔管理加算として7500点を所定点数に加算する。
K 593　肺静脈血栓除去術	39270	外							
K 594　不整脈手術									・「4」のイについては，該当患者に対して実施した場合，K 552，K 552-2，K 554，K 555，K 557〜K 557-3まで，K 560，K 594 の「3」の手術と併せて実施した場合に限り算定する。
1　副伝導路切断術	89250	外							
2　心室頻拍症手術	147890								
3　メイズ手術	98640						○		・「4」の「イ」開胸手術によるものは，開胸的心大血管手術を受ける患者のうち，手術前より心房細動又は心房粗動と診断され，術後の抗凝固療法の継続の可否，患者の脳梗塞及び出血に係るリスク等を総合的に勘案し，特に左心耳閉鎖術を併せて実施することが適当と医師が認めたものに対して行われた場合に限り算定する。
4　左心耳閉鎖術									
イ　開胸手術によるもの	37800	外					○		
ロ　胸腔鏡下によるもの	37800	●	4				○		
ハ　経カテーテル的手術によるもの	34930	●							・「4」の「ハ」については，手術に伴う画像診断及び検査の費用は算定しない。
〈注〉「4」の「イ」及び「ロ」自動縫合器加算（2個限度）（K 936）	+2500								
〈注〉「3」，「4」の「イ」及び「ロ」左心耳閉塞用クリップを使用した場合									

＊4　K 939-6 凍結保存同種組織加算ができる手術（実施時＋81610 点）

手術

項　目	点数	施設基準 ①通則4	施設基準 ②通則5	施設基準 ③1歳未満	④低体重・新生児	⑤頸部併施加算	⑥指ごと算定	⑦主従関係	算　定　要　件
自動縫合器加算（1個限度）（K 936）	+2500								・「4」の「ハ」経カテーテル的手術によるものは，左心耳閉鎖デバイスを用いて，左心耳の永久閉鎖を行った場合に限り算定する。
K 594-2　肺静脈隔離術	72230		1					○	
K 595　経皮的カテーテル心筋焼灼術									・三次元カラーマッピング下で行った場合には，三次元カラーマッピング加算として，17000点を所定点数に加算する。
1　心房中隔穿刺又は心外膜アプローチを伴うもの	40760		1						・上記加算を算定する場合，特定保険医療材料「114」の体外式ペースメーカー用カテーテル電極のうち，心臓電気生理学的検査機能付加型の「心房内・心室内全域型」並びに「123」の経皮的カテーテル心筋焼灼術用カテーテルのうち，熱アブレーション用の「体外式ペーシング機能付き」及び「体外式ペーシング機能付き・特殊型」については算定できない。
2　その他のもの	34370		1						
〈注〉三次元カラーマッピング加算	+17000								・磁気ナビゲーション法により行った（心臓マッピングシステムワークステーションを用いる）場合は，磁気ナビゲーション加算として，5000点を所定点数に加算する。
磁気ナビゲーション加算	+5000	●							・手術に伴う画像診断及び検査の費用は算定しない。
K 595-2　経皮的中隔心筋焼灼術	24390	●							・手術に伴う画像診断及び検査の費用は算定しない。
K 596　体外ペースメーキング術	3770								・ペースメーカー移植の実施日と体外ペースメーキングの実施日の間隔が1週間以内の場合は，K 597の所定点数のみを算定する。
K 597　ペースメーカー移植術									・ペースメーカー本体の交換のみの場合はK 597-2により算定する。
1　心筋電極の場合	16870	●							・K 597，K 597-2は，循環器科又は心臓血管外科の経験5年以上有する医師を1名以上配置していること。届出の診療所も可。
2　経静脈電極の場合	9520	●							・K 597-3，K 597-4は，施設基準を満たす場合，届出を要しない。
3　リードレスペースメーカーの場合	9520	●							
K 597-2　ペースメーカー交換術	4000	●							
K 597-3　植込型心電図記録計移植術	1260	●	他						
K 597-4　植込型心電図記録計摘出術	840	●	他						

体外式ペースメーカー
ペースメーカージェネレーター
電極リード

項　目	点数	施設基準 ①通則4	算　定　要　件
K 598　両心室ペースメーカー移植術			・両心室ペースメーカー移植術を行った患者については，レセプトに症状詳記を添付する。
1　心筋電極の場合	31510	●	・左右の心室を電気的に刺激することによって，重症心不全患者の心臓リズムを補正すると同時に左右の心室間伝導障害を軽減し，血行動態を改善することを目的に実施されるもの。薬物治療で改善がみられない場合，あるいは至適薬物療法が行われているペースメーカーの適応及び高頻度に心室ペーシングに依存することが予想される左室駆出率50%以下の患者の症状改善又は心不全進行（増悪）遅延のために治療が行われた場合に算定する。
2　経静脈電極の場合	31510	●	
K 598-2　両心室ペースメーカー交換術			
1　心筋電極の場合	5000	●	
2　経静脈電極の場合	5000	●	・K 598「1」については，循環器内科又は小児循環器内科の医師と心臓血管外科の医師が参加し，重症心不全患者又は不整脈患者の治療方針を決定するカンファレンスにより，本治療の適応判断を行う。
			・K 598「1」を算定する場合はカンファレンスの概要も併せて添付する。
K 599　植込型除細動器移植術			・K 599は次のいずれかに該当した場合に算定する。
1　心筋リードを用いるもの	31510	●	①血行動態が破綻する心室頻拍又は心室細動の自然発作が1回以上確認されている患者であって，植込型除細動器移植術以外の治療法の有効性が心臓電気生理学的検査及びホルター型心電図検査によって予測できないもの
2　経静脈リードを用いるもの	31510	●	
3　皮下植込型リードを用いるもの	24310	●	
K 599-2　植込型除細動器交換術			②血行動態が破綻する心室頻拍又は心室細動の自然発作が1回以上確認されている患者であって，有効薬が見つからないもの，又は有効薬があっても認容性が悪いために服用が制限されるもの
1　心筋リードを用いるもの	7200	●	
2　その他のもの	7200	●	

手術

項　　　　　目	点数	施設基準 ①通則4	②通則5	③1歳未満	④低体重・新生児	⑤頸部併施加算	⑥指ごと算定	⑦主従関係	算 定 要 件
									③既に十分な薬物療法や心筋焼灼術等の手術が行われているにもかかわらず，心臓電気生理学的検査によって血行動態が破綻する心室頻拍又は心室細動が繰り返し誘発される患者 ・「1」については，循環器内科又は小児循環器内科の医師と心臓血管外科の医師が参加する，重症心不全患者又は不整脈患者の治療方針を決定するカンファレンスにより，本治療の適応判断を行う。 ・K 599 植込型除細動器移植術を行った患者については，レセプトに症状詳記を添付する。 ・「3」は，植込型除細動器（Ⅲ型）・皮下植込式電極併用型を，植込型除細動器用カテーテル電極（皮下植込式）と組み合わせて使用した場合に算定する。 ・植込型除細動器本体の交換のみの場合は，K 599-2 植込型除細動器交換術により算定する。
K 599-3　両室ペーシング機能付き植込型除細動器移植術									・両室ペーシング機能付き植込型除細動器の移植術を行った場合に算定する。
1　心筋電極の場合	35200	●							
2　経静脈電極の場合	35200	●							
K 599-4　両室ペーシング機能付き植込型除細動器交換術									・両室ペーシング機能付き植込型除細動器の交換術を行った場合に算定する。
1　心筋電極の場合	7200	●							
2　経静脈電極の場合	7200	●							
K 599-5　経静脈電極抜去術									・手術に伴う画像診断及び検査の費用は算定しない。 ・当該手術の実施に当たっては，関連学会の定める実施基準に準じること。
1　レーザーシースを用いるもの	28600	●							
2　レーザーシースを用いないもの	22210	●							
K 600　大動脈バルーンパンピング法（IABP法）（1日につき）									・挿入に伴う画像診断及び検査の費用は算定しない。 ・ガスの価格は別に算定できない。 ・K 600 大動脈バルーンパンピング法，K 601 人工心肺，K 601-2 体外式膜型人工肺，K 602 経皮的心肺補助法，K 603 補助人工心臓又はK 602-2 経皮的補助循環法（ポンプカテーテルを用いたもの）を併施した場合は，1日ごとに主たるもののみにより算定する。これら6つの開心術補助手段等と冠動脈，大動脈バイパス移植術等の他手術を併施した場合は，当該手術の所定点数を別に算定できる。
1　初日	8780	●							
2　2日目以降	4230								
K 601　人工心肺（1日につき）									・人工心肺実施のために血管を露出し，カニューレ，カテーテル等を挿入した場合の手技料は，所定点数に含まれ別に算定できない。
1　初日	30150				○				
2　2日目以降	3000				○				
〈注〉初日に補助循環，選択的冠灌流又は逆行性冠灌流を併せて行った場合（主たるもののみを算定）	+4800								・人工心肺をはずすことができず，翌日以降も引き続き補助循環を行った場合は，1日につき「2」により算定する。 ・選択的冠灌流を併せて行った場合の加算は，大動脈基部を切開し，左右冠動脈口に個別にカニューレを挿入し，心筋保護を行った場合に算定する。 ・補助循環を併せて行った場合の加算は，人工心肺を用いた心大血管手術後の低心拍出量症候群に対して人工心肺により循環を補助した場合に算定できる。 ・逆行性冠灌流を併せて行った場合の加算は，冠動脈洞にバルーンカテーテルを挿入し，心筋保護を行った場合に算定する。
初日に選択的脳灌流を併せて行った場合	+7000								
K 601-2　体外式膜型人工肺（1日につき）									・カニュレーション料は，所定点数に含まれる。
1　初日	30150				○				
2　2日目以降	3000				○				
K 602　経皮的心肺補助法（1日につき）									
1　初日	11100								

手術

項　　目	点数	施設基準 ① 通則4	② 通則5	③ 1歳未満	④ 低体重・新生児	⑤ 頸部併施加算	⑥ 指ごと算定	⑦ 主従関係	算　定　要　件
2　2日目以降	3120								
K 602-2　経皮的循環補助法（ポンプカテーテルを用いたもの）（1日につき）									・経皮的循環補助法（ポンプカテーテルを用いたもの）の実施のために，カニューレ，カテーテル等を挿入した場合の手技料は，所定点数に含まれ，別に算定できない。
1　初日	11100	●							
2　2日目以降	3680	●							
K 603　補助人工心臓（1日につき）									・開心術症例の体外循環離脱困難，開心術症例の術後低心拍出症候群，その他の心原性循環不全に対して補助人工心臓を行った場合に算定する。ただし，重症感染症，重症多臓器不全を合併する症例の場合は算定できない。
1　初日	54370	●							
2　2日目以降 30日目まで	5000	●							
3　31日目以降	4000	●							
K 603-2　小児補助人工心臓（1日につき）					○				・投薬治療，外科手術及び補助循環では症状の改善が見込めない小児の重症心不全患者であって，小児補助人工心臓による治療が当該患者にとって最善であると判断された患者に対して，心移植に達するまで又は心機能が回復するまでの循環改善を目的に実施した場合に算定する。
1　初日	63150	●			○				
2　2日目以降 30日目まで	8680	●			○				
3　31日目以降	7680	●			○				
K 604-2　植込型補助人工心臓(非拍動流型)									・植込型補助人工心臓（非拍動流型）は，心臓移植適応の重症心不全患者で，薬物療法や体外式補助人工心臓等の他の補助循環法によっても継続した代償不全に陥っており，かつ，心臓移植以外には救命が困難であると考えられる症例に対して，心臓移植までの循環改善を目的とした場合に算定する。 ・外来で定期的な管理を行っている場合には，C 116 在宅植込型補助人工心臓（非拍動流型）指導管理料を算定する。
1　初日（1日につき）	58500	●							
2　2日目以降 30日目まで（1日につき）	5000	●							
3　31日目以降 90日目まで(1日につき)	2780	●							
4　91日目以降（1日につき）	1800	●							
K 605　移植用心採取術	68490								・心提供者に係る組織適合性試験の費用は所定点数に含まれる。
K 605-2　同種心移植術	212210	●							・心移植者に係る組織適合性試験の費用及び灌流の費用は所定点数に含まれる。 ・L 008 閉麻の実施時間が8時間を超えた場合は，長時間麻酔管理加算として7500点を所定点数に加算する。 ・抗HLA抗体検査を行う場合には，抗HLA抗体検査加算として，4000点を所定点数に加算する。
〈注〉抗 HLA 抗体検査加算	+4000								
K 605-3　移植用心肺採取術	100040								・心肺提供者に係る組織適合性試験の費用は所定点数に含まれる。
K 605-4　同種心肺移植術	286010	●							・心肺移植者に係る組織適合性試験の費用及び灌流の費用は所定点数に含まれる。 ・L 008 閉麻の実施時間が8時間を超えた場合は，長時間麻酔管理加算として7500点を所定点数に加算する。 ・抗HLA抗体検査を行う場合には，抗HLA抗体検査加算として，4000点を所定点数に加算する。
〈注〉抗 HLA 抗体検査加算	+4000								
K 605-5　骨格筋由来細胞シート心表面移植術	9420	●							
動　脈									
K 606　血管露出術	530								・経皮的に留置針を挿入する場合は，血管露出術は算定できない。 ・手術に伴う血管露出術は，同一術野でない場合においても算定できない。
K 607　血管結紮術									・「1　開胸又は開腹を伴うもの」については，同一手術野・同一病巣において，K 403-2「3　喉頭気管分離術」と併算定可。
1　開胸又は開腹を伴うもの	12660								
2　その他のもの	4500								
K 607-2　血管縫合術（簡単なもの）	4840								
K 607-3　上腕動脈表在化法	5000								
K 608　動脈塞栓除去術									・動脈血栓除去術は K 608 に準じて算定する。
1　開胸又は開腹を伴うもの	28560								
2　その他のもの（観血的なもの）	11180								
K 608-3　内シャント血栓除去術	3590								
K 609　動脈血栓内膜摘出術　　　▲1									
1　大動脈に及ぶもの	40950								
2　内頸動脈	43880								
3　その他のもの	28450								
K 609-2　経皮的頸動脈ステント留置術▲1	34740								・手術に伴う画像診断及び検査の費用は算定しない。 ・内頸動脈又は総頸動脈に対して行われた場合に限り算定する。

▲1：K 930 脊髄誘発電位測定等加算「1」ができる手術（実施時＋3630点）

手術

項　　目	点数	施設基準			④低体重・新生児	⑤頸部併施加算	⑥指ごと算定	⑦主従関係	算　定　要　件
		①通則4	②通則5	③1歳未満					
K610　動脈形成術，吻合術									・「1」に対し，L008閉麻の実施時間が8時間を超えた場合は，長時間麻酔管理加算として7500点を所定点数に加算する。
1　頭蓋内動脈	99700			○				○	
2　胸腔内動脈（大動脈を除く）	52570							○	
3　腹腔内動脈（大動脈を除く）	47790							○	
4　指（手，足）の動脈	18400						○	○	
5　その他の動脈	21700							○	
K610-2　脳新生血管造成術	52550								・もやもや病に対して，浅側頭動脈及び側頭筋を硬膜に縫合することにより新生血管の造成を図った場合に算定する。
K610-4　四肢の血管吻合術	18080								
K610-5　血管吻合術及び神経再接合術（上腕動脈，正中神経及び尺骨神経）	18080								・①上腕動脈，正中神経及び尺骨神経が切断された場合，②上腕動脈及び正中神経が切断された場合，③上腕動脈及び尺骨神経が切断された場合の血管吻合術及び神経再接合術を行った場合に算定する。
K611　抗悪性腫瘍剤動脈，静脈又は腹腔内持続注入用植込型カテーテル設置									・設置するチューブ，体内に植え込むカテーテル，カテーテルアクセス等の材料の費用は，所定点数に含まれ別に算定できない。
1　開腹して設置した場合	17940							○	・悪性腫瘍の患者に対し抗悪性腫瘍剤の局所持続注入又は疼痛制御の目的で，チューブ又は皮下植込型カテーテルアクセスを設置した場合に算定できる。
2　四肢に設置した場合	16250							○	・抗悪性腫瘍剤動脈，静脈又は腹腔内持続注入用植込型カテーテル抜去の際の費用は，K000創傷処理「1」で算定する。
3　頭頸部その他に設置した場合	16640							○	
K612　末梢動静脈瘻造設術									・「1」の「ロ」については，穿刺することが困難な部位を走行する静脈を長さ15cm以上遊離して遠位端を切断し，穿刺することが可能な部位に転位して，断端を動脈と吻合して動静脈瘻を造設した場合に算定する。
1　内シャント造設術									
イ　単純なもの	12080								
ロ　静脈転位を伴うもの	15300								
2　その他のもの	7760								
K613　腎血管性高血圧症手術（経皮的腎血管拡張術）	31840								・経皮的腎血管拡張術に伴う画像診断及び検査の費用は算定しない。
K614　血管移植術，バイパス移植術　*4									・大腿動脈閉塞症における自家血管を用いた動脈間バイパス造成術：「7」により算定する。
1　大動脈	70700								・人工血管による動静脈内シャントは，医学的な必要上人工血管を皮下に移植して動静脈内シャントを作成する場合には，K614「7」で算定できる。
2　胸腔内動脈	64050								
3　腹腔内動脈	63350								・血管提供者の移植用血管採取及び組織適合性試験に係る費用は，所定点数に含まれ別に算定できない。
4　頭，頸部動脈	61660							○	
5　下腿，足部動脈	70190								・「6」膝窩動脈は，膝関節より遠位側で下腿三分岐に至らない部分で行った場合をいう。
6　膝窩動脈	42500								
7　その他の動脈	30290								
凍結保存同種組織加算（K939-6）	+81610								
K615　血管塞栓術（頭部，胸腔，腹腔内血管等）									・手術に伴う画像診断及び検査の費用は算定しない。
1　止血術	26570							○	・「1」は，外傷等による動脈損傷が認められる患者に対し，血管塞栓術を行った場合に算定する。
2　選択的動脈化学塞栓術	20040							○	・カテーテルを肝動脈等に留置して造影CT等を行い，病変の個数及び分布を確認の上，肝細胞癌に対して区域枝より末梢側において肝動脈等の動脈化学塞栓術を行った場合には，「2」により算定する。
3　門脈塞栓術（開腹によるもの）	27140							○	・「2」の場合，動脈化学塞栓術を選択的に行った肝動脈等の部位を診療録に記載する。
4　その他のもの	20480							○	・「2」以外の場合であって，脳動脈奇形摘出術前及び肝切除術前の前処置としての血管塞栓術を行った場合には，「4」により算定する。
									・「2」以外の場合であって，多血性腫瘍又は動静脈奇形に対して，血管内塞栓材を用いて動脈塞栓術又は動脈化学塞栓術を行った場合は，「4」を算定する。
K615-2　経皮的大動脈遮断術	1660	●他						○	・手術に伴う画像診断及び検査の費用は算定しない。
									・重度外傷等による腹腔内大量出血に対して，経皮的にバルーンカテーテルを挿入し，大動脈の血行を遮断した場合に算定する。
									・施設基準を満たす場合，届出を要しない。

図：動静脈内シャント（静脈／動脈／吻合）

*4　K939-6凍結保存同種組織加算ができる手術（実施時＋81610点）

手術

項　　目	点数	施設基準 ① 通則4	施設基準 ② 通則5	③ 1歳未満	④ 低体重・新生児	⑤ 頸部併施加算	⑥ 指ごと算定	⑦ 主従関係	算　定　要　件
K 616　四肢の血管拡張術・血栓除去術	22590								・手術に伴う画像診断及び検査の費用は算定しない。 ・膝窩動脈又はそれより末梢の動脈に対するステントの留置では，算定できない。 ・ブラッドアクセス用のシャント以外の末梢血管等を拡張した際に算定する。
K 616-2　頸動脈球摘出術	10800								
K 616-3　経皮的胸部血管拡張術（先天性心疾患術後に限る）	27500				○				・手術に伴う画像診断及び検査の費用は算定しない。
K 616-4　経皮的シャント拡張術・血栓除去術									・手術に伴う画像診断及び検査の費用は算定しない。 ・「1」については3カ月に1回に限り算定する。 ・「1」の算定から3月以内に実施した場合は，次のいずれかに該当するものに限り，1回を限度に「2」を算定する。また，次のいずれかの要件を満たす画像所見等の医学的根拠をレセプト摘要欄に記載する。 　ア　透析シャント閉塞の場合 　イ　超音波検査において，シャント血流量が400mL以下又は血管抵抗指数（RI）が0.6以上の場合（アの場合を除く） ・「2」については，「1」の前回算定日（他の保険医療機関での算定を含む）をレセプト摘要欄に記載する。 ・K 616-4 は A 400 短手1，短手3の対象手術。
1　初回	12000								
2　1の実施後3月以内に実施する場合	12000								
K 616-5　経皮的血管内異物除去術	14000								・手術に伴う画像診断及び検査の費用は算定しない。
K 616-6　経皮的下肢動脈形成術	24270	●							・手術に伴う画像診断及び検査の費用は算定しない。 ・経皮的下肢動脈形成術は，エキシマレーザー型血管形成用カテーテルを使用し，大腿膝窩動脈に留置されたステントにおける狭窄又は閉塞に対して，又は切削吸引型血管形成用カテーテルを使用し，大腿膝窩動脈の狭窄又は閉塞に対して経皮的下肢動脈形成術を行った場合に算定する。なお，実施に当たっては，関係学会の定める診療に関する指針を遵守する。
K 616-7　ステントグラフト内挿術（シャント）	12000								・人工血管内シャントの静脈側吻合部狭窄病変に対し，末梢血管用ステントグラフトを留置した場合に算定する。 ・手術に伴う画像診断及び検査の費用は算定しない。
K 616-8　吸着式潰瘍治療法（1日につき）	1680								・原則として一連につき3月間に限って24回を限度として算定する。
静　脈									
K 617　下肢静脈瘤手術									・大腿部から下腿部に及ぶ広範囲の静脈瘤にストリッピングを行った場合は「1」で算定する。
1　抜去切除術	10200							○	・「2」の一連とは，所期の目的を達するまでに行う一連の治療過程をいい，概ね2週間にわたり行われるものをいう。
2　硬化療法（一連として）	1720							○	
3　高位結紮術	3130							○	・K 617「1」〜「3」は A 400 短手1，短手3の対象手術。
4　静脈瘤切除術	1820							○	
K 617-2　大伏在静脈抜去術	10200							○	・K 617-2 は A 400 短手3の対象手術。
K 617-3　静脈瘤切除術（下肢以外）	1820								
K 617-4　下肢静脈瘤血管内焼灼術	10200							○	・手術に伴う画像診断及び検査の費用は算定しない。 ・所定の研修を修了した医師が実施した場合に限り算定し，一側につき1回に限り算定する。 ・K 617-4 は A 400 短手1，短手3の対象手術。
K 617-5　内視鏡下下肢静脈瘤不全穿通枝切離術	10200	●						○	・下腿の広範囲の皮膚に色素沈着，硬化，萎縮又は潰瘍を有しており，かつ，超音波検査等により，不全穿通枝が同定され，血液が逆流していることが確認されている患者について実施した場合であって，次の①又は②に該当する場合に一側につき1回のみ算定できる。 ①下肢静脈瘤手術（抜去切除術，硬化療法及び高位結紮術をいう），大伏在静脈抜去術又は下肢静脈瘤血管内焼灼術を実施したが，効果が不十分な患者に対して，当該手技を実施した場合 ②下肢静脈瘤手術（抜去切除術，硬化療法及び高位結紮術をいう），大伏在静脈抜去術又は下肢静脈瘤血管内焼灼術のみでは効果が不十分と予想される患者に対して，当該手技を下肢静脈瘤手術，大伏在静脈抜去術又は下肢静脈瘤血管内焼灼術と同時に実施した場合 ・手術に伴う画像診断及び検査の費用は算定しない。

手術

項　　目	点数	施設基準 ①通則4	施設基準 ②通則5	施設基準 ③1歳未満	④低体重・新生児	⑤頸部併施加算	⑥指ごと算定	⑦主従関係	算　定　要　件
K 617-6　下肢静脈瘤血管内塞栓術	14360								・K 617-6 は A 400 短手 1，短手 3 の対象手術。
K 618　中心静脈注射用植込型カテーテル設置									・中心静脈注射用の皮下植込型カテーテルアクセスを設置した場合に算定できる。
1　四肢に設置した場合	10500							○	・長期の栄養管理を目的として，中心静脈注射用植込型カテーテルの設置を行う際には，中心静脈注射用植込型カテーテルによる療養の必要性，管理の方法及び終了の際に要される身体の状態等，療養上必要な事項について患者又はその家族等への説明を行う。
2　頭頸部その他に設置した場合	10800							○	・長期の栄養管理を目的として，中心静脈注射用植込型カテーテルを設置した後，他の医療機関等に患者を紹介する場合は，中心静脈注射用植込型カテーテルによる療養の必要性，管理の方法及び終了の際に要される身体の状態等，療養上必要な事項並びに患者又は家族等への説明内容等を情報提供する。
〈注〉6歳未満（乳幼児加算）	+300								・体内に植え込むカテーテル，カテーテルアクセス等の材料の費用は，所定点数に含まれる。
									・中心静脈注射用植込型カテーテル抜去の際の費用は，K 000 創傷処理「1」筋肉，臓器に達するもの（長径5cm 未満）で算定する。
K 619　静脈血栓摘出術									
1　開腹を伴うもの	22070							○	
2　その他のもの（観血的なもの）	13100							○	
K 619-2　総腸骨静脈及び股静脈血栓除去術	32100								
K 620　下大静脈フィルター留置術	10160								・肺血栓塞栓症の患者又は肺血栓塞栓症を発症する危険性が高い患者に対して行った場合に算定する。
K 620-2　下大静脈フィルター除去術	6490								
K 621　門脈体循環静脈吻合術(門脈圧亢進症手術)	40650								
K 622　胸管内頸静脈吻合術	37620								
K 623　静脈形成術，吻合術　　＊4									
1　胸腔内静脈	25200							○	
2　腹腔内静脈	25200							○	
3　その他の静脈	16140							○	
凍結保存同種組織加算（K 939-6）	+81610								
K 623-2　脾腎静脈吻合術	21220								
リンパ管，リンパ節									
K 625　リンパ管腫摘出術									
1　長径 5 cm 未満	13090				○				
2　長径 5 cm 以上	16390				○				
K 626　リンパ節摘出術									
1　長径 3 cm 未満	1200								
2　長径 3 cm 以上	2880								
K 626-2　リンパ節膿瘍切開術	910								
K 627　リンパ節群郭清術									・独立手術として行った場合にのみ算定できる。
1　顎下部又は舌下部（浅在性）	10870								・悪性腫瘍に対する手術と同時に行うリンパ節郭清の費用は，手術の所定点数に含まれ別に算定できない。
2　頸部（深在性）	24090								
3　鎖骨上窩及び下窩	14460								【K 627-2】
4　腋窩	17750								・「1」については，原発性精巣がんから後腹膜リンパ節群に転移したものに対して実施した場合に限り算定する。
5　胸骨旁	23190								・「2」については，子宮体がんから傍大動脈リンパ節群に転移したものに対して実施した場合に限り算定する。
6　鼠径部及び股部	9760								・「3」については，原発性泌尿器がん（腎，副腎，尿管，膀胱，尿道，陰茎，精巣，前立腺等のがんをいう）から骨盤内リンパ節群に転移したものに対して実施した場合に限り算定する。
7　後腹膜	46350								
8　骨盤	26800								
K 627-2　腹腔鏡下リンパ節群郭清術　◎									
1　後腹膜	40670	●							
2　傍大動脈	35500	●							・「4」については直腸がんから転移したものに対して実施した場合に限り算定する。
3　骨盤	41090		4						
4　側方	41090	●	4						
K 627-3　腹腔鏡下小切開骨盤内リンパ節群郭清術（泌尿器がんから転移したものに対し実施した場合）　◎	26460	●							・独立手術として行った場合にのみ算定できる。悪性腫瘍に対する手術と同時に行うリンパ節郭清の費用は悪性腫瘍に対する手術の所定点数に含まれ，別に算定できない。

◎，◯：K 931 超音波凝固切開装置等加算が算定できる手術（使用時には＋3000 点）
＊4　K 939-6 凍結保存同種組織加算ができる手術（実施時＋81610 点）

項　　　目	点数	施設基準 ①通則4	②通則5	③1歳未満	④低体重・新生児	⑤頸部併施加算	⑥指ごと算定	⑦主従関係	算　定　要　件
K 627-4　腹腔鏡下小切開後腹膜リンパ節群郭清術（精巣がんから転移したものに対し実施した場合）　◎	39720	●							・K 627-3 は原発性泌尿器がん（腎，副腎，尿管，膀胱，尿道，陰茎，精巣，前立腺等のがんをいう）から骨盤内リンパ節群に転移したものに対して実施した場合に限り算定する。 ・K 627-4 は原発性精巣がんから後腹膜リンパ節群に転移したものに対して実施した場合に限り算定する。
K 628　リンパ管吻合術	34450								

第9款　腹部

項　　　目	点数	施設基準 ①通則4	②通則5	③1歳未満	④低体重・新生児	⑤頸部併施加算	⑥指ごと算定	⑦主従関係	算　定　要　件
腹壁，ヘルニア									
K 630　腹壁膿瘍切開術	1270								
K 631　腹壁瘻手術									
1　腹壁に限局するもの	1820								
2　腹腔に通ずるもの	10050								
K 632　腹壁腫瘍摘出術									
1　形成手術を必要としない場合	4310								
2　形成手術を必要とする場合	11210								
K 633　ヘルニア手術									・K 633「5」は A 400 短手3の対象手術。
1　腹壁瘢痕ヘルニア	9950							○	
2　半月状線ヘルニア，白線ヘルニア，腹直筋離開	6200							○	
3　臍ヘルニア	4200							○	
4　臍帯ヘルニア	18810			○				○	
5　鼠径ヘルニア	6000			○				○	
6　大腿ヘルニア	8860							○	
7　腰ヘルニア	8880							○	
8　骨盤部ヘルニア（閉鎖孔ヘルニア，坐骨ヘルニア，会陰ヘルニア）	18810							○	
9　内ヘルニア	18810							○	
K 633-2　腹腔鏡下ヘルニア手術　◎									
1　腹壁瘢痕ヘルニア	16520		4						
2　大腿ヘルニア	18550		4						
3　半月状線ヘルニア，白線ヘルニア	13820		4						
4　臍ヘルニア	13130		4						
5　閉鎖孔ヘルニア	24130		4						
K 634　腹腔鏡下鼠径ヘルニア手術（両側）◎	22960		4		○				・K 634 は A 400 短手3の対象手術。
腹膜，後腹膜，腸間膜，網膜									
K 635　胸水・腹水濾過濃縮再静注法	4990								・一連の治療過程中，第1回目の実施日に1回に限り算定する。なお，一連の治療期間は2週間を目安とし，治療上の必要があって初回実施後2週間を経過して実施した場合は，改めて所定点数を算定する。
K 635-2　腹腔・静脈シャントバルブ設置術	6730								
K 635-3　連続携行式腹膜灌流用カテーテル腹腔内留置術	12000				○				・連続携行式腹膜灌流を開始するに当たり，当該カテーテルを留置した場合に算定できる。 ・当該療法開始後一定期間を経て，カテーテル閉塞等の理由により再度装着した場合においても算定できる。
K 635-4　胸腔鏡下連続携行式腹膜灌流用カテーテル腹腔内留置術	16660		4		○				・連続携行式腹膜灌流を開始するに当たり，腹腔鏡下に当該カテーテルを留置した場合に算定できる。また，当該療法開始後一定期間を経て，カテーテル閉塞等の理由により再度装着した場合にも算定できる。
K 636　試験開腹術	6660				○				

◎，◯：K 931 超音波凝固切開装置等加算が算定できる手術（使用時には＋3000点）

項　　目	点数	施設基準①通則4	施設基準②通則5	施設基準③1歳未満	④低体重・新生児	⑤頸部併施加算	⑥指ごと算定	⑦主従関係	算　定　要　件
K 636-2　ダメージコントロール手術	12340	●	他					○	・施設基準を満たす場合，届出を要しない。 ・ダメージコントロール手術とは，重度胸部，腹部又は骨盤部外傷患者に対する初回手術において，止血手術，損傷臓器等に対する処置，タオルパッキング等を迅速に実施した後に，患者を一度集中治療室等に収容し，全身状態の改善を図り，二期的又は多期的手術により根治を図る段階的な外科治療のこと。 ・原則として，当初の1回目に限り所定点数を算定し，2回目以降に行った手術については，各区分に掲げる所定点数を算定する。ただし，2回目以降も当該手術を施行した場合は，当該所定点数を算定できる。
K 636-3　腹腔鏡下試験開腹術　◎	11320		4		○				・腹腔鏡による腹腔内の確認のみを行った時点で手術を中止した場合は，K 636-3 で算定する。
K 636-4　腹腔鏡下試験切除術　◎	11320		4		○				・腹腔鏡による腹腔内の確認を行い，臓器・組織の一部を切除した時点で手術を中止した場合は K 636-4 で算定する。
K 637　限局性腹腔膿瘍手術									
1　横隔膜下膿瘍	10690								
2　ダグラス窩膿瘍	5710								
3　虫垂周囲膿瘍	5340								
4　その他のもの	10380								
K 637-2　経皮的腹腔膿瘍ドレナージ術	10800								・挿入時に行う画像診断及び検査の費用は算定しない。 ・当該点数は初回実施に限り算定し，2回目以降の処置に係るドレナージについては，J 002 ドレーン法（ドレナージ）により算定する。
K 638　骨盤腹膜外膿瘍切開排膿術	3290								
K 639　急性汎発性腹膜炎手術	14400			○					
K 639-2　結核性腹膜炎手術	12000								
K 639-3　腹腔鏡下汎発性腹膜炎手術　◎	23040		4						
K 640　腸間膜損傷手術									
1　縫合，修復のみのもの	10390							○	
2　腸管切除を伴うもの	26880							○	
K 641　大網切除術	8720								
K 642　大網，腸間膜，後腹膜腫瘍摘出術　*4									
1　腸切除を伴わないもの	16000								
2　腸切除を伴うもの	29970								
凍結保存同種組織加算（K 939-6）	+81610								
K 642-2　腹腔鏡下大網，腸間膜，後腹膜腫瘍摘出術　◎	32310		4						
K 642-3　腹腔鏡下小切開後腹膜腫瘍摘出術　◎	30310	●							
K 643　後腹膜悪性腫瘍手術　◎*4	54330							○	
凍結保存同種組織加算（K 939-6）	+81610								
K 643-2　腹腔鏡下小切開後腹膜悪性腫瘍手術　◎	50610	●							
K 644　臍腸管瘻手術									
1　腸管切除を伴わないもの	5260				○			○	
2　腸管切除を伴うもの	18280				○			○	
K 645　骨盤内臓全摘術　◎	135500		2						・L 008 閉麻の実施時間が8時間を超えた場合は，長時間麻酔管理加算として7500点を所定点数に加算する。
自動縫合器加算（4個限度）（K 936）	+2500								
自動吻合器加算（1個限度）（K 936-2）	+5500								
K 645-2　腹腔鏡下骨盤内臓全摘術　◎	168110		2						
自動縫合器加算（4個限度）（K 936）	+2500								・L 008 閉麻の実施時間が8時間を超えた場合は，長時間麻酔管理加算として7500点を所定点数に加算する。
自動吻合器加算（1個限度）（K 936-2）	+5500								
K 645-3　骨盤内悪性腫瘍及び腹腔内軟部腫瘍ラジオ波焼灼療法（一連として）		●							
1　2cm以内のもの	15000								
2　2cmを超えるもの	21960								
〈注〉フュージョンイメージング加算	+200								・フュージョンイメージングを用いて行った場合は，

◎，◎：K 931 超音波凝固切開装置等加算が算定できる手術（使用時には+3000点）
*4　K 939-6 凍結保存同種組織加算ができる手術（実施時+81610点）

手術

項　　　目	点数	施設基準 ①通則4	②通則5	③1歳未満	④低体重・新生児	⑤頸部併施加算	⑥指ごと算定	⑦主従関係	算　定　要　件
									フュージョンイメージング加算を所定点数に算定できる。
胃，十二指腸									
K 646　胃血管結紮術（急性胃出血手術）	11360								
K 647　胃縫合術（大網充填術又は被覆術を含む）	12190					○		○	・外傷等により破裂した胃を縫合した場合，または胃，十二指腸潰瘍穿孔に対して大網充填術もしくは被覆術を行った場合に算定する。
K 647-2　腹腔鏡下胃，十二指腸潰瘍穿孔縫合術　◎	23940		4						
K 647-3　内視鏡下胃，十二指腸穿孔瘻孔閉鎖術	10300	●							
K 648　胃切開術	11140								
K 649　胃吊上げ固定術（胃下垂症手術），胃捻転症手術	11800								
K 649-2　腹腔鏡下胃吊上げ固定術（胃下垂症手術），胃捻転症手術　◎	22320		4					○	
K 651　内視鏡的胃，十二指腸ステント留置術	9210								
K 652　胃，十二指腸憩室切除術・ポリープ切除術（開腹によるもの）	11530								
K 653　内視鏡的胃，十二指腸ポリープ・粘膜切除術									・短期間又は同一入院期間中，回数にかかわらず第1回目の実施日に1回に限り算定する。 ・ポリープを数個切除又は焼灼した場合においても，その数にかかわらず所定点数のみ算定する。 ・「2」及び「3」は経内視鏡的に高周波切除器を用いて病変の周囲を全周性に切開し，粘膜下層を剥離することにより，病変部を含む3cm以上の範囲を一括で切除した場合に算定する。 ・内視鏡的胃，十二指腸ポリープ・粘膜切除術を同時に施行した内視鏡的止血術の手技料は別に算定できない。 ・K 653「1」はA 400短手1の対象手術。
1　早期悪性腫瘍粘膜切除術	6460								
2　早期悪性腫瘍胃粘膜下層剥離術	18370								
3　早期悪性腫瘍十二指腸粘膜下層剥離術	21370								
4　早期悪性腫瘍ポリープ切除術	7160								
5　その他のポリープ・粘膜切除術	5200								
K 653-2　食道・胃内異物除去摘出術（マグネットカテーテルによるもの）	3200								
K 653-3　内視鏡的食道及び胃内異物摘出術	3250								・食道及び胃内の異物（電池，胃手術時の縫合糸，アニサキス等）を内視鏡（ファイバースコープ）下により摘出した場合に算定する。
K 653-4　内視鏡的表在性胃悪性腫瘍光線力学療法	6460								・ポルフィマーナトリウムを投与した患者に対し，エキシマ・ダイ・レーザー（波長630nm）及びYAG-OPOレーザーを使用した場合など，保険適用された薬剤，機器を用いて行った場合に限り算定できる。 ・マイクロ波凝固療法を実施した場合，当該療法に係る費用は所定点数に含まれる。
K 653-5　内視鏡的胃，十二指腸狭窄拡張術	12480								・短期間又は同一入院期間中において，回数にかかわらず，第1回目の実施日に1回に限り算定する。
K 653-6　内視鏡的逆流防止粘膜切除術	12000	●							
K 654　内視鏡的消化管止血術	4600								・1日1回，週3回限度として算定する。 ・マイクロ波凝固療法を実施した場合における費用は所定点数に含まれ算定できない。
K 654-2　胃局所切除術	13830							○	
K 654-3　腹腔鏡下胃局所切除術　◎									・「1」は，経内視鏡的に高周波切除器を用いて病変の周囲に粘膜下層に達する切開線を設け，腹腔鏡下にこの切開線に沿って腫瘍を摘出した場合に算定する。 ・「1」において，内視鏡に係る費用は所定点数に含まれ，別に算定できない。
1　内視鏡処置を併施するもの	28500		4						
2　その他のもの	20400		4						
自動縫合器加算（3個限度）（K 936）	+2500								
K 654-4　腹腔鏡下十二指腸局所切除術（内視鏡処置を併施するもの）　◎	30000	●							・経内視鏡的に高周波切除器を用いて病変の周囲に粘膜下層に達する切開線を設け，腹腔鏡下にこの切開線に沿って腫瘍を摘出した場合に算定する。 ・内視鏡に係る費用は所定点数に含まれ，別に算定できない。
K 655　胃切除術									・有茎腸管移植を併せて行った場合は加算を算定する。
1　単純切除術	33850							○	・悪性腫瘍であってもリンパ節郭清等を伴わない単純な切除・消化管吻合術又は単純な全摘・消化管吻合術を行った場合には，K 655，K 655-2，K 655-4「1」

◎，◯：K 931 超音波凝固切開装置等加算が算定できる手術（使用時には＋3000点）

項　　　目	点数	施設基準 ①通則4	②通則5	③1歳未満	④低体重・新生児加算	⑤頸部併施加算	⑥指ごと算定	⑦主従関係	算　定　要　件
2　悪性腫瘍手術　　　　　　　◎	55870							○	単純切除術又は K 657，K 657-2「1」単純全摘術により算定する。
〈注〉有茎腸管移植の併施の場合	+5000								
自動吻合器加算（1個限度）（K 936-2）	+5500								
自動縫合器加算（3個限度）（K 936）	+2500								
K 655-2　腹腔鏡下胃切除術　　　◎									・施設基準適合の届出医療機関の場合は，内視鏡下手術用支援機器を用いて行った場合も算定できる。
1　単純切除術　　　　　　　内支	45470		4					○	
2　悪性腫瘍手術	64120		4					○	
3　悪性腫瘍手術（内視鏡手術用支援機器を用いるもの）	73590	●						○	
〈注〉有茎腸管移植の併施の場合	+5000								
自動吻合器加算（1個限度）（K 936-2）	+5500								
自動縫合器加算（5個限度）（K 936）	+2500								
K 655-3　十二指腸窓（内方）憩室摘出術	26910								・十二指腸窓（内方）に生じた憩室（多数）を後腹膜を切開し，大腸肝屈曲部を剥離して摘出する場合に算定する。
K 655-4　噴門側胃切除術									・有茎腸管移植を併せて行った場合は加算を算定する。
1　単純切除術	40170							○	・悪性腫瘍であってもリンパ節郭清等を伴わない単純な切除・消化管吻合術又は単純な全摘・消化管吻合術を行った場合には，K 655，K 655-2，K 655-4「1」単純切除術又は K 657，K 657-2「1」単純全摘術により算定する。
2　悪性腫瘍切除術　　　　　　◎	71630							○	
〈注〉有茎腸管移植の併施の場合	+5000								
自動吻合器加算（2個限度）（K 936-2）	+5500								
自動縫合器加算（4個限度）（K 936）	+2500								
K 655-5　腹腔鏡下噴門側胃切除術　◎									・有茎腸管移植を併せて行った場合は，5000点を所定点数に加算する。
1　単純切除術　　　　　　　内支	54010		4						
2　悪性腫瘍切除術	75730		4						
3　悪性腫瘍手術（内視鏡手術用支援機器を用いるもの）	80000	●							
〈注〉有茎腸管移植を併施した場合	+5000								
自動吻合器加算（2個限度）（K 936-2）	+5500								
自動縫合器加算（4個限度）（K 936）	+2500								
K 656　胃縮小術	28210								
K 656-2　腹腔鏡下胃縮小術　　　◎		●							・「1」は次の患者に対して腹腔鏡下にスリーブ状胃切除術を実施した場合に限り算定する。
1　スリーブ状切除によるもの	40050								ア　6か月以上の内科的治療によっても，十分な効果が得られない BMI が 35 以上肥満症の患者であって，糖尿病，高血圧症，脂質異常症又は閉塞性睡眠時無呼吸症候群又は非アルコール性脂肪肝炎を含めた非アルコール性脂肪性肝疾患のうち1つ以上を合併しているもの。
2　スリーブ状切除によるもの（バイパス術を併施するもの）	50290								イ　6か月以上の内科的治療によっても十分な効果が得られない BMI が 32〜34.9 の肥満症のヘモグロビン A1c（HbA1c）が 8.0％以上（NGSP 値）患者であって，糖尿病，高血圧症，脂質異常症，閉塞性睡眠時無呼吸症候群，又は非アルコール性脂肪肝炎を含めた非アルコール性脂肪性肝疾患のうち2つ以上を合併しているもの。
自動縫合器加算（6個限度）（K 936）	+2500								・「2」は6カ月以上の内科的治療に抵抗性を有する BMI が 35 以上の肥満の患者であって，糖尿病を合併する患者に対して腹腔鏡下に実施した場合に限り算定する。
									・実施するにあたっては，高血圧症，脂質異常症，又は非アルコール性脂肪肝炎を含めた非アルコール性脂肪性肝疾患又は糖尿病の治療（「2」については糖尿病に限る）について5年以上の経験を有する常勤の医師（当該保険医療機関に配置されている医師に限る）が治療の必要性を認めていること。
									・長期継続的に生活習慣病の管理を行うため，患者の同意を得た上で治療計画を作成し，当該手術の副作用等を含めて患者に説明し，文書により提供するとともに，術後の継続的な治療を他の保険医療機関において行う場合は，術後の継続的な治療を担う他の保険医療機関へ当該患者に係る治療計画及び診療情報を文書により提供する。また，手術前の BMI，手術前に行われた内科的管理の内容及び期間，手術の必要性等を摘要欄及び診療録に記載する。

◎，○：K 931 超音波凝固切開装置等加算が算定できる手術（使用時には＋3000 点），内支：内視鏡手術用支援機器を用いて行った場合も算定可（A 234「1」医療安全対策加算1の届出医療機関であることが算定要件）

手術

項目	点数	施設基準 ①通則4	②通則5	③1歳未満	④低体重・新生児	⑤頸部併施加算	⑥指ごと算定	⑦主従関係	算定要件
K 657　胃全摘術									・有茎腸管移植を併せて行った場合は加算を算定する。
1　単純全摘術　内支	50920							○	・悪性腫瘍であってもリンパ節郭清等を伴わない単純な切除・消化管吻合術又は単純な全摘・消化管吻合術を行った場合には，K 655，K 655-2，K 655-4「1」単純切除術又は K 657，K 657-2「1」単純全摘術により算定する。
2　悪性腫瘍手術　◎	69840							○	
3　悪性腫瘍手術（空腸嚢作製術を伴うもの）	79670							○	
〈注〉有茎腸管移植の実施の場合	+5000								・K 657-2「1」につき，施設基準適合の届出医療機関の場合は，内視鏡下手術用支援機器を用いて行った場合も算定できる。
自動吻合器加算（2個限度）（K 936-2）	+5500								
自動縫合器加算（「1」「2」は5個限度，「3」は必要数）（K 936）	+2500								
K 657-2　腹腔鏡下胃全摘術　◎									
1　単純全摘術　内支	64740	4						○	
2　悪性腫瘍手術	83090	4						○	
3　悪性腫瘍手術（空腸嚢作製術を伴うもの）	94780							○	
4　悪性腫瘍手術（内視鏡手術用支援機器を用いるもの）	98850	●						○	
〈注〉有茎腸管移植の実施の場合	+5000								
自動吻合器加算（2個限度）（K 936-2）	+5500								
自動縫合器加算（4個限度）（K 936）	+2500								
K 659　食道下部迷走神経切除術（幹迷切）									・十二指腸潰瘍に迷走神経切断術及び幽門形成術を併施した場合は，K 664 胃瘻造設術の併施の有無にかかわらず K 659 の「3」により算定する。
1　単独のもの	13600								
2　ドレナージを併施するもの	19000								
3　胃切除術を併施するもの	37620								
K 659-2　腹腔鏡下食道下部迷走神経切断術（幹迷切）　◎	30570	4							
K 660　食道下部迷走神経選択的切除術									
1　単独のもの	19500								
2　ドレナージを併施するもの	28210								
3　胃切除術を併施するもの	37620								
K 660-2　腹腔鏡下食道下部迷走神経選択的切除術　◎	34100	4							
K 661　胃冠状静脈結紮及び切除術	17400								
K 662　胃腸吻合術（ブラウン吻合を含む）	16010								
自動縫合器加算（3個限度）（K 936）	+2500								
K 662-2　腹腔鏡下胃腸吻合術　◎	18890	4							
自動縫合器加算（3個限度）（K 936）	+2500								
K 663　十二指腸空腸吻合術	13400								・K 672 胆嚢摘出術と K 663 十二指腸空腸吻合術（十二指腸水平脚と空腸起始部より20cmの部で側々吻合を行う）を併施した場合は K 655 胃切除術「1」に準じて算定する。
K 664　胃瘻造設術（経皮的内視鏡下胃瘻造設術，腹腔鏡下胃瘻造設術を含む）	6070					○		○	・経皮的内視鏡下胃瘻造設術で用いるカテーテル及びキットの費用は所定点数に含まれ別に算定できない。 ・当該療養を行う際は，胃瘻造設の必要性，管理の方法及び閉鎖の際に要される身体の状態等，療養上必要な事項について患者又はその家族等へ説明する。 ・胃瘻造設後，他の保険医療機関等に患者を紹介する場合は，嚥下機能評価の結果，嚥下機能訓練等の必要性や実施するべき内容，嚥下調整食の内容（嚥下機能の観点から適切と考えられる食事形態や量の情報等を含む），患者又はその家族等への説明内容等を情報提供する。 ・以下の①又は②の要件を満たしていない医療機関は**100分の80**で算定する。 　①年間の胃瘻造設術の実施件数が50件未満（薬剤投与胃瘻造設術・頭頸部の悪性腫瘍患者を除く） 　②年間の胃瘻造設術の実施件数が50件以上（薬剤投与胃瘻造設術・頭頸部の悪性腫瘍患者を除く）で，胃瘻造設患者全例に嚥下造影または内視鏡下嚥下機能評価検査を行い，35%以上の患者について，1

◎，◎：K 931 超音波凝固切開装置等加算が算定できる手術（使用時には+3000点），内支：内視鏡手術用支援機器を用いて行った場合も算定可（A 234「1」医療安全対策加算1の届出医療機関であることが算定要件）

手術

項　　目	点数	施設基準 ①通則4	②通則5	③1歳未満	④低体重新生児	⑤頸部併施加算	⑥指ごと算定	⑦主従関係	算　定　要　件
胃瘻造設時嚥下機能評価加算（K939-5）	+2500								年以内に経口摂取のみの栄養方法に回復させているか，もしくは胃瘻造設を行う患者全員に対して多職種による術前カンファレンス・計画書作成・インフォームドコンセントを実施。
K664-2　経皮経食道胃管挿入術（PTEG）	14610								・カテーテル及びキットの費用は所定点数に含まれ別に算定できない。
K664-3　薬剤投与用胃瘻造設術	8570								・レボドパ・カルビドパ水和物製剤を経胃瘻空腸投与する目的で胃瘻造設を行った場合に限り算定する。算定に当たっては，診療報酬明細書の摘要欄に経胃瘻空腸投与が必要な理由及び医学的な根拠を詳細に記載する。なお，薬剤投与用胃瘻造設術で用いるカテーテル及びキットの費用は所定点数に含まれ別に算定できない。 ・当該療養を行う際は，胃瘻造設の必要性，管理の方法及び閉鎖の際に要される身体の状態等，療養上必要な事項について患者又はその家族等へ説明する。
K665　胃瘻閉鎖術									・外科的に造設された胃瘻について，開腹や腹腔鏡による操作等を伴う胃瘻閉鎖を行った場合に算定する。なお，胃瘻カテーテルを抜去し閉鎖した場合は算定できない。
1　開腹又は腹腔鏡によるもの　◎	12040								
2　内視鏡によるもの	10300	●							
K665-2　胃瘻抜去術	2000								・胃瘻カテーテルを抜去し，閉鎖した場合に算定する。
K666　幽門形成術（粘膜外幽門筋切開術を含む）	10500				○				
K666-2　腹腔鏡下幽門形成術　◎	17060		4		○				
K667　噴門形成術	16980							○	
K667-2　腹腔鏡下噴門形成術　◎	37620		4					○	
K668　胃横断術（静脈瘤手術）	28210								
K668-2　バルーン閉塞下逆行性経静脈的塞栓術	31710	●							・胃静脈瘤出血又は出血リスクの高い胃静脈瘤に対して行った場合に算定する。
胆嚢，胆道									
K669　胆管切開術	12460								
K670　胆嚢切開結石摘出術	11800								・胆嚢結石症に対して胆嚢結石のみを摘出した場合に算定する。
K671　胆管切開結石摘出術（チューブ挿入を含む）									
1　胆嚢摘出を含むもの	33850							○	
2　胆嚢摘出を含まないもの	26880							○	
K671-2　腹腔鏡下胆管切開結石摘出術　◎									
1　胆嚢摘出を含むもの	39890		4					○	
2　胆嚢摘出を含まないもの	33610		4					○	
K672　胆嚢摘出術	27670							○	・K672胆嚢摘出術とK663十二指腸空腸吻合術（十二指腸水平脚と空腸起始部より20cmの部で側々吻合を行う）を併施した場合はK655胃切除術「1」に準じて算定する。
K672-2　腹腔鏡下胆嚢摘出術　◎	21500		4					○	
K673　胆管形成手術（胆管切開術を含む）	37620								
K674　総胆管拡張症手術	59490				○				・先天性胆道拡張症に対し，胃切除，総胆管切除，胆嚢摘出，胃腸吻合兼ブラウン吻合，胆管空腸吻合，十二指腸膵頭吻合及び空腸吻合術を同時に行った場合は，K657胃全摘術の「2」に準じて算定する。
〈注〉乳頭形成との併施の場合 自動縫合器加算（2個限度）（K936）	+5000 +2500								
K674-2　腹腔鏡下総胆管拡張症手術 ◎ 内支	110000		4		○				・乳頭形成を併せて行った場合は，5000点を所定点数に加算する。
〈注〉乳頭形成を併施した場合 自動縫合器加算（2個限度）（K936）	+5000 +2500								
K675　胆嚢悪性腫瘍手術　◎									・「4」「5」に対し，L008閉麻の実施時間が8時間を超えた場合は，長時間麻酔管理加算として7500点を所定点数に加算する。
1　胆嚢に限局するもの（リンパ節郭清を含む）	50980								
2　肝切除（亜区域切除以上）を伴うもの　＊4	64720								
3　肝切除（葉以上）を伴うもの　＊4	77450								
4　膵頭十二指腸切除を伴うもの　＊4	101590								
5　膵頭十二指腸切除及び肝切除（葉以上）を伴うもの　＊4	173500								

手術

◎，◎：K931 超音波凝固切開装置等加算が算定できる手術（使用時には＋3000点），内支：内視鏡手術用支援機器を用いて行った場合も算定可（A234「1」医療安全対策加算1の届出医療機関であることが算定要件）。＊4　K939-6 凍結保存同種組織加算ができる手術（実施時＋81610点）

項目	点数	施設基準 ①通則4	②通則5	③1歳未満	④低体重・新生児	⑤頸部併施加算	⑥指ごと算定	⑦主従関係	算定要件
自動縫合器加算（2個限度）（K 936）（「2」〜「5」）	+2500								
凍結保存同種組織加算（K 939-6）（「2」〜「5」）	+81610								
K 675-2　腹腔鏡下胆嚢悪性腫瘍手術（胆嚢床切除を伴うもの）◎	70220	●	2						
K 677　胆管悪性腫瘍手術　◎									
1　膵頭十二指腸切除及び肝切除（葉以上）を伴うもの	173500	●	2						
2　膵頭十二指腸切除及び血行再建を伴うもの	104800		2						
3　肝外胆道切除術によるもの	50000								
4　その他のもの	94860		2						
自動縫合器加算（2個限度）（K 936）	+2500								
K 677-2　肝門部胆管悪性腫瘍手術　◎									・「1」は門脈又は肝動脈血行再建を併施した場合に算定する。
1　血行再建あり　＊4	202710		2						・「1」に対し，L 008 閉麻の実施時間が8時間を超えた場合は，長時間麻酔管理加算として7500点を所定点数に加算する。
2　血行再建なし　＊4	101090		2						
自動縫合器加算（2個限度）（K 936）	+2500								
凍結保存同種組織加算（K 939-6）	+81610								
K 678　体外衝撃波胆石破砕術（一連につき）	16300	●							・適応となる胆石は，①胆嚢結石症の既往があるもの，②胆嚢に炎症がなく，胆嚢機能が良好な胆嚢結石症又は肝内・総胆管内結石症の要件を満たすもののうち，胆石破砕術の適応となるもの。 ・所期の目的が達成できず，他の手術手技を行った場合の費用は，所定点数に含まれ別に算定できない。 ・数日の間隔をおいて一連の治療過程にある数回の体外衝撃波胆石破砕を行う場合は，1回のみ所定点数を算定し，その後に行われた同一目的の手術の費用は，所定点数に含まれ別に算定できない。 ・体外衝撃波消耗性電極加算とは，1回又は2回以上の使用により消耗し交換が必要となる電極を使った場合の加算をいう。なおこの加算は，一連の手術について1回のみ算定できる。
体外衝撃波消耗性電極加算（K 938）	+3000								
K 679　胆嚢胃（腸）吻合術	11580								
K 680　総胆管胃（腸）吻合術	33850								
自動縫合器加算（2個限度）（K 936）	+2500								
K 681　胆嚢外瘻造設術	9420				○				
K 682　胆管外瘻造設術									・挿入時に行う画像診断及び検査の費用は算定しない。
1　開腹によるもの	14760								
2　経皮経肝によるもの	10800								
K 682-2　経皮的胆管ドレナージ術	10800								・挿入時に行う画像診断及び検査の費用は算定しない。 ・当該手術は初回実施に限り算定し，2回目以降の処置に係るドレナージについては，J 002 ドレーン法（ドレナージ）により算定する。 ・急性胆嚢炎に対して経皮的胆嚢穿刺のみを行い，ドレーンを留置しなかった場合は，J 010-2 経皮的肝膿瘍等穿刺術で算定する。
K 682-3　内視鏡的経鼻胆管ドレナージ術（ENBD）	10800								・手術に伴う画像診断及び検査の費用は算定しない。 ・手術は初回実施に限り算定し，2回目以降の処置に係るドレナージについては，J 002 ドレーン法（ドレナージ）により算定する。
K 682-4　超音波内視鏡下瘻孔形成術（腹腔内膿瘍に対するもの）	25570								・腹腔内の膿瘍形成に対し，コンベックス型超音波内視鏡を用いて瘻孔形成術を行った場合に算定する。この際の超音波検査および内視鏡検査の費用は所定点数に含まれる。 ・膵仮性嚢胞，膵膿瘍，閉塞性黄疸，骨盤腔内膿瘍に対し，コンベックス型超音波内視鏡を用いて瘻孔形成術を行った場合も本区分で算定する。
K 684　先天性胆道閉鎖症手術	60000			○	○				・初回根治手術が適切に行われた患者で，手術後胆汁排泄不良を認め，再手術を行ったものについて，初回手術と同等以上の肝門部処理が行われた場合は，2回目の手術も所定点数を算定できる。

◎，○：K 931 超音波凝固切開装置等加算が算定できる手術（使用時には＋3000点）

＊4　K 939-6 凍結保存同種組織加算ができる手術（実施時＋81610点）

手術

項　　目	点数	施設基準 ① 通則4	② 通則5	③ 1歳未満	④ 低体重・新生児	⑤ 頸部併施加算	⑥ 指ごと算定	⑦ 主従関係	算　定　要　件
K 684-2　腹腔鏡下胆道閉鎖症手術　◎	119200	●		○	○				
自動縫合器加算（2個限度）（K 936）	+2500								
K 685　内視鏡的胆道結石除去術									・短期間又は同一入院期間中，回数にかかわらず第1回目の実施日に1回限り算定する。
1　胆道砕石術を伴うもの	14300								・「1」は，胆道鏡を用いて，T字管又は胆管外瘻孔を
2　その他のもの	9980								介し，若しくは内視鏡を用い経十二指腸的に電気水圧衝撃波，超音波又は砕石用把持鉗子等により結石を破砕し，バスケットワイヤーカテーテルを用いて摘出する場合に算定する。
〈注〉バルーン内視鏡加算	+3500								・「1」は，胆道鏡を用いて，T字管又は胆管外瘻孔を介し，若しくは内視鏡を用い経十二指腸的に電気水圧衝撃波，超音波又は砕石用把持鉗子等により結石を破砕し，バスケットワイヤーカテーテルを用いて摘出する場合に算定する。 ・バスケットワイヤーカテーテルを用いて，砕石を行わず結石摘出のみを行った場合は，「2」で算定する。 ・短期間又は同一入院期間中において，K 687 内視鏡的乳頭切開術とK 685 内視鏡的胆道結石除去術を併せて行った場合は，主たるもののみにより算定する。 ・「注」加算については，術後再建腸管を有する患者に対して実施した場合のみ算定できる。 ・バルーン内視鏡を用いて実施した場合は，3500点を所定点数に加算する。
K 686　内視鏡的胆道拡張術	13820								・バルーン内視鏡を用いて実施した場合は，3500点を所定点数に加算する。
〈注〉バルーン内視鏡加算	+3500								・「注」の加算については，術後再建腸管を有する患者に対して実施した場合のみ算定できる。
K 687　内視鏡的乳頭切開術									・短期間又は同一入院期間中，回数にかかわらず第1回目の実施日に1回限り算定する。
1　乳頭括約筋切開のみのもの	11270								・「2」は，乳頭切開を行った後，経乳頭的に電気水圧
2　胆道砕石術を伴うもの	24550								衝撃波，超音波又は砕石用把持鉗子等により結石を破砕し，バスケットワイヤーカテーテルを用いて摘
3　胆道鏡下結石破砕術を伴うもの	31700								出した場合に算定する。ただしバスケットワイヤーカテーテルを用いて砕石を行わず単に結石の摘出のみを行った場合は「1」により算定する。 ・マイクロ波凝固療法を実施した場合の当該療法の費用は所定点数に含まれる。 ・短期間又は同一入院期間中，K 685 内視鏡的胆道結石除去術とK 687 内視鏡的乳頭切開術を併せて行った場合は，主たるものにより算定する。 ・内視鏡的乳頭拡張術を行った場合は「1」で算定する。 ・バルーン内視鏡を用いて実施した場合は，3500点を所定点数に加算する。 ・「注」の加算については，術後再建腸管を有する患者に対して実施した場合のみ算定できる。
〈注〉バルーン内視鏡加算	+3500								
K 688　内視鏡的胆道ステント留置術	11540								・バルーン内視鏡を用いて実施した場合は，3500点を所定点数に加算する。
〈注〉バルーン内視鏡加算	+3500								・「注」の加算については，術後再建腸管を有する患者に対して実施した場合のみ算定できる。
K 689　経皮経肝胆管ステント挿入術	12270								・手術に伴う画像診断及び検査の費用は算定しない。
K 689-2　経皮経肝バルーン拡張術	12270								・手術に伴う画像診断及び検査の費用は算定しない。
肝									
K 690　肝縫合術	19140							○	
K 691　肝膿瘍切開術									
1　開腹によるもの	11860								
2　開胸によるもの	12520								
K 691-2　経皮的肝膿瘍ドレナージ術	10800								・挿入時に行う画像診断及び検査の費用は算定しない。 ・当該手術は初回実施に限り算定し，2回目以降の処置に係るドレナージについては，J 002 ドレーン法（ドレナージ）により算定する。
K 692　肝嚢胞切開又は縫縮術	13710								
K 692-2　腹腔鏡下肝嚢胞切開術　◎	28210		4						
K 693　肝内結石摘出術（開腹）	28210								
K 694　肝嚢胞，肝膿瘍摘出術	28210								

左側：**手術**

◎，○：K 931 超音波凝固切開装置等加算が算定できる手術（使用時には＋3000点）

項　　目	点数	施設基準 ① 通則4	施設基準 ② 通則5	施設基準 ③ 1歳未満	④ 低体重・新生児	⑤ 頸部併施加算	⑥ 指ごと算定	⑦ 主従関係	算 定 要 件
K 695　肝切除術　*1*4◎									・尾状葉全切除は，「6」の3区域切除以上のものを算定する。
1　部分切除									・単に尾状葉の一部を切除するものについては，「1」の部分切除で算定する。
イ　単回の切除によるもの	38040		2	○				○	・K 697-2 肝悪性腫瘍マイクロ波凝固法又はK 697-3 肝悪性腫瘍ラジオ波焼灼療法を併せて実施した場合には，局所穿刺療法併用加算として，6000点を所定点数に加算する。
ロ　複数回の切除を要するもの	43340		2	○				○	
2　亜区域切除	63030		2	○				○	
3　外側区域切除	46130		2	○				○	
4　1区域切除（外側区域切除を除く）	60700		2	○				○	・「4」～「7」に対し，L 008 閉麻の実施時間が8時間を超えた場合は，長時間麻酔管理加算として7500点を所定点数に加算する。
5　2区域切除	76210		2	○				○	
6　3区域切除以上のもの	97050		2	○				○	
7　2区域切除以上であって，血行再建を伴うもの	126230		2	○				○	
〈注加算〉									
局所穿刺療法併用加算	+6000								
自動縫合器加算（3個限度）（K 936）	+2500								
（「4」～「7」）									
凍結保存同種組織加算（K 939-6）	+81610								
K 695-2　腹腔鏡下肝切除術　*1◎ 内支		●							・「2」～「6」についてはインドシアニングリーン若しくはアミノレブリン酸塩酸塩を用いて血管撮影を行った場合，K 939-2 術中血管等描出撮影加算が算定可。
1　部分切除									
イ　単回の切除によるもの	58680		2					○	
ロ　複数回の切除を要するもの	63680		2					○	・「3」～「6」までについては，血行再建や胆道再建を伴うものは対象とならない。
2　外側区域切除	74880		2					○	
3　亜区域切除	108820		2						
4　1区域切除（外側区域切除を除く）	130730		2						
5　2区域切除	152440		2						
6　3区域切除以上のもの	174090		2						
自動縫合器加算（3個限度）（K 936）	+2500								
（「4」～「6」）									
K 696　肝内胆管（肝管）胃（腸）吻合術	30940								
自動縫合器加算（2個限度）（K 936）	+2500								
K 697　肝内胆管外瘻造設術									
1　開腹によるもの	18810								
2　経皮経肝によるもの	10800								
K 697-2　肝悪性腫瘍マイクロ波凝固法（一連として）									・K 697-2 とK 697-3 を併せて行った場合は主たるもののみ算定する。
1　腹腔鏡によるもの　◎	18710								・K 697-2 は，「1」及び「2」を併せて実施した場合には，主たるもののみ算定する。
2　その他のもの	17410								・K 697-3 は，「1」及び「2」のそれぞれについて，「イ」及び「ロ」を併せて実施した場合には，主たるもののみ算定する。なお，ここでいう2cmとは，ラジオ波による焼灼範囲ではなく，腫瘍の長径をいう。
〈注〉フュージョンイメージング加算	+200								
K 697-3　肝悪性腫瘍ラジオ波焼灼療法（一連として）									
1　2cm以内のもの									
イ　腹腔鏡によるもの　◎	16300							○	・フュージョンイメージングを用いて行った場合は，フュージョンイメージング加算として，200点を所定点数に加算する。
ロ　その他のもの	15000							○	
2　2cmを超えるもの									
イ　腹腔鏡によるもの　◎	23260							○	
ロ　その他のもの	21960							○	
〈注〉フュージョンイメージング加算	+200								
K 697-4　移植用部分肝採取術（生体）　*1◎									・肝提供者に係る組織適合性試験の費用は所定点数に含まれる。
1　腹腔鏡によるもの	105000	●	2						・臓器等移植に際し，必要に応じ臓器等提供者に係る感染症検査を行った場合には，スクリーニング検査1回に限り，別に算定できる。
2　その他のもの	82800								
自動縫合器加算（3個限度）（K 936）	+2500								
K 697-5　生体部分肝移植術　肝　*4◎	227140	●			○			○	・肝移植者に係る組織適合性試験と灌流の費用は所定点数に含まれる。
〈注〉抗HLA抗体検査加算	+4000								・生体肝を移植した場合は，肝提供者から移植肝を摘出することに係るすべての療養上の費用を所定点数により算出し，K 697-5 に加算する。
凍結保存同種組織加算（K 939-6）	+81610								

◎，○：K 931 超音波凝固切開装置等加算が算定できる手術（使用時には＋3000 点），内支：内視鏡手術用支援機器を用いて行った場合も算定可（A 234「1」医療安全対策加算1の届出医療機関であることが算定要件）。*1　K 939 画像等手術支援加算「1」ができる手術（実施時＋2000 点）。*4　K 939-6 凍結保存同種組織加算ができる手術（実施時＋81610 点）

項　　　目	点数	施設基準 ①通則4	②通則5	③1歳未満	④低体重・新生児	⑤頸部併施加算	⑥指ごと算定	⑦主従関係	算　定　要　件
									・抗HLA抗体検査を行う場合には，抗HLA抗体検査加算として，4000点を所定点数に加算する。 ・肝移植者のレセプト摘要欄に「肝提供者の療養上の費用に係る合計点数を記載した明細書（氏名，保険者番号及び被保険者証・被保険者手帳等の記号・番号を除いたもの）を添付する。レセプト略称は肝と表示する。 ・L008閉麻の実施時間が8時間を超えた場合は，長時間麻酔管理加算として7500点を所定点数に加算する。

【生体部分肝移植の対象疾患】
・先天性胆道閉鎖症・進行性肝内胆汁うっ滞症（原発性胆汁性肝硬変と原発性硬化性胆管炎を含む）・アラジール症候群・バットキアリー症候群・先天性代謝性肝疾患（家族性アミロイドポリニューロパチーを含む），多発嚢胞肝，カロリ病，肝硬変（非代償期）及び劇症肝炎（ウイルス性，自己免疫性，薬剤性，成因不明を含む）である。なお，肝硬変（非代償期）に肝癌（転移性のものを除く）を合併している場合には，遠隔転移と血管侵襲を認めないもので肝内に長径5cm以下1個，長径3cm以下3個以内，又は長径5cm以下5個以内かつα-フェトプロテイン（AFP）の検査結果が500ng/mL以下である場合に限る。また，小児肝芽腫についても対象疾患に含まれる。

項　　　目	点数	①通則4	②通則5	③1歳未満	④低体重・新生児	⑤頸部併施加算	⑥指ごと算定	⑦主従関係	算　定　要　件
K 697-6　移植用肝採取術（死体）　◎	86700								・肝提供者に係る組織適合性試験の費用は所定点数に含まれる。 ・脳死した者の身体から移植のため肝採取を行う際，採取前の採取対象肝の灌流，肝採取，採取肝の灌流及び保存並びにリンパ節の保存に要する人件費，薬品・容器等の材料費等の費用は，すべて所定点数に含まれる。 ・肝採取を行う医師の派遣に要した費用及び採取肝の搬送に要した費用については療養費として支給し，それらの額は移送費の算定方法に準じて算定する。
K 697-7　同種死体肝移植術　＊4◎	193060	●							・肝移植者に係る組織適合性試験と灌流の費用は所定点数に含まれる。 ・抗HLA抗体検査を行う場合には，抗HLA抗体検査加算として，4000点を所定点数に加算する。 ・L008閉麻の実施時間が8時間を超えた場合は，長時間麻酔管理加算として7500点を所定点数に加算する。
〈注〉抗HLA抗体検査加算	+4000								
凍結保存同種組織加算（K 939-6）	+81610								
膵									
K 698　急性膵炎手術									
1　感染性懐死部切除を伴うもの	49390								
2　その他のもの	28210								
K 699　膵結石手術									
1　膵切開によるもの	28210								
2　経十二指腸乳頭によるもの	28210								
K 699-2　体外衝撃波膵石破砕術（一連につき）	19300	●							・「一連」とは，治療の対象となる疾患に対して所期の目的を達するまでに行う一連の治療過程をいう。数日の間隔をおいて一連の治療過程にある数回の体外衝撃波膵石破砕術を行う場合は，1回のみ所定点数を算定する。なお，その他数回の手術の費用は，所定点数に含まれ別に算定できない。 ・体外衝撃波膵石破砕によっては所期の目的が達成できず，内視鏡を用いた破砕膵石の除去以外の手技を実施した場合の費用は，所定点数に含まれる。 ・破砕した膵石を内視鏡を用いて除去した場合は，内視鏡的膵石除去加算として，一連につき1回に限り5640点を所定点数に加算する。
〈注加算〉 内視鏡的膵石除去加算 （一連につき1回限り）	+5640								
K 700　膵中央切除術	53560								
自動縫合器加算（4個限度）（K 936）	+2500								
K 700-2　膵腫瘍摘出術	26100								
自動縫合器加算（3個限度）（K 936）	+2500								
K 700-3　腹腔鏡下膵腫瘍摘出術　◎	39950	●							
自動縫合器加算（3個限度）（K 936）	+2500								
K 700-4　腹腔鏡下膵中央切除術　◎	88050	●							
自動縫合器加算（4個限度）（K 936）	+2500								
K 701　膵破裂縫合術	24280						○		
K 702　膵体尾部腫瘍切除術　◎									
1　膵尾部切除術の場合									

◎，○：K 931超音波凝固切開装置等加算が算定できる手術（使用時には＋3000点）
＊4　K 939-6凍結保存同種組織加算ができる手術（実施時＋81610点）

手術

項　目	点数	①通則4	②通則5	③1歳未満	④低体重・新生児加算	⑤頸部併施加算	⑥指ごと算定	⑦主従関係	算　定　要　件
イ　脾同時切除の場合	26880		2					○	
ロ　脾温存の場合	21750		2					○	
2　リンパ節・神経叢郭清等を伴う腫瘍切除術の場合	57190		2						
3　周辺臓器（胃，結腸，腎，副腎等）の合併切除を伴う腫瘍切除術の場合	59060		2						
4　血行再建を伴う腫瘍切除術の場合 ＊4	55870		2						
自動吻合器加算（1個限度）（K 936-2）	+5500								
自動縫合器加算（4個限度）（K 936）	+2500								
凍結保存同種組織加算（K 939-6）（「4」）	+81610								
K 702-2　腹腔鏡下膵体尾部腫瘍切除術◎ 内支									・当該手術について十分な経験を有する医師により実施された場合に算定する。なお，原則として周辺臓器及び脈管の合併切除を伴わないものに対して実施した場合に限り算定する。
1　脾同時切除の場合	53480	●							
2　脾温存の場合	56240	●							
自動縫合器加算（4個限度）（K 936）	+2500								
K 703　膵頭部腫瘍切除術　◎									・L 008 閉麻の実施時間が8時間を超えた場合は，長時間麻酔管理加算として7500点を所定点数に加算する。
1　膵頭十二指腸切除術の場合	91410		2						
2　リンパ節・神経叢郭清等を伴う腫瘍切除術の場合又は十二指腸温存膵頭切除術の場合	97230		2						
3　周辺臓器（胃，結腸，腎，副腎等）の合併切除を伴う腫瘍切除術の場合	97230		2						
4　血行再建を伴う腫瘍切除術の場合 ＊4	131230		2						
自動吻合器加算（1個限度）（K 936-2）	+5500								
自動縫合器加算（4個限度）（K 936）	+2500								
凍結保存同種組織加算（K 939-6）（「4」）	+81610								
K 703-2　腹腔鏡下膵頭部腫瘍切除術◎ 内支		●	2						・当該手術について十分な経験を有する医師により実施された場合に算定する。なお，原則として周囲臓器（胃，結腸，腎，副腎等）の合併切除を伴わないものに対して実施した場合に限り算定する。
1　膵頭十二指腸切除術の場合	158450								
2　リンパ節・神経叢郭清等を伴う腫瘍切除術の場合	173640								
自動縫合器加算（4個限度）（K 936）	+2500								
K 704　膵全摘術　＊4◎	115390								・L 008 閉麻の実施時間が8時間を超えた場合は，長時間麻酔管理加算として7500点を所定点数に加算する。
自動縫合器加算（4個限度）（K 936）	+2500								
凍結保存同種組織加算（K 939-6）	+81610								
K 705　膵嚢胞胃（腸）バイパス術									
1　内視鏡によるもの	13820								
2　開腹によるもの	31310								
「2」のみ自動縫合機加算（2個限度）（K 936）	+2500								
K 706　膵管空腸吻合術	37620								
自動縫合器加算（2個限度）（K 936）	+2500								
K 707　膵嚢胞外瘻造設術									
1　内視鏡によるもの	18370								
2　開腹によるもの	12460								
K 708　膵管外瘻造設術	18810								
K 708-2　膵管誘導手術	18810								
K 708-3　内視鏡的膵管ステント留置術	22240								
K 709　膵瘻閉鎖術	28210								
K 709-2　移植用膵採取術（死体）　◎	77240								・膵提供者に係る組織適合性試験の費用は所定点数に含まれる。感染症検査も含まれ別に算定できない。 ・移植のため膵採取を行う際，採取前の採取対象膵の灌流，膵採取，採取膵の灌流及び保存並びにリンパ節の保存に要する人件費，薬品・容器等の材料費等の費用は，すべて所定点数に含まれる。 ・膵採取を行う医師の派遣に要した費用及び採取膵の搬送に要した費用については療養費として支給し，それらの額は移送費の算定方法に準じて算定する。
自動縫合器加算（3個限度）（K 936）	+2500								
K 709-3　同種死体膵移植術　◎	112570	●							・膵移植者に係る組織適合性試験と灌流の費用は所定点数に含まれる。 ・脳死した者の身体から採取された膵を除く死体膵を移植した場合は，移植臓器提供加算として，55000点
〈注〉移植臓器提供加算	+55000								
抗HLA抗体検査加算	+4000								

◎．○：K 931 超音波凝固切開装置等加算が算定できる手術（使用時には＋3000点）, 内支：内視鏡手術用支援機器を用いて行った場合も算定可（A 234「1」医療安全対策加算1の届出医療機関であることが算定要件）。＊4　K 939-6 凍結保存同種組織加算ができる手術（実施時＋81610点）

項　　目	点数	施設基準 ① 通則4	施設基準 ② 通則5	施設基準 ③ 1歳未満	④ 低体重・新生児	⑤ 頸部併施加算	⑥ 指ごと算定	⑦ 主従関係	算　定　要　件
自動縫合器加算（3個限度）（K 936）	+2500								を所定点数に加算する。 ・抗HLA抗体検査を行う場合には，抗HLA抗体検査加算として，4000点を所定点数に加算する。
K 709-4　移植用膵腎採取術（死体）　◎	84080								・膵腎提供者に係る組織適合性試験の費用は所定点数に含まれる。感染症検査も含まれ別に算定できない。
自動縫合器加算（3個限度）（K 936）	+2500								・移植のため膵腎採取を行う際，採取前の採取対象膵腎の灌流，膵腎採取，採取膵腎の灌流及び保存並びにリンパ節の保存に要する人件費，薬品・容器等の材料費等の費用は，すべて所定点数に含まれる。 ・膵腎採取を行う医師の派遣に要した費用及び採取膵腎の搬送に要した費用については療養費として支給し，それらの額は移送費の算定方法に準じて算定する。
K 709-5　同種死体膵腎移植術　◎	140420	●							・膵腎移植者に係る組織適合性試験と灌流の費用は所定点数に含まれる。
〈注〉移植臓器提供加算	+55000								・脳死した者の身体から採取された膵腎を除く死体膵腎を移植した場合は，移植臓器提供加算として，55000点を所定点数に加算する。
抗HLA抗体検査加算	+4000								・抗HLA抗体検査を行う場合には，抗HLA抗体検査加算として，4000点を所定点数に加算する。
自動縫合器加算（3個限度）（K 936）	+2500								
K 709-6　同種死体膵島移植術	56490	●							・脳死した者の身体から採取された膵島を除く死体膵島を移植した場合は，移植臓器提供加算として，55000点を所定点数に加算する。
〈注〉移植臓器提供加算	+55000								・膵島移植者に係る組織適合性試験の費用は所定点数に含まれる。
抗HLA抗体検査加算	+4000								・抗HLA抗体検査を行う場合には，抗HLA抗体検査加算として，4000点を所定点数に加算する。 ・手術に伴う画像診断及び検査の費用は算定しない。
脾									
K 710　脾縫合術（部分切除を含む）	26810							○	
K 710-2　腹腔鏡下脾固定術	30070	4						○	
K 711　脾摘出術	34130							○	
K 711-2　腹腔鏡下脾摘出術　◎	37060	4						○	・自動縫合器を使用した場合は，点数に3個を限度として使用個数を乗じて得た点数を加算する。
自動縫合器加算（3個限度）（K 936）	+2500								
空腸, 回腸, 盲腸, 虫垂, 結腸									
K 712　破裂腸管縫合術	11400							○	
K 713　腸切開術	9650								
K 714　腸管癒着症手術	12010					○		○	・腸閉塞症手術はその術式により，K 714腸管癒着症手術，K 715腸重積症整復術，K 716小腸切除術又はK 719結腸切除術等により算定する。
K 714-2　腹腔鏡下腸管癒着剥離術　◎	20650	4				○			
K 715　腸重積症整復術									
1　非観血的なもの	4490								
2　観血的なもの	6040								
K 715-2　腹腔鏡下腸重積症整復術　◎	14660	4							
K 716　小腸切除術									・クローン病の患者のうち複雑な瘻孔形成や膿瘍形成のあるもの又は悪性腫瘍に対して小腸切除術を実施した場合は，「1」の所定点数により算定する。
1　複雑なもの　◎	34150							○	・◎超音波凝固切開装置等加算は，「2」についてはクローン病又は潰瘍性大腸炎の再手術に対して超音波凝固切開装置等を用いた場合に限り算定する。
2　その他のもの　◎	15940					○		○	
自動縫合器加算（6個限度）（K 936）	+2500								
K 716-2　腹腔鏡下小腸切除術　◎									・クローン病の患者のうち複雑な瘻孔形成や膿瘍形成のあるもの又は悪性腫瘍に対して小腸切除術を実施した場合は，「1」の所定点数により算定する。
1　複雑なもの	37380	4							
2　その他のもの	31370	4				○			
自動縫合器加算（6個限度）（K 936）	+2500								
K 716-3　移植用部分小腸採取術（生体）	56850								・K 716-3，K 716-4，K 716-5，K 716-6において，小腸提供者に係る組織適合性試験の費用は，所定点数に含まれる。
自動縫合器加算（2個限度）（K 936）	+2500								・K 716-4において，生体部分小腸を移植した場合は，生体部分小腸の摘出のために要した提供者の療養上の費用としてこの表に掲げる所定点数により算定した点数を加算する。
K 716-4　生体部分小腸移植術	164240	●							
〈注〉抗HLA抗体検査加算	+4000								
自動縫合器加算（4個限度）（K 936）	+2500								
K 716-5　移植用小腸採取術（死体）	65140								・K 716-4，K 716-6において，抗HLA抗体検査を行う場合には，抗HLA抗体検査加算として，4000点を所定点数に加算する。
自動縫合器加算（2個限度）（K 936）	+2500								
K 716-6　同種死体小腸移植術	177980	●							

◎，◯：K 931超音波凝固切開装置等加算が算定できる手術（使用時には＋3000点）

手術

項目	点数	施設基準 ① 通則4	② 通則5	③ 1歳未満	④ 低体重新生児	⑤ 頸部併施加算	⑥ 指ごと算定	⑦ 主従関係	算定要件
〈注〉抗HLA抗体検査加算	+4000								
自動縫合器加算（4個限度）(K936)	+2500								
K717 小腸腫瘍，小腸憩室摘出術（メッケル憩室炎手術を含む）	18810				○			○	
K718 虫垂切除術									
1 虫垂周囲膿瘍を伴わないもの	6740								
2 虫垂周囲膿瘍を伴うもの	8880								
K718-2 腹腔鏡下虫垂切除術 ◎									
1 虫垂周囲膿瘍を伴わないもの	13760		4						
2 虫垂周囲膿瘍を伴うもの	22050		4						
K719 結腸切除術									・自動縫合器加算は，4個を限度として使用個数を乗じて得た点数を加算する。
1 小範囲切除	24170							○	・「3」については，自動吻合器加算（1個限度）及び超音波凝固切開装置等加算も算定可。
2 結腸半側切除 ◎	29940							○	・◎超音波凝固切開装置等加算は「2」についてはクローン病又は潰瘍性大腸炎の再手術に対して超音波凝固切開装置等を用いた場合に限り算定する。
3 全切除，亜全切除又は悪性腫瘍手術 ◎	39960							○	・人工肛門造設術を併せて実施した場合は，人工肛門造設加算として，2000点を所定点数に加算する。
〈注〉人工肛門造設加算	+2000								
「3」のみ自動吻合器加算(1個限度)(K936-2)	+5500								
自動縫合器加算（4個限度）(K936)	+2500								

結腸切除術

①回盲部切除　②右半結腸切除（右結腸曲）　③左半結腸切除（左結腸曲）　④横行結腸切除（横行結腸）　⑤S状結腸切除（S状結腸）

回腸　虫垂

項目	点数	① 通則4	② 通則5	③ 1歳未満	④ 低体重新生児	⑤ 頸部併施加算	⑥ 指ごと算定	⑦ 主従関係	算定要件
K719-2 腹腔鏡下結腸切除術 ◎									・自動縫合器加算は，4個を限度として使用個数を乗じて得た点数を加算する。
1 小範囲切除，結腸半側切除	42680		4					○	・「2」のみ自動吻合器加算（1個限度）が算定できる。
2 全切除，亜全切除	59510		4					○	・人工肛門造設術を併せて実施した場合は，人工肛門造設加算として，3470点を所定点数に加算する。
〈注〉人工肛門造設加算	+3470								
「2」のみ自動吻合器加算（1個限度）(K936-2)	+5500								
自動縫合器加算（4個限度）(K936)	+2500								
K719-3 腹腔鏡下結腸悪性腫瘍切除術 ◎	59510		4					○	・自動縫合器加算は，4個を限度として使用個数を乗じて得た点数を加算する。
自動吻合器加算（1個限度）(K936-2)	+5500								・ 内支
自動縫合器加算（4個限度）(K936)	+2500								
K719-4 ピックレル氏手術	13700								
K719-5 全結腸・直腸切除嚢肛門吻合術 ◎	51860								・◎はクローン病又は潰瘍性大腸炎の再手術に対して超音波凝固切開装置等を用いた場合に限り算定する。
自動縫合器加算（必要数）(K936)	+2500								
K719-6 腹腹腔鏡下全結腸・直腸切除嚢肛門吻合術 ◎	75690		4						
K720 結腸腫瘍（回盲部腫瘍摘出術を含む），結腸憩室摘出術，結腸ポリープ切除術（開腹によるもの）	16610								
K721 内視鏡的大腸ポリープ・粘膜切除術									・短期間又は同一入院期間中，回数にかかわらず，第1回目の実施日に1回に限り算定する。
1 長径2cm未満	5000								・ポリープの長径又は粘膜切除範囲が2cm未満の場合に「1」を，2cm以上の場合に「2」を算定する。
2 長径2cm以上	7000								・当該手術と同時に施行した内視鏡的止血術の手技料は，所定点数に含まれ別に算定できない。
〈注〉消化管ポリポーシス加算（年1回）	+5000								・「1」はA400短手1，K721はA400短手3の対象手術。
バルーン内視鏡加算	+450								・病変検出支援プログラムを用いて実施した場合は，病変検出支援プログラム加算を所定点数に加算できる。
〈注〉病変検出支援プログラム加算	+60								
K721-3 内視鏡的結腸異物摘出術	5360								
〈注〉バルーン内視鏡加算	+450								
K721-4 早期悪性腫瘍大腸粘膜下層剥離術	22040	●							・短期間または同一入院期間中において，回数にかかわらず第1回目の実施日に1回に限り算定する。

◎，○：K931超音波凝固切開装置等加算が算定できる手術（使用時には＋3000点）

手術

項　　　　目	点数	施設基準①通則4	②通則5	③1歳未満	④低体重・新生児	⑤頸部併施加算	⑥指ごと算定	⑦主従関係	算　定　要　件
〈注〉バルーン内視鏡加算	+450								・経内視鏡的に高周波切除器を用いて，病変の周囲を全周性に切開し，粘膜下層を剥離することにより，最大径が2cm以上の早期癌または最大径が5mmから1cmまでの神経内分泌腫瘍に対して，病変を含む範囲を一括で切除した場合に算定する。ただし，繊維化を伴う早期癌については，最大径が2cm未満のものに対して実施した場合でも算定できる。 ・早期悪性腫瘍大腸粘膜下層剥離術と同時に施行した内視鏡的止血術の手技料は，所定点数に含まれる。
K 721-5　内視鏡的小腸ポリープ切除術	11800	●							・施設基準を満たす場合，届出を要しない。
K 722　小腸結腸内視鏡的止血術	10390								・1日1回，週3回を限度として算定。
〈注〉バルーン内視鏡加算	+3500								・マイクロ波凝固療法を実施した場合における当該療法に係る費用は所定点数に含まれる。
スパイラル内視鏡加算	+3500								
K 724　腸吻合術	9330								
K 725　腸瘻，虫垂瘻造設術	9890				○				・長期の栄養管理を目的として腸瘻，虫垂瘻を造設する際には，腸瘻，虫垂瘻による療養の必要性，管理方法，その終了の際に要される身体の状態等，療養上必要な事項について患者又はその家族等へ説明する。 ・長期の栄養管理を目的として，腸瘻，虫垂瘻を造設した後，他の保険医療機関等に患者を紹介する場合は，腸瘻，虫垂瘻による療養の必要性，管理の方法及び腸瘻，虫垂瘻による療養の終了の際に要される身体の状態等，療養上必要な事項並びに，患者又はその家族等への説明内容等を情報提供する。 ・腹腔鏡下逆流防止弁付加結腸瘻造設術についても，K 725-2で算定する。
K 725-2　腹腔鏡下腸瘻，虫垂瘻造設術 ◎	13250		4		○				
K 726　人工肛門造設術	9570				○			○	・K 740直腸切除・切断術の「5」を行った場合の人工肛門造設に係る腸管の切除等の手技料は，それぞれの所定点数に含まれ，別に算定できない。
K 726-2　腹腔鏡下人工肛門造設術 ◎	16700		4		○				・K 740-2腹腔鏡下直腸切除・切断術の「3」を行った場合の人工肛門造設に係る腸管の切除等の手技料はそれぞれの所定点数に含まれ別に算定できない。
K 727　腹壁外腸管前置術	8340								
K 728　腸狭窄部切開縫合術	11220								
K 729　腸閉鎖症手術									
1　腸管切除を伴わないもの	13650				○			○	
2　腸管切除を伴うもの	28210				○			○	
K 729-2　多発性小腸閉鎖症手術	47020				○				・先天性小腸閉鎖に対して2箇所以上の病変に対して行われる場合に限り算定する。
K 729-3　腹腔鏡下腸閉鎖症手術 ◎	32310		4						
K 730　小腸瘻閉鎖術									
1　腸管切除を伴わないもの	11580								
2　腸管切除を伴うもの	17900								
3　内視鏡によるもの	10300	●							
K 731　結腸瘻閉鎖術									
1　腸管切除を伴わないもの	11750								
2　腸管切除を伴うもの	28210								
3　内視鏡によるもの	10300	●							
K 732　人工肛門閉鎖術									・「2」の「イ」直腸切除術後のものについては，直腸切除術（ハルトマン手術）の際に造設した人工肛門に対して，人工肛門閉鎖術を行った場合に算定する。
1　腸管切除を伴わないもの	11470								
2　腸管切除を伴うもの									
イ　直腸切除術後のもの	34280								
ロ　その他のもの	28210								
「2」自動縫合器加算（1個限度）（K 936）	+2500								
「2」イ　自動吻合器加算（1個限度）（K 936-2）	+5500								
K 732-2　腹腔鏡下人工肛門閉鎖術(直腸切除術後に限る)	40450		4						・直腸切除術の際に造設した人工肛門の閉鎖術を行った場合に算定する。
自動吻合器加算（1個限度）（K 936-2）	+5500								
K 733　盲腸縫縮術	4400								
K 734　腸回転異常症手術	18810				○			○	

◎，◯：K 931超音波凝固切開装置等加算が算定できる手術（使用時には＋3000点）

項　　目	点数	施設基準			④ 低体重・新生児	⑤ 頸部併施加算	⑥ 指ごと算定	⑦ 主従関係	算　定　要　件
		① 通則4	② 通則5	③ 1歳未満					
K 734-2　腹腔鏡下腸回転異常症手術 ◎	26800		4		○				
K 735　先天性巨大結腸症手術	50830				○				
自動縫合器加算（4個限度）（K 936）	+2500								
K 735-2　小腸・結腸狭窄部拡張術（内視鏡によるもの）	11090								・短期間又は同一入院期間中，2回に限り算定する。なお，2回目を算定する場合は診療報酬明細書の摘要欄にその理由及び医学的な必要性を記載する。
〈注〉バルーン内視鏡加算	+3500								
スパイラル内視鏡加算	+3500								
K 735-3　腹腔鏡下先天性巨大結腸症手術 ◎	63710		4		○				
自動縫合器加算（4個限度）（K 936）	+2500								
K 735-4　下部消化管ステント留置術	10920								
K 735-5　腸管延長術	76000								
自動縫合器加算（8個限度）（K 936）	+2500								
K 736　人工肛門形成術									
1　開腹を伴うもの	10030								・人工肛門造設後，人工肛門狭窄又は腸管断端の過不足で，改めて拡張又は整形したときは K 736 で算定。
2　その他のもの	3670								
直　腸									
K 737　直腸周囲膿瘍切開術	2610								
K 738　直腸異物除去術									
1　経肛門（内視鏡によるもの）	8040								
2　開腹によるもの	11530								
K 739　直腸腫瘍摘出術（ポリープ摘出を含む）									・マイクロ波凝固療法を実施した場合における当該療法に係る費用は所定点数に含まれる。
1　経肛門	4010								
2　経括約筋	9940								
3　経腹及び経肛	18810								
自動吻合器加算（1個限度）（K 936-2）	+5500								
自動縫合器加算（3個限度）（K 936）	+2500								
K 739-2　経肛門的内視鏡下手術（直腸腫瘍に限る）	26100								
K 739-3　低侵襲経肛門的局所切除術（MITAS）	16700								
自動縫合器加算（3個限度）（K 936）	+2500								
K 740　直腸切除・切断術 ◎									・「4」については，経腹的操作及び経肛門的操作による内外括約筋間直腸切除と，経肛門操作による肛門再建による自然肛門温存を行った場合に算定する。なお，診療報酬明細書に手術記録を添付する。
1　切除術	42850							○	
2　低位前方切除術	71300							○	
3　超低位前方切除術	73840							○	・「4」及び「5」において，人工肛門造設に係る腸管の切除等の手技料は所定点数に含まれ，別に算定できない。
4　経肛門吻合を伴う切除術	82840							○	
5　切断術	77120							○	・「1」から「3」までについて，人工肛門造設術を併せて実施した場合は，人工肛門造設加算として2000点を所定点数に加算する。
〈注〉人工肛門造設加算（「1」～「3」）	+2000								
片側側方リンパ節郭清加算	+4250								
両側側方リンパ節郭清加算	+6380								
自動吻合器加算（1個限度）（K 936-2）	+5500								
自動縫合器加算（4個限度）（K 936）	+2500								
K 740-2　腹腔鏡下直腸切除・切断術 ◎ 内支									・「4」「5」において，人工肛門造設に係る腸管の切除等の手技料は所定点数に含まれ，別に算定できない。
1　切除術	75460		4					○	・「1」～「3」について，人工肛門造設術を併せて実施した場合は，人工肛門造設加算として3470点を所定点数に加算する。
2　低位前方切除術	83930		4					○	
3　超低位前方切除術	91470								・「1」「2」「5」は施設基準適合の届出医療機関の場合は，内視鏡下手術用支援機器を用いて行った場合も算定できる。
4　経肛門吻合を伴う切除術	100470								
5　切断術	83930							○	
〈注〉人工肛門造設加算（「1」～「3」）	+3470								・側方リンパ節郭清を併せて行った場合は，片側側方リンパ節郭清加算として4250点を，両側に対しては，両側側方リンパ節郭清加算として6380点を加算。
片側側方リンパ節郭清加算	+4250								
両側側方リンパ節郭清加算	+6380								
自動吻合器加算（1個限度）（K 936-2）	+5500								
自動縫合器加算（4個限度）（K 936）	+2500								
K 741　直腸狭窄形成手術	28210								
K 741-2　直腸瘤手術	6620								

◎，◎：K 931 超音波凝固切開装置等加算が算定できる手術（使用時には＋3000点），内支：内視鏡手術用支援機器を用いて行った場合も算定可（A 234「1」医療安全対策加算1の届出医療機関であることが算定要件）

項　　　　目	点数	施設基準 ①通則4	②通則5	③1歳未満	④低体重・新生児	⑤頸部併施加算	⑥指ごと算定	⑦主従関係	算　定　要　件
K742　直腸脱手術									・「1」の「ロ」は，デロルメ法又はアルテマイヤー法により実施された場合に限り算定する。
1　経会陰によるもの									・K865子宮脱手術及びK887-2卵管結紮術を併せて行った場合は，「4」により算定する。
イ　腸管切除を伴わないもの	8410								
ロ　腸管切除を伴うもの	25780								
2　直腸拳上固定を行うもの	10900								
3　骨盤底形成を行うもの	18810								
4　腹会陰からのもの（腸切除を含む）	37620								
K742-2　腹腔鏡下直腸脱手術 ◎	30810	4							
肛門，その周辺									
K743　痔核手術（脱肛を含む）									・内痔核に対するミリガン・モーガン手術により1箇所又は2箇所以上の手術を行った場合は「4」により算定する。
1　硬化療法	1660							○	・ホワイトヘッド手術は「4」で算定。
2　硬化療法（四段階注射法によるもの）	4010							○	・自動吻合器を用いて痔核手術を行った場合は，「6」により算定する。ただし，自動吻合器等の費用は所定点数に含まれ別に算定できない。
3　結紮術，焼灼術，血栓摘出術	1390							○	
4　根治手術〔硬化療法（四段階注射法によるもの）を伴わないもの〕	5190							○	・K743「2」はA400短手1，短手3の対象手術。
5　根治手術〔硬化療法（四段階注射法によるもの）を伴うもの〕	6520							○	
6　PPH	11260							○	
K743-2　肛門括約筋切開術	1380								・結腸又は直腸の拡張を伴う慢性便秘症に対する肛門括約筋切開術を行った場合に算定する。
K743-4　痔核手術後狭窄拡張手術	5360								
K743-5　モルガニー氏洞及び肛門管切開術	3750								・肛門掻痒症に対し種々の原因治療を施しても治癒しないとき，モルガニー氏洞及び肛門管切開術又は肛門部皮膚剥離切除術を行った場合それぞれに算定する。
K743-6　肛門部皮膚剥離切除術	3750								
K744　裂肛又は肛門潰瘍根治手術	3110							○	
K745　肛門周囲膿瘍切開術	2050			○					
K746　痔瘻根治手術									
1　単純なもの	3750							○	
2　複雑なもの	7470							○	
K746-2　高位直腸瘻手術	8120								
K746-3　痔瘻手術（注入療法）	1660								
K747　肛門良性腫瘍，肛門ポリープ，肛門尖圭コンジローム切除術	1250							○	・K747（肛門ポリープ，肛門尖圭コンジローム切除術に限る）はA400短手1，短手3の対象手術。
K748　肛門悪性腫瘍手術 ◎									
1　切除	28210								
2　直腸切断を伴うもの	70680								
K749　肛門拡張術（観血的なもの）	1630							○	
K750　肛門括約筋形成手術									
1　瘢痕切除又は縫縮によるもの	3990								
2　組織置換によるもの	23660								
K751　鎖肛手術									
1　肛門膜状閉鎖切開	2100				○			○	
2　会陰式	18810				○			○	
3　仙骨会陰式	35270			○				○	
4　腹会陰，腹仙骨式	62660			○				○	
K751-2　仙尾部奇形腫手術	46950			○	○			○	
K751-3　腹腔鏡下鎖肛手術（腹会陰，腹仙骨式） ◎	70140	4						○	
K752　肛門形成手術									
1　肛門狭窄形成手術	5210							○	
2　直腸粘膜脱形成手術	7710							○	
K753　毛巣嚢，毛巣瘻，毛巣洞手術	3680								

◎，◉：K931超音波凝固切開装置等加算が算定できる手術（使用時には＋3000点）

手術

第10款 尿路系・副腎

項　目	点数	施設基準 ①通則4	②通則5	③1歳未満	④低体重新生児	⑤頸部併施加算	⑥指ごと算定	⑦主従関係	算　定　要　件
副腎									
K 754　副腎摘出術(副腎部分切除術を含む)	28210								
K 754-2　腹腔鏡下副腎摘出術　◎内支	40100		4						・K 754-2 の対象疾患は，良性副腎腫瘍とする。
K 754-3　腹腔鏡下小切開副腎摘出術　◎	34390	●							・K 754-3 の対象疾患は，良性副腎腫瘍とする。
K 755　副腎腫瘍摘出術									
1　皮質腫瘍	39410								
2　髄質腫瘍（褐色細胞腫）	47020								
K 755-2　腹腔鏡下副腎髄質腫瘍摘出術(褐色細胞腫)　◎内支	47030		4						
K 755-3　副腎腫瘍ラジオ波焼灼療法（一連として）									・1cm とは，ラジオ波による焼灼範囲ではなく，腫瘍の長径をいう。 ・本療法は，片側性アルドステロン過剰分泌による原発性アルドステロン症の患者であって，副腎摘出術が適応とならないものに対して実施する。なお，本療法の実施に当たっては，副腎摘出術が適応とならない理由を診療報酬明細書の摘要欄に記載する。
1　1 cm 未満	16000	●							
2　1 cm 以上	22960	●							
K 756　副腎悪性腫瘍手術　◎	47020		2		○	○			
K 756-2　腹腔鏡下副腎悪性腫瘍手術　◎	51120		4		○				
腎，腎盂									
K 757　腎破裂縫合術	37620							○	
K 757-2　腎破裂手術	38270								
K 758　腎周囲膿瘍切開術	3480								
K 759　腎切半術	37620								
K 760　癒合腎離断術	47020								
K 761　腎被膜剥離術（除神経術を含む）	10660								
K 762　腎固定術	10350								・遊走腎兼移動性盲腸に対して，腸固定術，腎固定術を行った際に一皮切から行い得た場合は，同一手術野の手術として，腎固定術のみにより算定する。
K 763　腎切石術	27550								
K 764　経皮的尿路結石除去術（経皮的腎瘻造設術を含む）	32800		2					○	・腎結石症又は尿管結石症に対して，経皮的に腎瘻を造設して腎瘻より腎盂鏡を挿入し，電気水圧衝撃波，弾性衝撃波又は超音波等により結石を摘出する場合に算定する。
K 765　経皮的腎盂腫瘍切除術（経皮的腎瘻造設術を含む）	33040		2						
K 766　経皮的尿管拡張術（経皮的腎瘻造設術を含む）	13000								
K 767　腎盂切石術	27210								
K 768　体外衝撃波腎・尿管結石破砕術（一連につき）	19300	●							
体外衝撃波消耗性電極加算（K 938）	+3000								

体外衝撃波腎・尿管結石破砕術

患者　結石　腎臓

衝撃波

衝撃波発生器

項　目	点数	通則4	通則5	1歳未満	④	⑤	⑥	⑦	算　定　要　件
									・体外衝撃波消耗性電極加算とは，1 回又は 2 回以上の使用により消耗し交換が必要となる電極を使用した場合の加算をいう。なお，この加算は，一連の手術について 1 回のみ算定できる。 ・所期の目的が達成できず，他の手術手技を行った場合の費用は所定点数に含まれ算定できない。 ・K 768 は A 400 短手 3 の対象手術。
K 769　腎部分切除術	35880							○	・残腎結核に対して，腎空洞切開術及び腎盂尿管移行部形成術を併施した場合は，K 789 尿管膀胱吻合術により算定する。
K 769-2　腹腔鏡下腎部分切除術　◎	49200		4						
K 769-3　腹腔鏡下小切開腎部分切除術　◎	42900	●							
K 770　腎嚢胞切除縮小術	11580								

◎，○：K 931 超音波凝固切開装置等加算が算定できる手術（使用時には＋3000 点），内支：内視鏡手術用支援機器を用いて行った場合も算定可（A 234「1」医療安全対策加算 1 の届出医療機関であることが算定要件）

手術

項　　目	点数	施設基準 ① 通則4	② 通則5	③ 1歳未満	④ 低体重・新生児	⑤ 頸部併施加算	⑥ 指ごと算定	⑦ 主従関係	算 定 要 件
K 770-2　腹腔鏡下腎嚢胞切除縮小術　◎	18850		4						
K 770-3　腹腔鏡下腎嚢胞切除術　◎	20360		4						
K 771　経皮的腎嚢胞穿刺術	1490								・K 771 は嚢胞に対する根治的治療を目的としたものであり，穿刺してアルコール等を注入する手技をいう。処置 J 012 は穿刺排液のみの手技である。 ・手術に伴う画像診断及び検査の費用は算定しない。
K 772　腎摘出術	21010							○	
K 772-2　腹腔鏡下腎摘出術　◎	54250		4						
K 772-3　腹腔鏡下小切開腎摘出術　◎	40240	●							
K 773　腎（尿管）悪性腫瘍手術	42770			○	○				
K 773-2　腹腔鏡下腎(尿管)悪性腫瘍手術　◎	64720		4						
K 773-3　腹腔鏡下小切開腎（尿管）悪性腫瘍手術　◎	49870	●							
K 773-4　腎腫瘍凝固・焼灼術（冷凍凝固によるもの）　◎	52800	●							・経皮的，開腹又は腹腔鏡下のいずれの方法によるものについても算定できる。 ・施設基準を満たす場合，届出を要しない。
K 773-5　腹腔鏡下腎悪性腫瘍手術（内視鏡手術用支援機器を用いるもの）　◎		●							
1　原発病巣が 7 cm 以下	70730								
2　その他	64720								
K 773-6　腹腔鏡下尿管悪性腫瘍手術（内視鏡手術用支援機器を用いるもの）　◎	64720	●							
K 773-7　腎悪性腫瘍ラジオ波焼灼療法（一連として）　◎		●							・関係学会の定める指針を遵守して実施された場合に限り算定する。 ・2cm とは，ラジオ波による焼灼範囲ではなく，腫瘍の長径をいう。
1　2cm 以内のもの	15000								
2　2cmを超えるもの	21960								
〈注〉フュージョンイメージング加算	+200								・フュージョンイメージングを用いて行った場合は，フュージョンイメージング加算を所定点数に算定できる。
K 775　経皮的腎（腎盂）瘻造設術	13860			○					・手術に伴う画像診断及び検査の費用は算定しない。
K 775-2　経皮的腎（腎盂）瘻拡張術（一連につき）	6000								
K 776　腎（腎盂）皮膚瘻閉鎖術	27890								
K 777　腎（腎盂）腸瘻閉鎖術									
1　内視鏡によるもの	10300	●							
2　その他のもの	28210								
K 778　腎盂形成手術　内支	33120								
K 778-2　腹腔鏡下腎盂形成手術　◎	51600		4						
K 779　移植用腎採取術（生体）　◎	35700		3						・腎提供者に係る組織適合性試験の費用は所定点数に含まれ別に算定できない。 ・臓器等移植に際し，必要に応じ臓器等提供者に係る感染症検査を行った場合には，スクリーニング検査1回に限り別に算定できる。
K 779-2　移植用腎採取術（死体）　◎	43400								・腎提供者に係る組織適合性試験の費用は所定点数に含まれる。 ・移植のため腎採取を行う際，採取前の採取対象腎の灌流，腎採取，採取腎の灌流及び保存並びにリンパ節の保存に要する人件費，薬品・容器等の材料費等の費用は，すべて所定点数に含まれる。 ・腎採取を行う医師の派遣に要した費用及び採取腎の搬送に要した費用については療養費として支給し，それらの額は移送費の算定方法に準じて算定する。
K 779-3　腹腔鏡下移植用腎採取術（生体）　◎	51850		3 4						・腎提供者に係る組織適合性試験の費用は，所定点数に含まれる。 ・臓器等移植に際し，必要に応じ臓器等提供者に係る感染症検査を行った場合には，スクリーニング検査1回に限り別に算定できる。
自動縫合器加算（2個限度）（K 936）	+2500								
K 780　同種死体腎移植術　◎	98770	●	3					○	・腎移植者に係る組織適合性試験と灌流の費用は所定点数に含まれる。
〈注〉移植臓器提供加算	+55000								
抗 HLA 抗体検査加算	+4000								

◎，◯：K 931 超音波凝固切開装置等加算が算定できる手術（使用時には＋3000 点），内支：内視鏡手術用支援機器を用いて行った場合も算定可（A 234「1」医療安全対策加算 1 の届出医療機関であることが算定要件）

項　　目	点数	施設基準 ① 通則4	② 通則5	③ 1歳未満	④ 低体重・新生児	⑤ 頸部併施加算	⑥ 指ごと算定	⑦ 主従関係	算　定　要　件
									・死体（脳死体を除く）から移植のため腎採取を行う際，採取前の採取対象腎の灌流，腎採取，採取腎の灌流及び保存並びにリンパ節の保存に要する人件費，薬品・容器等の材料費等の費用は，すべて加算点数に含まれる。ただし，腎採取を行う医師の派遣に要した費用及び採取腎の搬送に要した費用については療養費として支給し，それらの額は移送費の算定方法に準じて算定する。
									・脳死した者の身体から採取された腎を除く死体腎を移植した場合は，移植臓器提供加算として，55000点を所定点数に加算する。
									・抗HLA抗体検査を行う場合には，抗HLA抗体検査加算として，4000点を所定点数に加算する。
K 780-2　生体腎移植術　腎　　　　◎	62820	●3							・生体腎の摘出のために要した提供者の療養上の費用（食事の提供も含まれる）として，生体腎移植術の点数に加算する。
〈注〉抗HLA抗体検査加算	+4000								・腎移植者のレセプトの摘要欄に提供者の療養上の費用に係る合計点数を記載した明細書（氏名，保険者番号及び被保険者証・被保険者手帳等の記号・番号を除いたもの）を添付する。レセプト略称は腎と表示する。
									・腎移植者に係る組織適合性試験と灌流の費用は，所定点数に含まれる。
									・抗HLA抗体検査を行う場合には，抗HLA抗体検査加算として，4000点を所定点数に加算する。
尿　管									
K 781　経尿道的尿路結石除去術									・透視下にバスケットワイヤーカテーテルのみを用いて，砕石を行わず結石の摘出のみを行った場合は，K 798 膀胱結石，異物摘出術の「1」に準じて算定する。
1　レーザーによるもの	22270							○	
2　その他のもの	14800							○	
K 781-3　経尿道的腎盂尿管凝固止血術	8250								
K 782　尿管切石術									
1　上部及び中部	10310								
2　膀胱近接部	15310								
K 783　経尿道的尿管狭窄拡張術	20930								・内視鏡検査の費用は別に算定できない。
K 783-2　経尿道的尿管ステント留置術	3400								・K 783-2 経尿道的尿管ステント留置術とK 783-3 経尿道的尿管ステント抜去術を同時に行った場合は，主たる点数のみ算定する。
K 783-3　経尿道的尿管ステント抜去術	1300								・内視鏡検査の費用は別に算定できない。
K 784　残存尿管摘出術	18810								
K 784-2　尿管剥離術	18810								
K 785　経尿道的腎盂尿管腫瘍摘出術	21420								・内視鏡検査の費用は別に算定できない。
K 785-2　腹腔鏡下小切開尿管腫瘍摘出術◎	31040	●							
K 786　尿管膀胱吻合術	25570								・巨大尿管に対して尿管形成術を併せて実施した場合は尿管形成加算として9400点を所定点数に加算する。
〈注〉尿管形成加算	+9400								
K 787　尿管尿管吻合術	27210							○	
K 788　尿管腸吻合術	17070								
K 789　尿管腸膀胱吻合術	46450								
K 790　尿管皮膚瘻造設術	14200								
K 791　尿管皮膚瘻閉鎖術	30450								
K 792　尿管腸瘻閉鎖術									
1　内視鏡によるもの	10300	●							
2　その他のもの	36840								
K 793　尿管腟瘻閉鎖術	28210								
K 794　尿管口形成手術	16580								
K 794-2　経尿道的尿管瘤切除術	15500								・内視鏡検査の費用は別に算定できない。
膀　胱									
K 795　膀胱破裂閉鎖術	11170							○	
K 796　膀胱周囲膿瘍切開術	3300								
K 797　膀胱内凝血除去術	2980								
K 798　膀胱結石，異物摘出術									・「1」は内視鏡検査に係る費用は所定点数に含まれ，別に算定できない。
1　経尿道的手術	8320							○	

◎，◎：K 931 超音波凝固切開装置等加算が算定できる手術（使用時には＋3000点）

手術

項目	点数	①通則4	②通則5	③1歳未満児	④低体重・新生児	⑤頸部併施加算	⑥指ごと算定	⑦主従関係	算定要件
2　膀胱高位切開術	3150								
3　レーザーによるもの	11980								
K798-2　経尿道的尿管凝血除去術（バスケットワイヤーカテーテル使用）	8320								・内視鏡検査に係る費用は別に算定できない。
K799　膀胱壁切除術	9270							○	
K800　膀胱憩室切除術	9060								
K800-2　経尿道的電気凝固術	9060								・内視鏡検査に係る費用は別に算定できない。
K800-3　膀胱水圧拡張術	6410	●							・間質性膀胱炎の患者に対して行われた場合に算定する。 ・灌流液の費用及び電気凝固に係る費用は，所定点数に含まれる。 ・手術に伴う画像診断及び検査の費用は算定しない。
K800-4　ハンナ型間質性膀胱炎手術（経尿道）	9930	●							・膀胱水圧拡張術に係る費用は所定点数に含まれ別に算定できない。
K801　膀胱単純摘除術									・「1」に対し，L008閉麻の実施時間が8時間を超えた場合は，長時間麻酔管理加算として7500点を所定点数に加算する。
1　腸管利用の尿路変更を行うもの　◎	59350		2					○	
2　その他のもの	51510		2						
K802　膀胱腫瘍摘出術	10610								
K802-2　膀胱脱手術									
1　メッシュを使用するもの	30880								
2　その他のもの	23260								
K802-3　膀胱後腫瘍摘出術									
1　腸管切除を伴わないもの	11100								
2　腸管切除を伴うもの	21700								
K802-4　腹腔鏡下小切開膀胱腫瘍摘出術◎	14610	●							
K802-5　腹腔鏡下膀胱部分切除術　◎	22410		4						
K802-6　腹腔鏡下膀胱脱手術　◎	41160		4						・メッシュを使用した場合に算定する。
K803　膀胱悪性腫瘍手術　◎									・「6」は内視鏡検査に係る費用は所定点数に含まれ，別に算定できない。 ・狭帯域光による観察を行った場合には，狭帯域光強調加算として，200点を所定点数に加算する。 ・「2」「4」に対し，L008閉麻の実施時間が8時間を超えた場合は，長時間麻酔管理加算として7500点を所定点数に加算する。
1　切除	34150		2					○	
2　全摘（腸管等を利用して尿路変更を行わないもの）	66890		2					○	
3　全摘（尿管S状結腸吻合を利用して尿路変更を行うもの）	80160		2					○	
4　全摘（回腸又は結腸導管を利用して尿路変更を行うもの）	120740		2					○	
5　全摘（代用膀胱を利用して尿路変更を行うもの）	110600		2					○	
6　経尿道的手術									
イ　電解質溶液利用のもの	13530							○	
ロ　その他のもの	10400							○	
〈注〉狭帯域光強調加算	+200								
自動吻合器加算（1個限度）（K936-2）	+5500								
自動縫合器加算（5個限度）（K936）	+2500								
K803-2　腹腔鏡下膀胱悪性腫瘍手術◎ 内支									・施設基準適合の届出医療機関の場合は，内視鏡下手術用支援機器を用いて行った場合も算定できる。 ・L008閉麻の実施時間が8時間を超えた場合は，長時間麻酔管理加算として7500点を所定点数に加算する。
1　全摘（腸管等を利用して尿路変更を行わないもの）	86110	●							
2　全摘（回腸又は結腸導管を利用して尿路変更を行うもの）	117790	●							
3　全摘（代用膀胱を利用して尿路変更を行うもの）	120590	●							
自動吻合器加算（1個限度）（K936-2）	+5500								
自動縫合器加算（5個限度）（K936）	+2500								
K803-3　腹腔鏡下小切開膀胱悪性腫瘍手術 ◎									
1　全摘（腸管等を利用して尿路変更を行わないもの）	74880	●							
2　全摘（回腸又は結腸導管を利用して尿路変更を行うもの）	115790	●							

手術

◎，◎：K931超音波凝固切開装置等加算が算定できる手術（使用時には＋3000点），内支：内視鏡手術用支援機器を用いて行った場合も算定可（A234「1」医療安全対策加算1の届出医療機関であることが算定要件）

項 目	点数	①通則4	②通則5	③1歳未満	④低体重・新生児	⑤頸部併施加算	⑥指ごと算定	⑦主従関係	算 定 要 件
3 全摘（代用膀胱を利用して尿路変更を行うもの）	118590	●							
自動吻合器加算（1個限度）（K936-2）	+5500								
自動縫合器加算（5個限度）（K936）	+2500								
K804 尿膜管摘出術	10950			○				○	
K804-2 腹腔鏡下尿膜管摘出術 ◎	22030		4						
K805 膀胱瘻造設術	3530			○					
K805-2 膀胱皮膚瘻造設術	25200			○					・穿刺によらず，膀胱と皮膚とを縫合することで膀胱皮膚瘻を造設した場合に算定する。
K805-3 導尿路造設術	49400			○					・腸管を用いて膀胱からの導尿路を造設した場合に算定する。
K806 膀胱皮膚瘻閉鎖術	8700								
K807 膀胱腟瘻閉鎖術	27700								
K808 膀胱腸瘻閉鎖術									
1 内視鏡によるもの	10300	●							
2 その他のもの	27700								
K809 膀胱子宮瘻閉鎖術	37180								
K809-2 膀胱尿管逆流手術	25570							○	・巨大尿管に対して尿管形成術を併せて実施した場合は，9400点を加算する。
〈注〉尿管形成加算	+9400								
K809-3 腹腔鏡下膀胱内手術 ◎	39280		4						・膀胱尿管逆流症または巨大尿管症の患者に対して行った場合に算定する。
K809-4 腹腔鏡下膀胱尿管逆流手術（膀胱外アプローチ） ◎	39280	●							・膀胱尿管逆流症又は巨大尿管症の患者に対して行った場合に算定する。
K810 ボアリー氏手術	36840								
K811 腸管利用膀胱拡大術	48200								
K812 回腸（結腸）導管造設術	49570								
K812-2 排泄腔外反症手術									
1 外反膀胱閉鎖術	70430			○					
2 膀胱腸裂閉鎖術	103710			○					
尿 道									
K813 尿道周囲膿瘍切開術	1160								
K814 外尿道口切開術	1010								
K815 尿道結石，異物摘出術									
1 前部尿道	2180								
2 後部尿道	6300								
K816 外尿道腫瘍切除術	2180								
K817 尿道悪性腫瘍摘出術									・「3」はK936-2自動吻合器加算（1個限度），K936自動縫合器加算（5個限度）が算定できる。
1 摘出	32230								・「2」は内視鏡検査に係る費用は所定点数に含まれ，別に算定できない。
2 内視鏡による場合	23130								
3 尿路変更を行う場合 ◎	54060								
〈「3」のみ〉 自動吻合器加算（1個限度）（K936-2）	+5500								
自動縫合器加算（5個限度）（K936）	+2500								
K818 尿道形成手術									
1 前部尿道	17030	●	2					○	・性同一性障害の患者の場合は，届出した場合に限り算定可。
2 後部尿道	37700		2						
K819 尿道下裂形成手術	33790	●	2					○	・性同一性障害の患者の場合は，届出した場合に限り算定可。
K819-2 陰茎形成術	60610	●	2						・性同一性障害の患者の場合は，届出した場合に限り算定可。
K820 尿道上裂形成手術	39000		2						
K821 尿道狭窄内視鏡手術	15040								・内視鏡検査に係る費用は別に算定できない。
K821-2 尿道狭窄拡張術（尿道バルーンカテーテル）	14200								
K821-3 尿道ステント前立腺部尿道拡張術	12300								・全身状態が不良で，K840前立腺被膜下摘出術又はK841経尿道的前立腺手術が実施できない患者に対し，尿道ステントを用いて前立腺部の尿道拡張を行った場合に算定する。

◎，○：K931超音波凝固切開装置等加算が算定できる手術（使用時には＋3000点）

手術

項　　目	点数	施設基準			④低体重・新生児	⑤頸部併施加算	⑥指ごと算定	⑦主従関係	算　定　要　件
		①通則4	②通則5	③1歳未満					
									・手術に伴う画像診断及び検査の費用は算定しない。
K 821-4　尿道狭窄グラフト再建術	50890	●	2						・当該手術は，粘膜グラフト等を用いて尿道を再建する場合に算定するものであり，単なる端々吻合を行った場合には算定できない。 ・グラフト採取等に係る手技は，所定点数に含まれ，算定できない。
K 822　女子尿道脱手術	7560								
K 823　尿失禁手術									・恥骨固定式膀胱頸部吊上術を行うものについては，恥骨固定式膀胱頸部吊上キットを用いて尿失禁手術を行った場合に算定する。 ・手術に必要な保険医療材料の費用は所定点数に含まれ，別に算定できない。
1　恥骨固定式膀胱頸部吊上術を行うもの	23510								
2　その他のもの	20680								
K 823-2　尿失禁又は膀胱尿管逆流現象コラーゲン注入手術	23320								・使用したコラーゲン，注入針，膀胱鏡等の費用は所定点数に含まれ別に算定できない。 ・本手術の適応は，1年以上改善の見られない腹圧性尿失禁又は膀胱尿管逆流症とする。 ・所期の目的を達するために複数回実施しても一連として算定する。
K 823-3　膀胱尿管逆流症手術（治療用注入材によるもの）	23320								・手術に伴う画像診断及び検査の費用は算定しない。 ・所期の目的を達するために複数回実施しても，一連として算定する。
K 823-4　腹腔鏡下尿失禁手術　◎	32440		4						
K 823-5　人工尿道括約筋植込・置換術	23920	●							K 823-5 の施行にあたり，材料価格基準「別表Ⅱ」の「172 尿道括約筋用補綴材」を使用した場合は，特定保険医療材料料が算定できる。
K 823-6　尿失禁手術（ボツリヌス毒素によるもの）	9680								・過活動膀胱又は神経因性膀胱の患者であって，行動療法，各種抗コリン薬及びβ3作動薬を含む薬物療法を単独又は併用療法として，少なくとも12週間の継続治療を行っても効果が得られない又は継続が困難と医師が判断したものに対して行った場合に限り，算定できる。 ・効果の減弱等により再手術が必要となった場合には，4月に1回に限り算定できる。 ・K 823-6 は A 400 短手1，短手3の対象手術。
K 823-7　膀胱頸部形成術（膀胱頸部吊上術以外）	37690	●							・施設基準を満たす場合，届出を要しない。

第11款　性　器

項　　目	点数	施設基準			④低体重・新生児	⑤頸部併施加算	⑥指ごと算定	⑦主従関係	算　定　要　件
		①通則4	②通則5	③1歳未満					
陰茎									
K 824　陰茎尖圭コンジローム切除術	1360								
K 825　陰茎全摘術	16630	●						○	・性同一性障害の患者の場合は，届出した場合に限り算定可。
K 826　陰茎切断術	7020								
K 826-2　陰茎折症手術	8550								
K 826-3　陰茎様陰核形成手術	8070							○	
K 827　陰茎悪性腫瘍手術									
1　陰茎切除	23200								
2　陰茎全摘	36500								
K 828　包茎手術									
1　背面切開術	830								
2　環状切除術	2040								
K 828-2　陰茎持続勃起症手術									・陰茎背静脈，尿道海綿体，大伏在静脈又は体外静脈系と陰茎海綿体のシャント術を行った場合は「2」で算定する。
1　亀頭―陰茎海綿体瘻作成術（ウィンター法）によるもの	4670								

◎，○：K 931 超音波凝固切開装置等加算が算定できる手術（使用時には＋3000点）

手術

項目	点数	施設基準①通則4	②通則5	③1歳未満	④低体重・新生児	⑤頸部併施加算	⑥指ごと算定	⑦主従関係	算定要件
2　その他のシャント術によるもの	18600								
K 828-3　埋没陰茎手術	8920	●							・施設基準を満たす場合，届出を要しない。
陰嚢，精巣，精巣上体，精管，精索									
K 829　精管切断，切除術（両側）	2550								
K 830　精巣摘出術	3180	●							・性同一性障害の患者の場合は，届出した場合に限り算定可。
K 830-2　精巣外傷手術									
1　陰嚢内血腫除去術	3200								
2　精巣白膜縫合術	3400								
K 830-3　精巣温存手術	3400	●							・精巣良性疾患等に対して精巣を温存する目的で精巣部分切除を行った場合に算定する。 ・当該手術を行う際には，関係学会の定める診療ガイドラインを遵守する。
K 832　精巣上体摘出術	4200								
K 833　精巣悪性腫瘍手術	12340								
K 834　精索静脈瘤手術	3410								
K 834-2　腹腔鏡下内精巣静脈結紮術　◎	20500		4						・腹腔鏡下精索静脈瘤手術は，K 834-2で算定する。
K 834-3　顕微鏡下精索静脈瘤手術	12500								・K 834-3はA 400短手1，短手3の対象手術。
K 835　陰嚢水腫手術									・「1」は施設基準を満たす場合，届出を要しない。
1　鼠径部切開によるもの	3980	●							
2　その他	2630								
K 836　停留精巣固定術	11200							○	
K 836-2　腹腔鏡下腹腔内停留精巣陰嚢内固定術　◎	37170		4						
K 836-3　腹腔鏡下停留精巣内精巣動静脈結紮術　◎	20500		4						・一期的にK 836-2腹腔鏡下腹腔内停留精巣陰嚢内固定術を行うことが困難となり，当該手術を実施することとなった場合に算定する。 ・当該手術を行う際には，関係学会の定めるガイドラインを遵守する。
K 837　精管形成手術	12470								
K 838　精索捻転手術									
1　対側の精巣固定術を伴うもの	8230			○					
2　その他のもの	7910			○					
K 838-2　精巣内精子採取術									・不妊症に対して行われた場合のみ算定する。
1　単純なもの	12400	●							
2　顕微鏡を用いたもの	24600	●							
精嚢，前立腺									
K 839　前立腺膿瘍切開術	2770								
K 840　前立腺被膜下摘出術	15920								
K 841　経尿道的前立腺手術									
1　電解質溶液利用のもの	20400							○	
2　その他のもの	18500							○	
K 841-2　経尿道的レーザー前立腺切除・蒸散術									・本手術は，膀胱・尿道鏡下に行われた場合に算定し，超音波ガイド下に行われたものは算定しない。 ・使用されるレーザープローブの費用等のレーザー照射に係る費用は算定不可。 ・ネオジウム・ヤグ倍周波数レーザ（グリーンレーザ）又はダイオードレーザによる経尿道的前立腺蒸散術を行った場合には，「1」の所定点数を算定する。 ・K 841-2はA 400短手1の対象手術。
1　ホルミウムレーザー又は倍周波数レーザーを用いるもの	20470							○	
2　ツリウムレーザーを用いるもの	20470								
3　その他のもの	19000								
K 841-3　経尿道的前立腺高温度治療（一連につき）	5000								・本手術は，前立腺肥大組織を45℃に加熱するものをいう。 ・使用される機器等の費用は所定点数に含まれる。 ・所期の目的を達成するために複数回実施した場合であっても，一連として算定する。
K 841-4　焦点式高エネルギー超音波療法（一連につき）	5000	●							・前立腺肥大症に対し行われた場合に限り算定する。
K 841-5　経尿道導的前立腺核出術	21500							○	
K 841-6　経尿道的前立腺吊上術	12300								・経尿道的前立腺吊上術は，前立腺用インプラントを用いて実施した場合に算定する。

◎，◎：K 931超音波凝固切開装置等加算が算定できる手術（使用時には＋3000点）

手術

項　　目	点数	施設基準			④低体重・新生児	⑤頸部併施加算	⑥指ごと算定	⑦主従関係	算　定　要　件
		①通則4	②通則5	③1歳未満					
									・前立腺組織用水蒸気デリバリーシステムを用いて経尿道的水蒸気治療を行った場合は，K 841-6 の所定点数を準用して算定する。
K 841-7　経尿道的前立腺水蒸気治療	12300								・前立腺組織用水蒸気デリバリーシステムを用いて行った場合に算定する。
K 841-8　経尿道的前立腺切除術（高圧水噴射システムを用いるもの）	18500								・前立腺肥大症の経尿道的切除術の治療に関して，専門の知識及び少なくとも5年以上の経験を有し，関連学会が定める所定の研修を修了している常勤の泌尿器科医が実施した場合に限り算定できる。
K 843　前立腺悪性腫瘍手術　　　　◎	41080		2					○	
K 843-2　腹腔鏡下前立腺悪性腫瘍手術　　　　　　　　　　　　　　◎	77430	●							〔施設基準〕 ①前立腺悪性腫瘍手術または腹腔鏡下前立腺悪性腫瘍手術を1年間に合わせて10例以上実施。 ②泌尿器科および麻酔科を標榜し，泌尿器科において5年以上の経験を有する常勤医師2名以上を配置し，うち1名は少なくとも10年以上の経験者。 ③腹腔鏡を用いる手術の十分な経験ある医師が配置されており，手術熟練医師の下で術者として10例以上実施経験のある常勤泌尿器科の医師が1名以上配置されており，少なくとも1名以上は手術に参加する。 ④病理部門が設置され，病理医が配置されている。 ⑤緊急手術が可能な体制を有している。 ⑥関係学会の指針に基づき，当該手術が適切に実施されている。
K 843-3　腹腔鏡下小切開前立腺悪性腫瘍手術　　　　　　　　　　◎	59780	●							
K 843-4　腹腔鏡下前立腺悪性腫瘍手術（内視鏡手術用支援機器を用いるもの）◎	95280	●							
外陰，会陰									
K 844　バルトリン腺膿瘍切開術	940								
K 845　処女膜切開術	790								
K 846　処女膜切除術	980								
K 847　輪状処女膜切除術	2230								
K 848　バルトリン腺嚢胞腫瘍摘出術（造袋術を含む）	3310								
K 849　女子外性器腫瘍摘出術	2810							○	
K 850　女子外性器悪性腫瘍手術　◎									・「注」に規定する加算については，以下の要件に留意し算定する。 　ア　触診及び画像診断の結果，鼠径リンパ節への転移が認められない女子外性器悪性腫瘍に係る手術の場合のみ算定できる。 　イ　センチネルリンパ節生検に伴う放射性同位元素の薬剤料は K 940 薬剤により算定する。 　ウ　放射性同位元素の検出に要する費用は，E 100 シンチグラム（画像を伴うもの）の「1」部分（静態）（一連につき）により算定する。 　エ　摘出したセンチネルリンパ節の病理診断に係る費用は，第13部病理診断の所定点数により算定する。
1　切除	29190		2						
2　皮膚移植（筋皮弁使用）を行った場合	63200		2						
〈注〉女性外性器悪性腫瘍センチネルリンパ節生検加算	+3000	●							・放射性同位元素を用いたセンチネルリンパ節生検を行った場合に，所定点数に加算できる。
K 850-2　腟絨毛性腫瘍摘出術	23830								
K 851　会陰形成手術									
1　筋層に及ばないもの	2330	●							・性同一性障害の患者の場合は，届出した場合に限り算定可。
2　筋層に及ぶもの	6910								
K 851-2　外陰・腟血腫除去術	1920								
K 851-3　癒合陰唇形成手術									
1　筋層に及ばないもの	2670								
2　筋層に及ぶもの	6240								
腟									
K 852　腟壁裂創縫合術（分娩時を除く）									
1　前又は後壁裂創	2760								

◎，◎：K 931 超音波凝固切開装置等加算が算定できる手術（使用時には＋3000点）

手術

項　　目	点数	施設基準①通則4	②通則5	③1歳未満	④低体重・新生児	⑤頸部併施加算	⑥指ごと算定	⑦主従関係	算　定　要　件
2　前後壁裂創	6330								
3　腟円蓋に及ぶ裂創	8280								
4　直腸裂傷を伴うもの	31940								
K 853　腟閉鎖術									
1　中央腟閉鎖術（子宮全脱）	7410								
2　その他	2580								
K 854　腟式子宮旁結合織炎（膿瘍）切開術	2230								・2回目以降の洗浄処置については J 066 で算定する。
K 854-2　後腟円蓋切開（異所性妊娠）	2230								
K 855　腟中隔切除術									
1　不全隔のもの	1510								
2　全中隔のもの	2540								
K 856　腟壁腫瘍摘出術	2540								
K 856-2　腟壁嚢腫切除術	2540								
K 856-3　腟ポリープ切除術	1040								
K 856-4　腟壁尖圭コンジローム切除術	1250								
K 857　腟壁悪性腫瘍手術　　　◎	44480		2						
K 858　腟腸瘻閉鎖術									
1　内視鏡によるもの	10300	●							
2　その他のもの	35130								
K 859　造腟術，腟閉鎖症術									・「2」「4」「5」は性同一性障害の患者の場合は，届出した場合に限り算定可。
1　拡張器利用によるもの	2130							○	
2　遊離植皮によるもの	18810	●	2					○	
3　腟断端挙上によるもの	28210		2					○	
4　腸管形成によるもの	47040	●	2					○	
5　筋皮弁移植によるもの	55810	●	2					○	
K 859-2　腹腔鏡下造腟術　　　◎	38690		4						
K 860　腟壁形成手術	7880								
K 860-2　腟断端挙上術（腟式，腹式）	29190								
K 860-3　腹腔鏡下腟断端挙上術　◎ 内支	43870								

子　宮

項　　目	点数	施設基準①通則4	②通則5	③1歳未満	④低体重・新生児	⑤頸部併施加算	⑥指ごと算定	⑦主従関係	算　定　要　件
K 861　子宮内膜掻爬術	1420								
K 862　クレニッヒ手術	7710								・手術不可能子宮癌に対し，止血及び帯下防止の目的で子宮の輸入血管結紮をする方法のこと。
K 863　腹腔鏡下子宮内膜症病巣除去術 ◎	20610		4					○	
K 863-2　子宮鏡下子宮中隔切除術，子宮内腔癒着切除術（癒着剥離術を含む）	18590								
K 863-3　子宮鏡下子宮内膜焼灼術	17810		2						
K 864　子宮位置矯正術									
1　アレキサンダー手術	4040								
2　開腹による位置矯正術	8140								
3　癒着剥離矯正術	16420								
K 865　子宮脱手術									・腟壁縫合術の費用は子宮脱手術の所定点数に含まれ別に算定できない。 ・K 852 腟壁裂創縫合術（分娩時を除く）及び K 877 子宮全摘術を併施した場合は，それぞれの所定点数を別に算定する。 ・K 852 腟壁裂創縫合術（分娩時を除く）と K 872 子宮筋腫摘出（核出）術の「2」を併施した場合は，K 872 の「2」のみで算定する。
1　腟形成手術及び子宮位置矯正術	16900								
2　ハルバン・シャウタ手術	16900								
3　マンチェスター手術	14110								
4　腟形成手術及び子宮全摘術（腟式，腹式）	28210								
K 865-2　腹腔鏡下仙骨腟固定術　　◎	48240	●							・メッシュを使用した場合に算定する。 ・内支
K 866　子宮頸管ポリープ切除術	1190								
K 866-2　子宮腟部冷凍凝固術	1190								
K 867　子宮頸部（腟部）切除術	3330								・K 867 は A 400 短手 3 の対象手術。
K 867-2　子宮腟部糜爛等子宮腟部乱切除術	470								・子宮腟部糜爛（ナボット胞のあるもの）等の場合に，子宮腟部の乱切除術を行う場合に算定する。

◎，○：K 931 超音波凝固切開装置等加算が算定できる手術（使用時には＋3000 点），内支：内視鏡手術用支援機器を用いて行った場合も算定可（A 234「1」医療安全対策加算 1 の届出医療機関であることが算定要件）

項　目	点数	施設基準 ①通則4	②通則5	③1歳未満	④低体重・新生児	⑤頸部併施加算	⑥指ごと算定	⑦主従関係	算定要件
K 867-3　子宮頸部摘出術（腟部切断術を含む）	3330								
K 867-4　子宮頸部異形成上皮又は上皮内癌レーザー照射治療	3330								
K 871　子宮息肉様筋腫摘出術（腟式）	3810								
K 872　子宮筋腫摘出（核出）術									
1　腹式	24510							○	
2　腟式	14290								
K 872-2　腹腔鏡下子宮筋腫摘出（核出）術◎	37620		4					○	
K 872-3　子宮鏡下有茎粘膜下筋腫切出術，子宮内膜ポリープ切除術									・K 872-3 は A 400 短手 3 の対象手術。
1　電解質溶液利用のもの	6630								
2　組織切除回収システム利用によるもの	6630								
3　その他のもの	4730								
K 872-4　痕跡副角子宮手術									
1　腹式	15240								
2　腟式	8450								
K 872-5　子宮頸部初期癌又は異形成光線力学療法	8450								・ポルフィマーナトリウムを投与した患者に対しエキシマ・ダイ・レーザー（波長630nm）及び YAG-OPO レーザーを使用した場合など，保険適用された薬剤，機器を用いて行った場合に限り算定できる。
K 873　子宮鏡下子宮筋腫摘出術									・K 873 は A 400 短手 3 の対象手術。
1　電解質溶液利用のもの	19000							○	
2　その他のもの	17100							○	
K 876　子宮腟上部切断術	10390								
K 876-2　腹腔鏡下子宮腟上部切断術　◎	17540		4						
K 877　子宮全摘術	28210	●						○	・性同一性障害の患者の場合は，届出した場合に限り算定可。
K 877-2　腹腔鏡下腟式子宮全摘術◎ 内支	42050	●	4					○	・性同一性障害の患者の場合は，届出した場合に限り算定可。 ・手術の適応は，良性子宮疾患とする。 ・施設基準適合の届出医療機関の場合は，内視鏡下手術用支援機器を用いて行った場合も算定できる。
K 878　広靱帯内腫瘍摘出術	16120							○	
K 878-2　腹腔鏡下広靱帯内腫瘍摘出術◎	28130		4					○	
K 879　子宮悪性腫瘍手術　◎	69440							○	
K 879-2　腹腔鏡下子宮悪性腫瘍手術　◎ 内支	70200	●							・子宮体がんに対しては，日本産科婦人科学会等が定める「子宮体癌取扱い規約」におけるIA 期の子宮体がんに対して実施した場合に算定する。 ・子宮体がんに対して，IA 期の術前診断により当該手術を行おうとしたが，術中所見でIB 期以降であったため，開腹手術を実施した場合は，K 879 子宮悪性腫瘍手術を算定する。 ・施設基準適合の届出医療機関の場合は，内視鏡下手術用支援機器を用いて行った場合も算定できる（子宮体がんに限る）。 ・施設基準適合の届出医療機関の場合は，内視鏡下手術用支援機器を用いて行った場合も算定できる（子宮体がんに限る）。
K 881　腹壁子宮瘻手術	23290								
K 882　重複子宮，双角子宮手術	25280								
K 882-2　腹腔鏡下子宮瘢痕部修復術	32290	●							・帝王切開創子宮瘢痕部を原因とする以下の疾患に対して実施した場合に限り算定する。 （1）続発性不妊症 （2）過長月経 （3）器質性月経困難症
K 883　子宮頸管形成手術	3590								
K 883-2　子宮頸管閉鎖症手術									
1　非観血的	180								
2　観血的	3590								

（◎，○：K 931 超音波凝固切開装置等加算が算定できる手術（使用時には＋3000 点），内支：内視鏡手術用支援機器を用いて行った場合も算定可（A 234「1」医療安全対策加算1の届出医療機関であることが算定要件）

項　目	点数	施設基準 ① 通則4	施設基準 ② 通則5	③ 1歳未満	④ 低体重・新生児	⑤ 頸部併施加算	⑥ 指ごと算定	⑦ 主従関係	算 定 要 件
K884　奇形子宮形成手術（ストラスマン手術）	23290								
K884-2　人工授精	1820	●他							・施設基準を満たす場合，届出を要しない。 ・不妊症の患者又はそのパートナー（不妊症と診断された者）が次のいずれかに該当する場合であって，パートナーから採取した精子を用いて実施した場合に算定する。その際，いずれの状態に該当するかを診療報酬明細書の摘要欄に記載する。 　ア　精子・精液の量的・質的異常 　イ　射精障害・性交障害 　ウ　精子-頸管粘液不適合 　エ　機能性不妊 ・密度勾配遠心法，連続密度勾配法，スイムアップ法等により，精子の前処置を適切に実施する。前処置の費用は所定点数に含まれ，別に算定できない。 ・治療が奏効しない場合には，生殖補助医療について速やかに検討し提案する。また，必要に応じて，生殖補助医療を実施できる他の医療機関へ紹介を行う。
K884-3　胚移植術									・施設基準を満たす場合，届出を要しない。 ・不妊症の患者に対して，当該患者及びそのパートナーから採取した卵子及び精子を用いて作成された初期胚又は胚盤胞を移植した場合であって，新鮮胚を用いた場合は「1」により算定し，凍結胚を融解したものを用いた場合は「2」により算定する。 ・治療開始日の年齢が40歳未満の場合は，患者1人につきさらに6回に限り，40歳以上43歳未満の場合は，患者1人につきさらに3回に限り算定する。 ・治療開始日の年齢とは，当該胚移植術に係る治療計画を作成した日における年齢をいう。ただし，算定回数の上限に係る治療開始日の年齢は，当該患者及びそのパートナーについて初めての胚移植術に係る治療計画を作成した日における年齢とする。 ・胚移植術に用いた薬剤の費用は別に算定できる。 ・凍結・融解胚移植の実施に当たっては，胚の融解等の前処置を適切に実施する。なお，前処置に係る費用は所定点数に含まれ，別に算定できない。 ・当該患者及びそのパートナーに係る胚移植術の実施回数の合計について，レセプトの摘要欄に記載する。 ・アシステッドハッチングは，過去の胚移植において妊娠不成功であったこと等により，医師が必要と認めた場合であって，妊娠率を向上させることを目的として実施した場合に算定する。その際，実施した医学的な理由をレセプトの摘要欄に記載する。 ・高濃度ヒアルロン酸含有培養液を用いた前処置は，過去の胚移植において妊娠不成功であったこと等により，医師が必要と認めた場合であって，妊娠率を向上させることを目的として実施した場合に算定する。その際，実施した医学的な理由をレセプトの摘要欄に記載する。
1　新鮮胚移植の場合	7500	●他							
2　凍結・融解胚移植の場合	12000	●他							
〈注〉アシステッドハッチングを実施した場合	+1000								
高濃度ヒアルロン酸含有培養液を用いた前処置を実施した場合	+1000								
子 宮 附 属 器									
K885　腟式卵巣嚢腫内容排除術	1350								
K885-2　経皮的卵巣嚢腫内容排除術	1860								・単房性の卵巣嚢腫を呈した1歳未満の患者に対して実施した場合に限り算定する。
K886　子宮附属器癒着剥離術（両側）									
1　開腹によるもの	13890							○	
2　腹腔鏡によるもの　◎	21370		4					○	
K887　卵巣部分切除術（腟式を含む）									
1　開腹によるもの	6150								
2　腹腔鏡によるもの　◎	18810		4						
K887-2　卵管結紮術（腟式を含む）（両側）									
1　開腹によるもの	4350								
2　腹腔鏡によるもの　◎	18810		4						
K887-3　卵管口切開術									
1　開腹によるもの	5220								
2　腹腔鏡によるもの　◎	18810		4						

◎，◯：K931超音波凝固切開装置等加算が算定できる手術（使用時には＋3000点）

手術

項　　目	点数	施設基準 ① 通則4	② 通則5	③ 1歳未満	④ 低体重・新生児	⑤ 頸部併施加算	⑥ 指ごと算定	⑦ 主従関係	算　定　要　件
K 887-4　腹腔鏡下多嚢胞性卵巣焼灼術 ◎	24130		4						
K 888　子宮附属器腫瘍摘出術（両側）									・性同一性障害の患者の場合は，届出した場合に限り算定可。
1　開腹によるもの	17080	●						○	
2　腹腔鏡によるもの ◎	25940	●	4					○	
K 888-2　卵管全摘除術，卵管腫瘤全摘除術，子宮卵管留血腫手術（両側）									
1　開腹によるもの	13960								
2　腹腔鏡によるもの ◎	25540		4						
K 889　子宮附属器悪性腫瘍手術（両側）◎	58500		2					○	
K 890　卵管形成手術（卵管・卵巣移植，卵管架橋等）	27380								
K 890-2　卵管鏡下卵管形成術	46410		2						・手術に伴う腹腔鏡検査等の費用は所定点数に含まれ，別に算定できない。
K 890-3　腹腔鏡下卵管形成術 ◎	46410		4						・K 890-3 は A 400 短手3の対象手術。
K 890-4　採卵術	3200	●	他						・施設基準を満たす場合，届出を要しない。 ・不妊症の患者又はそのパートナーが次のいずれかに該当する場合であって，当該患者及びそのパートナーから採取した卵子及び精子を用いて，受精卵を作成することを目的として治療計画に従って実施した場合に算定する。その際，いずれの状態に該当するかを診療報酬明細書の摘要欄に記載する。 　ア　卵管性不妊 　イ　男性不妊（閉塞性無精子症等） 　ウ　機能性不妊 　エ　人工授精等の一般不妊治療が無効であった場合 ・採卵術の実施前に，排卵誘発を目的として用いた薬剤の費用は別に算定できる。
〈注〉採取された卵子の数に応じて，次に掲げる点数をそれぞれ1回につき所定点数に加算する。 　イ　1個の場合 　ロ　2個から5個までの場合 　ハ　6個から9個までの場合 　ニ　10個以上の場合	+2400 +3600 +5500 +7200								
産　科　手　術（＊産科娩出術において双子の場合は帝王切開を除き1児ごとに所定点数を算定する）									
K 891　分娩時頸部切開術（縫合を含む）	3170								
K 892　骨盤位娩出術	3800								
K 893　吸引娩出術	2550								
K 894　鉗子娩出術									
1　低位（出口）鉗子	2700								
2　中位鉗子	4760								
K 895　会陰（陰門）切開及び縫合術（分娩時）	1710								
K 896　会陰（腟壁）裂創縫合術（分娩時）									
1　筋層に及ぶもの	1980								
2　肛門に及ぶもの	5560								
3　腟円蓋に及ぶもの	4320								
4　直腸裂創を伴うもの	8920								
K 897　頸管裂創縫合術（分娩時）	7060								
K 898　帝王切開術									・「1」緊急帝王切開は，母体及び胎児の状況により緊急に帝王切開となった場合に算定する。なお，「2」選択帝王切開を予定していた場合であっても，母体及び胎児の状態により緊急に帝王切開となった場合は「1」により算定する。
1　緊急帝王切開	22200							○	
2　選択帝王切開	20140							○	
〈注〉複雑な場合	+2000								・「複雑な場合」は，2000点を所定点数に加算する。「複雑な場合」とは以下に掲げるものをいう。 　ア　前置胎盤の合併を認める場合 　イ　32週未満の早産の場合 　ウ　胎児機能不全を認める場合 　エ　常位胎盤早期剥離を認める場合 　オ　開腹歴（腹腔・骨盤腔内手術の既往をいう）のある妊婦に対して実施する場合 　カ　多胎の場合

> K 898 帝王切開術にあたり，材料価格基準「別表Ⅱ」の「176 子宮用止血バルーンカテーテル」を用いた場合は，特定保険医療材料料を併せて算定できる。

項　　目	点数	算定要件
K 899　胎児縮小術（娩出術を含む）	3220	
K 900　臍帯還納術	1240	
K 900-2　脱垂肢整復術	1240	
K 901　子宮双手圧迫術（大動脈圧迫術を含む）	2950	・子宮双手圧迫術を実施した後，子宮用止血バルーンカテーテルを用いた止血を実施した場合は主たるもののみ算定する。

◎，○：K 931 超音波凝固切開装置等加算が算定できる手術（使用時には＋3000点）

手術

項　　目	点数	施設基準 ①通則4	②通則5	③1歳未満	④低体重・新生児	⑤頸部併施加算	⑥指ごと算定	⑦主従関係	算 定 要 件
K902　胎盤用手剥離術	2350								
K903　子宮破裂手術									
1　子宮全摘除を行うもの	29190								
2　子宮腟上部切断を行うもの	29190								
3　その他のもの	16130								
K904　妊娠子宮摘出術（ポロー手術）	33120								・ポロー手術はPorroによって始められた妊娠子宮の腟上部切断術をいい，妊娠子宮癌，妊娠子宮筋腫，子宮胎盤溢血症及び強度の前置胎盤等に応用される。
K905　子宮内反症整復手術（腟式，腹式）									
1　非観血的	390								
2　観血的	15490								
K906　子宮頸管縫縮術									・シロッカー法は，筋膜採取を含めて所定点数による。
1　マクドナルド法	2020								
2　シロッカー法又はラッシュ法	3090								
3　縫縮解除術（チューブ抜去術）	1800								
K907　胎児外回転術	800								・分娩時のみに限るものではないが，その効果が十分期待しうる時期に実施された場合に限り算定する。
K908　胎児内（双合）回転術	1190								
K909　流産手術									
1　妊娠11週までの場合									・K909は原則として，あらかじめ頸管拡張を行った場合であってもそれを別に算定することなく，本区分の所定点数のみで算定する。
イ　手動真空吸引法によるもの	4000								・人工妊娠中絶のために必要があって，K898帝王切開術，K877子宮全摘術又はK876子宮腟上部切断術を実施した場合は，K909ではなくそれぞれの所定点数により算定する。
ロ　その他のもの	2000								
2　妊娠11週を超え妊娠21週までの場合	5110								・妊娠満22週以上の中絶は，K909で算定せず，実際に行った分娩誘導又は産科手術の術式で算定する。
K909-2　子宮内容除去術（不全流産）	1980								
K910-2　内視鏡的胎盤吻合血管レーザー焼灼術	40000	●							・双胎間輸血症候群と診断された患者に対して，双胎間輸血症候群の十分な経験を有する医師の下で行われた場合に算定する。
K910-3　胎児胸腔・羊水腔シャント術（一連につき）	11880	●							・胎児胸水に対し，胎児胸水排出用シャントを用いて胸水を羊水腔に持続的に排出した場合に，一連につき1回に限り算定する。なお，使用した胎児胸水排出用シャントの費用は所定点数に含まれる。 ・手術に伴う画像診断及び検査の費用は算定しない。
K910-4　無心体双胎焼灼術（一連につき）	40000	●							・手術に伴う画像診断及び検査の費用は算定しない。 ・無心体双胎に対するラジオ波焼灼術は，無心体双胎に対する十分な経験を有する医師の下で行われた場合に算定する。
K910-5　胎児輸血術（一連につき）	13880	●							・手術に伴う画像診断及び検査の費用は算定しない。 ・臍帯穿刺の費用は，所定点数に含まれる。 ・胎児輸血術は，貧血又は血小板減少が疑われる胎児に対して，超音波ガイド下に母体経皮経腹的に子宮内の臍帯血管を穿刺し，輸血を行った場合に算定する。 ・「一連」とは，治療の対象疾患に対して所期の目的を達するまでに行う一連の治療過程をいう。また，数日の間隔をおいて一連の治療過程にある数回の胎児輸血を行う場合は，1回のみ所定点数を算定する。 ・胎児血の採取に係る費用は，所定点数に含まれる。
K910-6　臍帯穿刺	3800	●							・手術に伴う画像診断及び検査の費用は算定しない。
K911　胞状奇胎除去術	4120								
K912　異所性妊娠手術									・外妊破裂を起こさなかった場合も算定できる。
1　開腹によるもの	14110							○	
2　腹腔鏡によるもの　　◎	22950		4					○	
K913　新生児仮死蘇生術									
1　仮死第1度のもの	1010				○				
2　仮死第2度のもの	2700				○				
その他									
K913-2　性腺摘出術									・停留精巣又は性分化異常症等により性腺等を摘出した場合に算定する。
1　開腹によるもの	6280								

◎，◎：K931超音波凝固切開装置等加算が算定できる手術（使用時には＋3000点）

手術

項　　目	点数	施設基準			④低体重・新生児	⑤頸部併施加算	⑥指ごと算定	⑦主従関係	算　定　要　件
		①通則4	②通則5	③1歳未満					
2　腹腔鏡によるもの　◎	18590		4						

第13款　手術等管理料

項　　目	点数	施設基準			④低体重・新生児	⑤頸部併施加算	⑥指ごと算定	⑦主従関係	算　定　要　件
		①通則4	②通則5	③1歳未満					
K914　脳死臓器提供管理料	40000								・「臓器の移植に関する法律」に基づいて行われた場合に，移植を行った医療機関側で算定できる。 ・脳死後，臓器提供者の身体に対して行われる処置，検査，医学的管理，看護，院内のコーディネート，薬剤及び材料の使用，採取対象臓器の評価，臓器を採取する際の術中全身管理に係る費用等は所定点数に含まれる。 ・脳死臓器提供管理料は，下記の①〜⑨が算定できる場合に限り算定する。 ①K514-4 同種死体肺移植術 ②K605-2 同種心移植術 ③K605-4 同種心肺移植術 ④K697-7 同種死体肝移植術 ⑤K709-3 同種死体膵移植術 ⑥K709-5 同種死体膵腎移植術 ⑦K709-6 同種死体膵島移植術 ⑧K716-6 同種死体小腸移植術 ⑨K780 同種死体腎移植術 ・通則「10」〜「12」の加算は適用できない。
K915　生体臓器提供管理料	5000								・K915には，採取対象臓器の評価や生体から臓器を採取する際の術中全身管理をはじめとする臓器提供者の安全管理等に係る費用が含まれる。 ・K915は，移植を行った医療機関において算定する。 ・下記の①〜④が算定できる場合に限り算定する。 ①K514-6 生体部分肺移植術 ②K697-5 生体部分肝移植術 ③K716-4 生体部分小腸移植術 ④K780-2 生体腎移植術 ・通則「8」及び「10」〜「12」の加算は適用できない。
K916　体外式膜型人工肺管理料（1日につき）									・急性呼吸不全又は慢性呼吸不全の急性増悪であって人工呼吸器で対応できない患者に，体外式膜型人工肺（ECMO）を用いて呼吸管理を行った場合に算定可（K601-2 体外式膜型人工肺を算定する場合に限る）。
1　7日目まで	4500	●							
2　8日目以降14日目まで	4000	●							
3　15日目以降	3000	●							
〈注〉導入時加算	+5000								
K917　体外受精・顕微授精管理料									・施設基準を満たす場合，届出を要しない。 ・不妊症の患者又はそのパートナーが次のいずれかに該当する場合であって，当該患者及びパートナーから採取した卵子及び精子を用いて，受精卵作成を目的として，体外受精又は顕微授精及び必要な医学管理を行った場合に算定する。その際，いずれの状態に該当するかをレセプト摘要欄に記載する。 ア　卵管性不妊 イ　男性不妊（閉塞性無精子症等） ウ　機能性不妊 エ　人工授精等の一般不妊治療が無効であった場合 ・体外受精と医学管理を行った場合は「1」により算定し，顕微授精と医学管理を行った場合は，顕微授精を実施した卵子の個数に応じて「2」の「イ」から「ニ」までのいずれかにより算定する。その際，当該管理を開始した年月日及び顕微授精を実施した卵子の個数をレセプト摘要欄に記載する。 ・体外受精又は顕微授精の実施に当たっては，密度勾配遠心法，連続密度勾配法又はスイムアップ法等により，また凍結精子を用いた体外受精又は顕微授精
1　体外受精	3200	●	他						
2　顕微授精									
イ　1個の場合	3800	●	他						
ロ　2個から5個までの場合	5800	●	他						
ハ　6個から9個までの場合	9000	●	他						
ニ　10個以上の場合	11800	●	他						
〈注1〉体外受精及び顕微授精を同時に実施した場合，1の所定点数の100分の50に相当する点数及び2の所定点数を合算した点数により算定する。									
〈注2〉卵子調整加算	+1000								
〈注3〉新鮮精子加算	+1000								

◎，◯：K931超音波凝固切開装置等加算が算定できる手術（使用時には＋3000点）

手術

項　　目	点数	施設基準 ① 通則4	施設基準 ② 通則5	③ 1歳未満	④ 低体重・新生児	⑤ 頸部併施加算	⑥ 指ごと算定	⑦ 主従関係	算　定　要　件
									・の実施に当たっては，精子の融解等により，精子の前処置を適切に実施する。なお，前処置に係る費用は所定点数に含まれ，別に算定できない。
									・体外受精又は顕微授精の実施に当たり，未成熟の卵子を用いる場合には，卵子を成熟させるための前処置を適切に実施する。なお前処置に係る費用は所定点数に含まれ，別に算定できない。
									・体外受精又は顕微授精の実施前の卵子又は精子の凍結保存に係る費用は，所定点数に含まれる。
									・体外受精と顕微授精を同時に実施する場合，その医学的な理由を，レセプト摘要欄に記載する。
									・「注2」の卵子調整加算は，顕微授精における受精障害の既往があること等により，医師が必要と認め，受精卵作成の成功率を向上させることを目的として実施した場合に算定する。その際，実施した医学的な理由を診療録及びレセプト摘要欄に記載する。
									・「注3」の新鮮精子加算は，当日採取した精子を凍結せずに体外受精又は顕微授精に利用した場合に算定する。当該加算は，K 917-5 精子凍結保存管理料と併算定できない。
									・本管理料について，「通則8」及び「通則10」から「通則12」までの加算は適用できない。
K 917-2　受精卵・胚培養管理料									・施設基準を満たす場合，届出を要しない。
1　1個の場合	4500	●	他						・不妊症患者に，体外受精や顕微授精で作成された受精卵から初期胚又は胚盤胞を作成することを目的に受精卵と胚の培養，医学管理を行った場合に算定。
2　2個から5個までの場合	6000	●	他						・「注」については，作成された初期胚のうち，胚盤胞の作成を目的として管理を実施したものの数に応じて算定する。その際，当該管理の具体的な内容，当該管理を実施した初期胚の数及び当該管理を開始した年月日をレセプト摘要欄に記載する。
3　6個から9個までの場合	8400	●	他						・受精卵・胚培養管理料には，受精卵及び胚の培養に用いる培養液の費用その他の培養環境の管理に係る費用等が含まれる。
4　10個以上の場合	10500	●	他						
〈注〉胚盤胞の作成を目的として管理を行った胚の数に応じ，次の点数をそれぞれ1回につき加算する。									
イ　1個の場合	+1500								
ロ　2個から5個までの場合	+2000								
ハ　6個から9個までの場合	+2500								
ニ　10個以上の場合	+3000								
K 917-3　胚凍結保存管理料									・施設基準を満たす場合，届出を要しない。
1　胚凍結保存管理料（導入時）									・不妊症患者に，凍結・融解胚移植を目的として，初期胚又は胚盤胞の凍結保存，医学管理を行った場合に算定。「1」は，初期胚又は胚盤胞の凍結保存を開始した場合に凍結する初期胚又は胚盤胞の数に応じて算定する。「2」は胚盤胞の凍結保存開始から1年が経過して凍結保存に係る維持管理を行った場合に1年に1回算定する。
イ　1個の場合	5000	●	他						
ロ　2個から5個までの場合	7000	●	他						
ハ　6個から9個までの場合	10200	●	他						
ニ　10個以上の場合	13000	●	他						
2　胚凍結保存維持管理料	3500								
K 917-4　採取精子調整管理料	5000	●							・施設基準を満たす場合，届出を要しない。
									・不妊症の患者又はそのパートナーからK 838-2 精巣内精子採取術によって採取された精子を用いて，体外受精・顕微授精を実施するために採取した組織の細断又は精子の探索若しくは採取等を実施することを評価したものであり，当該手術後初めてK 917-5 精子凍結保存管理料の「1」の「イ」を算定する場合に算定する。
									・当該管理料について，「通則8」及び「通則10」から「通則12」までの加算は適用できない。
K 917-5　精子凍結保存管理料									・「1」は，精子の凍結保存を開始した場合に算定し，「2」は精子の凍結保存の開始から1年を経過した場合に凍結精子の保存に係る維持管理を行った場合に，1年に1回に限り算定する。
1　精子凍結保存管理料（導入時）									・施設基準を満たす場合，届出を要しない。
イ　精巣内精子採取術で採取された精子を凍結する場合	1500	●							
ロ　イ以外の場合	1000	●							
2　精子凍結保存維持管理料	700	●							

手術

輸　　血　⑤

輸血とは，手術の際，多量に血液を必要とする場合や，病状によって必要な場合に血液を体内に注入することです。

A．輸血料算定の決まり事

・輸血料は**単独**（手術を伴わなくとも）でも**算定**できます。
・輸血料は，医師が患者（その家族）に対して輸血の必要性・危険性等について，**文書により説明**を行い患者側の**署名・押印**があった場合算定できます。ただし緊急事態の場合は事後でも差し支えません。
・輸血料には時間外・休日・深夜の加算はありません。
・輸血後，移植片対宿主病予防のために輸血用血液に対して放射線照射（血液照射）を行った場合は**400mL** ごとまたは**端数を増すごとに M 005 血液照射（110 点）**を算定します（実際に輸血を行った1日当たりの輸血量についてのみ算定する）。
・輸血量の算定単位は自家採血輸血，保存血液輸血，自己血輸血及び希釈式自己血輸血は，200mL を単位とし，200 mL 又はその端数を増すごとに所定点数を算定する。
・6 歳未満の患者に自己血輸血を行った場合は，体重 1kg につき 4mL を単位とし，4mL 又はその端数を増すごとに所定点数を算定する。
・輸血の1回目とは，一連の輸血において「**最初の200mLの輸血**」をいい，2回目とはそれ以降の輸血をいいます。

【輸血量に対する手技料一覧】										
〈自家採血輸血〉										
	200mL	400mL	600mL	800mL	1000mL	1200mL	1400mL	1600mL	1800mL	2000mL
1回目	750	1400	2050	2700	3350	4000	4650	5300	5950	6600
2回目以降	650	1300	1950	2600	3250	3900	4550	5200	5850	6500
〈保存血液輸血〉										
	200mL	400mL	600mL	800mL	1000mL	1200mL	1400mL	1600mL	1800mL	2000mL
1回目	450	800	1150	1500	1850	2200	2550	2900	3250	3600
2回目以降	350	700	1050	1400	1750	2100	2450	2800	3150	3500
〈自己血貯血 6 歳以上〉										
	200mL	400mL	600mL	800mL	1000mL	1200mL	1400mL	1600mL	1800mL	2000mL
液状保存	250	500	750	1000	1250	1500	1750	2000	2250	2500
凍結保存	500	1000	1500	2000	2500	3000	3500	4000	4500	5000
6 歳未満は体重 1kg につき 4mL ごと 液状保存 250 点，凍結保存 500 点										
〈自己血輸血 6 歳以上〉										
	200mL	400mL	600mL	800mL	1000mL	1200mL	1400mL	1600mL	1800mL	2000mL
液状保存	750	1500	2250	3000	3750	4500	5250	6000	6750	7500
凍結保存	1500	3000	4500	6000	7500	9000	10500	12000	13500	15000
6 歳未満は体重 1kg につき 4mL ごと 液状保存 750 点，凍結保存 1500 点										
〈希釈式自己血輸血 6 歳以上〉										
	200mL	400mL	600mL	800mL	1000mL	1200mL	1400mL	1600mL	1800mL	2000mL
	1000	2000	3000	4000	5000	6000	7000	8000	9000	10000
6 歳未満は体重 1kg につき 4mL ごとに 1000 点										
〈交換輸血〉										
1回につき	5250									

手術

㊙試験対策　輸血料の計算手順

●輸血料の算定のしかた

手順①　**輸血の方法と輸血量を確認する。**

・自家採血
・保存血液　→
・自己血貯血
・自己血輸血
・希釈式自己血輸血
・交換輸血

保存血輸血手技料表

保存血 mL	200	400	600	800	1000	1200	1400	1600	1800	2000
1回目	450 点	800	1150	1500	1850	2200	2550	2900	3250	3600
2回目以降	350 点	700	1050	1400	1750	2100	2450	2800	3150	3500

＋

手順②　**血液交叉試験は何回するか確認する**　…………………30 点／1 回

手順③　**間接クームスは何回するか確認する**　…………………47 点／1 回

又は，コンピュータクロスマッチ
30 点／1 回
（血液交叉試験加算及び間接クームス検査加算は算定できない）

＋

手順④　**血液型**（ABO・Rh 方式）**検査**はあるのか確認する…54 点

＋

手順⑤　**不規則抗体検査**を実施したか確認する　………………197 点／月 1 回（一般）

＋

手順⑥　**乳幼児加算**（6 歳未満）があるのか確認する…………26 点

＋

手順⑦　**その他の加算**があるのか確認する

HLA 型クラスⅠ（A，B，C）検査………1000 点／一連につき
HLA 型クラスⅡ（DR，DQ，DP）検査…1400 点／一連につき
血小板洗浄術を実施した場合　………… 580 点

輸血料　（①＋②＋③＋④＋⑤＋⑥＋⑦）

手順⑧　**血液料**

㊙　薬剤料（K940）・特定保険医療材料料（K950）の計算手順

$$輸血の薬剤料 = \frac{1回の手術で使用したすべての薬剤の合計金額}{10} = \boxed{} 点 →$$
（端数を五捨五超入）
（＊1 点以下は算定不可）

(1)　使用薬剤の合計金額が **15 円以下**の場合：薬剤料を算定しない。

(2)　使用薬剤の合計金額が **15 円超**の場合

　　　　①**使用薬価÷10**

　　　　②小数点以下端数処理　**0.5 以下→小数点以下切捨て**　　**0.5 超→小数点以下切上げ**

　　　　例）使用薬価 25 円→ 25.0÷10＝2.5 …2 点　　25.1 円→ 25.1÷10＝2.51 …3 点

　手術に使用した外皮用殺菌剤は算定できないため，使用薬剤の計算には合算させないこと。

〈注意点〉

(1)　輸血に使用した血液は薬剤と同様の扱いである。

(2)　輸血時に補液の注入を併せて行った場合の補液薬剤は㉝コードで点滴注射と同様の扱いで算定するが，手術に伴う注射の手技料は算定できない。

$$輸血の特定保険医療材料料 = \frac{材料の価格×使用量}{10} = \boxed{} 点$$
（端数は四捨五入）

　通常使用されるチューブ，縫合糸等は所定点数に含まれており，別に算定できない。

手術

B．算定例

カルテ記載例)
保存血輸血 800mL を行う（人全血液 -LR「日赤」400mL 献血由来　2 袋使用）
血液型検査（ABO・Rh 型）／血液交叉試験　2 回実施／間接クームス　2 回実施／不規則抗体検査実施

手順①	保存血 800mL の輸血手技料	1500 点	← p. 428〈保存血液輸血〉表より800mLの手技料を選ぶ
手順②	血液交叉試験 2 回（30×2）	60 点	自家採血を使用する場合は提供者ごとに，保存血を使用する場合は血液バック(袋)1 パックごとに算定する。
手順③	間接クームス試験 2 回（47×2）	94 点	
手順④	血液型検査をした	54 点	
手順⑤	不規則抗体検査をした	197 点	
手順⑥	年齢加算		← 今回算定に該当しないものは空白にしておく
手順⑦	その他加算		
	合計点数	1905 点	
手順⑧	**血液料**	3340 点	← 血液代金…… 薬価 × 使用数 ÷ 10　(16700 円 × 2 袋＝33400 円) ÷10

血液代金　16700 円　← p. 431〈参考：血液製剤価格表〉から探す
使用血液の合計金額　33400 円　← 16700 円× 2 袋＝33400 円
金額を**点数**に直す……**血液代金÷10**＝ [　　] 点（**端数は五捨五超入**）
（33400 円 ÷ 10＝3340 点）

C．レセプトの書き方

例 1）　輸血を実施した場合

薬剤欄に合計するもの：薬剤料・血液料・特定保険医療材料料・フィルム料（特定保険医療材料料・フィルム料を手技料と合算するやり方もある。どちらでも可）

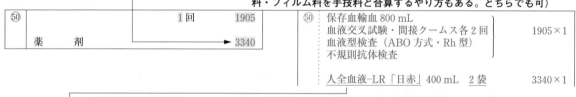

(50)		1 回	1905
	薬　　剤		3340

(50)	保存血輸血 800 mL 血液交叉試験・間接クームス各 2 回 血液型検査（ABO 方式・Rh 型） 不規則抗体検査	1905×1
	人全血液-LR「日赤」400 mL　2 袋	3340×1

↓〈血液製剤価格表参照〉

400 mL　1 袋 16700 円
200 mL　1 袋　8350 円

$\frac{\text{血液価格}}{10}$ = [　　] 点
（端数は五捨五超入）

⇧「摘要欄」
・輸血にあたって使用した生血，自己血，保存血の別に，1 日の使用量等を記載する。
・使用した血液の総量並びに薬剤について，その薬品名，使用量の内訳及び加算点数を記載する。
・血液交叉試験等の加算を行った場合は，その旨を記載する。
・自己血貯血を行った場合は，貯血量，手術予定日，6 歳未満の患者に対して自己血貯血を行った場合は，患者の体重を，それぞれ記載する。

参考 血液製剤の種類と価格一覧

種別・用途	製剤名（銘柄名）	規　格		薬価（円）	照射済の薬価（円）
全血製剤 ●保存温度：2〜6℃ ●有効期間：採血後 21 日間 大量出血などすべての成分が不足する状態で，赤血球と血漿の同時補給を要する場合に使用される。	人全血液-LR「日赤」	200mL 献血由来 400mL 献血由来		8350 16700	9084 18164
赤血球製剤 ●保存温度：2〜6℃ ●有効期間：採血後 21 日間 出血および赤血球が不足する状態，またはその機能低下による酸素欠乏のある場合に使用される。	赤血球液-LR「日赤」	血液 200mL 由来 血液 400mL 由来	1 袋 1 袋	8597 17194	9067 18132
	解凍赤血球液-LR「日赤」	血液 200mL 由来 血液 400mL 由来	1 袋 1 袋	15965 31930	16379 32757
	洗浄赤血球液-LR「日赤」	200mL 400mL	1 袋 1 袋	9684 19369	10261 20522
	合成血液-LR「日赤」	血液 200mL 由来 血液 400mL 由来	1 袋 1 袋	13788 27575	14364 28727
血小板製剤 ●保存温度：20〜24℃ ●有効期間：採血後 4 日間 ●要振とう 血小板数の減少またはその機能低下による出血ないし出血傾向のある場合に使用される。	濃厚血小板-LR「日赤」	1 単位約 20mL 2 単位約 40mL 5 単位約 100mL 10 単位約 200mL 15 単位約 250mL 20 単位約 250mL	1 袋 1 袋 1 袋 1 袋 1 袋 1 袋	7984 15968 40796 81262 121881 162510	8060 16119 41038 81744 122604 163471
	濃厚血小板 HLA-LR「日赤」	10 単位約 200mL 15 単位約 250mL 20 単位約 250mL	1 袋 1 袋 1 袋	97438 146157 194875	98193 147103 195822
	照射洗浄血小板 HLA-LR「日赤」	10 単位約 200mL	1 袋	——	98193
	照射洗浄血小板-LR「日赤」	10 単位約 200mL	1 袋	——	81744
血漿製剤 ●保存温度：− 20℃以下 ●有効期間：採血後 1 年間 複数の血液凝固因子の欠乏による出血ないし出血傾向のある場合に使用される。	新鮮凍結血漿-LR「日赤」120 新鮮凍結血漿-LR「日赤」240 新鮮凍結血漿-LR「日赤」480	血液 200mL 由来 血液 400mL 由来 480mL	1 袋 1 袋 1 袋	9160 18322 24210	——

＊（放射線）照射済製剤の銘柄名には「照射…」が付されている（例「照射人全血液-LR」）。
＊**赤血球濃厚液-LR**」の最終容量は 200mL 由来は約 140mL，400mL 由来は約 280mL である。「新鮮凍結血漿—LR」の「120」は 120mL，「240」は 240mL，「480」は 480mL である。「解凍赤血球-LR」の最終容量は製剤により異なり 400mL 由来は約 163mL，同照射済 146mL の例がある。
＊**血漿製剤**（新鮮凍結血漿）は，注射の部で算定する。

手術

1 輸 血 料 一 覧 表

項　　　目	点数	算 定 要 件
K 920　輸血		・患者に一連（概ね1週間）の輸血につき1回，文書で説明を行う。1回目（最初の200mL）には，この説明料が含まれていると解釈すると理解しやすい。2回目とはそれ以外の輸血をいう。
1 **自家採血輸血**（200mLごとに）		
イ　1回目（最初の200mL）	750	
ロ　2回目以降	650	・輸血に伴う文書による説明が行われなかった場合には，輸血料は算定できない（すべての輸血が対象となる）。
2 **保存血液輸血**（200mLごとに）		・一連とは概ね1週間をさすが，再生不良性貧血，白血病等で反復して輸血が必要な場合はこの限りではない。
イ　1回目（最初の200mL）	450	
ロ　2回目以降	350	・輸血を行った場合はレセプト摘要欄に回数，点数，その他必要事項を記載する。
3 **自己血貯血**		・輸血に当たって使用した生血，自己血，保存血の別に1日の使用量及び原材料として使用した血液の総量並びに薬剤について，その薬剤名，使用量の内訳及び加算点数をレセプト摘要欄に記載する。
イ　6歳以上（200mLごとに）		
(1)　液状保存の場合	250	
(2)　凍結保存の場合	500	〔**輸血の種類と算定**〕（p. 428「輸血量に対する手技料一覧」参照）
ロ　6歳未満（体重1kgにつき4mLごとに）		1　**自家採血輸血**——生血（提供者から採血したばかりの血液）をすぐに輸血する方法。算定する単位としての血液量は，採血を行った量ではなく，実際に輸血を行った1日当たりの量で算定する。
(1)　液状保存の場合	250	
(2)　凍結保存の場合	500	2　**保存血液輸血**——献血などにより採取された血液を血液センター等でそれぞれの用途に合わせて使用できるようにし，それを医療機関が購入して輸血する一般的な輸血方法。輸血の注入量は，1日における保存血及び血液成分製剤（自家製造したものを除く）の実際に注入した総量または原材料として用いた血液の総量のうち，いずれか少ない量により算定する。
4 **自己血輸血**		
イ　6歳以上（200mLごとに）		
(1)　液状保存の場合	750	
(2)　凍結保存の場合	1500	〈例〉 200mLの血液から製造された30mLの血液成分製剤については，30mLとして算定し，200mLの血液から製造された230mLの保存血及び血液成分製剤は，200mLとして算定する。
ロ　6歳未満（体重1kgにつき4mLごとに）		3　**自己血貯血**——手術前に患者自身から採血して，血液を保存する方法。手術又はヒト骨髄由来間葉系幹細胞の投与を予定している患者から採血を行い，その血液を保存した場合に算定する。自己血貯血を行った場合は，貯血量，手術予定年月日，6歳未満の場合は患者の体重を「摘要欄」に記載する。
(1)　液状保存の場合	750	
(2)　凍結保存の場合	1500	
5 **希釈式自己血輸血**		4　**自己血輸血**——あらかじめ貯血しておいた自己血（自己血貯血）を手術時に輸血する方法。手術時及び手術後3日以内に輸血を行ったときに算定できる。ただし，自己血輸血を行わなかった場合には算定できない。
イ　6歳以上（200mLごとに）	1000	
ロ　6歳未満（体重1kgにつき4mLごとに）	1000	＊算定は，手術開始後に実際に輸血を行った1日当たりの量で算定する。なお，使用しなかった自己血は算定できない。
6 **交換輸血**（1回につき）	5250	・6歳未満に自己血輸血を行った場合は，体重1kgにつき4mLを単位とし，当該単位又はその端数を増すごとに所定点数を算定する（液状保存の場合は1単位当たり**750点**，凍結保存の場合1単位当たり**1500点**とする）。その場合は，患者の体重及び輸血量を「摘要欄」に記載する。
		〔自己血輸血（6歳未満）…1単位当り750点の計算例〕
		体重10kg，自己血輸血（液状保存）80mLを行う場合
		→体重1kg＝4mLであるから，体重10kgでは4×10＝40である。
		したがって80mL÷40＝2→2単位で計算する
		5　**希釈式自己血輸血**——手術を行う際，麻酔導入後から執刀までの間に自己血の採血を行った後に，採血量に見合った代用血液の輸液を行い，手術時に予め採血しておいた自己血を輸血する方法。算定単位としての血液量は，採血を行った量ではなく，手術開始後に実際に輸血を行った1日当たりの量である。使用しなかった自己血については算定できない。
		6　**交換輸血**——主に母子間の血液型の不適合（Rh因子不適合）の場合に，新生児期の高ビリルビン血症に対して行われ，新生児の循環血液のほぼ全量を輸血によって正常な血液と入れかえる方法。
〈注加算〉		
患者の血液型検査（ABO式及びRh式）実施	+54	・血液交叉試験または間接クームス検査の加算は，自家採血を使用する場合は供血者ごとに，保存血を使用する場合は血液バッグごとにそれぞれ算定する。
不規則抗体検査（月1回）原則	+197	→頻回に輸血を行った場合（週1回以上，当該月で3週以上にわたり行われるもの）にあっては，週1回に限り不規則抗体検査加算が算定できる。
HLA型クラスⅠ（A, B, C）（一連につき）	+1000	白血病（血小板数は概ね2万/mm³以下）又は再生不良性貧血（血小板数は概ね1万/mm³以下）の場合であって，抗HLA抗体のために血小板輸血に対して不応状態となり，かつ強い出血傾向を呈している患者に加算できる。
HLA型クラスⅡ（DR, DQ, DP）（一連につき）	+1400	
血液交叉試験加算（1回につき）	+30	→患者の血液と輸血用の血液を混ぜて安全を確認するもの。
間接クームス検査加算（1回につき）	+47	→血液中に特殊な抗体をもつ輸血副作用の経験者や血液疾患の患者などに行う。
コンピュータクロスマッチ加算（1回につき）	+30	→コンピュータクロスマッチを行った場合は，血液交叉試験加算及び間接クームス検査加算は算定できない。
乳幼児加算	+26	→6歳未満に対する乳幼児加算は輸血量にかかわらず26点を加算する。
血小板洗浄術加算	+580	→血小板輸血に伴って，血小板洗浄術を行った場合に加算する。

手術

項 目	点 数	算 定 要 件
K 920-2　輸血管理料 届（月1回）		・輸血管理料は，輸血療法の安全かつ適正な実施を推進する観点から施設基準適合の医療機関において輸血を行った場合，月1回を限度として算定する。
1　輸血管理料Ⅰ 輸管Ⅰ	220	・赤血球濃厚液（浮遊液を含む），血小板濃厚液もしくは自己血の輸血，または新鮮凍結血漿もしくはアルブミン製剤の輸注を行った場合に，月1回を限度として算定する。
〈注加算〉		・施設基準に適合している届出医療機関において，輸血製剤が適正に使用されている場合には，輸血適正使用加算として，所定点数に，「1」においては120点，「2」においては60点を加算する。
輸血適正使用加算届	+120	
貯血式自己血輸血管理体制加算届	+50	
2　輸血管理料Ⅱ 輸管Ⅱ	110	・貯血式自己血を実施した場合は，貯血式自己血輸血管理体制加算として，50点を所定点数に加算する。
〈注加算〉		・輸血管理料を算定した場合は，レセプト摘要欄に輸管Ⅰ又は輸管Ⅱと表示する。
輸血適正使用加算届	+60	【輸血適正使用加算の施設基準】
貯血式自己血輸血管理体制加算届	+50	(1)　新鮮凍結血漿（FFP）の使用量を赤血球濃厚液（MAP）の使用量で除した値が0.54（「2」は0.27）未満であること。

（右欄 続き）

【輸血適正使用加算の施設基準】
(1)　新鮮凍結血漿（FFP）の使用量を赤血球濃厚液（MAP）の使用量で除した値が0.54（「2」は0.27）未満であること。
(2)　アルブミン製剤の使用量を赤血球濃厚液（MAP）の使用量で除した値が2未満であること。

①：赤血球濃厚液(MAP)の使用量　②：新鮮凍結血漿(FFP)の全使用量
③：血漿交換療法における新鮮凍結血漿(FFP)の使用量　④：アルブミン製剤使用量
⑤：血漿交換療法におけるアルブミン製剤の使用量
【算出方法】
輸血管理料Ⅰの場合…（②-③／2）／①＝0.54未満，（④-⑤）／①＝2未満
輸血管理料Ⅱの場合…（②-③／2）／①＝0.27未満，（④-⑤）／①＝2未満

【輸血管理料Ⅰの施設基準】
①輸血部門に輸血業務全般に関する責任者として専任の常勤医師が配置されている。
②輸血部門に臨床検査技師が常時配置され，専従の常勤臨床検査技師が1名以上配置されている。
③輸血部門に輸血用血液製剤及びアルブミン製剤（加熱人血漿たん白を含む）の一元管理がなされている。
④ABO血液型，Rh（D）血液型，血液交叉試験又は間接Coombs検査，不規則抗体検査が常時実施できる体制が構築されている。
⑤輸血療法委員会が設置され年6回以上開催し，使用実態の報告と適正化の取組みがなされている。
⑥輸血前後の感染症検査の実施又は輸血前の検体の保存が行われ，輸血に係る副作用監視体制が構築されている。
⑦　⑤，⑥の血液製剤使用にあたり厚生労働省の指針を遵守し適正に実施されている。
【輸血管理料Ⅱの施設基準】
①輸血部門に輸血業務全般に責任を有する常勤医師が配置されている。
②輸血部門に専任の常勤臨床検査技師が1名以上配置されている。
③輸血部門に輸血用血液製剤の一元管理がなされている。
④輸血管理料Ⅰの施設基準の④～⑦まですべて満たしている。

項 目	点 数	算 定 要 件
K 921　造血幹細胞採取（一連につき）		・同種移植における造血幹細胞提供者又は自家移植を受ける者に係る造血幹細胞採取，組織適合性試験及び造血幹細胞測定の費用並びに造血幹細胞提供前後における健康管理等に係る費用は，所定点数に含まれる。
1　骨髄採取		・造血幹細胞採取に当たって薬剤を使用した場合は，薬剤の費用として，第4節に掲げる所定点数を加算する。
イ　同種移植の場合	21640	・K 921の「ロ」を行う場合は，K 922を行わなかった場合においても算定できる。
ロ　自家移植の場合	17440	・K 921の「イ」を行う場合は，K 922の「イ」を算定した場合に限り算定できる。
2　末梢血幹細胞採取		・骨髄採取に係る骨髄穿刺を行った場合は，D 404骨髄穿刺及びJ 011骨髄穿刺は別に算定できない。
イ　同種移植の場合	21640	
ロ　自家移植の場合	17440	
K 921-2　間葉系幹細胞採取（一連につき）	17440	・ヒト（自己）骨髄由来間葉系幹細胞の投与を予定している患者に対して，骨髄採取を行った場合に算定する。骨髄の採取に係る骨髄穿刺を行った場合，D 404骨髄穿刺及びJ 011骨髄穿刺の所定点数を別に算定できない。
K 921-3　末梢血単核球採取（一連につき）		・「1」の採取のみ行う場合は，アキシカブタゲン　シロルユーセル又はリソカブタゲン　マラルユーセルの投与を予定している患者へ末梢血単核球採取を行った場合，1人につき1回算定する。
		・「2」はチサゲンレクルユーセルの投与を予定している患者に対して，末梢血単核球採取を行った場合に患者1人につき1回に限り算定する。
1　採血のみを行う場合	14480	
2　採取，細胞調製及び凍結保存を行う場合	19410	

手術

項　　目	点　数	算　定　要　件
K 922　造血幹細胞移植　造		・同種移植を行った場合は，造血幹細胞採取のために要した提供者の療養上の費用（K 921 造血幹細胞採取，入院料等）を加算する。
1　骨髄移植		・同種移植の請求に当たっては，造血幹細胞移植者のレセプト摘要欄に造血幹細胞提供者の療養上の費用に係る合計点数を併せて記載するとともに，造血幹細胞提供者の療養に係る所定点数を記載したレセプトを添付する。
イ　同種移植の場合	66450	
ロ　自家移植の場合	25850	・造血幹細胞移植に当たって薬剤を使用した場合は，薬剤の費用として，第4節に掲げる所定点数を加算する。
2　末梢血幹細胞移植		・①造血幹細胞移植に当たって使用した輸血用バッグ及び輸血用針，②同種移植における造血幹細胞移植者に係る組織適合性試験の費用，③臍帯血移植に用いられた臍帯血に係る組織適合性試験の費用——は所定点数に含まれる。
イ　同種移植の場合	66450	
ロ　自家移植の場合	30850	・同種移植の対象疾患は，白血病，再生不良性貧血，骨髄異形成症候群，重症複合型免疫不全症等である。
3　臍帯血移植	66450	・自家骨髄移植，自家末梢血幹細胞移植の対象疾患は，化学療法や放射線療法に感受性のある白血病等の悪性腫瘍である。
〈注加算〉		・造血幹細胞採取（臍帯血移植を除く）を行う医師の派遣費用，採取した造血幹細胞の搬送費用については療養費として支給し，それらの額は移送費の算定方法により算定する。
乳幼児加算	+26	
抗 HLA 抗体検査加算	+4000	・移植に使用した臍帯血の保存施設から移植実施保険医療機関までの搬送費用は療養費として支給し，その額は移送費の算定方法に準じて算定する。
非血縁者間移植加算（「1」のイ，「2」のイのみ）	+10000	・造血幹細胞採取（臍帯血移植を除く）を行った医療機関と造血幹細胞移植を行った保険医療機関とが異なる場合の診療報酬の請求は，造血幹細胞移植を行った保険医療機関で行い，診療報酬の分配は相互の合議に委ねる。
コーディネート体制充実加算届（「1」のイ，「2」のイのみ）	+1500	・6歳未満の乳幼児の場合は，乳幼児加算 26 点を加算する。
		・抗 HLA 抗体検査を行う場合には，抗 HLA 抗体検査加算 4000 点を加算する。
		・「1」及び「2」の「同種移植の場合」において，非血縁者間移植を実施した場合は，非血縁者間移植加算 10000 点を加算する。
		・施設基準の届出医療機関において「1」及び「2」の同種移植を実施した場合は，コーディネート体制充実加算 1500 点を加算する。

〔造血幹細胞移植の種類と算定〕

造血幹細胞移植の種類		移植材料	移植材料の採取の費用	提供者の検査の費用
骨髄	①同種移植	骨髄	提供者に係る費用加算可	特定の感染症検査のみ加算可
	②自家移植	骨髄	K 921 の所定点数を算定	——
末梢血幹細胞	③同種移植	末梢血	提供者に係る費用加算可	特定の感染症検査のみ加算可
	④自家移植	末梢血	K 921 の所定点数を算定	——
⑤臍帯血移植		臍帯血	所定点数に含まれる	特定の感染症検査のみ加算可

項　　目	点　数	算　定　要　件
K 922-2　CAR 発現生 T 細胞投与（一連につき）	30850	・アキシカブタゲン シロルユーセル，リソカブタゲン マラルユーセル又はチサゲンレクルユーセルを投与した場合に患者1人につき1回に限り算定する。
〈注加算〉		・CAR 発現生 T 細胞投与に使用した輸血用バッグ及び輸血用針は所定点数に含まれる。
乳幼児加算	+26	・6歳未満の乳幼児の場合は，乳幼児加算として 26 点を加算する。
K 922-3　自己骨髄由来間葉系幹細胞投与（一連につき）	22280	・輸血用バッグ及び輸血用針は，所定点数に含まれる。 ・ヒト（自己）骨髄由来間葉系幹細胞を投与した場合に算定する。
K 923　術中術後自己血回収術（自己血回収器具によるもの）		・併施される手術の所定点数とは別に算定する。 ・使用した術中術後自己血回収セットの費用は所定点数に含まれる。
1　濃縮及び洗浄を行うもの	5500	・開心術及び大血管手術で出血量が 600mL 以上（12歳未満の患者は 10mL/kg）の場合並びにその他無菌的手術で出血量が 600mL 以上（12歳未満の患者は 10mL/kg）の場合（外傷及び悪性腫瘍の手術を除く。ただし，外傷のうち骨盤骨折，大腿骨骨折等の閉鎖骨折に対する手術では算定可）に，術中術後自己血回収術を算定する。
2　濾過を行うもの	3500	
		・術中術後自己血回収セットとは，術野から血液を回収して，濃縮及び洗浄を行い，又は濾過を行い，当該手術の際に患者の体内に戻す一連の器具をいう。
K 924　自己生体組織接着剤作成術届	4340	施設基準の届出医療機関において自己生体組織接着剤を用いた場合に算定する。 【自己生体組織接着剤作成術の施設基準】 (1)輸血部門において，輸血業務全般に関する責任を有する常勤医師を配置。 (2)輸血部門において，専任の常勤臨床検査技師1名以上配置。 (3)血液製剤使用にあたり「『輸血療法の実施に関する指針』『血液製剤の使用指針』の一部改正について」などを遵守し適正に実施されている。投与直前の検査値の把握に努め患者の病態を踏まえ適正に実施されていること。
K 924-2　自己クリオプレシピテート作製術（用手法）届	1760	・施設基準の届出医療機関において自己クリオプレシピテートを用いた場合に算定する。
K 924-3　同種クリオプレシピテート作製術届	600	・施設基準の届出医療機関において，同種クリオプレシピテートを用いた場合に算定する。

手術

麻　酔 ㊿

麻酔は一般的には神経を麻痺させ，患者の痛みを取り除くことをいいます。手術時などには薬剤を用い患者の体の一部又は全身の知覚・感覚を失わせることです。

A．麻酔料算定の決まり事

麻酔料＝①麻酔手技料（神経ブロック料手技料）＋②薬剤料＋③特定保険医療材料料

所定点数＋(注)の加算

材料価格÷10＝ □ 点（端数は四捨五入）

1回の手術に使用したすべての**麻酔薬剤**を合算する
前投薬・前投与・前処置に使用した薬剤も合計して算定する。

1)　同一の目的で2以上の麻酔（神経ブロック）を行ったとき

主たる麻酔料のみ算定します。使用した薬剤料はすべて合算し算定します。

ただし，「閉鎖循環式全身麻酔とその他の麻酔」を行った場合はその限りではありません。例えば，閉鎖循環式全身麻酔と硬膜外麻酔を併施した場合は，閉鎖循環式全身麻酔料に硬膜外麻酔併施加算を加算します。

2)　麻酔料に掲げられていない特殊な麻酔を行ったとき

麻酔料に掲げられていない特殊なものの麻酔料は，麻酔料に掲げられている麻酔のうちで最も近似する麻酔の各区分の所定点数により算定する。

3)　簡単な局所麻酔（表面麻酔・浸潤麻酔・簡単な伝達麻酔）

手技料はないので薬剤料のみ算定します。

4)　前投薬・前処置に使用した薬剤

前投薬（前投与）又は前処置に使用した薬剤は，麻酔薬剤に合算して薬剤料を算定します。

　　＊手術に際しての患者の精神的不安等を取り除くことで麻酔を容易に行うことを目的とするもの

5)　前処置と局所麻酔のみにより行われる麻酔

検査，画像診断，処置，手術に当たって，**麻酔が前処置（前投与）と局所麻酔のみによって行われる場合**は，麻酔の手技料は検査料，画像診断料，処置料，手術料に含まれます。ただし，薬剤料は算定できます。

6)　麻酔の際に使用する薬剤

各部の薬剤料の規定に基づき薬価基準の定めるところにより算定できます。

7)　未熟児，新生児，乳児，幼児に麻酔を行った場合

以下の**年齢加算**があります。

- 未熟児加算（出生時体重 2500g 未満で生後 90 日まで） ⎫
- 新生児加算（生後 27 日まで） ⎭ ＋(所定点数＋注加算)×2
- 乳　児加算（28 日目から 1 歳未満） …………………＋(所定点数＋注加算)×0.5
- 幼　児加算（1 歳以上 3 歳未満）……………………＋(所定点数＋注加算)×0.2

8)　時間外，休日，深夜に麻酔を行った場合

以下の**時間加算**があります。

- 時間外 ……………………＋(所定点数＋注加算)×0.4　→外来のみ（引き続き入院も算定可）
- 休日・深夜 ……………………＋(所定点数＋注加算)×0.8　→外来・入院

麻酔
放射

9)　酸素・窒素を使用した場合

酸素・窒素を使用した場合の加算，麻酔管理料は，年齢・時間の加算の対象にはなりません。

10)　偶発事故に対する処置

麻酔の術中に起こる偶発事故に対する処置（酸素吸入，人工呼吸）および注射（強心剤等）の費用は別に算定することができる。ただし，L 008 による麻酔の場合は J 024 酸素吸入，J 045 人工呼吸は算定できない。

㊙試験対策　麻酔料の計算手順

手順①　麻酔の所定点数（A）

手順②　注の加算（B）（※L 008 は別途算定）

手順③　年齢加算
- 未熟児の場合 [未]
- 新生児の場合 [新]　……（A＋B）×2
- 1 歳未満の場合 [乳]………（A＋B）×0.5
- 3 歳未満の場合 [幼]………（A＋B）×0.2

　　　（C）

手順④　時間外加算等
- 時　間　外 [外]………（A＋B）×0.4
- 休日・深夜 [休][深]……（A＋B）×0.8

　　　（D）

手順⑤　麻酔料の点数＝A＋B＋C＋D

㊙　薬剤料（L200）・特定保険医療材料料（L300）の計算手順

$$\text{麻酔の薬剤料}=\frac{\text{1 回の麻酔で使用したすべての薬剤の合計金額}}{10}=\square\ \text{点}$$

点→ 端数を五捨五超入 → 1 点以下は算定不可

⑴　使用薬剤の合計金額が **15 円以下**の場合：薬剤料を算定しない。

⑵　使用薬剤の合計金額が **15 円超**の場合

　①**使用薬価÷10**

　②小数点以下端数処理　**0.5 以下→小数点以下切捨て　0.5 超→小数点以下切上げ**

　　例）使用薬価 25 円→25.0÷10＝2.5 …2 点　25.1 円→ 25.1÷10＝2.51…3 点

前投薬（前投与）・前処置として使用された薬剤も合算する。

$$\text{麻酔の特定保険医療材料料}=\frac{\text{材料の価格×使用量}}{10}=\square\ \text{点}$$

（端数は四捨五入）

注射・麻酔系の特定保険医療材料として，「019 携帯型ディスポーザブル注入ポンプ」〔⑴化学療法用　3180 円，⑵標準型　3080 円，⑶ PCA 型　4270 円，⑷特殊型　3240 円〕等が告示されている。

B．レセプトの書き方

【記載例】

薬剤に合計するもの：薬剤料・特定保険医療材料料（特定保険医療材料料を手技料と合算するやり方もある。どちらでも可）

(50)	回	
	薬　　剤	

(50)	麻酔手技名（○日）	点数×回数
	麻酔薬剤	点数×回数
	（特定保険医療材料）	点数×回数

「前投薬・前投与・前処置」に書かれている薬剤は麻酔薬剤に合算して計算のこと

⇧「摘要欄」

- 麻酔の種類，麻酔日，回数及び点数を記載する。
- 処置・検査・画像診断に伴って行った場合は，当該処置・検査・画像診断の種類を記載する。
- 薬剤総量の薬価が 15 円を超える（麻酔に伴う前処置含む）場合は，使用した薬剤の薬名，規格単位（%，mL，mg 等）及び使用量を記載する（神経破壊剤については，薬価にかかわらず，記載する）。

例1)　●●●術を浸潤麻酔（局所麻酔）で行った場合

使用薬剤：●●●注射液 0.5%　5 mL　1 A　¥92

㊿		1回	420
	薬　　剤		9

㊿	●●●術（○日）	420×1
	●●●注射液 0.5%　5 mL　1 A	9×1

> 局所麻酔（表面麻酔・浸潤麻酔・簡単な伝達麻酔）は手技料なし

例2)　●●●術を脊椎麻酔（45分）で行った場合（時間外）

使用薬剤：アトロピン硫酸塩注射液　1 A　（前投薬）　¥95

●●●●●　3 mL　1 A　　¥280

㊿		2回	10178
	薬　　剤		37

㊿	●●●術（○日）㊐	8988×1
	脊椎麻酔　㊐	1190×1
	アトロピン硫酸塩　1 A	
	●●●●●　3 mL　1 A	37×1

> 前投薬の薬剤は，麻酔薬剤とし合算して算定する

＜時間外の計算式＞

脊椎麻酔料　＝　850＋（850×0.4）　＝　1190

例3)　●●●術を閉麻（3時間）＋硬膜外麻酔（腰部）で行った場合

使用薬剤：●●　1 A　（前投薬）

●●●●2%　2 mL

笑気ガス●●g

●●●●●●●1 mL

●●●●●　3 mL　1 A

酸素（大型ボンベ）650 リットル

＜計算式＞

閉麻（3時間）	＋	硬膜外麻酔（腰部）	＝	麻酔料
L 008「5」（p.440 参照）		（p.440 参照）		
6000＋600＋600		400＋200＋200		8000

㊿		3回	28736
	薬　　剤		558

㊿	●●●術（○日）	20700×1
	閉麻（3時間）（○日）	
	硬膜外麻酔（腰部）併施	8000×1
	●●　1 A	
	●●●●2%　2 mL	
	笑気ガス●●g	558×1
	●●●●●●●1 mL	
	●●●●●　3 mL　1 A	
	酸素（大型ボンベ）	
	（¥0.42×650 リットル×1.3÷10）	36×1

> 通常は複数の麻酔手技があっても主たる麻酔の手技料のみで算定する
> が，閉麻と他の麻酔の併施の場合は，必ず点数一覧表で確認のこと。

麻酔
放射

1　麻酔料一覧表

＊　年齢加算・時間加算は次のとおり。
　①　年齢加算
　　　未熟児加算（出生時体重 2500 g 未満で生後 90 日以内に加算）　困]…＋（所定点数＋注加算）×2
　　　新生児加算（生後 28 日未満に加算）（未熟児以外）　　　　　　新]…＋（所定点数＋注加算）×2
　　　乳児加算（生後 28 日目から 1 歳未満に加算）　　　　　　　　乳 …＋（所定点数＋注加算）×0.5
　　　幼児加算（満 1 歳から 3 歳未満に加算）　　　　　　　　　　幼 …＋（所定点数＋注加算）×0.2
　②　時間外加算等
　　　時間外（既に入院している患者は算定できない）　　　　　　　外…＋（所定点数＋注加算）×0.4
　　　休日・深夜（外来・入院とも算定可）　　　　　　　　　　　休 深…＋（所定点数＋注加算）×0.8

```
【麻酔料の計算のしかた】
　手順①　点数表から麻酔の所定点数（3歳以上の点数）を探す……　（A）
　手順②　点数表の注の加算があるか確認する……………………　（B）
　手順③　年齢加算があるか確認する　┌ 未熟児困，新生児新………（A＋B）×2　┐
　　　　　　　　　　　　　　　　　　│ 乳　児乳（1歳未満）……（A＋B）×0.5│（C）
　　　　　　　　　　　　　　　　　　└ 幼　児幼（3歳未満）……（A＋B）×0.2┘
　手順④　時間加算があるか確認する　┌ 時間外外（入院外）………（A＋B）×0.4┐
　　　　　　　　　　　　　　　　　　└ 休　日休，深　夜深………（A＋B）×0.8┘（D）
　　　　　　　　　　　　　　　麻酔の点数＝　A＋B＋C＋D
```

　注　ただし，表にある年齢別の点数は，時間内における点数です。時間等の加算も必要な場合は，上記「麻酔料の計算のしかた」にあてはめて計算を行ってください。

　　時間延長及び時間外等の加算がある場合には，下記の算定式に従って計算してください（重症ではない場合）。
　（例）　2歳児にL008閉鎖循環式全身麻酔を3時間，休日に行った場合の計算の仕方
　　　　手順1　L008「5」「ロ」3時間を計算する…6000＋（600＋600）＝7200
　　　　手順2　年齢加算をする（2歳児）……………7200×0.2＝1440
　　　　手順3　時間外等加算をする（休日）………7200×0.8＝5760
　　　　　　　　　　　　　　　　　　　　　　　合計 14400
　　これを式にすると，

所定点数	＋① 年齢加算	＋② 休日加算	＝ 麻酔点数
↓	↓	↓	
（6000＋1200）	＋〔（6000＋1200）×0.2〕	＋〔（6000＋1200）×0.8〕	＝ 14400 点

レセプト　｜ 50 ｜ 閉鎖循環式全身麻酔（3時間）幼困（○日）　　14400×1

┌＋（所定点数＋注加算）×0.2┐　┌＋（所定点数＋注加算）×0.5┐　┌＋（所定点数＋注加算）×2┐

項　目	3歳以上	3歳未満	1歳未満	新生児 未熟児	算 定 要 件	麻酔 管理料
L000　迷もう麻酔	31	37	47	93	・迷もう麻酔とは，吸入麻酔であり，実施時間が10分未満のものをいう。ガス麻酔器を使用する10分未満の麻酔は本区分で算定する。	——
L001　筋肉注射による全身麻酔，注腸による麻酔	120	144	180	360		——
L001-2　静脈麻酔					・静脈麻酔とは，静脈注射用麻酔剤を用いた全身麻酔であり，意識消失を伴うものをいう。	——
1　短時間のもの	120 （6歳未満）132	144	180	360	・「1」は検査，画像診断，処置，手術が行われた場合で，麻酔の実施時間が10分未満の場合に算定する。	
2　十分な体制で行われる長時間のもの（単純な場合）	600 （6歳未満）660	720	900	1800	・「2」及び「3」はL008のマスク又は気管内挿管による閉鎖循環式全身麻酔以外の静脈麻酔が，10分以上行われた場合に算定する。	
3　十分な体制で行われる長時間のもの（複雑な場合）	1100 （6歳未満）1210	1320	1650	3300	・「3」の複雑な場合とは，常勤麻酔科医が専従で麻酔を実施した場合をいう。2時間を超えた場合は，麻酔管理時間加算として100点を加算する。	
〈注加算〉 ・幼児加算 ・麻酔管理時間加算（「3」のみ実施時間が2時間を超えた場合）	+10/100 +100				・3歳以上6歳未満の幼児に対して静脈麻酔を行った場合は，幼児加算として，それぞれ所定点数の100分の10に相当する点数を加算する。	

麻酔
放射

＋（所定点数＋注加算）×0.2 ＋（所定点数＋注加算）×0.5 ＋（所定点数＋注加算）×2

項　　目	3歳以上	3歳未満	1歳未満	新生児未熟児	算　定　要　件	麻酔管理料
L002　硬膜外麻酔（2時間まで）					例）　硬膜外（腰部）2時間45分の場合（3歳以上） 1600点 2時間｜30分｜30分 800｜400｜400	麻管Ⅰ250又は麻管Ⅱ150
1　頸・胸部	1500	1800	2250	4500		
〈注加算〉麻酔管理時間加算	+750	+900	+1125	+2250		
2　腰部	800	960	1200	2400	【麻酔管理時間加算】実施時間が2時間を超える場合，30分又はその端数を増すごとに加算	麻管Ⅰ250又は麻管Ⅱ150
〈注加算〉麻酔管理時間加算	+400	+480	+600	+1200		
3　仙骨部	340	408	510	1020		
〈注加算〉麻酔管理時間加算	+170	+204	+255	+510		
・第12胸椎と第1腰椎の間より硬膜外針刺入した場合は「1」で算定する。 ・第5腰椎と第1仙骨の間より硬膜外針刺入した場合は「2」で算定する。						
L003　硬膜外麻酔後における局所麻酔剤の持続的注入（1日につき）（麻酔当日を除く）	80	96	120	240	・精密持続注入とは，自動注入ポンプを用いて1時間に10mL以下の速度で局所麻酔剤を注入するものをいう。	──
〈注加算〉精密持続注入加算〔精密持続注入を行った場合（1日につき）〕	+80	+96	+120	+240		
L004　脊椎麻酔（2時間まで）	850	1020	1275	2550	・実施時間は，くも膜下腔に局所麻酔剤を注入した時点を開始時間とし，当該手術等の終了した時点を終了時間として計算する。 【麻酔管理時間加算】実施時間が2時間を超えた場合，30分又はその端数を増すごとに加算	麻管Ⅰ250又は麻管Ⅱ150
〈注加算〉麻酔管理時間加算	+128	+154	+192	+384		
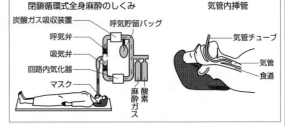 両側の腸骨稜を結ぶ線をヤコビー線といい，第4腰椎（L4）の棘突起を通る。ヤコビー線を目安に部位を定めて穿刺する。					例）脊椎麻酔2時間45分の場合（3歳以上） 1106点 2時間｜30分｜30分 850｜128｜128	
L005　上・下肢伝達麻酔	170	204	255	510		──
L006　球後麻酔及び顔面・頭頸部の伝達麻酔（瞬目麻酔及び眼輪筋内浸潤麻酔を含む）	150	180	225	450	・球後麻酔と顔面伝達麻酔を同時に行った場合は主たるもののみ。	──
L007　開放点滴式全身麻酔	310	372	465	930	・ガス麻酔器を使用する10分以上20分未満の麻酔はこれで算定する。	──
L008　マスク又は気管内挿管による閉鎖循環式全身麻酔					・ガス麻酔器を使用する閉鎖式・半閉鎖式等の全身麻酔を20分以上実施した場合は，これで算定する。	
㊟　以下「1」～「5」を複数用いて行われた場合は，麻酔時間の基本となる2時間についてはその点数の高い区分の麻酔時間から順に充当する。					閉鎖循環式全身麻酔のしくみ　気管内挿管 炭酸ガス吸収装置　呼気貯留バッグ　気管チューブ 呼気弁　気管　食道 吸気弁 回路内気化器 マスク　麻酔ガス　酸素	麻管Ⅰ1050又は麻管Ⅱ450

＋(所定点数＋注加算)×0.2	＋(所定点数＋注加算)×0.5	＋(所定点数＋注加算)×2

項　　目		3歳以上	3歳未満	1歳未満	新生児未熟児	算　定　要　件	麻酔管理料
1 低体温心臓手術など（2時間以内）						①人工心肺を用い低体温で行う心臓手術 ②低体温で行う K 552-2 冠動脈，大動脈バイパス移植術（人工心肺を使用しないもの） ③分離肺換気及び高頻度換気法が併施される麻酔 【麻酔管理時間加算】2時間を超えた場合，30分又はその端数を増すごとに加算	
	イ 麻酔困難患者 (注1)	24900	29880	37350	74700		
	ロ イ以外の場合	18200	21840	27300	54600		
〈注加算〉麻酔管理時間加算		+1800	+2160	+2700	+5400		
2 脳脊髄手術（坐位）など（2時間以内）						①坐位における脳脊髄手術 ②人工心肺を用いる心臓手術（低体温で行うものを除く） ③K 552-2 冠動脈，大動脈バイパス移植術（人工心肺を使用しないもの）（低体温で行うものを除く） ④低体温麻酔 ⑤分離肺換気による麻酔 ⑥高頻度換気法による麻酔 （「1」に掲げる場合を除く） 【麻酔管理時間加算】2時間を超えた場合，30分又はその端数を増すごとに加算	
	イ 麻酔困難患者 (注1)	16720	20064	25080	50160		
	ロ イ以外の場合	12190	14628	18285	36570		
〈注加算〉麻酔管理時間加算		+1200	+1440	+1800	+3600		
3 1, 2 以外の心臓手術など（2時間以内）						①「1」「2」以外の心臓手術が行われる場合 ②伏臥位で麻酔が行われる場合 （「1」「2」に掲げる場合を除く） 【麻酔管理時間加算】2時間を超えた場合，30分又はその端数を増すごとに加算	
	イ 麻酔困難患者 (注1)	12610	15132	18915	37830		
	ロ イ以外の場合	9170	11004	13755	27510		
〈注加算〉麻酔管理時間加算		+900	+1080	+1350	+2700		
4 腹腔鏡手術など（2時間以内）						①腹腔鏡を用いた手術又は検査が行われる場合 ②側臥位で麻酔が行われる場合 （「1」～「3」に掲げる場合を除く） 【麻酔管理時間加算】2時間を超えた場合，30分又はその端数を増すごとに加算	
	イ 麻酔困難患者 (注1)	9130	10956	13695	27390		
	ロ イ以外の場合	6610	7932	9915	19830		
〈注加算〉麻酔管理時間加算		+660	+792	+990	+1980		
5 その他（2時間以内）						【麻酔管理時間加算】2時間を超えた場合，30分又はその端数を増すごとに加算 例）閉鎖循環式全身麻酔2時間50分の場合（3歳以上） 7200点 2時間 6000｜30分 600｜30分 600	麻管 I 1050 又は 麻管 II 450
	イ 麻酔困難患者 (注1)	8300	9960	12450	24900		
	ロ イ以外の場合	6000	7200	9000	18000		
〈注加算〉麻酔管理時間加算		+600	+720	+900	+1800		
〈注加算〉**●硬膜外麻酔併施加算**						・硬膜外麻酔を併せて行った場合に上記「1」～「5」の所定点数に加算する。	
イ 頸・胸部		+750	+900	+1125	+2250		
ロ 腰部		+400	+480	+600	+1200		
ハ 仙骨部		+170	+204	+255	+510		
〈注加算〉**●麻酔管理時間加算**						・硬膜外麻酔併施加算を算定する場合において，硬膜外麻酔の実施時間が2時間を超えた場合，30分又はその端数を増すごとに加算	
イ 頸・胸部		+375	+450	+563	+1125		
ロ 腰部		+200	+240	+300	+600		
ハ 仙骨部		+85	+102	+128	+255		
〈注加算〉**●術中経食道心エコー連続監視加算**	①	+880	+1056	+1320	+2640	①心臓手術が行われる場合又は厚生労働大臣が定める麻酔が困難な患者のうち冠動脈疾患若しくは弁膜症のものに行われる場合に，術中に経食道心エコー法を行った場合に880点を加算する。 ②上記①において，弁膜症のものに対するカテーテルを用いた経皮的心臓手術を行った場合は1500点を加算する。	
	②	+1500	+1800	+2250	+4500		
〈注加算〉**●臓器移植術加算**（生体を除く）		+15250	+18300	+22875	+45750	・同種臓器移植術（生体を除く）の麻酔を行った場合は，臓器移植術加算として所定点数に15250点を加算する。	
〈注加算〉**●神経ブロック併施加算**						・「イ」を算定する場合は，硬膜外麻酔併施加算及び麻酔管理時間加算は算定できない。 ・神経ブロックを併せて行った場合は，「イ」は450点，「ロ」は45点を所定点数に加算する。	
イ 別に厚生労働大臣が定める患者に対して行う場合		+450	+540	+675	+1350		
ロ イ以外の場合		+45	+54	+68	+135		

(注1)　(p.442 参照)

麻酔放射

項　　　　　目	3歳以上	3歳未満	1歳未満	新生児未熟児	算 定 要 件	麻酔管理料
	＋(所定点数＋注加算)×0.2	＋(所定点数＋注加算)×0.5		＋(所定点数＋注加算)×2		
〈注加算〉 ●非侵襲的血行動態モニタリング加算	+500	+600	+750	+1500	・別に厚生労働大臣が定める麻酔が困難な患者について，腹腔鏡下手術（K 672-2 腹腔鏡下胆嚢摘出術及び K 718-2 腹腔鏡下虫垂切除術を除く）が行われる場合において，術中に非侵襲的血行動態モニタリングを実施した場合に，非侵襲的血行動態モニタリング加算として，500点を所定点数に加算する。	麻管Ⅰ 1050 又は 麻管Ⅱ 450
〈注加算〉 ●術中脳灌流モニタリング加算	+1000	+1200	+1500	+3000	・K 561 ステントグラフト内挿術（血管損傷以外の場合において胸部大動脈に限る）K 609 動脈血栓内膜摘出術（内頸動脈に限る），K 609-2 経皮的頸動脈ステント留置術又は人工心肺を用いる心臓血管手術において，術中に非侵略的に脳灌流のモニタリングを実施した場合に加算する。	
L 008-2　体温維持療法（1日につき） （3日を限度として）	12200	14640	18300	36600	・心肺蘇生後の患者又は頭部外傷患者（脳浮腫又は頭蓋内血腫を伴う Glasgow Coma Scale 8 点以下の患者。以下同）に対し直腸温36℃以下で24時間以上維持した場合に，開始日から3日間に限り算定する。ただし，頭部外傷患者は，一連の治療において脳脊髄圧モニタリングを行った場合にのみ算定できる。 ・重度脳障害患者（頭部外傷患者を除く）への治療的低体温の場合は算定できない。 ・必ずしも手術を伴わずとも算定できる。 ・中心静脈留置型経皮的体温調節装置システムを用いる場合，G 005-2 中心静脈注射用カテーテル挿入は所定点数に含まれ，別に算定できない。	－
〈注加算〉 ●体温維持迅速導入加算	+5000	+6000	+7500	+15000	・心肺蘇生中に咽頭冷却装置を使用して体温維持療法を開始した場合に，体温維持迅速導入加算として，5000 点を所定点数に加算する。	
L 008-3　経皮的体温調節療法 （一連につき）	5000	6000	7500	15000	・経皮的体温調節療法は，集中治療室等において，くも膜下出血，頭部外傷又は熱中症による急性重症脳障害を伴う発熱患者に対して，中心静脈留置型経皮的体温調節装置を用いて体温調節を行った場合に，一連につき1回に限り算定する。	－

L 009　麻酔管理料（Ⅰ）📋					常勤の麻酔科標榜医が麻酔を行った場合に算定する。	
1	L 002 硬膜外麻酔又は L 004 脊椎麻酔を行った場合　麻管Ⅰ	250　帝王切開術時麻酔加算は +700				①麻酔科標榜の届出医療機関にて，L 002 硬膜外麻酔，L 004 脊椎麻酔，L 008 マスク又は気管内挿管による閉鎖循環式全身麻酔を行った場合に算定する。 ②年齢，時間の加算はない。 ③帝王切開術を「1」で行った場合は，帝王切開術時麻酔加算として+700点する。 ④L 010 麻管Ⅱとの併算定はできない。	
2	L 008 マスク又は気管内挿管による閉鎖循環式全身麻酔を行った場合　麻管Ⅰ	1050				

> 1回の麻酔については，麻酔管理料（Ⅰ）と（Ⅱ）は併算定できないが，同一患者であっても2回以上の麻酔を行った場合は，各麻酔ごとに麻酔管理料（Ⅰ）又は（Ⅱ）を算定できる。

| 〈注加算〉
・長時間麻酔管理加算（L 008 の実施時間が8時間を超えた場合）
・周術期薬剤管理加算📋（「2」のみ加算） | +7500

+75 | | | | ・長時間麻酔管理加算の対象となるのは，K 017，K 020，K 136-2，K 142-2 の「1」，K 151-2，K 154-2，K 169 の「1」，K 172，K 175 の「2」，K 177，K 314 の「2」，K 379-2 の「2」，K 394 の「2」，K 395，K 403 の「2」，K 415 の「2」，K 514 の「9」，K 514-4，K 519，K 529 の「1」，K 529-2 の「1」，K 529-2 の「2」，K 552，K 553 の「3」，K 553-2 の「2」，K 553-2 の「3」，K 555 の「3」，K 558，K 560 の「1」のイから K 560 の「1」のハまで，K 560 の「2」，K 560 の「3」のイから K 560 の「3」のニまで，K 560 の「4」，K 560 の「5」，K 560-2 の「2」の二，K 567 の「3」，K 579-2 の「2」，K 580 の「2」，K 581 の「3」，K 582 の「2」，K 582 の「3」，K 583，K 584 の「2」，K 585，K 586 の「2」，K 587，K 592-2，K 605-2，K 605-4，K 610 の「1」，K 645，K 645-2，K 675 の「4」，K 675 の「5」，K 677-2 の「1」，K 695 の「4」から K 695 の「7」まで，K 697-5，K 697-7，K 703，K 704，K 801 の「1」，K 803 の「2」，K 803 の「4」及び K 803-2 である。
・「2」について，入院患者に対して薬剤師が病棟等で薬剤関連業務を実施している薬剤師等と連携して，周術期に必要な薬学的管理を行った場合，周術期薬剤管理加算を加算する。 | |

【麻管Ⅰ の施設基準】
①麻酔科を標榜している保険医療機関であること。
②常勤の麻酔に従事する医師（厚生労働大臣の許可を受けた「麻酔科標榜医」）が1名以上配置されていること。
③常勤の麻酔科標榜医により，麻酔の安全管理体制が確保されていること。

麻酔放射

＋（所定点数＋注加算）×0.2	＋（所定点数＋注加算）×0.5	＋（所定点数＋注加算）×2

項　　目	3歳以上	3歳未満	1歳未満	新生児未熟児	算　定　要　件	麻酔管理料
L010　麻酔管理料（Ⅱ） 届					・麻酔前後の診察を行い，担当医師が麻酔を行った場合に算定する。	
1　L002硬膜外麻酔又はL004脊椎麻酔を行った場合　　麻管Ⅱ	150				①麻酔科標榜の届出医療機関にて，L002硬膜外麻酔，L004脊椎麻酔，L008マスク又は気管内挿管による閉鎖循環式全身麻酔を行った場合に算定する。	
2　L008マスク又は気管内挿管による閉鎖循環式全身麻酔を行った場合　　麻管Ⅱ	450				②年齢，時間の加算はない。③L009麻管Ⅰとの併算定はできない。	
					1回の麻酔については，麻酔管理料（Ⅰ）と（Ⅱ）は併算定できないが，同一患者であっても2回以上の麻酔を行った場合は，各麻酔ごとに麻酔管理料（Ⅰ）又は（Ⅱ）を算定できる。	
〈注加算〉周術期薬剤管理加算　届（「2」のみ加算）	+75				・周術期薬剤管理加算の取扱いはL009麻酔管理料（Ⅰ）と同じ。	

【麻管Ⅱの施設基準】
①麻酔科を標榜している保険医療機関であること。
②常勤の麻酔科標榜医が5名以上配置されていること。なお，週3日以上常態として勤務しており，かつ，所定労働時間が週22時間以上の勤務を行っている麻酔科標榜医である非常勤医師を2名以上組み合せることにより，常勤医の勤務時間帯と同じ時間帯にこれらの非常勤医師が配置されている場合には，当該医師の実労働時間を常勤換算し常勤医師数に算入することができる。ただし，常勤医師数に算入することができるのは，常勤配置のうち，4名までに限る。
③常勤の麻酔科標榜医により，麻酔の安全管理体制が確保されていること。
④24時間緊急手術の麻酔に対応できる体制を有していること。
⑤麻酔科標榜医と麻酔科標榜医以外の医師が共同して麻酔を実施する体制が確保されていること。なお，ここでいう「麻酔科標榜医以外の医師」とは，当該保険医療機関において常態として週3日以上かつ週22時間以上の勤務を行っている医師であって，当該保険医療機関の常勤の麻酔科標榜医の指導の下に麻酔を担当するもの（以下この項において，単に「担当医師」という）をいう。
⑥担当医師が実施する麻酔中の患者の看護に係る適切な研修を修了した常勤看護師が実施する場合にあっては，当該研修を修了した専任の常勤看護師が1名以上配置されている。ここでいう「適切な研修」とは，保健師助産師看護師法第37条の2第2項第5号に規定する指定研修機関において行われる麻酔中の患者の看護に係る研修である。
⑦担当医師が実施する一部の行為を，⑥に規定する看護師が実施する場合にあっては，麻酔科標榜医又は担当医師と連携することが可能な体制が確保されている。

注1【厚生労働大臣が定める麻酔が困難な疾患】
①心不全　　②冠動脈疾患　　③弁膜症　　④不整脈　　⑤先天性心疾患　　⑥肺動脈性肺高血圧症　　⑦呼吸不全
⑧呼吸器疾患　　⑨糖尿病　　⑩腎不全　　⑪肝不全　　⑫血球減少　　⑬血液凝固異常　　⑭出血傾向
⑮敗血症　　⑯神経障害　　⑰BMIが35以上

麻酔
放射

2 神経ブロック料一覧表

〈神経ブロックについて〉

　神経ブロックは単に痛みを伝えている知覚神経を一時的に遮断するというだけではなく，疼痛によって二次的に起こっている運動神経や自律神経の異常興奮を抑制し，局部の代謝を改善させるもので，従来の中枢神経に作用する鎮痛剤とは意味の異なった治療効果をあげる方法です。

●疼痛管理に専門的知識をもった医師が行うべき技法です。

(1)　同一名称の神経ブロックを複数箇所に行った場合は，主たるもののみ算定します。
　　　2種類以上の神経ブロックを行った場合においても主たるもののみ算定します。

(2)　神経ブロックに先立って行われるX線透視や造影等に要する費用は，神経ブロックの所定点数に含まれ算定できません。

(3)　同一日に神経ブロックと同時に行われたトリガーポイント注射や神経幹内注射については，部位にかかわらず別に算定できません。

```
＊　年齢加算・時間加算は次のとおり。
　①　年齢加算
　　　未熟児加算（出生時体重2500g未満で生後90日以内に加算）    末）＋（所定点数＋注加算）×2
　　　新生児加算（生後28日未満に加算）                          新）
　　　乳児加算（生後28日目から1歳未満に加算）                   乳　＋（所定点数＋注加算）×0.5
　　　幼児加算（満1歳から3歳未満に加算）                        幼　＋（所定点数＋注加算）×0.2
　②　時間外加算等
　　　時間外（既に入院している患者は算定できない）              外　＋（所定点数＋注加算）×0.4
　　　休日・深夜（外来・入院とも算定可）                        休深 ＋（所定点数＋注加算）×0.8

　　⒩　表にある年齢別の点数は，時間内における所定点数によるものです。

　　時間外等に実施した場合には，下記の算定式に従って計算してください。
　　　　　ⓐ当該神経ブロックの所定点数をみつける
　　　　　ⓑ年齢加算の計算をする
　＋）ⓒ時間外等の加算の計算をする
　　　　　ⓐ＋ⓑ＋ⓒ＝神経ブロック料
```

	＋(所定点数＋注加算)×0.2	＋(所定点数＋注加算)×0.5	＋(所定点数＋注加算)×2	
項　　　目	3歳以上	3歳未満	1歳未満	新生児 未熟児	算 定 要 件

項　　　目	3歳以上	3歳未満	1歳未満	新生児 未熟児	算 定 要 件
L100　神経ブロック（局所麻酔剤又はボツリヌス毒素使用）					（L100とL101の共通事項）
1　トータルスパイナルブロック，三叉神経半月神経節ブロック，胸部交感神経節ブロック，腹腔神経叢ブロック，頸・胸部硬膜外ブロック，神経根ブロック，下腸間膜動脈神経叢ブロック，上下腹神経叢ブロック	1500	1800	2250	4500	・神経ブロックとは，疼痛管理の専門知識を持つ医師が行う手技。 ・原則として局所麻酔剤，ボツリヌス毒素もしくは神経破壊剤，高周波凝固法又はパルス高周波法を使用した場合に算定する。 ・同一神経ブロックにおいて，神経破壊剤，高周波凝固法又はパルス高周波法使用によるものは癌性疼痛を除き月1回に限り算定する。 ・同一名称の神経ブロックを複数カ所に行った場合や2種類以上の神経ブロックを行った場合は主たるもののみ算定する。
2　眼神経ブロック，上顎神経ブロック，下顎神経ブロック，舌咽神経ブロック，蝶形口蓋神経節ブロック，腰部硬膜外ブロック	800	960	1200	2400	
3　腰部交感神経節ブロック，くも膜下脊髄神経ブロック，ヒッチコック療法，腰神経叢ブロック	570	684	855	1710	
4　眼瞼痙攣，片側顔面痙攣，痙性斜頸，上肢痙縮又は下肢痙縮の治療目的でボツリヌス毒素を用いた場合	400	480	600	1200	・神経ブロックに先立って行われるエックス線透視や造影等に要する費用は別に算定できない。 ・同一日に神経ブロックと同時に行われたL104トリガーポイント注射やL102神経幹内注射については，部位にかかわらず算定できない。
5　星状神経節ブロック，仙骨部硬膜外ブロック，顔面神経ブロック	340	408	510	1020	
6　腕神経叢ブロック，おとがい神経ブロック，舌神経ブロック，迷走神経ブロック，副神経ブロック，横隔神経ブロック，深頸神経叢ブロック，眼窩上神経ブロック，眼窩下神経ブロック，滑車神経ブロック，耳介側頭神経ブロック，浅頸神経叢ブロック，肩甲背神経ブロック，肩甲上神経ブロック，外側大腿皮神経ブロック，閉鎖神経ブロック，不対神経節ブロック，前頭神経ブロック	170	204	255	510	

麻酔
放射

	＋（所定点数＋注加算）×0.2	＋（所定点数＋注加算）×0.5	＋（所定点数＋注加算）×2	

項　目	3歳以上	3歳未満	1歳未満	新生児 未熟児	算 定 要 件
7　頸・胸・腰傍脊椎神経ブロック，上喉頭神経ブロック，肋間神経ブロック，腸骨下腹神経ブロック，腸骨鼠径神経ブロック，大腿神経ブロック，坐骨神経ブロック，陰部神経ブロック，経仙骨孔神経ブロック，後頭神経ブロック，筋皮神経ブロック，正中神経ブロック，尺骨神経ブロック，腋窩神経ブロック，橈骨神経ブロック，仙腸関節枝神経ブロック，頸・胸・腰椎後枝内側枝神経ブロック，脊髄神経前枝神経ブロック	90	108	135	270	
注　上記以外の神経ブロック（局所麻酔剤又はボツリヌス毒素使用）は，L 102 の神経幹内注射で算定する					
L 101　神経ブロック（神経破壊剤，高周波凝固法又はパルス高周波法使用）					
1　下垂体ブロック，三叉神経半月神経節ブロック，腹腔神経叢ブロック，くも膜下脊髄神経ブロック，神経根ブロック，下腸間膜動脈神経叢ブロック，上下腹神経叢ブロック，腰神経叢ブロック	3000	3600	4500	9000	
2　胸・腰交感神経節ブロック，頸・胸・腰傍脊椎神経ブロック，眼神経ブロック，上顎神経ブロック，下顎神経ブロック，舌咽神経ブロック，蝶形口蓋神経節ブロック，顔面神経ブロック	1800	2160	2700	5400	三叉神経分布図　　　　　（左）
3　眼窩上神経ブロック，眼窩下神経ブロック，おとがい神経ブロック，舌神経ブロック，副神経ブロック，滑車神経ブロック，耳介側頭神経ブロック，閉鎖神経ブロック，不対神経節ブロック，前頭神経ブロック	800	960	1200	2400	
4　迷走神経ブロック，横隔神経ブロック，上喉頭神経ブロック，浅頸神経叢ブロック，肋間神経ブロック，腸骨下腹神経ブロック，腸骨鼠径神経ブロック，外側大腿皮神経ブロック，大腿神経ブロック，坐骨神経ブロック，陰部神経ブロック，経仙骨孔神経ブロック，後頭神経ブロック，仙腸関節枝神経ブロック，頸・胸・腰椎後枝内側枝神経ブロック，脊髄神経前枝神経ブロック	340	408	510	1020	
注　上記以外の神経ブロック（神経破壊剤，高周波凝固法又はパルス高周波法使用）は，L 102 の神経幹内注射で算定する					
L 102　神経幹内注射	25	30	38	75	・同一日に L 100，L 101 神経ブロックと同時に行われた場合は部位にかかわらず別に算定できない。
L 103　カテラン硬膜外注射	140	168	210	420	・刺入する部位にかかわらず所定点数を算定する。
L 104　トリガーポイント注射（1日につき）	70	84	105	210	・同一日に L 100，L 101 神経ブロックと同時に行われた場合は部位にかかわらず別に算定できない。 ・トリガーポイント注射は施行した回数・部位にかかわらず，1日につき1回算定する。 ・本手技料と L 102 神経幹内注射は同時に算定できない。
L 105　神経ブロックにおける麻酔剤の持続的注入（1日につき）（チューブ挿入当日を除く）	80	96	120	240	・「精密持続注入」とは，自動注入ポンプを用いて1時間に 10mL 以下の速度で麻酔剤を注入するものをいう。
〈注加算〉 精密持続注入加算（1日につき）	＋80	＋96	＋120	＋240	・精密持続注入加算は精密持続注入を行った場合に加算する。

麻酔 放射

放射線治療 ⑧⓪

　放射線治療とは，主に悪性腫瘍などの治療に用いられるもので，癌細胞などを縮小し消滅させることを目的とする治療のことです。画像診断でも使われるX線は放射線の一種ですが，物質の透過作用を利用し診断に役立てることを目的としていましたが，放射線治療は，X線やγ線（ガンマ線）等のもつ物資の破壊力を利用して治療することを目的とします。

A．放射線治療料算定の決まり事 ┌◎◎◎

放射線治療料＝「放射線治療管理・実施料」＋「特定保険医療材料」
（外来患者に対し行った場合は，外来管理加算は算定できない）

1）　点数表にない特殊な放射線治療の費用について
　　　放射線治療に掲げられていない特殊なものの費用は，最も近似する放射線治療の所定点数により算定する。

2）　小児放射線治療加算（年齢加算）について
　　　下記の年齢の患者に対してM 000からM 001-3まで及びM 002からM 004までに掲げる放射線治療を行った場合に，小児放射線治療加算として所定点数（注加算は除く）に新生児は100分の80，3歳未満（新生児除く）は100分の50，3歳以上6歳未満は100分の30，6歳以上15歳未満は100分の20を加算する。

年齢加算の対象	年齢区分	加算分
M 000～M 001-3 M 002～M 004	新生児	＋（所定点数×0.8）
	3歳未満（新生児除く）	＋（所定点数×0.5）
	3歳～6歳未満	＋（所定点数×0.3）
	6歳～15歳未満	＋（所定点数×0.2）

3）　放射線治療について
　　　主にX線，電子線を使います。これらは普通の光（可視光）に比べてエネルギーが高く，体の深部にまで入り込むため，直線加速器装置（ライナック）を使って腫瘍細胞に影響を与えて死滅させる働きをもっています。
　　　放射線を照射しても正常細胞は回復能力を持っていることから，正常細胞が回復するぎりぎりの放射線量をかけることで，正常細胞と癌細胞の回復力のちがいを最大限に生かすのが放射線治療です。
　　　癌の種類によって照射方法が違いますが，1日5分程度，1～8週間ほぼ毎日照射します。化学療法や手術と併用する場合もあります。
　　　技術革新に伴って，癌細胞にだけ照射できる確率が高くなり，治療効果も高まっています。

4）　放射線治療管理料について
・照射前にCT画像等で病巣を三次元的に確認し，どの部分にどれだけの量の放射線を，どの角度で，どれだけの深さで照射するかを計算して描写したもの（線量分布図）を作成し，シミュレーションを行い，放射線の最適なかけ方を決定した場合，算定するものです。
・M 001の「2」高エネルギー放射線治療，M 001の「3」強度変調放射線治療（IMRT）を行う際，放射線治療を専ら担当する常勤放射線治療医師により医学的管理が行われた場合は，M 000「注2」放射線治療専任加算（＋330点）を算定する（施設基準要届出）。また，放射線治療を必要とする悪性腫瘍の外来患者等に対して実施した場合は，M 000「注3」外来放射線治療加算（＋100点）を患者1人1日につき1回に限り，所定点数に加算する。

5）　放射線治療専任加算（330点）の施設基準
・放射線治療を専ら担当する常勤の医師（経験5年以上）及び放射線治療を専ら担当する常勤の診療放射線技師（経験5年以上）がそれぞれ1名以上いること。なお，常勤の医師・診療放射線技師は，外来放射線治療加算，遠隔放射線治療計画加算，1回線量増加加算，強度変調放射線治療（IMRT），画像誘導放射線治療加算，体外照射呼吸性移動対策加算，定位放射線治療，定位放射線治療呼吸性移動対策加算，粒子線治療，粒子線治療医

麻酔放射

学管理加算，ホウ素中性子捕捉療法，ホウ素中性子捕捉療法適応判定加算，ホウ素中性子捕捉療法医学管理加算，画像誘導密封小線源治療加算等に係る常勤の医師，診療放射線技師を兼任することができる。ただし，外来放射線診療料及び医療機器安全管理2における技術者との兼任はできない。

・当該管理を行うために必要な次の機器，施設を備えていること。
　ア　高エネルギー放射線治療装置
　イ　X線あるいはCTを用いた位置決め装置
　ウ　放射線治療計画システム

6)　外来放射線治療加算（100点）の施設基準

・放射線治療を専ら担当する常勤の医師（経験5年以上），放射線治療専任の常勤診療放射線技師（経験5年以上）がそれぞれ1名以上いること。
・ア～ウ（上記に同じ）
　エ　患者が休憩できるベッド等

7)　遠隔放射線治療計画加算（2000点）の施設基準

・放射線を標榜している保険医療機関であること
・当該治療を行うにつき必要な体制が整備されていること
・当該治療を行うにつき十分な機器及び施設を有していること
・放射線治療を担当する常勤の医師が配置されていることや，放射線治療を担当する常勤の診療放射線技師が2名以上配置されており，そのうち1名は放射線治療を専ら担当し，かつ5年以上の経験を有すること，直線加速器，治療計画用CT装置及び三次元放射線治療計画システムなどの機器及び施設を備えていることなどが必要となる。

㊙　特定保険医療材料料（M200）の計算手順

$$特定保険医療材料料 = \frac{材料の価格 \times 使用量}{10} = \boxed{}　点$$
（端数は四捨五入）

B．レセプトの書き方 ✎

例1)

⑧		回	合計点数	⑧	手技名のみ	点数×回数
	薬　　剤					

例2)

⑧		回		⑧	放管	
	薬　　剤					

→「放射線治療管理料」は略称と点数のみ記入

例3)

⑧		回		⑧	㹆　（照射部位）	点数×回数
	薬　　剤					

例4)

⑧		回		⑧	密封小線源治療　気アプ	点数×回数
	薬　　剤					

密封小線源治療で，気管・気管支用アプリケータを使用した場合は「摘要欄」に 気アプ
食道アプリケータを使用した場合は「摘要欄」に 食アプ と記入

1　放射線治療管理・実施料一覧表

項　目	略号	点数		算 定 要 件
M 000　放射線治療管理料	放管		分布図の作成1回につき1回 一連につき2回	・M 001 体外照射，M 004 の「1」外部照射，M 004 の「2」腔内照射，M 004 の「3」組織内照射による治療に対し，線量分布図（p.445, 4）に基づいた照射計画（三次元線量分布図を含む）をたてて，放射線照射を行った場合に，作成1回につき1回，一連につき2回に限り算定できる。ただし子宮頸癌の場合，一連につき4回まで。
1　1門照射，対向2門照射又は外部照射を行った場合		2700		
2　非対向2門照射，3門照射又は腔内照射を行った場合		3100		・画像診断を実施し，その結果に基づき線量分布図に基づいた照射計画を行った場合には，画像診断の所定点数は算定できるが，照射計画の作成に係る費用は別に算定できない。
3　4門以上の照射，運動照射，原体照射又は組織内照射を行った場合		4000		・放射線治療専任加算（＋330点）は，M 001 の「2」高エネルギー放射線治療，M 001 の「3」強度変調放射線治療（IMRT）に係るものに限り加算する。
4　強度変調放射線治療（IMRT）による体外照射を行った場合		5000		・外来放射線治療加算は M 001 の「2」「3」を悪性腫瘍の外来患者等に行った場合，1患者1日につき1回に限り，所定点数に100点を加算する。
〈注加算〉放射線治療専任加算　届		+330		
外来放射線治療加算　届		+100	1患者1日1回	
遠隔放射線治療計画加算　届		+2000	一連につき1回	
M 000-2　放射性同位元素内用療法管理料	放内			・外来，入院を問わず，患者に対して放内に関する内容について説明・指導し計画的な治療管理を行った場合に算定できる。
1　甲状腺癌に対するもの		1390	月1回	・「1」「2」は，甲状腺疾患（甲状腺癌及び甲状腺機能亢進症）を有する患者に対して，放射性同位元素内用療法を行い，計画的な治療管理を行った場合に，月1回に限り算定する。
2　甲状腺機能亢進症に対するもの		1390	月1回	
3　固形癌骨転移による疼痛に対するもの		1700	月1回	・「3」は，固形癌骨転移による疼痛を有する患者に対して，放射性同位元素内用療法を行い，計画的な治療管理を行った場合に，月1回に限り算定する。
4　B細胞性非ホジキンリンパ腫に対するもの		3000	月1回	・「4」は，B細胞性非ホジキンリンパ腫の患者に対して，放射性同位元素内用療法を行い，計画的な治療管理を行った場合に，月1回に限り算定する。
5　骨転移のある去勢抵抗性前立腺癌に対するもの		2630	投与した日	・「5」は，骨転移のある去勢抵抗性前立腺癌の患者に対して，放射性同位元素内用療法を行い，計画的な治療管理を行った場合に，放射性同位元素を投与した日に限り算定する。
6　神経内分泌腫瘍に対するもの		2660	投与した日	・「6」はソマトスタチン受容体陽性の神経内分泌腫瘍の患者に，放射性同位元素内用療法を行い，計画的な治療管理を行った場合に，放射性同位元素を投与した日に限り算定する。
7　褐色細胞腫に対するもの		1820	投与した日	・「7」は MIBG 集積陽性の治癒切除不能な褐色細胞腫（パラガングリオーマを含む）の患者に対して，放射性同位元素内用療法を行い，計画的な治療管理を行った場合に，放射性同位元素を投与した日に限り算定する。
				レセプト「摘要欄」　80：放内（管理開始の月日）
				・放射性同位元素の内用後4カ月は内用の有無にかかわらず算定できる。5カ月目に内用があった場合は，5カ月目から4カ月間さらに算定することができる。
M 001　体外照射			1回につき	・体外照射の治療料は，疾病の種類・部位の違い・部位数・同一患部に対する照射方法にかかわらず，1回につき算定。
1　エックス線表在治療				・「1」「2」は，1日に複数部位の照射を行う場合は，1回目とは異なる部位に係る2回目の照射に限り「ロ」の2回目の所定点数を算定する。ただし1回目の照射と2回目の照射の間隔が2時間を超える場合に限り，「イ」の1回目の点数を1日に2回分算定できる。
イ　1回目		110		
ロ　2回目		33		
2　高エネルギー放射線治療　届				・「3」は，1日1回に限り算定する。ただし，小細胞肺癌に対して，1日に2回の照射を行う場合は，1回目の照射と2回目の照射の間隔が6時間を超える場合に限り，所定点数を1日に2回分算定できる。
イ　1回目				
1　1門照射又は対向2門照射		840		・「1」「2」において，同一部位に対する1日2回目の照射を算定する場合，または「3」において，小細胞肺癌に対して1日2回目の照射を算定する場合は，診療報酬明細書の摘要欄に1回目および2回目の照射の開始時刻と終了時刻を記載する。
2　非対向2門照射又は3門照射		1320		
3　4門以上の照射，運動照射又は原体照射		1800		・体外照射用固定器具加算は，悪性腫瘍に対して体外照射を行った場合，一連の治療につき1回に限り算定できる。
ロ　2回目				・限界線療法は「1」に準ずる。
1　1門照射又は対向2門照射		420		
2　非対向2門照射又は3門照射		660		例）放射性粒子・高線量率イリジウム・低線量率イリジウムを使用した場合 レセプト「摘要欄」 80：当該名称・使用量
3　4門以上の照射，運動照射又は原体照射		900		
・施設基準適合以外の医療機関で実施の場合		所定点数×0.7		〔「2」の施設基準〕 ・照射方法を問わず，高エネルギー放射線治療を年間合計100例以上実施または小児入院医療管理料1を届け出ていること。
・一回線量増加加算　届		+690		・M 001 の「2　高エネルギー放射線治療」の施設基準適合届出以外の医療機関で行った場合は「所定点数×0.7」で算定する。
3　強度変調放射線治療（IMRT）　届		3000		・M 001 の「2」において，1回の線量が2.5Gy 以上の全乳房照射を行った場合に一回線量増加加算（＋690点）を加算する。
・一回線量増加加算　届		+1400		

麻酔
放射

項　　目	略号	点数		算　定　要　件
〈注加算〉術中照射療法加算		+5000	1患者1日を限度	〔「3」の施設基準〕 イ　院内に放射線治療を専ら担当する常勤の医師又は歯科医師が2名以上配置され，うち1名以上は放射線治療について相当の経験を有するものであること。 ロ　当該治療を行うにつき必要な体制が整備されていること。 ハ　当該治療を行うにつき十分な機器及び施設を有していること。 ・M 001 の「3」において，1回の線量が3Gy以上の前立腺照射を行った場合に一回線量増加加算（＋1400点）を加算する。 〔強度変調放射線治療（IMRT）の対象患者〕 ・「3」強度変調放射線治療（IMRT）の対象者は，限局性の固形悪性腫瘍の患者である。
体外照射用固定器具加算		+1000		
〈注加算〉画像誘導放射線治療加算　届	画誘		1患者1日1回限度	
イ　体表面の位置情報によるもの		+150		
ロ　骨構造の位置情報によるもの		+300		
ハ　腫瘍の位置情報によるもの		+450		
〈注加算〉 体外照射呼吸性移動対策加算　届	体呼	+150		・放射線治療を専ら担当する常勤医師が画像誘導放射線治療（IGRT）による体外照射を行った場合に，画像誘導放射線治療加算として患者1人1日につき1回に限り加算する。「イ」は乳房照射に係るもの。「ロ」「ハ」は，「2」の「イ」の3若しくは「ロ」の3又は「3」に係るもの。 ・呼吸性移動対策とは，呼吸による移動長が10mmを超える肺がん，食道がん，胃がん，肝がん，胆道がん，膵がん，腎がん，副腎がん又は深吸気位において心臓の線量低減が可能な左乳がんに対して，治療計画時や毎回の照射時に呼吸運動（量）を計測する装置または実時間位置画像装置等を用いて呼吸性移動による照射範囲の拡大を低減する対策のことをいう。 　体外照射呼吸性移動対策加算は，施設基準適合届出医療機関で呼吸性移動対策を行った場合に所定点数に加算する。 〔体外照射呼吸性移動対策加算の施設基準〕 (1)院内に放射線治療を専ら担当する常勤医師（放射線治療について相当の経験を有する者）が1名以上配置されていること。 　※当該医師は，医療機器安全管理料2，放射線治療専任加算，外来放射線治療加算，遠隔放射線治療計画加算，一回線量増加加算，強度変調放射線治療（IMRT），画像誘導放射線治療加算，定位放射線治療，定位放射線治療呼吸性移動対策加算，粒子線治療，粒子線治療適応判定加算，粒子線治療医学管理加算及びホウ素中性子捕捉療法，ホウ素中性子捕捉療法適応判定加算，ホウ素中性子捕捉療法医学管理加算，画像誘導密封小線源治療加算に係る医師を兼任することができる。 (2)放射線治療を専ら担当する常勤診療放射線技師（放射線治療経験を5年以上有する者）が1名以上配置されていること。 　※当該診療放射線技師は，外来放射線照射診療料，放射線治療専任加算，外来放射線治療加算，遠隔放射線治療計画加算，一回線量増加加算，強度変調放射線治療(IMRT)，画像誘導放射線治療加算，定位放射線治療，定位放射線治療呼吸性移動対策加算，粒子線治療，粒子線治療医学管理加算，ホウ素中性子捕捉療法，ホウ素中性子捕捉療法医学管理加算及び画像誘導密封小線源治療加算に係る診療放射線技師を兼任することができる。 (3)当該治療における機器の精度管理，照射計画の検証，照射計画補助作業等を専ら担当する者（診療放射線技師その他の技術者等）が1名以上配置されていること。 　※当該担当者は，遠隔放射線治療計画加算，強度変調放射線治療（IMRT），画像誘導放射線治療加算，定位放射線治療，定位放射線治療呼吸性移動対策加算，粒子線治療，粒子線治療医学管理加算，ホウ素中性子捕捉療法，ホウ素中性子捕捉療法医学管理加算及び画像誘導密封小線源治療加算に係る担当者を兼任することができる。ただし，外来放射線照射診療料及び医療機器安全管理料2における技術者との兼任はできない。 〔一回線量増加加算の施設基準〕 イ　当該保険医療機関内に放射線治療を専ら担当する常勤の医師（放射線治療の経験を5年以上有するものに限る）が1名以上配置されていること。 ロ　強度変調放射線治療（IMRT）による前立腺照射を行うにつき必要な体制が整備されていること。
M 001-2　ガンマナイフによる定位放射線治療	―	50000	1回のみ	・定位型手術枠（フレーム）を取り付ける際等の麻酔，位置決め等に係る画像診断，検査，放射線治療管理等の当該治療に伴う一連の費用は別に算定できない。 ・数カ月間の一連の治療過程に複数回の治療を行った場合でも，所定点数は1回のみ算定する。
M 001-3　直線加速器による放射線治療（一連につき）	―		1回のみ	・頭頸部に対する治療については，頭頸部腫瘍（頭蓋内腫瘍を含む），脳動静脈奇形及び薬物療法による疼痛管理が困難な三叉神経痛に対して行った場合にのみ算定する。 ・数カ月間の一連の治療過程に複数回の治療を行った場合でも算定は1回のみ。
1　定位放射線治療の場合 　（患者の体幹部に対して行われるものについては届）		63000		
2　1以外の場合		8000		

麻酔
放射

項　　目	略号	点数		算　定　要　件
〈注加算〉 定位放射線治療呼吸性移動対策 加算　届 　イ　動体追尾法 　ロ　その他	定呼	+10000 +5000		・定位型手術枠又はこれと同等の固定精度を持つ固定装置を取り付ける際等の麻酔，位置決め等に係る画像診断，検査，放射線治療管理等の当該治療に伴う一連の費用は別に算定できる。 ・定位放射線治療について施設基準適合届出医療機関で呼吸性移動対策を行った場合に定位放射線治療呼吸性移動対策加算を加算する。 〔施設基準（動体追尾法）〕 ・院内に放射線治療を専ら担当する常勤医師が2名以上配置されており，うち1名は放射線治療経験が5年以上有ること。 　※当該医師の兼任に係る規定はM 001の「体外照射呼吸性移動対策加算」と同じ。 ・その他の基準はM 001の「体外照射呼吸性移動対策加算」と同様。 〔施設基準（その他のもの）〕 ・M 001の「体外照射呼吸性移動対策加算」と同様。
M 001-4　粒子線治療（一連につき）　届	—			・届出医療機関のみ算定できる。 ・別に厚生労働大臣が定める患者〔小児腫瘍（限局性の固定悪性腫瘍に限る）の患者，手術による根治的な治療が困難な骨軟部腫瘍の患者，頭頸部悪性腫瘍（口腔・咽喉頭の扁平上皮癌を除く）の患者，手術による根治的な治療が困難な早期肺癌（日本肺癌学会が定める「肺癌取扱い規約」におけるⅠ期からⅡA期までの肺癌に限る）の患者，手術による根治的な治療が困難な肝細胞癌（長径4cm以上のものに限る）の患者，手術による根治的な治療が困難な肝内胆管癌の患者，手術による根治的な治療が困難な局所進行性膵癌の患者，手術による根治的な治療が困難な大腸癌（手術後に再発したものに限る）の患者，手術による根治的な治療が困難な局所進行性子宮頸部腺癌の患者，手術による根治的な治療が困難な局所進行性子宮頸部扁平上皮癌（長径6cm以上のものに限る）の患者，手術による根治的な治療が困難な悪性黒色腫（婦人科領域の臓器から発生した悪性黒色腫に限る）の患者，限局性及び局所進行性前立腺癌（転移を有するものを除く）の患者〕に対して行われる場合に限り算定する。 ・粒子線治療適応判定体制の届出医療機関で粒子線治療の適応判定に係る検討が実施された場合は，粒子線治療適応判定加算として40000点を所定点数に加算する。 ・放射線治療を担当する専従の医師が策定した照射計画に基づく医学的管理を行った場合には，粒子線治療医学管理加算として，10000点を所定点数に加算する。
1　希少な疾病に対して実施した場合				
イ　重粒子線治療の場合		187500		
ロ　陽子線治療の場合		187500		
2　「1」以外の特定の疾病に対して実施した場合				
イ　重粒子線治療の場合		110000		
ロ　陽子線治療の場合		110000		
〈注加算〉 粒子線治療適応判定加算　届 粒子線治療医学管理加算　届		+40000 +10000		
M 001-5　ホウ素中性子捕捉療法 　　（一連につき）　届	—	187500	一連につき	・ホウ素中性子捕捉療法は，薬事承認された医療機器及び医薬品を用いて，切除不能な局所進行又は局所再発の頭頸部癌の患者に対して実施した場合に限り一連の治療につき1回に限り算定する。 ・ホウ素中性子捕捉療法の実施にあたっては，関連学会により認定された医師の管理の下で実施する。 ・ホウ素中性子捕捉療法の実施にあたっては，使用した薬剤は別途算定できる。 ・ホウ素中性子捕捉療法の実施にあたっては，位置決めなどに係る画像診断，検査等の費用は所定点数に含まれ，別に算定できない。 ・治療適応判定に関する体制が整備された保険医療機関において，適応判定が実施された場合にはホウ素中性子捕捉療法適応判定加算を加算する。なお，その際には，当該治療を受ける全ての患者に対して，当該治療の内容，合併症及び予後等を文書を用いて詳しく説明を行い，併せて，患者から要望のあった場合，その都度治療に関して十分な情報を提供する。なお，患者への説明内容については文書（書式様式は自由）で交付し，診療録に添付する。 ・画像診断に基づきあらかじめ作成した線量分布図に基づいた照射計画と照射時の照射中心位置を，三次元的な空間の再現性により照射室内で画像的に確認・記録するなどの医学的管理を行った場合にはホウ素中性子捕捉療法医学管理加算を加算する。 ・身体を精密に固定する器具を使用した場合は，体外照射用固定器具加算を一連の治療につき1回に限り加算できる。
〈注加算〉 ホウ素中性子捕捉療法適応判定 加算　届 ホウ素中性子捕捉療法医学管理 加算　届 体外照射用固定器具加算		+40000 +10000 +1000		
M 002　全身照射（一連につき）	—	30000	一連につき	・造血幹細胞移植を目的として行われるものに限る。 ・1回の造血幹細胞移植について，一連として1回に限り算定。
M 003　電磁波温熱療法（一連につき）	—		一連につき	・「一連」とは治療の対象となる疾患に対して所期の目的を達するまでに行う一連の治療過程をいう。数カ月間の一連の治療過程に複数回行った場合も1回のみ算定。なお，医学的な必要性から，一連の治療過程後に再度，当該療法を行う場合は，2月に1回，2回を限度として算定する。
1　深在性悪性腫瘍に対するもの		9000		
2　浅在性悪性腫瘍に対するもの		6000		
M 004　密封小線源治療（一連につき）	—		一連につき	・密封小線源治療の治療料は疾病の種類，部位の違い，部位数の多寡にかかわらず，一連として点数を算定する。 ・「1」外部照射とは，コバルト^{60}，セシウム^{137}等のガンマ線又はストロンチウム^{90}等のベーター線による4cm以下の近距離照射又は直接貼布する療法をいう。 ・「2」のイについて，高線量率イリジウム照射を行った場合とは，
1　外部照射		80		
2　腔内照射				
イ　高線量率イリジウム照射 　　を行った場合又は新型コ		12000		

項　目	略号	点数		算　定　要　件
	バルト小線源治療装置を用いた場合				子宮腔，腟腔，口腔，直腸等の腔内にイリジウム^{192}管を挿入し照射する場合であり，アプリケーターの挿入から抜去までを一連として算定する。
	〈注加算〉画像誘導密封小線源治療加算（一連につき）届		+1200		・「2」のイについて，新型コバルト小線源治療装置とは，高線量率イリジウム照射で用いる線源と概ね同じ大きさの径の線源を用いるものをいう。
ロ	その他の場合		5000		・放射線治療を専ら担当する常勤の医師が画像誘導密封小線源治療（IGBT）（「2」の「イ」に係るものに限る）を行った場合には，画像誘導密封小線源治療加算として，一連につき1200点を所定点数に加算する。
3	**組織内照射**				
イ	前立腺癌に対する永久挿入療法		48600		・「2」の「ロ　その他の場合」とは，子宮腔，腟腔，口腔，直腸等の腔内にセシウム^{137}管等を挿入して照射する場合や，眼窩内等にストロンチウム容器を挿入して照射する場合であり，アプリケーターの挿入から抜去までを一連として算定するものとし，新型コバルト小線源治療装置を用いた場合は「イ」により算定し，旧型コバルト腔内照射装置を用いた場合は算定できない。なお，挿入及び抜去に係る手技料は別に算定できない。
	〈加算〉線源使用加算		+630		
ロ	高線量率イリジウム照射を行った場合又は新型コバルト小線源治療装置を用いた場合		23000		**「3」組織内照射について** ・前立腺癌に対する永久挿入療法とは，前立腺組織内にヨウ素^{125}粒子を挿入する療法をいい，当該療法の実施に当たっては，関係法令及び関係学会のガイドラインを踏まえ，適切に行われるよう十分留意すること。
ハ	その他の場合		19000		・高線量率イリジウム照射を行った場合とは，イリジウム^{192}線源を挿入する場合であり，外套針の刺入から抜去までの全期間を一連として算定する。なお，外套針の刺入及び抜去に係る手技料は当該所定点数に含まれ，別に算定できない。
4	**放射性粒子照射**（本数に関係なく）		8000		・新型コバルト小線源治療装置とは，高線量率イリジウム照射で用いられる線源と概ね同じ大きさの径の線源を用いるものであり，それよりも大きな径の線源である従前のコバルト線源を用いるものは該当しない。
〈注加算〉（＊端数は四捨五入） 高線量率イリジウム加算 低線量率イリジウム加算 食道用アプリケーター加算 気管，気管支用アプリケーター加算 放射性粒子加算 コバルト費用加算		食アプ 気アプ	＋（購入価格÷50） ＋（購入価格÷10） ＋6700 ＋4500 ＋（購入価格÷10） ＋（購入価格÷1000）		・その他の場合とは，舌その他の口腔癌，皮膚癌，乳癌等の癌組織内にコバルト針，セシウム針等を刺入する場合であり，刺入から抜去までの全期間を一連として算定する。なお，刺入及び抜去に係る手技料は当該所定点数に含まれ，別に算定できない。 ・「4」放射性粒子照射とは，組織内に放射性金粒子等の放射性粒子を刺入するもので，その使用本数等に関係なく一連につき所定点数を算定する。なお，刺入及び抜去に係る手技料は当該所定点数に含まれ，別に算定できない。

〈加算について〉
・同一の高線量率イリジウムを使用し，1人又は複数の患者に対して1回又は複数回の密封小線源治療を行った場合は，使用した高線量率イリジウムの費用（購入価格÷50円）として，患者1人につき1回に限り加算する。
・同一の低線量率イリジウムを使用し，1人の患者に対して複数回の密封小線源治療を行った場合は，使用した低線量率イリジウムの費用（購入価格÷10円）として，患者1人につき1回に限り加算する。
・食道用アプリケーターを使用した場合は，食アプ6700点を加算する。
・気管，気管支用アプリケーターを使用した場合は気アプ4500点を加算する。
・同一のコバルトを使用し，1人の患者に対して複数回の密封小線源治療を行った場合は，使用したコバルトの費用（購入価格÷1000円）として，患者1人につき1回に限り加算する。

例）密封小線源治療時，気管・気管支用アプリケータ又は食道用アプリケータを使用した場合
レセプト「摘要欄」
㊿：気アプ 又は 食アプ

M 005　**血液照射**（400mL以下）	―	110	1回につき	・輸血後移植片対宿主病予防のために輸血用血液に対して放射線照射を行った場合に算定する。
400mL又は端数を増すごとに		+110		・血液照射を行った血液のうち，実際に輸血を行った1日当たりの血液量についてのみ算定する。 ・血液量は，実際に照射を行った総量又は原材料として用いた血液の総量のうち，いずれか少ない量により算定する。例えば，200mLの血液から製造された30mLの血液成分製剤については，30mLとして算定し，200mLの血液から製造された230mLの保存血及び血液成分製剤は，200mLとして算定する。 ・放射線を照射した血液製剤を使用した場合は，当該血液照射は別に算定できない。 ・血液照射に当たっては，「血液製剤の使用指針」，「輸血療法の実施に関する指針」及び「血小板製剤の適正使用法について」その他の関係通知及び関係学会から示されている血液照射についてのガイドラインを遵守するよう努める。

麻酔
放射

病　理　診　断　㊿

病理診断とは，身体の病変部の組織又はその細胞を採取し，病態の診断を行ったり，穿刺等で採取した組織について，腫瘍など組織レベルや細胞単位を顕微鏡で観察し診断することです。採取した組織，細胞から顕微鏡標本が作られます。この標本を顕微鏡で観察して診断を下すのが病理医です。癌は，病理診断によって初めて確定診断を下すことができます。特に悪性腫瘍の確定診断では必ず行われます。

A．病理診断料算定の決まり事

病理診断＝病理標本作製料＋病理診断料／病理判断料　＋　診断穿刺・検体採取料（p.227〜229）／検体を穿刺，採取した場合は，さらにD 400〜D 419-2の点数を合算して算定する。　＋　D 500 薬剤料／D 600 特定保険医療材料料（p.176）

1）病理診断の算定

病理診断を実施した場合，「病理標本作製料」と「病理診断料又は病理判断料」を合算して算定します。

・検体を穿刺・採取した場合は，さらに検査の部 D 400〜D 419-2（p.227〜229）を合算して算定します。

・薬剤や特定保険医療材料を使用した場合には，検査の部 D 500，D 600（p.176）を合算して算定します。

2）特殊な病理診断

病理標本作製料，病理診断・判断料の項に掲げられていない病理診断料であって，特殊な病理診断の病理標本作製料又は病理診断・判断料は，最も近似する病理診断の区分の点数で算定します。

なお，簡単な病理標本作製の費用は，基本診療料に含まれ別に算定できません。

3）対称器官に係る病理標本作製料

対称器官に係る病理標本作製料の点数は，両側の器官の病理標本作製料です。

4）病理診断の費用に含まれているもの

病理標本作製を行う医師，看護師，臨床検査技師，衛生検査技師，病理診断・判断を行う医師の人件費，材料費（試薬，デッキグラス，試験管等），減価償却費（機器），管理費等

5）病理診断に包括されている医学管理料及び入院料（主なもの）

○：別途算定できるもの
×：包括されていて別に算定できないもの

項　　目		病理標本作製料	病理診断・判断料
B 001-3	生活習慣病管理料（Ⅰ）	×	×
A 101	療養病棟入院基本料	×	×
A 109	有床診療所療養病床入院基本料	×	×
A 300	救命救急入院料	×	○
A 301	特定集中治療室管理料	×	○
A 301-2	ハイケアユニット入院医療管理料	×	○
A 301-3	脳卒中ケアユニット入院医療管理料	×	○
A 302	新生児特定集中治療室管理料	×	○
A 303	総合周産期特定集中治療室管理料	×	○
A 305	一類感染症患者入院医療管理料	×	○
A 307	小児入院医療管理料	×	○

6）留意点

・N 000〜N 003 又は他院の標本を病理専門医が行った場合のみ，病理診断料 N 006 で算定します。

・病理組織標本作製「1」については，組織の個数にかかわらず，1臓器の区分（下記①〜⑨）ごとで1回として算定します。1臓器又は1部位から多数のブロック，標本等を作製した場合であっても，1臓器又は1部位の標本作製として算定します。「2」について，同一又は近接した部位より同時に数検体を採取して標本作製を行った場合であっても，1回として算定します。

＊1臓器の区分（①〜⑨）：①気管支及び肺臓，②食道，③胃及び十二指腸，④小腸，⑤盲腸，⑥上行結腸・横行結腸・下行結腸，⑦S状結腸，⑧直腸，⑨子宮体部及び子宮頸部

病理その他

・リンパ節は，所属リンパ節ごとに1臓器として数えます。複数の所属リンパ節が1臓器に存在する場合は，複数の所属リンパ節を1臓器として数えます。

参考　リンパ節：体内には，血管の他に，それよりも細いリンパ管（リンパ液の流れる管）が血管と同様に全身に広がっています。リンパ管の途中にはリンパ節があり，リンパ液に入りこんだ異物や細菌などを免疫の力で抑制し，血管内に侵入しないように戦って守っています。この戦いの場所（兵士のリンパ球を貯めておいて動員する場所）がリンパ節です。細菌などが侵入すると，その近くのリンパ節（所属リンパ節）が侵入を防御しようとするために腫れてくるのです。

1　病 理 診 断 料 一 覧 表

病理標本作製に当たって，3臓器以上の標本作製を行った場合は，3臓器を限度として算定する。

リンパ節については，所属リンパ節ごとに1臓器として数えるが，複数の所属リンパ節が1臓器に存在する場合も1臓器として数える〔p.451，6）参照〕。

病理標本作製料

項　目	略号	点数	算 定 要 件
N 000　病理組織標本作製	T-M 又は 病理組織		・「1」組織切片によるものについて，次の①〜⑨は，各区分ごとに1臓器として算定する。 ①気管支及び肺臓，②食道，③胃及び十二指腸，④小腸，⑤盲腸，⑥上行結腸・横行結腸・下行結腸，⑦S状結腸，⑧直腸，⑨子宮体部・子宮頸部
1　組織切片によるもの（1臓器につき）		860	・1臓器又は1部位から多数のブロック，標本等を作製した場合であっても，1臓器又は1部位の標本作製として算定する。
2　セルブロック法によるもの（1部位につき）		860	・悪性腫瘍がある臓器又はその疑いがある臓器から多数のブロックを作製し，又は連続切片標本を作製した場合であっても，所定点数のみ算定する。 ・「2」セルブロック法によるものは，①悪性中皮腫を疑う患者，②組織切片を検体とした病理組織標本作製が実施困難な肺悪性腫瘍・胃癌・大腸癌・卵巣癌・悪性リンパ腫もしくは乳癌を疑う患者に対して，穿刺吸引等により採取した検体を用いてセルブロック法により標本作製した場合に算定する。
N 001　電子顕微鏡病理組織標本作製（1臓器につき）		2000	・腎組織，内分泌臓器の機能性腫瘍（甲状腺腫を除く），異所性ホルモン産生腫瘍，軟部組織悪性腫瘍，ゴーシェ病等の脂質蓄積症等に対する生検及び心筋症に対する心筋生検において，電子顕微鏡による病理診断のための病理組織標本を作製した場合に算定する。 ・電子顕微鏡病理組織標本作製，N 000 病理組織標本作製，N 002 免疫染色（免疫抗体法）病理組織標本作製のうち，いずれを算定した場合であっても，他の2つの項目を合わせて算定することができる。
N 002　免疫染色（免疫抗体法）病理組織標本作製			・病理組織標本作製にあたり免疫染色を行った場合に，方法又は試薬の種類にかかわらず，1臓器につき1回のみ算定する。ただし「3」HER2タンパクは，化学療法歴のある手術不能又は再発乳癌患者に対して，過去に乳癌に係る本標本作製を実施した場合であって，抗HER2ヒト化モノクローナル抗体抗悪性腫瘍剤の投与の適応を判定するための補助に用いるものとして薬事承認又は認証を得ている体外診断用医薬品を用いて，HER2低発現の確認により当該抗悪性腫瘍剤の投与の適応を判断することを目的として，本標本作製を再度行う場合に限り，別に1回に限り算定できる（乳癌に係る初回の標本作製を2024年3月31日以降に実施した場合にあっては，2026年5月31日までの間に限る）。なお，再度，免疫染色が必要である医学的な理由を診療報酬明細書の摘要欄に記載する。
1　エストロジェンレセプター		720	
2　プロジェステロンレセプター（PgR）		690	・免疫染色（免疫抗体法）病理組織標本作製，N 000 病理組織標本作製又はN 001 電子顕微鏡病理組織標本作製のうち，いずれを算定した場合であっても，他の2つの項目を合わせて算定することができる。
3　HER 2 タンパク		690	・「1」と「2」を同一月に行った場合，主たる点数に180点を加算する。
4　EGFR タンパク		690	・「3」は，半定量法又はEIA法（酵素免疫測定法）による病理標本作製を行った場合に限り算定する。
5　CCR 4 タンパク		10000	・「5」及び D 006-10CCR4 タンパク（フローサイトメトリー法）を同一の目的で実施した場合は，原則として主たるもののみ算定する。ただし，医学的な必要性がある場合には，併せて実施した場合であっても，いずれの点数も算定できる。なお，この場合においては，診療報酬明細書の摘要欄にその理由及び医学的必要性を記載する。
6　ALK 融合タンパク		2700	
7　CD 30		400	・「6」は，以下に掲げる場合において算定できる。 ア　非小細胞肺癌患者に対して，ALK阻害剤の投与の適応を判断することを目的として，ブリッジ試薬を用いた免疫組織染色法により病理標本作製を行った場合（薬剤の投与方針決定までの間の1回に限る）
8　その他（1臓器につき）		400	イ　悪性リンパ腫患者に対して，悪性リンパ腫の診断補助を目的として免疫組織染色法により病理標本作製を行った場合（悪性リンパ腫の病型分類までの間の1回に限る）
〈注加算〉 同一月病理組織標本作製加算（「1」と「2」） 4種類以上の抗体免疫染色での標本作製加算（「8」）	4 免	+180 +1200	・「8」の「確定診断のために4種類以上の抗体を用いた免疫染色が必要な患者」とは，以下の患者を指す。

項　目	略号	点数	算　定　要　件
			原発不明癌, 原発性脳腫瘍, 悪性リンパ腫, 悪性中皮腫, 肺悪性腫瘍（腺癌, 扁平上皮癌）, 消化管間質腫瘍（GIST）, 慢性腎炎, 内分泌腫瘍, 軟部腫瘍, 皮膚の血管炎, 水疱症（天疱瘡, 類天疱瘡等）, 悪性黒色腫, 筋ジストロフィー又は筋炎が疑われる患者
			・これらの疾患が疑われる患者であっても3種類以下の抗体で免疫染色を行った場合は, 当該加算は算定できない。 ・肺悪性腫瘍（腺癌, 扁平上皮癌）が疑われる患者に対して「注2」の加算を算定する場合は, 腫瘍が未分化であった場合等HE染色では腺癌又は扁平上皮癌の診断が困難な患者に限り算定することとし, その医学的根拠をレセプト摘要欄に詳細に記載する。なお, 次に掲げるいずれかの項目を既に算定している場合には, 当該加算は算定できない。 　ア　D004-2悪性腫瘍組織検査の「1」悪性腫瘍遺伝子検査の「イ」処理が容易なものの「(1)」医薬品の適応判定の補助等に用いるもの〔肺癌におけるEGFR遺伝子検査, ROS1融合遺伝子検査, ALK融合遺伝子検査, BRAF遺伝子検査（次世代シーケンシングを除く）及びMETex14遺伝子検査（次世代シーケンシングを除く）に限る〕 　イ　D004-2悪性腫瘍組織検査の「1」悪性腫瘍遺伝子検査の「ロ」処理が複雑なもの〔肺癌におけるBRAF遺伝子検査（次世代シーケンシングを除く）, METex14遺伝子検査（次世代シーケンシング）及びRET融合遺伝子検査に限る〕 　ウ　D006-24肺癌関連遺伝子多項目同時検査 　エ　N005-2ALK融合遺伝子標本作製
N003　術中迅速病理組織標本作製 　　（1手術につき）	T-M/OP 又は 病理組織 迅速	1990	・N003は, 手術の途中において迅速凍結切片等による標本作製と鏡検を完了した場合において, 1手術につき1回算定する。 ・摘出した臓器について, 術後に再確認のため精密な病理組織標本作製を行った場合はN000の所定点数を別に算定する。
N003-2　迅速細胞診			・N003-2は, 手術, 気管支鏡検査（超音波気管支鏡下穿刺吸引生検法の実施時に限る）又は内視鏡検査（膵癌又は胃粘膜下腫瘍が疑われる患者に対して超音波内視鏡下穿刺吸引生検法の実施時に限る）の途中で, 腹水及び胸水等の体腔液等は穿刺吸引検体による標本作製及び鏡検を完了した場合において, 1手術又は1検査につき1回算定する。
1　手術中の場合（1手術につき）		450	
2　検査中の場合（1検査につき）		450	
N004　細胞診（1部位につき）			・腟脂膏顕微鏡標本作製, 胃液, 腹腔穿刺液等の癌細胞標本作製及び眼科プロヴァツェク小体標本作製並びに天疱瘡又はヘルペスウイルス感染症におけるTzanck細胞の標本作製は, N004で算定する。
1　婦人科材料等によるもの（スメア）		150	
2　穿刺吸引細胞診, 体腔洗浄等によるもの		190	・「2」の「穿刺吸引細胞診, 体腔洗浄等」とは, 喀痰細胞診, 気管支洗浄細胞診, 体腔液細胞診, 体腔洗浄細胞診, 体腔臓器擦過細胞診及び髄液細胞診等を指す。
〈注加算〉 婦人科材料等液状化検体細胞診加算（「1」） 液状化検体細胞診加算（「2」）		+45 +85	・同一又は近接した部位より同時に数検体を採取して標本作製を行った場合, 1回として算定する。 ・「1」に対する婦人科材料等液状化検体細胞診加算は, 固定保存液に回収した検体から標本を作製して診断を行った場合に**45点**を加算する。採取と同時に行った場合に加算できるが, 過去に穿刺又は採取し, 固定保存液に回収した検体から標本を作製し診断を行った場合は算定できない。 ・「2」に対する液状化検体細胞診加算は, 過去に穿刺又は採取し, 同時に作製された標本に基づいた診断の結果, 再検が必要と判断され, 固定保存液に回収した検体から再度標本を作製し, 診断を行った場合に限り**85点**を加算する。採取と同時に行った場合は算定できない。 ・「婦人科材料等によるもの」はN007病理判断料を算定する。「穿刺吸引細胞診, 体腔洗浄等によるもの」は要件を満たせばN006「2」細胞診断料を算定する。2つを同時に行った場合は主たる点数を算定する。
N005　HER2遺伝子標本作製			・N005HER2遺伝子標本作製は, 抗HER2ヒト化モノクローナル抗体抗悪性腫瘍剤の投与の適応を判断することを目的として, FISH法, SISH法又はCISH法により遺伝子増幅標本作製を行った場合に, 抗悪性腫瘍剤の投与方針の決定までの間に1回を限度として算定する。 ・N005とN002免疫染色（免疫抗体法）病理組織標本作製の「3」を同一の目的で実施した場合は, N005「2」で算定する。
1　単独の場合		2700	
2　N002免疫染色（免疫抗体法）病理組織標本作製の「3」HER2タンパクとの併施の場合		3050	
N005-2　ALK融合遺伝子標本作製		6520	・ALK阻害剤の投与の適応を判断することを目的として, FISH法により遺伝子標本作製を行った場合に, 当該薬剤の投与方針の決定までの間に1回を限度として算定する。

病理
その他

項　　　目	略号	点数	算　定　要　件
N 005-3　PD-L1 タンパク免疫染色（免疫抗体法）病理組織標本作製		2700	・抗 PD-1（PD-L1）抗体抗悪性腫瘍剤の投与の適応を判断することを目的として，免疫染色（免疫抗体法）病理組織標本作製を行った場合に，抗悪性腫瘍剤の投与方針決定までの間に1回を限度として算定する。 ・CLDN18 タンパク免疫染色（免疫抗体法）病理組織標本作製は，治癒切除不能な進行・再発の胃癌患者を対象として，抗 CLDN18.2 モノクローナル抗体抗悪性腫瘍剤の投与の適応を判断することを目的として，免疫染色（免疫抗体法）病理組織標本作製を行った場合に，当該抗悪性腫瘍剤の投与方針の決定までの間に1回を限度として算定する。
N 005-4　ミスマッチ修復タンパク免疫染色（免疫抗体法）病理組織標本作製		2700	・以下のいずれかを目的として免疫染色（免疫抗体法）病理組織標本作製を行った場合に患者1人につき1回に限り算定する。 　㋐　固形癌における抗 PD-1 抗体抗悪性腫瘍剤の適応判定の補助 　㋑　大腸癌におけるリンチ症候群の診断の補助 　㋒　大腸癌における抗悪性腫瘍剤による治療法の選択の補助 ・上記㋐㋑㋒に掲げるいずれか1つの目的で当該標本作製を実施した後に，別の目的で当該標本作製を実施した場合にあっては，別に1回に限り算定できる。なお，この場合にあっては，その医学的な必要性を診療報酬明細書の摘要欄に記載する。 ・本標本作製及び D 004-2 マイクロサテライト不安定性検査を同一の目的で実施した場合は，主たるもののみ算定する。 ・「注」に規定する加算は，本標本作製（リンチ症候群の診断の補助に用いる場合に限る）を実施する際，以下のいずれも満たす場合に算定できる。 　ア　本標本作製の実施前に，臨床遺伝学に関する十分な知識を有する医師が，患者又はその家族等に対し当該標本作製の目的並びに当該標本作製の実施によって生じうる利益及び不利益についての説明等を含めたカウンセリングを行うとともに，その内容を文書により交付する。 　イ　臨床遺伝学に関する十分な知識を有する医師が，患者又はその家族等に対し，本標本作製の結果に基づいて療養上の指導を行うとともに，その内容を文書により交付する。 　　　ただし，この場合において，同一の目的で実施した D 004-2 マイクロサテライト不安定性検査に係る遺伝カウンセリング加算は別に算定できない。
〈注〉遺伝カウンセリング加算　㊙		+1000	・届出医療機関において N 005-4 を実施し，その結果について患者又はその家族等に対し遺伝カウンセリングを行った場合に，患者1人につき月1回に限り所定点数に加算できる。
N 005-5　BRAF V 600E 変異タンパク免疫染色（免疫抗体法）病理組織標本作製		1600	・以下のいずれかを目的として免疫染色（免疫抗体法）病理組織標本作製を行った場合に患者1人につき1回に限り算定する。 　ア　大腸癌におけるリンチ症候群の診断の補助 　イ　大腸癌における抗悪性腫瘍剤による治療法の選択の補助 ・早期大腸癌におけるリンチ症候群の除外を目的として，本標本作製を実施した場合にあっては，D 004-2 マイクロサテライト不安定性検査，は N 005-4 ミスマッチ修復タンパク免疫染色（免疫抗体法）病理組織標本作製を実施した年月日を，診療報酬明細書の摘要欄に記載する。 ・本標本作製及び D 004-2 の大腸癌における BRAF 遺伝子検査を併せて行った場合は，主たるもののみで算定する。

例）　カルテの記載内容が次のような場合

胃ファイバースコープ（粘膜点墨法）により検査を行う 患部に異物発見につき内視鏡下生検法にて組織を一部採取し，病態を明らかにするために病理組織診断（組織診断）も行う 病理専門医が実施 使用薬剤は○○○1 A・キシロカインゼリー○g・○○○	→内視鏡検査　D 308 胃ファイバースコーピー（EF-胃）1140 点，粘膜点墨法（圖）60 点 →内視鏡下生検法　D 414　310 点 →N 000　病理組織診断（T-M）860 点 →病理診断料　N 006 組織診断料（組診）　520 点

⑥		4 回 2890
	薬剤	●●

⑥	EF-胃㊙	1200×1
	内視鏡下生検法（1臓器）	310×1
	T-M（1臓器）	860×1
	㊙組診	520×1
	○○○1 A，キシロカインゼリー○g，○○○	●●×1

病理
その他

病理診断・判断料

項　　目	略号	点数	算　定　要　件
N 006　病理診断料（月1回）			・N 006 病理診断料は，保険医療機関間の連携による病理診断の施設基準の適合の届出医療機関で実施するときに算定する。
1　組織診断料（月1回）	判組診	520	
2　細胞診断料（月1回）	判細診	200	「1」は N 000，N 001，N 002，N 003 が対象，「2」は N 003-2，N 004「2」が対象
〈注加算〉 「注4」 イ　病理診断管理加算1 届 　(1)組織診断を行った場合 　(2)細胞診断を行った場合 ロ　病理診断管理加算2 届 　(1)組織診断を行った場合 　(2)細胞診断を行った場合	病管1 病管2	+120 +60 +320 +160	・「1」は，病理診断を専ら担当する医師が勤務する病院又は診療所（診療所の場合は常勤医師）で N 000 から N 003 又は他院で作製された組織標本（N 000 又は N 002 により作製された組織標本のデジタル病理画像を含む）の診断を行った場合に，診断の別又は回数にかかわらず月1回のみ算定する。 ・「2」は，病理診断を専ら担当する医師が勤務する病院又は診療所（診療所の場合は常勤医師）で N 003-2，N 004「2」又は他院で作製された組織標本の診断を行った場合に診断の別又は回数にかかわらず，月1回のみ算定する。 ・他の医療機関で作製した標本について診断のみを行った場合は，月1回に限り「N 006 病理診断料」が算定できるが，N 000〜N 004 は別に算定できない。 〔注加算（病理診断管理加算）〕 ・「注4」病理診断管理加算1,2は，受信側又は送信側が施設基準適合の届出医療機関であり，送信側又は受信側にその結果を文書で報告した場合に区分に従い所定点数に加算する。 ・「注5」悪性腫瘍病理組織標本加算は，受取側又は受信側が施設基準適合の届出医療機関であり，原発性悪性腫瘍に係る手術の検体から N 000 の「1」，N 002 により作製された組織標本に基づく診断を行った場合に，悪性腫瘍病理組織標本作製加算として150 点を所定点数に加算する。 ・施設基準適合届出医療機関において，病理診断を専ら担当する常勤医師が病理診断を行い，その結果を文書により報告した場合に所定点数に加算する。 〔病理診断管理加算1の施設基準〕 (1)病理診断科を標榜しており，病理診断を専ら担当する常勤医師（専ら病理診断の担当歴が5年以上ある者に限る）が1名以上配置されている。 　※病理診断を専ら担当する医師とは，勤務時間の大部分において病理標本の作製又は病理診断に携わっている者をいう。 (2)病理標本作製及び病理診断の精度管理を行うにつき十分な体制が整備されている。 (3)年間の剖検数・生検数が十分にあること，剖検室等の設備や必要な機器等を備えていること等を満たしていることが望ましい。 〔病理診断管理加算2の施設基準〕 (1)病理診断科を標榜しており，病理診断を専ら担当する常勤医師（専ら病理診断の担当歴が5年以上ある者に限る）が1名以上及び病理診断を専ら担当する常勤医師（専ら病理診断の担当歴が7年以上ある者に限る）が1名以上配置されている。 (2)病理標本作製及び病理診断の精度管理を行う十分な体制が整備されている病院。 (3)年間の剖検数・生検数が十分にある，剖検室等の設備や必要な機器等を備えていること等を満たしている。
「注5」 悪性腫瘍病理組織標本加算 　（「1」）届		+150	(4)臨床医および病理医が参加し，個別の剖検例について病理学的見地から検討を行うための会合（CPC：Clinicopathological Conference）を少なくとも年2回以上行っている。 (5)同一の病理組織標本について，病理診断を専ら担当する複数の常勤医師が鏡検し，診断を行う体制が整備されている。なお，診断に当たる医師のうち少なくとも1名以上は専ら病理診断を担当した経験を5年以上有する。

【N006「注5」悪性腫瘍病理組織標本加算の対象手術】

原発性悪性腫瘍に対して，K 007「1」，K 031，K 053，K 162，K 394，K 394-2，K 439，K 442，K 476，K 484-2，K 514，K 514-2，K 529，K 529-2，K 529-3，K 529-5，K 653「2」，K 653「3」，K 655「2」，K 655-2「2」，K 655-2「3」，K 655-4「2」，K 655-5「2」，K 655-5「3」，K 657「2」，K 657「3」，K 657-2「2」〜K 657-2「4」，K 675，K 675-2，K 677，K 695，K 695-2，K 700-2，K 700-3，K 702，K 702-2，K 703，K 703-2，K 704，K 721-4，K 740，K 740-2，K 773〜K 773-3，K 773-5，K 773-6，K 803〜K 803-3，K 833，K 843〜K 843-4，K 879，K 879-2 又は K 889 の手術を実施し，当該手術の検体から作製された病理組織標本に基づき病理診断を行った場合に算定する。

N 007　病理判断料（月1回）	判病判	130	・行われた病理標本作製の種類又は回数にかかわらず，月1回に限り算定する。 ・N 006 を算定した場合は算定しない。

第14部　その他

　処遇の費用は，第1節看護職員処遇改善評価料もしくは，第2節ベースアップ評価料の所定点数のみにより，または第1節および第2節の所定点数を合算した点数により算定します。

　処遇改善にあたって，歯科診療を併せて行う医療機関では，歯科とそれ以外（医科）の診療につき，それぞれ別に第2節 O 100 外来・在宅ベースアップ評価料（Ⅰ）もしくは O 101 外来・在宅ベースアップ評価料（Ⅱ）（O 102 入院ベースアップ評価料を除く）を算定します。

A．看護職員処遇改善評価料の決まり事

　看護職員処遇改善評価料は，施設基準適合の届出医療機関に入院している患者について，1日につき1回に限り算定できます。

　看護職員処遇改善評価料は，地域で新型コロナウイルス感染症に係る医療など一定の役割を担う保険医療機関に勤務する保健師，助産師，看護師及び准看護師の賃金を改善するための措置を実施することを評価したものであり，第1章第2部第1節入院基本料，第3節特定入院料又は第4節短期滞在手術等基本料（A 400「1」短期滞在手術等基本料1を除く）を算定している患者について，当該基準に係る区分に従い，それぞれ所定点数を算定します。

O 000　看護職員処遇改善評価料（1日につき）

O 000	看護職員処遇改善評価料	点数		算定要件
1	看護職員処遇改善評価料1	1		注）施設基準適合の届出医療機関に入院中の患者であって，
2	看護職員処遇改善評価料2	2		・入院基本料（特別入院基本料等を含む）
3	看護職員処遇改善評価料3	3		・特定入院料
4	看護職員処遇改善評価料4	4		・短期滞在手術等基本料
5	看護職員処遇改善評価料5	5	+1	を算定しているものについて，各区分に従い，それぞれ所定点数を算定する。
	〜	〜		＊看護職員処遇改善評価料1〜145までは1点ずつ増えています。
143	看護職員処遇改善評価料143	143		＊看護職員処遇改善評価料146は150点です。
144	看護職員処遇改善評価料144	144		＊看護職員処遇改善評価料147〜165までは10点ずつ増えています。
145	看護職員処遇改善評価料145	145		
146	看護職員処遇改善評価料146	150		
147	看護職員処遇改善評価料147	160		
148	看護職員処遇改善評価料148	170		
149	看護職員処遇改善評価料149	180		
150	看護職員処遇改善評価料150	190	+10	
	〜	〜		
163	看護職員処遇改善評価料163	320		
164	看護職員処遇改善評価料164	330		
165	看護職員処遇改善評価料165	340		

B．ベースアップ評価料の決まり事

　2024年度改定より新設されたもので，主として医療に従事する職員（医師，歯科医師を除く）の賃金改善（役員報酬，定期昇給を除き，基本給又は毎月の手当の引き上げによる改善を原則とする）を図る体制に対し評価するものです。

　外来・在宅ベースアップ評価料（Ⅰ）は，施設基準適合の届出医療機関の入院患者以外の患者に，初診時，再診時，訪問診療時に1日につき1回に限り算定できます。

O 100　外来・在宅ベースアップ評価料（Ⅰ）（1日につき）

O 100	外来・在宅ベースアップ評価料（Ⅰ）	点数	算定要件
1	初診時	6	注1）　外来・在宅ベースアップ評価料（Ⅰ）は，当該保険
2	再診時等	2	医療機関に勤務する主として医療に従事する職員（医

3	訪問診療時	
	イ　同一建物居住者等以外の場合	28
	ロ　イ以外の場合	7

師及び歯科医師を除く。以下「対象職員」という。以下この節において同じ）の賃金の改善を実施することについて評価したものであり，施設基準適合の届出医療機関を受診した患者に対して初診，再診，訪問診療（この節において「初診等」という）を行った場合に算定できます。

注2）　「2」については，主として医療に従事する職員の賃金の改善を図る体制の施設基準適合の届出医療機関で，入院中の患者以外の患者に対して再診又は短期滞在手術等基本料1を算定すべき手術又は検査を行った場合に，所定点数を算定します。

注3）　「3」の「イ」については，主として医療に従事する職員の賃金の改善を図る体制につき施設基準適合の届出医療機関において，在宅で療養を行っている患者であって通院が困難なものに対して，次のいずれかに該当する訪問診療を行った場合に算定する。

　イ　当該患者の同意を得て，計画的な医学管理の下に定期的に訪問して診療を行った場合〔A 000 初診料を算定する初診の日に訪問して診療を行った場合及び有料老人ホームその他これに準ずる施設（以下この区分番号において「有料老人ホーム等」という）に併設される保険医療機関が，当該有料老人ホーム等に入居している患者に対して行った場合を除く〕であって，当該患者が同一建物居住者（当該患者と同一の建物に居住する他の患者に対して当該保険医療機関が同一日に訪問診療を行う場合の当該患者をいう）以外である場合

　ロ　C 002 在宅時医学総合管理料，C 002-2 施設入居時等医学総合管理料又は C 003 在宅がん医療総合診療料の算定要件を満たす他の保険医療機関の求めに応じ，当該他の保険医療機関から紹介された患者に対して，当該患者の同意を得て，計画的な医学管理の下に訪問して診療を行った場合（有料老人ホーム等に併設される保険医療機関が，当該有料老人ホーム等に入居している患者に対して行った場合を除く）であって，当該患者が同一建物居住者以外である場合

　ハ　施設基準適合の届出医療機関（在宅療養支援診療所又は在宅療養支援病院に限る）において，在宅での療養を行っている末期の悪性腫瘍の患者であって通院が困難なものに対して，当該患者の同意を得て，計画的な医学管理の下に総合的な医療を提供した場合（訪問診療を行った場合に限る）

注4）　「3」の「ロ」については，主として医療に従事する職員の賃金の改善を図る体制の施設基準適合の届出医療機関において，在宅で療養を行っている患者であって通院が困難なものに対して，次のいずれかに該当する訪問診療を行った場合に算定する。

　イ　当該患者の同意を得て，計画的な医学管理の下に定期的に訪問して診療を行った場合（A 000 初診料を算定する初診の日に訪問して診療を行った場合及び有料老人ホーム等に併設される保険医療機関が，当該有料老人ホーム等に入居している患者に対して行った場合を除く）であって，当該患者が同一建物居住者である場合

　ロ　C 002 在宅時医学総合管理料，C 002-2 施設入居時等医学総合管理料，C 003 在宅がん医療総合診療料の算定要件を満たす他院の求めに応じ，本院からの紹介患者に対して，当該患者の同意を得て，計画的な医学管理の下に訪問して診療を行った場合（有料老人ホーム等に併設される保険医療機関が，当該有料老人ホーム等に入居している患者に対して行った場合を除く）であって，当該患者が同一建物居住者である場合

　ハ　有料老人ホーム等に併設される保険医療機関が，当該有料老人ホーム等に入居している患者に対して訪問診療を行った場合

O 101　外来・在宅ベースアップ評価料（Ⅱ）（1 日につき）

O 101	外来・在宅ベースアップ評価料（Ⅱ）（1 日につき）	点数	算定要件
1	外来・在宅ベースアップ評価料（Ⅱ）1		注1）　主として医療に従事する職員の賃金の改善を図る体制につき施設基準適合の届出医療機関において，入院患者以外の患者に対して診療を行った場合に，当該基準に係る区分に従い，それぞれ所定点数を算定する。
	イ　初診又は訪問診療を行った場合	8	
	ロ　再診時等	1	
2	外来・在宅ベースアップ評価料（Ⅱ）2		注2）　「1」～「8」の「イ」の「初診又は訪問診療を行った場合」については，O 100 外来・在宅ベースアップ評価料（Ⅰ）の「1」若しくは「3」を算定した場合に，1 日につき 1 回に限り算定できる。
	イ　初診又は訪問診療を行った場合	16	
	ロ　再診時等	2	
3	外来・在宅ベースアップ評価料（Ⅱ）3		注3）　「1」～「8」の「ロ」の「再診時等」については，O 100 外来・在宅ベースアップ評価料（Ⅰ）の「2」を算定した場合に，1 日につき 1 回に限り算定できる。
	イ　初診又は訪問診療を行った場合	24	
	ロ　再診時等	3	
4	外来・在宅ベースアップ評価料（Ⅱ）4		
	イ　初診又は訪問診療を行った場合	32	
	ロ　再診時等	4	
5	外来・在宅ベースアップ評価料（Ⅱ）5		
	イ　初診又は訪問診療を行った場合	40	
	ロ　再診時等	5	
6	外来・在宅ベースアップ評価料（Ⅱ）6		
	イ　初診又は訪問診療を行った場合	48	
	ロ　再診時等	6	
7	外来・在宅ベースアップ評価料（Ⅱ）7		
	イ　初診又は訪問診療を行った場合	56	
	ロ　再診時等	7	
8	外来・在宅ベースアップ評価料（Ⅱ）8		
	イ　初診又は訪問診療を行った場合	64	
	ロ　再診時等	8	

病理
その他

O 102 入院ベースアップ評価料（1日につき）

O 102	入院ベースアップ評価料		点数	算定要件
1	入院ベースアップ評価料	1	1	2024年度改定より新設されたもので，主として医療に従事する職員（医師，歯科医師を除く）の賃金改善（役員報酬，定期昇給を除き，基本給又は毎月の手当の引き上げによる改善を原則とする）を図る体制につき，施設基準適合の届出医療機関（入院基本料，特定入院料，短期滞在手術等基本料の届出医療機関）で，入院患者に対して1日につき算定できるものです。
2	入院ベースアップ評価料	2	2	
3	入院ベースアップ評価料	3	3	
4	入院ベースアップ評価料	4	4	
5	入院ベースアップ評価料	5	5	＊入院ベースアップ評価料の点数は**1点**ずつプラスになります。
	〜		〜	
163	入院ベースアップ評価料	163	163	
164	入院ベースアップ評価料	164	164	
165	入院ベースアップ評価料	165	165	

病理
その他

入院時食事療養・生活療養費 (97)

入院患者に食事を提供した場合，療養費として定額を算定します。食事は医療の一環として提供されるべきものであり，それぞれ患者の病状に応じて必要とする栄養量が与えられ，食事の質の向上と患者サービスの改善をめざして行われるべきものです。入院中の患者の食事料（代）については，点数ではなく金額（定額）で決められていて，1日3食（朝，昼，夕）に対して，1食ごとに食事料の算定ができます。食事の提供がない場合や外泊中は算定はできません。

また，入院時生活療養費は，65歳以上の患者が療養病床に入院した場合，入院時食事療養の算定はせず，それに代えて食事費と居住費に相当する入院時生活療養費を算定します。生活療養の温度，照明及び給水に関する療養環境は，医療の一環として形成されなければなりません。また，それぞれの患者の症状に応じて，適切に行われなければなりません。

A．入院時食事療養費に係る食事療養及び入院時生活療養費に係る生活療養の算定の決まり事

1） 算定

1日3食（朝，昼，夕）を限度に，実際に提供した食数に応じて入院時食事療養費を算定します。

・食事時間外に提供されたおやつ（10時や3時）は1食に含まれません。
・医学上の必要があって4食以上提供されても，3食目までが算定対象です。
・経管栄養を1日4回に分けて提供した場合も，3回目までが算定対象です。

入院時食事療養費及び入院時生活療養費には**（Ⅰ）**と**（Ⅱ）**があります。

㊟入院時食事療養及び入院時生活療養の（Ⅰ）の要件を満たさない場合にはどちらも（Ⅱ）により算定します。

(1) **入院時食事療養費**：保険者が被保険者に代わって，保険医療機関にその費用を直接支払うことになっています。患者は，『標準負担額』だけを支払うことになります。

㊟患者から標準負担額を超える費用を徴収する場合は，あらかじめ食事の内容及び特別の料金について患者に説明し，同意を得なければなりません。

患者から徴収する標準負担額（家計での平均的な食事相当額）についても，1食当たりの費用は所得区分に応じて請求します。

入院時食事療養費基準額 － 標準負担額(患者負担分) ＝ 保険者負担分(保険者から給付される額)

⇑ 厚生労働大臣の算出基準による食事療養費です

⇑ 平均的な家計の食費と比較した標準負担額です

(2) **入院時生活療養費〔食費（食材料費＋調理費）と居住費（光熱水費相当）〕：療養病床に入院する65歳以上の患者**に対して算定するものです。該当する患者には入院時食事療養費ではなく，入院時生活療養費を算定します。

入院時生活療養費は，保険者が被保険者に代わって，保険医療機関に，その費用を直接支払うことになっています。患者は，食費と居住費にかかる費用のうち，『標準負担額』だけを支払うことになります。

㊟患者から標準負担額を超える費用を徴収する場合は，あらかじめ食事の内容及び特別の料金について患者に説明し，同意を得なければなりません。

㊟終日（0時～24時）外泊している日については，入院時生活療養の標準負担額（患者負担額）は徴収できません。

入院時生活療養費基準額 － 標準負担額(患者負担分) ＝ 保険者負担分(保険者から給付される額)

⇑ 厚生労働大臣の算出基準による食事療養費です

⇑ 平均的な家計の食費，居住費等と比較した標準負担額です

2） 標準負担額

保険の種別（健保，国保，後期高齢者医療）を問わず，一律定額負担です。入院時食事療養費より標準負担額を差しひいた額が保険者より給付されます。標準負担額は消費税非課税扱いです。また，食事療養及び生活療養の加算として食堂加算（堂）・特別食加算（特）の有無にかかわらず，1食につき自己負担額で算定します。

食事

　　また，入院時食事療養費及び入院時生活療養費や，それぞれの**標準負担額**は，**病院も診療所も同じです。**
　　標準負担額については，p. 462 の一覧表を参照して下さい。
(1)　**食堂加算**：入院時食事療養（Ⅰ）又は入院時生活療養（Ⅰ）（療養病棟を除く）の届出を行っている保険医療機関で，下記の要件を満たす食堂を備えていることへの評価加算となります。食事をする際に患者が食堂を利用するしないは問いません。入院している患者に食事の提供が行われた時に1日につき，**病棟又は診療所単位で算定します。**
　　〈算定要件〉
　　　食堂は，他の病棟に入院する患者との共用，談話室等との兼用は差しつかえない。
　　　食堂の床面積は内法で当該食堂を利用する病棟又は診療所に係る**病床1床当たり 0.5m^2 以上**とする。
(2)　**特別食加算**：入院時食事療養（Ⅰ）及び入院時生活療養費（Ⅰ）の届出を行っている保険医療機関で，患者の病状等に対応して医師の発行する食事せんに基づき，「入院時食事療養及び入院時生活療養費の食事の提供たる療養の基準等」で示された特別食が提供された場合に，**1食単位で，1日3食を限度として算定します。**

3)　経管栄養

　　経管栄養には，「**経鼻胃管栄養**」と「**胃瘻栄養（PEG）**」があります。
　　経管栄養であっても，特別食加算の対象となる食事（p. 461 参照）として提供される場合は，当該特別食として算定することができます。
　　患者が経口摂取不能のため鼻腔栄養を行った場合は，下記のとおりに算定します。
(1)　**薬価基準に収載されている高カロリー薬を経鼻経管的に投与した場合**
　　・J 120 鼻腔栄養の手技料と薬剤料を算定する。
　　・食事療養に係る費用又は生活療養の食事の提供の費用と投薬料は算定しない。
(2)　**薬価基準に収載されていない流動食を提供した場合**
　　・J 120 鼻腔栄養の手技料と食事療養に係る費用又は生活療養の食事の提供に係る費用を算定する。
　　・流動食（市販されているものを除く）が特別食の算定要件を満たしているときは，特別食の加算が算定できる。
(3)　**薬価基準に収載されている高カロリー薬と収載されていない流動食を併せて投与・提供した場合**：(1)，(2)のいずれかのみにより算定する。
　　また，食道癌の手術後に胃瘻より流動食を点滴注入した場合は，鼻腔栄養に準じて取り扱う。

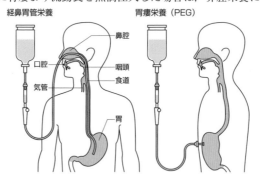

┌───┐
㊙試験対策　入院時食事療養・生活療養費の計算手順

　手順①　**入院時食事療養又は入院時生活療養**の設定は，（Ⅰ）か（Ⅱ）か，流動食の有無を確認する。
　手順②　（Ⅰ）の場合は**加算があるか**を確認する（Ⅱは**加算なし**）。
　　　　　個別加算として「**特別食加算**」がある。
　　　　　施設加算として「**食堂加算**」がある。
　手順③　算定期間中に**禁食日**（食無し），外泊日があるかをカルテ上で確認する。
　手順④　**自己負担額**を確認する。
└───┘

B．レセプトの書き方　⇒p. 40 を参照のこと。

1 入院時食事療養費一覧表　（1日につき3食を限度）

項　目			加　算	
Ⅰ	1	2以外	670円	食堂加算（1日につき） 50円
	2	流動食のみ（市販のもの）	605円	（療養病棟を除く）
				特別食加算（1食につき） 76円
Ⅱ	1	2以外	536円	加算なし
	2	流動食のみ（市販のもの）	490円	

算定要件
・下記の算定要件を満たせば（Ⅰ）で算定し，満たさない場合は（Ⅱ）で算定する。 ・有床診療所でも，要件を満たす場合は，入院時食事療養（Ⅰ）及び各種加算が算定できる。 ・「流動食のみを経管栄養法により提供したとき」とは，当該食事療養又は当該食事の提供たる療養として食事の大半を経管栄養法による流動食（市販されているものに限る）により提供した場合，栄養管理が概ね経管栄養法による流動食によって行われている患者に対し，流動食とは別に又は流動食と混合して，少量の食品又は飲料を提供した場合（経口摂取か経管栄養の別を問わない）を含む。 主な要件は以下のとおりである。 ①病院：常勤の管理栄養士又は栄養士が，食事を提供する部門（組織化されていること）の責任者となっていること。 　診療所：管理栄養士又は栄養士が，食事の提供指導を行っていること。 ②自院で食事の質の向上と患者サービスの向上を自ら行うほか，第三者に委嘱する場合は食事の提供たる療養の質が確保されていることの最終責任は医療機関の下で行われていること。 ③一般食の患者の栄養補給量については，患者個々に算定された医師の食事箋又は栄養管理計画によることを原則とし，患者の体位，症状，身体活動レベル等を考慮すること。 ④患者の病状により，適切な特別食が提供されていること。 ⑤患者の病状に応じて，必要とする栄養量が適切な時間（夕食は午後6時以降。若干のばらつきがやむを得ない場合でも午後5時半以降）に適切な温度の（保温・保冷配膳車や食器など）食事提供が行われていること。なお，適温の食事の提供体制が整っており，検査等により配膳時間を過ぎた場合，適切に衛生管理がされていた食事を電子レンジ等で温めることは差し支えない。 ⑥食事の提供に伴う衛生管理は医療法並びに食品衛生法に定める基準以上であること。

⊛　複数メニュー（基本メニューと選択メニュー）を提示し，患者が選択メニューを選択した場合，追加的な費用として，1食当たり17円を標準とした額を1日3回まで徴収できる。

⊛　食堂加算（1日につき）（50円）は，①食堂を備えている病棟・診療所単位で1日につき算定する（療養病棟の入院患者には算定できない），②1床当たり0.5m²以上の食堂面積で談話室等の兼用でもかまわない，③患者が食堂を利用すると否とにかかわらず，食事を提供した場合に算定する。

⊛　特別食加算（1食につき）（76円）は，疾病を治療する直接手段として，医師の発行する食事箋に基づき，患者の年齢・病状等に対応した食事を提供した場合に算定する。流動食（市販されているものに限る）のみを経管栄養法により提供したときは，算定しない。

2 特別食一覧表　（1食につき76円）

	特別食加算の対象となる治療食等	
1	腎臓食	・心臓疾患，妊娠高血圧症候群等に対しての減塩食〔総量（1日量）6.0g未満〕療法は腎臓食に準じて算定する（高血圧症に対して減塩食療法を行う場合は認められない）。
2	肝臓食	・肝庇護食，肝炎食，肝硬変食，閉鎖性黄疸食（胆石症及び胆嚢炎による閉鎖性黄疸の場合も含む）等をいう。
3	糖尿食	
4	胃潰瘍食	・単なる流動食は除かれる。 ・十二指腸潰瘍の場合も胃潰瘍食として扱う。 ・侵襲の大きな消化管手術の術後において胃潰瘍食に準ずる食事の提供があった患者。
5	貧血食	・血中ヘモグロビン濃度が10g/dL以下であり，その原因が鉄分の欠乏に由来する患者。
6	膵臓食	
7	脂質異常症食	・空腹時定常状態におけるLDL-コレステロール値が140mg/dL以上である者，又はHDL-コレステロール値が40mg/dL未満である者，若しくは中性脂肪値が150mg/dL以上である者。 ・肥満度が+70%以上又はBMIが35以上の高度肥満症に対して行う食事療法（脂質異常症食に準ずる）。 ＊肥満度算出例：身長165cm・体重110kgの場合 　肥満度＝〔体重−（身長cm−100）×0.9〕÷〔（身長cm−100）×0.9〕 　　　　〔110−（165−100）×0.9〕÷〔（165−100）×0.9〕≒0.88→＋88% 　BMI＝体重÷（身長m×身長m） 　　　　110÷（1.65×1.65）≒40
8	痛風食	
9	てんかん食	・難治性てんかん（外傷性のものを含む）の患者に対し，グルコースに代わりケトン体を熱量源として供給することを目的に炭水化物量の制限及び脂質量の増加が厳格に行われた治療食をいう。 ・グルコーストランスポーター1欠損症又はミトコンドリア脳筋症の患者に対し治療食を提供した場合も該当。
10	先天性代謝異常食	・フェニールケトン尿症，楓糖尿症，ホモシスチン尿症，ガラクトース血症。
11	治療乳	・乳児栄養障害（離乳を終わらない者の栄養障害）に対する治療乳のこと。治療乳既製品（プレミルク等）や添加含水炭素の選定使用等には加算できない。
12	低残渣食	・クローン病，潰瘍性大腸炎等により腸管の機能が低下している患者に対する低残渣食。
13	特別な場合の検査食	・潜血食，大腸X線検査・大腸内視鏡検査のために特に残渣の少ない調理済食品を使用した場合（外来患者に提供した場合は保険給付の対象外）。
14	無菌食	・入院環境に係る無菌治療室管理加算を算定している患者に提供した場合。
15	経管栄養食	・J120鼻腔栄養を算定する場合で，流動食（市販されているものを除く）が特別食の算定要件を満たしているときは，特別食の加算をしてよい。 ・経管栄養であっても特別食加算の対象となる食事を提供した場合も該当。

⊛　単なる軟食，流動食，又は人工栄養のための調乳，離乳食，幼児食，高血圧症に対する減塩食療法などは対象とならない。

食事

3　入院時の食事療養にかかる標準負担額（自己負担額）一覧表　（1日につき3食を限度）

A	●下記のB・C・Dのいずれにも該当しない患者		490円
B	●C・Dのいずれにも該当しない指定難病患者又は小児慢性特定疾病児童等		280円
	●平成27年4月1日以前から平成28年4月1日まで継続して精神病床に入院していた一般所得区分の患者（※1）		260円
C	●低所得者（70歳未満） ●低所得者Ⅱ（70歳以上）（※2）	過去1年間の入院期間が90日以内	230円
		過去1年間の入院期間が90日超	180円
D	●低所得者Ⅰ（70歳以上）（※3）		110円

※1　2015年4月1日以前から2016年4月1日まで継続して精神病床に入院している患者
※2　低所得者Ⅱ：①世帯全員が住民税非課税であって，「低所得者Ⅰ」以外の者
※3　低所得者Ⅰ：①世帯全員が住民税非課税で，世帯の各所得が必要経費・控除を差し引いたときに0円となる者，あるいは②老齢福祉年金受給権者

4　患者から特別料金を徴収することができる食事

名　称	金　額
特別メニューの食事	医療機関で定めた金額（妥当な範囲の金額）
算定要件	

・各病棟内等の見やすい場所に特別メニューの食事のメニュー及び料金を掲示し，またパンフレット等によりわかりやすく説明するなど，患者の自己選択により特定の日にあらかじめ特別のメニューの食事を選択できるようにする。
・特別メニューの食事は，通常の入院時食事・生活療養の費用では提供が困難な高価な材料を使用し特別な調理を行うなど，その内容が入院時食事・生活療養の費用の額を超える特別の料金の支払を受けるのにふさわしいものでなければならない。また，特別メニューの食事を提供する場合は，当該患者の療養上支障がないことについて，保険医の確認を得る必要がある。
・当該保険医療機関は，特別メニューの食事を提供することにより，それ以外の食事の内容及び質を損なうことがないように配慮する。
・栄養量については，患者ごとに栄養記録を作成し，医師との連携の下に管理栄養士・栄養士により個別的な医学的・栄養学的管理が行われること，食堂の設置や食事の提供を行う環境の整備についてもあわせて配慮がなされていることが望ましい。

> ※料金設定に関しての届出義務はない。毎年7月1日現在で，その内容及び料金などを地方厚生局長等に報告する。

5　入院時生活療養費・生活療養標準負担額　一覧表

療養病床に入院する65歳以上の患者		標準負担額	
		食費（1食）	居住費（1日）
①一般の患者 （下記のいずれにも該当しない者）	入院時生活療養（Ⅰ）を算定する医療機関に入院	490円	370円
	入院時生活療養（Ⅱ）を算定する医療機関に入院	450円	
②厚生労働大臣が定める者〔＝重篤な病状又は集中的治療を要する者等（※1）〕 （低所得者Ⅰ・Ⅱを除く）		生活療養（Ⅰ）　490円 生活療養（Ⅱ）　450円	370円
③指定難病患者（低所得者Ⅰ・Ⅱを除く）		280円	0円
④低所得者Ⅱ（※2）（⑤⑥に該当しない者）		230円	370円
⑤低所得者Ⅱ〔＝重篤な病状又は集中的治療を要する者等（※1）〕	申請月以前の12月以内の入院日数が90日以下	230円	370円
	申請月以前の12月以内の入院日数が90日超	180円	
⑥低所得者Ⅱ（指定難病患者）	申請月以前の12月以内の入院日数が90日以下	230円	0円
	申請月以前の12月以内の入院日数が90日超	180円	
⑦低所得者Ⅰ（⑧⑨⑩⑪に該当しない者）		140円	370円
⑧低所得者Ⅰ〔重篤な病状又は集中的治療を要する者等（※1）〕		110円	370円
⑨低所得者Ⅰ（指定難病患者）		110円	0円
⑩低所得者Ⅰ／老齢福祉年金受給者 ⑪境界層該当者（※3）			

※1　「重篤な病状又は集中的治療を要する者等」〔「厚生労働大臣が定める者」（平18.9.8 告示488）〕とは，①A 101療養病棟入院基本料の算定患者であって「基本診療料の施設基準等」の別表第5の2又は別表第5の3に該当する者，②A 109有床診療所療養病床入院基本料の算定患者であって「基本診療料の施設基準等」の別表第5の2又は別表第5の3に該当する者，③A 308回復期リハビリテーション病棟入院料を算定する患者を算定する患者。
※2　70歳未満の低所得者（住民税非課税／限度額適用区分「オ」）は，70歳以上の「低所得者Ⅱ」に相当。「低所得者Ⅰ」は70歳以上のみに適用される。
※3　負担の低い基準を適用すれば生活保護を必要としない状態になる者。

食事

第 3 章

診療報酬請求に関する基礎知識

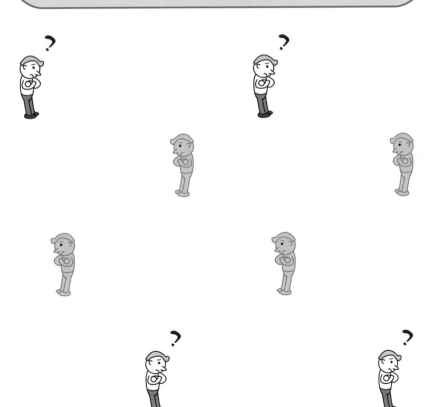

和暦・西暦による満年齢一覧

和　　暦	西暦	年齢		和　　暦	西暦	年齢		和　　暦	西暦	年齢	
		2024年	2025年			2024年	2025年			2024年	2025年
大正元	1912	112	113	25	1950	74	75	63	1988	36	37
2	1913	111	112	26	1951	73	74	平成元	1989	35	36
3	1914	110	111	27	1952	72	73	2	1990	34	35
4	1915	109	110	28	1953	71	72	3	1991	33	34
5	1916	108	109	29	1954	70	71	4	1992	32	33
6	1917	107	108	30	1955	69	70	5	1993	31	32
7	1918	106	107	31	1956	68	69	6	1994	30	31
8	1919	105	106	32	1957	67	68	7	1995	29	30
9	1920	104	105	33	1958	66	67	8	1996	28	29
10	1921	103	104	34	1959	65	66	9	1997	27	28
11	1922	102	103	35	1960	64	65	10	1998	26	27
12	1923	101	102	36	1961	63	64	11	1999	25	26
13	1924	100	101	37	1962	62	63	12	2000	24	25
14	1925	99	100	38	1963	61	62	13	2001	23	24
昭和元	1926	98	99	39	1964	60	61	14	2002	22	23
2	1927	97	98	40	1965	59	60	15	2003	21	22
3	1928	96	97	41	1966	58	59	16	2004	20	21
4	1929	95	96	42	1967	57	58	17	2005	19	20
5	1930	94	95	43	1968	56	57	18	2006	18	19
6	1931	93	94	44	1969	55	56	19	2007	17	18
7	1932	92	93	45	1970	54	55	20	2008	16	17
8	1933	91	92	46	1971	53	54	21	2009	15	16
9	1934	90	91	47	1972	52	53	22	2010	14	15
10	1935	89	90	48	1973	51	52	23	2011	13	14
11	1936	88	89	49	1974	50	51	24	2012	12	13
12	1937	87	88	50	1975	49	50	25	2013	11	12
13	1938	86	87	51	1976	48	49	26	2014	10	11
14	1939	85	86	52	1977	47	48	27	2015	9	10
15	1940	84	85	53	1978	46	47	28	2016	8	9
16	1941	83	84	54	1979	45	46	29	2017	7	8
17	1942	82	83	55	1980	44	45	30	2018	6	7
18	1943	81	82	56	1981	43	44	令和元	2019	5	6
19	1944	80	81	57	1982	42	43	2	2020	4	5
20	1945	79	80	58	1983	41	42	3	2021	3	4
21	1946	78	79	59	1984	40	41	4	2022	2	3
22	1947	77	78	60	1985	39	40	5	2023	1	2
23	1948	76	77	61	1986	38	39	6	2024	0	1
24	1949	75	76	62	1987	37	38				

※本表の年齢は，誕生日以降の年齢です。

レ セ プ ト の 上 書 き（頭 書 き）の 記 載 要 領

「社保」は8桁（右づめで記入）。
「国保」は6桁。

「給付割合」は社保は記入不要。国保は該当する給付割合を○で囲むか（　）の中に給付割合を記入する。ただし国保については自県分の場合は記載を省略してもかまわない。

「保険種別1」欄 の該当箇所に○	1＝社保又は国保
	2＝公費負担医療
	3＝後期高齢者医療

「保険種別2」欄 の該当箇所に○	1＝単独
	2＝1種の公費負担医療との併用
	3＝2種以上の公費負担医療との併用

「本人・家族」欄 の該当箇所に○	2＝本人
	4＝未就学者
	6＝家族（未就学者除く）
	8＝高齢者1割負担
	0＝高齢者3割負担

診療報酬明細書
（医科入院外）

診療が行われた年月を記入する

都道府県番号　医療機関コード

令和　　年　　月分 ＿＿＿＿　＿＿＿＿＿

| 1 医科 | 1 社・国 2 公費 | 3 後期 | 1 2 3 | 単独 2併 3併 | 2 4 6 | 本外 六外 家外 | 8 0 | 高外一 高外7 |

保険者番号 　　　❶

給付割合 10 9 8 7（　）

公費負担者番号①
公費負担者番号②

公費負担医療の受給者番号①
公費負担医療の受給者番号②

被保険者証・被保険者手帳等の記号・番号 　❷　・　❸　❹（枝番）

記号と番号の間に「スペース」「・」「−」を記入。○囲みの文字は（　）囲みに代えて記入してもよい。

氏名	❺	特記事項
	❼ 1男2女　1明2大3昭4平5令　．❻．　生	
職務上の事由	1職務上　2下船後3月以内　3通勤災害	

（　　床）

受診者名を記入，性別・年号は○で囲む。「❻」6歳以上は月日省略可。6歳未満は年月を記入。ただし誕生月で年齢加算が異なる場合は年月日まで記入。

傷病名	(1)
	(2)
	(3)
	(4)
	(5)

診療開始日	(1)　年　月　日
	(2)　年　月　日
	(3)　年　月　日
	(4)　年　月　日
	(5)　年　月　日

転帰　治ゆ　死亡　中止

診療実日数	保検	日
	公費①	日
	公費②	日

⑪初　診	時間外・休日・深夜	回	点	公費分点数
⑫再診	再　　診	×　回		
	外来管理加算	×　回		
	時　間　外	×　回		
	休　　日	×　回		
	深　　夜	×　回		
⑬医学管理				
⑭	往　　診	回		

*　傷病名を記入する場合は(1)には主傷病名のみを記入する。主傷病名が複数あり(2)以降にも記入する場合は，主傷病名と副傷病名の間を線で区切り区別する。あるいは主病名に「(主)」と付記する。

*　病名が5つ以上あり傷病名と診療開始日の欄に書ききれない時は摘要欄に順次番号を付して記入し，最終行に実線を引いて摘要欄の記載事項と区別させる。

例）
(6)　△△△△炎　　　　　　　　○年○月○日
(7)　△△△△症　　　　　　　　○年○月○日

点　数　欄

摘　要　欄
（摘要欄の記載のしかたは各章に詳細説明あり）

以　下　略

保険証~カルテ台紙~レセプト用紙への記入の流れ

健康保険 被保険者証　本人（被保険者）　00123

令和 1 年10月14日交付

記号　❷　　番号　❸　　（枝番）❹

氏名　❺
生年月日　❻　　　　　　　性別　❼
資格取得年月日　　令和 1 年 10月 10日

保険者番号　❶
保険者名称
保険者所在地　　　　　　　　　印

健康保険 被保険者証　家族（被扶養者）　01123

令和 1 年10月14日交付

記号　❷　　番号　❸　　（枝番）❹

氏名　❺
生年月日　❻　　　　　　　性別　❼
認定年月日　　令和 1 年 10月 10日
被保険者氏名

保険者番号　❶
保険者名称
保険者所在地　　　　　　　　　印

記入箇所

診　療　録

| 公費負担者番号 | | | | | | | 保険者番号 | ❶ | | | |

				被保険者手帳	記号・番号	❷　・　❸	（枝番）❹
受診者	氏　名	❺			有 効 期 限	令和　　　　　年　　月　　日
	生年月日	明.大.昭.平.令 ❻ 年 月 日生　男・女 ❼		被保険者氏名	
			資 格 取 得	平成令和　　　　年　　月　　日
	住　所		事業船舶所有者所	所 在 地	電話　　局　　番
	電話　　局　　番			名　　称	
	職　業	被保険者との続柄	保険者	所 在 地	電話　　局　　番
				名　　称	

記入箇所

診療報酬明細書
（医科入院外）

都道府県番号　医療機関コード

令和　　年　　月分　_____　_____

1 医科	1 社・国　3 後期	1 単独　2 本外　8 高外一
	2 公費	2 2 併　4 六外　0 高外7
		3 3 併　6 家外

保険者番号　❶　　給付割合　10 9 8　7 ( )

—			—	
公費負担者番号 ①			公費負担医療の受給者番号①	
公費負担者番号 ②			公費負担医療の受給者番号②	

被保険者証・被保険者手帳等の記号・番号　❷　・　❸　（枝番）❹

氏名	❼ ❺	特記事項	保険医療機関の所在地及び名称
	1男2女　1明2大3昭4平5令　.❻.　生		
職務上の事由	1 職務上　2 下船後3月以内　3 通勤災害		（　床）

外来レセプトの書き方・見本

診療報酬明細書
（医科入院外）

令和 6 年 6 月分 ＿＿＿＿＿＿

	1 医科	① 社・国　3 後期 2 公費	① 単独　② 2 併　3 3 併	① 本外　8 高外一 4 六外　0 高外7 6 家外			

都道府県番号　医療機関コード

保険者番号　0 1 0 1 0 0 1 1　給付割合 10 9 8 7（ ）

公費負担者番号①　—
公費負担医療の受給者番号①　—
公費負担者番号②
公費負担医療の受給者番号②

被保険者証・被保険者手帳等の記号・番号　11010203・123456　（枝番）

氏名　神田 まつり
1男 ②女　1明2大3昭④平5令　5 ． ． 生

特記事項

保険医療機関の所在地及び名称

（80 床）

職務上の事由　1 職務上　2 下船後3月以内　3 通勤災害

傷病名
(1) 喘息（主）
(2) 糖尿病（主）
(3) 糖尿病性網膜症（両眼）
(4) 虫垂炎の疑い

診療開始日
(1) 2 年 4 月 25 日
(2) 5 年 4 月 2 日
(3) 5 年 4 月 2 日
(4) 6 年 4 月 12 日

転帰　治ゆ　死亡　中止

診療実日数
保険 3 日
公費① 日
公費② 日

項目		内容	点	公費分点数		摘要	点数
⑪初診		時間外・休日・深夜　回　点			⑬	薬情 手帳	7×1
⑫再診	再診	75×3 回	225			情Ⅰ（26 日）	250×1
	外来管理加算	52×2 回	104		⑭	在宅自己注射指導管理料（1 以外）（月 27 回以下） 血糖自己測定1日1回（月 20 回以上）	1130×1
	時間外	65×1 回	65			ノボラピッド注ペンフィル 300 単位1筒 （1日1回6単位　25 日分）	101×1
	休日	× 回			㉑	アゼプチン錠 1 mg　1 T	1×28
	深夜	× 回			㉕	特処	56×1
⑬医学管理			257		⑥⓪	U−検	26×1
⑭在宅	往診	回				B−末梢血液一般・像（鏡検法）	46×1
	夜間	回				緊検（12 日 20 時 35 分）	200×1
	深夜・緊急	回				B−末梢血液一般	21×1
	在宅患者訪問診療	回				B−TP, TG, ALP, Na・cl, T−cho, 　HDL−cho, AST, ALT（8 項目）	99×1
	その他	注 注糖 針	1130			B−V	40×2
	薬剤		101			判血 , 判生Ⅰ	269×1
⑳投薬	㉑内服 薬剤	28 単位	28				
	㉑内服 調剤	11×1 回	11			OGTT	200×1
	㉒屯服 薬剤	単位				トレーランG液 50 g　150 mL　1 V	21×1
	㉓外用 薬剤	単位				眼底カメラ1（アナログ）（両眼）	54×1
	㉓外用 調剤	× 回				ポラロイド（インスタント）フイルム　2 枚（1 枚 85 円）	16×1
	㉕処方	× 1 回	98			精眼底／両	112×1
	㉖麻毒	回			⑦⓪	緊画（12 日 20 時 45 分）	110×1
	㉗調基		14			胸部単純 X−P（デジタル）（大角×1）	172×1
㉚注射	㉛皮下筋肉内	回				腹部単純 X−P（デジタル）（半切×2）	275×1
	㉜静脈内	回					
	㉝その他	回					
㊵処置		回					
	薬剤						
㊿手術麻酔		回					
	薬剤						
⑥⓪検査病理		11 回	1107				
	薬剤		37				
⑦⓪画像診断		3 回	557				
	薬剤						
㊤その他	処方箋	回					
	薬剤						

療養の給付
保険	請求 点	※決定 点	一部負担金額 円
	3734		減額　割（円）免除・支払猶予
公費①	点	※ 点	円
公費②	点	※ 点	円

※高額療養費　円　※公費負担点数　点　※公費負担点数　点

外来確認チェックシート

チェック

1	医療機関の施設設定を確認したか 「診療所」「病院（200床未満）」「病院（200床以上）」の別や医療スタッフなどによって算定内容が異なる	
2	請求年月の記入をしたか 「令和　　年　　　月分」	
3	保険種別欄，本人・家族欄に○をつけたか 「保険種別1」「保険種別2」及び「本人・家族」欄	
4	保険者番号は正しく記入したか	
5	給付割合に○をつけたか（社保は不要）	
6	記号・番号（枝番）は正しく記入したか	
7	患者氏名は正しく記入したか	
8	男女の別に○をつけたか	
9	生年月日欄は記入したか（年月日まで記入する）	
10	傷病名の欄は記入したか （主病名は(1)に記入し，それ以外は(2)以降に記載する） （主病名が複数ある場合は，主病名と副傷病名の間を線で区切るか，主病名に「(主)」を付記するなどして，主病名とそれ以外を区別すること）	
11	初診料は発生しているか，回数・点数は記入したか （時間外・休日・深夜に該当する場合は○で囲む） （月に2回以上初診のある場合又は同日初診料のある場合は摘要欄に記載する）	
12	再診料は何回あるか	
13	外来管理加算を正確に算定したか （電話再診等，外来管理加算の算定できない診療行為を行った場合には注意すること）	
14	医学管理料は発生しているか（特に，薬情・特・薬・悪他），摘要欄の書き方は正しいか	
15	在宅医療料は発生しているか，摘要欄の書き方は正しいか	
16	投薬料は発生しているか 電算処理及び手書き明細書届出なしの医療機関では，すべての薬剤について「摘要欄」に薬剤名・規格・数量を明記する。 処方料（特処）・調剤料・調基の算定の確認をしたか	
17	注射料は発生しているか 電算処理及び手書き明細書届出なしの医療機関では，すべての薬剤について「摘要欄」に薬剤名・規格・数量を明記する。 手技料及び算定の可否の確認をしたか	
18	処置料は発生しているか	
19	手術料は発生しているか	
20	検査料は発生しているか （検体検査は判・B-Vのチェック，生体検査は外来管理加算・年齢加算点・判・減の有無のチェック） （検体検査については，診療時間以外に来院し，緊急に検体検査を行った場合は「時間外緊急院内検査加算110点」が算定できる）	
21	画像診断料は発生しているか （診療時間以外に来院し，緊急に画像撮影及び診断を行った場合は「時間外緊急院内画像診断加算110点」を算定できる）	
22	その他の診療は発生しているか	

入院レセプトの書き方・見本

診療報酬明細書
（医科入院）

令和 6 年 6 月分

都道府県番号	医療機関コード	

1 医科	① 社・国 3 後期 2 公費	① 単独 2 2 併 3 3 併	① 本入 7 高入一 3 六入 5 家入 9 高入7

保険者番号	0 1 0 1 0 0 1 1	給付割合 10 9 8 7 ( )

被保険者証・被保険者手帳等の記号・番号　11010203・123456　（枝番）

公費負担者番号 ①
公費負担医療の受給者番号 ①
公費負担者番号 ②
公費負担医療の受給者番号 ②

区　分	精神　結核　療養	特記事項

氏名　神田　まつり
1男 ②女　1明 2大 3昭 ④平 5令　5 ． ． 生

職務上の事由　1職務上　2下船後3月以内　3通勤災害

保険医療機関の所在地及び名称

傷病名
(1) 急性虫垂炎
(2)
(3)

診療開始日
(1) 6 年 6 月 12 日
(2) 年 月 日
(3) 年 月 日

転帰　治ゆ　死亡　中止

診療実日数
保険 7 日
公費① 日
公費② 日

⑪初　診	時間外・休日・深夜　1回　291点	公費分点数
⑬医学管理		
⑭在　宅		

⑳投薬	㉑内　服　単位	
	㉒屯　服　単位	
	㉓外　用　単位	
	㉔調　剤　日	
	㉖麻　毒　日	
	㉗調　基	

㉚注射	㉛皮下筋肉内　回	
	㉜静　脈　内　回	
	㉝そ　の　他　4回　740	

| ㊵処置 | 5回　260 | |
| | 薬　剤　23 | |

| ㊿手麻術酔 | 2回　7590 | |
| | 薬　剤　42 | |

| ⑥検病査理 | 9回　1086 | |
| | 薬　剤 | |

| ⑦画診像断 | 1回　267 | |
| | 薬　剤 | |

| ⑧その他 | 薬　剤 | |

入院年月日　6 年 6 月 12 日

⑨入院基本料・加算　点
地一般2　1754 × 7日間　12278
補2　　　 × 日間
　　　　 × 日間
　　　　 × 日間
　　　　 × 日間

㊒特定入院料・その他

⑨入院

㉝ 点滴注射　102×1
ラクテックG 500mL 2袋，アドナ0.5%20mL 1A，
シオマリン1g 1V，生食液NS 20 mL1A，ソセゴン15 mg1A｝189×2

生食100 mL1V，シオマリン1g 1V　130×2

㊵ 創傷処置1（術後）　52×5

留置カテーテル設置（手術当日）
膀胱留置用ディスポーザブルカテーテル2管一般（Ⅰ）（233円）1本　23×1

㊿ 虫垂切除術1（12日）　6740×1
脊椎麻酔（12日）　850×1
マーカイン注脊麻用0.5%4 mL　1A，アトロピン硫酸塩
注射液0.05%1 mL　1A｝42×1

⑥ U−検・沈渣（鏡検法）　53×1

B−末梢血液一般・ESR　30×1

B−T−BIL，AST，ALT，TP，BUN，ナトリウム・クロール，
カリウム，カルシウム，クレアチニン，グルコース（10項目）｝103×1
入院初回加算　20×1

B−出血・PIVKA−Ⅱ　158×1

B−HBs抗原定性・半定量，梅毒血清反応（STS）定性，
梅毒トレポネーマ抗体定量｝97×1
B−ABO，Rh（D）　48×1

ECG 12　130×1

判尿，判血，判生Ⅰ，判免　447×1

⑦ 腹部単純X−P（デジタル）（大四×2）　267×1

⑨ 地一般2（14日以内），補2，1級地　1754×7

※高額療養費	円	※公費負担点数	点

⑨食事・生活	基準Ⅰ 670 円×18回	※公費負担点数	点
	特別　円× 回	基準（生）　円× 回
	食堂　円× 日	特別（生）　円× 回
	環境　円× 日	減・免・猶・Ⅰ・Ⅱ・3月超

療養の給付	保険	請求点 22577	※決定点	点	負担金額 円 減額 割(円)免除・支払猶予
	公費①	点	※ 点		円
	公費②	点	※ 点		円

食事・生活療養	保険 18回	請求 12060 円	※決定 円	（標準負担額）8820 円
	公費① 回	円	※ 円	円
	公費② 回	円	※ 円	円

入院確認チェックシート

チェック

1	**医療機関の施設設定を確認したか** 「診療所」「病院（200床未満）」「病院（200床以上）」の別や病棟種別，入院基本料，医療スタッフなどによって算定内容が異なる	
2	**請求年月の記入をしたか** 「令和　　年　　　月分」	
3	**保険種別欄，本人・家族欄に○をつけたか** 「保険種別1」「保険種別2」及び「本人・家族」欄	
4	**保険者番号は正しく記入したか**	
5	**給付割合に○をつけたか**（社保は不要）	
6	**記号・番号（枝番）は正しく記入したか**	
7	**患者氏名は正しく記入したか**	
8	**男女の別に○をつけたか**	
9	**生年月日欄は記入したか** （年月日まで記入する）	
10	**傷病名の欄は記入したか** （主病名は(1)に記入し，それ以外は(2)以降に記載する） （主病名が複数ある場合は，主病名と副傷病の間を線で区切るか，主病名に「(主)」と付記するなどして，主病名とそれ以外を区別すること）	
11	**医療機関の施設設定の確認をしたか**　　①　入院基本料は一般病棟又はその他のものか。 （計算の仕方はp.36参照）　　　②　看護配置，看護師比率○対1か，○%なのか。 　　　　　　　　　　　　　　　　　③　入院日数により初期加算該当するか。 　　　　　　　　　　　　　　　　　④　どんな入院基本料加算が算定できるか。	

12	**入院時食事療養費はⅠ・Ⅱのどちらか**（計算の手順はp.460参照） Ⅰの場合：①　食堂加算はあるか 　　　　　②　特別食加算はあるか Ⅱの場合：（加算はなし）	1食当たりの 自己負担額	Ⅰ,1	Ⅰ,2	Ⅱ,1	Ⅱ,2	

12	**入院時食事療養費はⅠ・Ⅱのどちらか**（計算の手順はp.460参照） Ⅰの場合：①　食堂加算はあるか 　　　　　②　特別食加算はあるか Ⅱの場合：（加算はなし）		

1食当たりの 自己負担額	Ⅰ,1	Ⅰ,2	Ⅱ,1	Ⅱ,2
	670円	605円	536円	490円
R6.5月までの金額	(640円)	(575円)	(506円)	(460円)

13	**医学管理料は発生しているか**	
14	**在宅医療料は発生しているか**	
15	**投薬料は発生しているか** 電算処理及び手書き明細書届出なしの医療機関では，すべての薬剤について「摘要欄」に薬剤名・規格・数量を明記する。	
16	**注射料は発生しているか** 電算処理及び手書き明細書届出なしの医療機関では，すべての薬剤について「摘要欄」に薬剤名・規格・数量を明記する。 IM・IVの手技料は算定できない。また点滴注射は1日の点滴薬の総量（mL）で算定する。	
17	**処置料は発生しているか**	
18	**手術料は発生しているか** （手術当日，手術に関連した処置のギプス料は算定できるが，処置の手技料は算定できない） （手術当日，手術に関連した注射の手技料は算定できない） （手術当日，手術に関連して使用された外皮用殺菌・消毒剤は算定できない）	
19	**検査料は発生しているか**（B-Vは算定できない） （既に入院している患者に対しては，時間外緊急院内検査加算は算定できない。ただし，診療時間以外に来院し，緊急に検体検査を行った結果，引き続き入院となった場合は「時間外緊急院内検査加算110点」を算定できる）	
20	**画像診断料は発生しているか** （既に入院している患者に対しては，時間外緊急院内画像診断加算は算定できない。ただし，診療時間以外に来院し緊急に画像撮影及び診断を行った結果，引き続き入院となった場合は「時間外緊急院内画像診断加算110点」を算定できる）	
21	**その他の診療は発生しているか**	

保険者番号の訂正

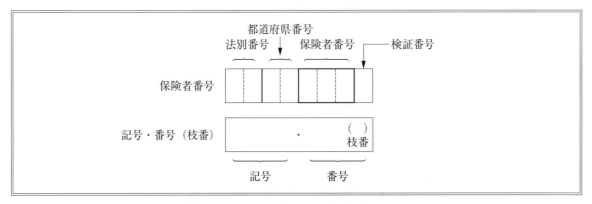

保険者番号の8枠（国保6枠）はそれぞれ1枠ずつ独立している。誤った数字には消し線を入れ訂正する。

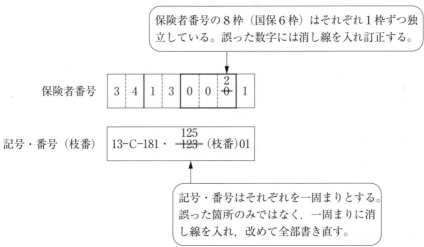

記号・番号はそれぞれを一固まりとする。誤った箇所のみではなく，一固まりに消し線を入れ，改めて全部書き直す。

* 保険者番号については，誤っている数字のみ訂正すればよいが，すべての数字に消し線を入れ，改めて全部書き直してもよい。

* 検証番号は保険者番号の誤りを検出するために設定されている重要なもの。

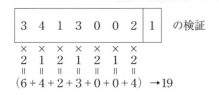

① 保険者番号に 2 1 2 1……と順番に掛け合わせる。
② 隣り同士の数字を足す（積が2桁の場合も隣り同士とする）。
　例） 14→……1+4……
③ 合計数の一の位の数を必ず10から引く。
④ 引いた結果の数字が□の検証番号の数と一致していれば正しい。
　例） 10－9＝1 （34130021の保険者番号は正しい）

【月の途中で保険者番号，記号・番号が変更になった場合のレセプトの書き方】
例1） 保険者番号に変更があった場合
　保険者番号ごとに，それぞれ別々にレセプトを作成する。
例2） 記号・番号，任意継続に変更があった場合
　変更後の記号・番号を記載する。
例3） 公費負担医療（単独）の場合
　① 市町村番号又は公費負担者番号に変更があった場合
　　市町村番号又は公費負担者番号ごとに，それぞれ別々にレセプトを作成する。
　② 受給者番号に変更があった場合
　　受給者番号ごとに，それぞれ別々にレセプトを作成する。

例4)　医療保険と公費負担医療（併用）の場合

①　保険者番号の変更はないが，同種の公費負担医療で住所変更により公費負担者番号に変更があった場合

変更前の公費負担医療に係る分は第一公費として，変更後の公費負担医療に係る分は第二公費として取り扱う。

②　月の途中から公費負担医療の併用となった場合などで，公費負担医療に係る点数と医療保険に係る点数が異なる場合

「公費分点数」欄に公費負担医療に係る点数を記載する。

例5)　保険種別の変更に伴う診療開始日について

①　国民健康保険から健康保険の切り替えの場合

変更後のレセプトは，変更があった日を診療開始日として記載し，摘要欄にその旨を記載する。

②　後期高齢者医療制度に変更となったが，後期高齢者医療制度適用以前から診療を受けていた場合

「以前」からの診療日を記載する。

各種書類の保存期間一覧表

項　　　　目	保存期間	根拠法令
診療録	診療完結の日から5年	医師法第24条 療養担当規則第9条等
診療に関する諸記録 病院日誌，各科診療日誌，処方せん，手術記録，看護記録，検査所見記録，エックス線写真，入院・外来患者数を明らかにする帳簿と入院診療計画書	2年間	医療法施行規則第20条第10号
帳簿等の保存（含フィルム） 療養の給付の担当（及び保険外併用療養費に係る療養の取扱い）に関する帳簿及び書類その他の記録（保険診療に係る諸帳簿）	療養給付完結の日から3年間	療養担当規則第9条 療養担当基準（高齢者医療確保法）第9条
レントゲンフィルム	2年間 3年間 5年間 7年間	医療法施行規則第20条第10号 療養担当規則第9条 労働安全衛生規則第51条 じん肺法第17条
保険薬局における ①処方せん ②調剤録	完結の日から3年	薬担規則第6条

※　生活保護法に係る診療の場合の保存期間は5年。（生活保護法）指定医療機関医療担当規程第9条。

有償・無償で交付する書類（療養担当規則）

無償交付する書類	有償交付できる書類
領収証・明細書 療養費支給証明書 移送承認申請書 移送届 柔道整復師による施療の同意書 生活保護法による証明書・意見書 育成医療・療育医療に必要な証明書・意見書 　　　　　　　　　　　　　　　　等	出産育児一時金申請書 出産手当金申請書 特定疾患診断書 身体障害者申請診断書 労災療養費請求書 自賠責診断書 入院見舞金支給申請書 死亡診断書・死体検案書 各保険会社所定用紙の診断書・証明書 一般的な診断書・証明書 　　　　　　　　　　　　　　　　等

全 国 健 康 保 険 協 会 管 掌 保 険 者 番 号 一 覧

支部名		1. 被保険者 (2及び3を除く)				2. 日雇特例被保険者				3. 日雇特例被保険者 特別療養費受給者			
		法別番号	都道府県番号	保険者別番号	検証番号	法別番号	都道府県番号	保険者別番号	検証番号	法別番号	都道府県番号	保険者別番号	検証番号
01	北 海 道	01	01	001	6	03	01	001	4	04	01	001	3
02	青　　森	01	02	001	5	03	02	001	3	04	02	001	2
03	岩　　手	01	03	001	4	03	03	001	2	04	03	001	1
04	宮　　城	01	04	001	3	03	04	001	1	04	04	001	0
05	秋　　田	01	05	001	2	03	05	001	0	04	05	001	9
06	山　　形	01	06	001	1	03	06	001	9	04	06	001	8
07	福　　島	01	07	001	0	03	07	001	8	04	07	001	7
08	茨　　城	01	08	001	9	03	08	001	7	04	08	001	6
09	栃　　木	01	09	001	8	03	09	001	6	04	09	001	5
10	群　　馬	01	10	001	5	03	10	001	3	04	10	001	2
11	埼　　玉	01	11	001	4	03	11	001	2	04	11	001	1
12	千　　葉	01	12	001	3	03	12	001	1	04	12	001	0
13	東　　京	01	13	001	2	03	13	001	0	04	13	001	9
14	神 奈 川	01	14	001	1	03	14	001	9	04	14	001	8
15	新　　潟	01	15	001	0	03	15	001	8	04	15	001	7
16	富　　山	01	16	001	9	03	16	001	7	04	16	001	6
17	石　　川	01	17	001	8	03	17	001	6	04	17	001	5
18	福　　井	01	18	001	7	03	18	001	5	04	18	001	4
19	山　　梨	01	19	001	6	03	19	001	4	04	19	001	3
20	長　　野	01	20	001	3	03	20	001	1	04	20	001	0
21	岐　　阜	01	21	001	2	03	21	001	0	04	21	001	9
22	静　　岡	01	22	001	1	03	22	001	9	04	22	001	8
23	愛　　知	01	23	001	0	03	23	001	8	04	23	001	7
24	三　　重	01	24	001	9	03	24	001	7	04	24	001	6
25	滋　　賀	01	25	001	8	03	25	001	6	04	25	001	5
26	京　　都	01	26	001	7	03	26	001	5	04	26	001	4
27	大　　阪	01	27	001	6	03	27	001	4	04	27	001	3
28	兵　　庫	01	28	001	5	03	28	001	3	04	28	001	2
29	奈　　良	01	29	001	4	03	29	001	2	04	29	001	1
30	和 歌 山	01	30	001	1	03	30	001	9	04	30	001	8
31	鳥　　取	01	31	001	0	03	31	001	8	04	31	001	7
32	島　　根	01	32	001	9	03	32	001	7	04	32	001	6
33	岡　　山	01	33	001	8	03	33	001	6	04	33	001	5
34	広　　島	01	34	001	7	03	34	001	5	04	34	001	4
35	山　　口	01	35	001	6	03	35	001	4	04	35	001	3
36	徳　　島	01	36	001	5	03	36	001	3	04	36	001	2
37	香　　川	01	37	001	4	03	37	001	2	04	37	001	1
38	愛　　媛	01	38	001	3	03	38	001	1	04	38	001	0
39	高　　知	01	39	001	2	03	39	001	0	04	39	001	9
40	福　　岡	01	40	001	9	03	40	001	7	04	40	001	6
41	佐　　賀	01	41	001	8	03	41	001	6	04	41	001	5
42	長　　崎	01	42	001	7	03	42	001	5	04	42	001	4
43	熊　　本	01	43	001	6	03	43	001	4	04	43	001	3
44	大　　分	01	44	001	5	03	44	001	3	04	44	001	2
45	宮　　崎	01	45	001	4	03	45	001	2	04	45	001	1
46	鹿 児 島	01	46	001	3	03	46	001	1	04	46	001	0
47	沖　　縄	01	47	001	2	03	47	001	0	04	47	001	9

カルテ略語集

病歴関連	
Pt	患者
M	男
F	女
Yr, Y/O	年齢
MH	結婚歴
PH	既往歴
PI	現病歴
FH	家族歴
OH	職歴

主訴関連	
Wt, BW	体重
Ht	身長
BT	体温
BP	血圧
FUO	不明熱
BO	体臭
m	心雑音
BS, RS	呼吸音
P	脈拍
PP	脈圧
R	呼吸
RR	呼吸数
SOB	息切れ
np	異常なし

病名略語抜粋		
A	AA	再生不良性貧血
	AB	喘息性（様）気管支炎
	ACI	急性冠不全, 副腎皮質機能不全
	AD	アルツハイマー病
	AES	心房性期外収縮
	AF	心房細動
	AGN	急性糸球体腎炎
	AH	急性肝炎
	AI, AR	大動脈弁閉鎖不全症
	AIDS	後天性免疫不全症候群（エイズ）
	AIP	急性間欠性ポルフィリン症
	ALS	筋萎縮性側索硬化症
	ALL	急性リンパ性白血病
	AM	非定型抗酸菌症
	AMoL	急性単核球性白血病
	AMI	急性心筋梗塞
	AML	急性骨髄性白血病
	Anemia	貧血
	AP	狭心症
	APCD	成人型嚢胞腎
	APH	失語症
	APL	急性前骨髄芽球性白血病
	APO	脳卒中
	AR	大動脈弁閉鎖不全症
	ARDS	成人呼吸窮拍症候群
	ARF	急性腎不全
	AS	大動脈弁狭窄症
	ASD	心房中隔欠損症
	ASO	閉塞性動脈硬化症
	AS.H	遠視性乱視
	ASKL	動脈硬化症
	ASR	大動脈弁狭窄及び閉鎖不全
	ATL	成人T細胞白血病
	AVblock	房室ブロック
	AVH	急性ウイルス性肝炎
	AVM	動静脈奇形
B	BA	気管支喘息
	BC, BK（独）	膀胱癌
	BE	細菌性心内膜炎
	BPH	前立腺肥大症
	BT	脳腫瘍
C	Ca	癌
	CAH	慢性活動性肝炎, 先天性副腎過形成症

C	Cat	白内障
	CBA	先天性胆道閉鎖症
	CBS	慢性脳症候群
	CC	感冒
	CCHD	チアノーゼ型先天性心疾患
	CCM	うっ血性心筋症
	CDH	先天性股関節脱臼
	CF	心不全
	CGN	慢性糸球体腎炎
	CH	慢性肝炎
	CHA	慢性活動性肝炎
	CHD	冠動脈性心疾患, 先天性心疾患
	CHF	うっ血性心不全
	Chole	胆嚢炎
	CI	脳梗塞
	CLBBB	完全左脚ブロック
	CLL	慢性リンパ性白血病
	CML	慢性骨髄性白血病
	CMP	心筋症
	CN	慢性腎炎
	COPD	慢性閉塞性肺疾患
	CP	脳性麻痺, 肺性心
	CPD	児頭骨盤不適合（不均衡）
	CPE	慢性肺気腫
	CRBBB	完全右脚ブロック
	CRF	慢性腎不全
	CVA, CVD	脳血管障害
D	DDEB	優性栄養障害性表皮水疱症
	DG, DU	十二指腸潰瘍
	DH	疱疹状皮膚炎
	DI	尿崩症
	DIC	播種性血管内血液凝固症候群
	DK	大腸癌
	DM	糖尿病, 皮膚筋炎
	DPB	びまん性汎細気管支炎
	DS	ダウン症候群
	DSN	鼻中隔わん曲症
E	EA	労作性狭心症
	EBS	単純性表皮水疱症
	ECD	心内膜床欠損症
	EH	本態性高血圧症
	EK	食道癌
	EKC	流行性角結膜炎
	EM	子宮内膜症
	Epi	てんかん
	Er	びらん
F	FH	劇症肝炎
	FL	脂肪肝
	FLD	肺線維症
	FP	顔面神経麻痺
	FUO	原因不明熱
	Fx	骨折
G	GBS感染症	B群溶連菌感染症
	GC	胃癌
	GCT	巨細胞腫瘍
	GDU	胃・十二指腸潰瘍
	G-I bleeding	消化管出血
	GN	糸球体腎炎
	Gono	淋疾
	Gout	痛風
	GS	胆石症
	GU	胃潰瘍
H	HA	A型肝炎
	HAS	脳動脈硬化症
	HB	B型肝炎
	HCC	肝細胞癌
	HCM	肥大型心筋症
	HD	ハンセン病
	HH	裂孔ヘルニア

H	HHE	急性小児片麻痺
	HHD	高血圧性心疾患
	HIV	後天性免疫不全症候群
	HI	頭部外傷
	HT	高血圧症
	HUS	溶血性尿毒症症候群
	Hy	ヒステリー，遠視
I	IAO	間欠性動脈閉鎖症
	IBL	免疫芽球性リンパ腫
	IBS, ICS	過敏性大腸症候群
	ICH	脳内出血，脳内血腫
	ICM	特発性心筋症
	IDA	鉄欠乏性貧血
	IE	感染性心内膜炎
	IHSS	特発性肥大型大動脈弁下狭窄症
	IHD	虚血性心疾患
	IIP	特発性間質性肺炎
	IMI	切迫心筋梗塞
	IRDS	特発性呼吸窮迫症候群
	ITP	特発性血小板減少性紫斑病
	IUGR	子宮内発育不全
	IUFD	子宮内胎児死亡
	IVH	脳室内出血
J	JE	日本脳炎
	JEB	接合型表皮水疱症
	JRA	若年性関節リウマチ
K	KKK	喉頭癌
	KKP	喉頭ポリープ
	KS	慢性副鼻腔炎
L	LAD	左軸偏位
	LBP	腰痛
	LC	肺癌
	LCA	筋無力症
	LCC	先天性股関節脱臼
	LC（LZ）	肝硬変
	LE	紅斑性狼瘡
	LGV	鼠径リンパ肉芽腫
	LSA	硬化性萎縮性苔癬
	Lu（Lues）	梅毒
	LSCL	リンパ肉腫細胞白血病
	LVH	左心室肥大
M	MCLS	川崎病
	MCNS	微小腎病変症候群
	MCTD	混合型結合織病
	MDI	躁鬱病
	MDS	骨髄異形成症候群
	MF	菌状息肉症
	MG	重症筋無力症
	MI	心筋梗塞，僧帽弁閉鎖不全症
	ML	悪性リンパ腫
	MM	多発性骨髄腫
	MMC	脊髄髄膜瘤
	MOF	多臓器不全障害
	Mole	胞状奇胎
	MP	胃ポリープ
	MRA	悪性関節リウマチ
	MRSA	メチシリン耐性黄色ブドウ球菌
	MS	メニエール病，僧帽弁狭窄，多発性硬化症
	MSI	僧帽弁狭窄閉鎖不全
	MT	縦隔腫瘍
	MU	子宮筋腫
N	N	神経症
	NBD	神経因性膀胱
	NCA	神経循環無力症
	NEC	壊死性腸炎
	NH	新生児肝炎
	NLP	失明
	NO	鼻閉（NV）
	NPH	椎間板ヘルニア，正常圧水頭症
	NPMA	神経性進行性筋萎縮症

N	NS	ネフローゼ症候群
	NV	鼻閉
O	OA	骨関節症
	OB	接触性皮膚炎
	OCV	硝子体混濁症
	OD	起立性調節障害
	Odem	浮腫
	OK	食道癌
	OKK	上顎癌
	OM	中耳炎
	OMI	陳旧性心筋梗塞
	OPLL	頸椎後縦靱帯骨化症
	OS	骨肉腫
	OV	卵巣腫瘍，卵巣（腫瘍）
	OVN	眼自律神経症
	OYL	黄色靱帯骨化症
P	PA	悪性貧血
	PAC	心房性期外収縮
	PAP	原発性異型肺炎，原発性非定型肺炎
	PAT	発作性心房性頻拍症
	PB	期外収縮
	PBC	原発性胆汁性肝硬変
	PBP	進行性球麻痺症
	PC	慢性咽頭炎，前立腺癌，褐色細胞腫
	PCH	原発性慢性肝炎
	PDA	動脈（ボタロー）管開存症
	PDS	胎盤機能不全症候群
	PE	肺気腫
	PH	肺高血圧症
	PI	肺動脈弁閉鎖不全
	PID	性病
	PIE	好酸球性肺浸潤症候群，間質性肺気腫
	PK	膵臓癌
	PKK	膵頭部癌
	PKU	フェニールケトン尿症
	PM	多発性筋炎
	PMD	原発性心筋症，進行性筋ジストロフィー
	PMS（PM）	多発性筋炎
	PML	進行性多巣性白質脳症
	PN	結節性動脈周囲炎，結節性多発性動脈炎
	PNT	上咽頭腫瘍
	Pneumonia	肺炎
	Polio	ポリオ，灰白脊髄炎
	PP	肺結核
	PPH	原発性肺高血圧症
	PR	肺動脈弁閉鎖不全
	PS	肺動脈狭窄症
	PsAn	精神分裂
	PSD	心身症
	PSMA	進行性脊髄性筋萎縮症
	PSS	強皮症，汎発性強皮症
	PSVT	発作性上室性頻拍症
	PTA	扁桃周囲膿瘍
	PTH	輸血後肝炎
	Pul	肺疾患
	PV	真性多血症
	PVC	心室性期外収縮
	PVS	肺動脈弁狭窄，色素性繊毛結節性滑膜炎
	PVT	発作性心室性頻拍症
	Px	気胸
R	RA	慢性関節リウマチ
	RAA	急性関節リウマチ
	RAD	右軸偏位
	RAS	腎動脈狭窄
	RBBB	右脚ブロック
	RD	網膜剥離
	RDSS	特発性呼吸窮迫症候群，呼吸促迫症候群
	RF	リウマチ熱
	Rhaller	アレルギー性鼻炎
	RINO	脳血栓症

R	RK	直腸癌
	RML	中葉症候群
	RnA	急性鼻炎
	RVF	子宮後傾後屈症
	RVH	右室肥大，腎血管（動脈）性高血圧
S	Sa	肉腫
	SA	感覚失語，自然流産
	SAH	くも膜下出血
	SASS	大動脈弁上狭窄症候群
	SBE	亜急性細菌性心内膜炎
	SBO	小腸閉塞症
	SCC	小細胞癌，扁平上皮癌，有棘細胞癌
	SCD	脊髄小脳変性症
	SD	老年性痴呆，強皮症（硬皮症）
	SDAT	アルツハイマー型老年痴呆
	SDH	硬膜下血腫
	SH	血清肝炎
	SHD	梅毒性心疾患
	SHS	仰臥位低血圧症候群
	SIADH	抗利尿ホルモン不適合分泌症候群
	SIDS	乳幼児突然死症候群
	SK	S状結腸癌
	SLE	全身性エリテマトーデス
	SMON	スモン病（亜急性脊髄視神経障害）
	SPB	上室性期外収縮
	SPMA	脊髄性進行性筋萎縮
	SS	妊娠
	SSS	洞機能不全症候群
	SSSS	ブドウ球菌性熱傷様皮膚症候群
	SSPE	亜急性硬化性全脳炎
	SVT	上室性頻拍症
	SZ	精神分裂病
T	TA	腸チフス，三尖弁閉鎖症，総動脈幹症
	TAO	閉塞性血栓性血管炎
	TB	結核症
	TEK	甲状腺腫
	TEN	中毒性表皮壊死症
	TI	三尖弁閉鎖不全症
	TIA	一過性脳虚血発作
	TN	三叉神経痛
	TS	三尖弁狭窄症，耳管狭窄症
	TTP	血栓性血小板減少性紫斑病
U	UC	潰瘍性大腸炎
	UD	十二指腸潰瘍
	UK	胃癌，子宮癌（ZK）
	URI	上気道炎
	URTI	上気道感染症
	UTI	尿路感染症
	UUR	膀胱尿管逆流現象
	UV	胃潰瘍
V	VA	異型狭心症
	VD	性病
	VDH	心臓弁膜疾患
	VF	心室細動
	VH	ウイルス肝炎
	VMA	褐色細胞癌
	VSD	心室中隔欠損症
	VT	心室性頻拍
W	WD Syndrome	禁断症候群
	WPW	ウォルフパーキンソンホワイト症候群
X	Xanth	黄色腫症
	XP	色染性乾皮症，外斜位
	XT	外斜視
Z	ZES	ゾリンジャーエリソン症候群
	ZK	舌癌，子宮癌

	薬 品 略 語 抜 粋	
ア	アトモヒ	モルヒネ・アトロピン
	アンナカ	安息香酸ナトリウムカフェイン
	エフェド	塩酸エフェドリン
	塩カル	塩化カルシウム
	塩コカ	塩酸コカイン
	塩ナト	塩化ナトリウム
	塩パパ	塩酸パパベリン
	塩プロ	塩酸プロカイン
	塩モヒ	塩酸モルヒネ
	塩リモ	塩酸リモナーデ
カ	カナマイ	カナマイシン
	カマ	酸化マグネシウム
	カチソ	石灰酸亜鉛華擦剤
	強ミノC	強力ネオミノファーゲンC
サ	サリソ	サリチル酸ナトリウム
	ザルベ	軟膏
	ジオニン	塩酸エチルモルヒネ
	ジギ	ジギタリス
	重ソ	炭酸水素ナトリウム
	臭曹	臭化ナトリウム
	硝ビス	次硝酸ビスマス
	ストマイ	ストレプトマイシン
	ストロフ	G-ストロファンチン
	生食	生理食塩水
タ	単舎	単シロップ
	タンナルビン	タンニン酸アルブミン
	チオペン	チオペンタールナトリウム
ナ	ネオM	ネオフィリンM注射液
ハ	ハイポ	チオ硫酸ナトリウム
	ビオクタニン	塩化メチルロザニリン
	ビカ	炭酸水素ナトリウム
	ビタカン	ビタカンフ ァー
	ボチ	ホウ酸亜鉛華軟膏
	ボール水	ホウサン水
	ホーレル水	亜砒酸カリウム
マ	ミョウバン	硫酸アルミニウムカリウム
	モヒ	塩酸モルヒネ
ラ	リチネ	ヒマシ油
	硫アト	硫酸アトロピン
	硫麻	硫酸マグネシウム
	硫キ	硫酸キニーネ
	流パラ	流動パラフィン
	リバノール	アクリノール
	リンコデ	リン酸コデイン
	Aq	注射用（蒸留）水
	B_1	ビタミンB_1剤
	B_2	ビタミンB_2剤
	B_6	ビタミンB_6剤
	B_{12}	ビタミンB_{12}剤
	C	ビタミン剤
	EM	エリスロマイシン
	G	ブドウ糖注射液
	IN(A)H	イソニコチン酸ヒドラジド
	Ins	インシュリン
	KM	硫酸カナマイシン
	PC	ペニシリン
	PSP	フェノールスルホンフタレイン
	PTU	プロピルチオウラシル
	PZC	ペルフェナジン
	R	リンゲル液
	SM	硫酸ストレプトマイシン
	V.M	バイオマイシン
	投 薬 ・ 処 方	
	Rp	処方の冒頭に書く「処方せよ」の意
	分3，3×	1日3回に分けて服用
	T，Tab	錠剤
	C，Cap	カプセル
	Pil	丸薬
	Syr	シロップ

Pulv	粉末
Suppo, Supp.	坐薬
Ung	軟膏
Sol	溶液
d o	「同上」の意味
1W	1週間分
q. d.	1日1回
b. i. d.	1日2回
tid	1日3回
qid	1日4回
Oh	1時間ごとに
q. 2h	2時間ごとに
6st×4×3TD	6時間ごとに1日4回3日分
Q. O. D., dieb. alt	隔日に
q. wk	1週1回
prn	必要に応じて
v. d. E. (ac)	食前に
n. d. E. (pc)	食後に
z. d. E.	食間に
hs, v. d. s.	就寝前に

注　射	
Inj	注射
SC	皮下注射
IM	筋肉内注射
IV	静脈内注射
DIV	点滴静脈内注射（点滴注射）
IVH	中心静脈栄養法
IP	腹腔内注射
TR	ツベルクリン反応

検　査　略　語		
A	ABO	ABO血液型
	ACE	アンデオテンシン I 転換酵素
	ACG	心尖（窩）拍動図
	ACP	酸ホスファターゼ
	ACTH	副腎皮質刺激ホルモン
	ADA（AD）	アデノシンデアミナーゼ
	ADNaseB	抗デオキシリボヌクレアーゼB
	AFP	α-フェトプロテイン
	Alb	アルブミン
	Ald	アルドステロン
	ALP・アイソ	ALPアイソザイム
	ALT	アラニンアミノトランスフェラーゼ
	Amy	アミラーゼ
	Amy・アイソ	アミラーゼ・アイソザイム
	ANA（蛍光抗体法）	抗核抗体（蛍光抗体法）
	ANP	心房性Na利尿ペプチド
	APTT	活性化部トロンボプラスチン時間
	ASE	溶連菌エステラーゼ抗体
	ASK（定性）	抗ストレプトキナーゼ（定性）
	ASK（半定量）	抗ストレプトキナーゼ（半定量）
	ASO（定性）	抗ストレプトリジンO定性
	ASO（半定量）	抗ストレプトリジンO半定量
	ASO（定量）	抗ストレプトリジンO定量
	ASP	連鎖球菌多糖体抗体
	AST	アスパラギン酸アミノトランスフェラーゼ
	AT活性	アンチトロンビン活性
	AT抗原	アンチトロンビン抗原
B	B-～	血液検査
	B-A	動脈血採取
	BAP	骨型アルカリホスファターゼ
	BBT	基礎体温
	B-C	血液採取（耳朶・指尖等）
	B-Echo	エステル型コレステロール
	BFP	塩基性フェトプロテイン
	BP	血圧
	Bil/総	総ビリルビン
	Bil/直	直接ビリルビン
	BMG, β_2-m	β_2-マイクログロブリン
	BMR	基礎代謝測定
	BP	血圧
	B-PI	血小板数
	BS	血糖, グルコース
	BS-～	血清検査
	BSP	ブロムサルファレイン試験（肝機能テスト）
	BT	出血時間
	BT	血液型
	B-Tcho	総コレステロール
	B-TP	総蛋白
	BUN	尿素窒素
	B-V	静脈血採取
	BW	ワッセルマン反応（血液）
	B-像	末梢血液像（自動機械法, 鏡検法）
	B-タン分画	蛋白分画
C	CA19-9	糖鎖抗原19-9
	cAMP	サイクリックAMP
	CAP	シスチンアミノペプチダーゼ
	CAT	幼児児童用絵画統覚検査
	CBC	全血球計算
	Ccr	クレアチニンクリアランステスト
	CEA	癌胎児性抗原
	CH50	血清補体価
	ChE	コリンエステラーゼ
	CIE	二次元交叉免疫電気泳動法
	CIE, CIEP	免疫電気向流法
	CK	クレアチンキナーゼ
	CK・アイソ	CKアイソザイム
	CPR	C-ペプチド
	C-PTHrP	副甲状腺ホルモン関連蛋白
	CPT	寒冷昇圧試験

C	CRA	網膜中心動脈
	CRE	クレアチニン
	CRP 定性	C 反応性蛋白定性
	CRP	C 反応性蛋白
	CVP	中心静脈圧測定
D	D-Bil	直接ビリルビン
	DBT	深部体温計による深部体温測定
	DNA	デオキシリボ核酸
	DLco	肺拡散能力検査
E	E-～	内視鏡検査
	E, Z, Uro	蛋白, 糖, ウロビリノゲン
	ECG	心電図検査
	ECG 携	ホルター型心電図検査
	ECG フカ	負荷心電図検査
	Echo (EC)	エステル型コレステロール
	ECLIA	電気化学発光免疫測定法
	EEG	脳波検査
	EF-～	ファイバースコープ検査
	EIA	酵素免疫測定法
	EKG	心電図検査
	ELISA	固相酵素免疫測定法
	EMG	筋電図検査
	ENG	電気眼振図（エレクトロレチノグラム）
	EOG	眼球電位図
	ERG	網膜電位図
	ESR	赤血球沈降速度
	EVC	呼気肺活量
	E_2	エストラジオール
	E_3	エストリオール
	E-胃	胃鏡検査
	E-胃カメラ	ガストロカメラ
	E-関節	関節鏡検査
	E-胸腔	胸腔鏡検査
	E-クルド	クルドスコピー
	E-コルポ	コルポスコピー
	E-喉頭	喉頭鏡検査
	E-喉頭直達	喉頭直達鏡検査
	E-食道	食道鏡検査
	E-直腸	直腸鏡検査
	E-腹	腹腔鏡検査
	E-ヒステロ	ヒステロスコピー
	E-鼻咽	鼻咽腔直達鏡検査
	E-ブロンコ	気管支鏡検査
	EF-胃・十二指腸	胃・十二指腸ファイバースコピー
	EF-嗅裂	嗅裂部ファイバースコピー
	EF-喉頭	喉頭ファイバースコピー
	EF-十二指腸	十二指腸ファイバースコピー
	EF-小腸	小腸ファイバースコピー
	EF-食道	食道ファイバースコピー
	EF-胆道	胆道ファイバースコピー
	EF-中耳	中耳ファイバースコピー
	EF-直腸	直腸ファイバースコピー
	EF-腹	腹腔ファイバースコピー
	EF-鼻咽	鼻咽腔ファイバースコピー
	EF-ブロンコ	気管支ファイバースコピー
	EF-副鼻腔	副鼻腔入口部ファイバースコピー
	EF-膀胱尿道	膀胱尿道ファイバースコピー
F	F-～	糞便検査
	F-集卵	虫卵検出（集卵法）（糞便）
	F-塗	糞便塗抹顕微鏡検査
	F-U	糞便中ウロビリノゲン
	FA	蛍光抗体法
	FANA	蛍光抗体法による抗核抗体検査
	FDP	フィブリン・フィブリノゲン分解産物
	Fe	鉄
	FECG	胎児心電図
	FIA	蛍光免疫測定法
	FSH	卵胞刺激ホルモン
	FTA-ABS 試験	梅毒トレポネーマ抗体
	FT_3	遊離トリヨードサイロニン

F	FT_4	遊離サイロキシン
G	G-～	胃液検査
	G-6-Pase	グルコース-6-ホスファターゼ
	G-胃液	胃液一般検査
	GFR	糸球体濾過値測定
	GH	成長ホルモン
	GITT	耐糖能精密検査
	GL	グルコース（血糖）
	AST・アイソ	AST アイソザイム
	GPB	グラム陽性桿菌
	GTT	糖負荷試験
	GU	グアナーゼ
H	HA	赤血球凝集反応
	HBD	オキシ酪酸脱水素酵素測定
	HBE	ヒス束心電図
	Hb	血色素測定
	HbA1c	ヘモグロビン A1c
	HbF	ヘモグロビン F
	HCG-β	ヒト絨毛性ゴナドトロピン-β サブユニット
	HCG 定性	ヒト絨毛性ゴナドトロピン定性
	HCG 半定量	ヒト絨毛性ゴナドトロピン半定量
	HCG 定量	ヒト絨毛性ゴナドトロピン定量
	低単位 HCG	低単位ヒト絨毛性ゴナドトロピン
	HDL-Ch	HDL-コレステロール
	HDV 抗体価	デルタ肝炎ウイルス抗体
	HGF	肝細胞増殖因子
	HI	赤血球凝集抑制反応
	HPL	ヒト胎盤性ラクトーゲン
	HPT	ヘパプラスチンテスト
	Ht	ヘマトクリット値
	HVA	ホモバニリン酸・ホモバニール酸
I	IAHA	免疫粘着赤血球凝集反応
	IAP	免疫抑制酸性蛋白測定
	IEP	血漿蛋白免疫電気泳動法検査
	IF	免疫蛍光法
	Ig	免疫グロブリン
	IRMA	免疫放射定量
L	L-CAT	レシチン・コレステロール・アシルトランスフェラーゼ
	LAP	ロイシンアミノペプチターゼ
	LAT (LA)	ラテックス凝集法
	LD	乳酸デヒドロゲナーゼ
	LD・アイソ	LD アイソザイム
	LH	黄体形成ホルモン
	LPIA	ラテックス凝集法
M	MAO	モノアミンオキシダーゼ
	Mb 定性	ミオグロビン定性
	Mb 定量	ミオグロビン定量
	MED	最小紅斑量測定
	MMF	最大中間呼気速度
	MMPI	ミネソタ多相（多面的）人格（検査）表
	MVV	最大換気量測定
N	NAG	アセチルグルコサミニダーゼ（尿）
	NEFA	遊離脂肪酸
	NH_3	アンモニア
	NPN	残余窒素測定
O	OHCS	ハイドロキシコルチコステロイド
	OGTT	経口ブドウ糖負荷試験
P	P	リン（無機リン, リン酸）
	P-～	穿刺, 穿刺液検査
	P-関節	関節穿刺
	P-上ガク洞	上顎洞穿刺
	P-ダグラス	ダグラス窩穿刺
	PAP	前立腺酸性ホスファターゼ抗原
	PBI	蛋白結合沃素測定
	PBS	末梢血液像
	PC テスト	ペニシリン皮内反応
	PCG	心音図検査
	PEF	肺機能検査
	PF	P-F スタディ
	PF_3	血小板第3因子

P	PF$_4$	血小板第 4 因子
	PgR	プロジェステロンレセプター
	PH	プロリルヒドロキシラーゼ測定
	PK	ピルビン酸キナーゼ
	PL-〜	脳脊髄液検査
	PL-検	髄液一般検査
	PL-トウ	髄液糖定量
	Pl	血小板数
	POA	膵癌胎児性抗原
	PRA	レニン活性
	PRL	プロラクチン
	PSP	色素排泄試験
	PSTI	膵分泌性トリプシンインヒビター
	PT	プロトロンビン時間
	PTH	副甲状腺ホルモン
	PTHrP	副甲状腺ホルモン関連蛋白
R	R	赤血球数
	RA テスト	ラテックス凝集反応リウマチ因子検出検査
	RF 半定量	リウマトイド因子半定量
	RF 定量	リウマトイド因子定量
	RBC	赤血球数
	RBP	レチノール結合蛋白
	Ret	網赤血球数
	RF	リウマトイド因子
	RIA	ラジオイムノアッセイ，放射免疫電気泳動法
	RLP-C	レムナント様リポ蛋白コレステロール
	RSV 抗原	RS ウイルス抗原定性
S	S-〜	細菌検査
	S-M	排泄物，滲出物又は分泌物の細菌顕微鏡検査（その他のもの）
	S-暗視野	排泄物，滲出物又は分泌物の細菌顕微鏡検査（暗視野顕微鏡）
	S-位相差 M	排泄物，滲出物又は分泌物の細菌顕微鏡検査（位相差顕微鏡）
	S-同定	細菌培養同定検査
	S-蛍光 M	排泄物，滲出物又は分泌物の細菌顕微鏡検査（蛍光顕微鏡）
	S-培	簡易培養
	S-ディスク	細菌薬剤感受性検査
	S-薬剤感受性	細菌薬剤感受性検査
	SA	赤血球膜シアル酸
	SAA	血清アミロイド A 蛋白
	SCC	扁平上皮癌関連抗原
	sIL-2R	可溶性インターロイキン-2 レセプター
	SLX	シアリル Le^x-i 抗原
	Sm-Ig	B 細胞表面免疫グロブリン
	SP-A	肺サーファクタント蛋白-A
T	T-〜	病理組織検査
	T-Bil	総ビリルビン
	T-M	病理組織標本作製
	T-M/OP	術中迅速病理組織標本作製
	TAT	トロンビン・アンチトロンビン複合体
	TBA	胆汁酸
	TBC	サイロキシン結合能
	TBG	サイロキシン結合グロブリン
	Tcho（T-C）	総コレステロール
	TDH	腸炎ビブリオ耐熱性溶血毒
	TdT	ターミナルデオキシヌクレオチジルトランスフェラーゼ
	TG	中性脂肪（トリグリセライド）
	TIA	免疫比濁法
	TIBC	総鉄結合能
	TK 活性	デオキシチミジンキナーゼ活性
	TL	総脂質測定
	TP	総蛋白
	TPA	組織ポリペプチド抗原
	TR, TuR	ツベルクリン反応
	TSH	甲状腺刺激ホルモン
	TTD	一過性閾値上昇検査
	TTT	チモール混濁反応

T	T$_3$	トリヨードサイロニン
	T$_4$	サイロキシン
U	U-〜	尿検査
	U-ウロ	ウロビリノゲン（尿）
	U-インジカン	インジカン（尿）
	U-検	尿中一般物質定性半定量検査
	U-ジアゾ	ジアゾ反応
	U-タン	尿蛋白
	U-沈（鏡検法）	尿沈渣（鏡検法）
	U-沈	尿沈渣（フローサイトメトリー法）
	U-沈/染色	尿沈渣染色標本
	U-デビス	デビス癌反応検査
	U-トウ	尿糖グルコース
	U-ミロン	Millon 反応
	UA	尿酸
	UCG	心臓超音波検査（心エコー図）
	UIBC	不飽和鉄結合能
	UN（BUN）	尿素窒素
V	VCG	ベクトル心電図
	VMA	バニールマンデル酸
W	W	白血球
	WBC	白血球数
Z	Z	糖
	Zn	血清亜鉛測定
	ZTT	硫酸亜鉛試験（クルケル反応）
α	α$_1$-AT	α$_1$-アンチトリプシン
	α$_2$-MG	α$_2$-マクログロブリン
β	β-LP	β-リポ蛋白
	β$_2$-m	β$_2$-マイクログロブリン
γ	γ-GT	γ-グルタミルトランスペプチダーゼ
	γ-GT・アイソ	γ-GT アイソザイム

画像診断略語

A	ACG	血管心臓造影
	AG	血管撮（造）影動脈撮影
	angio	血管造影
	AOG	大動脈造影
B	BAG	上腕動脈造影
	BE	注腸造影
	BG	気管支造影（ブロンコ）
C	CAG	冠動脈造影，冠状動脈血管造影，頸動脈撮影，頸動脈造影，脳血管撮影
	CECT	造影 CT
	CG	膀胱造影
	CT	コンピュータ断層撮影法
	CUG	膀胱尿道造影
D	DCG	膀胱二重造影
	DIC	点滴静注胆管・胆嚢造影
	DIP（DIVP）	点滴静注腎盂造影
	DSA	デジタルサブストラクション血管造影法
	Disco	椎間板造影法
E	Enema	注腸造影
	ERCG	内視鏡の逆行性膵管造影
	ERCP	内視鏡の逆行性胆道膵管造影
	ERP	内視鏡の逆行性膵管造影
H	HD	低緊張性十二指腸造影
	HSG	子宮卵管造影法
	Hystero	子宮卵管造影
I	IA-DSA	動脈内デジタルサブストラクション血管造影法
	IC	経口胆嚢造影
	IP（IVP）	経静脈性腎盂造影法
	IVC	経静脈性胆管（胆嚢）造影法
	IVCG	下大動脈造影，下大静脈造影
	IV-DSA	経静脈性デジタルサブストラクション血管造影法
	IVU	静脈性尿路造影法
K	KUB	腎臓，尿管，膀胱を含む X 線撮影
	Kymo	動態撮影
L	LW-X-P	腰椎撮影
M	MAMMO	乳房撮影
	MCG	排尿時膀胱 X 線造影
	MLG	脊髄腔造影

M	MRI	磁気共鳴画像診断法
	Myelo	脊髄造影法
N	NG	腎造影
O	OCG	経口胆嚢造影撮影法
P	PAG	骨盤動脈造影・肺血管造影
	PECT	ポジトロン放出断層撮影
	PEG	脳室撮影・気脳造影法
	Pneumo	関節空気造影法
	Polyso	重複撮影
	PP	腹腔気体造影
	PRP	後腹腹気体造影
	PTC	経皮的胆嚢胆道造影法
	PTP	経皮経肝門脈造影法
	PTU	単純尿路 X 線撮影
	PVG	気脳室撮影法
R	RAG	腎動脈造影法
	RCT	RI コンピュータ断層撮影法
	RP	逆行性腎盂造影（尿管カテーテル法）
	RPP	逆行性気体性腎盂造影撮影法
	RTV	X 線テレビジョン
	RVG	右室造影
S	SAB	選択的肺胞気管支造影
	SCAG	選択的腹腔動脈造影
	SIMA	選択的下腸間膜造影
	SMAG	上腸間膜動脈造影
	SP	スポット撮影
	SPECT	単光子射出コンピュータ断層撮影
	SRA	選択的腎動脈造影
	SSMA	選択的上腸間膜造影
	STEREO	立体撮影，ステレオ
	SVA	選択的臓器動脈造影撮影法
	SVCG	上大動脈造影
T	Tomo	断層撮影，トモグラフ
U	UCG	経尿道的膀胱造影
	UG（OG）	尿道造影撮影法
	upper Gl series	上部消化管造影
V	VAG	椎骨動脈造影法
	VCG	排尿時膀胱造影
X	XCT	X 線コンピュータ断層撮影法
	X-D	X 線透視診断
	X-P	X 線写真撮影
	X-TV	X 線テレヴィジョン

その他	
Dr	医師
PMD	かかりつけ医師
RN	看護師
LPN	准看護師
SCM	助産師
PHN	保健師
CP	臨床心理士
SW	ソーシャルワーカー
MSW	医療ソーシャルワーカー
PSW	精神科ソーシャルワーカー
PT	理学療法士
OT	作業療法士
ST	言語聴覚士
ORT	視能訓練士
CE	臨床工学技士
MT	臨床検査技師
DH	歯科衛生士
OR	手術室
RR	回復室
Disp	薬局
Lab	検査室
ER	救急外来室
NBN	新生児室
ICU	集中治療室
DR	分娩室
RICU	呼吸器疾患集中監視室
PED	小児科
OB・GYN	産科・婦人科
Ortho	整形外科
Uro	泌尿器科
Neuro	神経内科
Psy	精神科
Auge	眼科
ENT	耳鼻咽喉科
Derma	皮膚科
internal medicine	内科
surgery	外科
radiology	放射線科
neonatal period	新生児（出生後 28 日未満の児）
infancy	乳児（出生後 28 日目から 1 歳未満の児）
preschool period	幼児（満 1 歳から 6 歳未満の児）

統計用語・計算式一覧

出典：『医療事務【実践対応】ハンドブック 2024 年版』医学通信社

区分	分析項目	単位	算定式	説明
	● 1 日平均外来患者数	人	外来患者延べ数／診療実日数	診療科別，病棟別で，月，年ごとに算定し，対比をとおして患者動向を知る数値。
	● 1 日平均入院患者数	人	入院患者延べ数／暦日数(365)	1 日平均入院患者数は 1 日平均の病床稼働数でもあり，許可病床数に近いほど良好といえる。診療科別，病棟別で，月，年ごとに算定し，対比をとおして患者動向を知る数値。
	● 病床利用率	％	①入院患者延べ数／（実働病床数×診療日数）×100	病床がどれほどの割合で利用されているかを示したもので高率ほど良い。病床利用率は平均在院日数（算定式②）と相反する関係にあり，平均在院日数が短縮すると病床利用率は低下するため，病床運用に注意が必要である。①は実働病床数の利用率，②は公的調査のときに使用する。
			②平均在院患者数／許可病床数×100	
	● 外来／入院比	倍	1 日平均外来患者数（初診・再診・往診・複数科受診の全てを含む）／1 日平均入院患者数	外来患者と入院患者の比率。外来中心の医療か入院中心の医療かを判断する数値。入院 1 に対し外来 2〜3 の割合が平均的。
	● 平均在院日数	日	①実退院患者の在院日数の合計／退院患者数	①患者個人に焦点を合わせるため，診断群分類などの臨床面から利用される数値。退院患者の入院実日数の平均値（退院患者平均在院日数）ともいえる。即日入退院の患者を 1 日とし，1 泊した患者は 2 日と数える。ある一定期間以上入院している患者の在院日数が加味されない。
			②入院患者延べ数／（新入院患者数＋退院患者数）×1/2	②患者の「入」と「出」を把握するため，経営管理上の指標（診療報酬上の算定要件）として利用される数値。病床の回転率（この式により求めた数値が 30 日の場合，病床が 1 カ月に 1 回転したことになる）ともいえる。入院患者延べ数とは，在院患者延べ数のことで，在院患者延べ数とは，24 時現在に入院している患者の累計（その日のうちに退院または死亡した者を含む）。病床回転数の算定にはこの数式を用いる。
	● 患者規模 100 人当たりの従業員数	人	従業員数×100／〔1 日平均在院患者数＋（1 日平均外来患者数×1/3）〕	従業員の装備率を表すときに用いる。時系列で見ると人的資源の集約度をどのように高めてきたのかわかる。
機能性	● 患者 1 人 1 日当たり外来収益	円	外来収益／外来患者延べ数	患者 1 人 1 日当たりの診療単価を算定する式。高額な診療材料や薬剤を多量に使用すると数値は高くなる。診療科別，病棟別，担当医師別，診療行為別（診察料・投薬料・注射料・処置料・手術料・検査料・画像診断料・その他の特掲料・入院料）などで算定すると有効である。式を分解すると，「（外来・入院）収益＝（外来・入院）患者延べ数×患者 1 人 1 日当たりの（外来・入院）収益」となり，収益は患者の延べ数と 1 人 1 日当たりの診療単価に左右されることがわかる。
	● 患者 1 人 1 日当たり入院収益	円	入院収益／入院患者延べ数	
	病床回転数	回	暦日数（30 または 365）／平均在院日数（月または年）	1 つのベッドで何回患者が入れ替わるかを示す数値。回転数が高いほど効率がよく，在院日数が短いと回転数が高くなる。平均在院日数の算定には上記②式を用いる。
	新患率	％	新患者数／外来患者延べ数×100	外来患者に占める新患者数の割合。高率ならば急性期（10％以上が望ましい），低率ならば慢性期の患者が多いといえる。
	平均通院回数	回	外来患者延べ数／新患者数	1 人の患者の平均的な通院回数。入院患者における平均在院日数と同様に，外来の回転率を表す。新患率と同様に患者のタイプを知ることができる。
	対診率	％	対診協議患者数／退院患者数×100	診察して対診記録が記載されている患者数。たとえ同一入院期間中に何度も対診が行われても 1 回と数える。
	紹介率	％	①（紹介患者数＋救急患者数）／初診患者数×100	①初診料・外来診療料の「注 2」「注 3」における要件。「初診患者数」の定義については，医療法における業務報告での定義と同様。ただし，特定機能病院においては「夜間・休日に受診した者」を除き，地域医療支援病院と「注 3」に規定する許可病床 500 床以上の病院においては「救急車で搬送された患者」と「夜間・休日に受診した者」を除く。
			②紹介患者数／初診患者数×100	②地域医療支援病院における施設基準。初診患者からは，救急搬送患者および夜間・休日の救急患者を除く。
	逆紹介率	％	逆紹介患者数／初診患者数×100	逆紹介患者は診療情報提供料を算定した患者とする。初診患者からは，救急搬送患者および夜間・休日の救急患者を除く。
	再入院率	％	再入院患者数／退院患者数×100	平均在院日数の短縮を進めながらも医療サービス低下を防ぐために，計画的再入院，予期された再入院，予期しない再入院の 3 つの理由から再入院の頻度を見る。再入院とする期間は 4 週間もしくは 6 週間。
	入院期間別患者数	人	（月末時点における）全入院患者の在院日数の合計／暦日数（30 または 31）	長期入院患者の有無を把握するときに用いられる。病棟別，診療科別，疾病別などで算定する。入院期間は，1 週間ごとに区分するか，あるいは 10 日間ごとに区分するか，病院の特性に合わせて対応する。
	人口千人当たり患者数	人	退院患者実数／人口×1000	人口千人当たりの退院患者数。
	帝王切開率	％	帝王切開数／分娩数×100	帝王切開による分娩率。
	入院後発症感染率	‰	入院後に発症した感染症件数／入院患者延べ数×1000	期間中の入院患者の延べ人数に対する，期間中に発生した入院後発生感染症件数の割合。入院後に病原微生物の感染を生じ，治療を必要とするものをいい，全入院患者を対象とする。病院外で感染が成立し，入院後に発症したものは該当しない。

備考：●印は厚生労働省の病院経営分析調査の対象項目。

機能性		抑制率	‰	抑制の発生件数／入院患者延べ数×1000	期間中の入院患者の延べ人数に対する，期間中に発生した抑制の件数の割合。化学的（薬剤など）を問わず，患者の自由を制限する一切の行為をいい，全入院患者を対象とする。制限の理由として意識障害（徘徊など），治療の円滑化，転倒の危険，破壊・粗暴行為などがある。
		転倒・転落率	‰	転倒・転落の発生件数／入院患者延べ数×1000	期間中の入院患者の延べ人数に対する，期間中に発生した転倒・転落の件数の割合。病院内で発生した一切の転倒・転落をいい，全入院患者を対象とする。転倒・転落の原因として患者の健康障害（歩行障害など），治療に伴うもの（画像検査に際しての壇上からの転落など），環境（滑りやすい廊下など）などがある。
	死亡率	院内粗死亡率	%	死亡患者数／退院患者数×100	病院内で死亡する患者の割合。高機能病院では高くなる。4%以下が望ましい。
		院内精死亡率	%	入院後48時間以後の死亡患者／退院患者数×100	入院後48時間未満の死亡は，入院以前の問題によるところが大きいと考えた式。2.5%以下が望ましい。
		術後死亡率	%	手術後死亡患者数／手術患者数×100	術後死亡数は，術後何日（48時間，10日，30日など）を明確にする。1%以上は手術部門の検討を要する。
		分娩死亡率	%	分娩による妊産婦死亡数／分娩数×100	分娩による妊産婦の死亡率。
		新生児死亡率	%	新生児死亡数／新生児数×100	病院で生まれた新生児の死亡率を示す。死産児や院外出生の新生児は含まない。
		死産率	%	胎児死亡数／出生数×100	出生に対する胎児死亡率。
	剖検率		%	剖検数（死産児を除く）／死亡患者数×100	病院の医学教育・研究の評価を示す。死産児は含まない。
収益性		医業収支比率	%	医業収益／医業費用×100	100以上になれば経営は黒字である。ある会計期間における医業活動の結果を示す大変重要な数値。病院会計準則では，医療費用は，給与費，材料費，経費，委託費，研究研修費，減価償却費，本部費，役員報酬費の8つに区分されているが，一般的に役員報酬は給与費に，本部費と研究研修費は経費に含めている。医業収益は，入院診療収益，外来診療収益，室料差額収益，保健予防活動収益，医療相談収益などがある。
	●	医業収益対医業利益率	%	医業利益／医業収益×100	利益＝収益−費用。利益率は純利益が全体の収益の何%を占めているのかを示したもの。
	●	人件費率	%	人件費(給与費)／医業収益×100	収益に占める人件費，材料費(医薬品費・給食用材料費・診療材料費・医療消耗器具備品費)の割合をみるもの。人件費は固定費，材料費は変動費。病院経営では人件費率の占める割合が最も高く（50%以下が目安），次に材料費率である。このほか，福利厚生費，旅費交通費，消耗品費，車両費，光熱水費，交際費などの経費を見る経費率，外部委託業務費を見る委託費率，土地，建物，車両，医療器具などの固定資産の価値減少金額を見る減価償却費率などがある（それぞれ分子を変える）。
	●	材料費率	%	材料費／医療収益×100	
	●	経常収益対支払利息率	%	支払利息／経常収益×100	経常収益＝医業収益＋医業外収益。経常利益に対する支払い利息の割合。1年間の経常的な利益を獲得するために，財務コストがどれだけかかったのかを見る数値。
	●	経常収益対経常利益率	%	経常利益／経常収益×100	経常費用＝医業費用＋医業外費用。経常利益＝経常収益−経常費用。経常収益に対する経常損益の比率。
	●	総収益対総利益率	%	当期純利益／総収益×100	総収益とは，医療収益，医業外収益，特別利益の合計で，1年間の全収益を言う。
生産性	●	常勤医師1人当たり年間給与費	円	医師給与費／医師数	人件費率が50%を超えている場合は注意が必要。歴史が古い病院や公立病院は全体的に従業員の平均年齢が高いため，人件費率は高くなる傾向がある。ただし1人当たり人件費に対する評価は，直接給与に関係するので慎重に行う必要がある。
	●	常勤看護師1人当たり年間給与費	円	看護師給与費／看護師数	
	●	従業員1人当たり年間医療収益	円	医業収益／従業員数	
	●	労働生産性	円	〔医療収益−（材料費＋経費＋委託費＋減価償却費＋その他の費用）〕／従業員数	従業員1人当たりの粗付加価値額で1人当たりの生産性を表し，数値は大きいほど良い。労働生産性は算定式を見てもわかるように，従業員1人当たりの売上高と売上高付加価値との積であり，これを改善するためには，従業員1人当たりの売上高を増やすか，あるいは売上高付加価値率を高めるかのいずれかである。労働生産性が高ければ，たとえ賃金が高くとも労働分配率を低く抑えることができる。労働生産性を向上させることが重要なポイントである。
	●	労働分配率	%	給与費／〔医療収益−（材料費＋経費＋委託費＋減価償却費＋その他の費用）〕×100	付加価値に占める人件費の割合をいい，人件費負担の大きさを見る数値。

備考：●印は厚生労働省の病院経営分析調査の対象項目。

財政状態	機能性	●	1病床当たり総資産額	円	総資産／総病床数	外部統計資料や他病院と比較するときの基本的な数値。
		●	1病床当たり利益剰余金額	円	利益剰余金／総病床数	利益剰余金とは過去からの利益の累計額から法人税などを控除したもの。過去からの利益の蓄積が大きいと数値が大きくなる。
		●	1病床当たり固定資産額	円	固定資産／総病床数	土地・建物・医療機械備品に投下した金額を示す。
	安定性	●	自己資本比率	%	資本／（負債＋資本）×100	自己資本の高さを見る。数値が高いことは財務状況が安定していることになる。30％以上がひとつの基準。
		●	固定長期適合率	%	固定資産／（資本＋固定負債）×100	設備投資などの固定的な投資が自己資本と固定負債（長期借入金）で賄っているかどうかをみる。80％未満が目安。
		●	流動比率	%	流動資産／流動負債×100	1年以内に回収できる医業未収金などの流動資産がどれくらい準備されているかをみる。200％以上が望ましく，120％が境界線である。
		●	医業収益対借入金比率	%	長期借入金／医業収益×100	医業活動の年間収益と借り入れ金残高の関係を示す。50％までは健全，100％超は危険。
	収益性	●	総資本経常利益率	%	経常利益／（負債＋資本）×100	事業に投下した総資本（負債＋資本）に対し，1年間で獲得した経常的な利益がどれくらいかを示す重要な数値。この式は，（医業収益／総資本）×（経常利益／医業収益）に分解できる。5％がひとつの目標値。
		●	総資本回転率	回	医業収益／（負債＋資本）×100	事業に投下した総資本（負債＋資本）が1年間で何回転したかを示す数値。

備考：●印は厚生労働省の病院経営分析調査の対象項目。

人 体 解 剖 図

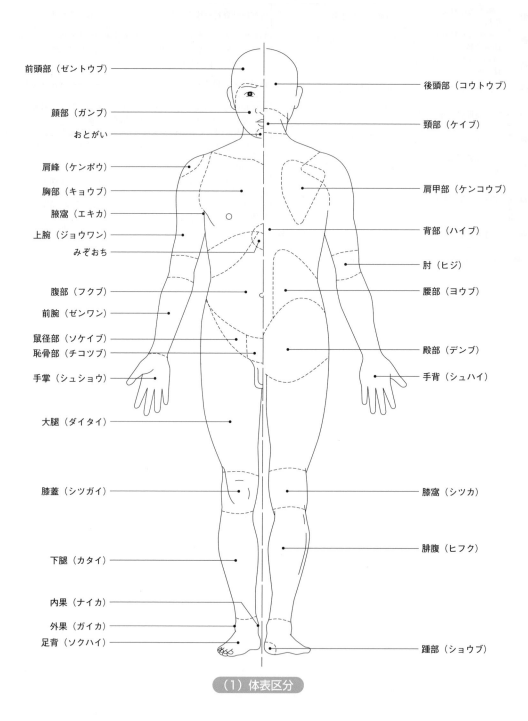

前頭部（ゼントウブ）

後頭部（コウトウブ）

顔部（ガンブ）

頸部（ケイブ）

おとがい

肩峰（ケンポウ）

胸部（キョウブ）

肩甲部（ケンコウブ）

腋窩（エキカ）

上腕（ジョウワン）

背部（ハイブ）

みぞおち

肘（ヒジ）

腹部（フクブ）

腰部（ヨウブ）

前腕（ゼンワン）

鼠径部（ソケイブ）

恥骨部（チコツブ）

殿部（デンブ）

手掌（シュショウ）

手背（シュハイ）

大腿（ダイタイ）

膝蓋（シツガイ）

膝窩（シツカ）

腓腹（ヒフク）

下腿（カタイ）

内果（ナイカ）

外果（ガイカ）

足背（ソクハイ）

踵部（ショウブ）

（1）体表区分

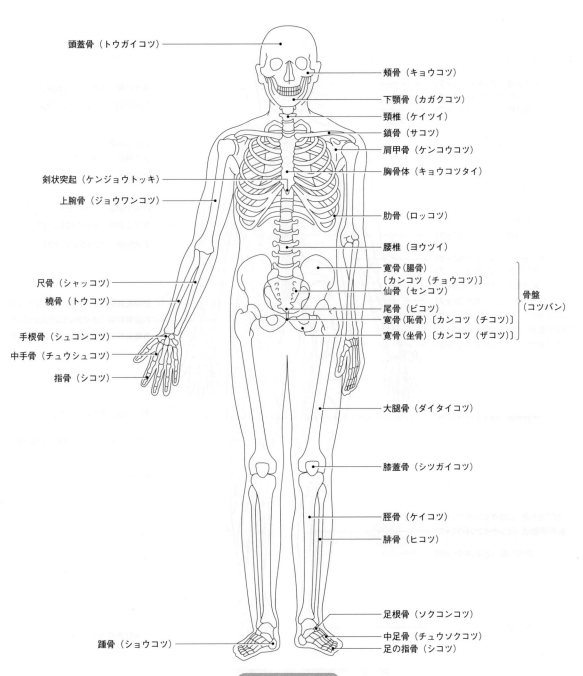

頭蓋骨（トウガイコツ）

頬骨（キョウコツ）

下顎骨（カガクコツ）

頸椎（ケイツイ）

鎖骨（サコツ）

肩甲骨（ケンコウコツ）

胸骨体（キョウコツタイ）

剣状突起（ケンジョウトッキ）

上腕骨（ジョウワンコツ）

肋骨（ロッコツ）

腰椎（ヨウツイ）

寛骨(腸骨)〔カンコツ（チョウコツ）〕

仙骨（センコツ）

尺骨（シャッコツ）

橈骨（トウコツ）

尾骨（ビコツ）

寛骨(恥骨)〔カンコツ（チコツ）〕

寛骨(坐骨)〔カンコツ（ザコツ）〕

骨盤
（コツバン）

手根骨（シュコンコツ）

中手骨（チュウシュコツ）

指骨（シコツ）

大腿骨（ダイタイコツ）

膝蓋骨（シツガイコツ）

脛骨（ケイコツ）

腓骨（ヒコツ）

足根骨（ソクコンコツ）

中足骨（チュウソクコツ）

足の指骨（シコツ）

踵骨（ショウコツ）

(2) 全身の骨格

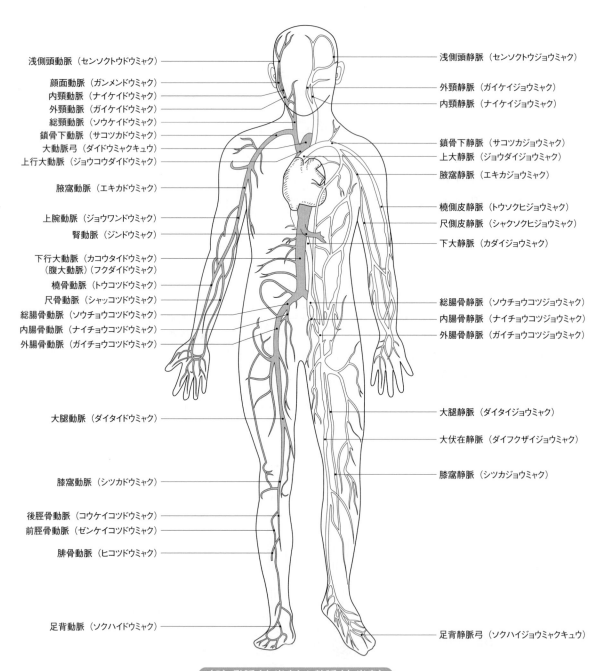

浅側頭動脈（センソクトウドウミャク）

顔面動脈（ガンメンドウミャク）
内頸動脈（ナイケイドウミャク）
外頸動脈（ガイケイドウミャク）
総頸動脈（ソウケイドウミャク）
鎖骨下動脈（サコツカドウミャク）
大動脈弓（ダイドウミャクキュウ）
上行大動脈（ジョウコウダイドウミャク）

腋窩動脈（エキカドウミャク）

上腕動脈（ジョウワンドウミャク）
腎動脈（ジンドウミャク）

下行大動脈（カコウダイドウミャク）
（腹大動脈）（フクダイドウミャク）
橈骨動脈（トウコツドウミャク）
尺骨動脈（シャッコツドウミャク）
総腸骨動脈（ソウチョウコツドウミャク）
内腸骨動脈（ナイチョウコツドウミャク）
外腸骨動脈（ガイチョウコツドウミャク）

大腿動脈（ダイタイドウミャク）

膝窩動脈（シツカドウミャク）

後脛骨動脈（コウケイコツドウミャク）
前脛骨動脈（ゼンケイコツドウミャク）

腓骨動脈（ヒコツドウミャク）

足背動脈（ソクハイドウミャク）

浅側頭静脈（センソクトウジョウミャク）

外頸静脈（ガイケイジョウミャク）
内頸静脈（ナイケイジョウミャク）

鎖骨下静脈（サコツカジョウミャク）
上大静脈（ジョウダイジョウミャク）
腋窩静脈（エキカジョウミャク）

橈側皮静脈（トウソクヒジョウミャク）
尺側皮静脈（シャクソクヒジョウミャク）
下大静脈（カダイジョウミャク）

総腸骨静脈（ソウチョウコツジョウミャク）
内腸骨静脈（ナイチョウコツジョウミャク）
外腸骨静脈（ガイチョウコツジョウミャク）

大腿静脈（ダイタイジョウミャク）

大伏在静脈（ダイフクザイジョウミャク）

膝窩静脈（シツカジョウミャク）

足背静脈弓（ソクハイジョウミャクキュウ）

（3）動脈（右半身）と静脈（左半身）

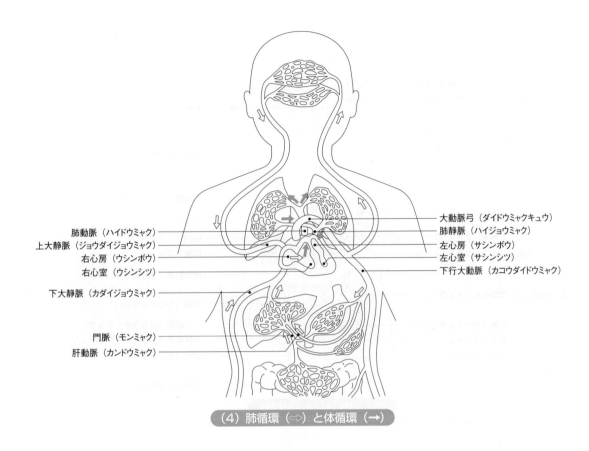

肺動脈（ハイドウミャク）
上大静脈（ジョウダイジョウミャク）
右心房（ウシンボウ）
右心室（ウシンシツ）

下大静脈（カダイジョウミャク）

門脈（モンミャク）
肝動脈（カンドウミャク）

大動脈弓（ダイドウミャクキュウ）
肺静脈（ハイジョウミャク）
左心房（サシンボウ）
左心室（サシンシツ）
下行大動脈（カコウダイドウミャク）

（4）肺循環（⇒）と体循環（→）

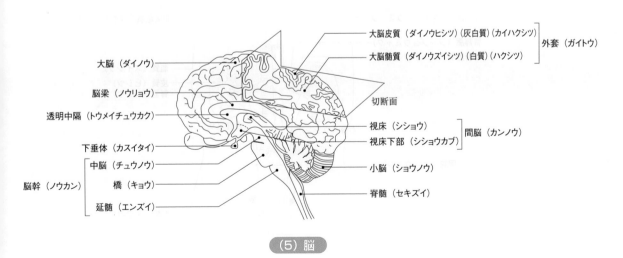

大脳（ダイノウ）
脳梁（ノウリョウ）
透明中隔（トウメイチュウカク）
下垂体（カスイタイ）
脳幹（ノウカン）
中脳（チュウノウ）
橋（キョウ）
延髄（エンズイ）

大脳皮質（ダイノウヒシツ）（灰白質）（カイハクシツ）
大脳髄質（ダイノウズイシツ）（白質）（ハクシツ）
外套（ガイトウ）
切断面
視床（シショウ）
視床下部（シショウカブ）
間脳（カンノウ）
小脳（ショウノウ）
脊髄（セキズイ）

（5）脳

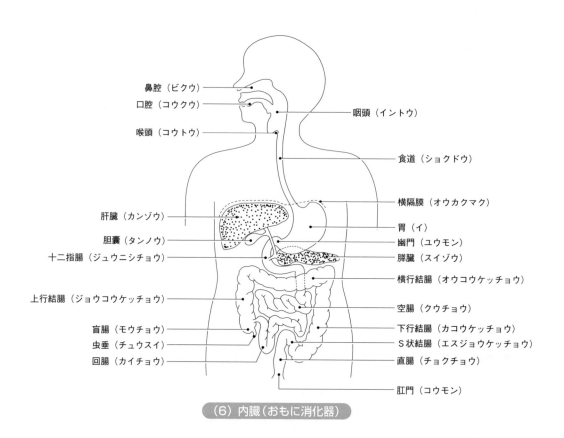

（6）内臓（おもに消化器）

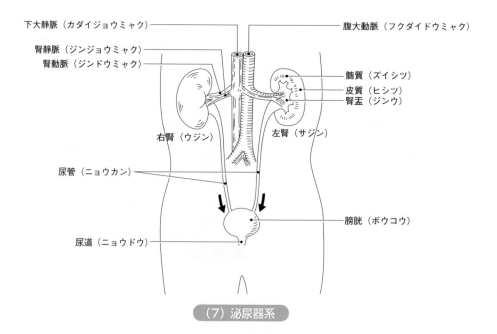

（7）泌尿器系

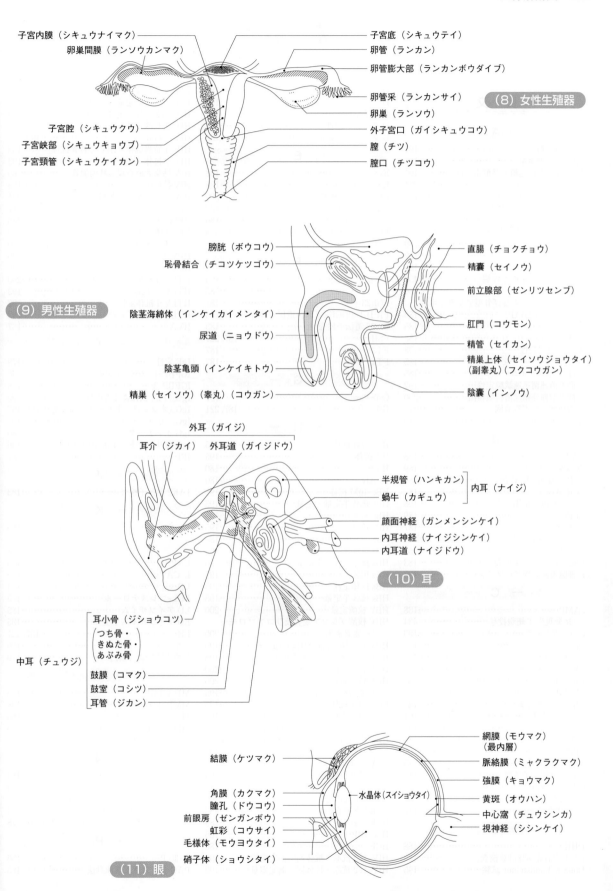

子宮内膜（シキュウナイマク）
卵巣間膜（ランソウカンマク）
子宮底（シキュウテイ）
卵管（ランカン）
卵管膨大部（ランカンボウダイブ）
卵管采（ランカンサイ）
卵巣（ランソウ）
（8）女性生殖器
子宮腔（シキュウクウ）
子宮峡部（シキュウキョウブ）
子宮頸管（シキュウケイカン）
外子宮口（ガイシキュウコウ）
腟（チツ）
腟口（チツコウ）

膀胱（ボウコウ）
恥骨結合（チコツケツゴウ）
直腸（チョクチョウ）
精嚢（セイノウ）
前立腺部（ゼンリツセンブ）
（9）男性生殖器
陰茎海綿体（インケイカイメンタイ）
尿道（ニョウドウ）
肛門（コウモン）
精管（セイカン）
陰茎亀頭（インケイキトウ）
精巣上体（セイソウジョウタイ）
（副睾丸）（フクコウガン）
精巣（セイソウ）（睾丸）（コウガン）
陰嚢（インノウ）

外耳（ガイジ）
耳介（ジカイ）　外耳道（ガイジドウ）
半規管（ハンキカン）
内耳（ナイジ）
蝸牛（カギュウ）
顔面神経（ガンメンシンケイ）
内耳神経（ナイジシンケイ）
内耳道（ナイジドウ）
（10）耳

耳小骨（ジショウコツ）
つち骨・
きぬた骨・
あぶみ骨
中耳（チュウジ）
鼓膜（コマク）
鼓室（コシツ）
耳管（ジカン）

網膜（モウマク）
（最内層）
結膜（ケツマク）
脈絡膜（ミャクラクマク）
強膜（キョウマク）
角膜（カクマク）
水晶体（スイショウタイ）
黄斑（オウハン）
瞳孔（ドウコウ）
中心窩（チュウシンカ）
前眼房（ゼンガンボウ）
視神経（シシンケイ）
虹彩（コウサイ）
毛様体（モウヨウタイ）
硝子体（ショウシタイ）
（11）眼

索 引

欧文・数字

和　文

【著者等略歴】

青山　美智子
（あおやま　みちこ）

　岩手県立大学大学院博士後期課程にて，人口減少社会を支える地域
包括ケアのあり方に関する研究を行う。
　仙台青葉学院短期大学教授。
　一般医療機関勤務を経たのち，医療系専門学校並びに短期大学等で
診療報酬請求事務，医事コンピュータ並びに医療関連知識の教鞭をと
る。
　また，東京都産業労働局の公的機関の講師並びに試験問題の適正水
準を図るため技能照査試験問題等の審査委員も務め，現在，職業訓練
指導員として，短期大学において優秀なメディカルスタッフの輩出を
行う。

ビジュアル速解

診療報酬・完全攻略マニュアル　2024-25年版
点数表全一覧＆レセプト請求の要点解説

＊定価は裏表紙に
表示してあります

2003 年 7 月 1 日　　第 1 版第 1 刷発行
2024 年 6 月 26 日　　第21版第 1 刷発行

著　者　青 山 美 智 子
発行者　小　　野　　章
発行所　ii 医 学 通 信 社

〒101-0051　東京都千代田区神田神保町 2 - 6　十歩ビル
TEL　03-3512-0251（代表）
FAX　03-3512-0250（注文）
03-3512-0254（書籍の記
述についてのお問い合わせ）

https://www.igakutushin.co.jp
※　弊社発行書籍の内容に関する追加情
　　報・訂正等を掲載しています。

装丁デザイン・イラスト：荒井美樹
印刷・製本：加藤文明社

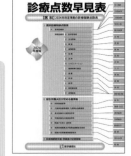

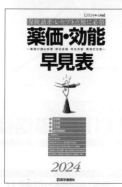
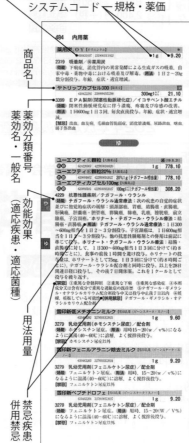

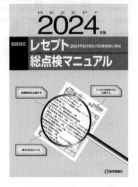
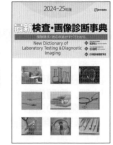

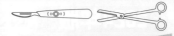
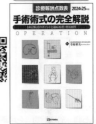
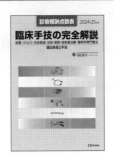

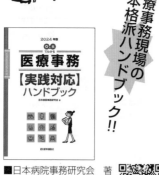

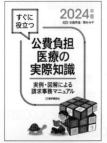

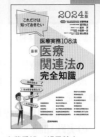

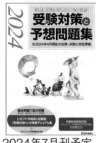
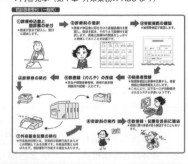